AF534404

Udo Lorenzen

Mikrokosmische Landschaften
Band 1

Udo Lorenzen

Mikrokosmische Landschaften
Band 1

Übergreifende Konzepte in der Chinesischen Medizin

Shaker Media

Bibliografische Information der Deutschen Nationalbibliothek
Die Deutsche Nationalbibliothek verzeichnet diese Publikation in der Deutschen Nationalbibliografie; detaillierte bibliografische Daten sind im Internet über http://dnb.d-nb.de abrufbar.

1. Auflage Mai 2006
2. überarbeitete Auflage März 2016

Copyright Shaker Media 2016
Alle Rechte, auch das des auszugsweisen Nachdruckes, der auszugsweisen oder vollständigen Wiedergabe, der Speicherung in Datenverarbeitungsanlagen und der Übersetzung, vorbehalten.

Printed in Germany.

ISBN 978-3-95631-432-2

Shaker Media GmbH • Postfach 101818 • 52018 Aachen
Telefon: 02407 / 95964 - 0 • Telefax: 02407 / 95964 - 9
Internet: www.shaker-media.de • E-Mail: info@shaker-media.de

Zum Geleit:

Walking Mountains

The Neijing Tu shows us that we are walking mountains with our own passes and valleys, our own rivers and streams, pools and seas. We are responsible for this Inner Landscape. We are the controllers and directors of this inner environment, its balance and beauty, its harmony and perfect interaction, its growth, its development. Will we spoil it, abuse it, overuse it, underuse it? Lay it waste and leave only degeneration and desolation? Or find the key to regeneration, restoration, rejuvenation? The ancient Chinese knew the art of Fengshui and were sensitive to the innate harmony in the landscape, building, sowing and reaping in tune with this.
In medicine too they were sensitive to the intricate balance behind health, studying the Three Treasures, Jing, Qi and Shen, the blood and fluids of the body, the meridians and organs, the balance between the interior and exterior, hot and cold, fullness and emptiness. They explored Yinyang Wuxing – Yin Yang and the Five Elements – in the finest detail, noting the resonances of the five movements of life in every aspect of the body. The researches of the Neidan inner alchemists and their concern for Yangsheng, Nourishing Life, practices were incorporated naturally into this deep understanding of health. The Daoists contributed profoundly to what we now call Traditional Chinese Medicine. Their teaching was pragmatic, practical, yet at the same time they never lost sight of the transcendent. Their concern was to understand change, while being rooted in the changeless, to understand the continual movements of life while being centred in stillness, to mark the regular beat of time while remaining untouched in the timeless.

The Neijing Tu is a valuable resource in Chinese medicine and we are fortunate that Udo Lorenzen, an experienced practitioner as well as a seasoned writer and lecturer on Chinese philosophy and medicine, has researched so deeply and written in such detail in this book, so allowing a much wider circle to benefit from its insights and teachings.

We are walking mountains, with our own passes and valleys
Our own rivers and streams, pools and seas
We can plough the field of the Lower Dan Tian
Sowing the seeds which will grow into trees
Their fruits the stars in Heaven

We are the children, boy and girl below
Who can turn the waterwheel and reverse the flow
Open up the Weilu Tailgate Pass
So the lifestream doesn't just flow out without pause
Wasted in the Waters of Kan
We are the Ox Boy and the Weaving Maiden
Condemned to work till we die
We plough we spin we toil we sweat
We weave our dreams but never forget
The Bridge of Birds in the sky
There we meet but once a year
A night of union without care
Where Yin and Yang can surge and merge
In the purity of Heaven

We are the Stone Carving Child of Peng Lai Island
Who holds the stars in his hand
Following the spiral of jade pebble seeds
We find this fertile land
Protected from the world without
By the mile-high waves of the Circular Sea
We lose all track of the chains of time
And find eternity
Life has a centre that is still
A place of immeasurable peace and calm
Open the doors of the Jiaji Spinal Pass
And find protection from hurt and harm
See the Twelve Storeyed Pagoda
Rise from the Earth to Heaven's height
Open up the windows and let in Heaven's light
Listen to the teaching that is made without words
To the notes that have no sound
Loosen the bonds that tie you to the Earth
And rise free unfettered unbound
Open up the Yuzhen Jade Pillow Pass
Under the mountains that reach up so high
The realm of Kunlun calls you
Beyond who what when where or why

We are the blue-eyed aspirant monk
Holding Heaven in his hands
We are Laozi seated in silence
His robe woven from Longevity's strands
The sun may rise, the sun may set

The moon may empty and fill
The seasons may turn, the years roll by
But Laozi is always still
He has drunk from the pool below the mountains
He has found that secret cave
He has drunk from the Upper Valley's Fountain
Where life is not lost but saved
He has reached the realm of the Immortals
He sits in the Upper Dan Tian
He knows that every end is a new beginning
Every beginning a seamless thread to the end
He has balanced the fire and the water
Mingmen below, above the heart
Nourished the Shen of each organ
So nothing can be split apart

The waterwheel turns and the lifestream is held
It flows upward, backward, in reverse
The brain is nourished by the ascending Jing
The Microcosmic Orbit is opened in an endless ring
Life is recharged regenerate reborn
We've found the secret of the sun at dawn
The secret of the moon as it spins in the sky
The secret of the stars like seeds so high
We've found the timeless in the heart of time
We're untouched by its ebb and flow
The tides come in, the tides go out
We're changeless in this everchanging show
We've found the secret of youth, the art of the old
Transformed lead into silver and silver into gold
Opened the Three Passes, watered the Dan Tian
And kept the Three Treasures of Jing Qi and Shen.

Peter Firebrace
London, January 2006

Vorwort:

Die mikrokosmischen Landschaften sind Regionen im menschlichen Körper, die ähnlich wie in der großen Natur Bäche, Schluchten, Seen und Meere bilden. Dazu gibt es Hügel, Berge, Teiche und Sümpfe. Diese Landschaften hängen zusammen und beeinflussen sich gegenseitig, sodass ein harmonisches Ganzes entstehen kann. Die Verbindungswege dieser Strukturen sind die Leitbahnen und Nebengefäße. Ähnlich wie Flüsse berieseln sie ihre Umgebung und transportieren im Menschen Qi, Blut und Essenzen. Dieses Buch möchte die Beziehung zwischen Mikrokosmos und Makrokosmos verständlich machen und damit übergeordnete Systeme in der Akupunkturlandschaft beschreiben, die in dieser Differenziertheit und Tiefe kaum zu finden sind.

Die Karte der inneren Landschaft Neijing Tu ist die Abbildung eines Weges der inneren Alchimie Chinas und eine Darstellung des kleinen himmlischen Kreislaufs im stillen Qigong. Dabei stellt sie in allegorischer Form die Prinzipien und die Stationen des daoistischen Heilsweges dar. Innerhalb dieses Weges spielen Meditation und Atemführung eine bedeutende Rolle. Das Ziel und das Ergebnis dieses Heilsweges ist die persönliche Läuterung und die Geburt eines neuen Menschen. Durch die Arbeit an der Wesensnatur sollen Krankheiten überwunden und relative Unsterblichkeit erlangt werden.

Seit über 30 Jahren begleitet mich diese Abbildung in verschiedenen Varianten und hat ihre Faszination auf mich bis heute nicht verloren. Als ich schließlich in der Lage war, die vielen Zeichen auf dem Bild zu übersetzen und ihre Bedeutung zu verstehen, wurde mir klar, wie tief die beiden außerordentlichen Gefäße Du Mai und Ren Mai sich hier widerspiegeln. Diese Erkenntnis inspirierte mich zusätzlich, das Bild in die chinesische Medizin zu integrieren.

Nun ist daraus ein Buch entstanden, in dem zuerst die Stufen des Weges zur Unsterblichkeit dargestellt und mit Hilfe der „Karte des inneren Gewebes“ Neijing Tu visualisiert werden. Diese Form der daoistischen Alchemie der Neidan-Tradition wird an 50 Textstellen im Bild dargestellt, analysiert und kritisch kommentiert. Obwohl einiges im Text durchaus zur praktischen Anwendung einlädt und der Eindruck entstehen könnte, hier seien Anweisungen zur Meditation gegeben, möchte ich doch betonen, dass dies nicht (!) das Ziel meiner Ausführungen ist und ich keine Verantwortung für die Folgen solcher Experimente übernehme.

Denn wie *Erwin Rousselle* sagt: „Meditation ist keine Angelegenheit für Neugierige, die psychische Experimente anstellen wollen, sondern nur für wesentliche Menschen, die noch fähig der Hingabe, der Ehrfurcht und des Ergriffenwerdens sind." Ohne einen geübten Lehrer zur Begleitung dieser Prozesse ist der Weg der inneren Alchimie ohnehin kaum erfolgreich zu beschreiten.

Im zweiten Teil werden die acht außergewöhnlichen Gefäße Qi Jing Ba Mai durch Übersetzungen aus den wichtigsten klassischen Medizintexten vorgestellt. Ihre traditionellen Anwendungsbereiche sind ebenso beschrieben wie moderne Behandlungstechniken und ich habe mich bemüht, meine Erfahrungen aus über 30 Jahren Arbeit mit diesen Gefäßen praxisrelevant zu dokumentieren.

Der dritte Teil dieses Buches beschreibt die Essenz der Punkte von Du Mai und Ren Mai. Aus vielen Akupunkturklassikern extrahiert wird ihre Heilwirkung ausführlichst dargestellt und auf die heutige Praxis übertragen. Allein die Besprechung dieser Punkte macht ein Drittel des Buches aus. Denn wie kann man überhaupt chronische Krankheiten heilen, wenn man kein Wissen über die vielfältige Dynamik der Du und Ren Mai-Punkte hat?

Die Fülle an Informationen hat es notwendig gemacht, das Buch thematisch in zwei Bände aufzuteilen. So werden in dem zweiten Band (erschienen im Verlag Müller & Steinicke, München 2007) weitere wichtige Konzepte der chinesischen Medizin dargestellt. San Jiao, Perikard, Tan Zhong, Xin Bao Luo und Ming Men haben eine vernetzende Funktion im Zusammenspiel der Wandlungsphasen und sorgen für eine gleichmäßige Berieselung unserer mikrokosmischen Landschaft mit allen lebenswichtigen Energien und Substanzen.

Und wer hätte gedacht, dass in unserem mikrokosmischen Staatsapparat der Herzbeutel die Rolle eines Eunuchen einnimmt, der dem Kaiser dienen sollte aber durchaus in der Lage ist, ihn zu entmachten und selbst die Herrschaft zu übernehmen? Denn mit diesen Problemen hatten die chinesischen Kaiserhöfe besonders dann zu tun, wenn der Souverän zu jung oder zu schwach war. Und wenn der Mensch ein Abbild des Makrokosmos darstellt, so wird er es auch im Staatsapparat der Chinesen sein. Viele Namen und Indikationen der Punkte der San Jiao- und Perikard-Leitbahn geben Hinweise auf diese gestörten Verhältnisse. Deshalb sind auch hier alle Indikationen der Punkte erschöpfend aus den klassischen Texten übertragen worden.

Die Übersetzung eines berühmten Lehrgedichtes aus der Yuan-Dynastie, das *Biao You Fu* („Gedicht über die Zeichen aus der Dunkelheit") steht am Endes des zweiten Bandes. Es beschreibt die Kunstfertigkeit eines übernatürlich wirksamen Arztes, der die subtilen Techniken der Akupunktur beherrscht und wunderbare Heilungen erzielt. Diese Fähigkeiten zu erlangen, ist in der Vergangenheit und Gegenwart schon immer das Ziel jedes ernsthaften Akupunkteurs gewesen.

Ein „großer Arbeiter" oder ein Shen Yi = „ein überragender Heiler" zu werden bedeutet, sich mit den Wurzeln der chinesischen Medizin zu befassen. Mit diesen zwei Büchern möchte ich die Essenz der klassischen Quellen freilegen und Schätze heben, die bislang im Verborgenen lagen. Es sind dafür viele chinesische Texte übersetzt worden, die bisher in keiner westlichen Sprache zu Verfügung stehen. Ich hoffe damit den interessierten Lesern und fortgeschritteneren Therapeuten neue „Inputs" zu geben, die ihre eigene Theoriebildung und praktische Umsetzung der chinesischen Medizin vorantreibt.

Natürlich konnte auch dieses Buch nur mit Hilfe einer Reihe von Menschen vollendet werden, die mit großer Hilfsbereitschaft und Akribie ihre Fähigkeiten zur Verfügung gestellt haben, ihnen allen gilt mein herzlichster Dank: meinen chinesischen Freunden *Prof. Hu Lingxiang, Prof. Hu You Ping* und besonders *Liu Yi*, die mir bei schwierigen Textpassagen in den chinesischen Originaltexten Übersetzungshilfen gab; *Peter Firebrace* für sein gelungenes Gedicht als Geleitwort; *Ilse* und *Hans Jürgen Nissen*, die mit gewissenhafter Durchsicht des umfangreichen Textes die Fehlerzahl auf ein erträgliches Maß reduziert haben, sowie all meinen Schülerinnen und Schülern, die in verschiedenen Ausbildungsstätten von mir über die Qi Jing Ba Mai unterrichtet wurden und deren kritische Fragen mich immer weiter inspiriert haben, Antworten in den klassischen Quellen zu suchen. Nicht zuletzt und besonders geht mein Dank an meine eigene Familie, meine Frau *Barbara* und meine Kinder *Johannes* und *Lena*, die mich bei den langen Sitzungen am Computer gelassen haben und auch gelassen die Berge von Büchern ertragen haben.

Udo Lorenzen
Kiel, im Februar 2016

Das daoistische Streben nach Unsterblichkeit

Einführung:

In der Geschichte der chinesischen Medizin spielt die Suche und das Streben nach Unsterblichkeit *xiān dào* 仙道 eine nicht unwesentliche Rolle. Von Beginn an waren die Daoisten gefangen von der Vorstellung, dass es auch eine Unsterblichkeit des Leibes geben müsste.

„Wir haben keine engere Parallele zu dieser Entwicklung irgendwo anders auf der Welt. ... Die Daoisten waren fasziniert von der Jugend wegen ihrer Festigkeit des Fleisches, des Glanzes der Haut und sie glaubten fest daran, dass man Techniken finden könnte, die den Alterungsprozess aufhalten oder zumindest die körperliche Verfassung eines jungen Organismus wiederherstellen könnten.“[1]

Ein Unsterblicher zu werden, bedeutete für viele Adepten, möglichst lange in einem jugendlichen Körper zu leben *cháng shēng* 長生. Nach dieser Tradition gibt es aber auch einen innewohnenden Faktor, der für das Altern verantwortlich war. Man spricht von den „drei Würmern“ *sān chóng* 三蟲 oder „drei Kadavern“ *sān shī* 三尸, die den Körper von innen auffressen und so das Leben verkürzen. Sie aus dem Körper herauszutreiben war eines der großen Ziele der vielen Techniken zur Erlangung der Unsterblichkeit.
Die drei Kadaver verursachen Leidenschaften, Sinnlichkeit und Zerstörungswut. Sie werden als Verkörperungen menschlicher Instinkte angesehen, die jung und alt zu exzessiven Gefühlsäußerungen und triebhaftem Verhalten animieren. Jeder der drei Kadaver kann alle möglichen Formen annehmen und den Gastkörper dort krankmachen, wo er am schwächsten ist. Wir sehen in diesen Beschreibungen deutliche Parallelen zu den gierigen, triebhaften Po-Seelen.[2]

Ein daoistischer Adept *dào rén* 道人 muss auf seinem Weg zur Unsterblichkeit diese drei Kadaver oder Würmer abstoßen, indem er seiner Instinkte und Triebe Herr wird. Da die drei Leichname das Qi der fünf Getreide brauchen, um im Gastkörper am Leben zu bleiben, konnte eine erfolgreiche „Wurm-Kur“ nur darin bestehen, völlig dem Getreide zu entsagen.

---

[1] **J. Needham**: Science & Civilisation in China, Volume II, Cambridge 1956, S. 139 ff.
[2] Vergl. ausführlich **Lorenzen/Noll**: Die Wandlungsphase Metall, München, 1994, S. 155 ff.

Wandernde Leichname *sān shī zǒu zhù* 三尸走注 als Ursache für verzehrende Krankheiten kommen in vielen medizinischen Klassikern vor, so z. B. im *Su Wen* (Kap. 72) oder im *Bei Ji Qian Jin Yao Fang* des daoistischen Heilers *Sun Si Miao* (Kap. 17).
Die Suche nach der leiblichen Unsterblichkeit hat aber auch viele Todesopfer gefordert. So wurden Rezepturen mit Quecksilber, Zinnober und anderen Mineralien zu einem Elixier vermischt in der Hoffnung, dass der Genuss des Elixiers den Körper unversehrt ließe. In der Regel haben diese jedoch eher das Leben verkürzt als verlängert. Auch dass aus Blei Gold werden sollte, wurde fehlinterpretiert, denn diese Formel diente eigentlich nur als Symbol für eine innere Reifung und nicht dafür, äußeren Reichtum anzuhäufen!

Nicht nur in der Alchimie der Chinesen ist diese Symbolik von vielen nicht als solche erkannt worden. In ihrer Gier nach Reichtum und leiblicher Unsterblichkeit war den Herrschenden jedes Mittel recht. Kaiser und Könige in Orient und Okzident finanzierten mit einem gewaltigen Budget ganze Heerscharen von Alchimisten und deren alchimistische Aktivitäten bei ihrer Suche nach dem „Stein der Weisen“. Dabei vergaßen die Herrscher ihren eigentlichen Auftrag, als Söhne des Himmels oder als weise Herrscher dem Volk zu dienen und nicht die kosmischen Gesetze des Dao zu ignorieren. Im schlimmsten Fall verloren sie ihr Leben! Der erste Kaiser Chinas *Qín Shǐ Huáng Dì* 秦始皇帝 war ein Anhänger dieser alchimistischen Ideen und verbrauchte viel Zeit und Geld mit der Suche nach Unsterblichkeit. Von dem han-zeitlichen Kaiser *Wǔ Dì* 武帝 wird gesagt, dass er ein Schüler der alchimistischen Künste gewesen sei und dabei ebenfalls seine Regierungsgeschäfte vernachlässigt habe.[1]

Das wahre Ziel aller Alchimisten der inneren Tradition, nicht nur in China, war und ist aber die Veredelung der Persönlichkeit mit dem Ziel der kosmischen Verschmelzung. Es ist eine innere Entwicklung, die sich durch Sublimation, Reinigung und Umwandlung der innewohnenden Substanzen *Jīng* 精, *Qì* 氣 und *Shén* 神 in einem langsamen Prozess bis zum Eintauchen in die große Leere des Universums vollzieht. Aber jenseits dieses Zieles stand eben auch der Wunsch nach einem perfekten, ewig jungen Körper, der ein Leben lang durch bestimmte Techniken und Praktiken trainiert werden musste. Derjenige, der ein Unsterblicher *xiān rén* 仙人 oder ein Genius *shén rén* 神人 wurde, lebte in seinem eigenen Paradies, dem daoistischen Paradies seiner Wahl und Visualisation.

[1] Vergl. **H. Giles**: A Chinese Biographical Dictionary, Reprint, Taiwan. 1975

Geschichtliches:

Die ersten Anfänge der praktischen Alchimie werden in dem Klassiker über das Dao und seine Wirkkraft *Dào Dé Jīng* 道德經 des legendären *Lǎo Zi* 老子 (ca. 550 v. Chr.) beschrieben. So steht z. B. im 6. Kapitel:

„Den Shen nähren und nicht sterben,
das nennt man das geheimnisvolle Weibliche.
Das Tor zum geheimnisvollen Weiblichen,
nennt man Wurzel von Himmel und Erde.
Ununterbrochen, wie ein endloser Seidenfaden, ist es vorhanden,
mühelos sollst du es nutzen!"

Das Kapitel beschreibt einen Aspekt der inneren Alchimie, bei dem der ursprüngliche Shen im Transformationsprozess gepflegt und genährt wird. Der Terminus *gǔ shén* 谷神 = „den Shen nähren" wird von vielen Sinologen mit „Der Talgeist" übersetzt, was einer Reihe von Spekulationen Tür und Tor öffnete, ohne wirklich die Bedeutung zu erhellen. Aber bereits *J. J. M. de Groot* hat bei diesem Begriff an die daoistische Lebenspflege gedacht. Er schreibt:

„Dieser Satz ist besonders düster und hat begreiflicherweise viele Übersetzungen erzeugt. Es ist aber anzunehmen, dass das Kang Xi-Lexikon[1], welches *gǔ* 谷 mit nähren erklärt, Recht hat und als Gleichlaut für *gǔ* 穀 = Getreide, nähren anzusehen ist." [2]

Zhuāng Zi 莊子 (ca. 350 v. Chr.), der große Mystiker und Lyriker in der Periode der streitenden Reiche, schreibt in seinem Buch ebenfalls im 6. Kapitel *Dà Zōng Shī* 大宗師 = „die großen Ahnen und Lehrer" über den wahrhaftigen Menschen *zhēn rén* 真人:

„Das Wissen über das, was der Himmel vermag und über das, was Menschen vermögen, ist das äußerste Wissen. Denn: Zu wissen, was der Himmel vermag, bedeutet, der Himmel bringt alles hervor. Zu wissen was der Mensch vermag, heißt, das Wissen zu kennen, wie man verhindert, vorzeitig zu sterben und wie man seine Lebensspanne voll ausschöpft. Dieses ist das Höchste des menschlichen Wissens. ... Aber: Um dieses Wissen zu erlangen, braucht es zuerst den wahrhaftigen Menschen. Was ist der wahrhaftige Mensch?

---

[1] Die auf kaiserlichen Befehl erlassene Enzyklopädie der chinesischen Sprache (1716)

[2] **J. J. M. de Groot**: Universismus, Berlin, 1918, S. 110 f.

Der wahrhaftige Mensch des Altertums lehnte sich nicht gegen die Wenigen auf, er war nicht stolz auf seine Erfolge, er bedauerte keinen Fehler und er sah nicht verächtlich auf andere herab, wenn er erfolgreich war. Der wahrhaftige Mensch fürchtete keine Höhen, ging ins Wasser ohne nass zu werden und berührte das Feuer ohne sich zu verbrennen. Er träumte nicht im Schlaf, er war nicht beunruhigt beim Erwachen und war zufrieden mit seinem Essen. Seine Atmung war so tief, dass sie bis in die Fersen ging, während die gewöhnlichen Menschen nur mit der Kehle atmen. ... Der wahrhaftige Mensch liebte weder sein Leben noch hasste er seinen Tod, im Leben fühlte er keine übermäßige Freude und im Tod zeigte er keinen Widerstand. So seiend, waren sein Herz leer, sein Gesichtausdruck unbewegt und seine Stirn vorgewölbt."

Wir finden diese Beschreibungen des wahrhaftigen Menschen fast wörtlich im 1. Kapitel des *Su Wen* wieder, in dem es um die „himmlischen Echten des hohen Altertums" *shàng gǔ tiān zhēn* 上古天真 geht. Dies ist eines der wenigen Kapitel im *Nèi Jīng* 內經, das daoistische Elemente enthält. Der Hauptteil des „inneren Klassikers" ist geprägt durch die Naturalisten-Schule des *Zōu Yǎn* 騶衍 (ca. 350 v. Chr.), der die Lehren von Yin und Yang und den 5 Wandlungsphasen zur Grundlage seiner Naturbeobachtungen erhob und damit die Schreiber des *Nei Jing* inspirierte.

Der Daoist *Wèi Bó Yáng* 魏伯陽 stellte 500 Jahre später Verknüpfungen mit dem Buch der Wandlungen *Yì Jīng* 易經 her und verfasste das Buch *Zhōu Yì Cān Tóng Qì* 周易參同契 = „die Verwandtschaft der Drei mit dem Buch der Wandlungen" (142 n. Chr.).

Zu dieser Zeit bestand bereits eine klare Trennung zwischen der chemisch-mineralischen Alchimie, die durch Verschmelzung von tatsächlichen Substanzen zu einem äußeren Elixier *wài dān* 外丹 führte und der inneren Alchimie *nèi dān* 內丹, die versuchte, ein Elixier durch Umwandlungen innerer Körpersubstanzen herzustellen. Der Verfasser verwendet die Symbole der 8 Trigramme für seine alchimistischen Spekulationen. Dabei ist es nicht immer einfach zu unterscheiden, welche Form der Alchimie er beschreibt.

„Die acht Trigramme symbolisieren einen Himmel, der voller Sterne ist, die immer in gleichen Bahnen verlaufen. So dienen die Trigramme als ein Bild, diese unsichtbaren „mysteriösen Essenzen" *xuán jīng* 玄精 im Mikrokosmos zu erklären. Die Himmelszeichen sollten nachempfunden werden, um das zu imitieren, was der Himmel offenbart.

... Betrachte oben die Zeichen der Milchstraße und unten die erfrischenden Flüsse auf der Erde und betrachte auch das, was dazwischen liegt, um die menschliche Essenz *rén jīng* 人精 zu erfahren! Betrachte sorgfältig und umfassend die großen Drei *sān cái* 三才 (Himmel – Mensch – Erde) und finde heraus, wie Bewegung und Ruhe sich abwechseln!" [1]

Der Daoist und Alchimist *Gé Hóng* 葛洪 ist als Nächstes zu erwähnen. Er war ein bekannter Alchimist der Jin-Dynastie (265-420), manche sagen, der größte Alchimist in der chinesischen Geschichte.[2] Sein bekanntestes Werk ist das *Bào Pǔ Zi* 抱朴子 = „Buch des Meisters zum Bewahren des Schlichten" (320 n. Chr.). Es besteht aus 2 Teilen:

- Das *nèi piān* 内篇 = 20 Kapitel über das Einschmelzen des inneren Elixiers; *Ge Hong* sagt darüber: „Mein *Nei Pian* erzählt über Götter und Unsterbliche, medizinische Verschreibungen und Drogen der Unsterblichen, Gold, Jade und Zinnober, Dämonen und Spuckgeister, Transformationen, Lebensverlängerung, wie man das Übel vertreibt und Unglück verbannt; dieser Teil gehört zur daoistischen Schule."
- Das *wài piān* 外篇 = 50 Kapitel über das rechte Verhalten in Politik, Wirtschaft und in den menschlichen Beziehungen; darüber sagt *Ge Hong*: „Mein *Wai Pian* erzählt über Erfolge und Misserfolge in den menschlichen Angelegenheiten und über das Gute und das Schlechte in der Politik; dieser Teil gehört zur konfuzianischen Schule."[3]

Wir finden hier bei *Ge Hong* eine Verbindung von Daoismus und Konfuzianismus, wie sie in China zu allen Zeiten durchaus üblich war. Der konfuzianische Gelehrte folgte während seiner Amtszeit den staatlichen Regeln *Lǐ* 禮, in seiner Freizeit allerdings schwebte er mit daoistischem Freigeist in höhere Sphären. So wundert auch die Analogie zwischen Staat und Körper nicht, die *Ge Hong* aufstellt:

„Der Körper eines Menschen ist das Abbild eines Staates. Brust und Bauch entsprechen den Palästen und Verwaltungsbezirken, die vier Gliedmaßen entsprechen den Grenzen eines Landes; die Abteilung der Knochen und Sehnen entsprechen den Abteilungen der 100 Beamten. Die Hautporen und das Fleisch entsprechen den vier großen Durchgangsstraßen eines Landes.

---

[1] **Wei Bo Yang**: *Zhou Yi Can Tong Qi*, übers. ins Englische von *Zhou Shi Yi*, Hunan, 1985

[2] **J. Needham**, a. a. o. S. 437 ff.

[3] Zitiert aus: **J. Ware**: Alchemy, Medicine & Religion – the *Nei P'ien* of *Ko Hung*, Dover Publications, 1966, S. 17

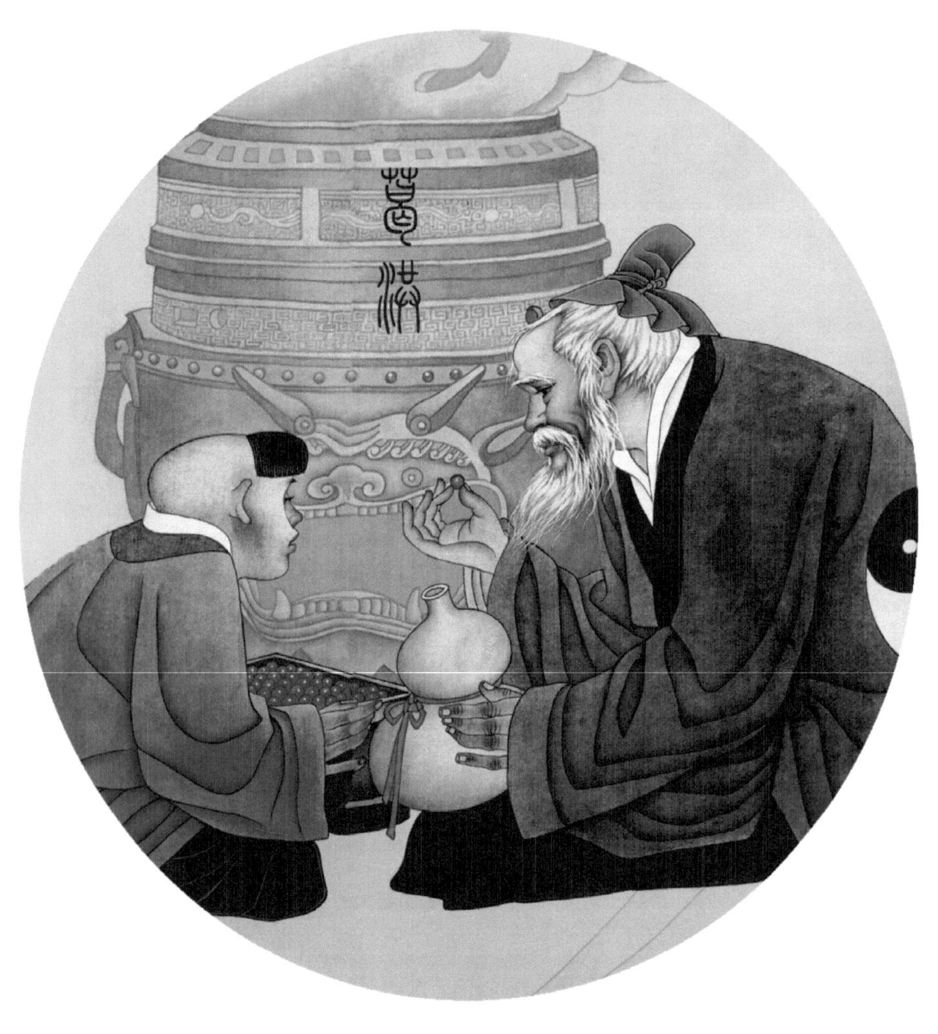

Ge Hong – der Alchimist

Der Geist entspricht dem Fürsten, das Blut entspricht den Ministern, das Qi entspricht dem Volk. So sehen wir, dass derjenige, der seinen Körper beherrschen kann, auch ein Reich regieren kann. Liebt er sein Volk, bringt er Frieden ins Land, wenn er sein Qi nährt, pflegt er seinen Körper. Ist das Volk ihm fremd geworden, geht das Reich unter. Wenn das Qi erschöpft ist, stirbt der Körper.“[1]

Wir erkennen nur unschwer die Parallele zum 8. Kapitel des *Su Wen*, in dem die Zang-Fu-Organe in Analogie zu einem konfuzianischen Staat als Minister oder Beamte beschrieben werden.

Von der Mitte des 2. Jahrhunderts n. Chr. an kamen die ersten buddhistischen Texte über Indien nach China. Viele indische Gelehrte verbrachten ihr Leben in China damit, diese Texte zusammen mit chinesischen Gelehrten zu übersetzen. Der Einfluss des Buddhismus auf die Unsterblichkeits-Lehre wurde stärker in der Wei-Dynastie (386-534) und etablierte sich in der Tang-Dynastie (618-907). In dieser Zeit führte auch die Verschmelzung von Daoismus und Buddhismus zum „Zen-Buddhismus“ (*Chán Zōng* 禪宗), der im 6. Jahrhundert n. Chr. über Korea nach Japan gelangte und sich dort voll entwickeln konnte.

Sein Begründer *Bodhidharma* soll 9 Jahre im berühmten Shao Lin-Kloster gegen eine Wand meditiert haben, bis ihm die Erleuchtung zuteil wurde. Bodhidharma’s Bemühungen haben auch in der „Karte des inneren Gewebes“ *nèi jīng tú* 內經圖 ihren Platz gefunden, die später beschrieben wird. Seitdem haben sich die verschiedensten Dao-Schulen *dào jiào* 道教 gebildet und es sind viele Texte über das Streben nach Unsterblichkeit entstanden. In dem großen Werk *Dào Zàng* 道藏 = „Schätze des Dao“ sind seit der Song-Dynastie (960-1279) fortlaufend alle Texte darüber zusammengestellt worden.[2]

Im Westen besonders bekannt geworden ist das *Tài Yǐ Jīn Huá Zōng Zhǐ* 太乙金華宗旨 = „Das Geheimnis der goldenen Blüte“ (des großen Einen) aus der Qing-Dynastie, das von **Richard Wilhelm** 1929 zum Teil übersetzt wurde.

---

[1] Zitiert in **J. Needham**: Science & Civilisation in China, Volume II, S. 300 f.

[2] Die Ausgabe des *Dao Zang*, die ich für die Übersetzungen in meinem Buch herangezogen habe, ist ein Reprint der Commercial Press von 1924, dessen Original im Tempel der weißen Wolken *Bai Yun Guan* in Peking aufbewahrt ist. Sie besteht aus 60 Bänden mit einem Indexband und wurde mir freundlicherweise während meiner Recherchen vom sinologischen Institut der Christian Albrecht Universität in Kiel zur Verfügung gestellt.

Richard Wilhelm war einer der wenigen westlichen Adepten dieser Form der inneren Alchimie. Er bekam zu Lebenszeit als Missionar in China Kontakt zu einem „Geheimbund“ und wurde dort mit dem Vollzug des „großen Ritus“ *Dà Lǐ* 大禮 aufgenommen.[1]

Sein Nachfolger im Frankfurter China-Institut, *Erwin Rousselle,* schreibt 1930 in der Zeitschrift SINICA (1930, Heft 2) in einer Rezension über dieses Buch:

„Aus metaphysischer Weisheit und psychologischer Tiefsicht, wie sie der Taoismus Chinas entwickelt hat, stammt ein Buch *Tài Yǐ Jīn Huá Zōng Zhǐ* 太乙金華宗旨 = „Das Prinzip der goldenen Blüte des Großen Einen.“

Wenn auch die Drucklegungen dieses Buches sich nicht weiter als bis in das 17. Jahrhundert zurückverfolgen lassen, so hat es doch angeblich eine Vorgeschichte und eine mündliche Überlieferung. Diese geht auf den Meister *Lǚ Dòng Bīn* 呂洞賓 zurück, einen der „Acht Unsterblichen“ und Gründer der Sekte des Lebenselixiers *Jīn Dān Jiào* 金丹教.

Die Tradition weist also auf die Zeit um etwa 800 n. Chr. hin, und die Datierung des unbezweifelbaren Einflusses einer bestimmten buddhistischen Sekte lässt neben anderen Gründen immerhin die Möglichkeit zu, dass die Grundlagen für das Werk in so frühen Jahrhunderten gelegt wurden.

Die mündliche Überlieferung im Osten ist ja wirklich etwas Eigenartiges. Wenn sie auch in China nicht die gleiche Zuverlässigkeit wie in Indien besitzt, so wird ihr doch auch jene Bedeutsamkeit und jener göttliche Abglanz zugeschrieben, der die Weiterleitung des rechten gesprochenen Wortes vom Meister auf den Schüler, von Geschlecht zu Geschlecht, in Indien umschwebt. Wie wichtig die mündliche Tradition ist, darauf sei hier ganz besonders hingewiesen, denn niemand kann wohl nach diesem Buche, das angeblich die grundlegenden Geheimlehren des Trainings enthüllt, zweckentsprechend meditieren und die jeweils sich einstellenden „Zeichen der Bestätigung“ erleben. Gerade das entscheidende Moment der Spezialanweisungen der Meditationstechnik wird verschwiegen oder verdunkelt, denn das wird wie vor Jahrhunderten in den Geheimbünden mündlich und ausschließlich mündlich gelehrt.

---

[1] Siehe auch ausführlich im Aufsatz: *Seelische Führung im lebendigen Taoismus* von Erwin Rousselle in: **Chinesisch-Deutscher Almanach**, China-Institut, Frankfurt 1934

Richard Wilhelm, der fast ein Menschenalter in China zugebracht und unter Chinesen und mit Chinesen gelebt hat, wurde (was vor ihm keinem Europäer – soviel mir bekannt – gelungen ist), als Erster Mitglied einer chinesischen Gesellschaft, die in ihrem inneren Gradaufbau das ganze, wohlgeordnete Erbe der taoistischen Entwicklung und Geheimlehre birgt, und die von einem Großmeister geleitet und unterrichtet wird, der in Wahrheit das Niveau und das Charisma gewisser hoher Geisteszustände – um mich möglichst vorsichtig auszudrücken – besitzt.

Nur wer die Geheimlehre des Taoismus kennt und in dem entsprechenden Yoga geschult worden ist, wird ein begründetes Urteil über diese Geistesrichtung und ihren wahren Sinn, ihre Höhen, wie auch über ihre Gefahren und Entartungen von innen heraus fällen können. *Richard Wilhelm* hat nun getreu der chinesischen Tradition nirgends das, was man in einem chinesischen Geheimbund mündlich gelehrt bekommt, und was nie gedruckt wird, deutlich niedergeschrieben, sondern darüber tunlichst geschwiegen.

Und vielleicht ist es auch so das Beste. Schließlich ist die Beschäftigung mit diesen Dingen eine Sache höchst verfeinerter Seelenführung des Schülers durch den Meister, in der uns das Metaphysische psychologisch fassbar entgegentritt. Denn um nichts Geringeres handelt es sich! Und zwar geht es dabei zunächst um das metaphysische Geschehen im Menschen, nämlich um die Wiedergeburt, nachdem auf der ersten Stufe „das Herz (oder der von seiner Weltverstrickung beherrschte, natürliche Mensch) gestorben ist“. Das höchste Ziel aber ist die *unio mystica* des Wiedergeborenen mit dem *Dà Dào* 大道 = dem großen Einen.

Die Mystik aller anderen Religionen hat diesen Weg ebenfalls beschritten, aber hier verbirgt sich hinter der erstaunlich großen Zahl von dichterisch-symbolischen Fachausdrücken für physiologische, psychologische und metaphysische Vorgänge eine sympathische, echt chinesische Geistesklarheit, die mit minutiöser Selbstbeobachtung Hand in Hand geht.

Auf den Seelenforscher **C. G. Jung** wirkt das Buch wie eine Offenbarung und Bestätigung seiner eigenen Untersuchungen über die Vorgänge in den Tiefen der Psyche. C. G. Jung hat eine Einführung zu dem Texte der Wilhelmschen Übersetzung geschrieben, die jedem suchenden Menschen die Augen für ein neues Leben öffnen kann und allgemein gesprochen viel bedeutet, da sie ausspricht und fassbar macht, was bislang in der Geheimlehre als zeitloses Symbol oder als Meditationsvorschrift und nicht als psychologische Formel fixiert war. Man muss C. G. Jung für seine Leistung wirklich dankbar sein.

Die bei jeder seiner Arbeiten immer besser geformte Darstellung des „Heilspfades“ – um mich dieses christlichen Ausdruckes zu bedienen – ist daher eine Klärung wichtigster religiöser Phänomene. Dieser Weg und seine Yogamethode, auch wenn alle Stufen psychologisch genau beschreibbar sind, ist (weil metaphysisch!) mehr als eine bloße Psychotechnik, wie Jung gleich zu Anfang richtig hervorhebt, und zwar unter Anführung der Worte unseres Textes:

„Wenn aber ein verkehrter Mann die rechten Mittel gebraucht, so wirkt das rechte Mittel verkehrt.“ Und er fährt fort: „In Wirklichkeit hängt in diesen Dingen alles am Menschen und wenig oder nichts an der Methode.“

Die Übersetzung von Richard Wilhelm umfasst nun diejenigen Kapitel des chinesischen Textes, die von den beiden ersten Abschnitten des Pfades handeln, nämlich: „die Methode der Handanlegung“ zur Herstellung des „Kreisen des Lichtes“ mit dem „Sterben des Herzens“, sowie die „Methode der gesammelten Arbeit“, die durch „rückläufiges Drehen der Mühlräder“ „den Urgeist zum Elixier destilliert“, also die unmittelbare Vorbedingung zum Entstehen des „Embryo des Tao”[1] aus „Feuer, Wasser und (Gedanken-) Erde“ und zur Wiedergeburt.

Richard Wilhelm hat durch seine lichtvolle Übersetzungskunst und Darstellung des Ganges der einzelnen Meditationserfahrungen der europäischen Welt einen Blick in jenes erhabene Reich des Geistes eröffnet, wo das Geniale zu Hause ist und aus göttlichen Quellen sich nährt, wo Logos und Eros sich einen, wo Bewusstes und Unbewusstes zu neuer „diamantener“ Schöpfung zusammentreten. Nachdem uns Richard Wilhelm schon das „Buch der Wandlungen“ nebst seinen Kommentaren erschlossen hat, ist uns dies zuletzt veröffentlichte Werk gleich einem Testamente seines groß angelegten, innerlichen und genialen Geistes. Wie ihm immer das Menschliche über die Sache ging, so hat er auch in China die tiefsten seelischen Triebkräfte dieser Kultur belauscht und ist vom Äußeren zum Kerne vorgedrungen. Daher haben sich ihm die sonst verschlossenen Pforten geöffnet und Geheimnisse sind ihm verkündet worden, die seinem hohen Niveau zukamen.

---

[1] Von den Kabbalisten *Golem* (= Embryo), von den Alchimisten *Homunculus*, von wieder anderen *„der Schweigende”* genannt. Die gleiche innere Erfahrung führt zu gleichem oder ähnlichem Symbolausdruck.

Die letzte und entscheidende Frage des Menschenlebens, inwieweit es welt- und schicksalsüberlegen, mit anderen Worten metaphysisch ist, hat er durch sein Leben wie durch sein inneres Werden im positiven Sinne beantwortet. Er hat entsprechend der geheimen Lehre das Ideal des „Edlen“ verwirklicht, welches ist: *nèi shèng wài wáng* 內聖外王 = „innen ein Heiliger, nach außen ein Souverän“. Die ihn kannten, wissen, dass eben jene Weltüberlegenheit, jene Ichüberlegenheit, die sich in Abgeklärtheit und Humor, in Selbstbescheidung und Güte äußerte, ihre Bestätigung in den Weisheitslehren des Ostens fand, von denen er uns einen wesentlichen Ausschnitt in dem „Geheimnis der Goldenen Blüte“ als dem Geheimnis seiner Persönlichkeit vermacht hat.“

Richard Wilhelm ist am 14. Februar 1930 im Alter von 57 Jahren in Bad Boll gestorben. Er hat die körperliche Unsterblichkeit nicht erreicht, geschweige denn ein langes Leben. Geistig ist er aber für uns unsterblich geblieben mit seinen Übersetzungen der wichtigsten chinesischen Klassiker, die auch heute noch dem Leser Respekt vor dieser großen Leistung abverlangen. Wir haben es sicherlich Richard Wilhelm mit zu verdanken, dass schon zu Beginn des 20. Jahrhunderts ein so intimer kultureller Austausch mit China möglich war.[1]

[1] Wer die Person Richard Wilhelm und seine Aktivitäten als „Mittler zwischen China und Europa“ näher erfassen möchte, sei auf das gleichnamige Buch verwiesen: **Richard Wilhelm** – Der geistige Mittler zwischen China und Europa – , herausgegeben von seiner Frau Salome Wilhelm im Diederichs Verlag, 1956

Die Wege zur Unsterblichkeit

Um die Unsterblichkeit zu erlangen, gab es im alten China die unterschiedlichsten Wege und Techniken. Alle diese Techniken sind im *Dao Zang* unter der Rubrik *yǎng qì* 養氣 = „Nähren des Qi“ oder in den Kapiteln *yǎng xìng* 養性 = „Pflege des Wesens“ aufgeführt.

Xìng 性 = Wesen, Natur, Veranlagung, Charakter hat den Herz-Radikal 心 und das Zeichen für Leben 生: Eine Pflanze, die immer weiter wächst, wenn sie die gebührende Pflege erhält. So stellt sich auch das Herz des Menschen bei seiner Geburt dar (Wieger, L 79 F).

Die Pflege des Lebens *mìng* 命 und die Pflege des Wesens *xìng* 性 sind die zwei großen Angelpunkte in den Techniken zum Erlangen der Unsterblichkeit. Durch das Erwecken der wahren Natur im Menschen werden die Grenzen der Welt, die wir durch unser Bewusstsein erschaffen, aufgelöst und ein direktes Erfahren ihrer verborgenen Geheimnisse wird möglich.

Dies nennen die Daoisten „Erleuchtung“ *Míng* 明 und die Buddhisten „Nirwana“ *niè pán* 涅磐. Um darauf vorbereitet zu sein, braucht es eine lebenslange Kultivierung der eigenen Ressourcen, die im Lebenstor *mìng mén* 命門 ihre Wurzeln haben. Folgende Techniken werden in der Literatur beschrieben:

1. Meditative Versenkung:

Die Meditationstechniken *jū chǔ fǎ* 居處法 waren ursprünglich eng verbunden mit den Techniken der Atmung und der Gymnastik. Daoistische Meditation zielt darauf ab, den Geist aus seinem normalen Fluss der Gedanken zu befreien *cún sī* 存思 und seinen Fokus gezielt auf etwas zu richten, was in der daoistischen Alchimie mit *shǒu yī* 守一 = „das Eine bewahren" oder mit *de yī* 得一 = „das Eine bekommen", beschrieben ist.

Ein anderer chinesischer Terminus dafür ist seit der Tang-Dynastie *nèi guān* 内觀 = „innere Betrachtung". Dabei werden nicht nur die subtileren Lebenskräfte beobachtet, die im Inneren wirken, sondern es wird auch Kontakt aufgenommen zu den inneren Geistern *nèi shén* 内神, die als Wächter ihren Wohnsitz in verschiedenen Teilen des Körpers haben. Sie offenbaren sich dem Adepten erst ab einer bestimmten Stufe der Versenkung.

Die Methode der Visualisation von Geistern greift auf die Tradition des „Klassikers des gelben Hofes" *Huáng Tíng Jīng* 黄庭經 zurück, eine religiös daoistische Schrift aus dem 3. Jahrhundert nach Chr. In diesem Klassiker werden der inneren Hygiene zugewandte Techniken der Atemlenkung behandelt. [1]

Die Durchführung und der Sinn der „inneren Versenkung" soll in der völligen Ausschaltung jeder Störungsmöglichkeit geschehen, die von außen, vom Körper, oder vom Denken oder Vorstellen herkommt. Ihre Regeln lassen sich kurz wie folgt zusammenfassen:

1. Man wählt ein ruhiges, weder zu dunkles, noch zu helles Zimmer. Im hellen Zimmer wird man durch die äußeren Bilder, im dunklen durch die inneren Bilder gestört. Man achte darauf, dass keine störende Geräuschkulisse vorhanden ist!
2. Man wählt eine bequeme Haltung, die der Körper länger aushalten kann, am besten eine sitzende Position. Es empfiehlt sich außerdem das feste Aufsetzen der Füße auf den Boden.
3. Der Rücken ist jedoch gerade zu halten (eventuell anzulehnen) und der Kopf hoch, aber etwas zurück, so dass die Nasenspitze senkrecht über dem Nabel ist und das Bewusstsein auf das untere Dan Tian gerichtet werden kann.

---

[1] Das Wirken dieser Geister soll später noch im Zusammenhang mit dem *Nei Jing Tu* erklärt werden.

4. Die Augen werden halb offen gehalten. Für ganz geöffnete oder ganz geschlossene Augen würde das gleiche gelten müssen wie für das helle, beziehungsweise dunkle Zimmer. Die Augenstrahlen werden – über der Nasenspitze leicht konvergierend – auf die Leibesmitte gerichtet.
5. Die Hände werden – wie beim chinesischen Gruß – zusammengelegt, das heißt die rechte Hand bildet eine Faust, die von der linken umschlossen wird. Dies stellt zugleich eine *communio naturarum* des Yang und Yin dar.[1]
6. Vor Beginn der Meditation holt man noch drei- bis fünfmal tief, langsam und gleichmäßig Atem, so dass das „Meer des Qi" *qì hǎi* 氣海 im Unterleib angeregt wird. Auf diese Weise wird verhindert, dass man während der Meditation durch den Zwang, einmal tief Atem zu holen, gestört wird. Der Mund muss geschlossen sein, man soll also nur durch die Nase atmen.
7. Danach soll sich eine völlige Gedankenleere einstellen. Manche Schulen empfehlen auch, sich auf ein Mantra = einen Sinnspruch, der aus einem Satz oder auch nur aus einer Silbe bestehen kann, zu konzentrieren.
Diese Gedankenleere ist die Voraussetzung für die nächsten drei Stufen der Meditation, in denen der Adept sein eigentliches Wesen erkennen soll: Dazu richtet er sein Bewusstsein auf das Unbewusste, diese Fixierung heißt *dìng* 定. Dann tritt eine tiefe Entspannung und Stille ein, die in der daoistischen Meditation *jìng* 靜 heißt. Schließlich erreicht man ein drittes Stadium, in dem keine Anspannung mehr vorhanden ist, den Zustand friedlicher Seligkeit, chinesisch *ān* 安.[2]

Dabei ist das „Bewahren des Einen" oft nur ein Synonym für die Konzentration in der Versenkung.
„Bei all unseren Aktivitäten und bei den tausend und einen Angelegenheiten des öffentlichen Lebens musst du ständig nur an das Eine denken. Ob du isst oder trinkst, denke an das Eine; bist du fröhlich, denke an das Eine; bist du verärgert, denke an das Eine; bei Krankheit denke an das Eine, beim Gehen im Feuer denke an das Eine, wenn du ängstlich bist, denke an das Eine!"[3] Die Meditation hebt alles das, was im Unbewussten vorhanden war, ins Bewusstsein und stellt so die Einheit des Menschen her. Den einheitlichen Menschen aber stellt sie in den Zusammenhang des Weltganzen und der sozialen Gemeinschaft.[4]

---

[1] Bei der Frau wird selbstverständlich die linke Faust von der rechten Hand umschlossen!
[2] Aus dem Aufsatz von **Erwin Rousselle**: „Seelische Führung im lebendigen Taoismus."
[3] **I. Robinet**: Taoist Meditation, New York, 1993, S. 123 ff.
[4] **Livia Kohn** hat in ihrem Werk: Taoist Meditaion and Longevity Techniques, Michigan, 1989, verschiedene Ansätze der alten Chinesen zum Erlangen der Unsterblichkeit zusammengetragen.

2. Atemführende Methoden:

Atemführende Methoden *tiáo qì* 調氣 haben in der daoistischen Alchimie die längste Geschichte. Eine Einatmung und eine Ausatmung bildeten auch damals schon einen Atemzyklus, aber das Entscheidende war, wie lange der Atem bis zum nächsten Zyklus angehalten wurde. Allgemein gesprochen wurde die Luft durch die Nase eingeatmet, dann solange wie möglich zurückgehalten und schließlich durch den Mund ausgeatmet. Durch die lange Zeit des Atemanhaltens sollten im Inneren bestimmte Säfte gebildet und essenzielle Energien transformiert und veredelt werden. Das große Ziel dieser Übungen war es, in die embryonale Atmung *tāi xí* 胎息 des vorgeburtlichen Seins zurückzufinden. Viele Texte im *Dao Zang* beschreiben minutiös die Details dieser Techniken. Spätere Schulen verbanden sie mit visuellen Meditationstechniken und entwickelten die Idee einer inneren Transformation des Qi oder einen „inneren Atem" *nèi qì* 內氣. Diese Idee ist besonders verwirklicht in der „Lehre des goldenen Elixiers" *jīn dān jiào* 金丹教, die Richard Wilhelm in seinem Buch „Das Geheimnis der goldenen Blüte" beschrieben hat und die auch ihren Niederschlag in der „Karte des inneren Gewebes" *Nei Jing Tu* gefunden hat, die später noch behandelt wird.

„Was im Uterus ist, nennt man Fetus, was geboren wurde, nennt man Kind. Solange der Fetus im Mutterleib ist, ist sein Mund mit einer Art Schlamm gefüllt und die Atmung dringt hier nicht hindurch. Er empfängt sein Qi und seine Nahrung für die körperliche Entwicklung nur über den Nabel durch die Nabelschnur. Dadurch wird er vollständig.

Wir wissen, dass der Bauchnabel das „Tor des Lebens" *mìng mén* 命門 darstellt. Die meisten Babys, wenn sie bei der Geburt am Leben bleiben, versagen für eine kurze Zeit darin, an der äußeren Luft zu atmen. Aber wenn die Nabelschnur nahe am Bauch drei- bis fünfmal in warmes Wasser getaucht wird, wird der Säugling wiederbelebt und er atmet. Also wissen wir in der Tat, dass der Bauchnabel das Lebenstor darstellt, da gibt es keinen Irrtum!

All diejenigen, die sich im Dao ausbilden *xiū dào* 修道 und die embryonale Atmung erlernen, müssen zuerst die Quelle und den Ursprung dazu kennen. Erst dann können sie es selbst praktizieren, wie ein Fetus im Mutterleib zu atmen. Bei der Rückkehr zu den Wurzeln und beim Bewahren des Ursprünglichen kann das Altern überwunden werden und man kann zum Status eines Fetus zurückkehren. Das ist der eigentliche Sinn dieser Übung! Weich, sanft, und ohne den Atem anzuhalten, das ist der richtige Weg zum Erlangen der Unsterblichkeit." [1]

---

[1] Aus: **J. Needham**, Science & Civilisation in China, Vol V:5, Cambridge, 1983, S. 145

3. Methoden der Sonnenhingabe:

Die Methode, Sonnenstrahlen aufzunehmen *fú rì máng zhī fǎ* 服日芒之法, ist eine typisch chinesische Technik, die in der europäischen Medizin oder Alchimie keine Entsprechung gefunden hat. Die Methode besteht darin, dass Männer sich mit ihrem Körper den Sonnenstrahlen aussetzen und dabei mit den Händen ein Bild mit einem roten Sonnenzeichen auf grünem Papier gemalt, der Sonne entgegenhalten.

Es wurde dabei angenommen, dass das Qi der Sonne zu verschiedenen Tageszeiten eine unterschiedliche Qualität aufwies. Die Morgensonne, die Sonne am Mittag und die Abendsonne wurden dabei in Analogie zu den drei ursprünglichen Kräften *sān yuán* 三元 im Menschen (Jing, Qi und Shen) gesetzt und konnten diese ernähren.

Die Frauen als die Yin-Kraft der Erde setzten sich entsprechend dem Mondlicht aus und hielten ein schwarzes Mondzeichen auf gelbem Papier dem Mond entgegen. Dieses Papier hielten sie in der rechten Hand, und wenn genügend Qi von den Mondstrahlen aufgenommen war, wurde es zerrissen und verspeist. Eine andere Schule wandte sich den Sternen des großen Bären zu, um das Qi seiner Planeten zu absorbieren.

Möglicherweise ist diese Technik der Sonnenhingabe eine Weiterentwicklung der antiken Magie, bei der Schamaninnen in ritueller Nacktheit tanzten, um Regen zu erbitten. Das Schriftzeichen *líng* 靈 = magische Wirkkraft, erzählt diese Geschichte.

Líng 靈

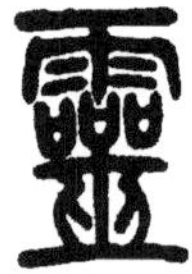

yǔ 雨: Regen
kǒu 口口口: drei Münder
wū 巫: der Tanz dreier Schamaninnen

Erklärung:

Drei Schamaninnen führen einen Regentanz aus und sprechen dabei magische Formeln. Dieses war die erste Aufgabe der Schamanen und Zauberer in einem Volk, das von Regen abhängig war. Im weiteren Sinne: magisch, übernatürlich, wundersam, Geist, geistreich, wirksam, begabt, geschickt, klug. Als eines der ältesten chinesischen Schriftzeichen zeigt Ling die besondere Bedeutung der Frau im alten China, welche die mächtige Position einer Zauberin und Hohepriesterin im Stamm inne hatte.

Als daoistischer Terminus bezeichnet Líng immer die magische Kraft, die vom Himmel kommt und auf Gegenstände wirkt oder sie verwandelt. Wo immer ungewöhnliche, magische oder übernatürliche Dinge geschehen, haben die Beteiligten ein hohes Maß an Ling angehäuft, sodass sich ihr Shen wundersam, wie Zauberei, entfalten kann.

Auch der Mensch kann *líng* 靈 anhäufen und es nutzen (Ni 24), vorausgesetzt, er kann es empfangen (Du 10) und findet einen Ort zur Speicherung (Gbl 18). Jedes Wesen, ja sogar jedes Ding im Universum besitzt Ling als Möglichkeit, wirksam zu werden und damit Einfluss zu nehmen. Die Pflanzen haben Ling und vermitteln damit ihre Heilkraft, die Tiere haben Ling und zeigen damit ihre natürliche Präsenz. Der Mensch hat aus chinesischer Sicht den am stärksten mit Ling ausgestatteten Rang inne. Unter allen Wesen ist er am besten dazu befähigt, die im Kosmos verborgene, kreative Kraft Shen wirksam werden zu lassen.

Diese Befähigung stellt eine große Herausforderung für den klassischen Akupunkteur dar. Wie kann er den Anteil des Schamanen als „Regenzauberer“ in die Behandlung mit einfließen lassen?

4. Bewegungsübungen:

Gymnastische Übungen *dǎo yǐn* 導引 bezeichnen ursprünglich Bewegungsübungen, die als präventive Maßnahmen zur Gesundheitsprophylaxe dienten, aber auch therapeutisch eingesetzt wurden. *Dǎo* 導 = führen, leiten, unterweisen, *yǐn* 引 = ziehen, dehnen, einführen, zusammen also Unterweisungen zur Dehnung (des Körpers).

Diese Übungen sind seit alters in die chinesische Medizin und in die Pflege des Lebens eingebunden. Schon im *Nei Jing* finden wir:

„In der zentralen Region ist das Land sehr feucht und die Naturprodukte sind im Überfluss vorhanden. Die Menschen dort haben viel zu essen und leiden keine Not und Mühsal. Deshalb sind die meisten Erkrankungen der Menschen aus dem Zentrum Kälte-Hitze-Krankheiten und schlaffe Lähmungen *wěi* 痿 (-Syndrome). Zur Behandlung dieser Krankheiten sollten gymnastische Übungen *dǎo yǐn* 導引 und Massagen *àn mó* 按摩 gewählt werden.“ (*Su Wen*, Kap. 12)

Wer ein langes Leben anstrebte oder das Dao praktizieren wollte, musste zunächst alle Erkrankungen heilen und alle Übel *xié qì* 邪氣 aus dem Körper vertreiben, die der Erlangung der Unsterblichkeit im Wege standen.

„Jene, die sich mit den Prinzipien des Lebens beschäftigen, müssen zuerst ihre Krankheiten heilen, damit ihr Körper nicht an einer Leere, dem Vorhandensein von Übeln oder einem Mangel an Blut, einer Einschränkung des Gehirns und Verunreinigung oder Stagnation der organischen Sekrete leidet. Werden nicht zuerst die Krankheiten geheilt, dann bleiben die Einnahme von Arzneien und das Zirkulieren des Qi ohne jeden Nutzen für den Körper.“[1]

Die frühesten Quellen über das *Dao Yin* sind in den Ma-Wang-Dui-Gräbern in der Provinz *Chang Sha* zu finden. Man fand hier 1973 in verschiedenen Grabanlagen farbige Abbildungen gymnastischer Übungen auf Seide gemalt und auf Bambusplättchen erklärt. Beides geht auf das Jahr 187 v. Chr. zurück, ist also in der frühen Han-Zeit zu datieren. Diese Abbildungen *dǎo yǐn tú* 導引圖 zeigen 24 gymnastische Übungen, die von Menschen ausgeführt werden.

---

[1] Zitiert in: **Catherine Despeux**: Das Mark des roten Phönix, Uelzen, 1995, S. 35, ff.

Während der Tang-Zeit (618-907 n. Chr.) gehörte das *Dao Yin* zum offiziellen Lehrstoff am kaiserlichen Medizinbüro. Dieses hatte sieben Abteilungen:

Krankheiten der Erwachsenen (*rén kē* 人科)
Kinderkrankheiten (*ér kē* 兒科)
Krankheiten der Sinnesorgane (*yǎn ěr kǒu chǐ kē* 眼耳口齒科)
Schröpfen (*bá guàn liáo fǎ* 拔罐療法)
Akupunktur und Moxa (*zhēn jiǔ kē* 針灸科)
Massage (*àn mó* 按摩 und *tuī ná* 推拿)
Magische Künste (*zhù yóu shū jìn* 祝由書禁)

Die gymnastischen Übungen waren in der Abteilung für Massage integriert und wurden dort gelehrt.[1]

In der Praxis des *Dao Yin* stellt die Atmung ein wesentliches Element dar. Aufgrund der Regelmäßigkeit des Atmens in ihrem Kommen und Gehen wird die innere Qi-Zirkulation aktiviert und mit einem Rhythmus versehen. Das bei der Einatmung aufgenommene *qīng qì* 清氣 = „klares Qi“ ist die himmlische Kraft und wird gleichsam als ein Allheilmittel betrachtet, das die Krankheit angreift, bindet und über die Ausatmung zusammen mit dem *zhuó qì* 濁氣 = „schmutziges Qi“ aus dem Körper vertreibt. Die Atmung geht also immer mit den gymnastischen Übungen zusammen, um das zirkulierende Qi zu kontrollieren. Auch im *Nei Jing Tu* werden wir später Anteile des *Dao Yin* wiederfinden!

Auch wenn das *Dao Yin* theoretisch jede Erkrankung gerade in ihrem Anfangsstadium zu behandeln vermag, scheint sie heute für die Praxis besonders bei Bi- und Wei-Syndromen (*bì wěi zhèng* 痺痿證) ihre Anwendung zu finden. Ein Großteil der Übungen wird somit für Erkrankungen der Muskeln und Sehnen, rheumatische und motorische Beschwerden, sowie partielle Lähmungen verwendet.

Eine besonders beliebte und bekannte Variante dieser gymnastischen Übungen ist das Spiel der 5 Tiere *wǔ qín xì* 五禽戲.

„Mit dem menschlichen Körper verhält es sich wie mit einer Türangel, die niemals rostet. Aus diesem Grunde praktizieren die Daoisten gymnastische Übungen und ahmen die Bewegungen von Tieren nach.

[1] Vergl. **W. Hartner**: Heilkunde im alten China, Frankfurt, SINICA-Zeitschrift, 1941-1942

Ich selber besitze eine Methode, genannt das Spiel der fünf Tiere, nämlich des Tigers, des Hirschen, des Bären, des Affen und des Vogels. Mit ihr lassen sich Krankheiten heilen und die Beweglichkeit verbessern."

Dieser Satz wird dem berühmten Arzt *Huá Tuó* 華陀 zugeschrieben, der am Hofe des berüchtigten *Cao Cao* diente und seinen Ruhm besonders durch seine einzigartigen chirurgischen Fähigkeiten erwarb. Vor und nach ihm hat es in der Geschichte der traditionellen chinesischen Medizin keine weiteren Ärztepersönlichkeiten gegeben, die unter Anästhesie Operationen ausführten. In seiner Lebensbeschreibung aus der chinesischen Enzyklopädie *gǔ jīn tú shū jí chéng* 古今圖書集成 übersetzt von **Franz Hübotter**[1], finden wir außerdem den Hinweis:

„Hua Tuo besaß ein feines Verständnis für Arzneimittel und ihre Dosierung, er gebrauchte nicht viele Arten davon und konnte ihre Gewichtsanteile ohne Waage bestimmen. Akupunktur und Moxibustion übte er nur an sehr wenigen Stellen aus. Wenn die Krankheit so fest im Inneren saß, dass man ihr mit Akupunktur und Arzneimitteln nicht beikommen konnte, dann ließ er den Patienten *má fèi sǎn* 麻沸散[2] trinken und wenn der Patient dann so berauscht war, dass er nichts mehr fühlte, schnitt er ihm Bauch oder Rücken auf und zog oder schnitt das angesammelte schlechte Fleisch heraus. Hatte die Krankheit ihren Sitz im Magen oder Darm, so schnitt er das Kranke ab und wusch hinterher, so beseitigte er das Krankhafte, dann nähte er und tat Geistersalbe *shén gāo* 神膏[3] darauf. Nach vier bis fünf Tagen war die Wunde geheilt und nach Monatsfrist war der Kranke völlig genesen."

---

[1] **F. Hübotter**: Zwei berühmte Ärzte des Altertums, in: Mitteilungen der Deutschen Gesellschaft für Natur- und Völkerkunde Ostasiens, Band XXI, Tokyo, 1914

[2] Ein Betäubungsmittel, dass u. a. Cannabis, Jasmin, die chinesische Azale und die chinesische Angelikawurzel enthielt, aus: *Hua Tuo Shen Yi Mi Zhuan* = „geheimnisvolle Aufzeichnungen des Hua Tuo", in: **Chinese Traditional Medical Ocean Dictionary**, Shan Xi, 1994, S. 1571.

[3] Möglicherweise eine äußerst wirksame Heilsalbe, deren Bestandteile heute im Dunkeln liegen. In der TCM-Anatomie wird der Begriff *Shen Gao* mit einer pastenartigen Substanz im Aufapfel (modern „der Glaskörper") verknüpft.

5. Liebestechniken:

Die Kunst, im Schlafzimmer seine Essenz zu nähren und damit unsterblich zu werden (*fáng zhōng bǔ yì* 房中補益), hat eine ebenso lange Tradition wie die der gymnastischen Übungen. Bereits in den oben erwähnten Ausgrabungen der Ma-Wang-Dui-Anlagen in *Chang Sha* finden sich Hinweise darüber. Die Daoisten waren der Ansicht, dass auch eine gesteuerte Sexualität hilfreich sein könnte, um die Unsterblichkeit zu erlangen. In den Techniken *yīn yáng yǎng shēng zhī dào* 陰陽養生之道 = „Wege, durch die Verschmelzung von Yin und Yang das Leben zu nähren" kam es vor allem darauf an, so oft und so viel Essenz und Geist *jīng shén* 精神 des Partners aufzunehmen, zu absorbieren und zu bewahren, wie möglich.

Dass dies ein gegenseitiger Prozess sein sollte, war explizit in den Texten angelegt, wurde in der Praxis jedoch häufig zu Ungunsten der Frau ausgeübt. Besonders die wohlhabenen Chinesen hatten mit der Vielzahl ihrer Konkubinen und Nebenfrauen ungleich höhere Chancen, ihr Jing aufzufüllen. Da das Ziel dieser Technik war, vom anderen so viel Essenzen wie möglich zu bekommen, konnte der Mann mit mehreren Frauen hintereinander schlafen und deren Essenzen aufnehmen, die bei ihrem Höhepunkt vermehrt ausströmten.[1]

Die Säfte der Frau bei ihrem Orgasmus *kuài* 快 dienten zur Stärkung der männlichen Essenz und der Mann suchte tunlichst, seine eigene Essenz nicht im Samenerguss zu vergeuden. In der Rückführung *huán jīng* 還精 des so angereicherten Jing zum Gehirn via des Du-Mai-Gefäßes konnte der ursprüngliche Shen genährt und die Unsterblichkeit erreicht werden.
Was sich für beide Seiten eigentlich sehr vielversprechend anhört, war in der Tat oft eine Ausnutzung der Frau, die mit der daoistischen Ideologie legitimiert wurde. Der Geschlechtsakt als solcher wurde instrumentalisiert mit dem Ziel, unsterblich zu werden. Die hierzu förderlichsten Frauen sollten zwischen 20 und 25 Jahre, auf keinen Fall aber älter als 30 Jahre sein.

---

[1] Die weiblichen Essenzen, die bei ihrem Orgasmus vermehrt ausströmen, sind ein besonderer Speichel im Mund, die vaginalen Flüssigkeiten und manchmal auch eine besondere, dünne Milch aus ihrer Brustdrüse. Je intensiver ihr Orgasmus ist, umso mehr Flüssigkeiten werden produziert und können vom Mann absorbiert werden. Diese Vorstellung führte zu ganz subtilen Liebestechniken, die der geübte Mann in verschiedenen Phasen des Liebesaktes anwendete und die die Frau durch ihr Verhalten und durch bestimmte Zeichen anzeigte. Für den Leser erscheint das Ganze als ein sehr kopflastiger Akt für den Mann, für die Frau aber bietet sich die Gelegenheit für einen äußerst intensiven Orgasmus.

Die Indices weiblicher Erregung, die „fünf Zeichen“ *wŭ zhēng* 五徵 wurden genau festgehalten, um sicher zu gehen, nicht von der Frau getäuscht zu werden. Hieraus erklärt sich auch die Bevorzugung unerfahrener Jungfrauen bei dem Liebesakt. Man kann bei diesem Procedere durchaus von einem sexuellen Egoismus des Mannes sprechen, der durch seine Zurückhaltung bei der Ejakulation den Frauen seine männliche Essenz vorenthält und die Frau als Objekt funktionalisiert.

Diese Art des Geschlechtsverkehrs verhinderte bei der Frau auch die Möglichkeit, schwanger zu werden, um so nach der konfuzianischen Ideologie an Wert zu gewinnen. Die verheiratete Frau, wenn sie nicht ebenfalls den Weg der Unsterblichkeit beschritten hatte, war im schlimmsten Fall nur der Spielball männlicher Ziele.

Viele Erkrankungen der Frau im alten China waren Resultat ihrer eingeschränkten und suppressiven Lebensweise. Besonders für die songzeitliche Ehefrau, die in den oberen Schichten selbstverständlich die vielen Nebenfrauen und Affären ihres Gatten akzeptieren und tolerieren musste, gab es kaum einen anderen Ausweg als emotional zu reagieren. Eifersucht war an der Tagesordnung, weshalb die neokonfuzianischen Gelehrten diese Emotion als Versagen der Frau auslegten, deren Auswüchse wie Gift oder Besessenheit die Frau krank machen konnte.[1]

Ihre einzige Chance zur Aufmerksamkeit ihres Mannes war ihre Fruchtbarkeit und die Kraft auszuhalten. So war sie in der Lage, Macht auf die Nebenfrauen und Konkubinen auszuüben und sich Freiräume zu schaffen.

Josef Needham sieht aber auch positive Seiten an diesem sexuellen Arrangement:

„Die Anerkennung der Bedeutung der Frau bei all diesen Dingen, die Würdigung, dass Männer und Frauen dabei völlig gleichwertig sind, die Schlussfolgerung, dass zum Erwerb von Gesundheit und Langlebigkeit beide Geschlechter notwendig waren, die Bewunderung bestimmter weiblicher Züge und Zeichen beim Geschlechtsakt, frei von Askese und Klassenunterschieden, offenbart uns einmal mehr Aspekte des Daoismus, die keinerlei Gegenstück im Konfuzianismus und im gewöhnlichen Buddhismus haben.

---

[1] Vergl. **Patricia Ebrey**: The Inner Quarters – Marriage and Lives of Chinese Women in the Song-Period, S. 166 ff. California Press, 1993

Es muss sicherlich eine Beziehung zwischen diesen Dingen und den matriarchalischen Elementen der chinesischen Kultur geben, so zum Beispiel in der Symbolik des geheimnisvollen Weiblichen *xuán pìn* 玄牝 in der alten daoistischen Philosophie."[1]

Die Übermittler der geheimen Methoden der Vereinigung von Yin und Yang waren dann auch Frauen, die im Dialog mit dem gelben Kaiser *Huang Di* oder mit dem chinesischen Methusalem *Péng Zǔ* 彭祖 diese in die hohe Kunst der Liebe einführten. Besonders zu nennen sind *Sù Nǚ* 素女 = „das schlichte Mädchen", *Xuán Nǚ* 玄女 = „das geheimnisvolle Mädchen" und *Căi Nǚ* 采女 = „das vornehme Mädchen". Ihre Namen erscheinen in den Titeln der wichtigsten Klassiker der chinesischen Erotik.

Es kann hier nicht auf die Details der sexuellen Techniken der daoistischen Alchimie eingegangen werden. Der interessierte Leser sei auf die vielen Bücher hingewiesen, die es zu diesem Thema gibt. Um nur einige zu nennen:

R. van Gulik: Sexual Life in Ancient China, Leiden, 1961 – Der Klassiker unter dem Genre; da hier die „interessanten" Stellen im Lateinischen erscheinen, empfiehlt es sich, mindestens das große Latinum zu haben, um das Buch mit Genuss zu lesen
Ishimpo: The Essentials of Medicine in Ancient China and Japan, Leiden, 1986 – eine englische Teilübersetzung des berühmten japanischen Medizinbuches, in dem das Kapitel 28, „Im Schlafzimmer" vollständig übersetzt ist
D. Wile: The Chinese Sexual Yoga Classics, New York, 1992 – eine sehr schöne und vollständige Übersetzung der wichtigsten Sexualpraktiken der daoistischen Alchimie
Levy/Ishihara: The Tao of Sex, Japan, 1968 – ebenfalls eine Übersetzung der grundsätzlichen Ideen aus dem Ishimpo
V. Chu: The Yin-Yang Butterfly – Ancient Chinese Sexual Secrets for Western Lovers, New York, 1993 – eine leicht verständliche Beschreibung der alten Sexualpraktiken für den westlichen Geist und Körper.

Es muss an dieser Stelle aber noch erwähnt werden, dass es durchaus Frauen gab, die „den Spieß umdrehten" und sehr erfolgreich darin waren, den Männern ihre kostbare Essenz zu rauben. Das „Pflücken und Nähren" *căi bŭ* 採補 ist der Terminus technicus für diese Praxis der Gesunderhaltung.

---

[1] **J. Needham**: Science & Civilisation in China, Volume II a. a. 0., S. 150 ff.

Ein Partner versucht, die Essenzen des anderen beim Orgasmus zu „pflücken“, um damit seine eigenen Kräfte zu vermehren. Obgleich dieser „sexuelle Vampirismus“ meistens von Männern an Frauen ausgeübt wurde, freiwillig oder nicht, gab es dennoch in der chinesischen Geschichte der „Künste im Schlafzimmer“ immer wieder Frauen, die diese Kunst ebenfalls virtuos beherrschten.

Von *Xī Wáng Mǔ* 西王母, der legendären Königinmutter des Westens, geht die Sage, dass sie ihre ganze Schönheit und besonders ihre gute Haut dadurch erlangt hätte, dass sie mit vielen jungen Männern sexuellen Kontakt pflegte und deren Essenz raubte.

Sie erlangte die Unsterblichkeit, die jungen Männer aber wurden nach wiederholtem Geschlechtsverkehr schwer krank und starben. *Xi Wang Mu* lebte der Sage nach auf den höchsten Gipfeln des Kun Lun-Gebirges und war das Oberhaupt der Gruppe der Unsterblichen. Sie bewachte die kostbaren Pfirsiche der Unsterblichkeit und verteilte sie an diejenigen, die sich auszeichneten.[1]

Und weiter heißt es: „Wenn eine Frau weiß, wie sie ihr Yin nähren und wie sie die beiden Qi von Yin und Yang harmonisieren kann, ist sie in der Lage, sich in einen Mann umwandeln. Beim Geschlechtsverkehr kann sie verhindern, dass der Mann ihre Essenzen und Flüssigkeiten *jīng yè* 精液 absorbiert. Diese fließen dann in die hundert Gefäße ihres Körpers und sein Yang wird ihr Yin ernähren.

Es wird die hundert Krankheiten vertreiben und ihr Gesicht und ihre Form werden glatt und hübsch anzusehen sein. Ihre Lebenszeit verlängernd wird sie niemals alt werden, sondern immer so frisch wie ein junges Mädchen wirken. Eine Frau, die diese Form des Dao gelernt hat, wird in der Lage sein, sich durch den Geschlechtsverkehr mit Männern zu ernähren und sie kann neun Tage ohne Nahrung sein und trotzdem keinen Hunger verspüren.“[2]

Waren beide Sexualpartner Experten dieser Kunst, wurde der Geschlechtsverkehr zum Duell, das Schlafzimmer zum Schlachtfeld. Die folgende Geschichte zeigt uns, wie gefährlich es beizeiten im alten China sein konnte, mit Frauen sexuelle Kontakte aufzunehmen. Denn Mann wusste nie, wer seine Gegnerin im Schlafzimmer war.

---

[1] Vergl. **E. T. C. Werner**: A Dictionary of Chinese Mythology, New York, 1961, S. 163 f.

[2] Zitiert aus: **J. Needham**: Science & Civilisation in China, Volume V: 5 a. a. o. S. 195

Über die geheime Kunst des Pflückens:

„Ein Mann und eine Frau sitzen an einem Tisch neben einem riesigen Felsbrocken. Sie schlürfen warmen Reiswein aus kleinen Porzellantassen und essen kleine Köstlichkeiten von verschiedenen Tellern. Die Dienstmagd, die das Essen gebracht hat, ist auf einmal verschwunden. Der Mann und die Frau unterhalten sich auf sehr angenehme Weise. Beim Sprechen stößt der Mann mit dem Ärmel seiner Robe gegen ein Paar Essstäbchen und wischt diese vom Tisch. Er bückt sich und kriecht unter den Tisch, um sie aufzusammeln, dabei berührt seine Hand den kleinen, zierlichen Fuß der Dame.

„Oh!" Die Frau schnappt nach Luft in scheinbarer Entrüstung. Der Mann beginnt, ihre Füße zu liebkosen. Ihr Gesicht bekommt einen Hauch von schockiertem Pink. Er steht auf und geht auf ihre Seite.

Er umfasst ihre verkrampften Schultern mit den Händen und legt seine Nase schnuppernd an ihren Nacken, um ihn zu riechen und zu kosen. „Bitte, bitte, nicht!", flüstert sie mit schwachem Aufbegehren. Dann, als seine Nase und Mund ihre Wangen streifen, wendet sie ihm plötzlich ihr Gesicht zu und küsst ihn auf den Mund.

Sie ist ihm immer demütig und mädchenhaft erschienen, aber nun weiß er es besser. Diese Frau ist wie alle anderen, mit ihren kalten Schultern und heißen Lippen, ihrem weichen Gesicht und harten Brustwarzen. Schon oft hat er eine versteckte Lust in dieser hübschen jungen Witwe verspürt, und er hat monatelang daran gearbeitet, ihr eine Falle zu stellen. Verhüllt in den traditionellen Umgangsformen und sich nur in subtilen verschleierten Worten annähernd, war es bisher ein zeitaufwändiger Austausch von Signalen gewesen. Aber nun hatte dies schließlich zu ihrer Zufriedenheit und ihn zum Essen in ihren eleganten Garten geführt.

Nachdem er vor einigen Jahren eine Pilgerschaft zu einer fernen daoistischen Unterkunft in den Bergen unternommen hatte, war sein Leben nie mehr so wie früher gewesen. Sein Leben wurde umgekrempelt von einem klugen und weisen Gelehrten, der ihn die Geheimnisse der Kampfkunst im Schlafzimmer *fáng zhōng gōng fū* 房中功夫 gelehrt hatte – die Art von Kunst, welche die Frau sterben lässt, ohne sie zu töten. Der Einsiedler auf dem Berg lehrte ihn die Geheimnisse der sexuellen Alchimie, kostbar für die Gesundheit und erfreulich in der Anwendung. Das mächtigste Elixier des Lebens, hatte er gelernt, ist das *jīng* 精 des anderen Geschlechts, das ausströmt auf der Höhe der sexuellen Ekstase.

Wenn man diese Essenz im entscheidenden Moment „pflückt", kann man seine eigene Potenz und ein langes Leben damit „nähren", vielleicht sogar die Unsterblichkeit erlangen. Das Geheimnis das „Pflückens und Nährens" *căi bŭ* 採補, erzählte ihm der mystische Einsiedler, liegt darin, eine Frau sexuell zu erregen und sie zu ihrem Höhepunkt zu bringen, wenn möglich mehr als einmal, und dann ihre beim Orgasmus ausgeschütteten Säfte aufzunehmen. Aber er warnte auch: „Am wichtigsten jedoch ist: Ergieße niemals deinen Samen selbst! Es würde ein großes Unglück bedeuten!"

Seitdem hatte er seine Kunst an Frauen verschiedener Jahrgänge ausprobiert. Er hatte mit ihnen gespielt, sie verführt und in den Abgrund gestoßen. Während die Frauen ihre Ekstase genossen, hatte er ihr Elixier bekommen. Er war bisher bei allen Frauen erfolgreich gewesen, die er ins Bett bekommen hatte. Er hatte sie wild gemacht mit seiner nahezu perfekten Selbstkontrolle. Dies hatte ihm einen gewissen Ruf verschafft. Er ist kein Wüstling, er ist ein begeisterter Liebhaber der höchsten Gesundheitspflege.

Der Mann und die Frau gehen ins Haus und murmeln auf dem Wege dorthin liebevolle Worte. Schon bald betreten sie das Schlafzimmer. Darin thront ein enormes traditionelles Bettgestell, fast eine Miniatur des Raumes selbst. Sobald sie sich auf das Bett niedergelassen haben, setzen sie ihre Liebkosungen fort. Langsam beginnt er sie zu entkleiden – die Schärpe auf ihren Hüften, ihr seidenes Kleid, ihr Unterkleid, das Mieder und schließlich ihre Unterhose. Das halb sich Widersetzende und halb nachgiebig Antwortende der Frau erregt nur seine Leidenschaft.

Als beide nackt sind, richten sich seinen Augen auf das saftige Festessen voll nährender Speisen, das sich vor ihm ausbreitet: ihre Mandelaugen, ihr Kirschmund, ihre bloßen Arme, die ihn an saubergeputzte Lotuswurzeln erinnern. Ihre Brüste sind wie zwei Hügel frisch geronnener Tofu, jeder mit einem frisch geschälten Lotussamen an der Spitze. Nun beginnt er, die Delikatessen aufzusammeln. Dabei wird er ihre Essenz zu seinem Zweck anreichern. Dies wird sein üppigstes Festmahl auf dem Weg zur Langlebigkeit sein!

Er sucht jeden Teil ihres entzückenden Körpers heim mit hundert Fingern und tausend Lippen, abwechselnd mit sanfter Zartheit und schamloser Kühnheit. Sie entzieht sich wie ein fliehendes Tier, aber nie hört sie auf, ihn zu necken und zu verspotten. Lange Zeit ist ihre ganze Welt ein Gewirr von Beinen und Hüften, warmem Fleisch und tropfenden Zungen. Er hält an, um diese erstaunliche Frau zu betrachten. Ihrer durchscheinenden Porzellanhaut, feucht vom Schweiß, entströmt ein zarter weiblicher Geruch. Sie atmet tief und ein leichtes Zittern ist um ihren Bauchnabel und die schlanken Hüften zu erkennen. Etwas darunter liegt ihre Lustgrotte, prall gefüllt mit Essenzen im Überfluss. Sie breitet sich vor ihm aus wie ein frisch geöffneter Granatapfel mit purpurrotem Fruchtfleisch.

Nun, wo Yin und Yang in perfekter Harmonie für eine freudige Vereinigung sind, beginnt er seine heilige Mission in der Liebesgrotte – die geheimnisvolle Höhle, aus der Kinder kommen und in die erwachsene Männer so bestrebt sind, hineinzukommen. Als er seine Reise beginnt, öffnen sich plötzlich ihre dunklen Augen, die bisher halb geschlossen in samtiger Trägheit sind, mit einem Anflug von starkem Verlangen.

Seine Fechtkunst wird als großartig bezeichnet. Seine Stöße, Paraden und Erwiderungen haben bisher jeden Gegner bezwungen. Schon bald antwortet sie: – „Nein, Nein, Nein, Nein!" – und keucht in seinem Rhythmus. Die silbernen Haken des Bettvorhangs klingeln im Takt dazu. Für ihn ist dies eine Übung der Lust, aber eine Übung von äußerster Wichtigkeit. Sie ist sogar besser als Ginseng und sehr viel angenehmer!

Er nimmt sie und schiebt sie in verschiedene Positionen, so wie ihn sein Meister es gelehrt hat, um die gewünschte Wirkung bei ihr zu erzielen. Still rezitiert er die geheimen Verse aus dem bemerkenswerten Buch der sexuellen Alchimie:

„Der weiße Tiger schwingt hin und her, der grüne Drache bewegt sich auf und nieder. Die Mondhöhle *yuè mén* 月門 öffnet und schließt sich. Die himmlische Wurzel geht ein und aus. .... Ich muss mein Rektum zusammenziehen, meinen Atem anhalten und alle meine Öffnungen schließen. Nun nimmt der Drache den Tiger von hinten, drückt auf des Tigers Rücken und saugt an der Tigerzunge, umklammert die Hüften des Tigers und hebt die Knie des Tigers an. .... Lass den Tiger sich bewegen! Lass ihn sich wiegen! Lass ihn sich ausströmen! Wenn die goldenen Augen des Tigers in Ekstase nach oben rollen, ergießt er sich."

Es scheint sich gut zu entwickeln, sagt er zu sich. Die bedächtige Chrysantheme verwandelt sich in eine mit Tau bedeckte Pfingstrose, die hilflos im Winde vibriert. Sobald sich die Augen des Tigers nach oben bewegen, kann er ihr Elixier pflücken. Bald, sehr bald, wird sie in ihren Säften ertrinken. Sie muss die wollüstigste Frau diesseits der großen Mauer sein!
Die Pfingstrose tropft vor Tau, aber sie bringt nicht das Elixier hervor. Diese zarte, liebevolle Frau ist stärker, als er dachte. Dieser Kampf wird wohl ein langer werden. Jetzt muss sein bestes „Schlafzimmer-Gong Fu"

angewendet werden. Er bewegt sich nun im Rhythmus vernichtender abwechselnder Stöße: Von neun-oberflächlich und eins-tief nach acht-langsam und zwei-schnell. Es muss doch gelingen!

Ihre Stimme und Bewegungen verraten Schwingungen von zarten sinnlichen Wellen in ihr, ein Faden der auf das Äußerste gespannt ist, aber die große Explosion kommt nicht. Sie verbleibt am Rande des Abgrundes, aber sie stürzt nicht hinab. Er muss sich noch härter bemühen, dann wird die Ernte über alle Maßen üppig sein.

Plötzlich schrillen bei ihm die Alarmglocken durch den ganzen Körper. Er selbst steht am Rande. Augenblicklich hält er inne, um ihre Bewegungen zu kontrollieren. Jetzt sind sie wie zwei Statuen, eingefroren in einem bizarren Tanz. Er wird den Kampf nach dieser kleinen Erholungspause wiederaufnehmen und in der nächsten Runde wird er sie über die Klippe stoßen. Ihr Körper ist ebenso wie seiner in einer perfekten Stille, aber er fühlt ein leichtes Zittern in ihrer Lustgrotte *yù xué* 慾穴.

Das Zittern wächst an und wird zu Zuckungen. Die Zinnober-Grotte *dān xué* 丹穴 seiner geilen Frau scheint ein Eigenleben zu entwickeln. Sie öffnet und schließt sich und drückt ihn in einer äußerst nervenaufreibenden Art und Weise.

In Sekunden brechen die Deiche des gelben Flusses. Er ertappt sich dabei, seinen Samen zu ergießen. Sein Jadestengel *yù jīng* 玉莖, bisher ein unbesiegter Herrscher in der Arena des „Pflückens und Nährens", wird hilflos gemolken von den pulsierenden Wänden der Mond-Grotte *yuè xué* 月穴, während das „Blumenherz" *huā xīn* 花心 tief in ihrem Inneren gierig seine Essenz abzieht.

Seine Niederlage ist total – und demütigend. Er bricht auf dem Bett zusammen und fühlt sich wie eine Fliege, die gerade von einer gierigen Spinne ausgesaugt wurde. Vor Schwäche stöhnt er: „Was hast du mir angetan! Jahre der Pflege und des Nährens, alles ist dahin!"

Sie antwortet ruhig: „Als Mann, mein Herr, haben Sie einen hervorragenden Ruf, uns Frauen zu ‚pflücken'. Seit mehr als zwei Jahren taten Sie ihr Bestes, unseren Nektar zu gewinnen. Heute jedoch habe ich ihren bekommen."

Er stöhnt voller Verzweiflung.

Sie fährt fort: „Was ist daran verkehrt, wenn auch eine Frau einen Mann „pflückt"? In einer Schlacht, bei der es um das ‚Pflücken' geht, mein lieber Freund, muss man eine Niederlage ebenso akzeptieren wie einen Sieg."

„Du hast mich ruiniert", wimmerte er. „ Du – du Fuchsgeist!"

„Unsinn! Glaube nicht an diesen Zauberkram. Du bist nicht ruiniert – wenn du es nicht zu oft machst. Wir haben beide genossen, was passiert ist. Und es wird uns beide jung erhalten!"

Dabei kleidet sie sich an, zieht ihre Augenbrauen mit der verkohlten Spitze eine Weidenzweiges nach und lächelt selig. Sie ist nun wieder eine gesittete Dame."[1]

---

[1] Ins Deutsche übersetzt aus: **Valentin Chu**: The Yin-Yang Butterfly – Ancient Chinese Sexual Secrets for Western Lovers, New York, 1993, S. 120 ff.

6. Techniken in Trance und Ekstase:

Diese Methode, chin. *zuò wàng* 坐忘, gehört eigentlich zu den Techniken der Meditation, denn Zuo Wang heißt wörtlich nur: „Sitzen und vergessen." Der Unterschied ist nach *Needham* u. a der, dass wahrscheinlich auch halluzinogene Substanzen angewendet wurden, um mystische oder religiöse Erfahrungen in Trance herbeizuführen. Es sind ebenfalls Techniken der Beschwörung und Hypnose eingesetzt worden.[1]

Nach *Livia Kohn* handelte es sich dabei um „geistige Trips" in andere Welten.[2] Die Adepten bereiten sich durch Reinigungsrituale, Gesänge und andere Maßnahmen auf ihre Reisen vor und senden dann ihre Seelen aus dem Körper in höhere Regionen des Universums. Wir finden bei diesen Techniken die Wurzeln im Schamanismus wieder, welche die herrschende Ideologie und Heilkunst der frühen Dynastien Shang und Zhou (1700 – 770 v. Chr.) gewesen ist.
Priesterärzte = *wū yī* 巫醫 bestimmten die Medizin im damaligen China. Im modernen Schriftzeichen für Arzt, heilen = *yī* 醫 war damals noch der Wein *jiǔ* 酒 durch *wū* 巫 = Zauberinnen ersetzt (*yī* 毉). Orakelknochen aus der Shang-Dynastie vermitteln uns die ältesten vorhandenen Bilder in der chinesischen Schrift: *jí* 疾 = „ein Mensch, der vom Pfeil getroffen ist, liegt alleine auf seinem Bett", bedeutet Krankheit; später wurde *bìng* 病 (etymologisch: Ein kranker Mensch liegt im Bett) das herrschende Zeichen für Krankheit. Die Krankheitsursache in der Shang-Dynastie waren erzürnte Ahnen, Gesundheit bedeutete Versöhnung der Lebenden mit den Toten und die Therapie bestand aus magischen Ritualen, Zaubersprüchen,Tänzen, Beschwörungen und Amulettzauber.

Um das Dao durch ekstatische Exkursionen zu erlangen, mussten Geist und Seele des Adepten völlig von den weltlichen Angelegenheiten befreit sein. Die himmlischen Reisen waren oft Thema von Gedichten gewesen und wurden blumig ausgeschmückt. Dadurch, dass die Erde verlassen wurde, konnte die Seele Kontakt mit den himmlischen Geistern aufnehmen, besonders mit den sieben Gottheiten des großen Wagens *běi dǒu* 北斗, der das Dao am Himmel repräsentiert und mit seiner Deichsel den Polarstern anzeigt. So konnten Mikrokosmos und Makrokosmos miteinander verschmelzen und der daoistische Adept die Ewigkeit erfahren. So konnte die Unsterblichkeit erlangt werden.[3]

---

[1] **J. Needham**: Science & Civilisation in China, Volume V:5, a. a. o. S. 31

[2] **L. Kohn**: The Taoist Experience, New York, 1993, S. 249 ff.

[3] **Livia Kohn**, ebenda; es ist hier nicht das Ziel, diese Techniken detailliert zu beschreiben; den interessierten Leser verweise ich auf das Studium des vorher genannten Buches.

San Bao – die drei Schätze

Eine grundlegende Prämisse im chinesischen Denken ist, dass alle Lebensprozesse zu ihrer Ausführung *qì* 氣 brauchen.[1] Dieses Qi umfasst drei Ebenen, die vom Grobstofflichen *jīng* 精 ausgehend immer feiner werden (*qì* 氣) und im immateriellen, sehr flüchtigen *shén* 神 enden. Diese drei „Grundsubstanzen" werden in China seit alters die „drei Schätze" *sān bǎo* 三寶 genannt, manchmal auch die „drei Blumen" *sān huá* 三華, die „drei Juwelen" *sān zhū* 三珠 oder die „drei Kräuter" *sān yào* 三藥. In der inneren Alchimie spricht man auch von den „drei Flüsse" *sān hé* 三河.

Die drei Schätze sind vor der Geburt ursprünglich rein und unverdorben. In dieser reinen Form sind sie ursprüngliche Essenz *yuán jīng* 元精, ursprüngliches Qi *yuán qì* 元氣 und ursprünglicher Geist *yuán shén* 元神. Nach der Geburt, sobald wir die Luft des Himmels einatmen und die Früchte der Erde genießen, dann später sexuell aktiv werden und Bedürfnisse und Sehnsüchte entwickeln, wenn wir also abhängig von den Dingen der materiellen Welt sind, werden Jing, Qi und Shen unrein.

„Nach der Geburt wenden sich die Menschen dem Trügerischen zu und verlieren das Wirkliche, sie verschleudern ihren von Natur aus vollkommenen Schatz, bis er völlig erschöpft ist, sodass der Körper zu bloßer Weltlichkeit wird. Er ist voll ungesunder Energie, als wäre er von einer schweren Krankheit befallen. Der Tod ist nur eine Frage der Zeit."[2]

Das Ziel jedes inneren alchimistischen Prozesses ist es nun, diese drei grundlegenden Energien zu sammeln und sie so zu veredeln, dass der ursprüngliche Zustand der Reinheit wieder hergestellt wird. Diesen Prozess der Veredelung nennt man das „Sammeln der drei Blumen" oder „Drogen im Kessel". Der Kessel ist der Schmelztiegel oder der Dreifuß *dǐng* 鼎. Es handelt sich dabei um bestimmte Regionen im menschlichen Körper, in denen die Veredelung stattfindet. Man nennt das Produkt dieser Veredelung auch *yào wù* 藥物 = „Drogenmittel" oder echtes wirksames Heilmittel.

---

[1] Qi ist ein so zentraler Begriff in der chinesischen Philosophie, dass ganze Bücher darüber geschrieben wurden. Ich verweise deshalb zu tieferen Studien z. B. auf **M. Kubny**: Qi – Lebenskraftkonzepte in China – Definition, Theorien und Grundlagen. Heidelberg, 1995

[2] Aus: **Chang Po-Tuan**: Das Geheimnis des Goldenen Elixiers, München, 1990, S. 107 ff.

„Was ist ein echtes wirksames Heilmittel? Es ist die ursprüngliche, wahre, vereinte Energie; sie ist die ursprüngliche Lebenskraft, die ursprüngliche Energie und der ursprüngliche Geist, also die ‚drei Schätze' San Bao.“[1]

Jing, Qi und Shen sind eigentlich neutrale Begriffe mit unterschiedlicher Manifestation, sie gehen vom Gröbsten bis zum Feinsten, vom Vordergründigsten bis zum Tiefstgreifendsten. Der daoistische Adept *Zhāng Bó Duān* 張伯端 aus dem 11. Jahrhundert wehrt sich in seinem Werk „Das Geheimnis des Goldenen Elixiers“ vehement gegen Tendenzen der materialistischen Festlegungen, die es auch schon zu seiner Zeit gab:

„Die drei Schätze sind keine physischen Dinge, sondern formlose Wirklichkeiten. Wie ein früher Adept sagte, ist die Essenz Jing nicht die sexuelle Kraft, die Energie Qi ist nicht die Stoffwechselenergie, der Geist Shen ist nicht der denkende Geist. Obwohl sie drei sind, kehren sie doch alle zur einen ursprünglichen Energie zurück. Die drei verschmelzen zu einer Energie, und diese eine Energie teilt sich in drei.“

Zhang Bo Duan beschreibt weiter den inneren alchimistischen Prozess als Heilung der Person und der Persönlichkeit:

„Heilmittel sammeln bedeutet, diese drei Schätze der einen Energie zu sammeln. Indem du das Feuer der Wirklichkeit anfachst, um die drei Schätze zu läutern, stellst du das Elixier her, das alle weltlichen Energien in einer Person transformiert und in die reine himmlische Energie, in das ursprüngliche, unbefleckte Wesen zurückführt. Es ist, als würde ein Kranker eine Arznei einnehmen und wieder genesen.“

---

[1] **Chang Po-Tuan**, ebenda

1. Jing:

„Das Allervortrefflichste unter allen Dingen heißt *jīng* 精. Hat der Mensch dieses Jing, dann lebt er, ohne dieses Jing stirbt er. Deshalb ist das Jing nichts weniger als der Urquell des Lebens *xìng mìng* 性命. Das Jing ist die Mutter des *qì* 氣, der *shén* 神 ist das Kind des Qi. Wenn man das *yáng jīng* 陽精 bewahren kann, so hat man die sichere Voraussetzung zur geistigen Unsterblichkeit *shén xiān* 神仙. Wie sollte man es nicht als Schatz betrachten?“[1]

Jing wird üblicherweise als „Essenz“ übersetzt und beschreibt eine gestaltende Energie, die allem organischen Leben Struktur verleiht. Noch allgemeiner gesagt ist die Essenz ein technischer Aspekt der vorhimmlischen und nachhimmlischen Energie. Sie ist undifferenzierte Feinstmaterie oder auch Struktivpotenzial[2]. *Jīng* 精 bedeutet: gereinigt, raffiniert, wesentlich, essenziell, das Feinste; aber auch: Geist, Urstoff und Samenflüssigkeit. Das Schriftzeichen zeigt Reis *mǐ* 米, der in seinen jungfräulichen Zustand *qīng* 青 überführt wird: den Kern von der Spreu trennen, die Essenz freilegen. Im medizinischen Kontext meint Jing die Grundsubstanz oder Feinstmaterie, welche alle energetischen Prozesse fundiert.

Struktivpotenzial bedeutet die Möglichkeit, Gestalt zu werden. Hierzu braucht das Jing eine formbildende Kraft, die als *shén* 神 allgegenwärtig und spontan wirksam ist. Umgekehrt braucht auch der feinstoffliche Shen ein struktives Energiepotenzial, um wahrnehmbare Wirkungen zu entfalten. Ist die Wirkung übernatürlich, dann ist *líng* 靈 mit im Spiel. Das Zusammenwirken beider Aspekte, *jīng shén* 精神, macht unsere Vitalität auf ursprünglichster Ebene aus. Der Wohnsitz dieser geballten Kraft liegt im Lebenstor *mìng mén* 命門.

Jing bildet das Fundament für grundlegende Prozesse im Menschen: Es kontrolliert Fortpflanzung, Entwicklungs- und Latenzphasen, es beherrscht und ernährt die Knochen, die Zähne, das Kopfhaar, das Gehirn und Rückenmark sowie die Sexualorgane. Jing steuert hormonelle Wechsel wie Pubertät und Klimakterium und regiert auch Fruchtbarkeit, Schwangerschaft, Geburt und Laktation.

---

[1] Vergl. **Liu Hua Yang**: Das große Werk – Anweisungen zur taoistischen Meditation, Bern, 1987, S. 32

[2] Ein Begriff, den der Sinologe **Manfred Porkert** in die Diskussion eingebracht hat. Siehe: Die theoretischen Grundlagen der chinesischen Medizin, Wiesbaden, 1973, S. 144

Jing formt das Mark *suǐ* 髓 und „füllt" Gehirn und Rückenmark. Dieses Konzept in der chinesischen Medizin ist ebenfalls eher energetisch als substanziell zu verstehen. In der therapeutischen Praxis sind viele westliche Krankheitsbilder des zentralen Nervensystems Erkrankungen des Jing: Alzheimer, M. Parkinson, Multiple Sklerose, Poliomyelitis, Meningitis, Enzephalitis, Nervenlähmung, zerebrale Ataxien, u. v. m.[1]

Als die Wurzel des Lebens und Träger des Wachstums ist Jing auch eng verbunden mit den sexuellen Flüssigkeiten (Samen und Ovulum). Menschliches Leben entsteht dadurch, dass männliches und weibliches Jing miteinander verschmelzen. Das harte Yang dringt in das weiche Yin ein und der Zeugungsakt wird vollzogen.

Die Eltern liefern die angeborene Essenz oder das vorgeburtliche Jing *xiān tiān zhī jīng* 先天之精, das als eine Art Matrix alle individuellen Wachstumsinformationen enthält. Später kommt dann noch die nachgeburtliche Essenz *hòu tiān zhī jīng* 後天之精 hinzu, die durch die Ernährung und die Atmung gebildet wird. Das vorgeburtliche Jing wird verbraucht und durch das nachgeburtliche Jing ergänzt. Wenn der Körper kein Jing mehr bilden kann, stirbt er. So ist es immer ein wichtiges Ziel in der chinesischen Lebenspflege *yǎng shēng* 養生 gewesen, seine kostbaren Essenzen möglichst sparsam einzusetzen.

Die goldene Mitte *zhōng yōng* 中庸, das alte konfuzianische Ideal der Maßhaltung, ist eine ideologische Doktrin dazu. In der westlichen Welt ist dieser Begriff irrtümlicherweise als „Mittelmäßigkeit" in Verruf geraten. Keiner möchte mittelmäßig sein, jeder möchte der Beste sein oder vom Feinsten haben. So geht jegliches Gefühl für eine gesunde Mitte verloren.

In unseren Praxen haben wir immer wieder mit Jing-Verlusten zu tun, die therapeutisch ohne Mithilfe des Patienten kaum zu beheben sind. Auch übermäßige sexuelle Betätigung ist ein „Jing-Räuber" *par exellance*. Dies mag einer der Gründe sein, warum in einigen Schulen der inneren Alchimie sexuelle Techniken zum Bewahren des Jing entwickelt wurden, andere Schulen aber ab einer bestimmten Stufe des alchimistischen Prozesses die völlige Askese fordern (siehe später).

[1] Vergl. später die Pathologie der acht außerordentlichen Gefäße **Qi Jing Ba Mai**!

2. Qi:

Wenn *qì* 氣 als Überbegriff gebraucht wird, ist damit die grundlegende „Lebenskraft" gemeint, die das gesamte Universum durchdringt, die jeglichem Leben zu Grunde liegt und auch die Ordnung der Sterne im Universum bedingt.

Das Schriftzeichen enthält ebenfalls das Zeichen für Reis *mǐ* 米, dazu kommt aber der Radikal *qì* 气, der Luft, Atem, Dampf bedeutet. Zusammen haben wir das Bild von Dampf, der entsteht, wenn man Reis kocht. Das älteste Zeichen für Qi hat das Feuer der Sonne, das aufsteigende Dämpfe verursacht (*qì* 炁). Hier wird stärker auf die kosmologische Kraft von Qi hingewiesen. Es stoßen in diesem ältesten Zeichen das Feuer *huǒ* 灬 und ein „Nicht" *wú* 无 zusammen. Es bedeutet: unten eine Form, oben ohne Form. Hier wird eine Transformation von Form zu Nichtform angedeutet, die Grundlage jedes alchimistischen Prozesses ist. Qi wird in diesem alten Zeichen als Harmonie der polaren Gegensätze vorgestellt, die vom Yang des Feuers getragen wird.[1] Dieses alte Zeichen für *qì* 炁 finden wir besonders in daoistischen Traktaten.

Das Jing wird im Qi aufbewahrt und trennt sich von ihm nur durch äußere Einwirkungen (z. B. durch Samenerguss beim Mann, Menstruation und Geburten bei der Frau, Verletzungen und verzehrende Krankheiten). Zugleich ist es die Grundlage des „echten Qi" *zhēn qì* 真氣, das durch die Veredelung von „grobem" Jing zu „subtilem" Jing entsteht. Aus der Sicht der praktischen Anwendung ist Qi der aktive und subtilere Aspekt der allumfassenden ursprünglichen Energie; es ist der Impuls für alle Bewegungen, man könnte auch sagen, es ist die Bewegung selbst.

Qi hält die lebendigen Prozesse im Körper in Ordnung, wärmt, bewahrt und schützt. Es sorgt für den Ausgleich von Yin und Yang, von Leere und Fülle. Es manifestiert sich auf körperlicher wie auf geistiger Ebene, vernetzt beide, ist, je reichhaltiger und ausgewogener, um so belebender und inspirierender (lat. *spirare* = hauchen, atmen, leben).[2]

In dieser Form spricht man auch von „nachgeburtlichem Qi" *hòu tiān zhī qì* 後天之氣.

---

[1] Vergl. **U. Olvedi**: Das stille Qi Gong, München, 1997, S. 59, und besonders: **M. Porkert**: Philosophisch-wissenschaftliche Grundbegriffe im Chinesischen, in: *Zeitschrift der Deutschen Morgenländischen Gesellschaft*, Wiesbaden, 1961, S. 426 f.

[2] Vergl. **U. Olvedi**: Das stille Qi Gong, München, 1997, ebenda

In der chinesischen Medizin umfasst das nachgeburtliche Qi alle Lebensvorgänge, die zur Erhaltung des Körpers und der Gesundheit erforderlich sind. Als die wichtigsten sind zu nennen:

yíng qì 營氣 = nährendes Qi
wèi qì 衛氣 = schützendes Qi
zhèng qì 正氣 = gesunderhaltendes Qi.

Manfred Porkert bezeichnet Qi in seiner allgemeinsten Wirkung mit „konstellierte (gerichtete) Energie".

„Unter konstellierter Energie versteht man Energie, die in einem determinierten Wirkgefüge eingeordnet ist, die folglich Teil oder Grundlage einer bestimmten Struktur ist bzw. eine spezifische Prägung aufweist. Welcher Art diese Prägung ist, lässt der Begriff Qi, für sich allein genommen, jedoch offen. Stimmt diese Definition, so ist zu schließen, dass, nachdem der Begriff ‚Kosmos' allenthalben eine Ordnung voraussetzt, alle innerhalb eines geordneten Universums erkenn- oder auch nur denkbaren Phänomene auf Qi beruhen bzw. die Erscheinung spezifischer Qi sind."[1]

Porkert definiert weiter: „Als allgemeinste Bedeutungsnuance ist Qi = im Makrokosmos konstellierte Energie schlechthin, ebenso: Qi = im Mikrokosmos konstellierte Energie schlechthin; als spezifizierte Bedeutungsnuance ist Qi: im Makrokosmos spezifisch konstellierte Energie und auch im Mikrokosmos spezifisch konstellierte Energie; dann weiter: Qi = aktive energetische Konstellation im Makrokosmos und Mikrokosmos; schließlich Qi = reaktive energetische Konstellation im Mikrokosmos, vergleichbar mit der Gestaltungskraft des *dé* 德."[2]

Qi ist die Sonne in ihrem Glanz, ihrer Bewegung und ihrer vollen Kraft, das Offenbargewordene. Wie das Licht der Sonne hat es eine außerordentliche Kraft, es kann verwandeln, durchdringen und reinigen. Es ist eine ursprünglich universale oder kosmische Energie. Auf der Ebene der individuellen Existenz muss es von der groben Manifestation zur feineren veredelt werden.

---

[1] **M. Porkert**: Die energetische Terminologie in den chinesischen Medizinklassikern, SINOLOGICA, Vol VIII, 1965, Nr. 4, S. 185 f.

[2] Vergl. **Porkert**, ebenda; trotz seiner schwer zu verstehenden Aussagen haben wir es Porkert zu verdanken, dass er die Terminologie der chinesischen Medizin systematisiert und uns in ihrer Tiefe durch Übersetzungen aus klassischen Quellen erstmalig zugänglich gemacht hat.

Ebenso wie beim Jing gibt es auch ein vorgeburtliches Qi *xiān tiān zhī qì* 先天之氣. Das vorgeburtliche Qi beinhaltet u. a. die Kraft der Essenzen, aktiv zu werden und Zündfunken für alle Lebensvorgänge zu sein. In der chinesischen Medizin sprechen wir dann von *yuán qì* 元氣 = „Ursprungs-Qi".

Das erworbene Qi ist die verfeinerte Ausstrahlung des Jing und nährt wiederum Shen, die – noch feinere – Ebene der geistigen Funktionen. Die natürliche Anlage zur ständigen Verwandlung von Jing zu Qi zu Shen wird durch die Praxis des stillen Qi Gong angeregt, beschleunigt und verstärkt. Normale Bewegungs- und Atemübungen ohne Berücksichtigung des Qi sind an der körperlichen Ebene gebunden und wirken hauptsächlich auf dieser. Die subtilen Formen des inneren oder des stillen Qi Gong wirken hingegen bis zu einem gewissen Maß auch im Bereich des Geistigen.

3. Shen:

Shén 神 ist Qi auf der Ebene der geistig-seelischen Funktionen. Shen bedeutet die Fähigkeit, sinnliche Wahrnehmungen und Emotionen zu interpretieren, die Fähigkeit zu beobachten, zu unterscheiden und zu entscheiden, zu analysieren und Schlüsse zu ziehen. In dieser Hinsicht kann man Shen durchaus mit „Geist" übersetzen. Shen beinhaltet u. a. diejenigen Funktionen, die uns helfen, unsere begriffliche Welt zu verstehen und zu gestalteten.

In der Alchimie gilt es, den Shen zu nähren *gǔ shén* 谷神, um Klarheit in seinen Wahrnehmungen und Freiheit von der äußeren Realität zu erzielen. Denn die Normalität ist eine Scheinwelt, die uns in ihren Bann zieht und uns eine Wahrnehmung aufdrückt, die an der materiellen Oberfläche haftet.

In der Körperwelt der Zang-Fu-Organe beherbergt jedes Organ einen „Shen-Aspekt". In der Leber wohnt *hún* 魂 = die Geistseele, im Herzen selbst hat der *shén* 神 sein Zuhause, in der Milz sitzt *yì* 意 = das gerichtete Denken, die Lunge beherbergt *pò* 魄 = die Körperseele und in der Niere haust *zhì* 志 = der Wille.

Jeder dieser „Geister" erfüllt die Funktion seines Zang-Organs auf geistig-seelischer Ebene: **Hun** ist wach und nimmt aufmerksam den Kontakt zur Umwelt auf, sein „Beamter" ist das Auge, das die 5 Farben vermittelt. Sind die Augen geschlossen, wandert die Geistseele in einer Vielzahl von Traumwelten. **Shen** sorgt für den Zusammenhalt der Person und dafür, dass alle Funktionen regulär und im Einklang *shùn* 順 ablaufen, denn sein Hausherr ist der Kaiser, dem alles untergeordnet ist. Sein „Beamter" ist die Zunge, Fleisch gewordenes Wort, mal schweigsam, mal im Tonfall aufrüttelnd, wie es eben im Reich erforderlich ist. **Yi** ist die Fähigkeit zum rationalen Denken und zur gedanklichen Assimilation. Alles, was von der Umwelt auf den Menschen einwirkt, muss geistig assimiliert und integriert oder ausgeschieden werden. Sein „Beamter" ist ebenfalls die Zunge, hier aber in ihrer Fähigkeit, die 5 Geschmäcker zu unterscheiden.

Po ist begierig und triebgesteuert, als Körperseele hat sie sich um die Bedürfnisse und Empfindungen des Körpers zu kümmern. Ihr „Beamter" ist die Nase, im Unterscheiden der 5 Gerüche erfahren wir unmittelbar, was und wer unserem Körper gut tut oder nicht. Schließlich ist **Zhi**, der Geist der Niere, der Anteil von Shen, der willentlich versucht, seine Potenziale zu entdecken und auszuleben.

Potenz(ial) braucht die Essenz Jing, um das Selbst zu verwirklichen, und nur das, was mühelos geschieht, ist der Gesundheit zuträglich. Alle Anstrengungen ohne Talente und Begabung führen zu unnötigen Jing-Verlusten. Mit seinem „Beamten", dem Ohr, hat Zhi ein feines Gehör für die richtigen Töne nicht nur in der Musik.

Die Emotionen, die „berauschenden geistigen Gifte", sind ebenfalls Ausdrucksformen des Qi der Zang-Organe. Im energetischen Konzept des Menschen sind Emotionen zunächst natürliche Lebensäußerungen, die in den Zang-Organen entstehen und das Wesen ihres Organs nach außen bringen. Damit unterstützen Gefühle die Physiologie der Zang und helfen ihnen, ihr Qi zu wandeln.

So wandelt sich die Angst der Niere in die Wut der Leber und sorgt dafür, dass die Leber den Impuls *Fight or Flight* initiieren kann. Die Wut der Leber wandelt sich in die Freude des Herzens, die uns entspannt und träge macht, wenn die Spannung/Gefahr vorüber ist. Die Freude des Herzens wandelt sich in das Nachdenken der Milz und hilft, das Geschehende gedanklich zu verdauen. Das Nachdenken der Milz wandelt sich in die Traurigkeit der Lunge, die uns befällt, wenn wir einen möglichen oder tatsächlichen Verlust realisieren. Schließlich wandelt sich die Traurigkeit der Lunge in die Furcht der Niere, wenn die Angst vor dem Tode und damit die Endlichkeit der eigenen Existenz offensichtlich wird.

Im Übermaß oder durch ihre Unterdrückung haben die Gefühle allerdings einen schädlichen Einfluss auf ihre Zang-Organe und bewirken eine Schwächung, Blockade oder Zerstreuung ihres Qi. Viele Krankheiten haben ihre Ursachen durch unterdrückte oder exzessiv ausgelebte Emotionen.

Die Emotionen werden leichter kontrollierbar und der Geist aufnahmefähiger, wenn der Shen genährt ist. Dann kann sich die natürliche Intelligenz entfalten und kreative Denkprozesse werden freigesetzt, die nötigen Voraussetzungen für klare Einsicht werden so geschaffen. Dieses Nähren des Shen hat wiederum eine Rückwirkung auf alle Ebenen: Der Entschluss zur überlegten und sinnvolleren Lebensführung fällt leichter, und auch die Praxis der Lebenspflege wird durch diese Rückwirkung natürlicher und auf eine selbstverständliche Weise disziplinierter.

Auf der spirituellen Ebene allerdings ist der *shén* 神 schwerer zu erfassen. Was ist Shen? Diese Frage stellt *Huáng Dì* 黃帝, der gelbe Kaiser, seinem erleuchteten Meister *Qí Bó* 岐伯, der sich nur vage dazu äußern kann.

„Lass mich Shen erörtern: Was ist darunter zu verstehen? Shen kann nicht mit den Ohren gehört werden. Die Augen müssen klar und das Herz offen und leer sein. Dann offenbart sich Shen plötzlich im Bewusstsein eines Menschen[1]. Man kann es nicht mit Worten ausdrücken sondern nur mit dem Herzen erfassen. Auf einmal weiß man intuitiv, was Shen ist. Leider kann man dieses Wissen ebenso schnell wieder verlieren. Shen, die schöpferische Kraft, wird dem Menschen ganz plötzlich transparent, als ob der Wind Wolken und Nebel wegbläst. Deshalb nenne ich es etwas Geistiges." (*Su Wen*, Kap. 26)

Im ursprünglichen Verständnis des Schriftzeichens hat Shen tatsächlich etwas mit den Phänomenen des Himmels zu tun. Es zeigt die drei Zeichen *rì* 日 = Sonne, *yuè* 月 = Mond und *xīng* 星 = Sterne, deren Kraft und Leuchten sich überallhin ausbreiten shì 示.

In den ältesten Zeiten der chinesischen Kultur waren damit die Offenbarungen bzw. Omen des Himmels gemeint, die den Gläubigen auf seinem Weg leiten (vergl. Wilder, No. 227). Nach Karlgren stellt die älteste Form des Zeichens einen Blitz dar.[2]

Shén 神 hat viele Bedeutungsfacetten; so wird das Zeichen auch mit Geister, Götter (bei den chinesischen Protestanten der höchste Gott), mysteriös, geistig, die Seele, der Geist, der Verstand, wirksam, übernatürlich, Inspiration, Kreativität, Logos, Genius, u. v. m. übersetzt.[3]
In der daoistischen Naturphilosophie entspricht Shen dem spontanen Wirken des dào 道, eine per se nicht wahrnehmbare Kraft, die alle energetischen Konstellationen prägt (eine „aktiv konstellierende Kraft", wie Porkert[4] übersetzt). Diese prägende Kraft entfaltet sich sowohl im Makrokosmos als auch im Mikrokosmos.

„Die Welt ist ein Gerät voll mit Shen, es geht nicht an, absichtsvoll darauf einzuwirken." (Lao Zi, Kap. 29). Es ist der Weg des daoistischen Adepten, die Verbindung zum kosmischen Shen aufzunehmen, indem er seinen eigenen Shen kultiviert.

---

[1] Das *Nei Jing* vergleicht den Shen hier mit einer transzendentalen Erfahrung, die einen blitzartig befällt und nicht willentlich hervorzurufen ist. (vergl. die Etymologie des Schriftzeichens!)

[2] **B. Karlgren**: Grammata Serica K 385 j-k

[3] Es erscheint problematisch, *shén* 神 nur mit einem einzigen Begriff zu übersetzen, wie z. B. als „konstellierende Kraft" (*Porkert*) oder als „mind" (*Maciocia*); entscheidend für die Bedeutung von Shen ist immer der Kontext. So sollte Shen ebenso wie Qi, Jing und andere grundlegende Begriffe in der chinesischen Medizin als Terminus unübersetzt bleiben.

[4] **Porkert**, SINOLOGICA, ebenda

„Wer seinen Shen nährt, stirbt nicht; ..., unaufhörlich, unerschöpflich ist es vorhanden, mühelos kannst du ihn nutzen." (*Lao Zi*, Kap. 6). Dieses Kapitel aus dem *Dao De Jing* beschreibt explizit einen wesentlichen Aspekt in der inneren Alchimie und ist eine der ersten Stellen darüber in der klassischen chinesischen Literatur!

„Wenn man durch Schweigen seinen Shen festigt und durch Gelassenheit seine Wesenheit nährt, dann gelangt man in den Bereich der Apolarität." (*Huai Nan Zi*).[1] Das Hauptziel des Adepten ist es, offen für den Shen des Himmels zu sein *shén tōng* 神通, um so eins mit dem *Dao* zu werden.

„Shen sammelt sich in der Leere und stützt sich auf das Volle." In diesem Zitat aus dem daoistischen Klassiker *Yún Jí Qī Qiān* 云笈七簽 ist das Volle = *jīng* 精, die Essenz oder das Struktivpotenzial, durch das der Shen nur wirksam oder sichtbar werden kann.

Kommentar: „Das Volle ist Jing, die disponible Energie. Konstellierende Kraft ist vorhanden, sie entsteht, ohne das sie wahrnehmbar wäre. Shen stützt sich jedoch auf das Jing, um wahrnehmbare Wirkungen zu entfalten. Qi ist die volle Entfaltung des Shen."[2]

Der natürliche Weg des Shen ist *shén dào* 神道 (der Punkt Dumai 11!). Er propagiert eine Verhaltensweise, die ohne Absicht passiert, die geschehen lassen kann, ohne dem Willen des Ego ausgeliefert zu sein; das *wú wéi* 無為 ausüben, dann kommt alles in Ordnung.[3]

Hier ist die daoistische Auffassung des Handelns beschrieben, welches unabsichtlich und ohne egoistische Motive, eher beobachtend als aktiv verändernd wirkt. Nach dieser Auffassung wäre es sinnlos und schädlich, das spontane Wirken des Kosmos, das sich schöpferisch in der Aktivität von Shen ausdrückt, dadurch zu stören, dass man ihm seinen menschlichen Willen aufdrücken will.

---

[1] Zitiert aus: **M. Porkert:** Untersuchung einiger philosophisch-wissenschaftlicher Grundbegriffe und Beziehungen im Chinesischen, in: Zeitschrift der Deutschen Morgenländischen Gesellschaft, Band 110, Heft 2, Wiesbaden, 1961.

[2] **M. Porkert**: Untersuchung einiger philosophisch-wissenschaftlicher Grundbegriffe und Beziehungen im Chinesischen, S. 430

[3] Nach *Lao Zi*, Kapitel 3

Gerade in unserer bedürfnisorientierten und auf das Individuum fixierten Leistungsgesellschaft gibt es einen Zwang nach Erfolg und Selbstdarstellung, gepaart mit einer exzessiven Konsumhaltung. Diese Kombination setzt den Fokus immer stärker auf das Materielle, sodass das Herz vernebelt und der Shen verwirrt wird. Ganz zu schweigen von Ernährungsfehlern, die einen zähen Schleim erzeugen, der die Herzfäden verstopft *xīn tán* 心痰.

Schließlich sind es auch exzessive Gefühlsregungen, die das Herz irritieren und den Shen vernebeln.

„Das Herz beherbergt Shen; Schrecken und übermäßiges Grübeln schädigen Shen, den Geist; wenn der Geist verletzt ist, neigt man zu Schreckhaftigkeit und verliert sein Selbstvertrauen. Schlimmstenfalls magert der Körper ab, Haut und Haare verlieren ihren Glanz und schließlich stirbt der Patient im Winter.“[1] (*Ling Shu*, Kap. 8)

Weiter heißt es dort:

„Das Herz kontrolliert die Pulsadern, der Shen beruht auf der Kraft dieser Gefäße. Wenn das Herz-Qi schwach ist, wird man leicht von Traurigkeit überwältigt.[2] Ist das Herz-Qi im Exzess, lacht man unaufhörlich.“[3] (ebenda)

Und das *Su Wen* stellt ganz ähnlich fest:

„Wenn der Shen in Fülle ist, dann lacht der Patient unaufhörlich, wenn der Shen in Leere ist, ist der Patient traurig.“ (*Su Wen*, Kap, 62)

Aufgrund der überragenden Stellung des Shen für den menschlichen Organismus und seiner Gesundheit ist in der Akupunktur die geistig-seelische Verfassung des Patienten besonders zu berücksichtigen. So ist es für den Adepten der klassischen Akupunktur selbstverständlich:

„Beim Nadeln muss man zuerst die Wurzeln im Shen suchen!“
(*Ling Shu*, Kap. 8)

---

[1] Der Winter entspricht der Wandlungsphase Wasser; Wasser zerstört Feuer im Ke-Zyklus.
[2] Metall missachtet Feuer im Wu-Zyklus;
[3] Feuer zerstört Metall im Cheng-Zyklus, so wird die Struktur der Persönlichkeit aufgelöst..

Zusammenfassung:

Die Beschreibungen der drei Schätze *sān bǎo* 三寶 = Jing, Qi und Shen können nur als Annäherungsversuche betrachtet werden. Eine schlüssige und differenzierte Erklärung im Sinne von klar überschaubaren Kategorien oder Regeln lässt sich nur schwer erstellen. Für die Lehre der inneren Alchimie *nèi dān* 內丹 ist es wichtig zu wissen, welche Faktoren die San Bao schwächen: Sexuelle Aktivität und Stress erschöpfen das Jing, Emotionen beeinflussen das Qi, Begehren und Ideologien fixieren den Shen.
Der Prozess der Verfeinerung und Veredelung von Jing – Qi – Shen ist das Anliegen aller Schulen der inneren Alchimie Chinas. Sie suchen auf diese Weise eine Befreiung von allen Formen der Abhängigkeit, um schließlich die drei Stufen der „Unsterblichkeit" *xiān* 仙 (im Daoismus) oder den Zustand der „Todlosigkeit" *wú sǐ* 無死 (im Buddhismus) zu erlangen.

„Wenn menschliche Wesen bereit sind, zum Dao zurückzukehren, müssen sie jemanden finden, der ihnen Himmel und Erde, Sonne und Mond in ihrem Körper zeigen kann. ... Sie müssen das kostbare Jing, das Qi und den Shen bewahren und kultivieren. Dann werden sie fähig sein, zu den Bereichen des „Großen Reinen", des „Höchsten Reinen" und zu den „Jade-Reinen" aufzusteigen. Sie werden die Früchte der Unsterblichkeit pflücken und „Himmlische Unsterbliche", „Goldene Unsterbliche" oder „Geistige Unsterbliche" werden. ... Sie werden ewig leben und nicht der Wiedergeburt unterworfen sein."[1]

Der Bereich des „Großen Reinen" *dà qīng* 大清 wird dabei beschrieben als „sich in Harmonie mit der Natur und der Menschheit befinden, nach den Gesetzen der Natur leben und die höchsten Tugenden der Menschheit verkörpern. Dies ist die niedrigste Form der Erleuchtung." Der Bereich des „Höchsten Reinen" *tài qīng* 太清 bedeutet, „in einem Zustand zu sein, in dem Subjekt und Objekt unterschieden werden, aber integrale Teile des Dao sind".
Der Bereich des „Jade-Reinen" *yù qīng* 玉清 ist die höchste Form der Erleuchtung und bedeutet, den Zustand des *wú jí* 無極 zu erlangen; dies ist „die vollkommene Vereinigung mit dem Dao". Der Adept hat den Zustand der Apolarität erreicht und taucht in die große Leere *dà xū* 大虛 ein."[2]

---

[1] Aus: **Eva Wong**: Cultivating Stillness, Boston, 1992, zitiert in Olvedi, a.a.o.
[2] ebenda.

Die acht Stufen der inneren Alchimie

Trotz der vielen unterschiedlichen Schulen und Techniken, welche die *Nèi Dān* 內丹-Tradition in beinahe 2000 Jahren hervorgebracht hat, ist der Weg zur Erleuchtung für alle Richtungen vergleichbar. Er vollzieht sich in acht Stufen oder Stadien, die alle durchlaufen werden müssen, damit dem suchenden Adepten Erleuchtung widerfährt. Diese klassischen acht Stufen der inneren Alchimie beschreiben, wie die drei Schätze bewahrt oder, wenn sie verausgabt wurden, wieder aufgefüllt und stetig genährt werden müssen, damit der Transformation und Sublimation nichts im Wege steht.

1. *Cáng jīng* 藏精 = **die Essenz bewahren**: Das bezieht sich vor allem auf sexuelle Zurückhaltung, die jedoch nicht als Unterdrückung der Sexualität misszuverstehen ist. Nach daoistischer Ansicht gehen beim Geschlechtsverkehr viel Jing und Qi verloren. Vor allem der Samenerguss gilt als Räuber des Jing und häufiges Begehren schwächt das Qi.

Sind die sexuellen Begierden *yīn yù* 陰欲 ruhig, dann strömen Jing und Qi aus den drei Zinnoberfeldern *sān dān tián* 三丹田 und fließen durch die Leitbahnen. Erheben sich die sexuellen Begierden, so werden Jing und Qi nach unten zum „Lebenstor“ *mìng mén* 命門 gezogen und strömen heraus. Das geschieht beim Mann durch die Ejakulation beim Orgasmus. Für den Jing-Verlust der Frau sind vor allem ihre Menstruation und die Geburten verantwortlich. Deshalb gibt es in der inneren Alchimie für den Mann besondere Übungen, um die durch sexuelle Erregung freiwerdende Energie zu bewahren und gleichzeitig zu veredeln. Ähnliche Übungen für Frauen dienen zur Kontrolle und Minderung ihrer monatlichen Blutungen.

2. *Bŭ jīng* 補精 = **die Essenz auffüllen**: Nachgeburtlich gibt es zwei Wege, das Jing zu ergänzen. Wir können Mutter Erde bitten, uns durch gute und ausgewogene Ernährung zu stärken, um möglichst viel Essenzielles aus der Nahrung in nachgeburtliches Jing umzuwandeln. Dazu gehört neben einer Kultivierung des Essverhaltens auch eine Beschränkung von Drogen, Alkohol, Nikotin, Kaffee und anderen starken Stimulanzien. Eine weitere Form der Jing-Ergänzung ist die methodische Arbeit mit der Atmung, die zu den grundlegenden Arten des *qì gōng* 氣功 gehört. Dazu zählt nicht nur eine vertiefte Atmung, sondern auch die gedankliche Führung des Atem-Qi zu den Dan Tian. Hier bitten wir unseren himmlischen Vater um gute und reine Atemluft *qīng qì* 清氣.

3. *Liàn jīng* 鍊精 = **die Essenz veredeln**: Dies geschieht durch das Hervorbringen innerer Ruhe und Ausgeglichenheit, sodass die Begierden still werden, und durch Qi-Gong-Übungen, welche die nach außen strebende Essenz zurückhalten und in das untere Dan Tian zurückführen. In der traditionellen Literatur wird häufig vor falschen sexuellen Praktiken gewarnt, die der Veredelung des Jing dienen sollen, aber oft den gegenteiligen Effekt haben. Selbst bei brauchbaren Methoden können sich Fehler ergeben. Allein schon der Versuch, eine Übung zu forcieren, kann unerfreuliche Nebenwirkungen haben.[1]

4. *Yǎng qì* 養氣 = **das Qi nähren**: Die geeigneten Methoden hierfür sind bewegte Qi Gong-Formen *dòng gōng* 動功 und atemführende Methoden im stillen Qi Gong *jìng gōng* 靜功. Das zentrale Prinzip des Nährens ist das Sammeln des Qi in den Zinnoberfeldern. Das Verdichten von Qi zum Goldelixier *jīn dān* 金丹 gehört ebenfalls zum Nähren und leitet die Veredelung des Qi ein. Durch besondere Atemtechniken kann sogar das himmlische *tiān qì* 天氣 unmittelbar aus dem Kosmos aufgenommen werden.

5. *Liàn qì* 鍊氣 = **das Qi veredeln**: Die Veredelung des Qi geschieht durch geistige Übungen auf höherer Ebene, in deren Verlauf es zu einer geistigen Stille und zur angestrebten embryonalen Atmung *tāi xí* 胎息 kommt. Dabei wird die physische Atemtätigkeit weitgehend durch die Bewegungen des Qi im kleinen himmlischen Kreislauf *xiǎo zhōu tiān* 小周天 ersetzt. Das Grundprinzip des Veredelns von Qi ist die methodische Verbindung und Verfeinerung von Qi zu Shen.

6. *Gǔ shén* 谷神 = **den Shen nähren**: Das ist die eigentliche Praxis der Meditation, nämlich durch „Kultivieren" der Stille *jìng* 靜 zu einer tiefen körperlichen und geistigen Entspannung zu gelangen. Nun kann sich der Geist öffnen und Wissen wird zu Einsicht. Auf dieser Stufe der inneren Alchimie entsteht der „spirituelle Embryo" *shén tāi* 神胎, der im mittleren *Dan Tian* in 10 Monaten intensiver geistiger Arbeit heranwächst.

„Zehn Monate der Anstrengung nähren den Geist des Tales. Die himmlische Energie ist nun vollkommen rein, die weltlichen Kräfte sind erschöpft; ein unsterbliches Wesen springt hinaus in den leeren, offenen Raum." (*Zhang Bo Duan*)

---

[1] Siehe unten im Kapitel über sexuelle Techniken und die „Schlacht im Schlafzimmer".

7. *Liàn shén* 鍊神 = **den Shen veredeln**: Wenn der Shen genügend genährt ist, findet der Prozess der Veredelung durch absichtsloses Handeln *wú wéi* 無為 wie von selbst statt. Der Geist wird klar wie ein gereinigter Spiegel, der wiedergibt, aber nichts festhält. Wenn kein Gedanke im Geist ist, ist der Geist rein. „Nicht-Tun bedeutet nicht, an tauber Leere festzuhalten. Vermagst du sowohl Nachlässigkeit als auch Übereifer zu vermeiden und den Samen des ewigen Kreislaufs von Geburt und Tod auszumerzen, dann gibt es in der Mitte nichts als die eine geistige Jugend." (*Zhang Bo Duan*)

8. *Shén guī xū wú* 神歸虛無 = **den Shen mit der Leere vereinen**: Der erleuchtete Geist ist nun nicht nur vom Körper sondern auch von den Mühsalen der Polaritäten befreit. Die Wiedervereinigung mit dem Dao ist die letzte Stufe des alchimistischen Prozesses.

Der chinesische Terminus *shén guī xū wú* 神歸虛無 = „Rückkehr des Shen in die Leere des Nichts" beschreibt dieses ursprüngliche Sein, in dem alle Polaritäten aufgehoben sind. In der Naturphilosophie des Yi Jing entspricht ihm der Zustand des *wú jí* 無極. Der bewusste Geist *shí shén* 識神 hat sich in den ursprünglichen Geist *yuán shén* 元神 gewandelt.

„Ein Mensch, der dies erreicht, ist wahrlich ein „goldener Unsterblicher" *jīn xiān* 金仙, der zu unendlicher Wandlung fähig ist und die Kraft besitzt, das Rad der Wandlungen und Wiedergeburten anzuhalten."[1]

Das Ziel aller alchimistischen Bemühungen ist der Weg zurück zum Dao. In einem prozesshaften Geschehen kehrt sich der natürliche Verlauf vom Leben in den Tod um und durch unermüdliches Üben kann die geistige Unsterblichkeit erlangt werden. In *Richard Wilhelms* Buch „Das Geheimnis der goldenen Blüte" heißt es:

„Das durch sich selbst Seiende heißt Dao. Dao hat weder einen Namen noch eine Gestalt. Es ist das eine Wesen, der Ur-Geist. ... Das große Eine ist die Bezeichnung dessen, das nichts mehr über sich hat. Das Geheimnis der Alchimie besteht darin, dass man das Handeln benützt, um zum Nichthandeln zu kommen. Dabei kommt es darauf an, nicht auf Abwege zu geraten."[2]

---

[1] Vergl. **Mokusen Miyuki**: Kreisen des Lichtes – Die Erfahrungen der goldenen Blüte, München, 1972, S. 113.

[2] **R. Wilhelm/C.G. Jung**: Das Geheimnis der goldenen Blüte, Zürich, 1929, S. 101.

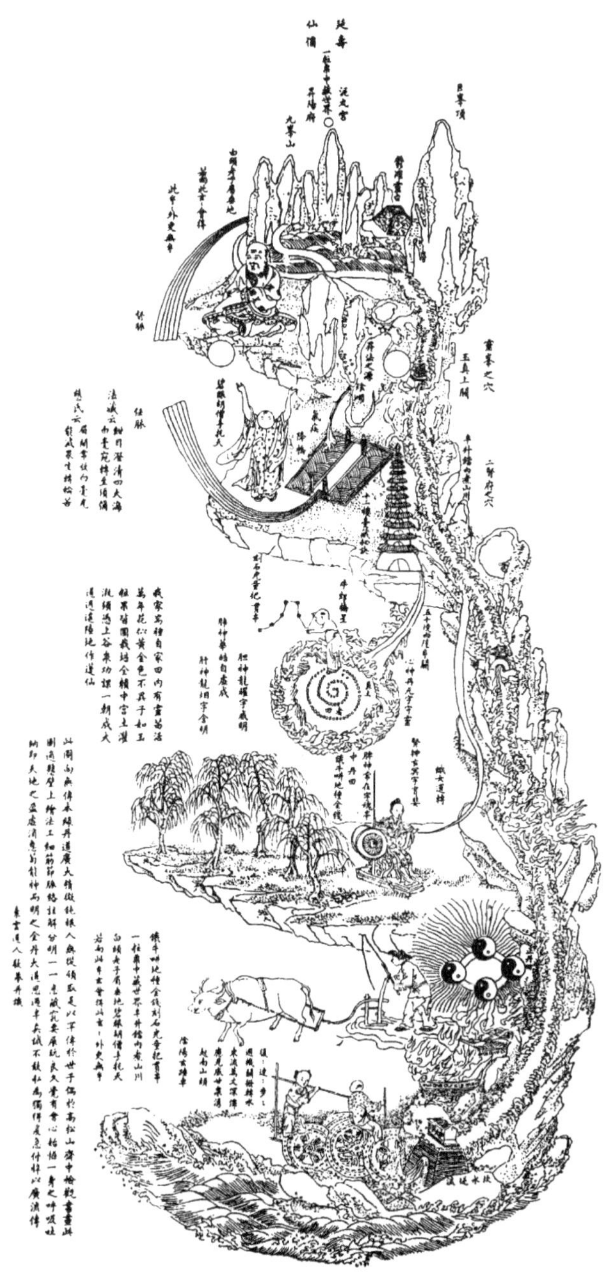

1. Abildung des Nei Jing Tu original

Nei Jing Tu – Die Karte des inneren Gewebes

- Eine Interpretation -

Einführung:

Die Leitbahnen und ihre Nebengefäße *jīng luò* 經絡 sind das anatomisch-energetische Gerüst für die beiden Richtungen der äußeren Therapie in der chinesischen Medizin, Akupunktur und Tuina. Durch verschiedenste Stimulation der darauf liegenden Punkte kann eine Vielzahl von Krankheiten behandelt und geheilt werden. Die Bedeutung der Leitbahnen und ihrer Punkte kann jedoch nur dann in ihrer Tiefe erfasst werden, wenn man das Menschenbild in der alten chinesischen Kultur betrachtet und es auf die chinesische Medizin überträgt.

Der Mensch steht zwischen Himmel und Erde, die Einheit und Harmonisierung dieser drei Mächte *sān cái* 三才 ist das immerwährende Ziel der Lebenspflege und Gesundheit in der chinesischen Medizin. Ihre Verflechtungen sind bis ins Detail beschrieben. So wie am Himmel Sonne, Mond und Sterne das Licht und das Yang darstellen, gibt es auf der Erde Berge, Täler, Flüsse und Meere, die als Resonanzkörper und Yin-Substanzen fungieren. Schließlich finden wir im Menschen die Erscheinungen von Himmel und Erde ebenfalls wieder. Wie in einer mikrokosmischen Landschaft präsentieren sich alle Phänomene der Natur im Menschen wieder.

In der praktischen Konsequenz ist das Ziel unserer therapeutischen Arbeit am Patienten die Zusammenführung dieser drei Welten Himmel, Erde und Mensch. Indem wir ihrem Bindeglied *qì* 氣 zu einem freien Fließen verhelfen, kann eine Verschmelzung stattfinden und wirkliche Gesundheit eintreten.

Qi fließt nur dann harmonisch zwischen den Welten, wenn unser Körper, unser Geist und unsere Seele offene Kanäle haben. Wir kennen das Leid und den Schmerz einer Blockade auf vielen Ebenen: **körperlich** als Schmerz, Verspannung, Taubheit oder strukturelle Missbildungen; **geistig** als blockierte, fixe Ideen, die uns in Sackgassen elitärer Denksysteme führen; **emotional** erleben wir den kranken Menschen in seinen Gefühlen festgefahren oder verkümmert; **seelisch** blockiert finden wir den vereinsamten Menschen, der den Glauben an sich und die Menschheit verloren hat und misstrauisch, voller Vorurteile, lebendige Begegnungen nicht mehr zulassen kann.

Einen Zugang zu diesen Blockaden bieten die Leitbahnen und Gefäße der traditionellen Akupunktur. Über sie können wir die blockierten Verbindungen zwischen Himmel-Mensch-Erde öffnen und den freien Qi-Fluss wiederherstellen. Im Netz der Leitbahnen treten die acht außerordentlichen Gefäße *qí jīng bā mài* 奇經八脈 als übergeordnete Strukturen besonders in Erscheinung. Sie sind die Bahnen der ursprünglichen Vitalität *jīng shén* 精神, jener Kraft, die von Geburt an den Zündfunken für jede mögliche Aktivität bereitstellt.

Der ursprüngliche Energiefluss findet hauptsächlich im kleinen himmlischen Kreislauf *xiǎo zhōu tiān* 小周天 zwischen Du Mai und Ren Mai statt. *Dū Mài* 督脈 ist das Meer des Yang-Qi und verbindet alle Yang-Leitbahnen. Er beeinflusst besonders die Kraft des Gehirns, der Wirbelsäule und des zentralen Nervensystems.

Rèn Mài 任脈 ist das Meer des Yin-Qi und beherrscht alle Yin-Leitbahnen. Dieses Gefäß ist besonders für die Funktionen der Reproduktion, der Atmung und des vegetativen Nervensystems verantwortlich. Beide Gefäße stellen die direktesten Verbindungskanäle zwischen Himmel und Erde dar. Das empfangende Yin des Konzeptionsgefäßes (Ren Mai) öffnet sich dem Himmel und erfährt über die Ein- und Ausatmung die natürlichen Rhythmen des Universums. Das kontrollierende Yang (Du Mai) sucht die Verbindung zur Erde und vermittelt über die Wirbelsäule Stabilität und Kraft sowie den aufrechten Gang. Die Leistungen des Gehirns, der Kontakt zur Außenwelt, Wahrnehmung, Abgrenzung und aktive Auseinandersetzung mit der Umwelt werden ebenfalls über das Gouverneur-Gefäß gesteuert.

Die Zusammenführung von Du Mai und Ren Mai stellt die Vereinigung von Yin und Yang auf einer übergeordneten Ebene dar. Bereits in der Embryonalentwicklung geben sie die grundlegenden Impulse für die Differenzierung von Yin und Yang im wachsenden Fetus. Nach der Geburt treten sie scheinbar in den Hintergrund und machen Platz für die 12 Hauptbahnen und deren Nebengefäße, die dann den heranwachsenden Menschen mit Qi und Blut versorgen.

Im Kern allerdings überwachen und nähren Du Mai und Ren Mai weiterhin alle Aktivitäten von Yin und Yang. Ihre offene Verbindung bewirkt, dass der Mensch tatsächlich seine Position zwischen Himmel und Erde finden und halten kann.

In der Behandlung des kranken Menschen haben wir mit diesen zwei Wundergefäßen mächtige Werkzeuge zur Verfügung, denn ihre harmonische Verbindung kann alle Kanäle öffnen! Als große Meere des Yin und des Yang stehen sie in Kontakt mit den 12 Flüssen im Mikrokosmos.

Im Qi Gong ist das Ziel der Meditation im kleinen himmlischen Kreislauf, ebenfalls eine Durchgängigkeit zu ermöglichen oder diese wiederherzustellen. Die beiden außerordentlichen Gefäße formen deshalb einen himmlischen Kreislauf, weil durch atemführende Techniken die essenzielle Kraft *qīng qì* 清氣 des Himmels durch den Ren Mai nach unten geführt wird und im unteren Dantian auf das Jing einwirkt, es umgewandelt und veredelt. Diese Transformation findet im untersten Teil des Körpers, am „Meeresboden" des Mikrokosmos statt. Danach wird das umgewandelte Qi über den Du Mai nach oben zum Gehirn geführt.

Auf den Wegen des „himmlischen Kreislaufes" finden weitere Transformationen statt, aus denen am Ende der ursprüngliche Geist *yuán shén* 元神 entspringt und in die Leere des Dao zurückkehrt. Was hier so einfach beschrieben wird, ist in Wirklichkeit ein langwieriger und komplizierter Prozess, der eine besondere Einstellung und Disziplin des Adepten erfordert. Denn nur durch unaufhörliches Üben wird das Qi in die Lage versetzt, den Naturgesetzen zu trotzen und entgegen seinem natürlichen Verlauf in den vorgeburtlichen Zustand zurückzufinden.

Die Karte des inneren Gewebes *Nèi Jìng Tú* 内徑圖 ist ein Abbild für diesen kleinen himmlischen Kreislauf und ein Schaubild für die Prozesse der inneren Alchimie *nèi dān* 内丹. Die Chinesen haben in ihren alten Traditionen den menschlichen Körper als einen Mikrokosmos angesehen, der dem Makrokosmos bis ins Detail nachempfunden ist. Seine Anatomie ist eine Landschaft, die Berge, Flüsse, Seen, Wälder und Tempel hat, seine Physiologie stellt die lebendige Interaktion zwischen Himmel und Erde dar mit dem allgegenwärtigen Qi.

Die uns hier vorliegende Grafik *Nei Jing Tu* stammt aus dem Kloster der weißen Wolken *Bái Yún Guān* 白雲觀 aus Peking und ist im Original eine Steinabreibung aus dem Jahre 1886. Es existiert auch eine farbige Reproduktion des Bildes, dessen Herkunft und Alter im Dunkeln liegen. Die Bilder zeigen einen menschlichen Leib mit Kopf und Rumpf, rudimentär verspielt und allegorisch dargestellt als Landschaft. Sie stellen die Grundlage einer Meditation aus der daoistischen Alchimie der Nei Dan-Tradition dar, die *Richard Wilhelm* schon als „Kreisen des Lichts" beschrieben hat.

Dieses „Kreisen des Lichts“ ist nur ein anderer Name für die Arbeit im kleinen himmlischen Kreislauf *xiǎo zhōu tiān* 小周天, den wir oben bereits als harmonisierende Verbindung von Du Mai und Ren Mai beschrieben haben. Die Entwicklung des inneren Elixiers *nèi dān* 內丹 gehört zum stillen Qigong *jìng gōng* 靜功 und besteht allgemein gesagt aus 3 Teilen:

1). Transformation von Essenz in Qi
2). Transformation von Qi in Shen
3). Transformation von Shen in den Zustand der Leere.

Die innere Alchimie ist hier von der äußeren Alchimie klar zu unterscheiden. Die äußere Alchimie *wài dān* 外丹 hat den Hexenkessel außerhalb des Menschen und versucht, im Dreifuß, unter Feuer, durch chemische Prozesse mineralische Substanzen zu veredeln. So entstehen Elixiere, die geschluckt werden, um das Leben zu verlängern und die Unsterblichkeit des Leibes *shēn* 身 zu erzielen.

Die innere Alchimie *nèi dān* 內丹 zielt auf die Unsterblichkeit des Geistes *shén* 神 ab und bedeutet harte Arbeit für den Adepten durch permanentes Üben bestimmter Techniken. Bestimmte Körperräume dienen dabei als allegorische Dreifüße. Hier finden die Umschmelzungsprozesse der Energien statt, die den neuen Menschen, den „Echten“ *zhēn rén* 真人 hervorbringen sollen.

Die wichtigsten Techniken in den Nei Dan-Traditionen sind:

Meditative Versenkung *jū chǔ fǎ* 居處法
Atemführende Methoden *tiáo qì* 調氣
Regeneration durch innere Umwandlung *huán dān nèi liàn* 還丹內煉
Bewegungsübungen *dǎo yǐn* 導引 und Massage *àn mó* 按摩
Kampfsport *gōng fū* 功夫 oder *nèi gōng* 內功
Speichelschlucken und Zähneklappern *tūn tuò* 吞唾 und *kòu chǐ* 叩齒
Sexuelle Liebestechniken *fáng zhōng bǔ yì* 房中補益
Techniken in Trance und Ekstase *zuò wàng* 坐忘.

Einige wurden bereits weiter oben ausführlich beschrieben. Bei all diesen Methoden findet die Veredelung der substanziellen Energien im Inneren statt. Das Feuer für den Hexenkessel entsteht durch die permanente Aktivierung der gespeicherten Essenzen, angereichert mit der Aufnahme von Qi von Himmel und Erde durch bewusste Atmung und kontrolliertes Essen.

Die Geschichte der chinesischen Alchimie und das Streben nach Unsterblichkeit *xiān dào* 仙道 hat, wie schon gesagt, viele Todesopfer dort gefordert, wo die Unsterblichkeit des Leibes angestrebt wurde. Das wahre Ziel der Alchimisten der inneren Tradition ist die Veredelung der Persönlichkeit mit dem Ziel der kosmischen Verschmelzung. Es ist eine innere Entwicklung, die sich durch Sublimation, Reinigung und Umwandlung der körpereigenen Substanzen *jīng* 精, *qì* 氣 und *shén* 神 in einem langsamen Prozess bis zum Eintauchen in die große Leere des Universums vollzieht.

„In einem Körnchen Hirse ist die ganze Welt verborgen", so lautet schließlich eine Stelle im Nei Jing Tu, die das Ergebnis des alchimistischen Prozesses beschreibt.

Kehren wir nun zur Interpretation des Bildes zurück.

Die Abbildung lässt sich ohne Mühe in 3 Teile zerlegen, entsprechend den drei Orten unterschiedlicher Aktivitäten im alchimistischen Prozess. Im unteren Teil des Körperbildes symbolisiert ein Dreifuß den unteren Dan Tian. Die daraus auflodernden Flammen zeigen den ersten Einschmelzungsprozess, der hier stattfindet.

Im Text heiß es: „Hier liegt das wahre Dan Tian". Die Ausstrahlungen der darüber liegenden vier, kreisförmig angeordneten, Yin-Yang-Symbole zeigen eine mächtige Wärmeentfaltung in alle (4) Richtungen an. Weiter steht hier: „Der Teich, in dem Wasser und Feuer miteinander verschmelzen". Die Punkte Renmai 4 *guān yuán* 關元 = „ursprüngliche Schranke" und Renmai 5 *shí mén* 石門 = „Stein-Tor" haben ebenfalls diese vereinigende Kraft auf Feuer und Wasser und befinden sich in dieser Region.

Durch beständige Meditation sammelt sich viel Qi im unteren Dan Tian an. Dieses Qi wird empfunden als eine warme Glut im Unterleib. Die massive Ausstrahlung von Qi legt den Gedanken nahe, hier befinde sich ein Energie-Meer. Auf die Körperwelt der Akupunkturpunkte bezogen ist hier auch die Region von *qì hǎi* 氣海 = „Meer des Qi" (Renmai 6).

Noch tiefer am Boden der Abbildung sehen wir ein Gewässer, das Wellen schlägt und zwei Kinder, einen Junge und ein Mädchen, die auf großen Rädern sitzend Wasser treten. Sie pumpen das Wasser durch ein Tor nach oben. Hier steht:

„Das Rad des geheimnisvollen Weiblichen von Yin und Yang!“

Daneben finden wir noch einen längeren Text als Erklärung:

„Wieder und wieder, ununterbrochen, ganz allmählich vollzieht sich der Umlauf der treibenden Kraft und ändert das Fließen des Wassers nach Osten. Auch wenn der Meeresgrund 10. 000 Fuß Tiefe hat, sollte man das Sprudeln der süßen Quelle erkennen, das bis zum Gipfel der Südberge aufsteigt.“

Der Junge und das Mädchen können als Ursprung der beiden Wundergefäße Du Mai (Yang) und Ren Mai (Yin) angesehen werden. Beide Gefäße entspringen in der Region des Perineums, dort wo sich der Punkt *huì yīn* 會陰 = „versammeltes Yin“ (Renmai 1) befindet. Das Perineum befindet sich am bzw. entspricht dem mikrokosmischen Meeresgrund. Der Gebrauch dieses Punktes für daoistische Sexualtechniken ist an vielen Stellen beschrieben, so z. B. im *Qian Jin Yao Fang* des *Sun Si Miao* (siehe auch die Beschreibung von Renmai 1). Kurz gesagt geht es dabei um das Zurückhalten und die Bewahrung des Samens beim (männlichen) Orgasmus und die Rückführung dieser Essenzen zum Gehirn als Meer des Markes, um damit den universellen Shen zu nähren.

Das Tor in der Zeichnung, durch welches das Wasser nach oben fließt, ist ohne Mühe als Punkt *cháng qiáng* 長強 = „lang und stark“ (Dumai 1) zu identifizieren.

Daneben steht: „Die untere Schranke ist der Wei Lü -(Pass)“, und darüber: „Das Wasser des Abgründigen (Kan) fließt gegenläufig nach oben.“

Hier befindet sich der erste Zinnoberkessel *dān dǐng* 丹鼎, in dem eine Transformation stattfindet. Hier wird Essenz zu Qi umgeschmolzen. Der Punkt Dumai 1 an der Spitze des Steißbeins hat viele alternative Namen, die seine strategische Bedeutung unterstreichen. Als Treppe zum Himmel weist der Name sehr bildlich auf die lange Wirbelsäule hin, die bis in den Schädel = der Himmel im Mikrokosmos, hinaufragt. *Wěi lú* 尾閭 = Schwanz-Tor ist ein alternativer Name für Dumai 1. Der Punkt befindet sich am unteren Ende der Wirbelsäule am Steißbein. Sein Einflussbereich umfasst den ganzen unteren Rücken, den Anus und die (männlichen) Geschlechtsorgane.

Im kleinen himmlischen Kreislauf gibt es drei Passtore, durch die das Qi im Du Mai nur schwer hindurchgehen kann. Sie zu öffnen ist eine der vorrangigen Übungen in der ersten Phase der Meditation. Erst dann kann das „Kreisen des Lichts“ ungehindert stattfinden. Das Passtor für das untere Dan Tian heißt *Wei Lü*, für das mittlere Dan Tian *Jia Ji* und für das obere Dan Tian *Yu Zhen*. (siehe später)

Kăn 坎, das Abgründige, steht im Norden und hat als Symbol die Talschlucht. Wie das Wasser keine Mühe scheut, sondern sich immer der tiefsten Stelle zuwendet, weshalb ihm alles zufließt, so ist der Winter im Jahresablauf und die Mitternacht im Tagesablauf die Zeit der Sammlung. Kan hat als Bild das Wasser, das von oben kommt (aus einer Gebirgsquelle) und auf der Erde in Bewegung ist in Flüssen und Strömen und alles Leben auf Erden veranlasst.[1]

Der Hinweis auf die Symbolik des Yi Jing an dieser Stelle beschreibt die Transformation des *jīng* 精 vom tiefsten Yin des Winters zur Aufbruchstimmung des jungen Yang, welche die treibende Kraft für das Fließen des *qì* 氣 *bis zum* „Gipfel der Südberge“ darstellt. Hier beginnt der erste Schritt auf der Leiter nach oben zu himmlischen Höhen in die Regionen des zu erleuchtenden Geistes *shén* 神. Aus der Dunkelheit des Abgründigen Kan beginnt das Kreisen des Lichts.

Etwas höher die Wirbelsäule hinauf ist ein weiteres Feuer zu sehen. Daneben steht:

„Das ursprüngliche Höchste vereinigt sich mit der ursprünglichen Erde,“ und: „Links und rechts gibt es im Bezirk der Nieren zwei Höhlen (Akupunkturpunkte).“

Wir befinden uns hier in der Region vom Lebenstor *mìng mén* 命門 (Dumai 4) und die es umklammernden *shèn shū* 腎俞 - Punkte (Bl 23).

An dieser Stelle besteht ebenfalls eine Verbindung zu dem Trigramm *kăn* 坎 als Symbol für die Lebenspforte *Ming Men*:

☵

Die kurzen Linien oben und unten verkörpern die beiden Nieren, der lange Yang-Strich in der Mitte symbolisiert das Lebensfeuer des Ming Men. (nach *Zhang Zhong Jing*)

---

[1] Vergl. **R. Wilhelm**, I Ging, S. 204 ff.

Darauf basierend entstand später die Theorie, Ming Men sei zu vergleichen mit *tài jí* 太極, dem höchsten Einen. Tai Ji ist die Wurzel des ursprünglichen Yang und des ursprünglichen Yin im Makrokosmos. Ming Men befindet zwischen den Nieren und stellt damit das Tai Ji im Mikrokosmos dar (nach *Zhang Jie Bin*, 1624).

Die uns bekannte Polarität der Niere in Wasserniere und Feuerniere hat hier ihren allegorischen Ausdruck. Das lodernde Feuer entspricht der Feuer-Niere, davor sitzt ein Mädchen an einem Spinnrad, sie entspricht der Wasser-Niere. Das Mädchen spinnt einen Faden, der oben an der Wirbelsäule am Punkt *dà zhuí* 大椎 (Dumai 14) eintritt. Im Text heißt es: „Die Spinnerin bringt den Kreislauf in Bewegung."[1]

Nehmen wir den Spinnfaden als Nabelschnur, können wir das Mädchen auch mit dem Punkt *shén què* 神闕 = „Wachturm des Shen" (Renmai 8) in Verbindung bringen. Dieser Faden läuft, wie wir auf dem Bild sehen, bis nach oben in den Schädel, um das Gehirn zu ernähren. Es ist diese Interaktion von Wasser- und Feuerniere, die den Antrieb für „das Kreisen des Lichts" gibt. „Hier ist ein Teich, in dem Wasser und Feuer miteinander verschmelzen!"

Die drei Feuerstellen im unteren Dan Tian geben einen Hinweis auf die geballte Kraft des Minister-Feuers, welches im Unterschied zum Kaiser-Feuer des Herzens für die Veredelung noch roher Substanzen zuständig ist. Hier unten ist der alchimistische Hexenkessel, in dem Blei zu Quecksilber veredelt wird. Die Transformation von Essenz *jīng* 精 zu wahrer Kraft *zhēn qì* 真氣 findet hier statt.

Der Shen im Herzen scheint an diesem Prozess bisher wenig beteiligt zu sein: Der Faden des spinnenden Mädchen zieht direkt zum Gehirn, um den Ursprungs-Shen *yuán shén* 元神 zu erwecken. Als Wächterin für den Shen verkörpert das Mädchen möglicherweise auch einen Aspekt des Herzbeschützers resp. des Minister-Feuers!

Am Übergang zum mittleren Teil der Abbildung sehen wir einen Ochsen vor einen Pflug gespannt. Dahinter steht ein Bauer mit einer Peitsche.

„Das eiserne Rind pflügt das Feld, um goldenes Geld zu säen. Der Knabe des Steinhauers hält eine Käsch-Schnur in der Hand, um es aufzureihen. In einem Körnchen Hirse ist die ganze Welt verborgen.

---

[1] **E. Rousselle** vergleicht die Spinnerin mit der Körperseele Po.

In einem Halbliter-Topf kochen Berge und Flüsse. Die Augenbrauen des weißhäuptigen *Lao Zi* hängen bis zur Erde herab. Der nephritäugige barbarische Mönch trägt den Himmel auf seinen Händen. Wenn man dem Mysterium begegnet ist und das Geheimnis erkannt hat, dann gibt es außer diesem Geheimnis kein anderes Mysterium."

Diese Beschreibung ist eigentlich eine kurze Zusammenfassung des gesamten Bildes. Die Idee des „Pflügens" bezieht sich auf die Versenkung der gerichteten Gedanken *yì* 意 auf das untere Dan Tian während der Meditation. Daher findet man auf dem Bild in Nabelhöhe den Pflüger bei seiner emsigen Arbeit, das Feld zu bearbeiten, d. h. das Lebenszentrum und seine Kraft anzuregen. Dies muss ein beharrlicher und beständiger Prozess ein. Diese wichtige Aufgabe der Wandlungsphase Erde in der Meditation resp. im stillen Qigong kann nicht oft genug betont werden!

So steht in der Allegorie für das beharrliche und stetige Beackern des unteren Dan Tian dann auch das eiserne, pflügende Rind als das entsprechende Haustier der Erde. Aus dem so bearbeiteten Boden erwächst wahrer Segen, der Adept ist vorbereitet zum Empfangen der nächsten Stufe der Erleuchtung. „Das eiserne Rind pflügt das Feld, um goldenes Geld zu säen."

Der mittlere Teil der Karte des inneren Gewebes *Nei Jing Tu* zeigt u.a. die verschiedenen Stationen im mittleren Dan Tian bei der Transformation von Qi zu Shen. Kehren wir zuerst zur Wirbelsäule zurück, dann sehen wir, dass die Felsen etwas größer sind, denn hier befindet sich die Brustwirbelsäule. Ein zweites Tor erscheint und fordert sein Passwort, damit ein freier Durchgang gewährt werden kann.

Dieses Passtor ist zwar kleiner als das im unteren Dan Tian, aber dennoch ein Hindernis. „Die mittlere Schranke umklammert das Rückgrat", hier ist der *Jiá Jí* 夾脊-Pass.

Der Jia Ji-Pass befindet sich auf gleicher Höhe wie das Herz und wir können annehmen, dass sich hier ein Eingang zur „Terrasse des Ling", zum Punkt *líng tái* 靈臺 (Dumai 10) befindet. Diese Plattform ist der Aussichtsturm für den Shen auf seinem Weg zum Genius, dieser Weg entspricht dem Punkt *shén dào* 神道 (Dumai 11).

Durch ihre Lage zwischen den beiden Herz- und Perikard-Shu-Punkten (Bl 15 und Bl 14) besteht an dieser Stelle ein direkter Kontakt zum Herz-Kaiser und seinem Ratgeber.

Die Kraft des Herz-Feuers wird an dieser Stelle mit der Yin-Kraft der Niere verbunden. Das Perikard sorgt vermittelnd für einen harmonischen Austausch.

Wenn Herrscher-Feuer und Minister-Feuer ihre Energien vermischen, kann die aufwärts gerichtete Kraft im Du Mai an Dynamik verlieren, weil ein Gleichgewichtszustand entsteht. Für die Meditation ist deshalb die Öffnung des Jia Ji-Passes und damit ein freier Durchgang nach oben sehr wichtig. Auch besteht die Gefahr, dass der Adept von den vielen Geistern abgelenkt wird, die sich in dieser Region aufhalten. So finden wir an dieser Stelle im Bild:

Der Geist der Leber heißt: „Drachenrauch"; sein persönlicher Name ist: „Behälter der Klarheit";

Der Geist der Lunge heißt: „heller Glanz"; sein persönlicher Name ist: „Vollender der Leere";

Der Geist der Gallenblase heißt: „strahlender Drache"; sein persönlicher Name ist: „ehrfurchtgebietende Helle";

Der Geist des Herzens heißt: „Zinnober-Ursprung"; sein persönlicher Name ist: „Wächter des Ling";

Der Geist der Milz heißt: „Allgegenwärtiger"; sein persönlicher Name ist: „Pavillon der Hun-Seele";

Der Geist der Niere heißt: „geheimnisvolles Dunkel"; sein persönlicher Name ist: „Ernährer des Säuglings".

Die Aufzählung der Geister zeigt die Präsenz des Herzens an, das seinen bewussten Geist *shì shén* 是神 an die Zang-Organe verteilt und organspezifisch umwandelt. Die Tatsache, dass die Gallenblase ebenfalls beseelt wird, weist ihr einen besonderen Platz unter den Fu-Organen zu. Als außergewöhnliches Fu-Organ speichert sie Essenzielles und ist involviert in die Zwischenlagerung von Jing. Hier hat der Shen etwas, auf das er wirken kann. Auch ist die Gallenblase einem Richter vergleichbar, von dem die richtigen Entscheidungen stammen.

„Alle elf Funktionskreise erhalten ihre Direktiven von der Gallenblase."

(Su Wen, Kap. 9)

Das Herz erscheint im Bild als runde spiralförmige Struktur, die über die Luftröhre mit dem Strom des Qi in der Wirbelsäule verbunden ist.

„Die 12-stöckige Pagode birgt in sich den Schlüssel zum Erfolg!" Hier liegt, verborgen im Inneren der 50 Regionen der geheimnisvolle Pass."

Wir sehen auf dem Herzen stehend einen Knaben („die Sternenbrücke des Kuhhirten"), der eine Schnur mit sieben Münzen auswirft.

„Der Knabe des Steinhauers hält eine Käsch-Schnur in der Hand, um das Goldgeld aufzureihen."

Im Inneren des Herzen steht noch der Spruch: „Die Erde im Zeichen von *gĕn* 艮 liegt in diesem Feld!"

Das Goldgeld ist, wie wir gesehen haben, der Lohn für die unermüdliche Meditationsarbeit. Die sieben Münzen symbolisieren auch die 7 Sterne des großen Wagens (Bären), die einen Fixpunkt am Himmel darstellen und die Position des Polarsterns bestimmen. Für die Daoisten ist der große Wagen *bĕi dŏu xīng* 北斗星 zuallererst das Zentrum des Universums, die Achse aller kreativen Transformationen. Hier befindet sich *tài yī* 太一, das höchste Eine, der Himmelskaiser.

Für die Alchimisten ist diese Region die Verkörperung des Zentrums, die mit der Erde und der Milz korrespondiert. Ihre Rolle im alchimistischen Prozess ist es, den heiligen Embryo *shèng tāi* 聖胎 auszubilden und so die nächste Stufe zur Erleuchtung zu erklimmen.[1]

Im Text heißt es: „Ich bepflanze zu Hause mein eigenes Feld. Darin gibt es einen magischen Sprössling, der 10.000 Jahre lebt. Seine Blüten sind wie Gold und seine Farbe ändert sich nicht. Seine Samen sind wie Jadeperlen und seine Früchte sind alle rund. Zum Aufziehen und Kultivieren (des Sprösslings) verlasse ich mich ganz auf die Erde des mittleren Palastes. Zum Bewässern und Begießen vertraue ich ganz auf die Quelle des oberen Tales.

[1] Der heilige Embryo *shèng tāi* 聖胎 beschreibt eine Stufe im Meditationsprozess, bei der der Adept sieben Tage in Stille sitzt. Es ist die Zeit, in der die große Droge *dà yào* 大藥 ergriffen wird. Es dauert 10 Monate bis zur Ausbildung des geistigen Embryos. Dann wird ein neuer, höherer Geist geboren, der die Fähigkeit besitzt in die Leere einzutauchen. Dieser ganze Prozess beschreibt eigentlich die Transformation bzw. Veredelung von Qi zu Shen. (Vergl. **Liu Hua Yang**: Das große Werk, Origo-Verlag, Bern, S. 151)

Nach (viel) Arbeit und Übung vollende ich eines Tages das große Dao. Wie ein Unsterblicher vom *Peng Lai* (Paradies) wandere ich dann frei und ungezwungen zu Lande und zu Wasser."

Die Umwandlung und Veredelung von *qì* 氣 in *shén* 神 findet im mittleren Dan Tian statt. Herz und Milz im Zusammenspiel bringen den magischen Sprössling, ein neues Bewusstsein, hervor.

Gehen wir weiter an der Wirbelsäule hinauf, liegt ein großer Felsbrocken auf unserem Weg; er markiert den „großen Hammer" *dà zhui* 大椎, den Akupunkturpunkt Dumai 14. Er ist der große Yang-Vereinigungspunkt unter dem 7. Halswirbel.

Etwas darunter steht: „In einem Halbliter-Topf kochen Berge und Flüsse".

Hier finden wir in der mikrokosmischen Landschaft den Akupunkturpunkt *táo dào* 陶道 = „der Weg des Töpferns" (Dumai 13). *Tao Dao* beschreibt einen Weg, Zufriedenheit und Freude zu finden durch das Wiederentdecken der eigenen Identität und Kreativität. Manche übersetzen den Punktenamen auch als „Weg zum Glück". Wir haben an dieser Stelle einen natürlichen Durchgangsort für das Yang-Qi des ganzen Körpers. Hier ist soviel kreative Kraft enthalten, dass Berge und Flüsse damit versetzt werden können!

Wir sind jetzt im oberen Abschnitt der Abbildung angelangt und sehen, auf vielfältige Weise allegorisch dargestellt, den Schädel mit seinen wichtigsten Organen sowie das Gehirn, das Meer des Markes, das auch als „Palast der Schlammkugel" *ní wán gōng* 泥丸宫 bezeichnet wird. Wir befinden uns hier im Bereich des oberen Dan Tian, dort wo die letzten Schritte der Vollendung des ursprünglichen Geistes zum Genius stattfinden.

Zuvor muss jedoch auch das letzte Passtor geöffnet werden, um den freien Durchgang zum Gehirn zu ermöglichen.

Hier steht: „Die obere Schranke ist die Jade-Hauptstadt" (der Yu Zhen-Pass).

Der Hinterkopf wird in der chinesischen Medizin auch als „Jade-Kissen" *yù zhěn* 玉枕 bezeichnet, dies ist ebenfalls der Name des Punktes Bl 9. Dazwischen liegt der Punkt *nǎo hù* 脳戸 (Dumai 17), die direkte Tür zum Gehirn.

Überhaupt befinden sich in dieser Region eine Reihe von „Himmelsfensterpunkten", die alle eine besondere Wirkung auf das Gehirn und seine Funktionen haben. Punkte wie der „Windpalast" *fēng fǔ* 風府 (Dumai 16), die „Gehirnhöhle" *nǎo kōng* 腦空 (Gbl 19), der „Windteich" *fēng chí* 風池 (Gbl 20) und die „Himmelssäule" *tiān zhù* 天柱 (Bl 10) sind in der Lage, psychische Erkrankungen, Krankheiten der Sinnesorgane und gegenläufiges Qi zu behandeln. Sie alle befinden sich am Himmel des Mikrokosmos.

Möglicherweise können über diese Punkte auch spirituelle Prozesse initiiert oder begleitet werden, aber die klassischen Texte geben darüber keine zuverlässigen Aussagen. Ein alternativer Name von Dumai 16 ist *xīng xīng* 惺惺 = „kluges Verstehen" oder auch „Erwache" und kann in diese Richtung interpretiert werden.

Es ist gut so, dass solche Möglichkeiten im Dunkeln liegen, damit mit diesen Punkten keine unnötigen Experimente angestellt werden. Denn wie *Erwin Rousselle* sagt: „Meditation ist keine Angelegenheit für Neugierige, die psychische Experimente anstellen wollen, sondern nur für wesentliche Menschen, die noch fähig der Hingabe, der Ehrfurcht und des Ergriffenwerdens sind."[1]

Ohne einen geübten Lehrer zur Begleitung für diese Prozesse ist der Weg der inneren Alchimie ohnehin kaum erfolgreich zu beschreiten.

---

[1] Aus: **E. Rousselle**: Seelische Führung im lebendigen Daoismus, in: **Chinesisch-Deutscher Almanach**, China-Institut, Frankfurt 1934 (siehe unten!)

In der folgenden Tabelle sind die „Himmelsfensterpunkte" kategorisch aufgelistet und mit ihren klassischen Indikationen dargestellt, wie sie im *Ling Shu*, Kap. 21 zu finden sind:

Pathologie → **Punkte ↓**	***nì qì*** 逆氣 oder ***jué qì*** 厥氣	**Kopf, Hitze Schwindel Gesicht**	**Schwellun-gen,Tumore, Hals und Kehle**	**plötzlicher, abrupter Beginn, Windzeichen**	**Erkrankungen der Sinnes-organe**
Tiān Fǔ 天 府 **Lu 3**	Keuchen, Atem-not,Asthma, Bluthus-ten, Nasenbluten	Benommenheit	Kropf, Schwellung des Halses	plötzliches heftiges Nasen-bluten	Nasenbluten, Sinnestrübung, Kurzsichtigkeit
Fú Tú 扶突 **Di 18**	Husten, Keuchen, Husten mit viel Spu-tum, Asthma		Kropf, Lymphknoten, Schluckbeschwer-den	plötzlicher Stimmverlust	
Rén Yíng 人迎 **Ma 9**	Völlegefühl in der Brust, Kurtzatmigkeit, Krupp, Erbrechen	Kopfschmerzen Benommenheit, rotes Gesicht	Kropf, Halsschwel-lung Schluck-beschwerden	plötzliches heftiges Erbrechen, Cholera	Sinnestrübung
Tiān Róng 天容 **Dü 17**	Völle in der Brust mit Atemnot, Husten, Brustschmerzen, schaumiges Erbre-chen		Kropf, schmerzhaf-te Angina, blockierte Kehle		Tinnitus und Taubheit
Tiān Chí 天池 **P 1**	Husten mit viel Schleim, Kurzatmig-keit, aufsteigendes Qi	Kopfschmerzen			
Fēng Fǔ 風府 **Du 16**	schwierige Atmung, Hitze in der Brust, unaufhörliches Erbrechen	Kopfschmerzen, Benommenheit, alle Kopf - erkrankungen	Schwellungen und Schmerzen des Halses	Schlaganfall (*Zhong Feng* = Windschlag) Gehirnembolie	schlaffe Zunge mit schleppender Sprache, Sinnes-trübung
Tiān Tú 天突 **Ren 22**	Blockaden in der Brust, Husten, Asth-ma, plötzliche Atem-not, blutig-eitriges Sputum	Hitze auf der Ge-sichtshaut, rotes Gesicht	Kropf, Schwellungen der Kehle, viel Schleim in der Keh-le	plötzlicher Asthmaanfall	Unfähigkeit zu sprechen
Tiān Chuāng 天窗 **Dü 16**		Kopfschmerzen, Gesichts-schwellungen mit Hitze	Kropf, Halsschmer-zen		Taubheit, Tinni-tus, Ohren-schmerzen
Tiān Zhù 天柱 **Bl 10**		Benommenheit, Augenrötung	Schwellungen im Hals	epileptischer Anfall, plötzliche Muskelkrämpfe	heftigste Augenschmerzen, Sprachstörunge-nAnosmie
Tiān Yǒu 天牖 **SJ 16**		Benommenheit, Kopfwind, Ge-sichts-schwellungen	Kropf, Halsschmer-zen	plötzliche Taubheit, Tinni-tus	Gehörverlust, verschwommenes Sehen, Geruchsverlust

Am vorderen Teil des Kopfes sehen wir zwei Bänder mit jeweils fünf farbigen Streifen, die im „Gesicht“ zusammentreffen. *Dú mài* 督脈 und *rén mài* 任脈 enden beide hier. Du Mai = Meer des Yang und Ren Mai = Meer des Yin tragen das Qi aller Leitbahnen mit sich. Die fünf Streifen auf den Bändern symbolisieren die Verknüpfung zu allen fünf Yin- und Yang-Leitbahnen.

Die Endpunkte der zwei außerordentlichen Leitbahnen sind wichtige Punkte für das „Kreisen des Lichtes“ im kleinen himmlischen Kreislauf. *Chéng jiāng* 承漿 (Renmai 24) ist der „Breiempfänger“ und *yín jiāo* 齦交 (Dumai 28) ist die „Kreuzung am Zahnfleisch“. Während der Meditation werden die beiden Wundergefäße dadurch verbunden, dass die Zungenspitze den oberen Gaumen nahe den Schneidezähnen berührt.

Die Zunge bildet dann – wie man poetisch sagt – die „Elstern-Brücke“ *què qiáo* 鵲橋, auf der im Mythos die Spinnerin über den Himmelsfluss hinüber zu ihrem Gatten, dem Kuhhirten, gelangt. Auf dem Bild sehen wir rechts über der Pagode einen Teich mit einer Brücke darüber, in dem ein Bergstrom von oben hineinplätschert. Daneben steht: „Das Aufsteigen-lassen der Quelle“.

An dieser Stelle vermute ich den Punkt *lián quán* 廉泉 (Renmai 23) = „die reine Quelle“. Alternative Namen dieses Punktes sind u. a. „Zungenwurzel“ und „Wurzel-Teich“. Auf gleicher Höhe im Nacken steht: „Das Wasser der Milchstraße fließt gegenläufig nach oben.“

Nun tritt der Adept in die nächste höhere Stufe ein. Er wird angeleitet, das dritte „himmlische Auge“ *tiān yǎn* 天眼 als die wahre Sonne in der Mitte der Stirn zu öffnen. Dazu verhilft ihm der *Bodhidharma*, der „Meister der Meditation“ in uns. Im Text steht: „Der nephritäugige barbarische Mönch trägt den Himmel auf seinen Händen!“

Durch eine bestimmte Form des „Wandanstarrens“, wie es *Bodhidharma* geübt haben soll, erblickt man mit geschlossenen Augen das dritte „himmlische Auge“, d. h. man wird sich seiner Wesensnatur *xìng* 性 bewusst. Ein nunmehr volles und äußerst heftiges Erwachen des natürlichen Menschen ist die Folge. Eine Verdichtung der Lebenskraft im Lebenszentrum findet statt, eine Zusammenballung, die sich nicht wieder auflösen darf.[1]

---

1 Wir finden hier im *Neijing Tu* den Einfluss des Buddhismus auf die Unsterblichkeits-Lehre wieder. Die Verschmelzung von Daoismus und Buddhismus im „Zen-Buddhismus“ (*chán zōng* 禪宗) fand im 6. Jahrhundert nach Chr. statt und wurde bald darauf nach Japan „exportiert“.

Außer diesem Zeichen der „Sammlung“ und der Heftigkeit des Erwachens erlebt man als weiteres Zeichen die Bildung eines fettigen „Öls“ *yóu* 油 oder eines dickflüssigen Saftes *gān lù* 甘露 = „süßer Tau“. Im fortgeschrittenen Stadium der inneren Alchimie fließt also ein süßer Nektar in den Mund, der dem Feinststoff Jing gleich, mit einer besonderen Schlucktechnik zur Niere zurückgeführt werden kann, um einen neuen Kreislauf zu beginnen, aber auch um den geistigen Embryo *shén tāi* 神胎 zu ernähren.

Im Text lesen wir:

„Das Nährende (den Speichel) schlucken und das Qi eilt die Brücke hinunter“; und: „Die süße Quelle reinigt den dunkelroten Palast“ und: „Langsam (findet) der göttliche Mensch seinen Weg nach Hause!“

Der barbarische Mönch *Bodhidharma* steht am Teich mit erhobenen Händen. Fast scheint es, als ob er den über ihm sitzenden *Lao Zi* anfleht, ihm doch den Weg zur Erleuchtung zu zeigen. Indem er so den Himmel auf seinen Händen trägt, ist er in einer Position spiritueller Aufnahmefähigkeit. Die alternativen Namen von Renmai 24 deuten es an: *zhòng jiāng* 重漿 = „bedeutende Flüssigkeit“, *tiān chí* 天池 = „himmlischer Teich“ und *guǐ shì* 鬼市 = „Dämonenmarkt“.

Hält die Geistseele *hún* 魂 sich frei von den Abhängigkeiten der triebhaften Körperseele *pò* 魄, so steigt sie irgendwann als erleuchteter Geist *shén* 神 zu den himmlischen Gefilden empor, andernfalls irrt sie als Dämon *guǐ* 鬼 gespenstisch durch die Welt und stirbt. Um dies zu verhindern, muss das Qi durch „rückläufige Bewegung“ gesammelt und veredelt werden, um zum „höheren Geist“ geläutert zu werden. Nur so kann die Unsterblichkeit im eigentlichen und persönlichen Sinne errungen werden.

Durch das „Aufsteigenlassen der Quelle“ ebnen wir den Weg für den ursprünglichen Shen zur Erleuchtung. Der Genius findet seinen Weg nach Hause, d. h. er transzendiert die polare Wirklichkeit und findet den Weg in die große Leere *dà xū* 大虛. Auf dem Bild verkörpert die Gestalt des Lao Zi den Genius, der die Unsterblichkeit erlangt hat.

Alt geboren (*Lǎo Zi* 老子 = „altes Kind“) trägt er die Ewigkeit in sich.

Der Text sagt: „Die Augenbrauen des weißhäuptigen *Lao Zi* hängen bis zur Erde herab!“

Das Alter und die damit verbundene Weisheit wird mit den langen, weißen Augenbrauen beschrieben. *Lao Zi* sitzt auf einer Plattform zwischen Sonne und Mond im Mikrokosmos, die zwanglos dem linken und rechten Auge entsprechen. Hier befindet sich auch der Akupunkturpunkt *shén tíng* 神庭 = „der innere Hof des Shen“ (Dumai 24). Die Erweckung des ursprünglichen Geistes *yuán shén* 元神 als unmittelbarer Vermittler der Erleuchtung ist nur noch eine Handbreit entfernt.

Lao Zi, zwischen den zwei Himmelslichtern sitzend, verkörpert perfekt die harmonische Vereinigung von Yin und Yang und damit die reine Bewusstheit. Er ist in direktem Kontakt mit der Wirklichkeit, im Einklang mit dem Dao. So finden wir im Text:

„Hier liegt die Wurzel für den geraden Weg, um einen guten Lebenswandel zu pflegen!“ und:

„Wenn man dem Mysterium begegnet ist und das Geheimnis erkannt hat, dann gibt es außer diesem Geheimnis kein anderes Mysterium.“

Betreten wir noch den obersten Teil des Kopfes, den Scheitel! Hier sind allegorisch neun Berge gezeichnet, die neun Gipfel des legendären Kunlun-Gebirges. Dort lebt der Sage nach *Xī Wáng Mǔ* 西王母, die Königinmutter des Westens. Sie „kultiviert“ die Pfirsiche der Unsterblichkeit, die alle 100 Jahre reifen und das Leben um weitere hundert Jahre verlängern. So steht das Kunlun-Gebirge seit alters für das Land der Unsterblichkeit.

Übertragen auf unsere Akupunkturlandschaft finden wir hinter der oberen Schranke am Occiput zuerst den Punkt *hòu dǐng* 後頂 = „hinter dem Scheitel“ (Dumai 19), dann *bǎi huì* 百會 =„hundert Versammlungen“ (Dumai 20), dann *qián dǐng* 前頂 = „vor dem Scheitel“ (Dumai 21) und *xìn huì* 囟會 = „Versammlung an der Fontanelle“ (Dumai 22) und schließlich *shàng xīng* 上星 = „der obere Stern“ (Dumai 23), der den höchsten Punkt der Kunlun-Gipfel bildet.

Hier ist im Bild eine reine Perle als Ausdruck des erweiterten Bewusstseins in der Erleuchtung zu finden.

Im Text finden wir dazu:

„In einem Körnchen Hirse ist die ganze Welt verborgen!“

Die „Perle“ repräsentiert an dieser Stelle die grundlegende Erkenntnis, dass Mikrokosmos und Makrokosmos gleich sind. Die universelle Wahrheit ist, dass jeder kleine Kosmos nur ein Abbild des großen ist. Ebenso ist das große Weltall nichts anderes als ein Hirsekorn! Wir haben hier die Quintessenz von tiefer Weisheit und Offenbarung, wie sie einem nur im Zustand der Erleuchtung widerfährt!

Der Kopf ist der Himmel im Mikrokosmos, also Yang, somit auch Wohnsitz der Geister im lebendigen Daoismus. Das *dào záng* 道藏, die große Sammlung daoistischer Texte, beschreibt den Kopf als die Versammlung der 100 Geister *băi shén* 百神 und als wichtigen „Umschlagplatz“ der alchimistischen Transformation.

Der alternative Name „Palast der Schlammkugel“ weist auf den zentralen Sitz des ursprünglichen Shen hin, der, nun erweckt, mit dem großen Dao *dà dào* 大道 ungehindert kommunizieren kann. Da der Punkt Dumai 20 ein großer Vereiniger der Yang-Leitbahnen ist, steht er auch mit anderen Punkten am Schädel in Verbindung und lässt sie erstrahlen: *chéng guāng* 承光 = „Lichtempfänger“ (Bl 6), *tiān yǒu* 天牖 = „Himmelsfenster“ (SJ 16), *tōng tiān* 通天 = „freier Durchgang zum Himmel“ (Bl 7) und der magische *chéng líng* 承靈 = „die Wirkkraft empfangen“ (Gbl 18) sind nur einige Beispiele für die Leuchtkraft des hundertfachen Sammlers.

Abschließend soll noch auf einige Stellen im oberen Teil des Bildes hingewiesen werden, die besonders den Einfluss buddhistischer Ideen kennzeichnen.

So lesen wir: „Die Lebensverlängerung der (daoistischen) Unsterblichen und der buddhistischen Heiligen:

Über die Jia Ji -(Schranke) öffnen die Beiden das Tor des Gipfels und treten hinein.“

und zwei buddhistische Weise erklären im Angesicht des *Bodhidharma*:

Fa Cang sagt: „Die purpurfarbenen Augen klären die vier großen Meere."

Ci Shi sagt: Zwischen den Augenbrauen zeigt sich beständig der weißen Härchen Glanz."

Und schließlich verkündet das Bild als Versöhnung mit dem Leben im Angesicht des leidigen Daseins des Buddhisten die frohe Botschaft:

„So kann man das Leiden der Wiedergeburten aller Wesen tilgen!"

Hier taucht eine Perspektive auf, die dem Kreislauf der Welt ein Ende setzen kann. Das Leiden der Wiedergeburten zu tilgen – etwas Wichtigeres kann es für einen bekennenden Buddhisten nicht geben!

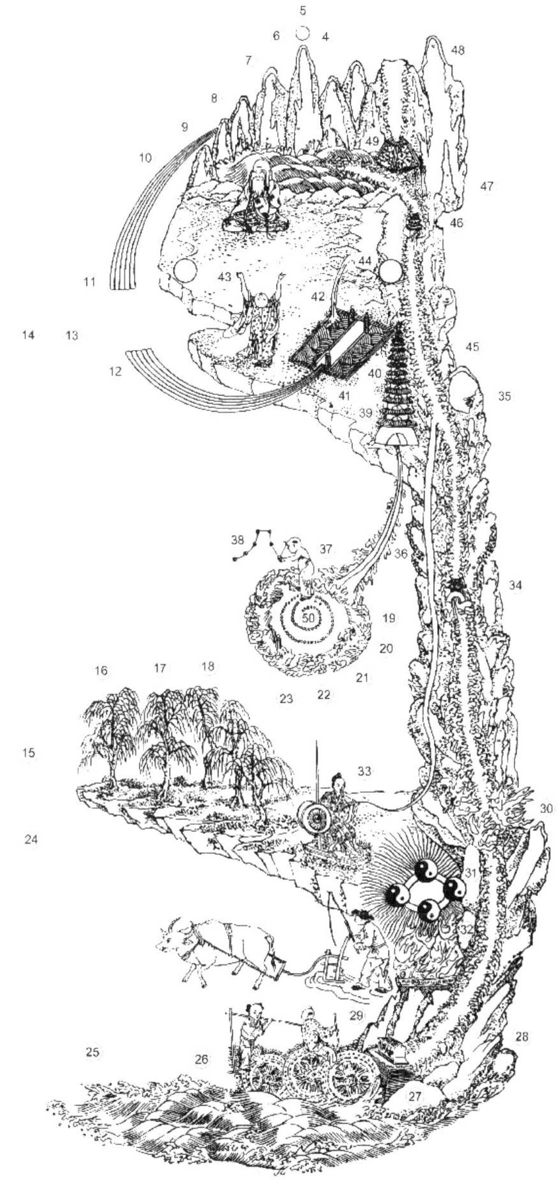

2. Abbildung des Nei Jing Tu mit Zahlen

Die Textstellen im Nei Jing Tu

– Übersetzung, Analyse und Kommentar –

Bei der Darstellung der Karte des inneren Gewebes *Nèi Jīng Tú* 内景圖 handelt es sich um zwei Bilder: Das eine ist ein Schwarz-Weiß-Bild nach einer Steinplatte, die im Kloster der weißen Wolken in Peking aufbewahrt wird. Es datiert aus dem Jahre 1886. Das andere ist ein buntes Rollbild, das zweifellos auf Grund dieser Steinplatte entstanden ist und neueren Datums ist. Im Wesentlichen sind Tafel und Gemälde identisch, in einigen Kleinigkeiten weicht jedoch das Letztere ab.[1]

Der Ort, an dem sich die Schwarz-Weiß-Stele befindet, liegt im hinteren Trakt der daoistischen Tempelanlage des Tempels der weißen Wolken *Bái Yún Guān* 白雲觀 in Peking. Erst wenn man die einzelnen Schreine mit ihren Gottheiten, ihren dort dargestellten Unsterblichen und ihren an den Wänden aufgezeigten Höllenszenen, die den Besucher an eine moralisch korrekte Lebensführung mahnen, durchschritten hat, gelangt man in eine Hofanlage, die sich „Garten zu den angesammelten Wolken" *Yún Jí Yuán* 雲集園 nennt. Diese Anlage wurde erst 1887 eröffnet und ist damit jüngeren Datums. In den drei Höfen, die jeweils mit Korridoren verbunden sind, liegt zwischen Bäumen, Pflanzungen und Steingärten ein Pavillon: Es ist ein Ort der Ruhe, der zur Einkehr und Kontemplation führt. Entlang des Hauptkorridors befinden sich hier in einer Wand eingelagerte, zu einer Galerie aufgereihte Steinstelen. Verschiedene aus klassischen Schriften entnommene Passagen, Kalligraphien sowie bildliche Darstellungen daoistischer Meditationserfahrung sind darauf zur Verinnerlichung eingraviert.[2]

Die uns vorliegende Tuschabreibung, mit dem Titel „Die Karte des inneren Gewebes" *Nèi Jīng Tú* 内經圖 zählt zu jenen Schaubildern, die dem Betrachter als Anleitung zu den mit der „Inneren Schau" *nèi guān* 内觀 einhergehenden Techniken und den damit verbundenen physiologischen Prozessen dient. Gleichzeitig bringt sie aber auch die Einzelheiten einer kosmologischen Sicht nahe, wie sie im Zustand der höchsten Erkenntnis von einem daoistischen Erleuchteten erfahren wird.

---

[1] **E. Rousselle**: *Ne Ging Tu* – Die Tafel des inneren Gewebes, in: SINICA, 1933, Heft 5

[2] Vergl. **C. C. Schlicht**: Die Leibeserfahrung von Geistwesen im *Nei Jing Tu*, in: **Zeitschrift für Qigong Yangsheng**, Ausgabe 1999

Sinn und Zweck des *Nei Jing Tu* wird uns am deutlichsten durch die vom Autor selbst gegebene Einleitung vorgestellt. Im Folgenden sollen die Textstellen der Bilder übersetzt und womöglich auch erläutert werden.

①[1] 此圖向無傳。本緣丹道廣大精微純根人無從領取。
是以罕傳於世。予偶於高松山齋中檢觀書畫此圖適懸壁。
上繪法。工細筋節脈絡記解分明一一悉藏。竊要展玩耍良久覺有
會心。始悟一身之呼吸吐納即天地之盈虛。消悉苟能神而明之金
丹大道思過半矣。誠不敢私爲獨得爰。急付梓以廣流傳。
素雲道人劉誠印敬刻併識。板存京都白雲觀。

„Diese Karte wurde bisher nicht veröffentlicht. Der Grund dafür ist, dass die Essenz vom Dao des Elixiers so umfangreich und groß, so tiefgründig und unverfälscht ist, dass die meisten Menschen sie weder empfangen noch befolgen können. Deshalb ist sie (die Karte) so selten auf der Welt verbreitet worden. Eines Tages, als ich die Bücher und Gemälde im Studierzimmer von *Gao Song Shan* prüfend betrachtete, sah ich zufällig diese Karte an der Wand hängen. Die Art und Weise des Zeichnens ist hervorragend! Die Arbeit ist so genau im Detail, dass die Muskeln und Sehnen, die Gelenke und die Pulsadern aufgezeichnet und jedes einzelne Teil tiefgründig erklärt worden ist. Ich habe es (das Bild) sehr lange betrachtet und in Freude nachempfunden, um seinen Sinn zu verstehen. Erst dann habe ich begriffen, dass der ganze (menschliche) Körper ebenso ein- und ausatmet wie Himmel und Erde ihre Fülle und Leere aus - und einatmen. Wenn der Geist dieses vollständig erfasst hat und erleuchtet ist, dann ist das große Dao des goldenen Elixiers schon zur Hälfte verstanden worden! Offen gesagt, wage ich deshalb nicht, es (das Wissen um die Karte) für mich allein zu behalten. So habe ich es eilig in den Druck gegeben, um es zu verbreiten und (der Nachwelt) zu überliefern.

Su Yun, der Daoist, (mit eigentlichem Namen) *Liu Cheng Yin,* ergebenst mit bestem Wissen eingraviert. Die Druckplatte ist aufbewahrt in der Hauptstadt im Tempel der weißen Wolken *Bai Yun Guan.“*

---

[1] Die umkreisten Zahlen ① - ㊿ stehen für die insgesamt 50 Textstellen auf der Abbildung. Für das nähere Verständnis und das Verfolgen der Allegorien empfehle ich, die Abbildung auf S. 71 mit heranzuziehen, auf der die Zahlen 1-50 den Textstellen und -orten entsprechend aufgedruckt sind.. Eine Kopie das farbigen Rollbildes *Neijing Tu - The Body's Inner Landscape* kann als Poster im Format Din A3 beim Autor erworben werden, ebenso auch die schwarz-weiß-Abbildung mit den Zahlen in diesem Format.

Die Einleitung nimmt Bezug auf die „Große Lehre des Goldelixiers“ *jīn dān dà dào* 金丹大道. Sie ist eine der bedeutendsten Richtungen des lebendigen Daoismus und führt bis zum Patriarchen *Lǚ Dòng Bīn* 呂洞賓 (755-796), einem der acht Unsterblichen, zurück.

② 內徑圖 „Die Karte des inneren Gewebes“

② a: 內景圖 „Die Karte der inneren Landschaft“

Der entscheidende Unterschied in den Überschriften beider Bilder liegt im Zeichen Jing. Im Schwarz-Weiß-Bild steht *jīng* 經 = Kette eines Gewebes, ein klassisches Buch, Adern, Leitbahnen, im farbigen Rollbild bedeutet *jǐng* 景 eine Landschaft, eine Aussicht und beschreibt damit deutlicher die Idee einer mikrokosmischen Landschaft auf dem Bild.[1]

③ 延壽仙佛 „Die Lebensverlängerung der Unsterblichen und der buddhistischen Heiligen“

Unter der Überschrift wird darauf hingewiesen, an wen sich dieses Bild wendet: Es ist ein synkretisches Produkt sowohl für den Daoisten als Hilfe in seinem Streben nach Unsterblichkeit *xiān* 仙 als auch für den Adepten der Buddhaschaft *fó* 佛 als Hilfe auf dem Weg ins Nirwana.

④ 泥丸宫 „Palast der Schlammkugel“

Der zentrale Palast im Kopf, identisch mit dem dritten der neun Paläste im Gehirn[2]; der „Palast des Elixierfeldes“ *dān tián gōng* 丹田宫; ein alternativer Name für den Punkt *Bai Hui* (Du 20); eine bildliche Beschreibung für das Gehirn; eine phonetische Übersetzung aus dem Sanskrit für „Nirwana“. Hier befindet sich der Sitz des ursprünglichen Geistes *yuán shén* 元神, den zu erwecken das Ziel aller Bemühungen in der inneren Alchimie ist.

---

[1] Ein anderes Abbild einer mikrokosmischen Landschaft der inneren Alchimie ist das *xiū zhēn tú* 修真圖 = „Karte über die Errichtung des wahren Qi“ aus dem 19. Jahrhundert, das den Weg zur Erleuchtung ausführlicher und z. T. mit anderen Allegorien erläutert. Der interessierte Leser sei auf das Buch von **Catherine Despeux** verwiesen: *Taoisme Et Corps Humain*, Paris, 1994. Hier beschreibt die Autorin die Allegorien und Beschriftungen dieser Stele.

[2] Vergl. ausführlich: **R. Homann**: Die wichtigsten Körpergottheiten im Huang T'ing Ching, Göppingen, 1971, S. 72 ff.

⑤ 一粒粟中藏世界 „In einem Körnchen Hirse ist die ganze Welt verborgen!“

Die Quintessenz aller spirituellen Lehren, so auch hier in der inneren Alchimie der Nei Dan-Tradition, ist die Erkenntnis, dass das Große ebenso im Kleinen enthalten ist wie umgekehrt, Mikrokosmos = Makrokosmos. Das Ziel der Erleuchtung, die Transzendenz der Wirklichkeit oder die *coincidentia oppositorum* von Sein und Nicht-Sein wird mit diesem Spruch ausgedrückt. Auf den Bildern ist das Hirsekorn als eine Perle dargestellt, die möglicherweise dem 3. Auge der Buddhisten entspricht. Diese Stufe, auf der sich alle Polaritäten aufgelöst haben, ist nach daoistischer Anschauung erst ab dem 60. Lebensjahr möglich.

⑥ 升陽府 „Bezirk des aufsteigenden Yang“

Manchmal wird auf daoistischen Bildern die Erleuchtung als das Herauskommen einer strahlenden Sonne, die auf- und absteigt, dargestellt. Die Position dieser Textstelle auf dem Scheitel unseres Bildes lässt vermuten, dass der Zustand der inneren Erhellung *nèi zhào* 内照 eng mit dem „Palast der „Schlammpille“ und dem Mikrokosmos „Hirsekorn“ verknüpft ist. An dieser Stelle ist das Aufsteigen des Goldelixiers im Du Mai auf seinem höchsten Punkt angelangt und die absenkende Gegenkraft des Ren Mai führt es wieder nach unten, um den „Kreislauf des Lichts“ in Gang zu halten.

(九峰山 „Die neun Gipfel des (Kun Lun)-Gebirges“

Das Nei Jing Tu in seiner Darstellung des menschlichen Mikrokosmos zeigt als Kopf die neun Gipfel des Kun-Lun-Gebirges, davor sitzt Lǎo Zi 老子, der große Vater des Daoismus und Hüter der Schlammpille Ni Wan, das materielle Substrat daoistischer Erleuchtung.

In der chinesischen Mythologie ist das Kun Lun-Gebirge voller Geheimnisse und nach den alten Daoisten der zentrale Weltberg, 10.000 Li hoch. Xī Wáng Mǔ 西王母, die legendäre „Königinmutter des Westens“, auch Jīn Mǔ 金母 = „goldene Mutter“ genannt, lebt hier mit ihren Untertanen. Sie bewacht die Quelle der Unsterblichkeit und hütet die kostbaren Pfirsiche der Langlebigkeit; von Xi Wang Mu geht die Sage, dass sie ihre Schönheit und besonders ihre zarte Haut der Tatsache verdanke, dass sie junge Männer verführe und ihnen ihre Essenz raube.

So blieb sie unsterblich. Diese Allegorie bietet eine Vielfalt an Symbolik für die Unsterblichkeitslehre.

⑧ 白頭老子眉垂地 „Die Augenbrauen des weißhäuptigen Lao Zi hängen bis zur Erde herab."

Hier finden wir nun leibhaftig den „Alten" *Lǎo Zi* 老子 in meditativer Versenkung. Er hat so lange Augenbrauen, dass sie bis zur Erde herabhängen. Er erscheint als uralter Greis und verknüpft mit den Augenbrauen seinen Schatz an ewiger Weisheit mit der irdischen Welt, um die Menschen symbolisch daran teilhaben zu lassen. *Lao Zi* ist auf unserem Bild die einzige Gestalt, die als alter Mensch dargestellt ist; symbolisch wird damit auf die ewige Weisheit hingewiesen, die sich dem wahrhaftigen Menschen erschlossen hat. Alle anderen Personen sind kindlich oder jugendlich gemalt, um sie als Bewahrer der ewigen Jugend zu kennzeichnen. Auch hier verspricht das Bild einen Schatz, den zu heben nur über den Weg der inneren Alchimie führt: das ewige Leben!

⑨ 夾脊雙開透頂門 „Über die Jia Ji (- Schranke) öffnen beide das Tor des Gipfels und treten hinein."

Das „Tor des Gipfels" bezeichnet eine Stelle am Kopf, die der Fontanelle des Säuglings entspricht und beim Erwachsenen mit dem Akupunkturpunkt *Xin Hui* (Du 22) zusammenfällt. Dieser Text erscheint nur im farbigen Bild und deutet auf den Umwandlungsprozess auch des Schädelknochens hin, der energetisch die Weichheit eines Säuglings zurückerhalten soll. „Die Beiden" bezieht sich auf den Dao-Freund und auf den Adepten der Buddhaschaft. Beide müssen diese Schranke passieren auf ihrem Weg zur Unsterblichkeit.

⑩ 修行經路此爲根 „Hier liegt die Wurzel für den klassischen Weg zur Pflege des Dao (oder Buddha)."

Auch dieser Passus befindet sich nur im farbigen Rollbild und weist durch seine Nähe zum 3. Auge auf die Notwendigkeit der Transformations-prozesse zwischen Jing-Qi-Shen hin, deren Veredelung im himmlischen Kreislauf durch das „Kreisen des Lichts" schließlich zur Erleuchtung führt. Dass neben den Meditationsübungen auch ein guter Lebenswandel gehört, ist eine weitere Aussage dieses Spruches.

⑩ a: 若向此玄玄會得 „Wenn man dem geheimnisvollen Mysterium begegnet ist und das Geheimnis erkannt hat,

⑩ b: 此玄玄外更無玄 dann gibt es außer diesem Geheimnis kein anderes Geheimnis."

Diese zwei Textstellen befinden sich nur auf der schwarz-weißen Steinabreibung. Sie sind das Pendant zu den vorherigen Aussagen auf dem Farbbild. Der Text scheint den wissbegierigen Betrachter beinahe zu verspotten, wenn er doppeldeutig und ermahnend über „das Geheimnis der Geheimnisse" *xuán xuán* 玄玄 philosophiert.

Der gesamte Passus unter ⑩ scheint auch ein Hinweis auf den ersten Vers des *Dao De Jing* zu sein, dessen letzter Teil lautet: „Ständig ohne Leidenschaften führt zur Betrachtung seiner Weite, ständig mit Leidenschaften führt zur Betrachtung seiner Grenzen. Diese Zwei, gemeinsam treten sie hervor und haben doch verschiedene Namen, übereinstimmend nennt man sie geheimnisvoll, geheimnisvoll und nochmals geheimnisvoll, das Tor zu allen Wundern!"

⑪ 督脈 „Dúmài-Gefäß"

Hier erscheint das Gouverneur-Gefäß als Meer des Yang und der Yang-Leitbahnen, dargestellt durch fünf Lichtstrahlen, die aus dem Kun Lun-Gebirge nach unten ziehen und sich mit den fünf Strahlen des Ren Mai wie ein Regenbogen vereinigen.[1] Der kleine himmlische Kreislauf hat hier eine besondere Konzentration.

⑫ 任脈 „Rénmài-Gefäß"

Hier erscheint das Konzeptions-Gefäß als Meer des Yin und der Yin-Leitbahnen, dargestellt durch fünf Lichtstrahlen, die aus dem „himmlischen Teich" nach oben ziehen und sich mit den fünf Strahlen des Du Mai wie ein Regenbogen vereinigen. Der kleine himmlische Kreislauf hat hier seine besondere Konzentration durch die Verbindung der zwei Wundergefäße.

---

[1] Sehr schön auf dem Rollbild in Farbe zu erkennen.

⑬ 法藏雲 „Fa Cang sagt“:

Fa Cang ist der Dharma-Schatz, das Schatzhaus der buddhistischen Lehren; *Fǎ* 法 = *Dharma* bedeutet hier die buddhistische Doktrin, die alle Lehren Buddhas umfasst; *Fa Cang* ist auch der Name für einen bekannten buddhistischen Mönch *Dharmagupta* aus dem 7. Jahrhundert. Die folgenden zwei Zitate geben besonders deutlich die buddhistischen Einflüsse im *Nei Jing Tu* wieder!

a: 紺目澄清四大海 „Das Klare der purpurfarbenen Augen klärt auch die vier großen Meere.“

Im Bild finden wir diesen Satz auf der Höhe des Ren Mai im Bereich der Kehle. In der Nähe befindet sich der Punkt *Zî Góng* 紫宫 = „purpurner Palast“, der nach dem daoistischen Werk des *Huai Nan Zi* der Wohnsitz von *Tài Yī* 太一, dem „Großen Einen“ darstellt. Er bezeichnet den Polarstern und ist ein Ausdruck für die Leere des kosmischen Dao, mit dem eins zu werden das Ziel aller Adepten des lebendigen Daoismus ist. Die vier großen Meere stehen für die räumliche Ausdehnung der Welt im Großen wie im Kleinen.

b: 白毫宛轉五須彌 „Die weißen Härchen kringeln sich bis zu den fünf Xu Mi (Sumeru-Bergen).“[1]

Das Sumeru-Berge sind ein sagenhaftes Gebirge nördlich des Himalaja, die den Nabel der Welt darstellen sollen. Hier liegen die Städte der Götter und die Wohnsitze der himmlischen Geister. Man könnte meinen, die Sumeru-Berge der Buddhisten sind das Pendant zum Kun Lun-Gebirge der Daoisten. Die Zahl fünf (5) steht nicht auf der Steinabreibung. Sie mag auf dem farbigen Rollbild ein Hinweis für die zentrale Position des Gebirges sein, das von den übrigen vier großen Bergzügen umkreist ist. Auch hier finden wir eine Vermischung buddhistischer und daoistischer Ideen, dargestellt durch die Sumeru-Berge und die Ausdehnung der weißen Härchen des *Lao Zi*, die das Streben nach einem langem Leben und großer Weisheit ausdrücken.

---

[1] Eine buddhistische Sutra sagt ähnlich: „Das weiße Haar zwischen den Augenbrauen ist wie die fünf Sumeru-Berge. Das Auge des Buddha ist wie das Wasser der vier großen Meere. Mit grundlosem Erbarmen umfängt er alle Lebewesen.“ Aus: „Das Lehrstück von der anhaltenden Bemühung“ in der **Sutra der sechzehn Kontemplationen**, zitiert bei: **H. Hackmann**: Laien-Buddhismus in China, Stuttgart, 1924, S. 125 f.

⑭ 慈氏雲 „Ci Shi sagt“:

Ci Shi = der „mitfühlende Buddhist“ (*Maitreya*) beschreibt ein Verhalten in der Lehre des Buddhismus, das Güte, Liebe und Barmherzigkeit ausdrückt. Wie eine Mutter gütig mit ihren Kindern umgehen sollte, hat der mitfühlende Buddhist für alle Lebewesen ein Herz und ist sanftmütig und nachsichtig. Der buddhistisch geprägte Text sagt also an dieser Stelle:

a: 眉間常放白毫光 „Zwischen den Augenbrauen zeigt sich beständig der weißen Härchen Glanz.“

Durch unermüdliches Üben gelingt es schließlich dem Adepten, das dritte Auge zu aktivieren (für den Buddhisten) oder die versiegelte Halle *yìn táng* 印堂 zu öffnen (für den Daoisten). Ein Hochgefühl durchströmt den Anfänger, der bis zu dieser Meditationserfahrung, das dritte Auge zu öffnen, vorgedrungen ist. Ein ständiger innerer Glanz begleitet ab jetzt seine weiteren Bemühungen um Erleuchtung.

b: 能滅眾生生死苦 „So kann man das Leid der Wiedergeburten aller Wesen tilgen.“

Der „Kreislauf des Lichts“ ist geschlossen, das Drehen des „Dharma-Rads“ ist vollzogen. Für den Buddhisten ist an dieser Stelle das erste Mal die Möglichkeit eröffnet, das ewige Rad der Wiedergeburten anzuhalten und einen Weg ins Nirwana zu finden.

Das Farbbild verwendet dafür das Binom *shēng shēng* 生生 = „Geburt und Wiedergeburt“, die Steinabreibung hat *shēng zhuăn lún kŭ* 生轉輪苦 = „die Bitterkeit des sich ewig drehenden Rades der Geburten“ und beschreibt damit noch besser das Leiden des Buddhisten, immer wieder auf die Welt kommen zu müssen.

⑮ 我家耑種自家田。內有靈苗活萬年。花似黃金色不。子如玉粒果皆圓。栽培全賴中宮土。灌漑須憑上谷泉。功課一朝成大道。消遙陸地水蓬仙。

„Ich bepflanze zu Hause mein eigenes Feld. Darin gibt es einen magischen Sprössling, der 10.000 Jahre lebt. Seine Blüten sind wie Gold und seine Farbe ändert sich nicht. Seine Samen sind wie Jadeperlen und seine Früchte sind alle rund. Zum Aufziehen und Kultivieren (des Sprösslings) verlasse ich mich ganz auf die Erde des mittleren Palastes. Zum Bewässern und Begießen vertraue ich auf die Quelle des oberen Tales. Nach (viel) Arbeit und Übung vollende ich eines Tages das große Dao. Wie ein Unsterblicher vom Peng Lai (Paradies) wandere ich dann frei und ungezwungen zu Lande und zu Wasser."

Diese Textstelle befindet sich auf den Bildern in Herzhöhe und beschreibt die alchimistischen Transformationsprozesse im mittleren Zinnoberfeld *zhōng dān tián* 中丹田. Das „Düngen" der gelben Erde des mittleren Palastes (der Milz) mit Hilfe von Techniken der Atemführung und des Speichelschluckens führt schließlich dazu, den „magischen Sprössling" *líng miáo* 靈苗 oder anders bezeichnet, den „heiligen Embryo" *shèng tāi* 聖胎 hervorzubringen.

Die nächsten Textstellen ⑯ - ㉑ im *Nei Jing Tu* führen uns in die Welt der Geister. Es scheint auf dieser Stufe der Meditation unvermeidlich zu sein, sich mit seinen eigenen Geistern und Dämonen auseinander zu setzen.

Dabei gibt es in jedem Organ einen „Körpergeist" *shēn shén* 身神, der aufgesucht werden muss, um mit ihm in gutes Einvernehmen zu gelangen. Diese Methode der inneren Visualisation *nèi guān* 內觀 stammt aus den daoistischen Schriften der Tradition des „Klassikers des gelben Hofes" *Huáng Tíng Jīng* 黃庭經.

Hier werden technische Übungen der Atemführung beschrieben, die der inneren Hygiene dienen. Die Harmonisierung der körpereigenen Geistwesen ist für den daoistischen Adepten dieser Schule eine notwendige Konfrontation auf dem Weg zur Erleuchtung.

Die Beschreibungen der einzelnen Geister im *Nei Jing Tu* stammen aus dem „Jade-Klassiker der inneren Bilder des Höchsten Gelben Hofes" (*Tài Shàng Huáng Tíng Nèi Jǐng Yù Jīng* 太上黄庭内景玉經). Um die Rolle der Geister und die damit verbundenen hygienischen Techniken noch deutlicher zu veranschaulichen, wird jedoch aus einem anderen Werk dieser Tradition zitiert.

Der „Rollen-Klassiker der Schule der höchsten Klarheit und des Gelben Hofes der fünf Zang- und der sechs Fu-Organe des wahrhaftigen Menschen" (*Shàng Qīng Huáng Tíng Wǔ Záng Liù Fǔ Zhēn Rén Zhóu Jīng* 上清黄庭五藏六府真人軸經) bringt noch detailliertere Beschreibungen über die Körpergeister als sie im „Klassiker des gelben Hofes" zu finden sind.[1]

⑯ 肝神名龍煙自含明 „Der Geist der Leber heißt: ‚Drachenrauch', sein persönlicher Name ist: ‚Behälter der Klarheit'."

„Die Abbildung der Leber (*gān zàng* 肝臟): Zur Regulierung der Leber verwendet man (in der Ausatmung) den *xū* 噓 -Ton. Der Xu-Ton dient zum Ableiten, die Einatmung dient zur Kräftigung.

Die Leber entspricht dem Qi von *zhèn* 震 ☳ = „Das Erregende" und der Holz-Essenz *mù jīng* 木精. Ihre Farbe ist blaugrün und ihre Form gleicht der eines herabhängenden Flaschenkürbis. Die Leber bringt die Geistseele *hún* 魂 hervor. Ihr Geist gleicht einem Drachen, der sich in die Zweiheit des Jade-Mädchens und des Jade-Jünglings verwandelt. Während die eine blaugrüne Kleidung trägt, trägt der andere gelbe Kleidung; jede misst 1 Cun. Die eine reitet auf dem Rücken eines Drachen, der andere hält den Jadesirup in den Händen. Beide gehen sie in der Leber ein und aus. Der Geist der Leber liebt die Güte *rén* 仁. Wenn die Handlungen des Menschen voll Güte sind, so entspringt dies der Leber.

Für den, der versucht, seine Geistseele zu beruhigen, um seine Lebensjahre zu verlängern, erweist es sich als Wohltat, sich mit Gras und Brustbeeren zu bedecken und seine Güte auf alle Geschöpfe auszudehnen, um so sein Leben zu vervollständigen. So entspricht man einem Menschen, der äußerste Reinheit erlangt hat.

---

[1] Der chinesische Originaltext befindet sich in der bereits oben erwähnten Ausgabe des **Dao Zang** der *Commercial Press* im Band 57, S. 502-507. Vergl. auch **C. C. Schlicht**: Die Leibeserfahrung von Geistwesen im *Nei Jing Tu*, in: **Zeitschrift für Qigong Yangsheng**, Ausgabe 1999, S. 57 ff.

Die Leber steht mit den Maserungen der Haut (*còu lǐ* 腠理) in Verbindung. Oben herrscht sie über die Augen. Ist die Leber in Fülle, sind die Augen gerötet. Gleichfalls herrscht die Leber über die Sehnen. Ist die Leber geschädigt, sind die Sehnen gestrafft. Ist bei einem die Haut ausgetrocknet, liegt Leber-Hitze vor. Wenn das Fleisch dunkel erscheint, liegt Leber-Wind vor. Bei einem, der den sauren Geschmack des Essens bevorzugt, liegt ein Mangel der Leber vor. Einer von jugendlichem Aussehen hat eine volkommene Leber. Schwitzen einem die Hände und Füße, hat die Leber keinen üblen Einfluss auf ihn. Wenn die Haare zu spröde sind, dann ist die Leber geschädigt.

Die Leber beherrscht (den Musikton) *jiǎo* 角. Bei einer Krankheit der Leber ist es passend, den *xū* 噓-Laut anzuwenden; dieser Laut entspricht dem Leber-Qi. Weil dieses Qi wohltätig ist, vertreibt es Wundschmerzen. Wenn einer, der unter Wundschmerzen leidet, den *xū* 噓-Laut (ausstößt) und der Schmerz hört auf, dann ist dies alles wie eine natürliche Spiegelung *zhào* 照. Wie könnte man es nicht für eine magische Wirkkraft *líng* 靈 halten? Als höchste Wahrheit durchdringt sie die Wege des Geheimnisvollen.

Ferner ist es der Frühling, der die Leber beherrscht, und die Aktivitäten (der Leber) treten besonders im Frühling in Erscheinung. In den drei Monaten des Frühlings bringen die klimatischen Einflüsse alle Dinge hervor. Blumen und Blätter sind zahlreich und blühend. Wie Gras sprießen die Menschen und folgen dem Lauf des Yang *yáng dào* 陽道. Widersetzt man sich diesem, schädigt man die Leber. Ist sie geschädigt, gedeiht der gesamte Leib nicht mehr. Stets, am 1., 2. und 3. Monat sitze friedlich zur *yín* 寅-Stunde (3-5 Uhr morgens) gen Osten gerichtet, klappere drei Durchgänge mit den Zähnen *kòu chǐ* 叩齒, halte den Atem (*bì qì* 閉氣) sieben Atemzüge an und atme das klare Qi des *zhèn* 震-Hofes (Osten, Frühling) ein.

Schlucke ihn dreimal, um so einem Abnehmen des xū 噓-Tons entgegen zu wirken und damit du dich des blaugrünen Segens erfreuen kannst und um den beiden Kindern die Nahrung zukommen zu lassen. Steigt die Essenz des Holzes zum Fürsten auf[1], erfreut sich die Leber und sorgt sich um das Wunderbare der Essenz.“[2]

[1] d.h. das Herz als Fürst bekommt die umgewandelten Essenzen der Leber.

[2] Vergl. auch besonders **R. Homann**: Die wichtigsten Körpergottheiten im Huang-t'ing ching, Göppingen, 1971, S. 88 ff.

⑰ 肺神名皓華自虛成 „Der Geist der Lunge heißt: ‚Leuchtende Blume', sein persönlicher Name ist: ‚Vollender der Leere'."

„Die Abbildung der Lunge (*fèi zàng* 肺臟): Um die Lunge zu heilen, ist es passend, (bei der Ausatmung) den *sī* 呬-Ton zu nehmen. Der Si-Ton dient zum Ableiten, die Einatmung dient zur Kräftigung.

Die Lunge entspricht dem Qi von *duì* 兌 ☱ = „Das Heitere" und der Metall-Essenz (*jīn zhī jīng* 金之精). Ihre Farbe ist weiß, ihre Form ist wie eine hängende Glocke *xuán qìng* 懸磬 und ihr Geist gleicht der weißen Bestie[1].

Die Lunge bringt die Körperseele *pò* 魄 hervor, die sich zu einem Jüngling aus Jade umwandelt. Dieser ist 7 Cun groß, hält einen Stab und geht in dem Zang-Organ Lunge ein und aus. Dass dieser Geist zu sehr in Zorn gerät, rührt daher, dass er im Lungenspeicher entsteht. Will man seine Körperseele beruhigen, um sie in ihrer Gestalt zu belassen, so muss man seine Gedanken sammeln, seine Begierden verbrennen, Güte hegen und Rechtschaffenheit pflegen. Man zürne nicht des Zorns wegen, spreche nicht mit lauter Stimme und trete in Ruhe nach außen. So entspricht man der „Höchsten Harmonie" *tài hé* 太和.

Die Lunge vereinigt sich mit dem Dickdarm und herrscht oben über die Nase. Deshalb ist, wenn die menschlichen Lunge Wind hat, die Nase verstopft. Bei einem verwelkten Äußeren ist die Lunge ausgetrocknet. Juckt die Nase, sind Würmer in der Lunge. Hat jemand sehr große Furcht, dann hat die Körperseele die Lunge verlassen. Hat der Körper des Menschen weiße Flecken, ist die Lunge sehr zart *wéi* 微.

Hat jemand eine volle Stimme, ist die Lunge kräftig. Erträgt einer die Kälte nicht, ist die Lunge erschöpft. Besteht eine Neigung nach Scharfem, liegt ein Mangel in der Lunge vor. Hat jemand im Aussehen einen frischen Teint, liegt in den Lungen kein Übel vor. Bei einem, dessen Dickdarm Töne von sich gibt, ist das Qi der Lungen behindert.

---

[1] Mit „weißer Bestie" ist wohl der weiße Tiger *bái hǔ* 白虎 gemeint, das symbolische Tier der Wandlungsphase Metall.

Die Lunge beherrscht (den Musiknote) *shāng* 商. Bei einer Krankheit der Lunge ist es passend den *sī* 呬-Ton anzuwenden. Si entspricht dem Lungen-Qi. Die Bedeutung dieses Qi liegt darin, dass es die Krankheit auf Dauer herauszieht, um so den Geist *shén* 神 zu beruhigen. Wenn bei einem Menschen die Brust von Kummer und Zorn erfüllt und blockiert ist und sich dies über den *sī* 呬-Laut verflüchtigt, liegt dies daran, dass es den natürlichen Regeln entspricht. Geht man davon aus, dass man den Si-Ton nicht anwenden würde, führte dies unweigerlich dazu, dass Schaden und Verderben das Leben ergreift. Deshalb verwendet man bei einer Krankheit (der Lunge) den *sī* 呬-Laut. Wenn einer sich beim Gebrauchen des Si-Tones keinerlei Mühe gibt, ist dies nicht glückverheißend.

Die Lunge befindet sich am Haupttor des siebten Palastes. Sie bringt Vertrauen und Treue hervor und veranlasst im Menschen Ehrlichkeit und Aufrichtigkeit *fāng zhèng* 方正. Übt man sich in der Kriegskunst zuerst in Loyalität, dann findet die „Geistseele" *hún* 魂 Ruhe und ihre Gestalt vervollständigt sich. Darüber hinaus liegt die Aktivität der Lunge im Herbst. Drei Monate lang tilgt das Qi von Himmel und Erde sichtbar alles Leben aus. Wenn der Sperling schläft und der Hahn aufsteht, bewahre Ruhe und erlange das Wesentliche. Ein Mann mit Lebensart und Charakter geht dahin, seinen Zorn zu unterdrücken, bis er sich wieder beruhigt hat. Beides sind Ausdrucksformen, die dem Dao des Herbstes entsprechen. Handelt man diesem zuwider, so schädigt man die Lunge.

Stets zu Vollmond während der Morgendämmerung und zu Sonnenaufgang des 7., 8. und 9. Monats sitze man friedlich gen Westen gerichtet, schlage die „himmlischen Pauken" *míng tiān gǔ* 鳴天鼓 siebenmal und trinke den „Jade-Sirup" *yù jiāng* 玉漿 achtmal. Mit geschlossenen Augen ziehe das weiße *qì* 氣 des *duì* 兌-Hofes über den Mund ein und schlucke es, um so einem Abnehmen des *sī* 呬-Tons entgegen zu wirken und mit dem reinen Weiß dem Jade-Jüngling ein Abschiedsessen zu geben. Dann erst ruht der Geist der Lunge in Frieden und sind die Gedanken stark, ist das Qi vervollständigt und der Leib im Einklang. Sämtliche Krankheiten vermögen einem kein Unheil mehr zu bringen und ein Schwert vermag einem keinen Schaden mehr zuzufügen. Eines Menschen Leben verlängert sich, und man wird als ein fliegender Unsterblicher *fēi xiān* 飛仙 gerühmt.

All dieses nennt man Auffüllen und Ableiten der Geisteskraft *bǔ xiè shén qì* 補瀉神氣. Dies bewirkt, dass die Seele des Menschen *líng hún* 靈魂 zur Ruhe kommt."

⑱ 膽神名龍曜自威明 „Der Geist der Gallenblase heißt: ‚Sonnenlicht des Drachen', sein persönlicher Name ist: ‚Majestätisches Licht'."

„Die Abbildung der Gallenblase (*dǎn zāng* 膽贓): Zur Regulierung der Gallenblase verwende man (in der Ausatmung) den Ton *xī* 嘻. *Xi* dient zum Ableiten, die Einatmung dient zur Kräftigung.

Die Gallenblase entspricht dem Qi der Samenflüssigkeit des Metalls. Ihre Farbe ist blaugrün. Ihr Aussehen ähnelt einem herabhängenden Flaschenkürbis. Ihr Geist ist wie Schildkröte und Schlange[1], er wandelt sich in einen ein Fuß großen Jade-Jüngling um und hält eine Hellebarde in der Hand. So entflieht er dem Speicherorgan der Gallenblase.

Der Geist (der Gallenblase) besitzt Kühnheit und Mut. Wenn jemand also sehr mutig ist, entspringt dies der Gallenblase. Will man diesen Geist zur Ruhe bringen, dann muss man zu zürnen aufhören, Zank ruhen lassen, durch Großmut gerecht sein; erst dann vervollkommnet man das Leben. Die Gallenblase ist mit der Harnblase verbunden. Oben herrscht sie über die Haare. Sind die Haare spröde, liegt ein Schaden der Gallenblase vor. Sind bei einem die Haare ausgetrocknet, dann hat die Gallenblase Wind.

Ist einer furchtlos, dann ist die Gallenblase unermesslich groß. Ist das Antlitz von reinem Glanz, liegt für einen in der Gallenblase nichts Übles vor. Sind die Nägel spröde, dann ist die Gallenblase leer. Bei versengter Behaarung liegt Hitze in der Gallenblase vor. Neigt man zum grundlosen Weinen, ist die Gallenblase überlastet. Liebt man Saures, liegt ein Mangel der Gallenblase vor.

Die Gallenblase verweilt im Palast des Trigramms *kǎn* 坎 ☵ = „Das Abgründige". Bewirkt man nach Weisheit zu schauen, Güte zu achten, Lasterhaftes fern zu halten, Zungenfertigkeiten aufzugeben und keinen Ehebruch zu begehen, pflegt man die richtige Methode. Darüber hinaus wird die Gallenblase aus dem Metall hervorgebracht. Das Metall erwächst aus der Kriegskunst. Darin liegt der Grund des Übermutes und der Hinderung großen Glücks.

---

[1] In Anlehnung an das berühmte Bild des tang-zeitlichen Malers *Wu Dao Zi*, das Schildkröte und Schlange in inniger Umarmung zeigt und den Titel „Der Dunkle Krieger" trägt. Es wird mit dem Norden und der Wandlungsphase Wasser in Verbindung gebracht. Siehe auch weiter unten!

Aus der Gallenblase steigt das Qi des Yin auf, welches sich als Essenz des Metalls kundtut. Deshalb beherrscht sie das Töten. Und wenn man tötet, dann kommt Trauer auf, deshalb wird die Trauer eines Menschen im Metall hervorgebracht und Wasser fällt aus den Augen als Tränen heraus.

Während das Herz das Feuer reguliert, reguliert die Gallenblase das Wasser, und während das Feuer das Scharfe beherrscht, beherrscht das Wasser das Bittere. Wenn daher jemand ein Übel besitzt, dann spricht man von „Mühsal" (wörtlich: *xīn kǔ* 辛苦 = scharf und bitter). Wenn sich daher die zwei Qi von Wasser und Feuer einander zuwiderhandeln, bekommt das Feuer Wasser, und es kocht. *Yin* und *Yang* streiten miteinander und das Wasser erlangt über das Feuer die Oberhand. Folglich ist es diese Art der Tränen, die aus den Augen tränen: Das Bittere, welches hervortritt, nennt man daher „Tränen". Dass was man beim Trauern, Weinen, Klagen und Schluchzen als „bitter" bezeichnet, ist das, was als Tränen aus der Gallenblase hervortritt und daher mit dem Wort „bitter" belegt ist.

Gleichfalls ist es die Flüssigkeit der Gallenblase, die sowohl über das Yin der leuchtenden Augen, als auch über das Yang herrscht. Wie das Yin dem Yang folgt, so tritt es aus den Augen hervor. Sei stets zur Zeit der *mèng* 孟-Monate[1] in einem Zustand der Ordnung (*duān jū* 端居), richte die Gedanken nach Norden, ziehe das schwarze Qi des Dunklen Hofes neunmal ein und schlucke es dann hinunter, um einem Abnehmen des *xī* 嘻-Tons entgegen zu wirken, die Ingredienzien der Schildkröte und der Schlange zu essen und den Trunk des Jade-Jünglings zu trinken.

Erst dann ist der Geist (der Gallenblase) befriedet und der Leib in Harmonie. Tobsuchtsanfälle vermögen nicht mehr aufzutreten. krankmachende Einflüsse sind auf keinen Fall mehr etwas, was zum Qi der Gallenblase gelangt."

[1] Der erste Monat jeder neuen Jahreszeit.

⑲ 心神名丹元自守靈 „Der Geist des Herzens heißt: ‚Zinnober-Ursprung', sein persönlicher Name ist: ‚Wächter des Ling'."

„Die Abbildung des Herzens (*xīn zàng* 心臟): Zur Regulierung des Herzens verwendet man (in der Ausatmung) den *hē* 呵-Ton. He dient zum Ableiten, die Einatmung dient zur Kräftigung.

Es ist das Herz, welches dem Qi von *Lí* 離 ☲ = „Das Haftende" und der Feuer-Essenz *huǒ jīng* 火精 entspricht. Seine Farbe ist rot, seine Form gleicht einer Lotosblüte und sein Geistwesen gleicht einem zinnoberroten Vogel. Das Herz bringt den Geist *shén* 神 hervor, der sich zu einem Mädchen aus Jade umwandelt. Ihr Körper bemisst sich auf 8 Cun. Sie hält eine Jadeblüte und geht in der Residenz des Herzens ein und aus. Der Geist des Herzens ist wankelmütig und gibt sich regellos. Des Menschen Hast, entspringt sie nicht aus dem Herzspeicher?

Willst du den Geist des Herzens befrieden und seine Gestalt unversehrt halten, bewahre die Loyalität, wandle in Pietät, stehe mit Rechtschaffenheit bei und ruhe in Gutherzigkeit. Gebiete seiner Unstetigkeit Einhalt, befriede seine Unruhe, halte seine Flamme in Ruhe, kläre seinen Geist und bewahre seine Gestalt, erst dann vereinigt man sich mit der Mittleren Harmonie *zhōng hé* 中和.

Dem Herzen entspricht der Dünndarm. Das Herz regiert die Blutgefäße und herrscht oben über die Zunge. Ist des Menschen Blut blockiert, so ist das Herz aufgerüttelt. Schmeckt die Zunge den Geschmack nicht mehr, ist das Herz geschädigt. Bei einem, der äußerst weise ist, hat das Herz sieben Öffnungen, wer über eine mittelmäßige Weisheit verfügt, der hat fünf Öffnungen, einer mit geringer Weisheit hat deren drei. Einer der (nur) Einsicht hat, besitzt zwei Öffnungen. Ein Alltagsmensch besitzt eine Öffnung, und ein Schwachsinniger besitzt überhaupt keine Öffnung.

Einer, der an großer Vergesslichkeit leidet, den hat sein Geist des Herzens verlassen. Einer, der dazu neigt, Bitteres zu essen, bei dem liegt ein Mangel im Herzen vor. Wenn einer zu viel Trauer verspürt, nimmt das Herz Schaden. Fällt es einem schwer zu antworten, dann liegt eine Verwirrung des Herzens vor. Ist das Gesicht blaugrünlich schwarz, dann ist das Herz erkaltet. Hat einer einen rötlichen Teint, ist das Herz ohne jedes Übel.

Das Herz beherrscht (die Musiknote) *zhǐ* 徵. Bei einer Krankheit des Herzens ist es passend, den *hē* 呵-Laut anzuwenden. Der He-Ton entspricht dem Herz-Qi. Leitet man den Atem in dieser Weise, vermag der He-Ton das Herz zu beruhigen und dessen Geist zu harmonisieren. Wenn das Herz eines Menschen verwirrt ist, dann wendet man ebenfalls den *hē* 呵-Ton an. Dann entsteht der Zustand der himmlischen Vollkommenheit. Alle Menschen handeln danach, ohne es zu wissen. Ebenso, wenn einer den He-Ton nicht anwendet, führt dies notgedrungen zu Groll und Zorn. Gebrauche deswegen bei einer Krankheit des Herzens den *hē* 呵-Laut und das krankmachende Qi wird beseitigt.

Es ist das Herz, welches das wachsame Tor des neunten Hofes bewohnt. Es beherrscht den Ritus und veranlasst den Menschen zur Freude und Güte. Wenn man gerne Ehrerbietung gewährt und Pietät und Menschlichkeit ausübt, ist das Herz in Harmonie und die Gestalt vollkommen.

Die Aktivität des Herzens liegt im Sommer. Die Einflüsse *qì* 氣 von Himmel und Erde vermischen sich mit allen Dingen, alles zeigt sich in seiner voller Pracht. Steht man in der dunklen Kammer zur *chǒu* 丑-Zeit (1 – 3 Uhr nachts) auf, verspürt man keinerlei Unlust die Blüte zu nähren, um die Wirkkraft der Fülle des ganzen Sommers zu vollenden. Handelt man diesem zuwider, schädigt man das Herz.

Stets sitze man aufrecht zu Halb- und Neumond des 4., 5. und 6. Monats während der Morgendämmerung gen Süden gerichtet, klopfe die „Goldene Brücke" *jīn qiáo* 金橋 neunmal und spüle dreimal die „Dunkle Quelle" *xuán quán* 玄泉. Beruhige die Gedanken und atme den „Roten Odem" *chì qì* 赤氣 des *lí* 離-Hofes durch den Mund ein, um ihn dreimal hinunterzuschlucken, um so einem Abnehmen des *hē* 呵-Lautes entgegenzuwirken. Richte den Palast der Wirkkraft ein, öffne die Herzhöhle, locke das *lí* 離-Feuer und reinige das Jade-Mädchen.

Ist der Geist des Herzens ausgewogen und der Leib in Frieden, schädigt kein Unheil das Gold (-Elixier) mehr und das Feuer vermag die regulierende Wirkkraft des Herz-Geistes nicht zu verletzen."[1]

---

[1] Die Rede ist von der Aktivität des Herzens im mittleren Dan Tian zur Entwicklung und Pflege des goldenen Elixiers oder des goldenen Embryos.

⑳ 脾神名常在自魂亭 „Der Geist der Milz heißt: ‚Allgegenwärtiger', sein persönlicher Name ist: ‚Pavillon der Hun-Seele'."

„Die Abbildung der Milz (*pí zàng* 脾臟): Zur Regulierung der Milz verwende man (in der Ausatmung) den hū 呼-Laut. Hu dient zum Ableiten, die Einatmung dient zur Kräftigung.

Es ist die Milz, die dem Qi von *Kūn* 坤 ☷ = „Die Mutter" und der Erde-Essenz *tǔ jīng* 土精 entspricht. Ihre Farbe ist gelb und ihre Form gleicht einer umgestülpten Schale. Die Milz beherrscht *yì* 意 = das gerichtete Denken. Ihr Geist gleicht dem Phönix, der sich zu einem 6 Cun großen Jade-Mädchen umwandelt und im Speicherorgan Milz ein- und ausgeht. Dieser Geist ist krankhaft eifersüchtig. Des Menschen Eifersucht entspringt aus diesem Grunde der Milz. Hat die Erde keine aufrechte Form, liegt darin der Grund für das Maßlose der Eifersucht.

Nimmt bei einer Ehefrau daher die Eifersucht überhand, steigt das *yīn qì* 陰氣 auf. Will man diesen Geist befrieden, so muss man von Begierden ablassen und Äußeres für gering achten. Man sollte weniger grübeln, Sorgen fern halten und seine irdischen Tugenden vergrößern. So vervollkommnet sie ihr Leben und entspricht dem „Höchsten Yin" *(tài yīn* 太陰).

Die Milz ist mit dem Magen verbunden und herrscht oben über den Mund. Sie ist die Residenz, in der das Getreide aufgelöst wird. Gleich dem Drehen eines Mahlsteins wandelt sie den Rohstoff in Wärme um.
Wenn Speisen nicht verdaut werden, gibt die Milz nichts weiter. Isst jemand harte und feste Dinge, werden sie beim Zermahlen nicht umgewandelt. Hat einer vor dem Schlafengehen Verlangen nach Speisen, dann neigt sich die Milz zur Seite und leitet nichts weiter. Isst jemand harte Naturalien oder rohe Speisen und sie wandeln sich nicht um, so kommt das Übel durch nächtliches Essen.

Sind folglich die Zang-Organe disharmonisch, wird die Milz geschädigt. Ist das Milz-Zang disharmonisch, schädigt es die Substanz. Sind die Substanz und der Geist (der Milz) gänzlich angegriffen, schädigt das die Beweglichkeit des Menschen. Wenn somit einer kein Bedürfnis nach festen und ungekauten Dingen hat, ist dies der Weg eines vollendeten Menschen.

Hat man kein Bedürfnis nach Speisen, gibt es nichts, was die Milz an Speisen umzuwandeln hätte. Bei einem, der zu starke Gefühle hat, kennt die Milz keine Ruhe. Isst man zu viel, liegt eine Leere der Milz vor. Bringt einer sein Essen nicht herunter, ist die Milz blockiert. Bei einem, der keine Farbe hat, ist die Milz geschädigt.

Neigt jemand dazu, Süßes zu essen, hat er einen Milzmangel. Ist einer von frischem und klarem Aussehen, liegt in der Milz für ihn nichts von Übel vor. Es ist die Milz, welche die Mitte, den Musikton *gōng* 宫 und die Wandlungsphase Erde beherrscht. Wende bei einer Erkrankung der Milz den *hū* 呼-Ton an. Der Hu-Ton vermag die Milzkrankheit wegzunehmen.

Bei Fieber wendet man folglich die Hu (-Atmung) an, um das Übel des Fiebers zu vertreiben. Falls jemand hier den *hū* 呼-Laut nicht ausstößt, blockiert das erhitzte Qi. Wie sonst könnte man die krankhaften Erscheinungen, die im Innern die Atmung behindern und im Äußern zu Groll und Niedergeschlagenheit führen, heilen?

Es ist die Milz, deren Position auf dem Grundsatz des zweiten Hofes beruht und einen veranlasst, nachsichtig und großherzig zu sein und selbstlos dem andern zu helfen, sodass man ihm nutzt, ohne zu streiten. Darüber hinaus gibt es kein direktes Vertrauen der Milz dem Herrscher gegenüber.

Die vier Jahreszeiten folgen den sechs klimatischen Energien *liù qì* 六氣 und helfen allen Dingen sich zu vollenden. Die Milz nährt die Gedärme und den Magen, darin liegt der Sinn ihrer Gesetzmäßigkeit. In der Tugend nicht auf sich selbst konzentriert und ohne mit den Dingen wetteifernd tätig zu sein, darin liegt das andauernde Prinzip von *Kūn* 坤*.* Handelt man diesem zuwider, schädigt man die Milz.

Wenn das gelbe Qi des erdenen Hofes fünfmal in den Mund eintritt, dann schlucke es, um so einem Abnehmen des *hū* 呼-Lautes entgegenzuwirken. Trinke den Jade-Most, um die göttliche Ingredienz zu erlangen, um sie zur Stärkung der Milz zu nutzen und um dem Qi des Geistes (der Milz) beizustehen. Wer dann in die Berge eintritt, ohne sich vor Tiger und Wölfen zu fürchten, Engpässe besteigt, ohne davor zu bangen, am Gipfel zu straucheln, der gehört zu denen, die die Essenz des sich wandelnden Qi *xíng qì zhī jīng* 行氣之精 leiten können."

㉑ 腎神名玄冥自育嬰 „Der Geist der Niere heißt: ‚Geheimnisvolles Dunkel', sein persönlicher Name ist: ‚Ernährer des Säuglings'."

„Die Abbildung der Nieren (*shèn zàng* 腎臟) : Zur Regulierung der Nieren verwendet man (in der Ausatmung) den Ton *chuī* 吹. Chui dient zum Ableiten, die Einatmung dient zur Kräftigung.

Es ist die Niere, die dem *Qi* von *kǎn* 坎 ☵ = „Das Abgründige" und der Wasser-Essenz (*shuǐ jīng* 水精) entspricht. Ihre Farbe ist schwarz und ihr Aussehen gleicht dem eines runden Steines.

Ihr Geist sieht einem zweiköpfigen weißen Hirsch ähnlich, der sich in einen 1 Fuß großen Jade-Jüngling verwandelt und in der Niere ein und aus geht. Der Geist (der Niere) ist harmonisch. Aus diesem Grund entspringt menschliche Sanftmut und Folgsamkeit dem Nierenspeicher.

Will man den Geist (der Niere) beruhigen, dann muss man Gutherzigkeit und Tugendhaftigkeit gleichermaßen verbreiten, um alle Dinge zu befruchten. Wenn man ihre Essenz fördert und ihrem Willen folgt um ihre angeborene Gestalt zu vervollkommnen, so stimmt man mit der höchsten Reinheit überein.

Die Niere steht in Verbindung mit den Knochen und herrscht oben über die Zähne. Rufen diese bei jemandem Schmerzen hervor, ist die Niere geschädigt. Ebenfalls herrscht die Niere über die Ohren. Schmerzen einem die Knochen, liegt in der Niere eine Leere vor. Ist man schwerhörig, arbeitet die Niere unzulänglich. Schmerzen einem die Zähne sehr, liegt ebenfalls eine Leere der Niere vor. Sind die Vorderzähne kariös, hat die Niere Wind. Schmerzen die Ohren, ist das Qi der Niere blockiert. Strecken sich die Hüften nicht, liegt Feuchtigkeit in der Niere vor. Hat man eine gelbliche Farbe, ist die Niere schwach. Bei einem, dessen Aussehen einen purpurnen Glanz besitzt, gibt es von der Niere her kein Übel. Geben die Knochen Töne von sich, ist die Niere erschöpft.

Die Niere beherrscht (den Musikton) *yǔ* 羽. Wende bei einer Erkrankung den *chuī* 吹-Ton an! Beim Chui-Ton zieht das Nieren-Qi die Nierenerkrankung heraus. Wenn folglich angehäuftes *Qi* zur Brust hin stürmt, sollte man einen starken Chui-Ton anwenden. Sinkt das Nieren-Qi und ist blockiert, wende den *chuī* 吹-Laut gründlich an, so macht man das Nieren-Qi durchgängig.

Bei der Niere liegt die Aktivität im Winter. Im dritten Wintermonat, wenn sich das *Qi* von *qián* 乾 ☰ = „Der Vater“ und *kūn* 坤 ☷ = „Die Mutter“ verschlossen hat und alle Dinge verborgen sind, gehe zur Zeit der *xū* 戌-Stunde (19-21 Uhr) zu Bett und stehe zur Zeit der *yín* 寅-Stunde (3-5 Uhr) wieder auf. Über das Dunkle Yin (*xuán yīn* 玄陰)[1] verschmelze das äußere Yin und das innere Yang, um Knochen und Zähne zu nähren und ihren Geist zu heilen. Wirkt man dem entgegen, dann schädigt man die Niere.

Immer im 10., 11. und 12. Monat sitze friedlich, klopfe siebenmal „die Goldene Brücke“ *jīn qiáo* 金橋, trinke die Jade-Quelle dreimal und ziehe das schwarze Qi des Dunklen Hofes durch den Mund ein und schlucke es ausgiebig, um so einem Abnehmen des *chuī* 吹-Tones entgegenzuwirken, dem Ruf des Hirsches zu entsprechen und die Nahrung des jadenen Jünglings zu überbringen!

Wenn das Qi der Niere angefüllt, der (Nieren-) Geist harmonisiert und der Leib beruhigt ist, dann vermag jegliche Hexerei keinerlei Schaden mehr anzurichten. Dies ist die Methode, um ein langes Leben zu erlangen.“

---

[1] Gemeint ist das Klima des Winters *dōng qì* 冬氣

㉒ 中丹田 „Das mittlere Zinnoberfeld (Das mittlere Dan Tian)“

Auf dem Bild finden wir nun direkt unter dem Vorsprung, auf dem der Kuhhirte zu den Sternen greift, die Beschreibung eines wichtigen Ortes in der mikrokosmischen Landschaft. Das mittlere Dan Tian befindet sich in der Region des Herzens. Es ist die Geburtsstätte des goldenen Embryos *jīn tāi* 金胎.

㉓ 鐵牛耕地種金錢 „Das eiserne Rind pflügt das Feld um goldenes Geld zu säen.“

Hier wird wieder die Aktivität der Milz beschrieben, die unermüdlich wie ein Ochse das Feld pflügt um eine fruchtbare Erde für den „magischen Sprössling“ zu gewinnen. Gemeint ist hier die Gedankenarbeit während der Meditation, die letztendlich das neue Selbst des unsterblichen Embryos *xiān tāi* 仙胎 oder den Geist-Embryo *shén tāi* 神胎 hervorbringt.

㉔ 鐵牛耕地種金錢。刻石兒童把貫串。一粒粟中藏世界。半昇鐳內煮山傳。白頭老子眉垂地。碧眼胡僧手托天。若向此玄玄會得此玄玄外更無玄。

„Das eiserne Rind pflügt das Feld, um goldenes Geld zu säen. Der Knabe des Steinhauers hält eine Käsch-Schnur in der Hand um es aufzureihen. In einem Körnchen Hirse ist die ganze Welt verborgen. In einem Halbliter-Topf kochen Berge und Flüsse. Die Augenbrauen des weißhäuptigen Laozi hängen bis zur Erde herab. Der nephritäugige barbarische Mönch trägt den Himmel auf seinen Händen. Wenn man dem Mysterium begegnet ist und das Geheimnis erkannt hat, dann gibt es außer diesem Geheimnis kein anderes Mysterium.“

Dieser zusammengewürfelte Text erscheint wie eine Wiederholung und Zusammenfassung des alchimistischen Prozesses und der vorherigen Aussagen. Einige Passagen werden im weiteren Text noch erklärt.

㉕ 陰陽玄牝車 „Das Rad des geheimnisvollen Weiblichen von Yin und Yang“

In Anspielung auf den 6. Vers des *Lao Zi* wird an dieser Stelle das geheimnisvolle Weibliche erwähnt, der Ursprung aller Schöpfung: „Den Shen nähren *gǔ shén* 谷神 und nicht sterben, das nennt man das „Geheimnisvolle Weibliche“ *xuán pìn* 玄牝. Das Tor zum geheimnisvollen Weiblichen nennt man Wurzel von Himmel und Erde *tiān dì gēn* 天地根. Als ob es immerdar vorhanden wäre, mühelos kannst du es nutzen!“

Wir sehen auf dem Bild einen Knaben und ein Mädchen, die auf einem großen Wasserrad sitzen und Wasser treten, um das Grundwasser aus der Tiefe nach oben zu pumpen. Sie verkörpern das Zusammenspiel von Yin und Yang in der Tiefe des menschlichen Leibes, möglicherweise noch vor ihrer Differenzierung in Wasser- und Feuerniere. Am „Meeresboden“ entspringen Du Mai und Ren Mai, hier werden die Essenzen aktiviert und der Schmelzungsprozess zum wahren Qi kann beginnen.

㉖ 復復連連步步週機關撥轉水東流。萬丈深潭應見底甘泉涌起南山頭。

„Wieder und wieder, ununterbrochen, ganz allmählich vollzieht sich der Umlauf durch die treibende Kraft (der Maschine) und ändert das Fließen des Wassers nach Osten. Auch wenn der Seegrund 10.000 Fuß Tiefe hat, sollte man das Sprudeln der süßen Quelle erkennen, das bis zum Gipfel der Südberge aufsteigt.“

Der Umwandlungsprozess der „drei Schätze“ *sān bǎo* 三寶 nimmt hier seinen Anfang. Durch unermüdliches Versenken und Sammeln der Atemluft im unteren Dan Tian wird das *jīng* 精 geschmolzen und eine Kraft erzeugt, die den Energiefluss im Du Mai umdreht und von unten nach oben bis zum Schädeldach steigen lässt. Auch wenn der Boden des Grundwassers noch so tief ist, das Qi muss doch nach oben sprudeln.

Der Punkt *Hui Yin* (Ren 1) hat den alternativen Namen *hǎi dǐ* 海底 = „Meeresgrund“ und entspricht in unserer mikrokosmischen Landschaft jenem Seegrund, aus dem die „süße Quelle“, dargestellt als silberner Strom, heraussprudelt. Die Zeugungskraft *jīng qì* 精氣 tritt nun nicht mehr als Samen nach außen, sondern steigt die Wirbelsäule empor.

Beim normalen Menschen ist die Zirkulationsrichtung im Du Mai im Einklang *shùn* 順 mit den Yang-Leitbahnen, also von oben nach unten. In der inneren Alchimie trotzen die Adepten aber den Naturgesetzen und bemühen sich, die Qi-Zirkulation im Du Mai und im Ren Mai derart umzukehren *nì* 逆, dass sie in den vorgeburtlichen Fluss zurückkehren. Hier ist die Gegenläufigkeit kein pathologischer Vorgang, sondern die *conditio sine qua non* für den Sublimationsprozess von Jing zu Qi zu Shen.

㉗ 尾閭下關 „Die untere Schranke ist der Wei Lü (Wei Lu-Pass)."

Im kleinen himmlischen Kreislauf gibt es drei Passtore, durch die das Qi im Du Mai nur schwer hindurchgehen kann. Die Aufmerksamkeit auf sie zu richten und sie zu öffnen ist eine der vorrangigen Übungen in dieser ersten Phase der Meditation. Erst dann kann der Fluss des wahren *zhēn qì* 真氣 nach oben ungehindert stattfinden. Das Passtor für das untere Dan Tian heißt *Wei Lü Guan* (Dumai 1), es liegt unten am Steißbein, dem „Schwanzknochen". Diese Textstelle ist nur auf dem farbigen Rollbild zu finden und zwar ganz unten rechts am Anfang der Strömung.

㉘ 坎水逆流 „Das Wasser des Abgründigen (Kan) fließt gegenläufig (nach oben)."

Auf der Steinabreibung finden wir an dieser Stelle ein mächtiges Passtor direkt neben den Wasser tretenden Kindern. Erst wenn das untere Passtor geöffnet ist, kann das aktivierte Jing gegenläufig *nì* 逆 nach oben fließen. *Kǎn* 坎, steht hier als Symbol für das Wasser und für das heimliche Durchdringen der subtilen Kraft des Yin. In der klassischen chinesischen Medizin ist *Kan* auch ein Symbol für die Lebenspforte *mìng mén* 命門. Die kurzen Yin-Linien oben und unten verkörpern die beiden Nieren, der lange Yang-Strich in der Mitte symbolisiert das Lebensfeuer des Ming Men.

㉙ 丹鼎 „Der „Zinnoberkessel" (Der Alchimisten-Kessel)

Über dem Passtor brennt ein Feuer in einem Dreifuß, das im mikrokosmischen Leib mit der Glut des *yuán qì* 元氣 im unteren *Dan Tian* identifiziert werden kann. Im alchimistischen Prozess werden im Zinnoberkessel *kǎn* 坎 und *lí* 離 als Repräsentanten von Wasser und Feuer miteinander verbunden und lassen ein veredeltes Qi entstehen, welches im himmlischen Kreislauf zwischen Du Mai und Ren Mai zirkuliert.

Dieser „Feuerungsprozess“ ist selbstverständlich eine Metapher im Verlauf der spirituellen Bemühungen, die der Adept auf seinem Weg zur Unsterblichkeit aushalten muss.

㉚ 本太交原地 „Das ursprüngliche Höchste vereinigt sich mit der ursprünglichen Erde.“

Dieser Satz steht auf dem Rollbild direkt neben dem ursprünglichen Feuer und zeigt die Verschmelzung von Himmel und Erde zu einer höheren Einheit. Die Daoisten üben sich in der Methode, das Abgründige Kan mit dem Feuer des Seins Li zu erfüllen. Ohne wahres Denken *zhēn yì* 真意 kann die Harmonie zwischen Kan und Li nicht erfahren werden. Wahres Denken ist der Erde zugehörig. Die Farbe der Erde ist gelb, daher wird wahres Denken in der Alchimie mit einer goldenen Blüte *jīn huá* 金華 verglichen. Sobald Kan und Li geeint sind, kann die goldene Blüte sich entfalten.[1]

Neben dieser Textstelle finden wir ein ausstrahlendes Feuer, das wie eine Sonne nach allen Seiten Wärme verbreitet. Die Glut innerhalb des Feuers wird umrahmt von vier Yin-Yang-Symbolen, welche noch einmal die mächtige Kraft aus der Verbindung von Wasser und Feuer sichtbar darstellen. Für die chinesische Medizin können wir an dieser Stelle das Zusammenspiel von Wasser- und Feuerniere vermuten.

㉛ 左有二腎府二穴 „Links und rechts gibt es im Bezirk der Nieren zwei Höhlen (Akupunkturpunkte).“

Hier befindet sich auf der Karte der inneren Landschaft der direkte Hinweis zu einem Akupunkturpunkt, *shèn shū* 腎俞 (Bl 23), der links und rechts vom *Ming Men* (Du 4) auf Höhe der Nieren liegt.

㉜ 正丹田 „Das richtige Zinnoberfeld.“

Direkt neben der mächtig ausstrahlenden Glut des Ming-Men-Feuers finden wir das korrekte *zhèng* 正 Dan Tian. Korrekt oder richtig ist das Feld deshalb, weil hier die Yin- und Yang-Kräfte oder Kan und Li (Wasser und Feuer) ihre tatsächliche Repräsentanz haben.

---

[1] Vergl. **Miyuki Mokusen**: Kreisen des Lichtes-Die Erfahrungen der goldenen Blüte, München, 1972, S. 154 ff.

㉜ 水火交鎔池 „Der Teich, in dem Wasser und Feuer sich kreuzen und miteinander verschmelzen.“

Darunter, ebenfalls in unmittelbarer Nähe des großen Feuers, liegt der Teich, in dem sich das wahre Yin *zhēn yīn* 真陰 und das wahre Yang *zhēn yáng* 真陽 miteinander verschmelzen. So bilden sie das Elixier. „Der Grund, warum das wahre Yin und das wahre Yang Heilmittel genannt werden, liegt darin, dass sie es möglich machen, sich zu verjüngen und ein langes Leben zu erlangen. Das Ineinander-Verschlungen-Sein von Schildkröte und Schlange[1] oder das Sich-Gegenseitig-Vervollkommnen von Wasser und Feuer sind nichts anderes als Darstellungen dieses einen Prinzips der Vereinigung des wahren Yin und des wahren Yang.“[2] Das untere Dan Tian ist der Ort, an dem *mìng* 命 = Leben gespeichert ist.

Das Qi von Ming gehört zur Yin-Kategorie, die Spinnerin repräsentiert ebenfalls die Natur des Yin, aber es gibt immer ein Yang im Yin, man nennt es wahres Yang *zhēn yáng* 真陽, so verbindet sich das wahre Yin *zhēn yīn* 真陰 mit dem Yang. *Lao Zi* sagt: Den Shen nähren und nicht sterben, das ist das geheimnisvolle Weibliche. Das Geheimnisvolle ist der Himmel, im Menschen entspricht ihm die Nase, das Weibliche ist die Erde und im Menschen ist es der Mund. Die Öffnungen von Nase und Mund sind die Orte, durch die das ursprüngliche Qi von Himmel und Erde ein und austritt.

㉝ 織女運轉 „Die Spinnerin bringt den Kreislauf in Bewegung.“

Auf einem Vorsprung neben den Nieren und dem Feuer des Ming Men sitzt ein spinnendes Mädchen allein auf kahlem Boden und spinnt einen Faden. Der Faden dringt auf Höhe des 1. Brustwirbels (Dumai 13), oberhalb der mittleren Schranke, in den aufwärts fließenden Strom der Lebenskraft ein. Hier findet eine Verbindung mit der Sternenbrücke des Kuhhirten statt. Der Legende nach war die Spinnerin eine Tochter des Himmelskaisers, die sich auf der Erde in einen Kuhhirten verliebte. Ihr Zusammenkommen war mit einigen Schwierigkeiten verbunden. Aber diese Geschichte soll an anderer Stelle erzählt werden.

---

1 Auch dazu existiert eine Steinabreibung nach dem berühmten chinesischen Maler *Wu Dao Zi* aus der Tang-Dynastie. Diese Stele wird auch der „Dunkle Krieger“ genannt und hat den Untertitel: „Schildkröte und Schlange befreien das Haus von bösen Geistern“. Dieses Motiv kann als Plakat ebenfalls beim Autor erworben werden.

2 Siehe **Chang Po-Tuan**: Das Geheimnis des goldenen Elixiers, München, 1990, S. 142

Die Spinnerin sorgt dafür, dass der kleine himmlische Kreislauf in Bewegung bleibt, indem sie immer wieder einen Impuls an die Essenzen leitet. *Erwin Rousselle* vergleicht die Spinnerin mit der Körperseele *pò* 魄, deren Aktivität, aber auch deren Bändigung unabdingbare Voraussetzung für den Weg zum Elixier und schließlich zur Erleuchtung sind.

Die Essenz hat den Drang, sich nach außen zu wenden, selbstständig schöpferisch zu wirken und die höheren Seelenkräfte in ihren Bann zu ziehen. Die Körperseele kontrolliert die Essenz und das Qi und hat das Bestreben, die Geistseele *hún* 魂 in ihren Bann zu ziehen wie in der Sternensage die Spinnerin den Kuhhirten. Aber beide sind durch den Himmelsfluss getrennt und können kaum zueinander finden! So soll auch der Mensch nicht überwältigt werden von der Macht der Spinnerin (der Triebe), sondern sie benutzen zur Steigerung und Ausbildung seines höheren Selbst.

㉞ 夾脊中關 „Jia Ji – die mittlere Schranke (der Jia Ji-Pass)."

Die mittlere Schranke befindet sich auf Herzhöhe an der Brustwirbelsäule. Es ist die Region der „Jia Ji-Schranke", die in etwa am Punkt *Ling Tai* (Dumai 10) liegt. Wir haben weiter oben das mittlere Dan Tian als den Zugangsort zur Geisterwelt beschrieben. Erst nach dem Überwinden dieser Schranke sind der Kontakt und die Harmonisierung mit den Körpergottheiten möglich. *Jiá jí* 夾脊 heißt eigentlich „die Wirbelsäule umklammern" und kann sich entweder auf die Blasen-Leitbahn oder auf den Abzweiger des Du Mai beziehen, der vom Nacken bis zur Hüfte eng an der Wirbelsäule entlang zieht und die so wirksamen Hua Tuo Jia Ji-Punkte mit einschließt.

㉟ 半昇鐺內煮山川 „In einem Halbliter-Topf kochen Berge und Flüsse."

Berge und Flüsse sind die großen Strukturen im Makrokosmos und die Vorstellung, dass sie in einem kleinen Topf zum Kochen gebracht werden können, ist wohl wieder eine Allegorie nach dem Motto: Mikrokosmos = Makrokosmos. Auf dem Rollbild finden wir den Spruch nach oben gerutscht auf Höhe des 7. Halswirbels, auf der Schwarz-Weiß-Stele steht der Satz direkt neben dem Bezirk der Niere. Wieder finden wir eine Analogie zu der Verschmelzung von Kan und Li, Wasser und Feuer, die in einem mikrokosmisch kleinen Topf stattfindet und den neuen Menschen hervorbringt.

㊱ 五十境內隱玄關 „Innerhalb der Grenzen von Fünf und Zehn verbirgt sich der geheimnisvolle Pass."

Auch dieser Satz scheint topografisch verrutscht zu sein; er befindet sich auf Herzhöhe etwas unterhalb und hinter dem siebten Halswirbel. Nach der Zahlensymbolik der Karte des gelben Flusses *hé tú* 河圖 bilden die ungeraden Zahlen 1, 3, 5, 7, 9 die Zahlen des Himmels und die geraden Zahlen 2, 4, 6, 8, 10 die Zahlen der Erde. Innerhalb der Grenzen von 5 bis 10 entstehen die fünf Wandlungsphasen in der vorweltlichen Ordnung der Kosmologie des legendären *Fu Xi*.

Was verbirgt sich hinter dem „geheimnisvollen Pass"? Der geheimnisvolle Pass wird von einer Dao-Schule, die die „Künste des Schlafzimmers" begünstigt, mit dem „geheimnisvollen Weiblichen" gleichgesetzt. Diese Gold-Elixier-Schule sagt:

„*Kăn* 坎 ist das geheimnisvolle Tor *xuán mén* 玄門 und *lí* 離 ist die Tür des Weiblichen *pìn hù* 牝戶. Wenn Kan und Li sich in sexueller Vereinigung *jiāo gòu* 交媾 befinden, dann bringt es das echte Yin im Dan Tian hervor. Pflücke es, aber gib auch etwas davon in den Ort von Li zurück. Wenn man das wahre Yin in gegenseitiger Harmonie abgibt, dann bedeutet es, Kan herauszunehmen, um Li zu füllen. Allgemein gesagt gibt es am geheimnisvollen Pass *xuán guān* 玄關 etwas wahres Yin und eine Vereinigung mit dem wahren Yang. Man nennt dies das „Absinken von Li und die Rückkehr von Kan" *jiàng lí guī kăn* 降離歸坎. Auf diese Weise gelangt man zu seiner wahren Natur *zhēn xìng* 真性. Dieses Tor ist die eine Öffnung, die das Leben verlängert und dafür sorgt, dass man nicht stirbt. Auf diese Weise erlangt man die Unsterblichkeit *xiān* 仙 (der Daoisten) oder die Buddhaschaft *fó* 佛."

Hier wird die sexuelle Variante des „Pflückens" der Essenz beschrieben. Der geheimnisvolle Pass mag danach ebenfalls ein Synonym für das Lebenstor Ming Men sein. *Zhang Bo Duan*, der bereits zitierte Daoist einer anderen Schule negiert allerdings einen konkreten Raum (z. B. die Vagina) für den geheimnisvollen Pass. Für ihn ist er eine Metapher für den Zustand des wahrhaftigen Menschen, der auf einer bestimmten Stufe seiner Genienschaft die Grenzen von Raum und Zeit überwinden kann.

㊲ 牛朗橋星 „Die Sternenbrücke des Kuhhirten."

Der Kuhhirte ist das Pendant zur Spinnerin und verkörpert die „männliche" Geistseele *hún* 魂. Nach dem Märchen wurde das Paar auf einen himmlischen Befehl hin getrennt und durfte sich nur einmal im Jahr auf einer Sternenbrücke treffen. Welche Bedürfnisse mögen sich in der Zwischenzeit angesammelt haben? Der Kuhhirte steht auf einem vorspringenden Plateau, welches das Herz symbolisiert, und hält in der Hand sieben Geldstücke auf einer Schnur aufgezogen. Die sieben Goldstücke symbolisieren das Sternzeichen des großen Wagens *běi dǒu* 北斗, der nach der chinesischen Astrologie den Mittelpunkt des Weltalls darstellt und den Polarstern in sich birgt. Natürlich wendet sich der Kuhhirte von seinem Mädchen ab, denn er möchte auf seinem Weg zu den Sternen nicht von so profanen Dingen wie Lust und Leidenschaften abgelenkt werden. Das ganze Bild zeigt die Pflege der Geistseele Hun zu einem höheren Selbst, das die himmlische Genienschaft *tiān xiān* 天仙 erlangen will.

㊳ 刻石兒童把貫串 „Der Knabe des Steinhauers hält eine Käsch-Schnur[1] in der Hand, um das Goldgeld aufzureihen."

Es ist das gleiche Bild wie vorher, nur im Detail beschrieben. Auf der Schwarz-Weiß-Stele befindet sich der Spruch am Ende der sieben Goldmünzen, die, wie schon gesagt, das Sternbild des großen Wagens darstellen. Der Knabe des Steinhauers ist der wahre Alchimist. Er scheint seine Goldstücke, an einem Faden aufgereiht, zum Himmel zu werfen, sodass sie sich zum Sternbild des großen Wagens anordnen, von wo aus der Mittelpunkt der Welt erstrahlt. Interessanterweise hat der Knabe auf dem farbigen Rollbild acht Sterne in der Hand; ob hier ein Hinweis auf die magische Zahl acht und ihre kosmische Größenordnung gegeben wird?

Die sieben Goldstücke, die ja vom allegorischen Herzen ausgehen, können auch eine Anspielung auf die sieben Öffnungen des Herzens sein, die ja den Geisteszustand und das Stadium der Weisheit im Menschen ausmachen. „Nur das Herz eines weisen Menschen hat sieben Höhlen!" (*Li Jiong's* Kommentar zum 42. Kapitel des *Nan Jing*)

---

[1] Eine **Käschschnur** war im alten China eine bestimmte Menge an einer Schnur aufgereihten Geldes. Eine Schnur mit 1000 Münzen hatte z. B.in der Song-Dynasie den Wert von einem Tael Silber (1 *liǎng* 兩).

㊴ 十二樓臺藏秘訣 „Die 12-stöckige Pagode verbirgt in sich das Geheimnis des Erfolgs."

Wenn wir beide Bilder genau betrachten, dann ist die Pagode der Verbindungsort der Spinnerin mit dem Kuhhirten. Die allegorische Darstellung der Luftröhre ist dabei fast genau anatomisch wiedergegeben. Die Trachea ist ein ca. 12 cm langer Abschnitt der Atemwege, der aus einer Reihe von miteinander verbundenden Ringknorpeln zusammengesetzt ist und somit durchaus Ähnlichkeit mit einer Pagode hat.

Der Schlüssel zum Erfolg *mì jué* 秘訣 ist die harmonische Vereinigung der zwei Seelenanteile Hun und Po über spezielle Atemtechniken, durch die der Geist im Herzen veredelt wird. Dieses Verfahren ist so geheim, dass die Bücher darüber kaum Auskunft geben oder so verschlüsselt berichten, dass es nicht ohne Weiteres umgesetzt werden kann.[1] Wir befinden uns am Übergang zur Region des oberen Dan Tian. Hier geht es darum, den Shen zu veredeln und auf die große Leere vorzubereiten. Das Endprodukt dieses Prozesses ist die Geburt des Unsterblichen.

㊵ 甘原浴絳宮 „Die süße Quelle reinigt den dunkelroten Palast."

Im Prozess der sich vereinigenden Seelen öffnet sich eine geheime Quelle, die eine ambrosianische Flüssigkeit enthält und sich in die Mundhöhle ergießt. Durch spezielle Techniken des Speichelschluckens wird der dunkelrote Palast reingewaschen. Der dunkelrote Palast ist das Herz oder die Li-Höhle *lí kōng* 離空, in dem der Shen veredelt wird.

㊶ 遲神人室之路 „Langsam (findet) der göttliche Mensch seinen Weg nach Hause."

Wenn der Adept in seiner Meditation bis hierher gekommen ist, dann ist das meiste getan. Die letzten Schritte zur Unsterblichkeit vollziehen sich mühelos und ohne Anstrengung, eben durch Nicht-Tun *wú wéi* 無為. Langsam findet der Suchende sein Zuhause.

---

[1] Die innere Alchimie kann man nicht aus Büchern lernen, sondern es erfordert einen Lehrer, der einem Schritt für Schritt die notwendigen Anweisungen gibt. Ein solcher Lehrer ist im Westen kaum zu finden. Für die intellektuelle Aneignung dieses Wissens hat sich für mich das bereits zitierte Buch **Das Große Werk** als sehr nützlich erwiesen.

㊷ 食咽氣疾降橋 „Das Nährende (den Speichel) schlucken und das Qi eilt die Brücke hinunter."

Auf den Bildern ergießt sich ein nährender Strom von Flüssigkeit aus der schon oben genannten „süßen Quelle". Dieser Saft sammelt sich in einem Teich, über den eine Ziehbrücke führt. Auf dem Farbbild ist dies „Der Teich, in dem sich der rote Drache wälzt". Die fünf Strahlen des Ren Mai sind direkt mit diesem Teich verbunden. Hier ist die berühmte Allegorie der „Elsternbrücke" aus dem Märchen „Die Spinnerin und der Kuhhirte" bildlich umgesetzt. Bei den Techniken des Speichelschluckens soll man die Zunge gegen den oberen Gaumen drücken und sie in allen Richtungen hin und her bewegen, bis der Mund voll Speichel ist. Der Speichel wird dann sechsunddreißigmal im Mund bewegt und soll dann in drei geräuschvollen Schlücken verschluckt werden. „An nichts denkend verfolgt man mit den Augen sein Hinabgehen bis hin zum Elixierfeld."

㊸ 碧眼胡僧手托天 „Der nephritäugige barbarische Mönch trägt den Himmel auf seinen Händen."

An dieser Stelle tritt *Bodhidharma*, der nephritäugige barbarische Mönch, auf den Plan und mahnt den Betrachter, die buddhistischen Einflüsse auf dem Bild nicht zu vergessen. Er steht auf einem Vorsprung und streckt seine Hände zu dem über ihm sitzenden *Lao Zi* empor. In der allegorischen Landschaft stehen beide im kleinen Kreislauf zwischen dem Du Mai und dem Ren Mai und scheinen, jeder auf seinen Weise, von Sonne und Mond, dem linken und rechten Auge, beleuchtet zu werden.

Bodhidharma hat der Legende nach neun Jahre gebraucht, um durch das Anstarren einer Felswand sein „drittes Auge" zu öffnen. Aber seine Bemühungen waren erfolgreich, denn nun trägt er den Himmel auf seinen Händen, d. h. er ist bereit, in das Nirwana einzutreten.

Dass auf dem Bild der weise *Lao Zi* quasi auf einer höheren Stufe als der buddhistische Mönch dargestellt ist, kann darauf hindeuten, dass die Lehre des Daoismus bei den Herstellern dieser Bilder höher angesiedelt war als die Lehre des Buddhismus.

㊹ 昇法之源 „Die Quelle des aufsteigenden Dharma."[1]

Direkt hinter dem rechten Auge, oberhalb des himmlischen Teiches, befindet sich der Ursprung der süßen Quelle, die zu aktivieren es in dieser Phase der Meditation gilt. Nun ist der Weg frei für das Goldelixier, über den kleinen himmlischen Kreislauf aufzusteigen und den ursprünglichen Shen zu aktivieren.

㊺ 天河逆流之水 „Das Wasser der Milchstraße fließt gegenläufig nach oben."

Dieser Text befindet sich nur auf dem Rollbild der von *Erwin Rousselle* abgebildeten Tafel.[2] Die Milchstaße ist der Samenstrom des wahren Qi im „Kreislauf des Lichtes", der seiner Natur entgegenläuft *nì* 逆 und nicht aus dem „Yang-Tor" (dem Penis) ausströmt, um sich fortzupflanzen, sondern im Du Mai nach oben in das Gehirn strömt, um den usprünglichen Shen zu nähren. Die sexuelle Energie wird sublimiert und nach oben gezogen.

㊻ 玉京上關 „Die obere Schranke ist die Jade-Hauptstadt (der Yu Zhen-Pass)."

Das Passtor für das obere Dan Tian ist der Yu Zhen-Pass im Nackenbereich, der dem Punkt Blase 9 entspricht. Dieser liegt auf gleicher Höhe wie die „Gehirn-Tür" (Dumai 17), und das Passwort für den Eintritt in die „Schlammkugel" ist nicht so einfach. Obwohl es ein kleineres Passtor ist, ist hier der Durchfluss für das Qi am schwierigsten, wohl auch wegen der Kopflastigkeit und Halsstarrigkeit des erwachsenen Menschen. Auf den Bildern ist vor diesem Tor ein vermehrtes Fließen zu erkennen, als ob sich der Himmelsstrom hier besonders sammelt. Nach der Überwindung des Passtores hält das Strömen an und führt direkt in das Kun Lun-Gebirge, die Region der Unsterblichkeit.

---

[1] *Fă* 法 heißt auch Dharma oder buddhistische Lehre und kann sich hier auch auf die Praxis der buddhistischen Meditation beziehen.

[2] Zu sehen in der Zeischrift SINICA, 1933, Heft 5/6 in Zusammenhang mit seiner Interpretation des *Nei Jing Tu*.

㊼ 靈峯之穴 „Die Höhle des magischen Gipfels."

Auf der Tafel und auf der Stele befindet sich diese Textstelle direkt hinter dem oberen Passtor. Wir haben diese Stelle bereits mit einem Punkt des Du Mai identifiziert, *nǎo hù* 腦戶 = „die Gehirn-Tür" (Dumai 17). Die klassische Akupunkturliteratur verbietet wegen der Nähe zum Gehirn jeden Stimulus an diesem Punkt, für die Alchimisten der inneren Tradition ist das Gehirn die Tür zur Erleuchtung, also muss es einen Zugang dazu geben. Der magische Gipfel ist sicherlich der der Occipitalknochen, der auch auf dem Bild deutlich als Vorsprung imponiert.

㊽ 巨峯頂 „Die höchste Stelle des mächtigen Gipfels."

Am Hinterkopf oberhalb des obersten Passtors befindet sich der höchste Gipfel des Kun Lun-Gebirges. Auf beiden Tafeln ist er als mächtiger Gipfel abgebildet, der deutlich größer ist als die anderen Bergspitzen. In der mikrokosmischen Landschaft entspricht er möglicherweise dem Punkt *Qian Ding* = vor dem Scheitel (Dumai 21).

Diese Stelle befindet sich in unmittelbarer Nähe des Punktes *Bai Hui* (Dumai 20) = „100 Versammlungen". Ein alternativer Name des letzteren Punktes ist *lǐng shàng* 嶺上 = Gipfel der Gebirgskette, also ähnlich wie hier im Text.

Vor dem mächtigen Gipfel inmitten der anderen Bergspitzen befindet sich noch eine letzte Behausung, die dem Betrachter wie ein Tempel oder eine Grabstätte erscheint: das prachtvolle Netz und die magische Terrasse.

㊾ 鬱羅靈臺 „Das prachtvolle Netz und die Ling-Terrasse."

Wie ein Altar, eine Terrasse oder ein Schrein erscheint an dieser Stelle ein Gebäude, dass nach oben hin offen ist.

In der mikrokosmischen Landschaft haben wir bereits eine „magische Terrasse" im Punkt *líng tai* 靈臺 (Dumai 10). Líng Tai ist ein hervorgehobener Platz, der eine besondere Nähe zum Himmel suggeriert. König Wen, der Begründer der Zhou-Dynastie (ca. 1000-700 v. Chr.), baute seinerzeit einen Turm, den er Ling Tai nannte. Von diesem Turm aus konnte er sein ganzes Reich überblicken und es so gut beherrschen.

Ling Tai ist auch ein Opferaltar im alten China, von dem aus die verstorbenen Ahnen betrauert und geehrt werden. *Tái* 臺 (台) bezeichnet einen erhöhten Platz, eine Empore, Terrasse oder Altar; er vermittelt eine Wertschätzung für den darauf Stehenden, der so eine überragende Position innehat. Das Herz als Kaiser im Mikrokosmos hat bereits einen bevorzugten Platz auf dem Rücken im Punkt Du 10. Der unsterbliche Mensch *xiān rén* 仙人 hat einen vergleichbaren Platz auf dem Schädel. Er entspricht dem Punkt Du 20, der sich hier wie ein Altar abbildet.

Ein anderer Name des Punktes ist der „Palast der Schlammkugel" und weist auf den zentralen Sitz des ursprünglichen Shen *yuán shén* 元神 hin. Diesen zu erwecken ist das Ziel aller Adepten der daoistischen Alchimie. An dieser Stelle durchgängig zu sein ist die Voraussetzung dafür, in die große Leere des Dao einzutauchen. Auch können über diese Öffnung die multiplen Geistkörper austreten, die der Erleuchtete in der Lage ist hervorzubringen. Der offene Altar bietet dem unsterblichen Geist schließlich die Öffnung, um in die Leere des Nichts einzugehen oder wie der Buddhist sagt, ins Nirwana einzutauchen. Im „Geheimnis der goldenen Blüte des großen Einen" finden wir dazu:

„Die Arbeit des Kreisens des Lichtes *huí guāng* 回光 beruht vollständig auf den Gebrauch der Methode der Gegenläufigkeit *nì fă* 逆法 und das Richten der Gedanken auf das himmlische Herz *tiān xīn* 天心. Das himmlische Herz wohnt zwischen Sonne und Mond. Der Klassiker des gelben Hofes sagt: Im zollgroßen Feld des fußgroßen Hauses kann man das Leben ordnen. Oben im Gesicht ist das fußgroße Feld, was könnte es anderes sein als das himmlische Herz? Inmitten des Herzens gibt es ein prachtvolles Netz *yù luó* 鬱羅, ähnlich der Herrlichkeit einer Terrasse.

Es ist das Wundersame der Jadehauptstadt *yù jīng* 玉京 und des roten Wachturms *dān quē* 丹闕, es ist der Ort, an dem die Leere und der Geist des Ling erreicht werden. Die konfuzianischen Gelehrten sagen: Zentrum der Leere *xū zhōng* 虛中, die Buddhisten sagen: Terrasse des Ling *líng* tái 靈臺, die Daoisten sagen: Land der Ahnen *zǔ tǔ* 土 oder gelber Hof *huáng tíng* 黃庭, oder geheimnisvoller Pass *xuán guān* 玄關 oder Öffnung des Vorhimmels *xiān tiān qiào* 先天竅. In der Tat ist das himmlische Herz einem Wohnhaus gleich und das Licht ist sein Hausherr."[1]

---

[1] Übersetzt aus dem *Tài Yĭ Jīn Huá Zōng Zhĭ* 太乙金華宗旨 = „Die Grundsätze der goldenen Blüte des Höchsten Einen". Vergl auch. **Miyuki Mokusen**: Kreisen des Lichtes – Die Erfahrungen der goldenen Blüte, München, 1972, S. 104 f.

㊿ 艮土者田 „Die Erde von Gen befindet sich in diesem Feld."

Dieser letzte Spruch ist nur auf der Schwarz-Weiß-Stele zu sehen. Wir sind im mikrokosmischen Zentrum des Herzens angelangt, dem Ort, der in der inneren Alchimie dem mittleren Zinnoberfeld *zhōng dān tián* 中丹田 entspricht. Auf dem Bild sind kleine Reiskörner spiralförmig aufgereiht und symbolisieren das Nähren des Shen, das in diesem Feld stattfindet. Diese Region heißt auch „der gelbe Hof" und ist ein Synomym für die Beteiligung der Erde *tǔ* 土 resp. der Milz *pí* 脾 beim meditativen „Beackern" des Feldes und der Veredelung und Umschmelzung von Qi zu Shen.

Gěn 艮 verkörpert im *Yì Jīng* 易經 das Stillehalten, den Berg und die Meditation. „Auf den Menschen angewandt, ist das Problem gezeigt, die Ruhe des Herzens zu erlangen. Das Herz ist sehr schwer zur Ruhe zu bringen. Während der Buddhismus die Ruhe erstrebt durch Abklingen jeglicher Bewegung im Nirwana, ist der Standpunkt des Buchs der Wandlungen, dass Ruhe nur ein polarer Zustand ist, der als seine Ergänzung dauernd die Bewegung hat. Die wahre Ruhe ist die, dass man stillehält, wenn die Zeit gekommen ist und dass man vorangeht, wenn die Zeit gekommen ist. Auf diese Weise sind Ruhe und Bewegung in Übereinstimmung mit den Erfordernissen der Zeit, und dadurch gibt es das Licht des Lebens."[1]

Der Standpunkt der Daoisten dazu ist, dass nur durch das Stillehalten in der Meditation der Herz-Kaiser seine Ruhe findet, um seinen Shen zu veredeln. Im Zentrum des Herzens wird der Gold-Embryo *jīn tāi* 金胎 ausgetragen, jene geistige Vorstufe für das Erlangen der Unsterblichkeit.

„Der spirituelle Embryo ist kein Körper mit einer Form;
verdichtet sich die Energie und verschmilzt der Geist,
ist der wahre Samen gesät. Sei dir der Gefahr bewusst,
wehre sie ab, und sei stets wachsam.
Doch wenn du übereifrig bist, wirst du Unglück heraufbeschwören."[2]

---

[1] **R. Wilhelm**: I Ging – Das Buch der Wandlungen, Düsseldorf, 1923. S. 151

[2] **Chang Po Tuan**: Das Geheimnis des Goldenen Elixiers. München, 1990, S. 186

Der Kuhhirt und die Weberin

„Legenden nach hatte der Himmelskaiser sieben Töchter. Alle sieben Mädchen waren klug und geschickt. Die jüngste war jedoch die hübscheste, gutmütigste und fleißigste unter ihnen und auch die tüchtigste im Weben. So wurde sie Weberin genannt.

Die Weberin arbeitete tagtäglich an ihrem Webstuhl, das Schiffchen flog zwischen ihren Händen nur so hin und her. Aber was sie webte, war kein Stoff sondern bunter Wolkenbrokat! Sind nicht morgens, wenn der Tag heraufdämmert, am östlichen Himmel bunte, herrliche Wolken zu sehen? Das ist das Werk der Weberin! Und keine Weberin auf Erden hätte je so schöne Gebilde hervorbringen können. Auch im Sommer und Herbst schwebten ab und zu am heiteren, blauen Himmel weiße Wolken, die mit ihren sich stets ändernden Formen dem Himmel noch mehr Liebreiz verliehen. Auch diese Wolken entstammten der Arbeit der Weberin. So arbeitete sie das ganze Jahr über am Webstuhl und lieferte dem Himmel je nach der Jahreszeit seine schönste Verzierung. Ohne diese Arbeit der himmlischen Weberin wäre der nackte Himmel sicher viel eintöniger gewesen!

Mit der Zeit aber fand die Weberin das Leben im Himmel einsam und langweilig. Sie sah auf die Erde hinab. Was gab es da alles zu sehen: Grüne Berge und klare Flüsse. ... Die Männer arbeiteten auf den Feldern, die Frauen halfen mit. Die Weberin beneidete die Menschen. Einmal, als sie müde von der Arbeit war, lud sie daher ihre Schwestern ein, zusammen in einem klaren Fluss auf der Erde zu baden.

In der Nähe des Flusses lebte ein Jüngling, dem die Eltern früh gestorben waren. Er wohnte mit seinem älteren Bruder und dessen Frau zusammen. Von morgens bis abends weidete er auf den Bergen sein Rind und wurde von den Dorfbewohnern daher Kuhhirte genannt. Mit über zwanzig Jahren war er noch immer Junggeselle. War er nicht mit seinem Tier auf der Weide, so arbeitete er tagsüber auf dem Feld. Nur bei seinem Rind konnte der arme Kuhhirte Trost für seine Einsamkeit finden. Die beiden arbeiteten zusammen und verstanden sich auch gut. Die vielen Jahre machten sie zu guten Freunden.

Eines Tages, nachdem der Kuhhirte ein Stück Feld gepflügt hatte, führte er sein Tier zur Tränke am Fluss. Da sah er sieben Feen im Fluss baden. Sie lachten und spielten voll Freude im Wasser. Alle waren schön, insbesondere die jüngste, die mit einem feinen Haarknoten und ihrem geröteten Gesicht im klaren Wasser stand.

Sie war so anziehend wie eine Lotosblume, die eben aus dem Wasser emporwuchs. Wie gebannt starrte der Kuhhirte sie an. Der alte Ochse, der den Hirten nur zu gut verstand, riet ihm: „Schnell, nimm ihre Kleider an dich! Dann muss sie deine Frau werden."

Der Kuhhirte machte ein paar Schritte vorwärts, blieb aber dann stehen; er schämte sich, einen solchen Raub zu begehen. Aber der Ochse ermutigte ihn: „Beeile dich, du Narr, Ihr werdet ein gutes Paar!" Da lief der Hirte schnell hin und holte sich die Kleidung einer der Feen her. Als die Feen einen Fremden herankommen sahen, kleideten sie sich sofort an und flogen wie die Vögel fort. Im Wasser blieb nur die Weberin zurück, die vor Scham errötete, weil sie doch ohne Kleidung nicht an Land gehen konnte.

„Gib mir meine Kleider zurück, Kuhhirte!" rief sie daher, während der Hirte am Ufer stehenblieb.

„Nur wenn du einwilligst, meine Frau zu werden", erwiderte der Kuhhirte treuherzig voller Liebe.

Die Weberin war zwar etwas verärgert, doch las sie dem schlichten, aufrichtigen Jungen an den Augen ab, welche Liebe er zu ihr hegte. Auch war sie unzufrieden mit den strengen Vorschriften im himmlischen Palast und wollte sich nicht länger mit dem einsamen, eintönigen Leben dort abfinden. Genau wie die Mädchen auf der Erde träumte sie auch von einem glücklichen Leben in der Zukunft. Als sie nun die Bitte des Hirten hörte, tat sie mit einem Nicken ihr Einverständnis kund.

So heirateten die beiden. Der Mann bestellte die Felder und die Frau webte. Sie führten ein glückliches Leben. Die Weberin brachte ihre Kunst den Mädchen in der Nachbarschaft bei, sodass diese verschiedenartige Seidengewebe herstellen konnten. Die Technik verbreitete sich schnell.

So verging die Zeit. Einige Jahre später schenkte die Weberin ihrem Mann zwei liebliche Kinder, einen Jungen und ein Mädchen. Aber der Himmelskaiser hatte inzwischen erfahren, dass die Weberin sich auf die Erde begeben hatte! Empört darüber, dass seine Tochter die himmlischen Vorschriften verletzt hatte, schickte er seine Himmelsgeneräle auf die Erde, um die Weberin vor das himmlische Gericht zu stellen. Der Strenge des Himmelskaisers musste sich die Weberin beugen. Schweren Herzens nahm sie von ihrem Mann und ihren Kindern Abschied.

Kaum war die Weberin fort, da packte den Hirten große Sehnsucht nach seiner Frau und die Kinder weinten um ihre geliebte Mutter. So setzte er die beiden Kinder in Körbe und trug sie an einer Tragstange der Weberin nach. Er hatte sie fast erreicht, da trat die Mutter der Weberin, die Himmelskaiserin, hervor. Sie schwang ihren Arm, und schon entstand zwischen dem Hirten und der Weberin ein breiter, tiefer Fluss mit reißendem Wasser – die Milchstraße. Und dieser Fluss trennte den Hirten und die Weberin, die sich so sehr liebten!

Der Hirte war sehr traurig und wollte das Ufer nicht verlassen. Und die Weberin weinte, dass ihre Tränen sich ergossen wie der reißende Fluss. Sie webte keine Wolken mehr, auch wenn der Himmelskaiser sie dazu zwingen wollte. Nachdem dieser alle Mittel versucht hatte, mußte er nachgeben. Er versprach, seine jüngste Tochter nicht weiter zu bestrafen und sie jedes Jahr einmal mit ihrem Mann zusammenkommen zu lassen. Am siebten Tag des siebten Monats jedes Jahres schlugen dann die gutherzigen Elstern eine Brücke über den silbernen Fluss, auf der die Weberin mit ihrem Mann und ihren Kindern zusammentreffen konnte. Wieviel Freude und Trauer zugleich brachte diese jährliche Zusammenkunft den liebenden Ehepartnern! Man sagte, dass es in der Morgendämmerung dieses Tages oft regnete. Das waren die Tränen, die die Weberin vergoss, weil sie sich von ihrem Mann und ihren Kindern wieder trennen mußte.

Glück und Trauer der beiden bewegte auch die Menschen. Die Erdbewohner nahmen Anteil an ihrem Geschick. In alten Zeiten gingen viele Menschen am siebten Tag des siebten Monats nicht zu Bett sondern sahen lange zu den zwei strahlenden Sternen auf – dem des Hirten und dem der Weberin, die durch die Milchstraße getrennt wurden. Dem Kuhhirten zur Seite sahen sie auch zwei kleinere Sterne, die dem Hörensagen nach die beiden Kinder der Weberin darstellten. Man kann sich die Freude der Kinder vorstellen, die ihre Mutter wiedersehen konnten!

In manchen Gebieten brachten die Menschen am siebten Tag des siebten Monats in den Höfen ihrer Häuser der Weberin frische Blumen und Obst dar. Damit wollte man ihr Dankbarkeit dafür aussprechen, dass sie ihre ausgezeichnete Webkunst auf die Erde gebracht hatte und die Hoffnung zum Ausdruck bringen, dass die Weberin die Menschenwelt nicht vergessen und den Mädchen weiterhin geschickte Hände verleihen möge. Dies bezeichnete man als Gebet um Geschicklichkeit.

Es gab auch lustige Mädchen, die sich an jenem Tag unter Weinspalieren versteckten und still zum Himmel emporblickten. Man sollte nämlich in tiefer Nacht den Kuhhirten und die Weberin sich zärtliche Worte zuflüstern hören.

Die Sympathie der Menschen gehört seit Jahrtausenden dem Kuhhirten und der Weberin, die sich nur einmal im Jahr treffen können. Für den Himmelskaiser dagegen haben sie nur tiefe Abneigung, weil er die glückliche Ehe des Kuhhirten und der Weberin zerstört und das Zusammensein von Mutter und Kindern verhindert hat.“[1]

---

[1] Vergl. **Mythen aus China**, Beijing, 1986, 132 ff.

Seelische Führung im lebendigen Daoismus

– von Erwin Rousselle[1] –

Der Konfuzianismus hat dem chinesischen Menschen die sittliche und staatliche Haltung und Gestalt gegeben. Dem metaphysischen Bedürfnis der Seele jedoch, Sinn und Erkenntnis des Nichterkennbaren zu erlangen, ist er nicht gerecht geworden. Auch wenn er die gesamte Staats- und Sozialethik durch den kosmischen Gedanken des „Auftrags des Himmels" *tiān mìng* 天命 an den Kaiser beibehalten und die Familienethik durch Hochhaltung des Ahnenkultes gefestigt hat. Der gewaltige Zug des Genialen, bis zu der tiefsten Quelle des eigenen Wesens und des Weltganzen hinabzusteigen und von daher – durch den Trank der Todlosigkeit gestärkt – zu den Aufgaben des Alltags zurückzukehren, das hat im wesentlichen die daoistische Richtung als Weg der Angleichung des Menschen an das Dao gepriesen.

Auf diese Weise ist sie dem ungestillten Verlangen des chinesischen Geistes, auch vieler großer Konfuzianer, entgegengekommen. Freilich verliert bei einem solchen Ausweiten des Erfahrungsbereiches der aristotelische Satz, dass die Wahrheit nur eine sein könne, seine Allgemeingültigkeit. Der Wahrheitsbegriff wird vielmehr dynamisch. Es gibt verschiedene Schichten der Wahrheit, und jeder Mensch hat soviel Tiefe und soviel Wahrheit, wie ihm eben durch innere Erfahrung zugänglich ist. Doch werden, so glaubt man, alle erleuchteten Geister in letzter Tiefe übereinstimmen. Das Dao ist zwar unaussagbar, aber vom genialen Menschen erfassbar, während die kleinen Geister voll Unverständnis an der Oberfläche haften, im Doktrinarismus erstarren, ja voll Spott für die wahre Tiefe sind.

„Wenn überragende Führer vom Dao hören, versuchen sie ihm zu folgen; wenn mittelmäßige Führer vom Dao hören, nehmen sie's mal auf, mal wieder nicht; wenn mindere Führer vom Dao hören, brüllen sie vor Lachen. Ohne brüllendes Gelächter wäre es eben nicht das Dao." (*Lao Zi*, Kap. 41)

---

[1] aus: **Chinesisch-Deutscher Almanach**, China-Institut, Frankfurt 1934. Der Artikel wurde zwecks besserer Lesbarkeit und um Redundanzen zu vermeiden gekürzt und teilweise umformuliert, ohne allerdings den Sinn zu entstellen. Als Lautschrift habe ich die gängige Pin-Yin-Umschrift eingefügt, ebenso die chinesischen Langzeichen für einige wichtige Termini im Text.

Von dem billigen Gelächter der kleinen Leute unterscheidet sich das herzhafte Lachen des Weisen, der voll innerer Freiheit und zugleich voll innerer Verbundenheit mit dem Geschehen Leben und Welt versteht und sein heiligendes „Ja“ sagt. Hier ist keine Verbohrtheit, keine innere Verkrampfung, auch kein Erdenrest, zu tragen peinlich, der nur zum Gelächter der Ironie den Ausweg der Selbstrettung eröffnete. Hier ist Geistesklarheit, Geistesfreiheit, Verantwortung und Güte, die den wahrhaft tiefen Geist zur Erfüllung der Aufgaben des Tages zurückführen.

Das hohe metaphysische Niveau, das solchem Geiste Standort ist, enthält ein ketzerisches Ideal: Den Typus des „heiligen oder berufenen Menschen“, der chinesisch *shèng rén* 聖人 heißt; eine Bezeichnung, die herkömmlicherweise nur dem Kaiser als dem vom Himmel beauftragten „Himmelssohn“ *tiān zi* 天子 und den größten Heroen – wie Konfuzius – zukommt. *Kǒng Zi* 孔子 selbst hat das Ideal des „Edlen“ *jūn zi* 君子 gelehrt, der Daoismus aber hat von jeher den heiligen Typus von metaphysischem Rang verkündet und das konfuzianische Wunschbild vom Menschen als eine Art Vorstufe und als ein Ideal für alle weit unter sich gelassen. Der Gefahr der Überheblichkeit, der Wolkenwanderung und der unfruchtbaren Sprengung aller menschlichen und staatlichen Gemeinschaft sind denn auch viele Daoisten nicht entgangen.

Gleichwohl zeigt der daoistische Typus überragende Züge und hat unter der Decke des Konfuzianismus auch noch im letzten Jahrtausend, ja bis heute, eine vielfach verborgene, aber gleichwohl gewaltige Bedeutung innerhalb des chinesischen Volkes. So ist die Vernachlässigung dieses Gebietes durch die Sinologie nur durch die Schwierigkeit, Kenntnis vom **lebendigen Daoismus** zu erlangen, entschuldbar.

Zwischen Büchern und Papier lässt sich freilich diese Kenntnis nicht erwerben, sondern nur durch jahrelangen Aufenthalt in China und durch Aufnahme in die vertrauten Kreise, die das geistige Erbe des Daoismus hüten, und durch eigene innere Erfahrung. Unsere abendländischen Mystiker pflegten zu sagen: *lex orandi – lex credendi*, wir können hier sagen: *lex contemplandi – lex cognoscendi*. Maßgebend für den Besitz an Erkenntnis ist nur, was man als innere Erfahrung erworben hat, ja, wodurch man selbst gewandelt worden ist. Nach Überwindung der europäischen – und konfuzianischen! – Vorurteile, dass der gesamte lebende Daoismus nichts als krasser Aberglaube sei, wird man vor allem in diesen Kreisen entdecken, dass nicht Aberglaube an irgendwelche Objekte der Vorstellung, sondern eine Jahrhunderte alte Erfahrung von der menschlichen Psyche und ihre Leitung zur Reife das eigentliche Erbgut sind, das hier überliefert wird.

Ich sehe dabei von den unzähligen alten Bünden ab, zu deren einem oder anderem die meisten Chinesen gehören. Gewiss haben auch sie wertvolles Gut. Ihre konfuzianistische Haltung wird durch daoistische und buddhistische Elemente gewissermaßen vertieft. Aber das Wenige, das wir von ihnen wissen, scheint zu dem Schluss zu berechtigen, dass trotz sorgsamer Überlieferung der Lehre, die übrigens reichlich synkretistisch erscheint, der allegorischen Handlungen und Symbole eine eigentlich klare und systematische Seelenführung nur in verhältnismäßig schwachem Maße vorhanden ist. Auch das gelegentliche Abirren dieser Bünde von ihren eigentlichen Aufgaben in eine gänzliche Veräußerlichung und politische Betriebsamkeit ohne weltanschauliches Pathos spricht für das Urteil, dass wir hier nicht immer nur vom wertvollen und lauteren Quell zu trinken bekommen.

Auch die daoistischen Klöster sind im allgemeinen zu sehr erstarrt, als dass wir ohne weiteres einen **lebendigen Daoismus** – außer bei einigen hervorragenden Äbten – in ihnen zu finden erhoffen könnten. Dafür bleiben uns aber einzelne daoistische Gelehrte und moderne daoistische Studiengesellschaften als systematische Führer.

In einer solchen daoistischen Brüderschaft nun systematisch unterrichtet und durch Meditation geleitet zu werden, das vermittelt uns die tiefste Seite des lebendigen Daoismus, mehr als dies die alten Bünde, die Klöster und einzelne geistvolle Gelehrte könnten. Die Meditation entfaltet systematisch die ganze Psyche des Menschen, stellt den Zusammenhang zwischen Bewusstsein und Unbewusstem her, hebt die Inhalte des Letzteren ins Licht des Ersteren und gestaltet eine neue ganzheitliche Persönlichkeit, die mit allem in sich, in den Mitmenschen und dem Kosmos verbunden ist. Alles unter der Voraussetzung, dass der Mensch der rechte ist, denn: „Beim unrechten Menschen wirken auch die rechten Mittel verkehrt.“ Der ganze Weg ist letztlich ein charismatischer.

Aus der Erfahrung in einem solchen Bund heraus ist das Folgende gesagt. Es war mir vergönnt wie **Richard Wilhelm**, und durch dessen Einführung, Mitglied einer daoistischen Studiengesellschaft zu werden und in ihren inneren Kreis Aufnahme zu erlangen. Als eines der wesentlichen Ergebnisse der Erfahrungen Richard Wilhelms liegt uns das – mit **C. G. Jung** gemeinsam herausgegebene – „Geheimnis der goldenen Blüte“ in Übersetzung der wichtigsten Kapitel vor. Richard Wilhelm hat fast nichts zur Erklärung des Ganzen gesagt und wichtige Dinge des psychisch nicht ungefährlichen Weges – wie seit alters üblich – verschwiegen.

Ein Europäer soll östliche Meditationen, die für ihn zum größten Teil ungeeignet sind, wie jeder Chinese nur unter Leitung eines erfahrenen Meisters vornehmen. Ein Riegel für Vorwitz sind die sogenannten „Zeichen“ oder „Störungen“, die bei der Meditation auftreten. An ihnen erkennt der Seelenführer, ob richtig meditiert worden ist. Und erst nach dem Erlebnis eben dieser Zeichen wird die nächste Meditation gegeben. An den Zeichen und Störungen ohne erfahrene Leitung vorbeizugelangen, dürfte in den meisten Fällen nicht möglich sein.

Richard Wilhelm hat sie nebst ihrer Auflösung – getreu der chinesischen Praxis – verschwiegen, ja nicht einmal auf ihre Existenz hingewiesen. Ich gedenke, die Zeichen und Störungen gleichfalls zu übergehen. Eine Schilderung des Weges erleidet dadurch nicht die geringste Einbuße. Meditation ist keine Angelegenheit für Neugierige, die psychische Experimente anstellen wollen, sondern nur für wesentliche Menschen, die noch fähig der Hingabe, der Ehrfurcht und des Ergriffenwerdens sind. Auch die altehrwürdigen wenigen Zeremonien und Symbole, deren tiefer Sinn auch erst wieder durch Meditation zu erschließen ist, sind für eine öffentliche Darstellung ungeeignet, da sie von Außenstehenden erfahrungsgemäß immer missverstanden und missdeutet werden. Andeutungen hierüber mögen genügen.

1. Initiation:

Alle Mysterienbünde überliefern ihren Gehalt wie in den Eleusinien durch heilige Handlungen (*Drômena*), Worte (*Legómena*) und Sinnbilder (*Deiknýmena*). Wir betrachten zuerst kurz das Wichtigste der heiligen Handlungen bei der Initiation, d. h. bei der Aufnahme in den inneren Kreis meiner Pekinger daoistischen Studiengesellschaft *Dào Dé Xué Shè* 道德學社. Die Gebräuche dieser Aufnahme sind von geradezu konfuzianischer Nüchternheit, sehr im Gegensatz zu dem Pomp des Rituals in den alten Bünden.

Die Initiation *rù shè* 入社 besteht aus fünf Teilen: der Vorbereitung und dem Vollzug des „großen Ritus" *dà lǐ* 大禮 als Einführung, der Belehrung als dem Höhepunkt, danach der Verabschiedung durch den „großen Ritus" und endlich dem Erhalt des Schülerbriefes. Die Vorbereitung ist die Übersendung der „Eingabe" mit der Bitte um Aufnahme in den engeren Kreis und dessen Unterricht. Nach erteilter Genehmigung durch Boten – auf Grund der Kenntnis des Bewerbers und seiner Anlagen und nach Meditation des Meisters über den Kandidaten (die 8 Zeichen der Geburt, Buch der Wandlungen) – erfolgt unter Vollzug des „großen Ritus" die Einführung.

Er besteht in nichts anderem als in der Niederwerfung vor dem Altar des handelnden, also persönlichen Gottes *yǒu wéi shàng dì* 有為上帝 des Deus manifestus, in der „Halle der Riten" *lǐ táng* 禮堂, und der gleichen Zeremonie vor dem Altar des nichthandelnden Gottes, des Deus absconditus, in der „Halle der höchsten Seligkeit" *jí lè diàn* 極樂殿. Dies geschieht in der üblichen chinesischen Weise neunmal (3 x 3) nach dem Kommando des Zeremonienmeisters. Hierzu sind die Kerzen angezündet, Weihrauchstäbchen werden angebrannt und das Gongbecken wird dreimal angeschlagen. Dann verbeugt man sich in gleicher Weise, aber nur viermal, vor der Tafel des Stifters der Tradition in der „Halle der ursprünglichen Menschlichkeit" *běn rén táng* 本仁堂, die die Kapelle des Meisters ist.

Etwas Einfacheres kann es kaum geben. Keine Idole zieren die Hallen, aber alle Räume sind mit erlesenem Geschmack und Sinn für Würde und Feierlichkeit gebaut und hergerichtet. Auf den Altären steht – außer Weihrauchbecken, zwei Leuchtern, zwei Blumenvasen – als Andeutung der Gegenwart des Göttlichen lediglich die Namenstafel.

Ihre Inschrift lautet auf der Tafel des manifesten Gottes – wie ihn besonders *Kong Zi* (aber auch Christus, wie gelehrt wird) verkündet hat: „Sitz des hochheiligen früheren Lehrers und höchsten Gottes sämtlicher Religionen“, auf der Tafel des verborgenen Gottes – wie er besonders von *Lao Zi* (und in tiefstem Grunde von allen Religionen der Erde) gelehrt wird: „Sitz des allerhöchsten wahren Herrn und Urmeisters sämtlicher Religionen.“

Die bekannten Titel der beiden großen Meister kehren also in der Bezeichnung des Göttlichen wieder. Die Grundtatsache, dass wir das Göttliche nur in seiner manifesten Seite kennen, dass aber das eigentliche Wesen uns verschlossen ist und keiner Spekulation zugängig, tritt hier klar in Erscheinung. Die persönliche Seite der Gottheit ist, wie man in Anlehnung an den Geschichtsklassiker *Shū Jīng* 書經 (III, 3) sagt, „der Gott, der herabströmt in die Menschen, die unten leben“.

Der Mensch ist ein Abbild des Göttlichen. Die überpersönliche Seite der Gottheit verhält sich zur persönlichen wie der Geist zum Bewusstsein. Beide Seiten sind im „Urgrund“ *wú jí* 無極 des Weltganzen verwurzelt. Nach dieser Einführung erfolgt der streng individuelle Unterricht durch den Meister über den Heilsweg und die auf diesem durchzumachenden Meditationen.

Der Meister selber ist eine bedeutende Persönlichkeit und im Besitze wesentlicher innerer Erfahrungen. Er hat den vielfach veräußerlichten Weg der alten Bünde verworfen und eine wissenschaftliche Studiengesellschaft gegründet, um streng sachlich und psychologisch in der Überlieferung die Spreu vom Weizen zu sondern und so ein möglichst vollkommenes System der Seelenführung aufzustellen. Die Vereinigung der konfuzianischen und der daoistischen Lehre erscheint ihm als die selbstverständliche Gegebenheit des chinesischen Menschen, wobei der Konfuzianismus mehr die ethische und sozialpolitische Erziehung, sowie die zur Staatsgesinnung, der Daoismus aber die tiefste Verankerung zu liefern hat.

Eine gewisse philosophische Stärke des Daoismus auf metaphysischem Gebiet – gegenüber dem Konfuzianertum – hat ihn zu der Überzeugung geführt, dass der mystische Kern aller Religionen der gleiche sei und ihr Tiefstes darstelle. Es gilt daher, dieses Tiefste in sich zu erfahren, im übrigen aber in derjenigen geschichtlichen Religion fest verankert zu bleiben, die im eigenen Unbewussten seit Generationen wirksamstes Erziehungsmittel ist: Sei diese nun der Konfuzianismus, Daoismus, Buddhismus, das Christentum oder der Islam.

Diesen tiefsten Gehalt „sämtlicher Religionen“ zu erleben, die eigene Tiefe zu finden und zu einer Persönlichkeit zu werden, die mit sich eins und sozial und kosmisch verbunden ist, das ist das Ziel, und der Weg dazu ist die Versenkung, die Meditation. Als Ziel und Krönung dieser Verinnerlichung, der *vita contemplativa*, erscheint das tätige Leben, die *vita activa*, und zwar dann ohne Zwang und Krampf als ein Wirken, ohne wirken zu wollen. Die feierlichen Riten und die Sitten, die von alters her überliefert sind, enthalten das „Richtige“ festgelegt. Wer sich an die Riten hält, hält sich an das Richtige, wer sich an die Sitte hält, hält sich an das Rechte.

„Der Mensch, der das Dao (die Wahrheit) pflegen will, muss zuvor das Dao kennen. Kennt er die Wahrheit nicht, dann pflegt er gleichsam ‚als Blinder ein blindes Feuer‘, wie wenn einer ‚einen Stein schliffe, damit er ein Edelstein werde‘ oder ‚Sand kochte, damit er Reis würde‘, niemals sieht der den Tag des Erfolgs. Heute habt ihr nun den Pfad (Dao) betreten, das heißt, ihr seid in das Tor (Schule) der ‚großen Lehre‘ eingetreten, um zu sein ‚des großen Dao liebe Kinder und des Universums (Himmel und Erde) verdienstvolle Minister‘. Vormals pflegte man den Kaiser ehrfurchtsvoll als ‚Sohn des Himmels‘ anzureden. Das war eines nominellen Himmelssohnes Titel, denn das Buch von ‚Maß und Mitte‘ sagt: Nur ein Kaiser kann die Formen (Riten) vollziehen, und wenn er auch auf seinem Thron sitzt, aber nicht die Tugend besitzt, so soll er es nicht wagen, die Formen und die (heilige) Musik zur Anwendung zu bringen.

Wenn einer aber Tugend besitzt, nicht aber den Thron inne hat, so soll er gleichfalls nicht wagen, die Formen und die (heilige) Musik zu vollziehen. Wahrlich, so ist der Kaiser nicht (einfach durch sein Amt) der ‚Sohn des Himmels‘, sondern der rechte wirkliche Pfleger (des Dao) ist der wahre ‚Sohn des Himmels‘, weil der Pfleger (des Dao) innerlich die Tugend der Heiligkeit, und äußerlich die Würde eines Souveräns besitzt. Er hat das Verdienst der Wesensnatur und des himmlischen Dao, darum ist er würdig, angeredet zu werden: ‚wahrer Sohn des Himmels‘. Der ist wirklich des ‚höchsten Gottes lieber Sohn‘. Darum muss er auch das rechte Herz haben und wirklich die Pflege (des Dao) treiben. ... *Meng Zi* sagt (VII B, 32): ‚Pflege die eigene Persönlichkeit, dann kommt das Weltreich in Ordnung‘!“[1]

---

[1] Aus einer Ansprache für Anfänger in der „Lehrhalle“ (nach deren Aufnahme in den engeren Kreis). Die Lehrhalle ist der „Halle der Riten“ und ihrem Mittelhof vorgelagert, die Halle der Riten wiederum dem Haupthof mit der „Halle der ursprünglichen Menschenliebe“. In einem Paralleltrakt finden sich die Höfe mit der „Halle der Rückkehr zum Ursprung“ und der „Halle der höchsten Seligkeit“.

Der Vollzug des „Großen Ritus“ der Verbeugungen, wie sie seit alters überliefert sind, stellt einen Akt innerer Hingabe an das höchste Göttliche dar, ein Glauben und Vertrauen. Durch diese Hingabe, die hinfort die wesentliche Einstellung sein soll, wird ein Neuwerden des Menschen vorbereitet.

Zu diesem gläubigen Vertrauen *xìn* 信, das auch durch eine tägliche Andacht gepflegt werden soll und zugleich das Vertrauen zur großen Tradition des Meisters einschließt, treten als grundlegende weitere Einstellungen die Regulierung des Lebens durch Arbeitsamkeit, durch Muße, durch Heiterkeit und durch tägliches Denken an das Dao. Wer Glauben hat, bewahrt auch seine himmlische Wesensnatur *xìng* 性.

Das Dao hält das Weltall am Leben, es ist gewissermaßen sein Mittelpunkt wie der Polarstern. Der Sitz der Seelenkraft und des Glaubens ist das Herz *xīn* 心. Das Herz ist gleichsam der Polarstern in uns. Die Pflege des Vertrauens führt zur Vereinigung, zur *unio mystica* des Menschen mit dem himmlischen Dao.

Der Sitz der Lebenskraft *mìng* 命 ist in der Leibesmitte, etwa in Nabelhöhe. Deren Pflege führt zu verlängertem, ja unendlichem Leben. Die Aufgabe des Menschen ist es, diese beiden Kräfte, die sich wie Yin und Yang im Weltall zueinander verhalten, in einer *communio naturarum* zu vereinigen. Er muss ferner das dreifache Ich pflegen: das körperliche, das seelische und das geistige. Der Leib und das leibliche Ich stammen von den Eltern, das seelische Ich stammt von Erde und Himmel als Monade, das geistige Ich ist letztlich mit dem göttlichen Urgrund identisch und muss erst gefunden und errungen werden.

Der Weg, „Wesensnatur“ (*xìng* 性) und „Lebenskraft“ (*mìng* 命) zu pflegen, bedeutet nun als Ganzes „Pflege der Persönlichkeit“ *xiū shēn* 修身 oder – mit einem indischen Fremdwort – **Yoga** (*yú qié* 瑜伽). Hierunter sind fast keine äußerlichen Zuchtmittel und ähnliche Praktiken (Atemgymnastik) zu verstehen sondern ausschließlich geistige Meditation. Das Ziel ist die Heranbildung einer ewigen, unvergänglichen Persönlichkeit und das Mittel die meditative Verwandlung oder Sublimation der niederen Seelenkräfte in höhere. Auf diesem Wege wird die Vereinzelung überwunden und der kosmische und soziale Zusammenhang hergestellt. Wird dies Ziel nicht erreicht, so löst sich die höhere Seele nach dem Tode langsam im himmlischen Yang auf.

Nun gibt es nach der Anschauung chinesischer Physiologie und Psychologie im Menschen drei Strömungen oder Flüsse *sān hé* 三河: die Essenz *jīng* 精, die Vitalkraft *qì* 氣 und den Geist *shén* 神.[1] Diese drei Flüsse sind nicht mit ihren körperlichen Äquivalenten identisch, wirken aber in ihnen und sind zugleich ihre psychologische Repräsentanz.

Die Essenz hat den Drang, sich nach außen zu wenden, selbstständig schöpferisch zu wirken und die höheren Seelenkräfte in ihren Bann zu ziehen. Die Körperseele *pò* 魄 verfügt über die Essenz und das Qi, sie hat das Bestreben, die Geistseele *hún* 魂 in ihren Bann zu ziehen, wie das Yin das Yang, wie in der Sternensage die Spinnerin den Kuhhirten. Aber beide sind durch den Himmelsfluss getrennt. So soll auch der Mensch nicht überwältigt werden von der Macht der Spinnerin, der Yin-Kraft, sondern sie benutzen zur Steigerung der höheren Seele.

Hält die höhere Seele sich frei von dieser Abhängigkeit, so steigt sie als Geist *shén* 神 zu den himmlischen Gefilden in diesem oder jenem Leben empor, andernfalls irrt sie als Dämon *guǐ* 鬼 gespenstisch durch die Welt. Um dies zu verhindern und die Unsterblichkeit im eigentlichen und persönlichen Sinne zu erringen, muss die Essenz durch „rückläufige Bewegung“ gesammelt und darf nicht verschwendet werden. Durch diesen meditativen Vorgang wird die Lebenskraft des *Qi* gesteigert, ja das *Jing* in *Qi* verwandelt. Das *Qi* wiederum muss gleichfalls gesammelt und zum *Shen* geläutert werden.

Nun gibt es für die Meditation drei Ansatzpunkte (entsprechend der chinesischen oben angeführten Anschauung), nämlich die drei „Felder des Zinnobers“ *dān tián* 丹田 oder des alchimistischen Elixiers: das „obere Feld“ auf der Mitte der Stirn, als der Sitz des „Glanzes unserer Wesensnatur“ *xìng guāng* 性光, das „mittlere Feld“ im Herzen als die „wahre Quelle des zinnoberroten Elixiers“ *dān yuán* 丹元 und der bewussten Seele *hún* 魂 und das „eigentliche Feld“ in der Leibesmitte (etwa vom Nabel bis zu den Nieren), dem Sitz der Lebenskraft *mìng* 命 und der Körperseele *pò* 魄.

Die Meditation hebt alles dies, was unbewusst vorhanden war, ins Bewusstsein und stellt die Einheit des Menschen her, den einheitlichen Menschen aber stellt sie in den Zusammenhang des Weltganzen und der sozialen Gemeinschaft.

---

[1] **Erwin Rousselle** übersetzt *Jing* = Keime, *Qi* = Odem und *Shen* = Genius; ich habe hier die medizinisch gebräuchlichen Übersetzungen gewählt, um Missverständnisse zu vermeiden.

Meditation ist nun aber eine Kunst, die gelernt sein will und aus deren praktischer Betätigung und ihren Ergebnissen allein ein Urteil über die eigentümliche Seelenführung im Daoismus und ihren Wert gefällt werden kann. Ein Lesen oder Hören von diesen Dingen befähigt in keiner Weise wissenschaftlich hierzu. Die Tradition einer ungeheuren Erfahrung durch Jahrhunderte und aus den verschiedensten chinesischen (und indischen) Quellgebieten hat hier eine erstaunliche Methodik zustande gebracht. Jeder Schüler muss unter Leitung des Meisters entsprechend streng individuellem Unterricht seine persönlichen Erfahrungen machen. Gemäß diesen Erfahrungen wird er schrittweise weitergeführt.

Alle acht Tage berichtet er über seine Fortschritte oder über seine Hindernisse, aber er bekommt nicht die Aufgabe der nächsten Meditationsstufe mitgeteilt, ehe nicht die – nicht voraussehbaren! – Erfahrungen der vorhergehenden bei ihm eingetreten sind. Und es gibt 108 Stufen in 360 Belehrungen!

Ein Unterricht in der Meditationstechnik, auf den ich weiter unten zu sprechen komme, beschließt die erste Belehrung, die auf vielen Gebieten neue Einsichten und Durchblicke vermittelt hat. So viel über die Worte, die *Legómena* der Initiation. Dann erfolgt die Verabschiedung vom Meister, und zwar abermals durch den „großen Ritus", nur in umgekehrter Reihenfolge. Der große Ritus wird übrigens bei jeder neuen Belehrung allwöchentlich wiederholt.

Als Abschluss des Ganzen erhält man, wieder im Vorbereitungszimmer der „Halle der Rückkehr zum Ursprung" *guī yuán táng* 歸元堂 wartend, vom Meister den „Schülerbrief" zugesandt. Der Schüler selber schickt dem Meister drei symbolische Kupferstücke, das sog. „Dörrfleisch-Geld" *xiū jīn* 修金.[1]

[1] An dieser Stelle habe ich einen Teil des Artikels ausgelassen, der die „Halle der Riten" und einen besonders symbolträchtigen Teppich im Zentrum der Halle beschreibt. Der interessierte Leser kann in der oben zitierten Quelle „Chinesisch-Deutscher Almanch" von 1934 auf den Seiten 27-29 darüber nachlesen.

2. Individuation:

Der Weg, einen solch weltüberlegenen Typus durch Verwandlung, Erleuchtung und Wiedergeburt zu erreichen, wird als *xiū shēn* 修身 bezeichnet, d. h. als „Pflege der Person" oder der „Individualität". Von vornherein ist aber die subjektivistische Auslegung abzulegen. Rein mit sich beschäftigt ist – wie jedes System der Selbsterziehung – auch die meditative Ausbildung so lange, bis die innere Einheit, das wahre Individuum durch Vereinigung aller Polaritäten hergestellt ist. Diese *communio naturarum* dient aber gerade dazu, als Einheit sich in die soziale Gemeinschaft einzubauen und mit dem Dao des Weltganzen eins zu werden.

Es ist nun nicht zu bestreiten, dass bei vielen Daoisten, allen voran bei *Zhuāng Zi* 莊子, sich häufig genug der extreme Individualismus meldet, der den Einzelnen vollständig aus der menschlichen Gemeinschaft heraushebt und ihn zu einer ironischen Haltung führt. Vom Konfuzianertum aus gesehen wurde hier mit Recht immer ein Anzeichen anarchischen Willens vermutet. Es kann aber kein Zweifel sein, dass der ironische Mensch, d. h. der Kluge und Böse, dem allumfassenden Weisen, Starken und Gütigen unterlegen ist, denn die Ironie ist zutiefst durch ein Stück nicht sublimierten und falsch gerichteten Geltungsbedürfnisses getragen. Der satirische – und aus eigener Unvollkommenheit letztlich pessimistische – Ironiker ist der Torso gewordene Affe des humorvollen Gütigen und starken Weisen. Und gerade der letztere Typus ist der eigentliche des chinesischen „Heiligen".

Der „Berufene" oder „Heilige" *shèng rén* 聖人 ist der, „der mit dem geistigen Ohre versteht und zu künden weiß, weil er auf dieser Erde feststeht und seinen himmlischen Auftrag ausübt, er ist wie eine leuchtende und wärmende zweite Sonne zwischen Himmel und Erde."[1]
Kaum einem Menschen ist es gegeben, die priesterkönigliche Sendung ganz zu erfüllen und das heilige Reich zum Frieden zu führen; aber diese hohe Idee wirkt zeugend im Seelengrunde.
Das hochgespannte Ideal des Daoismus bester Tradition, das mit der Staatsgesinnung des Konfuzianismus nicht nur harmonisch zusammengehen kann, sondern diese erst eigentlich beseelt und zu ihrem Träger wird, ist – im Gegensatz zur subjektivistischen Richtung des Daoismus – unter der Oberfläche des geschichtlichen Geschehens stets eine Quelle nationaler Kraft und Erneuerung gewesen.

---

[1] Eine beliebte Auslegung des üblichen und eines älteren Schriftzeichens für *shèng rén* 聖人, den heiligen Menschen. Sie ist eine Bezeichnung für den idealen Kaiser aber auch im Daoismus für den „innerlich Berufenen".

Der Gang der Erziehung in einer daoistischen Brüderschaft zerfällt in die Stufen des Heilspfades. Dieser ist aber nichts anderes als die innere Reifung des Menschen entsprechend seinem natürlichen Lebensalter durch die Stufen des Sterbens des jugendlichen, in die Welt verstrickten Menschen. Durch die Gewinnung der Geistesklarheit, durch Neugeburt aus dem Geiste, durch Gewinnung der Vereinigung mit dem Ursprung aller Wesen und mit den Mitmenschen entsteht ein souveränes „Wirken ohne wirken zu wollen", *wú wéi* 無為.
Das ist nun nicht so zu verstehen, als ob man durch eine einfache Psychotechnik Wiedergeburt und Vollendung erreichen könnte. Vielmehr gilt hier das harte christliche Wort: „Wer hat, dem wird gegeben, wer nicht hat, dem soll auch noch genommen werden." Ein jeder bringt verschiedene Anlagen und Gaben mit, daher ist auch der Unterricht für einen jeden anders, und jeder wird einzeln unterrichtet. Allerdings gibt es natürlich auch gemeinsame Vorträge in der Lehrhalle *jiăng táng* 講堂 für alle, zu denen auch die Mitglieder des äußeren Kreises zugelassen sind.

Das Geheimnis dieser Reifung, das diese Seelenführung kennt, ist nun: die ungeheure Vielfalt und Gegensätzlichkeit in unserem Unbewussten nicht zu verdrängen sondern sie als Tatsachenmaterial ins Bewusstsein zu erheben, zu bejahen und zum Aufbau eines neuen Menschen zu verwenden. Auf diesem Wege werden auch alle Schleusen der Genialität des kollektiven Gedächtnisses unserer Erbmasse geöffnet und der Gang zu den Müttern ruft die uralten und dunklen Geheimnisse der Seele und des Lebens ins Licht des Geistes. So entsteht beim Berufenen jene Tiefe und zugleich jene Klarheit, die wir nicht anders als mit dem Worte „**Erleuchtung**" *míng* 明 bezeichnen können. Hier haben sich Tiefe und Klarheit wie „Mond und Sonne" vereint.[1]

Das Mittel, in sich die Tiefe zu erleben, ist die Versenkung oder Meditation. Schon gleich bei der ersten Belehrung erhält man die Meditationstechnik mitgeteilt. Der Sinn dieser Technik besteht in nichts anderem als in der völligen Ausschaltung jeder Störungsmöglichkeit, die etwa von außen, vom Körper oder vom Denken oder Vorstellen herkäme, und der Herstellung der Haltung des Wartens oder Lauschens. Ihre Regeln, die auf uralter Erfahrung beruhen, lassen sich kurz wie folgt zusammenfassen:

---

[1] Im Schriftzeichen haben wir die Verbindung von **Sonne** 日 und **Mond** 月 zu Klarheit oder **Erleuchtung** *míng* 明. Dies ist eine alte Auslegung von Ming. Freilich kann es aber auch mit „Auge" und „Mond" geschrieben werden (*míng* 眀), wodurch das „Schauen der Wahrheit" gut ausgedrückt ist. Der Mond ist bekanntlich Symbol der „Wahrheit".

1. Man wählt ein ruhiges, weder dunkles, noch helles Zimmer. Im hellen Zimmer wird man durch die äußeren Bilder, im dunklen durch die inneren Bilder gestört.

2. Man wählt eine bequeme Haltung, die der Körper nicht bald wieder wechseln muss, also eine sitzende. Das Verschränken der Beine ist für denjenigen, der nicht daran gewöhnt ist, durchaus überflüssig. Dafür empfiehlt sich das feste Aufsetzen der Füße auf den Boden.

3. Der Rücken ist jedoch gerade zu halten (eventuell anzulehnen) und der Kopf hoch aber etwas zurück, sodass die Nasenspitze senkrecht über dem Nabel ist, das „*Licht der Augen*" also leicht auf die Leibesmitte, d. h. das Bewusstsein auf das Unbewusste (Sonnengeflecht?) gerichtet werden kann.

4. Die Augen werden halb offen gehalten. Für ganz geöffnete oder ganz geschlossene Augen würde das gleiche gelten müssen wie für das helle, beziehungsweise dunkle Zimmer. Die Augenstrahlen werden – über der Nasenspitze leicht konvergierend – auf die Leibesmitte gerichtet.

5. Die Hände werden – wie beim chinesischen Gruß – zusammengelegt, das heißt die rechte Hand bildet eine Faust, die von der linken umschlossen wird. Dies stellt zugleich eine *communio naturarum des Yang und Yin* dar.

6. Vor Beginn der Meditation holt man noch drei- bis fünfmal tief, langsam und gleichmäßig Atem, sodass das „Meer der Lebenskraft" *qì hǎi* 氣海 im Unterleib angeregt wird. Auf diese Weise wird verhindert, dass man während der Meditation durch den Zwang, einmal tief Atem zu holen, gestört wird. Während der Meditation achtet man überhaupt nicht auf den Atem. Der Mund muss geschlossen sein, man soll also nur durch die Nase atmen.

7. Darauf blickt man ehrfurchtsvoll das Bild des Meisters (in dem Schülerbrief) an, um sich gewissermaßen in dessen Gegenwart und voll Vertrauen der Meditation hinzugeben.

8. Danach stellt man völlige Gedankenleerheit her. Die Meditation ist ein „Sich-Lassen". Gerade nicht das Oberflächenbewusstsein sondern die geniale Tiefe soll zu uns sprechen.

9. Diese Gedankenleerheit wird erleichtert und findet ihr positives Gegenstück durch Richten des Bewusstseins auf die Leibesmitte, d. h. aufs Unbewusste.

10. Nun tritt man in das erste der drei vorbereitenden Stadien der Meditation ein. Alle Gedanken werden in der Vorstellung wie Affen am Fuße des Baumes, d. h. in der Leibesmitte (Eros!), festgebunden. Die Verbindung von **Logos** und **Eros** paralysiert die „Affen"-Gedanken. Das Bewusstsein wird vorstellungsmäßig ins Sonnengeflecht, d. h. ins Unbewusste, verlegt. Diese Fixierung heißt *dìng* 定 (vgl. im indischen Yoga: *dhäranä*).

11. Dadurch tritt nun eine gewisse Entspannung ein, wenn auch noch ein leises Festhaltenwollen vorhanden ist. Dieses zweite vorbereitende Stadium der Entspannung oder der Stille heißt *jìng* 靜.

12. Darauf erreicht man das dritte Stadium, in dem keine Anspannung mehr vorhanden ist, den Zustand friedlicher Seligkeit, chinesisch *ān* 安.

Nun endlich ist der Zustand erreicht, in welchem etwas mit einem „geschehen" kann. Dass was man dann erlebt (Bilder und Gedanken sind aber sofort zu verscheuchen!), ist der Inhalt der betreffenden Meditation. Diesen Inhalt kann man unmöglich vorher vermuten. Auch treten gewisse vorübergehende Störungen des Meditationszustandes auf, die jedoch in Wahrheit gerade Zeichen sind, dass man richtig meditiert hat.

Es wird empfohlen, sich vor dem Meditieren etwas Bewegung zu machen, damit die Glieder beim Sitzen nicht einschlafen. Man soll sich zwei- bis dreimal täglich je eine gute halbe Stunde („ein brennendes Weihrauchstäbchen lang") versenken und das „tägliche Offizium" des Gebets lesen. Aber überhaupt soll man am Anfang, wann immer man nichts anderes zu tun hat, in Meditation versinken.

Nach acht Tagen Übung soll man sich jeweils beim Meister melden, um über seine Erfahrungen zu berichten. Sind diese Erfahrungen die richtigen, so erhält man die nächste Meditationsaufgabe, andernfalls bleibt man stehen. Wenn man an einem Tag abgearbeitet oder nervös ist, soll man nicht meditieren, es ist dann doch nutzlos. Als Mittel der Ruhe wird aber empfohlen: „Versenkung in die Gottheit und Denken an den Meister."

Zu dieser Seelenführung durch „des Meisters Ehrwürden" *shī zūn* 師尊 tritt noch ein allgemeiner, mehr philosophisch gehaltener Unterricht durch den Novizenmeister oder Lehrmeister *xué zhàng* 學丈, der die Prinzipien der Seelenführung erläutert.

Hier auf Einzelheiten einzugehen, ist nicht nötig. Wir gehen nun über zur Darstellung des gesamten Meditationsweges, der sich in Analogie zum Heilspfade bewegt.

Das erste, was der Mensch erleben muss, ist, dass in seinem Unbewussten ein Gegenpol existiert, in den er sich einerseits versenkt und den er andererseits ins Bewusstsein emporhebt. Diese Stufe heißt der „Kreislauf des Lichtes" oder, mit einem entlehnten buddhistischen Ausdruck, das „Dharma-Rad" *fǎ lún* 法輪, (*sa. dharmacakra*), das „gedreht" werden muss (*zhuǎn fǎ lún* 轉法輪).

Durch das „Anbinden der Affen" *shuān hóu zi* 拴猴子 sollen die Gedanken abgestellt werden und zwar durch die Fixierung der Wesensnatur *xìng* 性 und des Bewusstseins im Gegenpol, im Zentrum des schicksalhaften Lebens *mìng* 命 in der Leibesmitte. Dies geschieht ohne Verkrampfung und Anstrengung, wie denn überhaupt das Wesentliche der Meditation auf Entspannung, nicht auf Anspannung beruht.

Die Vereinigung von Wesensnatur Xing und schicksalhaftem Leben Ming ist die *communio naturarum* von Yang und Yin und zu vergleichen mit der Vereinigung der Geschlechter. Oberhalb des Herzens thront als Zentrum des Geistes der göttliche Urmensch, der Mensch, der „die Ziffer Zwei mit sich führt als Zeichen seiner Beziehung" zu einem Du, zur Gottheit und anderen Menschen (*Rén* 仁). Im Lebenszentrum haust der egozentrische, individualistische, natürliche Mensch (*Rén* 人), von dem man nur sagen kann, dass er „auf zwei Beinen geht".

Aus ihrer Vereinigung, die für den natürlichen Menschen tödlich ist, entsteht die Neugeburt aus dem Geiste, der unverwesliche „Diamantleib" *jīn gāng shēn* 金剛身.

Der natürliche Mensch „schläft", d. h. er ist nicht in unser Bewusstsein aufgenommen. Es gilt aber, ihn aufzuwecken. Eben darum versenkt sich das Bewusstsein in ihn, oder wie man in der poetischen Kunstsprache der Meditationstechnik sagt: „Sonne und Mond – die beiden Augen – bescheinen die Erde – die Leibesmitte" (das Sonnengeflecht). Diese Erde ist das „eigentliche Feld des Elixiers" *zhèng dān tián* 正丹田. Dies Feld muss durch die Versenkung des Geistes „gepflügt" oder „beackert" werden *zhòng tián* 種田. Dadurch wird der natürliche Mensch in seinem Schlaf gestört, d. h. er kommt uns zum Bewusstsein.

Alle chthonischen Gottheiten tauchen auf. Man erlebt nun zwei Zeichen und meist auch etwas, was man für eine Störung der Ruhe und Stille der Meditation ansieht. Von diesen Zeichen oder der Störung will ich nicht reden, aber die Kunstausdrücke für sie anführen: Das eine Zeichen ist, dass im Sonnengeflecht „der natürliche Mensch erwacht", das andere, dass eben dort „Feuer" bemerkt wird. Die Störung, die übrigens zum ersten Zeichen gehört, besteht in einem leisen Sich-Regen im Wasserelement. Diese Störung verschwindet von selbst nach regelmäßiger Meditation. Sie ist übrigens ein gutes Zeichen, denn es handelt sich ja darum, alle Kräfte des Unbewussten als vorhanden zu erkennen und – anzuerkennen. Nochmals ist zu betonen, dass alles Schauen, alle Vorstellung, alles Visionäre bei dieser – trotz aller poetischen Ausdrücke – nüchtern psychologischen Schulung als Abweg gilt.

Nun tritt die nächst höhere Stufe ein. Man wird angeleitet, das „dritte himmlische Auge" *tiān yǎn* 天眼 (sa. *dîvya caksus*) als die wahre „Sonne", als den „Glanz unserer Wesensnatur" in der Mitte der Stirn zu erblicken. Dazu verhilft uns der „Bodhidharma", der „blauäugige Barbarenmönch", der „Meister der Meditation" in uns.

Durch eine bestimmte Form des „Wandanstarrens", wie es Bodhidharma (gestorben 529) geübt haben soll, erblickt man mit geschlossenen Augen das „dritte himmlische Auge", d. h. man wird sich, nachdem man den Gegenpol, die schicksalhafte Lebenskraft in sich erfahren hat, des göttlichen Führers, des „Lichtglanzes der Wesensnatur" bewusst. Von nun an blickt man mit diesem „himmlischen Auge" auf das Lebenszentrum, die Wesensnatur bestrahlt ihren eigentlichen Gegenpol, das Leben in uns wie das Himmelslicht die Erde. Ein nunmehr volles und äußerst heftiges Erwachen des natürlichen Menschen ist die Folge. Eine Verdichtung der Lebenskraft im Lebenszentrum findet statt, eine Zusammenballung, die sich nicht wieder auflösen darf.

Außer diesem Zeichen der „Sammlung" (Koagulation) und der Heftigkeit des Erwachens erlebt man als drittes Zeichen das „Öl" *yóu* 油 oder den „Trank der Todlosigkeit" *gān lù* 甘露 („süßer Tau", sa. *amrta*). Nun ist man an der Schwelle zur zweiten Abteilung des Weges angelangt. Alles Bisherige und der Meditationsweg überhaupt bestehen zum wesentlichen Teil aus „Arbeit an der Lebenskraft" *mìng gōng* 命功. Ist es bisher noch nicht geschehen, so wird jetzt die läuternde oder veredelnde „Arbeit an der Wesensnatur" *xìng gōng* 性功 nachgeholt. Denn die zweite Abteilung, „die rückläufige Bewegung", setzt gefestigtes Ethos und Charakter bei aller chinesischen Unbefangenheit voraus.

Das Niveau jenseits der Gegensätze duldet gleichwohl kein charakterloses Spiel mit Gut und Böse – wenn auch das „Gute“ in einem ganz tiefen Sinn verstanden wird, der sich erheblich von gewöhnlicher Moral unterscheidet.

Jetzt wird eine neue Weihe vorgenommen. Ein feierliches Gelübde der Regulierung der Lebensführung durch ein höchstes Prinzip, *sub specie aeternitatis*, wird an dieser Stelle gefordert. Meine konfuzianischen und daoistischen Lehrer verlangten von mir das Gelübde der Nachfolge Christi in einem ganz tiefen und allerletzten Sinne. Ich gestehe – wenn schon alles, was ich hier berichte, naturgemäß etwas durchaus Persönliches ist –, dass mich dies unerwartete Verlangen, dessen letzte Tiefe ich hier gar nicht andeuten kann, in einem Maße erschüttert hat – und ich war damals immerhin schon *nel mezzo del cammin di nostra vita* und hatte manches Gewaltige innerlich erfahren –, dass man es verstehen wird, wenn ich über Einzelheiten schweige.

Nur so viel möchte ich bemerken: Welch tiefes Verständnis für das Walten des göttlichen Logos, für das Verhältnis von geschichtlicher zu übergeschichtlicher Religion, für die nährende Kraft der im Blute ererbten religiösen Substanz gehört dazu, den Konfuzianer in seinem Konfuzianismus, den Buddhisten in seinem Buddhismus, den Christen im Christentum fest verankert sehen zu wollen und zugleich den übergeschichtlichen, allerletzten unsagbaren Kern der „zehntausend Religionen“ *wàn jiào* 萬教 als genau so wesentlich in ungeheurer Brückenspannung miteinander zu verbinden!

Die Vorbereitung zu dem Gelübde fand nunmehr durch eine Belehrung in der neben der Meisterkapelle liegenden Sakristei statt. Es war eine wahre vertraute Sitzung, eine *„upanisad.“* Und hierüber muss ich, des Zusammenhangs mit dem ganzen Meditationspfad wegen, noch einiges sagen: Die geheime, uralte Weisheit wurde, soweit sie überhaupt überlieferbar ist, vom höchsten Altertum her in China bis zu den Zeiten des *Meng Zi*, in Indien bis zu den Zeiten Buddhas, im Westen bis zu den Zeiten Christi öffentlich gelehrt, danach aber nur in geschlossenen Kreisen, da der Intellektualismus die Menschen blendete aber nicht erleuchtete.

Uns kritischen Abendländern ist eine derartige Geschichtsauffassung natürlich ein Unding. Tatsache ist allerdings, dass in Urzeiten die archaische Denkform noch allen gemeinsam und Religion eine absolute Stammes- und Volksangelegenheit war. Heute setzen die wertvollsten Kenntnisse der Seelenführung einen geschlossenen Kreis voraus zwischen mindestens zwei Personen, Schüler und Lehrer.

In ihrem gegenseitigen und rückhaltlosen Vertrauen kommt es zur Verbindung des Bewusstseins mit dem Unbewussten in methodischer und langsamer Erschließung.

Der bisherige Weg der Meditation, zu dessen Zurücklegung manche viele Jahre, ja mehr als zehn Jahre brauchen, stärkt u. a. die Basis des ganzen Menschen, auch durch Anregung der inneren Sekretion, gewaltig.

Die neue Stufe stellt hohe Anforderungen. Buddha hatte, wie die Überlieferung berichtet, „dreitausend gute Taten getan und achtzig Verdienste sich erworben", ehe er die Erleuchtung gewann und musste danach doch noch vierzig Jahre lang predigen. Die Stufe der Arbeit an der Wesensnatur zu vollenden, ist selten einem Menschen gegeben. Auch die Tätigkeit der Verkündigung ist übrigens Arbeit an der Wesensnatur! Nun aber gilt es, die Meditationstechnik zu wechseln. Man versenkt sich nicht mehr in das Lebenszentrum, sondern bleibt auch ohne diese Fixierung frei vom Gedankenspiel. Höchstens sendet man einen „Gedankenfaden" zum Lebenszentrum ab.

Auch die Skala der drei vorbereitenden Stadien „Ding, Jing, An" ist nicht mehr vonnöten. Stattdessen erweckt man in sich die emotionale Stimmung der „Freude" *kuài lè* 快樂. Unter Anleitung des Meisters wird nun der Strom von der „Keimblase" der Mitte durch einen „Gedankenfaden" nach vorne gelenkt und von dort als geteilter Strom gürtelartig zurück zu den Nieren, dort wieder vereinigt und dem Rückgrat entlang über den Kopf und die Mitte der Stirn abwärts zur Brust und Lebensmitte geleitet. Der Kreislauf des Lichtes ist geschlossen.

Das „Rad des Dharma wird gedreht!" Bewusstes und Unbewusstes, Himmel und Erde, Wesensnatur und Lebenskraft sind durch diesen Kreislauf in fruchtbare Wechselwirkung getreten, nämlich vorstellungsmäßig, als innere Erfahrung, als unvergänglicher Erlebnisbesitz. Und das ist das Entscheidende, nicht etwa irgendeine so genannte objektive Richtigkeit der einzelnen Bahnen, die das „Licht" auf seinem Kreislauf benützt. Das Bewusstsein hat sich geöffnet für die Abgründe des Unbewussten, eine leichte Kommunikation beider hat begonnen. Keine Verdrängung, keine Verkrampfung findet statt, denn das ist ja gerade das Zeichen asiatischer Weisheit: Weltüberlegenheit ohne Anstrengung, Enthaltsamkeit ohne Verdrängung, Zucht ohne Zwang, und das bedeutet: schweben in Freiheit, „leer" sein, „von selbst" handeln.

Das chiliastische Ideal der Chinesen ist *dà tóng shì jiè* 大同世界 = „die Welt der großen Harmonie“ nach dem bekannten Kapitel des Ritenbuches. Dann wird jeder ein „Edler“ *jūn zi* 君子 sein. Das aber bedeutet: *nèi shèng wài wáng* 内聖外王 = „nach innen ein Heiliger, nach außen ein Souverän“. Diesen Typus zu verwirklichen, das ist die eigentliche Aufgabe des Einzelnen – die nun durch die Zucht des Sich-Lassens verwirklicht wird – und das chiliastische Reich vorzubereiten ist die Aufgabe aller, insbesondere der Träger der daoistischen Tradition. Es schließen sich hier Anfang und Ende des Mythos der Geschichte zusammen.

So wie in Urzeiten einst die geheime Lehre Allgemeingut aller war, jetzt aber auf wenige beschränkt ist, so soll sie einst wieder Allgemeingut werden, das dann eine veredelte Menschheit erleuchtet. Der Mythos deutet das Edle und Heilige als einst – d. h. in der Vergangenheit wie in der Zukunft – herrschend, während jetzt der Mensch um seine Pflege sich mühen muss und dabei von den vielen „kleinen Meistern“ nur Unverständnis und billiges Gelächter erntet.

Einen Mythos kritisch und rational zu zerpflücken, ist nicht notwendig und nicht angemessen. Lassen wir den frommen Glauben der Heidenwelt undiskutiert! Oder dürfen wir auch in ihm das Walten des *Logos spermatikos* erblicken?

Die Abteilung der „Arbeit an der Wesensnatur“ *xìng gōng* 性功 beginnt mit viererlei:

1. Der Wille zur Individuation, zum Werden einer geschlossenen charaktervollen Persönlichkeit muss vorhanden sein. Das feierliche Gelübde war der Anfang eines neuen Impulses, die Eröffnung eines neuen psychischen Gefälles.

2. Das Studium der alten heiligen Schriften der Chinesen muss jetzt (an Hand bestimmter – daoistischer – Kommentare) vorgenommen werden, da deren Inhalt wesentlich charakterbildend wirkt.

3. Mit den „Dao-Freunden“ ist ein freundschaftlicher und brüderlicher Verkehr zu pflegen, auf dass einer den anderen innerlich fördere.

4. Die sittliche und weltanschauliche Lehre der großen daoistischen Urweisheit, kurz: das *dào* 道 selbst muss überall verbreitet werden.

Zugleich aber muss man vor allem durch den Meister selber weiter gefördert und unterrichtet werden, da dies ja eigentlich die Voraussetzung zu den vier Punkten bildet.

Nun gibt es zwei Arten des Unterrichts, ein „rationales Lehren" *lǐ xué* 理學 und ein „mystisches Lehren" *dào xué* 道學. Die zweite Art lässt sich eigentlich überhaupt nicht in Worte fassen, sie strömt gewissermaßen vom Meister auf den Schüler über. Und das ist es, was man im eigentlichen Sinne „Schule der Überlieferung" *chuán mén* 傳門 nennt, das ist die wortlose Überlieferung. Ihr Weg führt von der Reinigung (*via purgativa*) des Menschen zur Vereinigung mit dem Urgrund (*via unitiva*), „durch Tugend zum Licht", wie der Westen sagt. *Jìn rén hé tiān* 盡人合天 „erfülltes Mensch-Sein vereint mit dem Himmel!", sagt der Chinese dazu.

Wir verlassen nun wieder die Arbeit an der Wesensnatur und all die verschiedenen philosophischen und religionskundlichen Studien, um zum eigentlichen Meditationsunterricht zurückzukehren. Er wird wie bisher durch „mündliches Geheimverfahren" *kǒu jué* 口訣 erteilt, das der Meister denen zukommen lässt, die „mich kennen" *zhī jǐ* 知己 oder – „die das Selbst kennen".

Bezüglich des „Kreislaufs des Lichtes", d. h. der bewussten Wechselbeziehung von Bewusstem und Unbewusstem, ist noch nachzutragen, dass kein Zerteilen des Stromes stattfinden darf, weder hinter dem Herzen, noch am Hinterkopf, noch auf dem Scheitel, noch nach Passieren der Stirnmitte. An diesen vier Stellen sind gewissermaßen „*Tore*", durch die der Strom hindurchgehen muss.

Das Zerstreuen des Stromes über der Nase und sein Fließen zur Kehle wird verhindert, indem man die Zungenspitze aufrollt und an den Gaumen legt (*shàng è* 上齶). Die Zunge bildet dann – wie man poetisch sagt – die „Vogelbrücke" *què qiáo* 雀橋 oder richtiger die „Elstern-Brücke" *què qiáo* 鵲橋, auf der im Sternenmärchen die Himmelstochter, die Spinnerin, über den Himmelsfluss hinüber zu ihrem Gatten, dem Kuhhirten, gelangt.

Das Licht des „himmlischen Auges" muss nun, durch den Kreislauf mächtig gefördert, langsam wie eine leuchtende Kugel wachsen und immer weiter seine Strahlen aussenden. Man sieht, was man bestrahlt (man erkennt nur das, dessen man sich bewusst wird!). „Zwischen den Augen schießt es hervor und erleuchtet die zehntausend Welten."

Im weiteren Verlauf der Meditationen über den geschlossenen Kreislauf des Lichtes bekommt man – durch das Eingeschlossensein in den Kreis – plötzlich eine „Störung“, das Gefühl der Einsamkeit, der Verlassenheit. Es ist, als ob die ganze Welt versänke und man selbst verloren wäre.

Ein unheimliches Grauen steigt auf, hervorgerufen durch den natürlichen Menschen in uns, der nicht auf die Welt verzichten will. Da heißt es, einfach mutig durchzuhalten, der Mensch steht ja dem Urgrund der Welt, nicht mehr der Erscheinung gegenüber, es kann ihm nichts geschehen. Durch dieses Vertrauen verschwindet das Grauen sofort, und eine wunderbare Seligkeit zieht ein.

Im Übrigen ist jetzt die Meditation gänzlich abzustellen. Nur wenn sie sich von selber einstellt, soll man sich ihr hingeben. Es gilt hier die Regel: *wú wàng wú zhù* 無忘無助, „Nicht vergessen, aber auch nicht nachhelfen!“ Das Aussetzen der Meditation ist von ganz besonderer Wichtigkeit. Sie ist ja nur ein Mittel, und zwar ein nicht ungefährliches. Übertreibungen führen zu nutzlosen Störungen des psychischen Gleichgewichts, während das Ergebnis ja gerade die *cummunio naturarum* in vollkommener Harmonie sein soll.

Die eigentümliche „Leere“ *xū kōng* 虛空 (sa. *sunyatä*), die dann als ein „Zeichen“ bei völliger Ruhe im Herzen *xīn* 心 erlebt wird, ist das Spüren des Grundes unseres eigenen Wesens und des Weltalls.

„Die wahre Leere ist nicht leer, die rechte Existenz ist „Nichtexistenz“. Diese Leerheit ist nicht einfach als Nichts anzusehen, sondern als das unsagbare „Ganz-Andere“: „Als ob etwas da wäre, und als ob nichts da wäre.“ Wie an einem Gefäß, wie schon **Lao Zi** sagt[1], das Wesentliche nicht die Wandung ist, sondern, dass es hohl ist, so ist es auch mit der „Leere“ des Menschen und des Alls. Sie ist nicht fassbar, sie ist das Wesentliche, sie kann unegoistisch alles gütig aufnehmen. Diese Leere ist der Kern aller Dinge, ja, alles, was unsere Erfahrung ausmacht, ist im Grunde nichts anderes als diese Leere. „Die Leere ist die Gestalt, die Gestalt, das ist die Leere!“, wie das buddhistische *Diamant-Sutra* treffend sagt.

Die bisherige Arbeit, der Kreislauf des Lichtes und der Beginn der Arbeit an der Wesensnatur entsprechen dem „menschlichen Dao“ *rén dào* 人道 . Es kommt nun darauf an, zur zweiten Abteilung des Weges hinüberzugehen, zur Verstärkung der Arbeit an der Wesensnatur und zur völligen Einbeziehung und Sublimation der Lebenskräfte in unserer Wesensna-

[1] **E. Rousselle** bezieht sich hier auf *Lao Zi*, Kap. 11: „Nutzen der Leere!“

tur, d. h. die Stufe der Verwandlung in das „Dao der Wesensnatur" *xìng dào* 性道, und der Hauptinhalt dieser zweiten Abteilung des Weges ist die Sublimation oder die „rückläufige Bewegung" der Essenz *jīng* 精.

Sie wird aufgespeichert und verwandelt sich in lebensspendendes Qi. Eine hierzu notwendige zeitweilige Askese soll ohne jeden Zwang vollzogen werden. Voraussetzung dieser Stufe ist, dass der Schüler die Mitte des Lebens überschritten hat, also ungefähr vierzig Jahre alt ist.

In China ist das Gefühl für die tiefen Vorgänge unseres inneren Lebens außerordentlich lebendig. Altersklassen sind auch in der Sitte deutlich abgestuft. So kann sich der vierzigjährige Mann, der ja gemeinhin bereits Großvater ist, einen Schnurrbart stehen lassen, der sechzigjährige, der häufig schon Urgroßvater ist, einen Vollbart. Auch die Erlangung der Geistesklarheit, des „Über-den-Dingen-Stehens", diese Station des reifen Mannes und gar die der Altersweisheit ist naturgemäß ungefähr an dieses Lebensalter gebunden. Also erst der etwa Vierzigjährige bekommt die Meditation über die rückläufige Bewegung mitgeteilt, erst der Sechzigjährige widmet sich ganz dem „Dao des Himmels" *tiān dào* 天道.

Rückblickend auf die erste Abteilung des Meditationsweges und grundsätzlich für die ganze Ausbildung und Entfaltung der anderen Abteilungen muss hier eine psychologische Bemerkung eingeschaltet werden. Die Lokalisierung gewisser Vorgänge an bestimmten Stellen des Körpers wie Stirnmitte, Herzgegend, Nieren, Leibesmitte usw. entsprechen einer archaischen Psychologie. Ihre objektiv richtige Lokalisierung ist völlig gleichgültig, es kommt nur auf die Wirksamkeit dieser Anschauungen und der mit ihnen verbundenen Erfahrungen des Schülers an. Grundlegende Erfahrungen zu machen, die uns tief bewegen, ungeahnte Durchblicke zu eröffnen und den Weg für neue sinnvolle Verlagerungen unserer psychischen Komponenten freizumachen, das ist das einzig Entscheidende der ganzen Meditationstechnik.

Es ist grundlegend wichtig, dass der Mensch den Gegenpol in sich, das Unbewusste und die ganze Lebenskraft einmal richtig erlebt – nicht nur intellektuell zur Kenntnis nimmt! Es ist grundlegend wichtig, dass alles, was im Unbewussten liegt (symbolisch „Erde, Feuer, Wasser" genannt), als nun einmal gegeben mit allen guten und bösen Eigenschaften anerkannt, bejaht und als Material verwandt wird. Es ist grundlegend wichtig, dass all dies ins Bewusstsein gehoben und eine leichte Kommunikation von Bewusstem und Unbewusstem hergestellt wird.

Und es ist grundlegend wichtig, dass derjenige, der die Lebensmitte überschritten hat, das „Sterben des natürlichen Menschen" als grauenhaftes Erleben zu fühlen bekommt. Nur so ist die Überführung zum Volltypus des geistesklaren und überlegenen reifen Mannes möglich, nur so eine wirklich sinnvolle organisch wachsende Reifung ohne Abwege und ohne – bei der Kürze des Lebens – bedauerliche Verluste durch ungenützte Jahre möglich.
Dadurch, dass all dies ins Bewusstsein gehoben wird, tritt keineswegs eine Intellektualisierung unserer tiefsten Kräfte ein, vielmehr wird durch Verstehen die Bahn für neue psychische Gefälle, die dann ganz von selbst eintreten, freigemacht.

Aus dem Bisherigen, das die erste Abteilung mit allen Einzelheiten genau darstellte – lediglich mit Verschweigung des Wesens der beiden ersten Zeichen und der ersten Störung –, hat nun der Leser einen genügend ausreichenden Einblick erhalten, um sich von der ganzen psychologischen Methode ein Bild machen zu können. Da nun die folgenden Abteilungen nur für solche bestimmt sind, die die Lebensmitte überschritten und den Anblick ihres eigenen, langsam nahenden Todes bejaht haben, also sowieso wiederum für einen engeren Kreis bestimmt sind, auch die zweite Abteilung gerade höchst persönliche Dinge – die Auseinandersetzung mit der Sexualität – enthält, so wird man verstehen, dass ich es für richtig befinde, die folgenden Stufen nur in ihren Grundzügen darzustellen.

Notwendig ist auch jetzt neben der sittlichen und geistigen Vertiefung durch die Arbeit an der Wesensnatur die Aussprache und Belehrung in Einzelheiten durch erfahrene Dao-Freunde. Man hat daher seit einiger Zeit (am Ende der ersten Abteilung) zwei Dao-Freunde als sogenannte „Hüter der Norm" *hù fǎ* 護法, (sa. *dharmapäla*) zur Seite gestellt bekommen.

Diese beiden Dharmapälas schützen den Schüler zur Rechten und zur Linken wie zwei Erzengel, wie der die Pagode der heiligen Lehre tragende Himmelskönig *tuō tă tiān wáng* 托塔天王, *Vaisravana* mit seiner Lanze, „von dem viel vernommen wird" *duō wén* 多聞. Und wie der jugendliche Feldherr der himmlischen Heerscharen *wéi tuó* 韋陀 (sa. *Skanda*) mit seiner Diamant-Streitkeule.

Unter der schützenden Bedeckung dieser zwei Erzengel kann dann auch auf dem folgenden Wege, den man nun, leicht vom Geisterhauch umwittert, beschreitet, nicht allzuviel Gefährliches geschehen. Im übrigen ist die ganze Einrichtung heilsam und notwendig.

Denn nun handelt es sich um das selige Mysterium der Empfängnis des neuen Menschen aus Wasser und Feuer. Unsere wahre Wesensnatur ist der „ursprüngliche Geist“ *yuán shén* 元神, in welchem Natur und Leben eins sind, er ist das große göttliche Dao. Dieser Urgeist hat sich nicht inkarniert in uns, sondern hat sich im „Urgrund, dem großen Einen“ kristallisiert. Er wartet nun auf die große Inkarnation.

Im Menschen bilden nun Logos und Eros (Erkennen und Ergreifen), Herz und Nieren, die großen Gegensätze wie Feuer und Wasser. Der natürliche Mensch lässt beide als Gedanken und als Fortpflanzung nach außen verströmen. Es gilt aber, sie zu sammeln, wodurch Bewusstsein und Unsterblichkeitskraft einander befruchten. Diese Umkehr der Kraft, diese zeitweilige Askese, nennt man die „rückläufige Bewegung“ oder wie man auch sagt: „Der Himmelsfluss (die Milchstraße) fließt stromaufwärts.“ Die beiden „Schöpfräder“ oder „Treträder“ pumpen gewissermaßen das „Wasser“ auf das höher liegende Gelände. Auf diese Weise werden Herz und Lebenskraft erfrischt und ernährt.

Der Mensch hat die drei Flüsse oder Strömungen „Geist, Vitalkraft, Essenz“ (*shén* 神, *qì* 氣 und *jīng* 精) in sich. Der gewöhnliche Mensch verschwendet die Essenz, dadurch wird die lebenspendende Kraft des Qi aufgezehrt und dadurch wiederum der Geist. Wird nun Askese geübt, so werden die Essenz und das Qi gestärkt (Jing in Qi verwandelt) und endlich Qi in Shen verwandelt.

Wir stoßen hier auf die Anschauung der Sublimationsmöglichkeit, die zwar nicht so einfach vorhanden ist, wie dies die chinesische Physiologie annimmt. Aber Tatsache ist, dass Lebenskraft und auch geistige Frische aufs Stärkste von der Tätigkeit der inneren Sekretion abhängen.

Dass nur gefestigte und klare Geister an dieses Gebiet herangehen sollten, ist klar, daher rührt auch die Vorschrift, dass der Schüler die Lebensmitte überschritten haben muss. Im übrigen ist zu sagen, dass wiederum alles Physiologische nur Anknüpfungspunkt für die Meditation bildet. Das Entscheidende liegt jeweils in den geistigen Ergebnissen, zu denen man durch diesen eindrucksvollen Weg geführt wird. Auch ist die eigentliche Askese von hundert Tagen, die nun durchgeführt wird, durchaus vorübergehend. Man nimmt an, dass nach Vollzug der Übungen der Körper automatisch die Sublimation vollführt. Das ist genau so wie beim „Kreislauf des Lichtes“.

Haben die Übungen Erfolg gehabt, dann „kreist das Licht", ohne dass noch eine Meditation notwendig wäre. Das bedeutet natürlich, dass das, was einmal unter bedeutsamen Erfahrungen, ja Erschütterungen ins Bewusstsein gehoben ist, nun nicht mehr verloren gehen kann. Der Kreislauf, das „Dharma-Rad", bekommt nunmehr eine erheblich verstärkte Aufgabe. Das „Erdreich" im Menschen war einbezogen und schon meldeten sich die chthonischen Götter. Nun aber gilt es, den Odem und die Keime in die Gewalt zu bekommen. Eine Anregung der Keime erfolgt durch die Entsendung eines Lichtstrahls, jedoch keine Auslösung. Die Atmung, die in gewissem Sinne auch Träger des Odems ist, muss reguliert werden, bis sie rhythmisch im Einklang mit dem Schlagen des Herzens geschieht.

Das Herz aber kommt zur Stille durch den Atem. Sonne und Mond scheinen wie die Augen nach außen, wenn aber die wahre Sonne und der wahre Mond nach innen leuchten, dann kristallisiert sich das Licht, d. h. der Keimkraft der Sonne und des Mondes. Am Rückgrat entlang wird beim Einatmen diese Keimkraft (die Essenz) vorstellungsmäßig bis zum Gehirn hochgeleitet, beim Ausatmen vorne zurückgeleitet. Beim Einatmen wird das untere Tor der Kraft geöffnet, beim Ausatmen wird das obere Tor geschlossen.[1]

Wir hatten schon bei der ersten Abteilung des Weges gesehen, dass auch im Lebenszentrum eine Zusammenballung stattfindet, die nicht mehr verloren werden darf. Wir übergehen die Einzelheiten, die Rhythmen des Atmens und das Waschen und Baden. Die Auslösung liegt im Auge. Inmitten des Lichts erscheint nochmals ein Lichtpunkt. Auf einmal ist die Keimperle da.

Der wahre göttliche Urmensch, der *Humanus*, der Träger unserer göttlichen Wesensnatur und der natürliche Mensch, der *Homo*, der Träger der Lebenskraft, haben sich vereinigt, Sonne und Mond haben ihre Keime vereint, alle Polaritäten – auch die Drachen der Yang- und Yin-Pulse im Menschen – haben in einer *communio naturarum* ihre Zusammenfassung gefunden. Der neue unsterbliche Mensch ist im Lebenszentrum empfangen worden.

---

[1] Diese Stelle bezieht sich auf das 10. Kapitel des *Dao De Jing*: „Kannst du deine Seelenkräfte sammeln, zur Weichheit gelangen und wie ein Baby werden? ... Kannst du beim Öffnen und Schließen der himmlischen Tore wie ein Vogelweibchen sein?"

3. Der goldene Embryo:

Die Geburt des neuen Menschen in uns ergreift immer mehr Besitz von uns. Er wächst in uns und bedarf unserer besten Kräfte. Während zehn Mondmonaten (neun Sonnenmonaten) wird der neue Mensch, der noch ein Homunculus ist, ein Gold-Embryo *jīn tāi* 金胎 (sa. *hiranyagarbha*), von uns innerlich genährt. Während dieser Zeit findet die „gelinde Erhitzung" statt, um ihm eben unsere Unsterblichkeitskräfte zuzuführen. „Nach einem Jahre werden die Waschungen und Bäder warm."

Der göttliche Genius hat sich mit unserem Odem vereinigt. Wurden früher die Essenz in Vitalkraft umgewandelt, so wandelt sich jetzt der Odem in den ursprünglichen Geist um. Was bisher Embryo war, drängt nun nach Geburt. Vorstellungsmäßig steigt unser unsterbliches Wesen als *puer aeternus* empor, sprengt das Schädeldach beim dritten Auge und wird mit einem Schrei, dessen Echo der Himmel wiedergibt, geboren. Der Wiedergeborene aber thront als unsterbliches Wesen in der Lotosblume über unserem Haupte.

Diese teils alchimistischen, teils poetisch-allegorischen Vorstellungen besagen, dass wir in dem neuen Menschen unser wahres Wesen durch gewaltige Erlebnisse nicht nur gefunden haben sondern nunmehr von dort her leben.

Dieser neue Mensch wird mit einem indischen Ausdruck „Diamantleib" *jīn gāng shēn* 金剛身 (sa. *vajrakäya*) genannt. Noch aber leben wir in unserem Erscheinungs- oder „Verwandlungsleib" *huà shēn* 化身 (sa. *nirmäna-käya*). Wir haben hier auf Erden unsere Aufgabe zu tun und gerade diese unsere Erscheinung mit tieferem Sinne zu erfüllen.

Nun besitzt unsere Erscheinung (nach indischer Tradition) fünf Komponenten. Diese fünf Gruppen *wǔ yùn* 五蘊 (sa. *pañca-skandha*) sind das Äußere *sè* 色 (sa. *rûpa*), das Leiden, nach mancher Anschauung auch die Empfindungen *shòu* 受 (sa. *vedanä*), die (denkende) Wahrnehmung *xiǎng* 想 (sa. *samjñä*), die Anlagen oder unbewussten Aufbaukräfte, die von einer Existenz zur anderen führen, die Wandlung *xíng* 行 (sa. *samskära*) und das verstehende Erkennen *shí* 識 (sa. *vijnäna*).

Einsam thronte bisher der neue Mensch, der „Diamantleib", überlegen unserem ganzen Sein, überlegen der Welt als „Buddhasohn" *fó zi* 佛子 gleich dem mystischen Vajrasattva *jīn gāng yǒng* 金剛勇 als der wahre „Sohn des Himmels". Nun gewinnt jede Vorstellung Gestalt und zwar entsprechend den fünf Komponenten unseres Wesens.

In alle dem sind wir mitten drin, ja wir wollen gerade unseren Erscheinungskörper festhalten, aber der Diamantleib besitzt dabei die heilige „Leerheit", ja wird immer mehr entleert. Auch in diesen fünf Gruppen ist jedesmal wiederum die ganze Zahl der Komponenten enthalten, so erscheinen wir als ein und derselbe in jeglicher der mannigfaltigen Äußerungen.

Dann aber setzt noch einmal auf höchster Ebene das Wirken des „blauäugigen Barbarenmönches" ein. Alle unsere Erscheinungsformen sind ja im Grunde nur leere Gestalt. Indem wir dies erkennen, „starren wir die Wand an" wie *Bodhidharma*, und das „Licht unserer Wesensnatur" strahlt zurück auf das Ursprüngliche. Erst dadurch wird die ganze Einheit unserer vielgestaltigen Individualität hergestellt. Als letzten und höchsten Zustand erlebt der so erleuchtete einheitliche Mensch das zweitlose Eine. Er wird eins mit dem Dao des Himmels. „Pflege des Dao, Werden zum Dao, Sein des Dao!"

Er wahrt die Achse der Welt, die die heilige „gelbe Mitte" ist und wirkt an der ihm angewiesenen Stelle im Kosmos im Hier und Jetzt. Er wirkt, ohne wirken zu wollen. Leer von aller Besonderheit ist er eins mit der Welt und ihrem Geschehen und Leben und eins mit ihrem gemeinsamen Urgrund. Denn nun lebt er vom kosmischen Urgrund her.

„Ohne Entstehen, ohne Vergehen, ohne Vergangenheit, ohne Zukunft.
Ein Lichtschein umgibt die Welt des Geistes.
Man vergisst einander, still und rein, ganz mächtig und leer.
Die Leere wird durchleuchtet vom Schein des Herzens des Himmels.
Das Meerwasser ist glatt und spiegelt auf seiner Fläche den Mond.
Die Wolken schwinden im blauen Raum, die Berge leuchten klar.
Bewusstsein löst sich in Schauen auf, die Mondscheibe einsam ruht."

(*Liu Hua Yang*)

Literaturhinweise:

Chinesische Texte:

Zhèng Tǒng Dào Zàng 正統道藏 (Schätze des Dao aus der Zheng Tong-Periode), erster Druck 1444, Nachdruck 1924 durch Commercial Press, 60-bändige Ausgabe
Xìng Mìng Guī Zhǐ 性命圭旨 (Kaiserlicher Leitfaden über die Wesensnatur und das Leben), ohne Jahresangabe
Tài Yǐ Jīn Huá Zōng Zhǐ 太乙金華宗旨(Grundsätze über die goldene Blüte des höchsten Einen), ursprünglich *Lǚ Dòng Bīn* 呂洞賓, einem der acht Unsterblichen aus dem 8. Jahrhundert, zugeschrieben, veröffentlicht in 18. Jahrhundert, ohne Jahresangabe

Westliche Texte:

Bloefeld, John: Das Geheime und Erhabene – Mysterien und Magie des Taoismus, Otto Wilhelm Barth Verlag, 1974
Chang Chung-Yuan: Original Teachings of Ch`an Buddhism, New York, 1969
Chang Po-Tuan: Das Geheimnis des goldenen Elixiers, kommentiert von Liu I-Ming, übersetzt von Thomas Cleary, Wien, 1990
Despeux, Catherine: Taoisme et Corps Humain, Paris 1994
Dieselbe: Das Mark des Roten Phönix, Uelzen, 1995
Girardot, N.J.: Myth and Meaning in Early Taoism, California Press, 1974
Homann, Rolf: Pai Wen Pien – The Hundred Questions, Leiden, 1976
derselbe: Die wichtigsten Körpergottheiten im Huang-ting ching, Göppingen, 1971
Kohn, Livia: The Taoist Experience, New York, 1993
Liu Hua-yang: Das große Werk, übersetzt von Georg Zimmermann, Origon Verlag, Bern, 1987
Lu Kuan Yü: Taoist Yoga, London, 1970
Mokusen Miyuki: Kreisen des Lichtes – Die Erfahrungen der goldenen Blüte, München, 1972
Robinet, Isabelle: Taoist Meditation, New York, 1993
Schipper, Kristofer: The Taoist Body, California Press, 1993
Ware, J.R.: Alchemy, Medicine & Religion in the China of A.D. 320, New York, 1966
Werner, E.T.C.: The Chinese Idea of the Second Self, Shanghai, 1932
Wilhelm, R./Jung,C.G.: Das Geheimnis der goldenen Blüte, Zürich, 1929

Die acht Gefäße Qi Jing Ba Mai

Einführung:

Die 8 außerordentlichen Gefäße *qí jīng bā mài* 奇經八脈 sind: Chong Mai, Ren Mai, Du Mai, Dai Mai, Yang Qiao Mai, Yin Qiao Mai, Yang Wei Mai und Yin Wei Mai.

Sie sind ihrem Wesen nach von den 12 Hauptleitbahnen verschieden, da sie weder eine direkte Verbindung zu den Zang-Fu-Organen haben, noch an die beständige Zirkulation von Qi und Blut angeschlossen sind. Sie haben, abgesehen von Du Mai und Ren Mai, keine eigenen Punkte, sondern verknüpfen bestimmte Akupunkturpunkte der Hauptleitbahnen. Damit stellen die 8 Gefäße ein übergeordnetes Ordnungsprinzip zu den regulären Leitbahnen dar.

Sie dienen als Auffangbecken für überschüssiges Qi und Blut und sind auf der Ebene der essenziellen Energien *jīng qì* 精氣 das Bindeglied zwischen Himmel und Erde im Mikrokosmos.

Die Wundergefäße verknüpfen auch das angeborene Vermögen des Vorhimmels *xiān tiān zhī qì* 先天之氣 mit dem erworbenen Vermögen des Nachhimmels *hòu tiān zhī qì* 後天之氣 und bilden so die grundlegenden Strukturen im Menschen.

Wie eine Matrix (lat. „Stamm, aus dem die Zweige kommen", „Muttertier") herrschen sie im Untergrund verborgen über die Entwicklungsvorgänge und Reifezyklen des Menschen und stellen so eine energetische Wirklichkeit dar, welche der scheinbaren Wirklichkeit der 12 regulären Leitbahnen übergeordnet ist.[1]

Die Theorie und Praxis der acht außergewöhnlichen Gefäße zu kennen und am kranken Menschen anzuwenden gehört zu den größten Herausforderungen eines fortgeschrittenen Akupunkteurs.

---

[1] Der bekannte Kinofilm „Die Matrix" kann als ein metaphorisches Beispiel dieser Zusammenhänge gelten: Der Film zeigt unser Leben als eine Scheinwelt, die in Wahrheit unsichtbar von anderen Kräften regiert und kontrolliert wird. Menschliche Roboter erscheinen mit übernatürlichen Kräften und sorgen dafür, dass Störenfriede aus dem Verkehr gezogen werden. Erst die Entwicklung eines Menschen zu einem Wesen mit übernatürlichen Kräften kann die Herrschaft der Roboter brechen und die Scheinwelt durchdringen, um zur eigentlichen Wirklichkeit zu gelangen.

Denn einerseits erfassen diese Gefäße den Patienten in einer Weise, wie es kaum ein anderes System in der ganzheitlichen Medizin vermag. Andererseits birgt die Anwendung der acht Gefäße auch einige Risiken, die der Behandler wissen sollte.

Jedes der 8 außergewöhnlichen Gefäße hat einen spezifischen Punkt, der einen Zugang zu ihm ermöglicht und seine Wirkkraft aktiviert.[1] Mit nur acht Punkten sind wir in der Lage, die pathogene Vielfalt und Komplexität eines Kranken zu behandeln und die individuelle Gesundheit wiederherzustellen!

Es gibt zu den acht Gefäßen keine umfassende Darstellung in westlicher Sprache. Weder ihre Pathologie noch ihr therapeutischer Nutzen ist bisher ausreichend und tiefergehend erklärt worden. Auch in China gibt es meines Wissens kein Buch, das alle Aspekte dieser Gefäße berührt. Um diese Lücke zu füllen, sollen im Folgenden alle relevanten Stellen aus den klassischen Texten übersetzt und kommentiert werden.

Zuerst werden die theoretischen Grundlagen und Funktionen der acht Gefäße aus ihrer geschichtlichen Entwicklung heraus betrachtet, danach werden im Einzelnen ihre therapeutischen Anwendungen diskutiert und einige antike und moderne Behandlungsmethoden vorgestellt. Die modernen Techniken sind von japanischen Akupunkteuren weiterentwickelt worden und zeigen oft verblüffende Wirkungen.

Eine weitere antike Anwendung der Qi Jing Ba Mai ist die Methode der magischen Schildkröte *líng guī bā fǎ* 靈龜八法, welche zeitliche Aspekte der Wundergefäße berücksichtigt. Sie soll am Ende dieses Kapitels beschrieben werden.

---

[1] Diese 8 Punkte werden in der westlichen Akupunkturwelt etwas unglücklich mit Schlüsselpunkt, Meisterpunkt, Kardinalpunkt oder gar Wunderpunkt übersetzt. Die korrekte Übersetzung des chinesischen Terminus *bā mài jiāo huì xué* 八脈交會穴 lautet: „Versammlungspunkte der acht Gefäße“ und bezeichnet damit die Orte, an denen sich eine Hauptleitbahn mit einem Wundergefäß trifft und zusammenfließt (deshalb besser: „Konfluenzpunkt”).

Historische Entwicklung:

A. Frühzeit – Han-Dynastie:

Die ältesten Darstellungen über die acht Gefäße finden wir in den alten Klassikern der chinesischen Medizin, im *Nei Jing* und zwar im *Su Wen* (Kap. 1, 44, 60), im *Ling Shu* (Kap. 17, 33, 62, 65) und etwas ausführlicher und systematischer im *Nan Jing* (Kap. 27-29).

Gleich im 1. Kapitel erklärt das *Su Wen* die Wichtigkeit von Ren Mai und Chong Mai für die Reifezyklen.

„Wenn ein Mädchen 1 x 7 Jahre alt ist, vollendet sich ihr Nieren-Qi, ihr Zahnwechsel beginnt und ihre Haare werden länger. Mit 2 x 7 Jahren erreicht sie die Geschlechtsreife[1]. Ihr Ren Mai-Gefäß ist nun durchgängig und ihr Chong Mai-Gefäß vollendet (in Fülle). .... Mit 7 x 7 Jahren ist das Ren Mai-Gefäß der Frau erschöpft und ihr Chong Mai verringert seine Aktivität. Die Geschlechtsreife ist nun beendet und die Leitbahnen der unteren Region[2] verschließen sich. Ihr Körper wird nun alt und sie kann keine Kinder mehr bekommen."

Im 44. Kapitel werden Zusammenhänge zwischen der Yang Ming-Schicht (Magen-Dickdarm) und dem Chong Mai, Dai Mai und Du Mai bei der Entstehung von schlaffen Lähmungen *wěi zhèng* 痿證 hergestellt.

Im 60. Kapitel finden wir differenzierte Verlaufsbahnen der außerordentlichen Gefäße, besonders von Ren, Chong und Du Mai nebst einer allgemeinen Pathologie. Krankheiten, die der Ren Mai entwickelt, sind bei Männern die sieben Shan-Erkrankungen und bei Frauen Ausfluss und Massenbildungen. Krankheiten, die der Chong Mai entwickelt, sind gegenläufiges Qi und Schmerzen im Abdomen. Krankheiten, die der Du Mai entwickelt, sind Spannungen in der Wirbelsäule, Schmerzen, die vom Unterbauch bis zum Herzen gehen und Unfähigkeit, Urin und Stuhlgang abzulassen. Speziell bei Frauen finden wir Unfruchtbarkeit und bei Männern schmerzhafte Erektionen oder einen schlaffen Penis.

---

[1] *Tiān Guǐ* 天癸 = „himmlisches Nierenwasser" ist der chinesische Begriff für die Geschlechtsreife

[2] Milz- Nieren- und Leber-Leitbahnen; ihr Kreuzungspunkt *San Yin Jiao* (Mi 6) ist ein wichtiger Punkt bei allen klimakterischen Beschwerden. Er sammelt das Yin im unteren Jiao und bringt es nach oben und vermindert so Leere-Hitze-Symptome.

Im zweiten Teil des *Nei Jing*, dem *Ling Shu* (Achse der Wirkkraft) werden im 17. Kapitel die Verläufe der Qiao Mai-Gefäße beschrieben und ihre Pathologie:

„Wenn das Yin in höchster Fülle ist, dann kann das Yang Qi nicht erblühen und die Augen sind geschlossen; wenn das Yang in höchster Fülle ist, kann das Yin Qi sich nicht entfalten und die Augen können sich nicht schließen."

Von seiner Bedeutung her ist der Yang Qiao Mai bei Männern ein Hauptgefäß und bei Frauen ein Nebengefäß, beim Yin Qiao Mai ist es umgekehrt. (ebenda)

Im 33. Kapitel des *Ling Shu* werden die 4 Meere beschrieben, von denen der Chong Mai eines darstellt, das Meer des Blutes *xuè hǎi* 血海. Das Kapitel 62 beschreibt den Chong Mai auch als Meer der 12 Hauptleitbahnen *shí èr jīng zhī hǎi* 十二經之海 und stellt fest, dass durch seinen Verlauf entlang der Nieren-Leitbahn am Fuß der Puls am inneren Fußknöchel (am Punkt Ni 3) niemals aufhört. Im 65. Kapitel finden wir endlich eine Erklärung dafür, warum Frauen normalerweise keinen Bart haben.

„Huang Di fragt: Eine Frau hat keinen Bart, liegt es daran, dass sie nicht genug Qi und Blut hat? Qi Bo antwortet: Chong Mai und Ren Mai, beide entspringen aus dem Uterus und steigen im Inneren des Rückens nach oben. Sie bilden das Meer der Leitbahnen und Nebengefäße. Oberflächlich und äußerlich steigen sie im Bauch nach oben und versammeln sich in der Kehle, teilen sich dort und verknüpfen energetisch die Lippen und den Mund. Wenn Blut und Qi üppig sind, dann ist die Haut angefüllt und das Fleisch ist warm. Wenn nur das Blut üppig ist, dann sickert es in die Haut und es bilden sich feine Haare.

So haben Frauen bei der Geburt einen Überfluss an Qi und einen Mangel an Blut, deshalb haben sie oft zu wenig Blut und der Chong Mai und Ren Mai können Mund und Lippen nicht ausreichend ernähren. Deshalb haben Frauen normalerweise keinen Bart!"

Das *Nei Jing* (*Su Wen* + *Ling Shu*) lässt im Vergleich viele Widersprüche und Unklarheiten erkennen, therapeutische Richtlinien für ihre Anwendung fehlen. Man kann also vermuten, dass die acht Gefäße bis zur Han-Dynastie (ca. 200 v. Chr.) noch keine wirkliche und zuverlässige Anwendung fanden.

Erst das *Nan Jing*, ein bedeutendes Werk für die Akupunktur aus der Jahrhundertwende, systematisiert und vereinheitlicht die Verläufe, Funktionen und Pathologien dieser Gefäße.

„Yang Wei hält das Yang zusammen und Yin Wei verknüpft das Yin. Wenn Yin und Yang im Menschen nicht miteinander verknüpft sind, entsteht Unentschlossenheit *chàng* 悵, als ob der Wille fehlt *shī zhì* 失志. Man ist dann sehr aufgelöst *róng róng* 溶溶 und kann sich nicht mehr sammeln und festhalten *shōu chí* 收持.

Wenn der Yang Wei Mai erkrankt ist, leidet man an Kälte und Hitze, wenn der Yin Wei Mai erkrankt ist, leidet man unter Herzschmerzen.

Wenn der Yin Qiao Mai erkrankt ist, ist das Yang schlaff *huǎn* 緩 und das Yin straff *jí* 急. Wenn der Yang Qiao Mai erkrankt ist, ist das Yin schlaff und das Yang straff .[1]

Wenn der Chong Mai erkrankt ist, entsteht gegenläufiges Qi *nì qì* 逆氣 und es kommt zur Bedrängung im Inneren *lǐ jí* 裏急.

Wenn der Du Mai erkrankt ist, entstehen Verspannungen in der Wirbelsäule und eine große Erschöpfung *jí qiáng ér jué* 脊強而厥.

---

[1] *Dīng Dé Yòng* 丁德用, ein Kommentator des *Nan Jing* aus der Song-Zeit (1062) schreibt dazu: „Die acht außerordentlichen Gefäße beschreiben ein Prinzip, das hinter dem Planen und Erbauen von Wassergräben und Reservoirs durch die Weisen des Altertums steht, indem Sorge dafür getragen wurde, dass bei außergewöhnlichen Umständen trotzdem die Wasserwege durchgängig blieben. Krankheiten der acht Gefäße entstehen daher nicht innerhalb dieser Gefäße selbst. Sie werden immer verursacht durch das Einströmen eines Überschusses aus den Hauptleitbahnen, wenn diese übervoll sind. Wann immer die Yang-Leitbahnen eine Fülle aufweisen, verteilen sie die Fülle in den Yang Qiao Mai. Das Ergebnis ist, dass der Yang Qiao Mai erkrankt. Wann immer die Yin-Leitbahnen eine Fülle aufweisen, verteilen sie diese Fülle in den Yin Qiao Mai. Das Ergebnis ist, dass der Yin Qiao Mai erkrankt. Wenn im Text also festgestellt wird, dass bei Erkrankungen von Yin- oder Yang Qiao Mai das Yin oder das Yang schlaff oder straff sind, dann ist damit gemeint, dass sie an einer Leere oder Fülle leiden. Wenn der Yin Qiao Mai erkrankt ist, ist der Yang Qiao Mai schlaff und der Yin Qiao Mai angespannt. Die Erkrankung manifestiert sich in der Yin-Region. Man leidet also an einer Leere des Yang-Qi. Die Füße sind steif und angespannt und die 15 Luo-Gefäße sind blockiert. Wenn der Yang Qiao Mai erkrankt ist, ist der Yin Qiao Mai schlaff und der Yang Qiao Mai angespannt. Dann rennt man wie verrückt herum, kann sich nicht hinlegen und stirbt schließlich. Die Erkrankung manifestiert sich also in der Yang-Region. Hier ist das Yin-Qi in einer außergewöhnlichen Leere." (Übersetzt aus: **P. Unschuld**: Nan Jing – The Classic of Difficult Issues, California Press, 1986, S. 334 f.)

Wenn der Ren Mai erkrankt ist, leidet man an schmerzhaften Verknotungen im Inneren *nèi kǔ jié* 内苦結. Beim Mann entwickeln sich die sieben Shan-Erkrankungen *qī shàn* 七疝, bei der Frau bilden sich Ansammlungen und Massen *jiǎ jù* 瘕聚.

Wenn der Dai Mai erkrankt ist, entsteht eine Völle im Bauch *fù mǎn* 腹滿 und die Lendenregion ist wie aufgelöst *yāo róng róng* 腰溶溶, als ob man im Wasser säße *ruò zuò shuǐ zhōng* 若坐水中.

Dies passiert, wenn die acht außerordentlichen Gefäße erkrankt sind!“

Das *Nan Jing* kann jedoch hinsichtlich der Symptomatologie nur beschränkt und über das therapeutische Vorgehen ebenfalls keine Auskunft geben.

B. Yuan-Dynastie:

Die erste umfassende Darstellung über die konkrete Anwendung der acht Gefäße ist im *Zhēn Jīng Zhǐ Nán* 針經指南 (1241 n. Chr.) enthalten. Hier sind erstmalig acht Punkte festgehalten, die in enger Beziehung zu den Wundergefäßen stehen. *Dou Han Qing*, ein Großmeister *dà shī* 大師 des kaiserlichen Medizinbüros seiner Zeit, spricht voller Begeisterung in seinem Buch:

„Die 8 Punkte, die mit den Leitbahnen verknüpft sind, sind von großer Bedeutung für die Lehre der Akupunktur. Es ist so: Obwohl sie (die acht Gefäße) nicht bekannt sind und kaum darüber berichtet wurde, haben sie dennoch, so heißt es, eine festgelegte Ordnung.

Aber es gibt nur wenig Orte, an denen (dieses Wissen) versteckt oder überliefert worden ist. In neuerer Zeit ist ihr Gebrauch öfter untersucht worden. Ich habe in meiner Jugend die Grundlagen darüber von dem Einsiedler *Song Zi Hua* bekommen und diese Kunst zwischen dem *Huang He* und dem *Huai He* 41 Jahre lang ausgeübt. Die Beseitigung von schwersten Leiden lässt sich damit mühelos meistern, man ist mit dieser Methode sehr erfolgreich! Ich liebe diese Technik ebenso wie mein Onkel es liebt, in Gesellschaft Wein zu trinken. Zuerst lernt man sie nur ungern, die Kunstfertigkeit verwirklicht sich nicht so schnell und die Technik ist zuerst ohne Erfolg.

Und doch, die Flammen des Krieges haben die Strohmatten erreicht[1], die Familie musste Bilder und Stammbaum verstecken und so sind die Grundlagen (darüber) alle verloren gegangen. Heute, schon 15 Jahre lang, suche ich danach, ohne sie wiedererlangt zu haben.

Vor einigen Tagen jedoch erwarb ich eine Kupfertafel mit Zeichen auf einer Stele von der Familie *Wang*, die genauso wie die alten, von der Familie versteckten, Grundlagen sind. Nur ein oder zwei Zeichen sind falsch oder verschieden, auch gibt es keine beschädigten Stellen. Ich habe sie zweimal überprüft, ein Zeichen nach dem anderen, und einen vollkommenen Triumph erzielt. Es gibt keine Krankheit, die nicht zu heilen wäre, egal welche Diagnose der Patient hat. Es ist schon klar, dass sich nun jung und alt verbünden und dagegen angehen. Es ist, als ob König und Gelehrter sich versammeln, oder bei einem winzigen Verstoß jemanden gefangen nehmen, oder einen dünnen Räuber verhaften. Selbst wenn es keine Festnahme gibt, ist dies wirklich geschmacklos.

Ach! Ach, der Geist, wie klug ist er! Von der Freizügigkeit des Himmels erhielt ich heute mehr als genug. Jedoch, dass, wofür ich eine Vorliebe habe, wünsche ich nicht für meinen eigenen privaten Vorteil zu nutzen, sondern zum Wohle des Volkes zu errichten.

Zu wählen sind diese Punkte egal bei welcher Krankheit, ob Juckreiz, Epilepsie, Krankheiten mit Schmerzen, bei chronischen Krankheiten, Abmagerung oder Leiden von vernichtender Schwindsucht. Allein der Gelehrte liebt dieses (Wissen) ebenfalls, wage ich zu behaupten!

Lokalisation der 8 Punkte:

Gōng Sūn 公孫 (Mi 4), zwei Punkte auf der Fuß Tai Yin Milz-Leitbahn. Sie liegen an der Innenseite des großen Zehs, 1 Cun hinter dem großen Gelenk in einer Vertiefung. Nimm ihn beim kranken Menschen im Sitzen, beide Fußsohlen sind eingedreht und liegen sich gegenüber. Schließ ab mit dem Punkt *Nei Guan* (P 6).

Nèi Guān 內關 (P 6), zwei Punkte auf der Hand Jue Yin Herzbeutel-Leitbahn. Sie liegen 2 Cun hinter der Handfläche. Lass den kranken Menschen ruhig sitzen und nimm den Punkt mit niedergedrückter Hand. Er versammelt sich nur allein.

---

[1] *Dou Han Qing* spricht hier von den Folgen des Krieges, der später zur Vorherrschaft der Mongolen unter *Kublai Khan* und zur Bildung der Yuan-Dynastie (1241-1368 n. Chr.) geführt hat.

Lín Qì 臨泣 (Gbl 41), zwei Punkte der Fuß Shao Yang Gallenblasen-Leitbahn. Sie liegen am Fuß zwischen dem kleinen und dem folgenden Zeh in einer Vertiefung 1 Cun vom Grundgelenk entfernt. Einer sagt: 1,5 Cun von *Xia Xi* (Gbl 43) entfernt! Lass den kranken Menschen seinen Fuß herunterhängen und nimm den Punkt. Ebenso schließ mit dem Punkt *Wai Guan* (SJ 5) ab.

Wài Guān 外關 (SJ 5), zwei Punkte der Hand Shao Yang San Jiao-Leitbahn. Sie liegen 2 Cun hinter dem Handgelenk, ein Abzweiger zieht zum Herzbeutel. Lass den kranken Menschen ruhig sitzen und nimm den Punkt bei umgedrehter Hand. Er versammelt sich nur allein!

Hòu Xī 後溪 (Dü 3), zwei Punkte der Hand Tai Yang Dünndarm-Leitbahn. Sie liegen in einer Vertiefung außen hinter dem Grundgelenk des kleinen Fingers. Lass den kranken Menschen ruhig sitzen und nimm den Punkt bei umgedrehter Hand. Schließ ab mit dem Punkt *Shen Mai* (Bl 62)!

Shēn Mài 申脈 (Bl 62), zwei Punkte der Fuß Tai Yang Blasen-Leitbahn. Sie liegen am äußeren Fußknöchel unterhalb der Grenze zwischen rotem und weißem Fleisch in einer Vertiefung. Lass den kranken Menschen sitzen und seine Füße herunterhängen und nimm den Punkt. Man kann ihn auch im Liegen auf der Seite lokalisieren. Schließ ab mit dem Punkt *Hou Xi* (Dü 3).

Zhào Hǎi 照海 (Ni 6), zwei Punkte der Fuß Shao Yin Nieren-Leitbahn. Sie liegen am inneren Fußknöchel unterhalb der Grenze zwischen rotem und weißem Fleisch in einer Vertiefung. Lass den kranken Menschen ruhig sitzen und nimm den Punkt, indem sich beide Fußsohlen gegenüberliegen. Schließ ab mit dem Punkt *Lie Que* (Lu 7).

Liè Quē 列缺 (Lu 7), zwei Punkte der Hand Tai Yin Lungen-Leitbahn. Sie liegen 1,5 Cun hinter dem Handgelenk. Kreuze beide Hände miteinander, dort wo der Zeigefinger gerade noch hinkommt, liegt der Punkt. Korrekt ist es, ihn in einer Spalte zwischen Sehnen und Knochen zu lokalsieren! Schließ ab mit dem Punkt *Zhao Hai* (Ni 6).“

Kommentar:

Dòu Hàn Qīng 竇漢卿, der Autor des *Zhen Jing Zhi Nan,* führt anhand der acht Punkte in die Grundlagen der acht außerordentlichen Gefäße ein und berichtet, auf welche Weise er Kenntnis darüber erhielt. Obwohl er ihnen eine festgelegte Ordnung zuteilt, ist diese bei seiner Aufzählung und Darstellung der acht Punkte nicht stringent. So versammeln sich *Nei Guan* (P 6) und *Wai Guan* (SJ 5) nur allein (*dú huì* 獨會), d. h. sie werden ohne abschließende Nadelung eines gekoppelten Punktes verwendet. Die übrigen sechs Punkte finden ihren Abschluss mit einem Kopplungspunkt. Auch die Erwähnung, dass es immer zwei Punkte für ein Gefäß gibt, lässt eine beidseitige Nadelung des Konfluenzpunktes vermuten.

Es ist das erste Mal in der Geschichte der Qi Jing Ba Mai, dass überhaupt Punkte in Verbindung mit den acht Gefäßen gebracht werden. Jene werden allerdings im Text nicht ausdrücklich erwähnt, es bleibt offen, ob diese Verknüpfung überhaupt vorgenommen worden ist.

Sein Standpunkt: „Es gibt keine Krankheit, die nicht zu heilen wäre, egal welche Diagnose der Patient hat", muss schon zu seiner Zeit Anstoß erregt haben und seinen Zeitgenossen als unseriöses Gebaren vorgekommen sein. Aber er drückt auch seine Begeisterung für diese Methode aus, eine Begeisterung, die wohl durch unzählige erfolgreiche Heilungen selbst schwerster Erkrankungen genährt wurde.[1] Seine Indikationsliste über die Wirksamkeit dieser acht Punkte ist sehr umfangreich und soll später für jedes einzelne Wundergefäß dargestellt werden.

[1] Auch in meiner Praxis nimmt die Therapie mit den acht außerordentlichen Gefäßen einen hohen Stellenwert ein, sowohl in der Häufigkeit ihrer Anwendung als auch in ihrer Wirksamkeit. Gerade bei chronischen und therapieresistenten Krankheiten möchte ich sie nicht mehr missen!

C. Ming-Dynastie – Ende des Kaiserreiches:

Eine umfassende Darstellung über die konkrete Anwendung der acht Gefäße ist im *Zhēn Jiǔ Dà Quán* 針灸大全 des *Xú Fèng* 徐鳳 enthalten. Hier finden wir zum ersten Mal die Aufstellung der acht Konfluenzpunkte und ihre Kopplung zu vier Paaren. Das *Zhen Jiu Da Quan* = „große Vollständigkeit der Nadel- und Moxatherapie" ist ein Beispiel herausragender Akupunkturliteratur der Ming-Dynastie (1368-1644 n. Chr.).

Xu Feng wurde von Schülern aus der direkten Linie des oben erwähnten *Dòu Hàn Qīng* 竇漢卿 unterrichtet, dem Autor des *Zhen Jing Zhi Nan*, das die ersten Lehrgedichte und die ersten umfassenden Darstellungen der acht außergewöhnlichen Gefäße für die Praxis enthält.

Aus dieser Tradition lernte *Xu Feng* viele Techniken im Einsatz der acht Gefäße. Im höheren Alter wurde er zeitweise Einsiedler und praktizierte stilles Qigong und Techniken der inneren Alchimie. Nach einer schweren Krankheit verfasste er 1437 n. Chr. sein Buch *Zhen Jiu Da Quan*, in dem er die Worte seiner Lehrer aufzeichnete, um die alten Traditionen weiter zu pflegen. Dieses Buch wurde so hochgepriesen, dass es von dem kaiserlichen Medizinbüro seiner Zeit herausgegeben und vom Kaiser selbst mit einem Vorwort versehen wurde.[1]

Das Buch besteht aus sechs großen Kapiteln oder „Rollen". Die ersten zwei „Rollen"[2] oder Kapitel enthalten Gedichte und Lieder der Nadel- und Moxatherapie, darunter das vielgepriesene *Biāo Yōu Fù* 標幽賦 = „Gedicht über die Zeichen aus der Dunkelheit", ein Meilenstein in der Geschichte der klassischen Akupunktur.[3]

Kapitel 3 enthält Informationen über alle Akupunkturpunkte, Kapitel 4 ist ausschließlich den acht Wundergefäßen gewidmet. Kapitel 5 enthält das gleichfalls berühmte Gedicht der goldenen Nadel *Jīn Zhēn Fù* 金針賦 und Kapitel 6 schließlich handelt über Methoden der Moxatherapie.

---

[1] Aus: **Needham/Gwei-Djien**: Celestial Lancets, Cambridge University Press, 1980, S. 158

[2] *Juǎn* 卷 = eigentlich eine Rolle oder Stoß Papier; früher wurden Texte auf Schriftrollen oder auf Bambusplättchen festgehalten, deshalb entstand als Ordnungsstruktur innerhalb eines Buches der Begriff „Rolle".

[3] Dieses Gedicht soll im zweiten Teil der „mikrokosmischen Landschaften" in einem anderem Band übersetzt und ausführlich kommentiert werden.

Die Inhalte aus *Xu Feng`s* Buch sind später von allen bedeutenden Autoren übernommen und damit überliefert worden. Das *Zhen Jiu Da Quan* ist ein umfassendes Lehrbuch über alle wesentlichen Theorien und Praktiken der Nadel- und Moxatherapie, wie es erst in der Ming-Dynastie nach über 1500 Jahren praktischer Bestätigung entstehen konnte.[1]

Übersetzung aus dem 4. Kapitel:

Dòu wén zhēn gōng bā fǎ liú zhù 竇文真公八法流注 (Die Methode der acht (Gefäße) über das Einfließen (des Qi) von *Dou Wen*, dem wahren Fürsten):

„Das *Nan Jing* sagt: unter den Gefäßen gibt es die acht außerordentlichen Gefäße *qí jīng bā mài* 奇經八脈, die sich nicht an die Verläufe der zwölf Leitbahnen halten. Was heißt das?

Es ist folgendermaßen: Es gibt den Yang Wei, es gibt den Yin Wei, es gibt den Yang Qiao, es gibt den Yin Qiao, es gibt den Chong, es gibt den Du, es gibt den Ren und es gibt den Dai Mai. Keines von diesen acht Gefäßen berührt die Verläufe der 12 Leitbahnen, deshalb nennt man sie die ‚acht Gefäße mit außergewöhnlichen Verläufen'.

Es gibt 12 Hauptleitbahnen und 15 Luo-Gefäße, zusammen also 27 Verläufe. Das Qi bewegt sich auf und ab (in diesen 27 Leitbahnen) und folgt seinen vorhergesehenen Bahnen. Was bedeutet es, wenn man sagt, nur die acht außerordentlichen Gefäße werden nicht durch diese Zirkulation berührt?

Es ist folgendermaßen: Die weisen Menschen des Altertums planten und bauten Gräben *gōu* 溝 und Abflusswege *qú* 渠, die sie offen hielten für irgendwelche außergewöhnlichen Situationen. Bei starken Regenfällen füllten sich die Gräben und Abflusswege bis zum Äußersten. In Zeiten wie diesen, wenn Regenfluten wie toll herabströmten, konnten selbst die Weisen keine Pläne mehr machen. Wenn die Luo-Gefäße übervoll sind, kann keine der Hauptleitbahnen diese Fülle übernehmen; dann fließt diese Überfülle in die acht außerordentlichen Gefäße."

[1] Gerade die ming-zeitlichen Lehrbücher sind für den Praktiker der Akupunktur viel essenzieller als z. B. das *Nei Jing*, denn sie zeigen die Praxis der Nadel- und Moxatherapie von Meisterhand als Integrationsleistungen vieler überlieferter Traditionen. Die „schweren" und subtilen Inhalte früherer Klassiker wurden hier verdaut und umgesetzt und nur das, was in der Praxis wirklich Stand hielt, wurde aufgezeichnet und weitergegeben!

Kommentar:

Die 12 Hauptleitbahnen befördern Qi und Blut in einem ununterbrochenen endlosen Kreislauf. Sie sind dabei eng miteinander verknüpft. Die acht Gefäße sind separate Bahnen, die nicht in diesen Kreislauf integriert sind, deshalb nennt man sie „außergewöhnlich". Der Terminus *qí* 奇 beschreibt etwas, das beim Menschen den Ausdruck von Bewunderung hervorruft (Wilder, No. 54).

Im Leitbahnsystem bilden die außerordentlichen Gefäße keine Paare, mit Ausnahme von Du Mai und Ren Mai besitzen sie auch keine eigenen Punkte. Ihre Funktion wird hier als Abfluss- oder Abzugsrinne für überschüssiges Qi beschrieben. Das Planen und Erbauen dieser Kanäle dient als Analogie zu Vorgängen im Makrokosmos, bei denen massive Regenfälle über eine Kanalisation abgeleitet werden, sodass kein Schaden entstehen kann.[1]

Im Mikrokosmos sind es die überschüssigen Energien der Hauptleitbahnen, die nicht mehr aufgenommen werden können und zuerst in die Luo-Gefäße abgeführt werden. Fließen auch diese über, fungieren die acht Gefäße als Retter in der Not, um letztlich die Überfülle aufzunehmen. Auch wenn die acht Gefäße die 12 Leitbahnen nicht berühren, besteht doch eine Verbindung über die Luo-Gefäße. Dies zeigt sich u. a. auch darin, dass vier der Schlüsselpunkte zum Öffnen der Qi Jing Ba Mai gleichzeitig Luo-Punkte sind!

Xu Feng postulierte erstmalig einen Biorhythmus für die Wundergefäße und entwickelte die Methode der magischen Schildkröte *Ling Gui Ba Fa*, welche den zeitlichen Aspekt der Energiezirkulation in den acht Gefäßen berücksichtigt. Davon wird später berichtet werden.

Im weiteren Verlauf der Ming-Dynastie geben das *Zhen Jiu Ju Ying* von *Gao Wu* (1529) und das *Zhen Jiu Da Cheng* von *Yang Ji Zhou* (1601) immer ausgefeiltere Überlegungen und Techniken zu den acht Gefäßen an.

---

[1] Die massiven Überschwemmungen unserer Zeit, gestern der Tsunami in Asien, heute die Überschwemmung von New Orleans und morgen die noch folgenden sind Ausdruck der Tatsache, dass es keine weisen Menschen mehr gibt. Denn die Erde, die als Staudamm die Gewalt des Wassers zurückhalten soll, ist entweder mit Wohnanlagen zugebaut oder vollständig entfernt worden.

Auch der berühmte chinesische Pharmakologe *Lǐ Shí Zhēn* 李時珍, der durch seine Zusammenstellung der damaligen chinesischen Pharmakopoe *Bencao Gangmu* (1593) ewigen Weltruhm erlangte, schrieb eine Monographie über die acht Gefäße. Das *Qí Jīng Bā Mài Kǎo* 奇經八脈考 (ca. 1570 n. Chr.) ist ein Buch, das ausschließlich die acht Wundergefäße behandelt. *Li Shi Zhen* beschreibt hier u. a. die Verläufe und Aufgaben der acht Gefäße, wie sie erkranken, ihre Symptome, ihre Krankheitsmuster, typische Pulsbefunde und an einigen Stellen sogar Behandlungsmöglichkeiten mit Drogen für ihre Erkrankungen. Sein Buch „Untersuchungen über die acht außerordentlichen Gefäße" stellt auch heute noch die Grundlage jeder ernsthaften und vertieften Darstellung dieser Gefäße dar!

Übersetzungen:

1. „Der Körper eines gewöhnlichen Menschen hat Leitbahngefäße und Verknüpfungsgefäße. Die senkrecht verlaufenden heißen *jīng* 經, die abzweigenden heißen *luò* 絡. Von den Jing gibt es gewöhnlich 12, die 3 Yin und 3 Yang der Arme und die 3 Yin und 3 Yang der Beine. Von den Luo gibt es für gewöhnlich 15, jedes der 12 Jing hat ein abzweigendes Luo, dazu hat die Milz ein großes Luo und Ren und Du Mai haben jeweils ein Luo, macht zusammen 15 Luo-Gefäße. Alles zusammen genommen gibt es also 27 (Bahnen) des Qi, die aufeinander folgend auf- und absteigen wie das Fließen aus einer Quelle, wie die Bewegungen von Sonne und Mond ohne eine Pause.

Deshalb nähren die Yin-Gefäße die 5 Zang-Organe und die Yang-Gefäße die 6 Fu-Organe und verbinden Yin und Yang miteinander in einem endlosen Kreislauf, wie ein Ring ohne Ende. Niemand kennt genau die Aufzeichnungen darüber, die bereits zu Anfang der Xia-Dynastie entstanden sind.

Wenn das Qi darin im Überfluss fließt, tritt es in außerordentliche Leitbahnen ein. Normalerweise zirkuliert das Qi im gegenseitigen Eingießen und Berieseln, erwärmt im Inneren die Zang Fu-Organe und befeuchtet außen die Maserungen der Haut *còu lǐ* 腠理. Zusätzlich gibt es noch acht Gefäße mit besonderen Verläufen, die nicht das System der 12 regulären Leitbahnen *zhèng jīng* 正經 berühren. Sie stehen nicht mit dem Außen und dem Innen in Verbindung, deshalb nennt man sie außergewöhnlich. Sie bedecken die regulären Leitbahnen ähnlich wie Abzugsgräben (die Erde bedecken), wobei die außerordentlichen Gefäße eher Seen und Teichen ähneln.

Wenn die Gefäße der regulären Leitbahnen übervoll sind, dann geht der Überschuss in diese außerordentlichen Gefäße.

Deshalb vergleicht sie *Qin Yue Ren*[1] mit Folgendem: Wenn schwerer Regen vom Himmel kommt, der von den Abzugsgräben auf der Erde nicht mehr aufgenommen werden kann, dann wird das Regenwasser in Seen und Teiche abgeleitet. Dies ist eine sehr kluge Erfindung! Seine geheimnisvolle Absicht ist nicht so einfach auszudrücken.

Das Wissen um die acht außerordentlichen Gefäße ist in einer Menge von Büchern verstreut, vieles ist ausgelassen oder nicht vollständig. Wenn der Arzt diese Gefäße nicht kennt, wie kann er da den Krankheitsmechanismus herausfinden? Wenn der Unsterbliche diese nicht kennt, wird er nur schwer Ofen und Dreifuß ordnen können. (Li) Shi Zhen ist nicht besonders schlau, er bezieht sich auf alle Theorien, die er in seiner Ungeschicktheit gesammelt hat, versehen mit den Lehren der Unsterblichen und der Ärzte, zum Gebrauch als Fischreuse oder Pferdehufe (*quán tí* 筌蹄), wie man so sagt.“

2. „Die acht außerordentlichen Gefäße sind: Yin Wei, Yang Wei, Yin Qiao, Yang Qiao, Chong, Ren, Du und Dai (Mai).

Der Yang Wei errichtet eine Versammlung für alles Yang (*zhū yáng zhī huì* 諸陽之會), weil er vom äußeren Knöchel nach oben steigt in die Region des *wèi qì* 衛氣. Der Yin Wei errichtet einen Treffpunkt für alles Yin (*zhū yīn zhī jiāo* 諸陰之交), weil er vom inneren Knöchel nach oben steigt in die Region des *yíng qì* 營氣. Deshalb bilden beide ein Haltenetz *gāng wéi* 綱維[2] für den ganzen Körper.

Der Yang Qiao entspringt in der Mitte der Ferse und steigt am äußeren Knöchel nach oben. Er reguliert die linke und rechte Seite des Körpers (*xíng yú shēn zhī zuǒ yòu* 行于身之左右). Der Yin Qiao entspringt in der Mitte der Ferse und steigt am inneren Knöchel nach oben. Auch er reguliert die linke und rechte Seite des Körpers. Deshalb liegt der Erfolg der Qiao-Gefäße darin, sie als treibende Kraft *jī guān* 機關[3] (für die Bewegung) anzuwenden.

---

[1] Der vermeintliche Autor des *Nan Jing*, besser bekannt als *Biǎn Què* 扁鵲.

[2] *Gāng* 綱 = bedeutet eigentlich die große Schnur eines Fischnetzes, *wéi* 維 = sind eigentlich die Außenschnüre eines Netzes. Dieses Binom erklärt sehr schön die Funktion der beiden Wei Mai-Gefäße als tragende und vernetzende Strukturen für alles Yin und Yang im Körper!

[3] Dieses Binom vermittelt den Mechanismus eines wie am Schnürchen ablaufenden Bewegungsapparates.

Der Du Mai entspringt am Punkt *Hui Yin* (Ren 1), zieht zum Rücken und verläuft auf der Rückseite des Körpers; er ist der Generalgouverneur *zǒng dū* 總督[1] der Yang-Gefäße, deshalb sagt man auch: Meer der Yang-Gefäße *yáng mài zhī hǎi* 陽脈之海.

Der Ren Mai entspringt am Punkt *Hui Yin* (Ren 1), zieht zum Bauch und verläuft auf der Vorderseite des Körpers. Er übernimmt das Amt *chéng rèn* 承任[2] für die Yin-Gefäße, deshalb sagt man auch: Meer der Yin-Gefäße *yīn mài zhī hǎi* 陰脈之海.

Der Chong Mai entspringt (ebenfalls) am Punkt *Hui Yin* (Ren 1), zieht in zwei Linien am Bauchnabel entlang und stürmt senkrecht nach oben; er ist von strategischer Bedeutung *chōng yào* 衝要[3] für alle Gefäße, deshalb sagt man auch: Meer der 12 Leitbahn-Gefäße *shí èr jīng mài zhī hǎi* 十二經脈之海.

Der Dai Mai schließlich umkreist die Hüfte in der Waagerechten, er sieht wie ein umgebundener Gürtel aus, deshalb vereinigt er *zǒng* 總 alle Gefäße.

Aus diesem Grunde beherrscht der Yang Wei die Außenseite des Körpers (*zhǔ yī shēn zhī biǎo* 主一身之表), der Yin Wei beherrscht die Innenseite des Körpers (*zhǔ yī shēn zhī lǐ* 主一身之里); man spricht auch von Himmel und Erde *qiān kūn* 乾坤.

Jī 機 ist die treibende Kraft für jede Dynamik, *guān* 關 heißt auch einen Zusammenhang herstellen; durch ihre Beziehung zu den unteren Extremitäten vermitteln die Qiao Mai-Gefäße eine harmonische Koordination in den Bewegungsabläufen.

[1] Diese Stelle in Li Shi Zhen's Buch ist wohl der Grund dafür, dass der Du Mai in der älteren westlichen, aus der französchen Schule stammenden, Akupunkturliteratur als „Gouverneursgefäß" übersetzt wurde.

[2] *Chéng* 承 heißt auch empfangen, *rèn* 任 = verantwortlich für etwas sein; dass die französische Schule daraus „Konzeptionsgefäß" gemacht hat, ist zwar aus den Zeichen nicht abzulesen, aber für die Praxis ebenso glücklich wie „Schwangerschaftsgefäß", wobei rèn 妊 als Homophon mit dem Radikal für „Frau" eben „schwanger sein" heißt.

[3] *Chōng* 衝 = anstürmen, Durchgang, eine Hauptverkehrsstraße, *yào* 要 = wichtig, wesentlich, Haupt-, aber auch wollen oder müssen. Als Binom bedeuten beide Zeichen zusammen einen wichtigen Punkt, einen Schlüsselpunkt oder einen strategisch wichtigen Ort. Auch hier ist die westliche Übersetzung „anstürmendes Gefäß" oder „Gefäß des Enthemmers" eher eine Funktionsbeschreibung als eine aus den Zeichen abgeleitete.

Yang Qiao beherrscht das Yang der linken und rechten Seite des Körpers (*zhǔ yī shēn zuǒ yòu zhī yáng* 主一身左右之陽), Yin Qiao beherrscht das Yin der linken und rechten Seite des Körpers (*zhǔ yī shēn zuǒ yòu zhī yīn* 主一身左右之陰); man spricht auch von Osten und Westen *dōng xī* 東西.

Du Mai beherrscht das Yang der Körperrückseite, Ren und Chong Mai beherrschen das Yin der Körpervorderseite; man spricht auch von Norden und Süden *nán běi* 南北. Der Dai Mai verknüpft horizontal alle Gefäße; man spricht auch von den sechs Vereinigungen *liù hé* 六合. Aus diesem Grunde sollte man in der Medizin die acht Gefäße kennen, die Regeln der zwölf Leitbahnen und in der Tat auch die große Bedeutung der fünfzehn Luo-(Gefäße).

Ach, (wer) nach Unsterblichkeit *xiān* 仙 (strebt) und die acht Gefäße kennt, der erlangt wahrhaftig den Schlüssel für die Wunder von Tiger und Drachen *hǔ lóng* 虎龍, für die Wunder des Auf- und Absteigenlassens *shēng jiàng* 昇降, des geheimnisvollen Weiblichen *xuán pìn* 玄牝 und des dunklen Geheimnisses *yōu wéi* 幽微!"[1]

Zum Ende der Ming-Zeit finden wir im *Lèi Jīng Tú Yì* 類經圖翼 = „illustrierte Ergänzungen zum geordneten Klassiker" eine präzise Anweisung für den Gebrauch der acht außergewöhnlichen Gefäße. Der Autor *Zhāng Jiè Bīn* 張介賓 (1624) wiederholt eigentlich nur die Aussagen der früheren Texte, ohne wirklich etwas Neues hinzuzufügen.

Die Theoriebildung über die acht Gefäße scheint zu diesem Zeitpunkt abgeschlossen zu sein.

---

[1] *Li Shi Zhen* betont hier noch die Bedeutung der acht außerordentlichen Gefäße für die Prozesse der inneren Alchimie. In einer meditativen Übung, dem großen himmlischen Kreislauf *dà zhōu tiān* 大周天, werden einige der acht Gefäße angeregt, um durch Verschmelzung und Veredelung von Jing, Qi und Shen ein anderes Körperbewusstsein und einen neuen Geist hervorzubringen.

D. Moderne Interpretationen:

In neuerer Zeit waren es besonders französische Ärzte im Westen (*de la Fuye*, *Chamfrault*, *Niboyet* und der Sinologe und Diplomat *Solie de Morant)* und japanischen Akupunkteure (z.B. *Manaka*, *Tokito*, *Ito*, *Nagatomo*) im Osten, die das Wissen über die Ba Mai pflegten und weiterentwickelten.

In Japan hat die Schule nach *Yoshio Manaka* die Hauptbedeutung der acht Gefäße in ihrer Wirkung auf strukturelle Ungleichgewichte des Körpers gelegt. Dr. Manaka entwickelte sein Verständnis darüber durch eine topologische Annäherung an die Ba Mai. In der Betrachtung der Verläufe dieser Gefäße erkannte er eine bestimmte Symmetrie.
Danach gibt es ein Gefäß, welches auf der vorderen Körperseite auf der Mittellinie verläuft, eines, das auf der Rückseite auf der Mittellinie verläuft und ein horizontales Gefäß, das den Körper wie ein Gürtel umschließt. So entsteht eine Landkarte des Körpers, aufgeteilt in acht Sektionen oder „Oktanten". Du Mai und Ren Mai teilen so den Körper in links und rechts, und Dai Mai in oben und unten. Der Chong Mai schließlich vereinigt und harmonisiert diese drei. Die Qiao Mai- und Wei Mai-Gefäße kommunizieren mit den vier Extremitäten, dem Schädel, der Außenseite und dem Inneren und so entsteht eine Aufteilung des Körpers, die alle Bereiche strukturell berührt.

In Verbindung mit der (westlichen) embryonalen Entwicklung hat *Manaka* dann die Ausbildung des Endoderms mit dem Ren Mai, des Exoderms mit dem Du Mai und des Mesoderms mit dem Chong Mai verglichen. Obwohl diese Ideen kaum in den klassischen Texten über die Wundergefäße angelegt sind, zeigen Manakas Entdeckungen eine erstaunliche Übereinstimmung in der Praxis besonders bei neurologisch und motorisch geschädigten Patienten.[1]

Auch der Vietnamese *Dr. Nguyen van Nghi* hat eigene Ideen zu den Wundergefäßen entwickelt und einen besonderen Schwerpunkt in der Aufnahme von pathogenen exogenen Faktoren durch die acht Gefäße gelegt. Deren Pathologie erklärt er u. a. durch das Einnisten pathogener bioklimatischer Energien in die Wundergefäße. In der Behandlung wird unterschieden, in welchem Abschnitt sich das Übel befindet und die Behandlungspunkte werden entspechend der Lage ausgewählt.

[1] Vergl. **Matsumoto/Birch**: Extraordinary Vessels, Paradigm Publications, 1986, S. 13 ff. und auch: **Dieselben**: Hara Diagnosis: Reflections on the Sea, Paradigm Publications, 1988, S. 347 ff.

Auch beschreibt er den Ursprung der außerordentlichen Gefäße als von den Nieren kommend und konstatiert:

„Zunächst ist zu bemerken, dass diese Meridiane nicht der gleichen Regel vom Wandel des Yin und Yang unterworfen sind wie die Hauptmeridiane. Sie sind einfache Leiter, die die Erbenergie der Nieren zu den verschiedenen Körperteilen transportieren, vor allem zu den ‚außerordentlichen Hohlorganen'. Zum Teil führen sie auf direktem Wege dorthin, zum anderen Teil geht ihr Weg über die Hauptmeridiane. Im letzten Fall geben sie ihre Energie an diese Gefäße ab und nehmen selbst die Ying- und Wei-Energie auf.

Unabhängig davon, um welchen Meridian oder um welche Körpergegend es sich handelt, Zang- oder Fu-Organe, überall zirkulieren ohne Unterlass die drei Energiearten Ying-, Wei, und Erbenergie. ... Vor allem ist zu bemerken, dass die Erbenergie infolge der zahlreichen Verzweigungen besonders des Chong Mai im Bereich des Bauches, der Brust und der Innenseite der Beine, die Subcutis, die Gewebe und die zwischen den Knochen liegenden Räume durchläuft. Diese ‚außerhalb der Meridiane' befindliche Energie strömt dann an den *jǐng* 井 (Brunnen-) Punkten in die Hauptmeridiane ein und zirkuliert dort, um so den Kreislauf zu schließen."[1]

Dr. van Nghi beschreibt hier erstmalig explizit die Idee, dass die acht außergewöhnlichen Gefäße Wege für die Verbreitung der Essenzen *jīng* 精 darstellen. Er nennt sie Leiter der Erbenergie. Die Essenz zirkuliert besonders in den Wundergefäßen, die sich weit in die Körperoberfläche hinein verzweigen, also im Chong Mai, Du Mai und Ren Mai. Dabei stellen sie Verbindungswege der Niere dar, um Regionen im Körper mit Essenzen zu versorgen, die die Niere selbst in ihrem Leitbahnverlauf nicht erreicht. Die außerordentlich beständigen Fu-Organe *qí héng zhī fǔ* 奇恒之腑 sind dabei von besonderem Interesse (siehe später).

In Deutschland waren es der Arzt und Sinologe *Franz Hübotter* und der Arzt *Gerhard Bachmann*, die die Behandlung der 8 Gefäße besonders betonten. Bei ihnen lesen wir u. a.:

[1] **Dr. Nguyen van Nghi**: Pathogenese und Pathologie der Energetik in der chinesischen Medizin, Uelzen, 1974, Band 1, S. 205 f.

„Die Krankheiten der *qì mài* 氣脈 = der wundersamen außergewöhnlichen Gefäße entstehen nicht in ihnen selbst. Denn wenn die regulären 12 Gefäße überfließen, läuft das Überfließende in die Qi Mai hinein. Das ist damit zu vergleichen, wie auf alten Landkarten Kanäle sichtbar sind, welche zur Abwendung von Überschwemmungen der Gewässer angelegt wurden. Diese Kanäle leiten das, was sie nicht zu fassen vermögen, in tiefe Seen ab. Etwa ebenso strömt beim Menschen das, was die 12 Hauptbahnen nicht zu fassen vermögen, in die acht außerordentlichen Gefäße ab. Aber was in die außerordentlichen Gefäße gelangt, zirkuliert nicht. Darum führt übles Qi, welches in ihnen stagniert, zu Schwellung und Hitze, wogegen man mit Akupunktur vorgeht."[1]

Franz Hübotter zitiert in diesem Vorwort aus einem Klassiker der Qing-Dynastie, der auf die Tatsache hingeweist, dass auch toxisches Qi in die Wundergefäße hineinkommen und dort stagnieren kann. *Gerhard Bachmann* schreibt dann weiter:

„Die Wundermeridiane, im Gegensatz zu den gewöhnlichen Organmeridianen auch ‚außergewöhnliche Meridiane' genannt, sind keine Meridiane im eigentlichen Sinne. Ihnen fehlen die bezeichnenden Eigentümlichkeiten eines Meridians. Es fehlen die Tonisierungspunkte, die Sedierungspunkte und alle anderen für einen Meridian typischen Punkte. Sie bestehen aus einer Anzahl Punkte, die kettenartig angeordnet in einem energetischen Zusammenhang stehen. Meist sind einige Punkte eines Organmeridians oder mehrerer Organmeridiane zu einem Wundermeridian zusammengestellt. Die Bezeichnung ‚Wundergefäß' ist treffender.

... Die Auswahl eines Wundergefäßes und seines dazugehörigen Kardinalpunktes gehört neben der Pulsdiagnostik zu den schwierigsten Aufgaben des Akupunkteurs. Da es keinen sichtbaren Anhalt in der Pulsqualität gibt, der für ein Wundergefäß charakteristisch wäre, kann es nur andeutende Hinweise geben.

... Durch die Nadelung eines falschen Kardinalpunktes ergeben sich Misserfolge und Beeinträchtigungen der beabsichtigten Reaktionsweise. Der Akupunkteur, der nicht sicher in der Auswahl der Kardinalpunkte ist und falsche Kombinationen auf falschen Kardinalpunkten aufbaut, wird weniger Heilungen erzielen."[2]

---

[1] **G. Bachmann**: Die Akupunktur – Eine Ordnungstherapie, Ulm, 1959, S. 14
[2] **G. Bachmann**, ebenda, S. 76 f.

Was *Bachmann* hier eher verhalten ausdrückt, kann in der Praxis tatsächlich zu erheblichen Unannehmlichkeiten für den Patienten führen. Denn ein falsch gewähltes Wundergefäß kann nicht nur wichtige Reserven vergeuden, sondern auch einen pathologischen Zustand erheblich verschlimmern.[1] Gerhard Bachmanns Begriff „Kardinalpunkt“ bezeichnet nichts anderes als den aktivierenden „Konfluenz-Punkt“ eines außerordentlichen Gefäßes. Über die konkrete Anwendung dieser Punkte soll später ausführlich berichtet werden.

Was heißt Qi Jing Ba Mai?

Qí 奇 = seltsam, merkwürdig, außergewöhnlich, selten, wertvoll, wunder-bar, kostbar, einzigartig; aber auch: unpaarig, Überschuss, ungerade. Das Schriftzeichen zeigt einen Mann, der etwas sieht, das bei ihm Überraschung und Bewunderung auslöst (Wieger, L 58 J): etwas, das man nicht jeden Tag sieht und wie ein Wunder erscheint.
Jīng 經 = Ader, Leitbahn, Meridian, Kanal, die Längsfäden eines Gewebes, in der Akupunktur die tragenden Pfeiler des Leitbahnsystems oder die regulären 12 Leitbahnen;
Bā Mài 八脈 = 8 Gefäße, die Zahl acht als ein besonderes Ordnungsprinzip, die Gefäße als ein mit Substanzen angefüllter Schlauch.

Man könnte Qi Jing Ba Mai übersetzen mit: „Die 8 Gefäße der außergewöhnlichen Leitbahnen“ **oder**: „Die 8 Gefäße als Leitbahnen des Überschusses“ **oder**: „Die acht Gefäße als unpaarige Leitbahnen“ **oder**: – auch dies gibt Sinn – „Die seltsamen Bahnen der 8 Gefäße“. Andere gebräuchliche Übersetzungen sind „Extra-Meridiane“, „außerordentliche Gefäße“ oder „unpaarige Leitbahnen.“ Diese können aber auch irreführend sein. Denn „Extra-Meridian“ impliziert, dass es neben den zwölf Hauptbahnen noch andere, aber untergeordnete gibt und zwar acht Gefäße extra. „Außerordentlich” lässt vermuten, es könnte sich um Gefäße außerhalb einer regulären Ordnung handeln. Dabei wird die übergeordnete Struktur dieser Leitbahnen negiert. „Unpaarig” sind die acht Gefäße nur dann, wenn man die Verläufe von Ren Mai, Du Mai und Dai Mai betrachtet. Chong Mai, die Wei Mai und die Qiao-Mai-Gefäße verlaufen „paarig“ auf beiden Seiten des Körpers.

---

[1] Wenn z. B. eine allgemeine Yin-Leere nicht erkannt wird oder fälschlicherweise eine Yang-Leere diagnostiziert wird, kann das Öffnen des Du Mai mit dem Konfluenzpunkt Dü 3 erheblichen Schaden anrichten.

Die eher mystifizierende Übersetzung als „Wundergefäß“ ist nicht besser oder schlechter als die anderen, mehr rationalen Übersetzungen. Denn die Wundergefäße tun dann wertvolle Dienste, wenn eine Therapie über die Hauptleitbahnen nicht anschlägt, entweder, weil die Symptomatik zu komplex ist oder eine außergewöhnliche Schwäche resp. Leere vorherrscht.

Nimmt man sie als Gefäße, die einen Überschuss absorbieren, können sie als Energiereservoire angezapft werden und wundersame Veränderungen einleiten. Dann kann es manchmal tatsächlich passieren, dass wir als Behandler Überraschung und Verwunderung ausdrücken möchten über einen positiven therapeutischen Verlauf. Im weiteren Text werden alle oben aufgeführten Übersetzungsmöglichkeiten synonym verwendet.

Warum acht Gefäße?

Es ist sicher nicht zufällig, dass von 8 Gefäßen die Rede ist. Jede Zahl steht in der chinesischen Kultur und damit auch in der Medizinphilosophie für ein Organisationsprinzip der Welt, sie symbolisiert einen ganzen Komplex von Gegebenheiten, wie der berühmte französische Sinologe *Marcel Granet* sagt.

Chinesische Zahlensymbolik:

1 – die Einheit und Harmonie der Gegensätze, die sich im Yin-Yang-Symbol der höchsten Harmonie *tài jí* 太極 so trefflich als Bild darstellt. Die Eins steht auch für den Himmel, das erste Große nach der Manifestation des *dào* 道.

2 – die Polarität der Welt, Yin und Yang, die stetig im Kampf sind und sich doch brauchen, um sich gegenseitig hervorzubringen und einander den Maßstab zu geben. Die Zwei steht auch für die Erde, das nächste Große, das der Aktivität des Himmels einen Bezugsrahmen gibt.

3 – das Leben oder die Dynamik, die aus der Spannung der Beiden, Yin und Yang, entsteht, also ganz allgemein Oi oder konkreter: der Mensch, das dritte Große im chinesischen Kosmos.

4 – die räumliche Begrenzung des Lebens in vier Himmelsrichtungen, die Entfaltung des Qi auf einer Fläche im zweidimensionalen Raum.

5 – die Mitte als Nabe des Lebensrades, erst mit einem Zentrum läuft das Leben „rund“, in diesem Sinne auch die symbolische Zahl der Wandlungsphase Erde; die fünf Durchgangsphasen des Lebens nach den *wŭ xíng* 五行, die Geburt – Wachstum – Reifung – Vergehen – Tod beschreiben.

6 – der Mensch steht zwischen Himmel und Erde endlich im dreidimensionalen Raum und verkörpert zwiebelähnlich mit sechs Schichten drei Schattierungen von Yin und Yang im Leitbahnsystem.

7 – stellt die Kraft dar, die wieder eine Änderung zu bewirken vermag; im Menschen die sieben Emotionen *qī qíng* 七情, die pathologisch als Leidenschaften die innere Struktur erschüttern können.

8 – die Urstrukturen des Lebens; mit der Zahl Acht verbinden wir die 8 Trigramme *bā guà* 八卦, Symbole für grundlegende Interaktionsmuster zwischen Himmel – Erde – Mensch.

Sie sind, wie *Marcel Granet* sagt, eine verdichtete Darstellung des Kosmos.[1] Durch Potenzierung der *Ba Gua* entstehen die 64 Hexagramme, die eine Darstellung aller möglichen Gegebenheiten dieser Welt geben. Im Mikrokosmos korrespondieren die acht außergewöhnlichen Gefäße mit den acht Trigrammen.

Die zwei Anordnungen der Ba Gua:

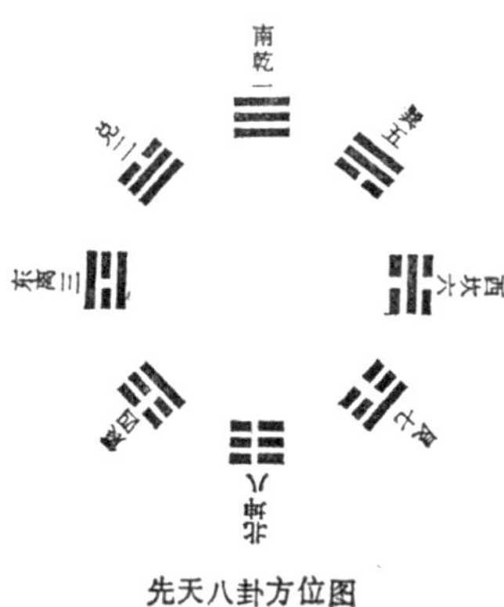

先天八卦方位图

Xiān Tiān Bā Guà 先天八卦:
Die vorweltliche Anordnung der acht Trigramme des legendären Kaisers *Fú Xī* 伏羲 beschreibt einen himmlischen Gleichgewichtszustand, der dem *Tài Jí* 太極 nach *dem Dao De Jing* vergleichbar ist. In dieser Anordnung geben die gegenüberliegenden Trigramme immer ein ausgewogenes Verhältnis von Yin und Yang wieder. Eine Wandlung ist hier nicht möglich und auch nicht mehr notwendig, denn höchste Harmonie braucht keine Bewegung mehr.

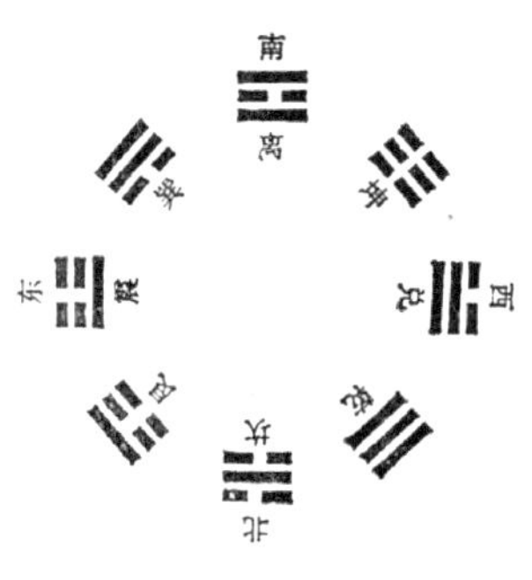

后天八卦方位图

Hòu Tiān Bā Guà 後天八卦:
Die nachweltliche Anordnung der acht Trigramme des Königs *Wén Wáng* 文王, die eine wandlungsfähige Wirklichkeit beschreibt, die sich als Polarität manifestiert. Die Einheit von Yin und Yang ist verloren gegangen, Widersprüche werden sichtbar, Begriffe und Abgrenzungen entstehen und der Mensch bemüht sich verzweifelt, zum Ursprung der Schöpfung, ins Paradies zurückzufinden. Dieses Modell beschreibt die Wandlungen auf der Erde, die durch ein unterschiedliches Verhältnis von Yin und Yang entstehen.

---

[1] **M. Granet**: Das chinesiche Denken – Inhalt, Form, Charakter; München, 1963, S. 110 ff.

Beide Modelle ergänzen sich und schaffen so zwei Ebenen der Wirklichkeit, die in harmonischem Zusammenklang die Gesetze des Wandels offenbaren und Himmel – Erde – Mensch unlösbar verknüpfen. Oder wie *Lao Zi* sagt:

„Dies sind zwei Aspekte. Sie erscheinen zusammen, tragen aber verschiedene Namen, übereinstimmend nennt man sie Mysterien, äußerst mysteriös und geheimnisvoll, das Tor zu allen Wundern."[1]

Die acht außergewöhnlichen Gefäße entsprechen den zwei Ebenen der Wirklichkeit im Mikrokosmos!

Einerseits sind sie das Verteilernetz für das angeborene Vermögen des Vorhimmels *xiān tiān zhī qì* 先天之氣[2], das seinen Sitz in der Niere hat und von den 8 Gefäßen als Essenz (*jīng* 精) über den ganzen Körper verteilt wird; dies entspricht der vorhimmlischen Ordnung nach *Fu Xi*. Andererseits fungieren die *Ba Mai* auch als Auffangreservoir für überschüssiges Qi und Blut (*qì xuè* 氣血) aus den 12 Hauptleitbahnen. Diese Energie entsteht nach der Geburt durch Atmung und Ernährung und stellt eine grundlegende Polarität von Yin und Yang im Menschen dar. Das erworbene Vermögen *hòu tiān zhī qì* 後天之氣[3] wird ebenfalls über die 8 Gefäße reguliert. Dies entspricht der nachhimmlischen Ordnung von König *Wen*.

Auch die Essenzen sind zweifach vorhanden: Die angeborene Essenz ist der kongenitale Aspekt der Eltern, der die Möglichkeiten und Grenzen unserer Entwicklung bestimmt. Sie entspricht einer bestimmten Qualität und schreibt vor, wie wir unser Leben gestalten können oder nicht. Wegen der verschwindend geringen Menge des angeborenen Jing braucht der Körper einen permanenten Nachschub aus erworbenen Ressourcen. Das erworbene Jing ist die feinste Essenz aus der Nahrung, die in den Zang gespeichert wird und als *yuán qì* 元氣 für den Initialfunken jeglicher Aktivität sorgt. So ist ein optimaler Einsatz und Nachschub der Essenzen Voraussetzung für Gesundheit und ein langes Leben.

---

[1] So lautet der Schluss des 1. Kapitels des *Dao De Jing* in eigener Übersetzung.

[2] *Xian Tian Zhi Qi* = das vorgeburtliche Qi ist ein noch undifferenziertes Energiepotential, das unsere Möglichkeiten festlegt; der Anteil der Erbenergie von den Eltern bei der Zeugung, also veräußertes *jīng* 精 (Eizelle und Samen) .

[3] *Hou Tian Zhi Qi* = das nachgeburtliche Qi; es wird aus den Geschmäckern *wǔ wèi* 五味 der Nahrung von der Milz destilliert und an die entsprechenden Zang-Organe verteilt. Der Überschuss geht zu den Nieren und wird dort als erworbene Essenz gespeichert.

„Alle 12 Leitbahnen sind mit dem Yuan-Qi verbunden. Das Yuan-Qi ist die Grundlage für die 5 Zang- und 6 Fu-Organe. Es ist die Wurzel der 12 Leitbahnen. Man nennt diese Einflüsse auch: Der geistige Wächter gegen das Übel. Das Yuan-Qi ist demnach die Wurzel und Grundlage der menschlichen Konstitution. Wenn die Wurzeln abgeschnitten sind, können der Stamm und die Zweige zwar noch einige Zeit leben aber verwelken dann doch.“ (*Nan Jing*, Kap. 8)

Die *qí jīng bā mài* 奇經八脈 werden so zum Bindeglied zwischen vorhimmlischer und nachhimmlischer Wirklichkeit, sie harmonisieren Möglichkeit und Sein des Menschen auf allerhöchster Ebene.

Die acht Gefäße verkörpern die formgebenden Strukturen im Menschen und zwar vor der Geburt in der embryonalen Entwicklung und nach der Geburt in den Reifezyklen. Sie sind die Wurzeln und Grundlagen des Lebens, während die 12 Hauptleitbahnen „nur“ die Zweige unseres Lebensbaumes darstellen. Sind die Wurzeln abgeschnitten, verdorren die Zweige und der Zerfall beginnt.

Die 12 Leitbahnen dienen also „nur” der Formerhaltung des Organismus. Es ist klar, dass wir anders in die menschliche Energetik eindringen, wenn wir die 8 Gefäße einschalten, als wenn wir über die regulären Leitbahnen behandeln. Wir greifen tief in die Konstitution des Patienten ein und können sogar angeborene Schwachstellen behandeln, „Dispositionen” verringern und Anlagen verbessern. Aus dieser Perspektive wird deutlich, welches die „Haupt“-Leitbahnen und welches die „Neben“-Leitbahnen sind.

Zusammengefasst haben die acht außergewöhnlichen Gefäße folgende Funktionen:

A). Reservoire für Qi und Blut:

Sie dienen als Auffangbecken für überschüssiges Qi und Blut aus den zwölf Hauptleitbahnen und deren Luo-Gefäßen. Dieses Konzept ist explizit im *Nan Jing* ausgedrückt, in dem es heißt:

„Die Weisen des Altertums planten und bauten Abzugskanäle und Reservoirs, um die Wasserwege offenzuhalten und auf außergewöhnliche Situationen vorbereitet zu sein. Bei schwerem Regen füllten sich die Kanäle und Reservoirs bis zum Rand. ... Im menschlichen Organismus, wenn die Luo-Gefäße[1] bis zum Überfließen gefüllt sind, kann keine der Hauptleitbahnen noch irgend etwas aufnehmen. Dann fließt der Überschuss (von Qi und Xue) aus diesen (Luo-) Gefäßen in die 8 außergewöhnlichen Gefäße." (*Nan Jing*, Kap. 27)

Auch der umgekehrte Weg ist möglich; herrscht eine extreme Erschöpfung in den 12 Hauptleitbahnen, so kann Qi und Blut aus den acht Gefäßen wieder in den Kreislauf zurückgegeben werden. Dies passiert zum Beispiel bei großen Anstrengungen, Verletzungen oder bei Schock. Wenn ein Mensch nach einem schweren Verkehrsunfall mit letzter Kraft aus einem brennenden Auto herauskommt, kann dies mit der Reserve aus den außerordentlichen Gefäßen möglich gewesen sein. Wenn eine gebärende Frau die Geburtsstrapazen heil übersteht, sind es die acht Gefäße, die ihr die Kraft dafür geben. Wenn ein Leistungssportler neue Rekorde aufstellt, die niemand für möglich gehalten hat, dann hat er nicht die Kraft der zwei Herzen bekommen sondern hat seine Wundergefäße mit speziellen Techniken zum Einsatz gebracht. Die Medizin spricht hier von „autonom geschützte Reserve", ein Potenzial, das eigentlich nur in lebensbedrohlichen Situationen aktiviert werden sollte. Der Leistungssportler hat Trainingsmethoden, die an diese geschützte Reserve herankommen, entweder durch ein mentales Training oder durch Doping.[2] Aber auch Konsumenten harter Drogen gelangen an diese Reserveenergie.

[1] Das *Nan Jing* spricht hier ausdrücklich von den Luo-Gefäßen, die eine ähnliche Funktion für eine Leitbahn haben wie die 8 Gefäße für alle zwölf Hauptleitbahnen. Können die Luo-Gefäße den Überschuss nicht mehr aufnehmen, werden die Wundergefäße eingeschaltet. Deshalb sind vier der Konfluenzpunkte auch gleichzeitig Luo-Punkte (Lu 7, P 6, SJ 5 und Mi 4).

[2] Wer erinnert sich nicht an den sagenhaften 100-Meter-Weltrekord der Amerikanerin *Florence Griffith-Joyner*, die 1988 eine Bestmarke von sensationellen 10,49 sec. aufstellte. Sie dominierte die Konkurrenz dermaßen, dass schon bald Dopinggerüchte aufkamen. Besonders ihre plötzliche extreme Leistungssteigerung und ihr früher Tod untermauerten diese Gerüchte. *Florence Griffith-Joyner* starb im Alter von 38 Jahren an einem plötzlichen Herztod.

Dies ist der Grund, warum z. B. Heroinsüchtige so schnell körperlich verfallen oder Ecstasy- und Kokainabhängige zwar kaum nachvollziehbar ihre Kräfte einsetzen können, allerdings zum Preis einer nachfolgenden völligen Erschöpfung.

In diesem Sinne haben die 8 Gefäße eine regulierende Kraft auf alle 12 Hauptleitbahnen und sorgen für eine zusätzliche Vernetzung und Optimierung ihrer Einflüsse. Besonders Du Mai und Ren Mai haben diese Kraftreserven, die ins Spiel kommen, wenn ihre Konfluenz-Punkte genadelt werden. Wenn wir annehmen, dass die Speicherplätze für überschüssiges Qi und Blut die Qi-Höhlen *qì xué* 氣穴, also die regulären Punkte auf den Leitbahnen sind, dann sind Du Mai als Meer des Yang mit 28 eigenen Punkten und Ren Mai als Meer des Yin mit 24 eigenen Punkten besonders wichtige Speicherplätze.

Beim Einschalten ihrer Konfluenz-Punkte werden alle Tore (Punkte) gleichzeitig geöffnet und das dahinter gespeicherte Pozential strömt in die Leitbahnen ein:

Eine Welle von Yang-Qi durchströmt dann die Dünndarm-Leitbahn beim Öffnen von Dü 3 (*hòu xī* 後谿), eine Woge von Yin-Qi bahnt sich ihren Weg durch die Lungen-Leitbahn beim Öffnen von Lu 7 (*liè quē* 列缺).

Auf eines möchte ich hier noch eingehen: Wir nehmen an, dass die acht Gefäße nicht nur physiologisches Qi und Blut speichern, sondern auch pathogene und toxische Übel *xié qì* 邪氣 aus dem Verkehr ziehen. Eine Stelle im 1. Kapitel des *Zhen Jiu Da Quan* weist darauf hin:

„Bei leichter Erregbarkeit und Ängstlichkeit können ‚medizinische Kuchen' *yào ěr* 藥餌 nur schwer heilen; dann muss man die acht Hui-Punkte[1] nehmen. Ob eitrige Geschwüre *yōng* 癰 oder Schwellungen *zhǒng* 腫, die acht außergewöhnlichen Leitbahnen bewahren die Übel auf (*xù xié* 蓄邪)."

So besteht die Gefahr, dass diese toxischen Belastungen beim Öffnen eines Wundergefäßes in die Zirkulation gelangen und dem Patienten wieder zusetzen können. Obwohl die klassischen Texte davon reden, dass übles Qi nach und nach absorbiert und ausgeschieden wird, geben sie keine klaren Zeitangaben darüber ab, wie lange das dauert.

---

[1] Gemeint sind die acht Konfluenzpunkte, welche die acht Gefäße aktivieren.

Jedes Wundergefäß scheint auf bestimmte Übel spezialisiert zu sein, denn toxische Belastungen sind nicht nur klimatische Pathogene, sondern auch Vergiftungen durch Nahrungsmittel, Medikamente oder Tierbisse. Selbst schwere emotionale Krisen können zu toxischen Belastungen werden und zu einem Einbruch im bisherigen Leben führen. Die Zuordnungen der einzelnen Toxine zu ihren entsprechenden Gefäßen folgen bei den Beschreibungen der einzelnen Ba Mai.

Diese Form einer Erstverschlimmerung, die wir eigentlich in einer *lege artis* angewendeten Akupunktur nicht kennen, birgt aber auch ein Gutes. Hat das Übel zu einer Zeit den Patienten in eine wirkliche Bedrängnis gebracht und sein Leben bedroht, kann es heute in milderer Form ausgeleitet werden. Dies ärgert den Patienten zwar, bringt ihn aber nicht mehr um. Es ist überflüssig zu sagen, dass wir unseren Patienten, wenn wir bei ihm eine toxische Belastung vermuten, auf diese mögliche Reaktion vorbereiten müssen. Ebenso sei hier auf die Bedeutung einer gründlichen Anamnese hingewiesen, ohne die wir ein solches Übel aus der Krankengeschichte gar nicht erkennen können. Denn weder Puls- noch Zungendiagnose können uns zuverlässig zu dem Einsatz eines außerordentlichen Gefäßes hinführen!

B). Verteiler des Jing:

Die acht Gefäße stehen in enger Beziehung zur Niere, welche die Essenzen speichert. Die Wundergefäße verteilen die Essenzen über den ganzen Organismus und versorgen besonders die Regionen, die von der regulären Leitbahn der Niere nicht erreicht werden. Einige Wundergefäße haben ihre Wurzeln direkt in der Niere (Chong Mai, Du Mai, Ren Mai), andere berühren die Niere in ihrem Verlauf und nehmen darüber das Jing auf (Dai Mai). Wieder andere Gefäße entspringen direkt der Nieren- oder der Blasen-Leitbahn und werden darüber mit Essenzen versorgt (Yin- und Yang Qiao Mai). In der Verteilung des Jing arbeiten die acht außergewöhnlichen Gefäße eng mit dem *sān jiāo* 三焦 zusammen, ein Funktionskreis, der ein spezieller Bote für die Verteilung der Erbenergie, besonders des Yuan-Qi ist. (vergl. *Nan Jing*, Kap. 66)

Der San Jiao entspringt als Minister-Feuer dem Ming Men und beginnt von hier aus seine Arbeit. Er koordiniert alle drei Energieformen (*yuán qì* 原氣, *yíng qì* 營氣 und *wèi qì* 衛氣) und vermittelt deren Zusammenspiel im Leitbahnsystem. Dabei lädt er ein Quäntchen Jing als materialisierte Ursprungskraft am Yuan-Punkt jeder Leitbahn ab. Deshalb sind die „Quell-Punkte“ so wirksam, denn sie „verbrennen“ das hier gespeicherte Jing, um die fundamentale Funktion ihres Organs zu stärken.

Aber nach einmaligem Stechen ist der Vorrat aufgebraucht und ein nochmaliges Stechen kurz darauf erschöpft nur die Substanz. Sticht man den Yuan-Punkt dreimal in kurzen Zeitabständen hintereinander, kann sogar eine Leere-Hitze entstehen. Also sagt man: der San Jiao ist der Vater des Qi und hütet es wie seinen Augapfel. Im Vergleich zu den acht Gefäßen hat der San Jiao aber nicht den Einfluss auf die Verteilung der Essenzen wie die diese. Allein ihr Ausdehnungsbereich auf die gesamte Körperoberfläche lässt die Qi Jing Ba Mai zum Hauptverteiler des Jing werden!

Im Ganzen gesehen gibt es also drei Systeme im menschlichen Körper, welche die Essenz verteilen: Die Niere über ihre Leitbahn, der San Jiao vom Ming Men aus zu den Yuan-Punkten und die acht Gefäße als die großen Straßen des Jing über die gesamte Körperoberfläche!

Nach *Dr. van Nghi* ist die Aktivierung eines Wundergefäßes an seinem Konfluenzpunkt gleichzeitig ein Impuls, das Jing von der Peripherie in die Tiefe zu führen, zu ihrem eigentlichen Speicher, der Niere. Somit ist das Einschalten eines außerordentlichen Gefäßes immer auch eine die Niere stärkende Therapie! Obgleich ein solches Konzept in den klassischen Texten nicht zu finden ist, zeigt die Praxis eine Bestätigung dieser Theorie. Eines der herausragenden Ergebnisse des erfolgreichen Einsatzes der Wundergefäße ist nämlich eine deutliche Stärkung der proximalen Pulse am Handgelenk, die den Nieren zugeordnet werden.

C). Versorger der 6 außergewöhnlichen Fu-Organe:

Die acht Gefäße ernähren diese und verbinden sie mit den Nieren. Die außergewöhnlichen Fu-Organe (chin. *qí héng zhī fŭ* 奇恒之) sind Funktionssysteme mit übergeordneten Aktivitäten.

„Das Gehirn, das Mark, die Gefäße, die Knochen, die Gallenblase und der Uterus werden von den Einflüssen (Qi) der Erde geformt. Sie speichern Yin (Substanzen) und entsprechen der Erde. Also ist ihre Funktion, zu speichern, ohne abfließen zu lassen. Man nennt sie deshalb außergewöhnliche Fu." (*Su Wen*, Kap. 11)

Die sechs außergewöhnlichen Fu werden von den acht Gefäßen mit Essenzen versorgt, die hier zwischengespeichert werden. Es sind grundlegende Strukturen, die das Jing nicht nur aufbewahren sondern auch konsumieren, um damit lebenswichtige Prozesse aufrechtzuerhalten. Ihre Krankheiten bedrohen daher ebenfalls das gesamte System.

1. Das Gehirn *nǎo* 腦, Meer des Markes *suǐ zhī hǎi* 髓之海, entspricht dem zentralen Nervensystem und ist Sitz des *yuán shén* 元神 = „der ursprüngliche Geist“. Besonders Du Mai, Chong Mai und Yang Qiao Mai haben eine direkte Verbindung zum Gehirn. Als eines der vier Meere ist das Gehirn sogar ein noch größeres Reservoir als die Seen, welche die acht Gefäße bilden.

„Das Gehirn ist das Meer des Markes. Seine Einflusspunkte sind oben *Bai Hui* (Du 20) und unten *Feng Fu* (Du 16). ... Wenn das Meer des Markes überfließend ist, dann fällt einem alles leicht, man hat viel Kraft und kann seine Grenzen überschreiten; wenn das Meer des Markes einen Mangel hat, entsteht Drehschwindel im Gehirn; man hat Ohrensausen, die Beine sind entzündet, man ist benommen und kann schlecht sehen; dabei ist man untätig und träge und möchte sich nur still hinlegen.“ (*Ling Shu*, Kap. 33)

Es fällt nicht schwer, die Mangelerscheinungen eines „leeren Gehirns“ mit einer Reihe neurologischer Krankheitsbilder in Zusammenhang zu bringen. Besonders die Krankheiten des Alters wie Demenz, Alzheimer und Parkinson fallen darunter, aber auch jüngere Menschen mit dem „Burn Out-Syndrom“, M. Meniere und die Folgen großer geistiger und emotionaler Erschöpfung können hier eingeordnet werden.

Für die Behandlung empfiehlt das *Ling Shu* die Punkte Du 20 und Du 16, welche in der Lage sind, das Gehirn zu nähren und einen Mangel dort zu kompensieren (siehe unten).

2. Das Mark *suǐ* 髓, zentraler Sitz für die Blutbildung, Ernährer der Knochen und des Rückenmarkes. Es ist die feinste Essenz der Niere, die gezielt für die Ernährung der Knochen und des Gehirns eingesetzt wird. Sammelbecken des Markes ist das Gehirn, sodass wir bei einer Schwäche des Markes ähnliche Beschwerden annehmen können wie bei einer Schwäche des Gehirns. Als Transportbahnen für die Ernährung des Markes haben wir den Chong Mai, Yin Qiao Mai, Du Mai und Dai Mai. In der Blutbildung ist das Mark *suǐ* 髓 ein Bestandteil des „weißen Blutes“, der mit den Flüssigkeiten aus der Nahrung zum Herzen gelangt, dort seinen Stempel erhält („beseelt wird“) und zum „roten Blut“ wird. Bei allen Störungen der Knochenbildung und bei Blutbildungsstörungen kann eine Schwäche des Markes die Ursache sein. Die ernährenden Wundergefäße sind dann bevorzugt für die Behandlung zu nehmen.

Ein wichtiger Akupunkturpunkt darf hier nicht unerwähnt bleiben. Der Meister-Punkt des Markes *suǐ huì* 髓會 ist Gbl 39, seine Indikationen umfassen Beschwerden, die wir u. a. bei westlichen Krankheitsbildern wie Osteoporose, Apoplexie und Ataxien und große Schwäche kennen: Leere-Erschöpfung durch Schlagafall, Schmerzen in Hals und Nacken, Schwäche, Schlaffheit, Taubheitsgefühl, Lähmung oder Schmerzen der Beine und Füsse, Schmerzen in Hüfte und Knie mit Kontrakturen der Sehnen und Knochen (*Lei Jing Tu Yi*). Wiederholtes Nadeln beugt Osteoporose vor (+ Bl 11).

3. Die Knochen *gú* 骨, tragendes Gerüst für den Körper, das Rückgrat des Menschen, Ausdruck der Nierenkraft und der Veranlagung eines Menschen. Das Zeichen bedeutet auch: Gerüst, Gestell, fest, aufrichtig; es ist das 188. Radikalzeichen und zeigt einen durchgeschnittenen Knochen, an dem ein Stück Fleisch hängt. Knochen und Fleisch sind untrennbar in der chinesischen Sprache verbunden.

gú xuè 骨血 Knochen und Blut = blutsverwandt
gú ròu 骨肉 Knochen und Fleisch = blutsverwandt
suǐ gú 髓骨 = Mark und Knochen
gú qì 骨氣 = Wesen, Veranlagung, Natur
qiāo gǔ xī suí 敲骨吸髓 = die Knochen brechen und das Mark aussaugen

Betrachten wir die Knochen als äußere Darstellung der Wandlungsphase Wasser und somit als aktuelle Struktivität (Yin im Yin), dann sind die Knochen die tiefste und härteste Struktur im Körper. Nach dem *Nei Jing* gibt es fünf grundlegende Strukturen im menschlichen Körper, die Knochen sind eine davon:

„Die Knochen sind der Palast des Markes. Wenn man nicht längere Zeit stehen oder sicher gehen kann, zeigt dies eine Erschöpfung der Knochen an. Wenn es gelingt, die Funktion der 5 Paläste zu regulieren, gewinnt der Patient seine Kraft wieder und wird geheilt. Gelingt dies nicht, schreitet die Krankheit voran und der Tod wird eintreten." (*Su Wen*, Kap.17)

Welche Wundergefäße haben einen besonderen Bezug zu diesem außergewöhnlichen Fu-Organ? Es ist sicher der Du Mai, der das Sklelett des ganzen Rückens ernährt, resp. die Wirbelsäule, dann der Dai Mai, der die größten Knochen im Becken- und Hüftbereich versorgt und schließlich der Yang Wei Mai, der sein großes Haltenetz über alle Knochen und Gelenke des Körpers wirft.

Bei allen Beschwerden der Knochen und Gelenke können wir mit dem Einschalten dieser Gefäße auf Linderung hoffen.

Auch hier ist noch ein zentraler Punkt zu erwähnen, der Meisterpunkt der Knochen *gú huì* 骨會, der Punkt Bl 11. Seine klassischen Indikationen weisen auf die oben genannte Knochenschwäche hin: Umfallen mit steifen Gliedmaßen, komatös am Boden hingestreckt, der Patient kann nicht lange stehen, alle Formen von Geisteskrankheiten, Erkrankungen der Muskeln und Sehnen, man hat das Bedürfnis, den Körper zusammenzuziehen (*Jia Yi Jing*), und *Sun Si Miao* teilt uns mit: Es gibt nichts, was der Punkt Bl 11 nicht heilen kann!

4. Die Gefäße *mài* 脈, das Verteilernetz für Blut und Qi, die pulsierenden Adern, die Ausdruck der Herzkraft sind. Mai bedeutet: der Puls, Pulsschlag, Adern, Gefäße, Arterien und Venen, auch: Zusammenhänge, geomantische Einflüsse. Das Schriftzeichen zeigt den Radikal für Fleisch *ròu* 肉 und deutet damit auf etwas Körperliches, zum Körper Gehöriges hin. Das Lautzeichen *yǒng* 永 zeigt einen ständig aus einer Quelle fließenden Fluss, der sich immer feiner verzweigt und verästelt. (vergl. Wilder No. 991)

Die Idee ist, dass sich die Gefäße ebenso immer feiner aufzweigen und durch den ganzen Körper ziehen. Im alten Schriftzeichen für Gefäße (*mài* 衇) finden wir noch den Blut-Radikal *xuè* 血, der das Bild noch deutlicher macht und damit die Herzkraft perfekt nach außen hin repräsentiert. In der Medizin sind die Mai die Bahnen, in denen das Blut fließt.

dòng mài 動脈 = Arterien (die bewegten Adern)
jìng mài 靜脈 = Venen (die stillen Adern)

In der klassischen chinesischen Medizin sind die Gefäße das materielle Substrat für die Blutzirkulation. „Die Gefäße sind der Palast des Blutes." (*Su Wen*, Kap. 17)

Die Doppeldeutigkeit der Begriffe „Gefäß" und „Puls" für *mài* 脈 lässt keinen Zweifel darüber aufkommen, dass der Pulsschlag ein unmittelbarer Ausdruck der Herzkraft ist. Durch seine Herrschaft über alle Verzweigungen des Gefäßsystems hat das Herz Zugang zu den entferntesten Regionen des Körpers. Und als Herberge für den Shen finden wir:

„Das Herz speichert die Gefäße; die Gefäße sind der Wohnsitz von Shen. Wenn das Herz Qi leer ist, entsteht Traurigkeit. Wenn das Herz Qi voll ist, lacht man ohne Unterlass." (*Ling Shu*, Kap. 8)

Für die traditionelle chinesische Diagnostik ist die Pulsdiagnose *qiē mài* 切脈 eine fundamentale Informationsquelle zum Auffinden der Wurzel einer Erkrankung. Hier macht das Zusammenspiel von Lunge und Herz die Qualität und Quantität des Pulsschlages aus.

Wir haben die Gefäße als viertes Extra-Fu-Organ in unmittelbare Nähe des Herzens gebracht, und seine Kraft, das Blut zu bewegen und den Shen zu beherbergen gewürdigt. Von den acht außergewöhnlichen Gefäßen sind es vor allem drei, die als Versorger der *mài* 脈 in Frage kommen: Der Chong Mai als Meer des Blutes und aller Gefäße, der Yin Wei Mai, der sein großes Haltenetz über das Innere und damit auch über das Blut und die Gefäße wirft und schließlich der Yin Qiao Mai, der die Kraft hat, das Yin und somit auch das Blut zu bewegen. Alle Erkrankungen der Gefäße, ob Arterien oder Venen, erfahren über das Einschalten dieser Wundergefäße eine Besserung.

Es gibt auch für diese Struktur einen zentralen Punkt, den Meisterpunkt der hundert Gefäße *bǎi mài huì* 百脈會, das ist der Punkt Lu 9. Bei generell kraftlosen Pulsen lässt Lu 9 die Pulse „hochkommen", d. h. die Pulswelle wird stärker und ist klarer zu identifizieren. Bei unregelmäßigem Herzschlag kann dieser Punkt das Herz stützen und ihm einen guten Rhythmus vorgeben.

5. Die Gallenblase *dǎn* 膽 nimmt eine besondere Stellung unter den Fu-Organen ein. Sie hat nicht direkt mit der Aufnahme, Zerlegung und dem Transport der unreinen Nahrungsenergie zu tun, sondern speichert die Gallenflüssigkeit, ein reines Produkt der Leber und somit Essenz oder *jīng* 精. In dieser Funktion ähnelt die Gallenblase einem Zang-Organ und wird deshalb auch als ein außergewöhnliches Fu-Organ bezeichnet.

Das *Nei Jing* beschreibt die Funktion der Gallenblase:

„Die Gallenblase ist der Beamte, der exakt und korrekt ist. Urteilskraft und Entscheidungsvermögen stammen von ihm." (*Su Wen*, Kap. 8) und:

„Alle elf Funktionskreise erhalten ihre Direktiven von der Gallenblase." (*Su Wen*, Kap. 9)

Es ist die Gallenblase, die entscheidet, was korrekt *zhèng* 正 ist und den Kern einer Sache *zhōng* 中 trifft. Sie hat eine innige Beziehung zur Leber: Die Leber macht die Pläne und entwickelt Strategien, aber erst die Gallenblase entscheidet über die korrekte Durchführung und vermittelt die Impulse an die Zielorgane. Die „goldene Mitte“ dabei zu finden ist immer das Ziel einer gesunden Gallenblase.

Auch die übrigen Funktionskreise brauchen den Impuls der Gallenblase: Die Niere geht zur Gallenblase und fragt nach dem korrekten Krafteinsatz, die Blase braucht die Entscheidungshilfe der Gallenblase, um das Verdampfen des Qi zu optimieren, der Herzbeutel fragt bei der Gallenblase an, wieviel Freude und Lust denn heute gebraucht werden, usw.

Die Gallenblase ist das *shǎo yáng* 少陽 im menschlichen Organismus, das mit Macht neues Leben hervorbringt. Ebenso beginnt der neue Tag nach 24 Uhr, der Maximalzeit der Gallenblase und das neue Jahr mit *zhèn* 震, dem Donner. Alle wichtigen Entscheidungen in unserem Leben treffen wir im Schlaf, wenn die gesunde Gallenblase maximal aktiv ist! Der erste Monat im Jahr heißt bei den Chinesen *zhèng yuè* 正月 = der korrekte Monat. Dies ist die Wendezeit nach dem Dunkel, die Sonnenwende bringt den Sieg des Lichts. Das neue Leben bekommt in dieser Zeit seinen richtungsweisenden Einfluss.

Die Gallenblase gibt unserem Leben kraft ihres Urteils- und Entscheidungsvermögens eine gute Richtung. Ist sie intakt, sind wir in der Lage, gradlinig unseren Weg zu gehen und kommen auf keine falsche Fährte. Wo die Korrektheit der Gallenblase fehlt, wird das Leben schräg und mühsam, Fehler wiederholen sich und wir werden verzagt und verdrossen. Manchmal geraten wir auch auf die „schiefe Bahn“. Alles, was nicht korrekt ist, ist schlecht für unser Leben und macht uns krank. Die Gradläufigkeit unserer Energie *zhèng qì* 正氣 zeigt eine korrekte Funktion und Darstellung unserer Lebensäußerungen und auch unsere Fähigkeit, krankmachende Übel *xié qì* 邪氣 abzuwehren. Dies alles haben wir der Gallenblase zu verdanken!

Auch hier die Frage: Welche der acht außergewöhnlichen Gefäße haben einen Bezug zur Gallenblase? In erster Linie natürlich der Dai Mai, dessen Konfluenz-Punkt auf der Gallenblasen-Leitbahn liegt (Gbl 41), aber auch der Chong Mai als Hauptverteiler der Essenzen und der Yin Wei Mai als Hüter der Emotionen können die Gallenblase beeinflussen. Schließlich gibt es über die Shao Yang-Achse noch den Bezug zum San Jiao und dem Yang Wei Mai, dessen Öffnungspunkt SJ 5 ist. Erkrankungen der Gallenblase können nicht nur Verdauungsstörungen und einen Ikterus hervorbringen, sondern auch zu schweren Verhaltens- und Persönlichkeitsstörungen führen. Je nachdem, welche Erkrankung vorliegt, können wir für die Behandlung zwischen diesen Wundergefäßen wählen.

6. Der Uterus *nǚ zi gōng* 女子宮 = „der weibliche Palast“, auch *bāo gōng* 包宮 = „umhüllter Palast“ oder *zi gōng* 子宮 = „Palast der Kinder“. Der Uterus oder die Gebärmutter ist das große Zentrum der Frau für Fortpflanzung, embryonale Reifung und Geburt. Hier entstehen die drei Wundergefäße Chong, Ren und Du Mai, welche die Reifezyklen der Frau im 7-Jahresrhythmus steuern. (vgl. *Su Wen*, Kap. 1, oben zitiert)

Der Uterus hat die Verantwortung für die Menstruation, für die Schwangerschaft und für die Ernährung des Embryos. Ebenso scheidet er Toxine über das Menstruationsblut, über Ausfluss und über den Wochenfluss nach der Geburt aus. Er umfasst alle inneren Geschlechtsorgane und hat eine enge Beziehung zur Leber, Niere und Milz. Der Uterus, dessen Boden mit der Vagina verbunden ist, ist unterhalb des Dai Mai im Unterbauch lokalisiert, mit der Harnblase davor und dem Rektum dahinter.

Nach dem *Nan Jing* ist der Uterus eng mit dem Konzept *mìng mén* 命門 verbunden, denn im 36. Kapitel heißt es:

„Jedes der Zang-Organe ist einzeln vorhanden, nur die Nieren sind doppelt. Wie kommt das?

Es ist folgendermaßen: Die zwei Nieren sind nicht beides Nieren, sondern nur die auf der linken Seite ist die Niere, das Organ auf der rechten Seite heißt Ming Men, das Lebenstor. Ming Men ist der Ort, an dem das *jīng shén* 精神 zu Hause ist. Es ist der Ort, an dem das *yuán qì* 元氣 verankert ist. Beim Mann ist hier der Samen gespeichert, bei der Frau ist hier der Uterus befestigt.“

Legen wir die Gebärmutter als das eigentliche Zentrum der Frau fest, als ihre „Mitte“ gewissermaßen, dann ist die operative Entfernung dieses Organs, wie es in der westlichen Medizin so häufig passiert, ein großes Unglück für die Frau.[1]

---

[1] Obgleich es Meinungen gibt, dass mit den chinesischen Organen ja „nur“ Funktionskreise gemeint sind, die von den organischen Strukturen völlig abstrahiert sind, zeigt sich in der Praxis, dass viele Frauen nach der Entfernung der Gebärmutter aus ihrer Mitte geraten und neben psychischen Veränderungen auch vermehrt körperliche Beschwerden entwickeln. Auch die operative Entfernung der Gallenblase, für die westliche Medizin eine Kleinigkeit, hinterlässt beim Patienten eine Leere, die kaum wieder aufgefüllt werden kann. Hier treten besonders psychische und emotionale Veränderungen im Patienten auf. Die von *Manfred Porkert* umschriebene „Orbiskonographie“ = „allgemeine Beschreibung der im Mikrokosmos ablaufenden energetischen Vorgänge“ passiert nämlich nicht nur in einem energetischen unkörperlichen Raum, sondern hat organische Substrate im Hintergrund. (Vergl. **M. Porkert**: Die theoretischen Grundlagen der chinesischen Medizin, Wiesbaden, 1973, S. 88 ff.).

Nicht nur, dass sie nun endgültig vom Kinderkriegen abgeschnitten ist, bewirkt diese Operation oft eine Wesensveränderung und eine veränderte Sexualität bis hin zum völligen Desinteresse daran. Gibt es zwischen den Partnern keine Möglichkeit des Austausches oder einer erneuten Annäherung, kann leicht eine tiefe Frustration entstehen, die bei beiden zu einem chronischen Leber-Qi-Stau und in eine schwere Krise führen kann.

Es wird viel darüber diskutiert, warum der Mann kein entsprechendes Extra Fu-Organ hat. Ein Pendant dazu könnte die Prostata sein. Allerdings, verglichen mit der großen Bedeutung, die die Prostata in der westlichen Medizin für den Mann hat, wundert es, dass dieses Organ in den klassischen chinesischen Medizintexten überhaupt nicht erwähnt wird. Dabei werden z. B. in Texten der inneren Alchimie bestimmte Rückführungstechniken des Samens detailliert beschrieben, in denen die Prostata involviert sein muss. Möglicherweise ist der Grund dafür eine völlig andere Bedeutung und Bewertung der männlichen Sexualität im alten China.[1] In der modernen Variante der chinesischen Medizin, der TCM, bekommt die Prostata einen Namen, sie erscheint als organische Struktur *qián liè xiàn* 前列腺 („Vorsteherdrüse"), vergrößert sie sich, entsteht die Krankheit *qián liè xiàn zēng shēng zhèng* 前列腺增生症 = „Hyperplasie der Prostata".

Betrachten wir am Schluss wieder die Wundergefäße, welche eine direkte Beziehung zum Uterus haben und bei Krankheiten desselben eingeschaltet werden. Der Chong Mai entspringt hier ebenso wie der Ren Mai und Du Mai, sie sind die Herrscher über die Gebärmutter. Der Dai Mai berührt den Uterus und kann Regelstörungen und Ausfluss heilen, der Yin Qiao Mai hat ebenfalls einen Einfluss auf den Uterus und auf den Fetus und kann einen trägen Embryo ebenso „auf Trab bringen" wie die Nachgeburt, die sich nicht lösen will. Die Präsenz von fünf der acht Wundergefäße im Uterus zeigt deutlich, welche überragende Rolle ihm in der Gestaltung des Lebens beigemessen wird!

---

[1] Vielleicht war die Prostata als männliches Organ im alten China so unauffällig, weil sie wie selbstverständlich in die Sexualorgane und -funktionen des chinesischen Mannes integriert war? Die chinesische Medizin mit ihren Ideen zur Gesundheitserhaltung und Lebensverlängerung war a) eine Gelehrten-Medizin, die sich an die Männer der höheren Gesellschaftsschichten richtete und b) eine im Wesentlichen von Männern dominierte Medizin, die Frauen besonders unter dem Aspekt ihrer Fortpflanzungsfähigkeit betrachtete. Darum spielt auch der Uterus als Organ in der traditionellen Frauenheilkunde eine so große Rolle. Ein wichtiges Statussymbol des Mannes im alten China war u. a. seine Potenz. Die Nebenfrauen, die sich ein wohlhabender Chinese „leisten" konnte, garantierten ihm ein sexuell erfülltes Leben auch im Alter. In der Männerheilkunde *nán kē* 男科 standen deshalb sexuelle Schwäche und andere Potenzstörungen.im Vordergrund der Pathologie.

D). Schutzfunktion:

Die 8 Gefäße sind zusätzliche Verstärker für die Funktionen des Wei Qi. Besonders der Yang Wei Mai, Chong Mai, Ren Mai und Du Mai spielen hier eine wichtige Rolle für die Abwehrkraft des Menschen, weil sie mit ihren vielen abzweigenden Bahnen die ganze Körperoberfläche erreichen. In außergewöhnlichen Situationen wird die Abwehr exogener pathogener Faktoren auch von den Essenzen übernommen um das zusammenbrechende Wei Qi zu stabilisieren und zu unterstützen.

Dies kann bei extremen Witterungsverhältnissen der Fall sein oder in Gebieten mit extremen Temperaturen (Wüste, Arktis). Wenn wir allerdings bei jedem Sturm und Schneefall unser Jing bemühen müssen, ist das ein schlechtes Zeichen für den Zustand der Abwehrkraft. Es gibt allerdings auch besonders ungünstige klimatische Konstellationen, die einen üblen Wind hervorbringen, der nach dem Leben trachtet.

Das Konzept der acht Leere-Winde *bā xū fēng* 八虛風 ist das älteste System zur Einordnung und Klassifizierung von Winderkrankungen. Nach ihm entstehen in bestimmten Zeitabschnitten des Jahres acht Winde, die aus den acht Himmelsrichtungen kommen und den acht Trigrammen *bā guà* 八卦 zugeordnet werden. Diese Winde können schwere Krankheiten hervorrufen, wenn man zu wenig geschützt oder sehr hinfällig ist. Im System der Acht gibt es dann im Mikrokosmos die acht Gefäße, die zur Heilung dieser schweren Erkrankungen herangezogen werden können.

„Den Wind, der von Süden kommt, nennt man den *dà ruò fēng* 大弱風 = Wind der großen Schwäche. Wenn dieser die Menschen schädigt, wird er in das Innere des Herzens eindringen und im Äußeren in den Gefäßen verweilen; sein Qi beherrscht Hitzeerkrankungen. (Zur Behandlung wähle Lu 7!)

Den Wind, der von Südwesten kommt, nennt man den *móu fēng* 謀風 = Wind der Verschwörung. Wenn dieser die Menschen schädigt, wird er ins Innere der Milz eindringen und außen in das Muskelfleisch. Sein Qi führt zu Schwächeerkrankungen. (Zur Behandlung wähle Ni 6!)

Den Wind, der von Westen kommt, nennt man *gāng fēng* 剛風 = Wind der Stärke. Wenn dieser die Menschen schädigt, wird er ins Innere der Lungen eindringen und außen in die Haut. Sein Qi führt zu Krankheiten der Trockenheit. (Zur Behandlung wähle Dü 3!)

Den Wind, der von Nordwesten kommt, nennt man *zhé fēng* 折風 = zerbrechender Wind. Wenn dieser die Menschen schädigt, wird er ins Innere des Dünndarms eindringen und außen in der Tai Yang-Leitbahn der Hand verweilen. Ist das Qi der Leitbahn abgeschnitten *jué* 絕, herrscht krankmachendes Qi im Überfluss. Die Wege der Leitbahn können versperrt werden und eine vollständige Blockade tritt auf. Dies kann zu einem plötzlichen Tod führen. (Zur Behandlung wähle Mi 4!)

Den Wind, der von Norden kommt, nennt man *dà gāng fēng* 大剛風 = sehr starker Wind. Wenn dieser die Menschen schädigt, wird er ins Innere der Nieren eindringen und außen in die Knochen und in die Muskeln und Sehnen von Rücken, Rückgrat und Schultern. Sein Qi führt zu Kälteerkrankungen. (Zur Behandlung wähle Bl 62!)

Den Wind, der von Nordosten kommt, nennt man *xiōng fēng* 凶風 = grimmiger Wind. Wenn dieser die Menschen schädigt, wird er ins Innere des Dickdarms eindringen und außen in die Achselhöhlen und Rippenbögen. (Zur Behandlung wähle P 6!)

Den Wind, der von Osten kommt, nennt man *yīng wù fēng* 嬰兀風 = wachsender Säuglings-Wind. Wenn dieser die Menschen schädigt, wird er ins Innere der Leber eindringen und außen in die Muskeln und Sehnen. Sein Qi führt zu Nässe-Krankheiten. (Zur Behandlung wähle SJ 5!)

Den Wind, der von Südosten kommt, nennt man *ruò fēng* 弱風 = schwächlicher Wind. Wenn dieser die Menschen schädigt, wird er ins Innere des Magens eindringen und außen ins Fleisch. Sein Qi führt zur Vermehrung des Körpergewichts. (Zur Behandlung wähle Gbl 41!)

Alle diese 8 Winde entstammen Bereichen des Mangels und sie können den Menschen Schaden zufügen. Wenn nun ein geschwächter Mensch in einem schwachen Jahr[1] auf einen Leere-Wind trifft, nennt man dies die Verbindung der drei Schwächen *sān xū* 三虛.[2] Dies kann zu einem plötzlichen Auftreten einer schweren Krankheit und zu einem plötzlichen Tod führen." (*Ling Shu*, Kap. 77)

[1] D.h. ein Jahr, dessen große Bewegung durch einen Yin-Himmelsstamm bestimmt ist.

[2] *Yang Shang Shan* sagt in einem Kommentar zu dieser Stelle: „Dies sind die Schwächen des Jahres, des Monats und der jeweiligen Jahreszeit"; er bezieht sich nur auf die schwache Energetik im Makrokosmos.

Chong Mai – das Gefäß des breiten Durchgangs

1. Etymologie des Schriftzeichens:

Chōng 衝 bezeichnet eine Kreuzung mit schwerem Durchgangsverkehr, eine Hauptverkehrsstraße, einen Highway, einen wichtigen Knotenpunkt oder eine strategische Schlüsselstellung. Das Zeichen setzt sich aus zwei Teilen zusammen: der Radikal *xíng* 行 heißt gehen: ein Schritt mit dem linken Fuß gefolgt von einem Schritt mit dem rechten Fuß bedeutet eine Bewegung. Wir kennen dieses Zeichen auch in den fünf Wandlungsphasen *wǔ xíng* 五行 und es bedeutet auch hier eine Bewegung, und zwar eine permanente Wandlung von fünf elementaren Zuständen. Das Lautzeichen *zhòng* 重 bedeutet schwer, gewichtig, viel Gepäck, aber auch, jemandem oder etwas eine große Aufmerksamkeit entgegenbringen.

Das Kurzzeichen *chōng* 冲 zeigt bewegtes Wasser *shuǐ* 氵, daneben die Mitte *zhōng* 中; dieses Bild suggeriert stürmisches Wasser, das schwer zu bändigen ist. In der chinesischen Medizin steht *Chong* häufig für anstürmendes Qi oder für eine mächtige Qi-Zirkulation.

Wir sehen in der Wahl der Schrifzeichen eine überaus geglückte Zuordnung. Der Chong Mai ist ein strategisch äußerst wichtiges Gefäß, er schafft durch seine vielen Verzweigungen eine breite Durchgangsstraße für alle vitalen Essenzen, man kann sogar sagen, er ist die größte Hauptverkehrsstaße im ganzen Organismus. Wie eine breite Autobahn mit vier Spuren auf jeder Seite durchzieht er den Körper! Das Fahren auf einer breiten Autobahn ist viel effizienter und rascher als im Stadtverkehr oder auf einer Landstraße. Deshalb ist der Chong Mai zu wählen bei einer trägen Qi- und Blutzirkulation, des Weiteren aber auch bei mächtig anstürmendem Qi, besonders wenn es gegenläufig ist und krank macht.

In der daoistischen Alchimie bezieht sich *chōng* 冲 auch auf den Prozess der Verschmelzung zweier Substanzen zu einer neuen Einheit. Es ist eine „alchimistische Hochzeit", die im Chong Mai stattfindet: Das vorhimmlische Qi der Niere verschmilzt mit dem nachhimmlischen Qi von Milz und Magen, erworbenes und angeborenes Vermögen stoßen aufeinander. Beim „großen himmlischen Kreislauf" im stillen Qi Gong sind es besonders die Bahnen des Chong Mai, über die das Jing zirkuliert und veredelt wird.

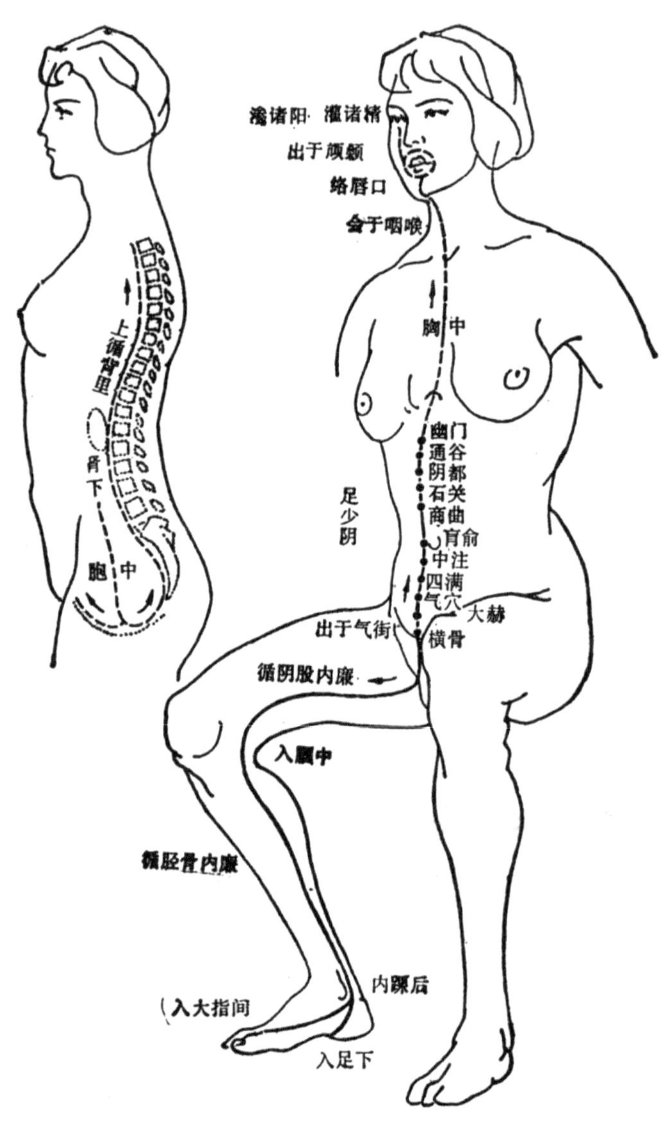

Verlauf des Chong Mai

2. Verlauf:

Der *chōng mài* 衝脈 hat 5 Äste:

a) Der Chong Mai entspringt aus dem unteren Abdomen (Uterus oder Prostata) und zieht an die Oberfläche am Punkt *qì chōng* 氣衝 = „Hauptverkehrsstraße des Qi" (Ma 30). Von dort teilt er sich links und rechts und verläuft mit der Bahn der Fuß Shao Yin (Nieren-Leitbahn) zur Mitte der Brust *xiōng zhōng* 胸中 und zerstreut seine Energie in den Raum zwischen den Rippen." (*Su Wen*, Kap. 60)

Oder: „Der Chong Mai steigt am Punkt *Qi Chong* (Ma 30) nach oben. Er verbindet sich mit der Leitbahn des Fuß Yang Ming, zieht um den Nabel in zwei Reihen nach oben und erreicht die Mitte der Brust, wo er sich zerstreut." (*Nan Jing*, Kap. 28)

Die Beschreibung des Hauptastes des Chong Mai ist in beiden Texten sehr ähnlich, nur die Verschmelzung mit jeweils einer Leitbahn differiert. Das ältere *Su Wen* beschreibt eine Vereinigung mit der Nieren-Leitbahn und damit eine intime Nähe mit den Essenzen. Das *Nan Jing* verbindet den Chong Mai mit der Magen-Leitbahn und so mit dem erworbenen Vermögen.
Der gemeinsame Treffpunkt ist in beiden Darstellungen „die Mitte der Brust", eine Region, die wir mit dem *zōng qì* 宗氣 in Verbindung bringen. Es scheint, als ob dieser Ast des Chong Mai der Pfad ist, über den die Niere ihre aktivierte Essenz = *yuán qì* 原氣 nach oben führt, um den individuellen Anteil für die Energieproduktion zu liefern. Das himmlische Qi aus der Atmung verbindet sich in der Brustmitte mit dem irdischen Qi aus der Nahrung und mit dem menschlichen Qi der Eltern und bildet das wahre Qi *zhēn qì* 真氣, welches als *wèi qì* 衛氣 oberflächlich zirkuliert, wärmt und beschützt und als *yíng qì* 營氣 im Inneren ernährt und befeuchtet. Dies ist die erste wichtige Funktion des Chong Mai. Chong Mai ist an der Bildung des wahren Qi maßgeblich beteiligt und ebenso an der rhythmischen Zirkulation des Endproduktes. Auf diese Weise ist er das Meer der 12 Hauptleitbahnen!

Die Verschmelzung mit der Magen-Leitbahn gibt noch einen anderen Aspekt wieder und erklärt, warum die Yang Ming-Schicht viel Blut und viel Qi hat. Es ist diese trajektorische Verschmelzung mit dem Chong Mai, die dafür sorgt, dass die Punkte der Magen- und Dickdarm-Leitbahn schier unerschöpflich im Tonisieren und Nähren von Qi und Blut sind. (Ma 36, Ma 37, Ma 39 und Di 4, Di 10, Di 11)

b) In der Mitte der Brust beginnt der zweite Ast, der zum Hals und Gesicht zieht, die Lippen umrundet und in der Nasenhöhle endet:

„Der Chong Mai ist das Meer der 5 Zang und der 6 Fu-Organe. Sein aufsteigender Ast zieht nach oben ins Gesicht und ergießt sich in den Nasen-Rachenraum. Hier sickert er durch alles Yang hindurch und berieselt alle Essenzen." (*Ling Shu*, Kap. 38)

Dieser Ast beschreibt den Kontakt des Chong Mai mit den Sinnesorganen resp. dem Mund und der Nase und erklärt, dass hierüber alles Yang befeuchtet und genährt wird. Wir können auch annehmen, dass die Augen über diesen Trajekt mit Blut und Essenzen versorgt werden.

c) Der dritte Ast zieht nach unten zum Fuß in das Luo-Gefäß der Nieren-Leitbahn:

„Sein absteigender Ast ergießt sich nach unten in das große Luo des Shao Yin; er tritt heraus an der Straße des Qi *qì jiē* 氣街 (Ma 30) und zieht nach unten zur Kniekehle und geht von dort an der Innenseite der Tibia, zusammen mit der Nieren-Leitbahn bis zum inneren Knöchel; von dort zerstreut er seine Energie in der Fußsohle." (*Ling Shu*, ebenda)

Dieser Ast stellt nochmals eine innige Verpflechtung zwischen dem Chong Mai und der Nieren-Leitbahn her. Er beschreibt seinen Einflussbereich auf die gesamte Fußsohle. Wenn wir den Satz: „Der Chong Mai ist das Meer der 12 Hauptleitbahnen und der 5 Zang- und 6 Fu-Organe" rekapitulieren, haben wir mit diesem Trajekt eine Erklärung für die ganzheitliche Wirkung z. B. der Fußreflexzonentherapie!

d) Der vierte Ast geht ebenfalls vom Punkt *Chi Chong* (Ma 30) ab und zieht schräg nach unten zum großen Zeh:

„Ein Abzweiger verlässt die Energiestraße *qì jiē* 氣街 und steigt zusammen mit der Shao Yin-Leitbahn nach unten ab, taucht in die drei Yin ein, zieht schräg zum inneren Knöchel, hat eine innige Beziehung mit dem Fußrücken und tritt in den Raum neben dem großen Zeh ein. Er ergießt sich in alle Luo-Gefäße und erwärmt Muskeln und Fleisch. Das beinhaltet, dass wenn der Abzweiger zu den Luo-Gefäßen verstopft ist man sich nicht bewegen kann. Wenn man sich nicht bewegen kann, entsteht eine große Schwäche *jué* 厥. Diese Schwäche ist mit sehr viel Kälte verbunden." (*Ling Shu*, Kap. 38)

Eiskalte Füße und große Schwäche können so ein Hinweis auf einen gestörten Chong Mai sein.

Dieser absteigende Trajekt des Chong Mai nimmt eine Beziehung mit den drei Yin des Fußes auf, möglicherweise auch mit dem Punkt *sān yīn jiāo* 三陰交 (Mi 6) und trifft die Leber-Leitbahn auf dem Fußrücken am großen Zeh. Die Leber speichert das Blut, der Chong Mai ist das Meer des Blutes; an dieser Stelle ist ein Hauptsammelpunkt der struktiven Energie. Die Aussage, der Chong Mai ergießt sich in alle Luo-Gefäße, zeigt, dass nicht nur die 12 Hauptleitbahnen vom Chong Mai reguliert werden sondern auch alle Luo-Gefäße, die oberflächlicher verlaufen. So erwärmt er die Muskeln und das Fleisch besonders der Beine und der Füße. Das Erwärmen stellt eine Yang-Funktion dar. Diese Textstelle ist ein Hinweis darauf, das der Chong Mai auch auf das Yang-Qi Einfluss nimmt.

Wenn der Du Mai das Yang beherrscht und der Ren Mai die Verantwortung für das Yin trägt, dann lässt sich nach diesen Zitaten sagen, dass der Chong Mai die Kontrolle und Macht über beides, Yin und Yang hat. Der Chong Mai entspricht in der embryonalen Entwicklung dem höchsten Einen *tài yī* 太一, aus dem die Zwei, *yīn yáng* 陰陽, hervortreten und im Embryo das ursprüngliche Yin und das ursprüngliche Yang entfalten. Die Kraft von Du Mai und Ren Mai wird über den Chong Mai ausbalanciert und zur Vollendung gebracht. Deshalb sagt *Li Shi Zhen*: „Der Chong Mai ist das große Eine, der Du Mai ist sein Yang-Aspekt und der Ren Mai sein Yin-Aspekt!"

e) Der fünfte Ast trennt sich vom Haupt-Ast in der Beckenhöhle und zieht zur Wirbelsäule, in der er nach oben steigt.

„Chong Mai und Ren Mai, beide entspringen aus der Mitte des Uterus *bāo zhōng* 胞中, steigen im Inneren des Rückens nach oben und bilden das Meer der Leitbahnen und Luo-Gefäße." (*Ling Shu*, Kap. 65)

Auch dieser Ast beschreibt eine innige Beziehung des Chong Mai mit dem Yang, denn beim Verlauf im „Inneren des Rückens" kann es sich nur um den Du Mai handeln.

Die klassischen Präsentationen der Bahnen des Chong Mai vermitteln den Eindruck, dass sein Einfluss omnipräsent ist. So sagt auch *Zhang Jie Bin* im *Lei Jing Tu Yi* 類經圖翼 (1624): „Es gibt wirklich keinen Ort, den der Chong Mai nicht erreicht."

Durch seinen Verlauf auf dem Bauch und dem Rücken reguliert er über Du Mai und Ren Mai alle 12 Hauptleitbahnen, im Verlauf mit der Nieren-Leitbahn und der Magen-Leitbahn harmonisiert er angeborenes und erworbenes Vermögen. Durch die Verflechtung mit der Mitte der Brust hat er auch Einfluss auf die gesamte Qi- und Blutproduktion und durch die Verknüpfung am Fußrücken wirkt er auf den Speicher des Blutes, die Leber, ein. Damit zeigt der Chong Mai seine strategische Schlüsselstellung im Gesamtkonzept aller Leitbahnen.

衝脈穴圖

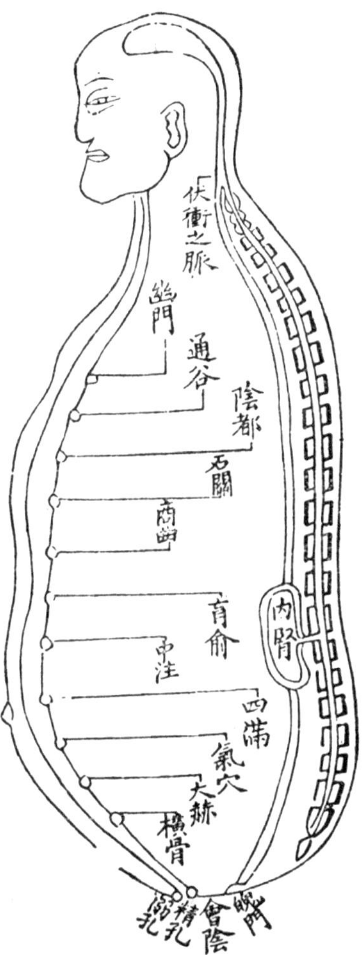

Vereinigungspunkte des Chong Mai

3. Die Vereinigungspunkte:

Die Bahnen jedes der acht außergewöhnlichen Gefäße werden über eine Reihe von Punkten markiert, die im Zusammenschluss deren Dynamik ausdrücken und die eigentlichen Auffangbecken für überschüssiges Qi und Blut darstellen. Diese Punkte heißen *hé xué* 合穴 = vereinigende Punkte. Der Chong Mai vereinigt:

Ren 1 *huì yīn* 會陰 = Treffpunkt des Yin
Ma 30 *qì chōng* 氣衝 = Hauptstraße des Qi
Ni 11 *héng gú* 横骨 = quer verlaufender Knochen
Ni 12 *dà hè* 大赫 = sehr erhaben
Ni 13 *qì xué* 氣穴 = Qi-Höhle
Ni 14 *sì măn* 四滿 = vierfache Fülle
Ni 15 *zhōng zhù* 中注 = ins Zentrum fließen
Ni 16 *huāng shú* 肓俞 = Shu (-Punkt) der Lebenszentren
Ni 17 *shāng qū* 商曲 = Krümmung des Metalls
Ni 18 *shí guān* 石關 = steinernes Passtor
Ni 19 *yīn dōu* 陰都 = Hauptstadt des Yin
Ni 20 *tōng gŭ* 通谷 = freier Durchgang ins Tal
Ni 21 *yōu mén* 幽門 = dunkles Tor

Der Konfluenzpunkt des Chong Mai ist *Gōng Sūn* 公孫 = „Großvater und Enkel" (Mi 4). Um die Kraft des strategischen Gefäßes zu entfalten, muss dieser Punkt genadelt werden. Der Name des Punktes drückt die Tatsache aus, dass sich hier drei Generationen von Leitbahnen treffen: der Chong Mai als Großvater, die Milz-Leitbahn als Sohn und das Luo-Gefäß als Enkel. *Gong Sun* ist auch ein persönlicher Name des legendären gelben Kaisers *Huáng Dì* 皇帝. Ebenso wie der gelbe Kaiser als Ahnherr der chinesischen Medizin gilt, ist der Chong Mai der Vater und die gestaltende Kraft in der ersten Phase der menschlichen Entwicklung. Er stellt das vereinigende Prinzip per se dar. Ohne den Chong Mai wäre eine Differenzierung des Lebens unmöglich!

4. Funktionen und Pathologie:

a) Meer des Blutes:

Als eines der vier Meere nach dem *Ling Shu* beherrscht der Chong Mai das Blut.

„Chong Mai ist das Meer der 12 Leitbahnen und des Blutes. Seine Einflusspunkte sind oben Bl 11 und unten Ma 37 und Ma 39. Wenn das Blutmeer einen Überfluss hat, dann ist man häufig nachdenklich und der Körper ist groß. Man ist ängstlich weil man den Ort der Krankheit nicht kennt. Wenn das Blutmeer nicht ausreichend ist, dann grübelt man auch häufig, aber der Körper ist klein und man weiß ebenfalls nicht, wo die Krankheit herkommt." (*Ling Shu,* Kap. 33)

Als Meer des Blutes reguliert der *chōng mài* 衝脈 auch die Länge der Menses und die Quantität der Monatsblutungen. Deshalb ist dieses Wundergefäß mit beteiligt an den Reifezyklen der Frau, resp. der Menarche und der Menopause.

„Mit 2 x 7 Jahren beginnt beim Mädchen die Menstruation und es erreicht die Geschlechtsreife. Ihr Ren Mai ist nun durchgängig und ihr Chong Mai überfließend *shèng* 盛. Die Menses erscheint nun regelmäßig und die Frau kann Kinder bekommen. ... Mit 7 x 7 Jahren ist der Ren Mai der Frau erschöpft und der Chong Mai verwelkt und das Blut wird spärlich *shuāi shǎo* 衰少. Ihre Geschlechtsreife ist nun beendet, und die Leitbahnen der unteren Regionen verschließen sich. Ihr Körper wird alt, sie kann jetzt keine Kinder mehr bekommen." (*Su Wen*, Kap. 1)

Therapeutische Anwendungsbereiche sind danach schwere chronische Regelstörungen, eine verspätete Menarche oder eine zu frühe oder zu späte Menopause. Chronische Dysmenorrhoen und Amenorrhoe fallen ebenfalls unter die Domäne des Chong Mai. Hier gilt es zu unterscheiden zwischen einer Störung des Dai Mai und des Chong Mai (siehe später). An das Meer des Blutes denken wir auch bei einer großen Blutschwäche *xuè xū* 血虚 oder einer Blutstagnation *xuè yù* 血郁. Schwere Formen der Anämie, besonders durch metabolische Blutbildungsstörungen, verlangen ebenso nach dem Chong Mai wie Blutzirkulationsstörungen im Herz-Kreislaufsystem, die bis zu einer Angina Pectoris, ja sogar einem Herzinfarkt führen können.

Für die Diagnose können wir hier einen typischen Zungenbefund erwarten (betrachte die Unterzungenvenen und die Farbe des Zungenkörpers) und auch ein typisches Pulsbild.[1] Auch Krankheitsbilder wie Arteriosklerose, Tachykardien, das Gefühl eines Steines auf der Brust („übles Qi verknotet sich in der Brust") und Fülle, Stauungen und Unwohlsein im Abdomen können eine Blutstagnation anzeigen.

b) Meer der 12 Hauptleitbahnen:

Wegen seiner gewaltigen Energiereserven ist dieses Gefäß die Hauptverkehrsstraße für Qi und Blut im menschlichen Organismus! Deshalb hat der Chong Mai einen regulierenden Einfluss auf alle übrigen Leitbahnen. Bei einer allgemeinen Qi- und Blutschwäche stärkt er massiv die Milz und verhilft ihr zu einer besseren Nahrungsverwertung und Energiegewinnung. So lassen sich klassische Indikationen wie „zuviel Alkohol oder zu schlechtes Essen verklumpen den Magen, übelriechende Rülpser, wässrige Durchfälle, Folgen von zuviel Sex und zuviel Alkohol, Auszehrung, Abmagerung, chronische Appetitlosigkeit und extreme Müdigkeit" erklären (nach dem *Zhen Jiu Da Cheng*).

c) Meer der 5 Zang- und 6 Fu-Organe:

Diese Funktion ist eine Beschreibung der allgemein stärkenden Kraft des Chong Mai, der angeborenes und erworbenes Vermögen zusammenfasst und damit ein schier unerschöpfliches Potential für Qi, Blut und Essenz darstellt. Als übergeordenetes Gefäß von Ren Mai und Du Mai kann der Chong Mai alle Zang Fu-Organe mit dem ernähren, was sie brauchen.

d) Hauptverteiler des Jing:

Der Chong Mai ist wegen seiner vielen Verzweigungen ein Hauptverteiler für die Essenzen. Über die Verknüpfungspunkte Mi 4, Ma 30 und Ni 11 bis Ni 21 wird ein stabiles Netz gewoben, das sowohl angeborenes als auch erworbenes Jing breitflächig verteilt. Der Ursprung des Chong Mai liegt in der Niere, der tiefsten Struktur im menschlichen Organismus. Über den Chong Mai kann der Zündfunke der Niere bis zur Haut geführt werden. Besonders im Thorax und im Abdomen bringt er die Essenzen an die Oberfläche und verstärkt so das Wei Qi in seiner Abwehr.

---

[1] **Blutschwäche:** blasse, trockene Zunge und Unterzungenvenen, ein kraftloser und rauer oder fadenförmiger Puls; **Blutstagnation:** ein voller rauer Puls, eine livide Zunge und prall gefüllte, dicke Unterzungenvenen!

e) Korrigiert gegenläufiges Qi*:*

In seiner Funktion als Meer der 12 Hauptleitbahnen ist es nur selbstverständlich, dass der Chong Mai auch für einen korrekten Verlauf des Qi durch die Leitbahnen sorgt. Bei einer Störung gibt es folgende Pathologie:

„Wenn der Chong Mai erkrankt ist, entsteht Gegenläufigkeit des Qi *nì qì* 逆氣 und es kommt zur Bedrängung im Inneren *lǐ jí* 裏急". (*Nan Jing*, Kap. 29)

Wang Shu He, der Autor des *Mai Jing* kommentiert:

„Wenn das Nieren-Qi schwach ist, wird auch der Chong Mai geschädigt. Dann hat der Chong Mai gegenläufiges Qi, das nicht nach oben steigt sondern Spannungen im Inneren des Bauches erzeugt." ... Wenn der Puls, der im Zentrum *zhōng yāng* 中央 erscheint, hart und voll ist und seine Ausdehnung die Schranke erreicht, spricht man von einem Chong Mai-Puls. Dann gibt es schwere Bitternis durch Schmerzen im Unterbauch und aufsteigendes Qi greift mit Gewalt das Herz an (*shàng qiǎng xīn* 上搶心). Weiter gibt es gibt Massenbildungen und Hernien *jiǎ shàn* 瘕疝, die Frau ist von der Schwangerschaft abgeschnitten *jué yùn* 絕孕, unfreiwilligen Stuhlgang und Wasserlassen sowie Unruhe und Besorgtheit durch Stauungen in der Rippengegend." *(Mai Jing*, Buch 2, Kap. 4)

Der Puls, der im Zentrum erscheint, könnte ein Hinweis auf den Bauchnabelpuls sein, der bei einer Chong Mai-Erkrankung sehr hart und voll ist und sich bis zur Schranke, d. h. „Der Schranke des Ursprungs" (Ren 4) erstreckt. Eine Nierenschwäche ist die Ursache dafür. Obgleich hier nur das gegenläufig ausstrahlende Qi im Verlauf des Chong Mai beschrieben wird, können wir annehmen, dass alle möglichen Gegenläufigkeiten auch von anderen Leitbahnen über den Chong Mai behandelt werden können. So fallen schwere Formen von gegenläufigem Magen-Qi ebenso unter seine Domäne wie gegenläufiges Lungen-Qi, gegenläufiges Milz-Qi etc. Indikationen dafür finden wir z. B. in einer chronischen Gastritis, Magen-Ulkus, schwerem Sodbrennen, Durchfälle, die nicht aufhören wollen, Prolapse jeglicher Art und an jeglichem Ort, variköse Beschwerden, Hämorrhoiden und Oppressionsgefühl im Thorax durch Verdauungsschwäche (Roemheld-Syndrom) u. v. m.

Wann immer wir ein gemischtes Symtomenbild haben, das sich durch Gegenläufigkeiten verschiedener Leitbahnen darstellt, müssen wir an den Chong Mai denken!

5. Auffangbecken für übles Qi:

Wenn wir annehmen, dass die Wundergefäße nicht nur überschüssiges Qi und Blut aufnehmen, sondern auch jede Form von Übel aus dem Verkehr ziehen, dann müssen wir uns Gedanken darüber machen, welche speziellen pathogenen Noxen jedes einzelne Gefäß absorbiert. Der Chong Mai mit seinen übergreifenden Funktionen steht mit Milz und Magen in Verbindung, sodass Gifte über den Verdauungskanal sicherlich in den Chong Mai gelangen können. Alimentäre Vergiftungen wie durch Pilze, schlechten Fisch oder Fleisch können lebensbedrohlich sein, wer das überlebt, hat es einem starken Chong Mai zu verdanken. Alle Vergiftungen in der Kindheit, die aus Leichtsinn und Übermut geschehen, finden ihren (Aus-) Weg in den Chong Mai. Wieder sehen wir, wie wichtig eine gründliche Anamnese ist, denn von selbst wird der erwachsene Patient diese Jugenderlebnisse kaum erzählen.

Medikamentenmissbrauch und dessen Nebenwirkungen werden über den Chong Mai relativiert und gemildert, ebenso zuviel Alkohol und Drogen. Wegen seiner Beziehung zur Niere wird der Chong Mai auch dort eingreifen, wo die Niere in ihrer Entgiftungsfunktion überfordert ist. Sexuelle Exzesse können ebenfalls zum Übel werden und die Essenzen schmälern. Hier kann das Aktivieren des Chong Mai die an der Oberfläche zerstreuten Essenzen bündeln und zur Niere zurückführen. Natürlich muss dazu für eine längere Zeit sexuelle Enthaltsamkeit eingehalten werden.

Ein Praxisfall: eine 25-jährige Frau mit Kinderwunsch zeigt das Bild einer generellen Blutschwäche. Sie hat 10 Jahre lang die Pille genommen. Die Patientin zeigt keinen größeren Leidensdruck, sie hat eiskalte Füße, ein blasses Gesicht und einen fadenförmigen Puls. Die Zunge ist blass und schmal. In der Anamnese erzählt sie, dass sie mit 5 Jahren eine Flasche Rasierwasser ihres Vaters ausgetrunken hat und deshalb eine Zeit im Krankenhaus gelegen hat. Wie ernst es war, konnte sie nicht mehr sagen.
Hier mag der Chong Mai das Gift absorbiert haben zu dem Preis, dass ihr Blutmeer sich nicht voll entwickeln konnte. Von Anfang an war ihre Menses kurz und schwach. Durch die kalte Energie der Pille wurde die Entwicklung eines normalen Zyklus weiter gebremst und die Patientin konnte auch nach Absetzen der Pille nicht schwanger werden. Durch das Öffnen des Chong Mai wurde ein Impuls gesetzt, der bis jetzt die Regelblutung normalisiert und zu einer verbesserten Vitalität geführt hat. Ob es für eine Schwangerschaft reicht, wird die Zukunft erweisen.

6. Ein Konstitutionstypus:

Unter dem Begriff der Konstitution versteht man im Allgemeinen die Summe aller angeborenen und aller dauerhaften Reaktionsbereitschaften (Diathesen) einzelner Organsysteme oder des ganzen Körpers (lat. constitutio = Körperbau, Verfassung).[1] Nehmen wir die Wundergefäße als Träger und Verteiler der Essenzen (angeborenes und erworbenes Jing[2]) und damit konstitutioneller Merkmale, dann gibt es Eigenschaften, Reaktionsweisen und einen Habitus, die typisch und reproduzierbar sind. Sie können uns helfen, bei unklarer Symptomatik ein Bild zu entwickeln, das auf ein Wundergefäß verweist und seinen Einsatz erfordert.

Der Chong Mai-Typus ist eher kalt, plethorisch, neigt zu Übergewicht und kann schlecht verdauen. Er ist kein guter Futterverwerter und braucht morgens eine längere Anlaufszeit. Dieser Typus neigt zu Übergewicht bis hin zur Fettleibigkeit. Er ist kräftig und untersetzt, bei Männern finden wir oft einen übermäßigen Bauch (Großtrommelbauch), bei Frauen breite Hüften und einen übermäßigen Hintern oder üppige Brüste. Er hat einen runden Kopf und wülstige Lippen. Im Gesunden finden wir einen Gourmet, einen Feinschmecker, der Essen und Trinken liebt und genießt, im Kranken einen Menschen, der nicht verdauen kann und deshalb viele Blähungen hat.

Ärger schlägt bei ihm auf den Magen und kann zu einer Blutstagnation führen, die das Herz bedrückt. Chong Mai-Typen haben oft eine sitzende Tätigkeit, zu wenig Bewegung und eine zu einseitige Ernährung. Sie sind zurückhaltend in Bezug auf Entscheidungen, alles muss reiflich überlegt werden, Spontanität ist ihnen ein Fremdwort. Dabei sind sie sehr beharrlich, abwartend, nüchern und sparsam mit Worten. Der weibliche Typus ist häufig anämisch, leidet unter vielen Stoffwechselstörungen und hat eine starke Bindegewebsschwäche.

Gerhard Bachmann gibt als homöopathische Konstitutionstypen für den Chong Mai im Vergleich die Mittel **China** und **Alumina** an.[3] Besonders China ist uns nicht nur als Malariamittel bekannt (vergl. weiter unten die klassischen Kombinationen des Chong Mai bei verschiedenen Malaria-Erkrankungen), sondern auch als ein Hauptmittel bei allen Anämien (Blutschwäche) und gastrischen Symptomen mit vielen Blähungen und lautem Aufstoßen.

---

[1] Vergl. **H. Beuchelt**: Homöopathische Reaktions-Typen in Wort und Bild, Ulm, 1960

[2] *Xiān tiān zhī jīng* 先天之精 und *hòu tiān zhī jīng* 後天之精

[3] **G. Bachmann**:. Die Akupunktur – Eine Ordnungstherapie, Ulm, 1959, S. 80 ff.

7. Klassische Indikationen (Zhen Jing Zhi Nan):[1]

- „Der Punkt *Gōng Sūn* (Mi 4) heilt hauptsächlich 27 Krankheiten:

- *Jiŭ zhŏng xīn tòng* 九種心痛: Die 9 Arten von Herzschmerzen[2] (Herz, Magen)[3]

- *tán gé xián mèn* 痰膈涎悶: Zwerchfell-Schleim-Syndrom mit Spucken und Bedrücktheit (Herz, Magen)

- *qí fù tòng bìng zhàng* 臍腹痛並脹: Schmerzen im Bauchnabelbereich mit Aufgeblähtheit (San Jiao, Magen)

- *xié lè téng tòng* 脅肋疼痛: Schmerzen im Oberkörper und in der Rippenregion (Herz, Milz)

- *chăn hòu xuè mí* 產後血迷: Blutungen und geistige Verwirrungen[4] nach der Geburt (Herz-Beutel)

- *tāi yī bù xià* 胎衣不下: Die Nachgeburt kommt nicht heraus (Dünndarm, Magen)

- *xiè xiè bù zhĭ* 泄瀉不止: Durchfälle, die nicht aufhören (Dickdarm, Magen)

- *xián qì téng tòng* 痃氣疼痛: Schmerzen durch Gasbildungen[5] bei Verdauungsstörungen (Herz, Magen)

---

[1] Alle klassischen Indikationen auch der folgenden Wundergefäße sind Übersetzungen aus dem *Zhen Jing Zhi Nan* (1241) s. o.

[2] *Sun Si Miao* sagt im 13. Kapitel („Über das Herz Zang-Organ") im *Qian Jin Yao Fang*:
1) Herzschmerzen durch Würmer; 2) Brustenge (Angina Pectoris); 3) Herzschmerzen durch Wind; 4) Herzschmerzen mit Herzklopfen; 5) Herzschmerzen durch falsches Essen; 6) Herzschmerzen durch Flüssigkeitsansammlungen; 7) Herzschmerzen durch Kälte; 8) Herzschmerzen durch Hitze; 9) Herzschmerzen, die kommen und gehen.

[3] Das *Zhen Jing Zhi Nan* hat zu jedem Krankheitsbild die gestörten Zang Fu-Organe aufgelistet, die ich in Klammern gesetzt habe. Durch diese Zuordnung erhält man einen guten Überblick über die Indikationsbreite der 8 außergewöhnlichen Gefäße als übergeordnete Systeme.

[4] Gemeint sind wohl psychische Erkrankungen im Wochenbett bedingt durch übermäßigen Blutverlust.

[5] Der Terminus *xián qì* 痃氣 beschreibt ein Krankheitsbild mit Muskelkrämpfen und Massenbildungen unter dem Rippenbogen und neben dem Bauchnabel, die sich wie ein Seil anfühlen; dazu kommen Herzschmerzen und Spannungen im Brustkorb.

- *lǐ jí hòu zhòng* 裡急後重: Darmkrämpfe (Dickdarm, San Jiao)

- *shāng hán jié xiōng* 傷寒結胸: schädigende Kälte verknotet die Brust (Dünndarm, Herz)

- *shuǐ gé jiǔ tán* 水膈酒痰: Wasser im Zwerchfell und Schleim durch Alkohol[1] (Leber, Magen)

- *zhōng mǎn bù kuài fǎn wèi ǒu tǔ* 中滿不快反胃嘔吐: Völlegefühl in der Mitte, man ist unglücklich, Magenbeschwerden verurachen Übelkeit und Erbrechen (Magen)

- *fù xié zhàng mǎn tòng* 腹脅脹滿痛: Aufgeblähtheit, Völlegefühl und Schmerzen im Bauch und im Oberkörper (Milz, Magen)

- *cháng fēng xià xuè* 腸風下血: Darm-Winde mit abgehenden Blutungen (Dickdarm, Herzbeutel)

- *dà rén xiǎo ér tuō gāng bù shōu* 大人小兒脫肛不收: Analprolaps bei Erwachsenen und Kindern, der nicht zurückgeht (Dickdarm, Lunge)

- *qì gé* 氣膈: Gasansammlungen im Zwerchfell (Herz, Lunge)

- *shí gé bù xià* 食隔不下: die Nahrung (stagniert) am Zwerchfell und geht nicht nach unten (Magen, Milz)

- *shí jī téng tòng* 食積疼痛: Verdauungsstörungen mit Schmerzen (Magen, Milz)

- *pì qì bìng xiǎo ér shí pì* 癖氣並小兒食癖: suchthaftes Gebaren, bei Kindern in Verbindung mit Ess-Sucht (Dünndarm, Herzbeutel)[2]

- *xiǎo zhěn tòng* 小枕痛: Schmerzen am Hinterkopf [3] (Dünndarm, San Jiao)

---

[1] Alkoholischer Schleim ist eine Nässeansammlung im Oberbauch, die zu Schleim wird. Alkohol-Schleim bildet sich durch übermäßigen Alkoholgenuss. Dieser Schleim kann neben Verdauungsstörungen und Nahrungsblockaden auch die Lunge befallen und Asthma, Husten und Kurzatmigkeit bewirken. Es ist ratsam, dann mit dem Alkohol aufzuhören!

[2] Der Chong Mai resp. Milz 4 erscheint hier als wirksame Therapie bei Suchterkrankungen, besonders in Verbindung mit Essstörungen!

[3] *Zhěn gú* 枕骨 = der Occipitalknochen

- *jiŭ pì* 酒癖: Alkohol-Sucht (Magen, San Jiao)

- *fù míng* 腹鳴: Geräusche im Bauch (Dünndarm, Magen)

- *xuè cì tòng* 血刺痛: stechende Schmerzen durch Blut (-stagnation) (Leber, Milz)

- *xiăo ér pí xiè* 小兒脾瀉: Durchfälle kleiner Kinder (Milz, Niere)

- *xiè fù tòng* 瀉腹痛: Durchfälle und Bauchschmerzen (Dickdarm, Magen)

- *xiōng zhōng cì tòng* 胸中刺痛: stechende Schmerzen in der Brust (Herz)

- *nuè jí xīn tòng* 瘧疾心痛: Malaria-Krankheit und Herzschmerzen (Herzbeutel-Geflecht)

shàng jiàn bìng zhèng gōng sūn xī zhŭ zhī 上件病證，公孫悉主之。
Die oben zitierten Krankheitsbilder, *Gōng Sūn* (Mi 4) beherrscht sie alle!

xiān qŭ gōng sūn hòu qŭ nèi guān 先取公孫，後取內關。
Nimm zuerst *Gōng Sūn* (Mi 4), danach nimm *Nèi Guān* (P 6).“

8. Klassische Kombinationen (Zhen Jiu Da Quan):[1]

„Bei allen Heilungen der folgenden Krankheiten muss man an erster Stelle den Punkt Mi 4 nehmen, an zweiter Stelle Punkte, die (der Krankheit) entsprechen.

Gong Sun heilt 31 Krankheitsbilder:

- Neun Arten von Herzschmerzen, jede Form von Kälte-Qi: + P 7, Ren 12, Mi 1

- Zwerchfell-Schleim-Syndrom mit Spucken und Bedrücktheit, versteckter Kummer in der Brust: + P 8, Ren 17, P 5

- Aufgeblähter Bauch mit Völlegefühl, das Qi kann weder ausgeleitet noch umwandelt werden: + Ma 25, Ren 9, Ma 44

- Schmerzen im Oberkörper und unter den Rippen, die nur sehr schwer zu unterbrechen oder zu stoppen sind: + SJ 6, Le 13, Gbl 34

- Durchfälle, die nicht aufhören, ein Drängen ist im Inneren und danach eine Schwere: + Ren 10, Ma 25, Ni 6

- Ein stechender Schmerz in der Brust, man ist in sich verkrochen und ohne Freude: + P 6, P 7, Ni 26

- Beide Seiten des Oberkörpers sind aufgebläht und angeschwollen, Qi greift das Herz an und verursacht Schmerzen: + Gbl 34, Le 13, Gbl 39

- Völlegefühl in der Mitte, man ist unzufrieden, hat Magenbeschwerden mit Übelkeit und Erbrechen von Speisen: + Ren 12, Mi 3, Di 5

- Qi im Zwerchfell (verursacht) die 5 Schluckstörungen, Essen und Trinken gehen nicht hinunter: + Ren 17, Ma 36, Mi 3

- Nahrungsblockaden im mittleren Magenkanal, stechende Schmerzen, die nicht aufhören: + Ma 41, Ren 12, Ma 36

---

[1] Alle klassischen Kombinationen mit den Wundergefäßen sind Übersetzungen aus dem *Zhen Jiu Da Quan* (1439) von *Xu Feng* aus dem 4. Kapitel: „Das Beherrschen und Heilen von Krankheitsbildern mit den acht Gefäßen."

- Schleimblockaden im Magenkanal, Erbrechen von klarer Flüssigkeit: + Ren 14, Ma 45, Ren 12

- Erbrechen von Schleim und Speichel, Schwindel, der nicht aufhört: + Ma 40, Di 5, Ren 17

- Eine Herzschädigung durch Malaria[1] bewirkt im Menschen, dass dieser leicht Herzrasen bekommt: + He 7, Bl 15, Bai Lao (Extra-Punkt) [2]

- Eine Milzschädigung durch Malaria[3] bewirkt im Menschen Furcht vor Kälte und Schmerzen im Bauch: + Mi 5, Bl 20, Ma 36

- Eine Leberschädigung durch Malaria bewirkt im Menschen eine grünliche Verfärbung (des Gesichtes), er verabscheut die Kälte und bekommt Fieber: + Le 4, Bl 18, Gbl 39

- Eine Lungenschädigung durch Malaria bewirkt im Menschen Herzenskälte, Furcht und Schrecken: + Lu 7, Bl 13, Di 4

- Eine Nierenschädigung durch Malaria bewirkt im Menschen eine Hitze wie im Rausch, dazu Verspannungen und Schmerzen in Hüfte und Wirbelsäule: + Ni 4, Bl 23, Bl 62

- Malaria-Erkrankungen mit hohem Fieber, das nicht zurückgeht: + P 5, Bai Lao (Extra-Punkt), Gbl 39

- Malaria-Erkrankungen, zuerst Kälte, danach Hitze: + Dü 3, Di 11, P 8

- Malaria-Erkrankungen, zuerst Hitze, danach Kälte: + Di 11, Bai Lao (Extra-Punkt), Gbl 39

- Malaria-Erkrankungen mit Schmerzen im Herzen und in der Brust: + P 6, Ren 13, P 7

- Malaria-Erkrankungen mit Kopfschmerzen und Schwindel, Erbrechen von Schleim, dass nicht aufhört: + Di 4, Ren 12, Lu 7

- Malaria-Erkrankungen mit wunden Schmerzen in Knochen, Muskeln und Sehnen: + Bl 42, Bai Lao (Extra-Punkt), Ni 2

---

[1] *Xīn nuè* 心瘧 = eine der fünf Malariaarten in der TCM; Schleim blockiert die Lunge und der pathogene Faktor befällt die Herz-Leitbahn.

[2] Dieser Extra-Punkt befindet sich 2 Cun oberhalb von Du 14 und 1 Cun bilateral. *Bai Lao* ist auch ein alternativer Name von Du 14.

[3] Entsprechend ist die Milz-Leitbahn befallen.

- Malaria-Erkrankungen mit endlosem Durst: + SJ 1, Du 26, P 5

- Eine Malaria-Erkrankung im Magen bewirkt im Menschen, dass er sehr hungrig ist, aber nicht essen kann: + Ma 45, Bl 21, Mi 2

- Eine Malaria-Erkrankung in der Gallenblase bewirkt im Menschen Abneigung gegen Kälte, Furcht und Schrecken, er kann nicht ruhig liegen und schlafen: + Gbl 41, Bl 19, Le 14

- Gelbsucht mit Schwellungen aller Gliedmaßen, der austretende Schweiß färbt die Kleidung: + Du 9, Bai Lao (Extra-Punkt), Dü 4, Ren 12

- Gelbsucht: Alles am Körper, Haut, Gesicht, die Augen und der Urin sind gelb: Bl 20, Mi 1, Bai Lao (Extra-Punkt), Du 9, Ma 36, Dü 4

- Schoten-Gelbsucht [1] mit Kopfschwindel und starkem Herzflattern nach dem Essen, der ganze Körper ist gelb: + Bl 21, Ma 44, Du 9, Ma 36, Dü 4, Ni 10

- Alkohol-Gelbsucht, der Körper und die Augen sind beide gelb, Schmerzen im Herzen, das Gesicht hat rote Flecken: + Bl 19, Du 9, Bl 40, Dü 4

- Verzehrende Gelbsucht bei Frauen: Der Körper ist überall gelb, sie bekommt Fieber und verabscheut die Kälte, das Wasserlassen ist erschwert: + Ren 4, Bl 23, Ni 2, Du 9."

---

[1] *Qiào dǎn* 殼疸 ist ein Terminus, den ich in keinem meiner Bücher finden konnte; möglicherweise eine Gelbsucht, die durch Ernährungsfehler entsteht (*Qiao* = Schale, Hülse oder Schote), oder eine bestimmte Gelbfärbung, denn: *zhī qiào* 枳殼 = Schale der Zitrone, also hier: eine zitronengelbe Verfärbung!

9. Vernetzungen mit dem Makrokosmos:

In den klassischen Akupunkturbüchern wird der Chong Mai über seinen Punkt *gōng sūn* 公孫 (Mi 4) immer mit dem Trigramm *Qián* 乾 in Verbindung gebracht.

Das Trigramm besteht aus drei Yangstrichen ☰

und verkörpert die schöpferische Kraft des Vaters und des Himmels.

„Das Schöpferische bewirkt Anfang und Zeugung aller Wesen. Man kann es daher bezeichnen als Himmel, lichte Kraft, Vater, Herr. Es ist nun eine Frage, ob das Schöpferische im Chinesischen persönlich gedacht ist wie Zeus bei den Griechen. Die Antwort lautet, dass dieses Problem für das Chinesentum gar nicht das Wichtigste ist. Das Göttlich-Schöpferische ist sozusagen überpersönlich. Es macht sich nur fühlbar und bemerkbar durch seine übermächtige Aktivität. Wohl hat es sozusagen ein Äußeres, das ist der Himmel. Und der Himmel hat wie das Lebende ein seelisches Selbstbewusstsein, das ist Gott (der höchste Herrscher). Allein ganz objektiv redet man von dem allen als dem Schöpferischen.“[1]

Bei den symbolischen Zusammenhängen ist Qian stark, wirkt im Pferd, wirkt im Kopf, ist der Himmel und der Vater, ist rund, der Nephrit, ist das Metall, die Kälte, ist das Eis, das Tiefrote, das Baumobst und der Drache.[2] Von den Himmelsrichtungen entspricht ihm der Nord-Westen, von den Zeitabschnitten die Zeit vom 8. November - 22. Dezember.[3]

Was hat dies mit dem Chong Mai zu tun? Einen Zusammenhang können wir darüber herstellen, indem wir die Rolle des Chong Mai in der embryonalen Entwicklung rekapitulieren. Als Tai Yi = das höchste Eine ist dieses Wundergefäß die erste Struktur nach der Zeugung und noch die Vorstufe vor der Trennung in Yin und Yang. Dem embryonalen Bindegewebe gleich ist der Chong Mai in der Lage, alle späteren Entwicklungsstufen zu fördern und schöpferisch zu gestalten. Nach der Geburt ist sein Einfluss im Verborgenen und doch so gegenwärtig, dass alle energetischen Strukturen von ihm abhängen. Wie ein Vater führt der Chong Mai durch alle Entwicklungszyklen des Lebens mit einer subtilen Präsenz!

---

[1] **R. Wilhelm**: I Ging – Das Buch der Wandlungen, Diederichs Verlag, 1924, S. 3

[2] **R. Wilhelm**, ebenda, S. 206 ff..

[3] Von den 24 Zeitabschnitten eines Jahres sind dies die Abschnitte „Winteranfang“, „kleiner Schnee“, „großer Schnee“ und „Wintersonnenwende“.

Ren Mai – das verantwortliche Gefäß

1. Etymologie des Schriftzeichens:

Rèn 任 heißt: Amt, Vertrauen, Verantwortung tragen, ein Amt übernehmen, zu etwas dienen, übertragen, übernehmen, für etwas verantwortlich sein; aber auch eine Last, eine Bürde, ertragen, aushalten. Das Radikalzeichen stellt einen Mensch *rén* 亻 dar, daneben einen Arbeiter, der eine schwere Last trägt *rén* 壬. Das Piktogramm stellt einen Träger mit einer Bambusstange auf dem Rücken dar, an der links und rechts eine Last hängt (Wieger, L 82, C). Nur ein vollkommenes Gleichgewicht zwischen links und rechts lässt ihn die Last ohne Mühe tragen.

Diese Last kann sich auch auf einen anderen Menschen beziehen, für den man Verantwortung trägt. In ganz existenzieller Weise ist der Ren Mai mit der Bürde des Lebens verbunden. Verantwortung zu übernehmen erfordert eine gewisse Stärke und Ausdauer, hierzu braucht es genügend Reserven und Substanz. Das Lautzeichen *rén* 壬 ist ebenfalls der 9. der zehn Himmelsstämme, welcher als Emblem des Himmels dem Norden und der Wandlungsphase Wasser zugeordnet ist. Mit dem Radikal für Frau *nǚ* 女 entsteht *rèn* 妊 = „schwanger sein", ein Umstand, der viel Verantwortungsgefühl erfordert, und mit dem Seidenradikal davor entsteht *rén* 紝 = „weben" oder „einen Webstuhl einrichten".

Die Bedeutung einer Schwangerschaft war im alten China immer schon sehr groß, sodass in den klassischen Texten der Ren Mai hauptsächlich mit dieser Idee in Verbindung gebracht wurde. Zwar trägt der Ren Mai die Hauptverantwortung für den Fetus in der Schwangerschaft, darüber hinaus aber auch die Verantwortung für die gesamte Yin-Energie, wovon ein Aspekt ebenfalls die Fruchtbarkeit und die Empfängnisbereitschaft darstellt.

Natürlich gibt es den Ren Mai nicht nur in der Frau, sondern in allen Menschen. Auch beim Mann liegt seine Verantwortung darin, das Leben zu nähren und die Bürden des Lebens zu ertragen und auszuhalten. Dafür braucht auch er eine gesunde struktive Energie als Reserve, ein Meer an Yin-Energie *yīn qì zhī hǎi* 陰氣之海. Dieses Meer bildet die Grundlage für das Nähren des Lebens und die Basis für eine ausdauernde Aktivität. Das alles finden wir in dem verantwortlichen Gefäß *rèn mài* 任脈.

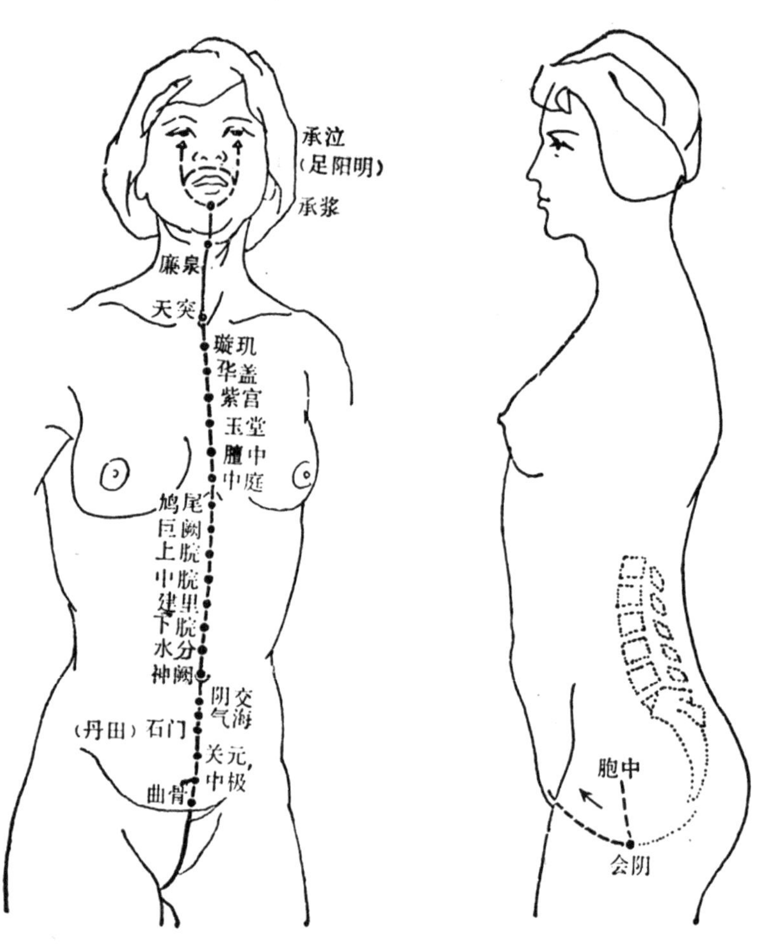

Verlauf des Ren Mai

2. Verlauf:

Die Bahn des Ren Mai ist nicht so verzweigt und kompliziert wie die des Chong Mai. Sie verläuft geradewegs von unten nach oben.

„Ren Mai entspringt unterhalb des zentralen Poles *zhōng jí* 中極 und steigt zur Schambeingrenze empor. Sein Verlauf ist an der Innenseite des Bauches. Er passiert die Schranke des Ursprungs *guān yuán* 關元 und steigt nach oben bis zum Hals und zur Kehle, umkreist die Lippen, läuft durch das Gesicht und durchdringt die Augen." (*Su Wen*, Kap. 60)

Der Ren Mai entspringt ebenso wie der Du Mai und der Chong Mai dem unteren Erwärmer (Uterus), wahrscheinlich am Punkt *Hui Yin* (Ren 1), und steigt von hier auf der Medianlinie nach oben über die Schambeingrenze, dem Abdomen, Brust und Hals bis unter die Unterlippe. Hier teilt sich der Verlauf in zwei Äste, umrahmt den Mund zieht durch das Gesicht und ergießt sich in die Augenhöhlen.

In seinem Verlauf trägt der Ren Mai Yin-Substanzen, Flüssigkeiten und Essenzen von unten nach oben bis in die Augen und nährt und befeuchtet sie. Auf seinem Weg durchdringt er auch den Hals und die Kehle und stellt so einen wichtigen Angelpunkt im Auf- und Absteigen der Flüssigkeiten zwischen Niere, Milz und Magen dar. Im Bereich des Mundes trifft sich der Ren Mai wieder mit dem Chong Mai und dem Du Mai, hier findet ein intensiver Austausch von Yin, Yang, Blut und Essenz statt.

Durch seinen Verlauf auf der Mittelline an der Vorderseite des Körpers koordiniert er besonders die paarig verlaufenden Trajekte der Yin-Leitbahnen. Der Ren Mai harmonisiert damit die linke und rechte Seite des Körpers. Die ausdrückliche Verbindung zur ursprünglichen Energie am Punkt *Guan Yuan* (Ren 4) zeigt die innige Verbindung des Ren Mai mit der Nierenessenz an. Ein alternativer Name dieses Punktes ist *mìng mén* 命門 = „Tor des Lebens", ein Name, den auch und besonders der Punkt Dumai 4 trägt. Wir können festhalten, dass an dieser Stelle im Yin-Bereich ebenfalls ein „Tor des Lebens" sitzt und hier die Verantwortung für die Verbreitung der Essenzen hat.

Der Ren Mai ist so ein wichtiger Verteiler für das Jing. Er versorgt besonders den Uterus mit Nahrungsessenzen und ist damit verantwortlich für ein gebärfreudiges Klima in der Gebärmutter.

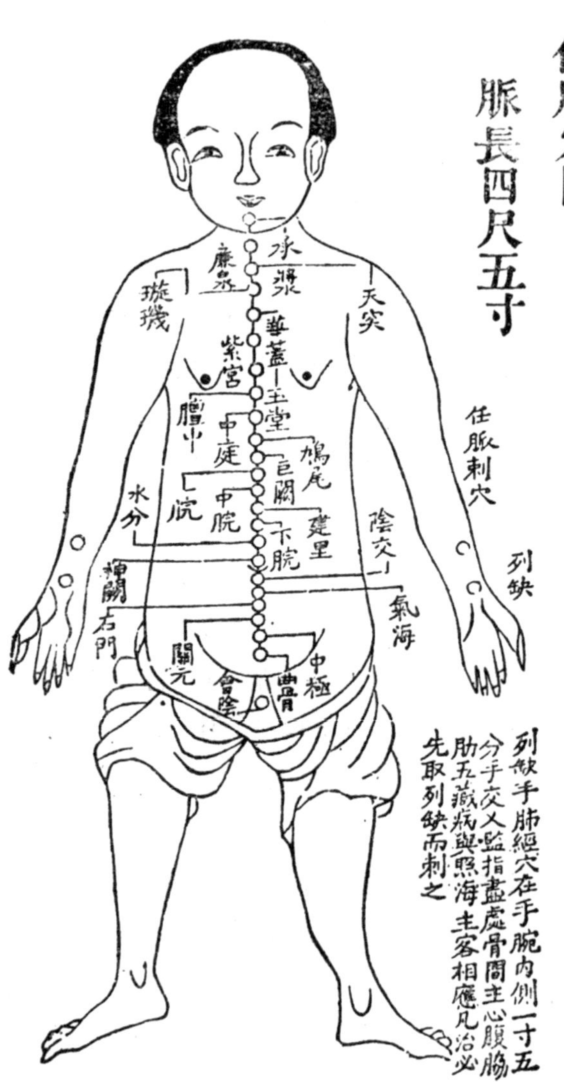

Vereinigungspunkte des Ren Mai

3. Die Vereinigungspunkte:

Das Gefäß hat 24 eigene Akupunkturpunkte, die an anderer Stelle ausführlich behandelt werden.

Ren 1 *huì yīn* 會陰 = Versammlung des Yin
Ren 2 *qū gǔ* 曲骨 = gekrümmter Knochen
Ren 3 *zhōng jí* 中極 = zentraler Pol
Ren 4 *guān yuán* 關元 = Schranke des Ursprungs
Ren 5 *shí mén* 石門 = Stein-Tor
Ren 6 *qì hǎi* 氣海 = Meer des Qi
Ren 7 *yīn jiāo* 陰交 = Yin-Kreuzung
Ren 8 *shén què* 神闕 = Wachturm des Shen
Ren 9 *shuǐ fēn* 水分 = Wasserverteiler
Ren 10 *xià wǎn* 下脘 = unterer Kanal
Ren 11 *jiàn lǐ* 建里 = das Innere stärken
Ren 12 *zhōng wǎn* 中脘 = mittlerer Kanal
Ren 13 *shàng wǎn* 上脘 = oberer Kanal
Ren 14 *jù què* 巨闕 = mächtiger Wachturm
Ren 15 *jiū wěi* 鳩尾 = Turteltaubenschwanz
Ren 16 *zhōng tíng* 中庭 = zentraler Kaiserhof
Ren 17 *dàn zhōng* 膻中 = Mitte der Brust
Ren 18 *yù táng* 玉堂 = Jadehalle
Ren 19 *zǐ gōng* 紫宮 = purpurner Palast
Ren 20 *huá gài* 華蓋 = Baldachin
Ren 21 *xuán jī* 璇璣 = Jadeperle (Planetarium)
Ren 22 *tiān tú* 天突 = himmlischer Schornstein
Ren 23 *lián quán* 廉泉 = vorspringende Quelle
Ren 24 *chéng jiāng* 承漿 = Brei-Empfänger

Als Meer des Yin ist der Ren Mai besonders für die Aufbewahrung und Verteilung des *yīn qì* 陰氣 verantwortlich. So befinden sich auf seinem Verlauf viele Sammelpunkte des Yin *mù xué* 募穴, welche das Yin ihrer zugehörigen Zang Fu-Organe stärken und damit deren Funktionen nähren.

Das Yin versammelt sich üppig am Meeresboden von Ren 1, überquert die Schambeingrenze (Ren 2) und stärkt die Blase am zentralen Pol (Ren 3). Von hier durchdringt es die Schranke des Ursprungs (Ren 4) und belädt sich dort mit Essenzen, um das Steintor (Ren 5) zu befruchten und sein Qi im Energiemeer (Ren 6) zu zerstreuen. Eine Konsolidierung und Sammlung des Yin erfolgt wieder in der Yin-Kreuzung (Ren 7), um dann den Shen im Bauchnabel zu ernähren (Ren 8).

Die folgenden Punkte haben eine sehr starke Beziehung zum Magen und somit zum erworbenen Vermögen. Das Yin-Qi passiert die untere Schranke (Ren 10), konzentriert sich noch einmal, um das Innere zu stärken (Ren 11) und geht durch den mittleren Kanal hindurch in die größte Kornkammer, den Magen (Ren 12). Nach oben passiert es die obere Schranke (Ren 13) und ernährt im mächtigen Wachturm das Herz-Blut und Herz-Yin (Ren 14). Unter dem Schwertfortsatz, der wie ein Taubenschwanz aussieht (Ren 15), liegt der Verwaltungsbezirk des Shen, der an dieser Stelle mit Yin und Essenzen gestärkt wird. Wir befinden uns in der Region des Herzens zwischen den Punkten Ren 16 bis Ren 19, um dann zur Lunge vorzudringen, dem Baldachin oder dem Blumendach (Ren 20). Diese Punkte haben eine aktivierende Kraft auf Herz und Lunge und können Qi und Blut harmonisieren.

Von hier aus kommuniziert der Ren Mai direkt mit dem Himmel über das planetarische Fernrohr (Ren 21) durch den himmlischen Schornstein (Ren 22) bis zur vorspringenden Quelle über dem Kehlkopf, der am Punkt Ren 23 eine Befeuchtung und Stärkung erfährt. Der Ren Mai endet mit seinem Verlauf in dem Grübchen am Kinn, eine Mulde, in der sich besonders bei den Alten gerne Speichel und andere Flüssigkeiten sammeln (Ren 24).

Interessant an dieser Darstellung ist die Verlaufsrichtung in diesem Wundergefäß von unten nach oben. Es ist die Kraft des verantwortlichen Gefäßes Ren Mai, die dafür sorgt, dass das Yin entgegen seiner Natur aufwärts steigen kann, um dem Du Mai den Impuls zu geben, das Yang absteigen zu lassen, obwohl Yang natürlicherweise aufsteigen sollte. Wir sehen hier die Energiezirkulation eines normalen sterblichen Menschen. Die Kraft für diese dem Yin und Yang eigentlich entgegenlaufenden Bewegungen konsumiert das Jing und wenn die Lebensspanne sich erfüllt hat, stirbt der Mensch. Aber einige wenige haben Möglichkeiten gefunden, der Gravitation ein Schnippchen zu schlagen und in ihrem Streben nach Unsterblichkeit die Naturgesetze scheinbar aufzuheben. Der kleine himmlische Kreislauf in der inneren Alchimie *nèi dān* 内丹 gibt ein Zeugnis für diese Versuche.

4. Funktionen und Pathologie:

a) Meer der Yin-Leitbahnen:

Die Zuordnung finden wir zum ersten Mal bei *Li Shi Zhen* (1570), wo es heißt: „Ren Mai ist das Meer der Yin-Gefäße *yīn mài zhī hǎi* 陰脈之海."

Der Ren Mai ist verantwortlich für die gesamte struktive (Yin) Energie im Körper. In der embryonalen Entwicklung ist er die zweite grundlegende Struktur, die aus dem Muttergewebe hervorgeht und die inneren Organe ausbildet. Nach der Geburt organisiert der Ren Mai die Ernährung der inneren Organe durch die Yin-Leitbahnen und ist verantwortlich für Konzeption, Schwangerschaft und Geburt. Als Meer des Yin können wir über den Ren Mai ein größeres Defizit an Yin-Qi ausgleichen, z. B. wenn mehrere Zang-Fu-Organe eine Yin-Schwäche haben. Dann liegt eine gemischte Symptomatik vor, die wir einfach mit dem Öffnen dieses Wundergefäßes korrigieren können.
Einige Zang Fu-Organe tendieren eher zu einer Yin-Schwäche als andere. Eine Lungen-Yin-Schwäche mit trockenem Husten, Atemnot und wenig zähem Schleim, der durchaus blutig tingiert sein kann, kann zusammen mit einer Leber-Yin-Schwäche und Symptomen wie Schwindel, Kopfschmerzen, Reizbarkeit und trockenen Augen auftreten. Vielleicht haben wir eine Magen-Yin-Schwäche mit vermehrtem Durst, Völlegefühl im Oberbauch, brennende Magenschmerzen und Hunger, der schon nach wenigen Bissen einem Völlegefühl weicht, zusammen mit einer Herz-Yin-Schwäche, die Herzklopfen, Unruhe, Schlaflosigkeit und nächtlichen Schweiß hat. In der Syndrom-Lehre *biàn zhèng lùn zhì* 辨證論治 kennen wir die Tendenz einer Hitzeentwicklung bei einer Yin-Leere-Schwäche, weshalb der Puls oft oberflächlich und schnell und der Zungenkörper gerötet ist.

Hitze und Unruhe in den „fünf Herzen" *wǔ xīn fán rè* 五心煩熱[1] runden das Bild einer allgemeinen Yin-Schwäche zusammen mit einer Leere-Hitze *xū rè* 虛熱 ab. Das grundsätzliche Behandlungsprinzip ist, das Yin zu nähren *yǎng yīn* 養陰 und die Leere-Hitze zu klären *qīng rè* 清熱.

---

[1] Die „fünf Herzen" sind: die zwei Handflächen, die beiden Fußsohlen und die Mitte der Brust. Unruhe und Hitze in den 5 Herzen bezeichnen ein Krankheitsbild, das sich aus einer Yin-Schwäche entwickelt bzw. eine ausgeprägte Yin-Schwäche darstellt. Wenn das Yin so schwach ist, dass es das Yang nicht mehr kontrollieren kann, dann driftet das Yang auf seinen natürlichen Bahnen nach außen und verbindet sich mit dem *wèi qì* 衛氣 in der Peripherie und so entsteht die Hitze. „Hitze in den fünf Herzen" ist oft auch ein begleitendes Zeichen für eine verzehrende, konsumierende Krankheit.

Wird eine Erkrankung chronisch, dann ist irgendwann auch die Niere beteiligt, denn die Niere ist die Wurzel der gesamten Yin-Energie. Diese Beziehung hat ihren Ausdruck in der traditionellen chinesischen Medizin (TCM) in den Sätzen:

- Die Niere entspricht dem Wasser (*shèn shǔ shuǐ* 腎屬水)
- Die Niere speichert die Essenz (*shèn cáng jīng* 腎藏精)
- Die Niere beherrscht die Flüssigkeiten (*shèn zhǔ shuǐ* 腎主水)

Wenn ein oder mehrere Zang-Organe über lange Zeit einen Yin-Mangel aufweisen, springt die Niere gewissermaßen ein und versucht, diesen Mangel auszugleichen. Wenn die Krankheitsursache nicht gefunden und die Krankheit nicht geheilt werden kann, geht sie dann tatsächlich an die Nieren, d. h. die Reserve wird allmählich aufgezehrt. Der Endzustand ist entweder eine Nieren-Yin-Schwäche *shèn yīn xū* 腎陰虛, eine Nieren-Essenzschwäche *shèn jīng xū* 腎精虛 oder gar beides. Man spricht auch von einer geschwächten Wasserniere.

Wenn die Niere ihre Kraft verloren hat, eine Yin-Erschöpfung zu kompensieren, ist es kaum noch möglich, eine Heilung über die regulären Leitbahnen zu erreichen. In diesem Fall präsentiert sich der Ren Mai als Retter in der Not! Als Meer des Yin setzt er ein gewaltiges Potential an Yin-Qi frei, wenn wir den Konfluenzpunkt Lu 7 akupunktieren. Alle 24 Punkte des Ren Mai öffnen dann gleichzeitig ihre Tore und speisen ihre Reserven in den Qi-Fluss der Lungen-Leitbahn ein, um dann zur Niere zu gelangen. Das Resultat ist eine deutliche Veränderung der Nierenpulse[1] und eine starke Müdigkeit beim Patienten. Wenn wir bedenken, dass ein Kranker mit einer Yin-Leere oft eine übersteigerte Aktivität an den Tag legt, wird er hier mit der Akupunktur dieses Wundergefäßes quasi „lahmgelegt". Dafür ist er uns nicht immer dankbar, denn er ist zeitweise nicht in der Lage, sein ambitioniertes Tagesprogramm zu erledigen.

Alle chronischen Yin-Leere-Beschwerden erfahren eine Besserung, wenn wir den Ren Mai aktivieren. Wir denken an den Einsatz dieses Wundergefäßes, wenn mehrere Funktionskreise involviert sind und die Yin-Schwäche so groß ist, dass die Yin-Niere sich erschöpft. So gesehen ist der Ren Mai ein Tonikum für die Wasser-Niere.

[1] Der Puls an der linken Fuß-Taststelle geht dann mehr in die Tiefe, d. h. er wird erst bei stärkerem Druck gefühlt und die Pulswelle ist deutlicher und kräftiger an dieser Position zu fühlen.

b) Regulator für die Reifezyklen der Frau:

Ebenso wie der Chong Mai greift auch der Ren Mai tief in die Entwicklungszyklen der Frau ein und kontrolliert die rhythmische Wandlung der Frau im 7-Jahreszyklus. Der Ren Mai ist so beteiligt an der Menarche und der Menopause und legt dazwischen einen Rhythmus nach dem Mondzyklus fest, die monatliche Regel *yuè jīng* 月經.

„Mit 2 x 7 Jahren beginnt beim Mädchen die Menstruation und sie bekommt ihre Geschlechtsreife *tiān guǐ* 天癸. Ihr Ren Mai ist nun durchgängig *tōng* 通 und ihr Chong Mai überfließend. Die monatliche Angelegenheit *yuè shì* 月事 erscheint nun regelmäßig und sie kann Kinder bekommen. .. Mit 7 x 7 Jahren ist der Ren Mai der Frau erschöpft *xū* 虛, der Chong Mai verwelkt und das Blut wird spärlich. Ihre Geschlechtsreife ist nun beendet und die irdischen Wege sind nicht länger durchgängig (*dì dào bù tōng* 地道不通). Ihr Körper wird alt, sie kann jetzt keine Kinder mehr bekommen." (*Su Wen*, Kap. 1)

Die natürliche Bestimmung der Frau ist zu empfangen, schwanger zu sein und zu gebären. Dieses darf bei allen Bemühungen der Frau nach persönlicher und beruflicher Selbstverwirklichung nicht ignoriert werden. Deshalb heißt das 1. Kapitel des *Su Wen*: „Über die natürliche Lebensweise der Menschen des hohen Altertums“ und versucht hier den Menschen (Frau und Mann) in seine natürlichen Lebenszyklen zurückzuführen.

Die Geschlechtsreife ist dabei als etwas „vom Himmel Kommendes“ beschrieben, das kommt, wenn die rechte Zeit da ist und geht, wenn die Zeit zu Ende ist.

Das song-zeitliche Buch über Frauenheilkunde *Nǚkē Bǎiwèn* 女科百問 = „100 Fragen der Frauenheilkunde“ erklärt dazu:

„Warum spricht man bei der Geschlechtsreife vom himmlischen Wasser *tiān guǐ* 天癸? Die Antwort lautet:

Man sagt, *rén* 壬 und *guǐ* 癸 sind die Himmelsstämme des Nordens und des Wassers. Ren bildet Yang-Wasser. Gepaart mit dem Himmelsstamm *dīng* 丁 wandelt es sich in Holz um. Gui bildet Yin-Wasser. Vereinigt mit dem Himmelsstamm *wù* 戊 wandelt es sich zu Feuer um. Die Klassiker sagen: Es gibt Wasser und Feuer. Sie bestätigen als Symbole Yin und Yang.

Überdies ist die verheiratete Frau ein Sammelplatz von sehr viel Yin. Vermittels des Yin ordnet sich das Yin. Deshalb hat das Wasser den Himmelstamm Gui. Die Frau erreicht ihre Geschlechtsreife mit 2 x 7 Jahren. Das Nieren-Qi ist gänzlich gefüllt, Chong Mai und Ren Mai fließen ungehindert. Das Blut der Leitbahnen füllt sich allmählich. Zur entsprechenden Zeit steigt es herab. Das himmlische echte Qi steigt nun ebenfalls herab und unterstützt diese Angelegenheit. Deshalb spricht man vom himmlischen Wasser *tiān guǐ* 天癸.

Das *Nei Jing* sagt: Mit 2 x 7 (Jahren) kommt *Tian Gui* an. Der *rèn mài* 任脈 ist durchgängig und der *tài chōng mài* 太沖脈 ist voll. Die monatliche Angelegenheit kann nun zeitgemäß herabsteigen. Deshalb gibt es Kinder. Es verhält sich so: Chong Mai bildet das Meer des Blutes, Ren Mai beherrscht den Uterus. Das Yin ist still, das Meer ist voll, diese zwei verlassen sich aufeinander. Deshalb gibt es Kinder."[1]

Wir erleben hier ein Feuerwerk kosmologischer Spekulationen, mit dem diese zentrale Idee der Frauenheilkunde, die Geschlechtsreife, erklärt wird. Der Autor bedient sich der Embleme des Makrokosmos, um die biologische Funktion der Frau als Produzentin von Kindern zu determinieren. Die Himmelsstämme Ren und Gui, die beide der Wandlungsphase Wasser zugeordnet sind, werden mit Ding = Feuer-Yin und Wu = Erde-Yang verknüpft, sodass Holz und Feuer entstehen.

Holz hat als Zahlemblem die Acht (8), Feuer die Zahl Sieben (7), und so fügt es sich mit himmlischer Gesetzmäßigkeit, dass Männer ihren Reifezyklus vermittels der Zahl Acht und Frauen vermittels der Sieben durchlaufen.

---

[1] Das *Nüke Baiwen* 女科百文 ist Zeugnis eines hohen medizinischen Wissensstandes, wie er für die Song-Zeit besonders in der Frauenheilkunde repräsentativ war. In der Song-Dynastie (960-1260 n. Chr.) führte das Wiedererblühen der konfuzianischen Lehren („Neo-Konfuzianismus") zu einer allgemeinen Tendenz der Systematisierung allen Wissens. Speziell in dieser Zeit wurde eine Neubegründung und Institutionalisierung der Frauenheilkunde vollzogen. So ist es kein Zufall, dass *Qi Zhong Fu*, der Autor des *Nüke Baiwen*, nicht nur über mögliche Krankheitsbilder der Frau im Normalzustand schreibt, sondern sich darüber hinaus mit möglichen Störungen während der Schwangerschaft und Geburt befasst. Denn das höchste Ziel der song-zeitlichen Frau war es, Nachwuchs zu gebären und wenn möglich einen männlichen!
In Nachschlagewerken und Lehrbüchern der traditionellen chinesischen Medizin wird das *Nüke Baiwen* als eine für die Frauenheilkunde wichtige Quelle genannt oder darauf verwiesen. Für den medizinhistorisch interessierten Leser gibt sie Aufschluss über die Beurteilung von Krankheitsursache und -wirkung in der Frauenheilkunde Chinas in dieser Zeit.

Der Mann braucht eine Yin-Zahl (8), um sich zu entwickeln und vice versa die Frau eine Yang-Zahl (7), um zur Reife zu gelangen. Für die (verheiratete) Frau gilt nun: Weil sie eine Menge Yin in sich trägt, wird ihr der Himmelsstamm *guǐ* 癸 als Wasser-Yin zugeordnet. Es gibt Wasser und Feuer, also braucht die Frau den dynamisierenden Faktor des Feuers mit der Zahl Sieben für ihre Entwicklung. Sie erreicht ihre himmlische Bestimmung mit 2 x 7 Jahren. Nun ist das Nieren-Qi zur Gänze gefüllt, die außerordentlichen Gefäße Chong Mai und Ren Mai sind durchgängig und voll, alle Voraussetzungen für eine Schwangerschaft sind gegeben!

Die Ähnlichkeit des Schriftzeichens und der Aussprache von *rèn* 任 und dem Wasser-Yang Himmelsstamm *rén* 壬 ist evident. Wir haben gesehen: Ein Mensch (ebenfalls *rén* 人) vor dem Himmelsstamm Ren bedeutet: eine Last oder Bürde zu tragen, eine Verantwortung zu übernehmen oder ein Amt auszuüben. Ist nicht die Bürde einer Schwangerschaft die schwerste Verantwortung, die eine Frau übernehmen kann?

Wenn das Blut in Ren Mai und Chong Mai genügend angefüllt ist, wenn genügend Essenzen vorhanden sind, dann kann es herabsteigen, die Menarche = die erste Menstruationsblutung setzt ein. Nach der chinesischen Medizin mischt sich hier auch der Himmel ein, denn ohne Unterstützung eines himmlischen echten Einflusses *tiān zhēn zhī qì* 天真之氣 kann die erste Blutung nicht stattfinden.

Was ist das „himmlische echte Qi“? Gemeint ist die Energie des Himmels, die unverfälscht alles Leben auf der Erde konstituiert und schöpferisch wirkt. Ich wage zu behaupten, dass damit eine Funktion von *shén* 神 gemeint ist, jener schöpferischen Kraft des Himmels, die sich hier zur rechten Zeit in die Aktivität des weiblichen Reifezyklus einmischt und die Geschlechtsreife einleitet.[1] Deshalb spricht man von *tiān guǐ* 天癸 = „himmlisches Wasser“.

[1] In allen mir zur Verfügung stehenden Wörterbüchern der chinesischen Medizin habe ich diesen Terminus als Ganzen nicht gefunden. Allerdings führt die Überschrift des 1. Kapitels des *Su Wen* den Begriff *tiān zhēn* 天真 ein: „Abhandlung über die natürliche Lebensweise (*tian zhen*) in alten Zeiten.“ Hier werden die Reifezyklen von Jungen und Mädchen im gleichen Atemzug mit den himmlischen Echten (*tian zhen*) der Vorzeit beschrieben und ihr Leben im Einklang mit Dao, dem rechten Weg. Eine vollständige Übersetzung dieses Kapitels ist nachzulesen in: **Lorenzen/Noll**: Die Wandlungsphasen der traditionellen chinesischen Medizin, Wandlungsphase Wasser, München, 2000, S. 9 ff.

Ein anderes zeitgenössisches Buch über Frauenheilkunde aus der Song-Dynastie, das *Fù Rén Dà Quán Liáng Fāng* 婦人大全良方 sagt hierzu:

„Himmel, damit meint man das Herabsteigen des himmlischen echten Qi; *Gui*, damit meint man die Himmelsstämme *Ren* und *Gui*, eine Bezeichnung für die Wandlungsphase Wasser, deshalb spricht man von *Tian Gui* = ‚himmlisches Wasser'. Die Leitbahnen sind mit Blut durchtränkt und übervoll. Man nennt es monatliche Angelegenheit, weil das Qi nun gleichmäßig und harmonisch ist und für gewöhnlich alle 30 Tage einmal erscheint, genauso wie auf einen monatlichen Überfluss ein Mangel folgt."[1]

Als himmlische Repräsentanten im Leiblichen der Frau sind es die zwei Wundergefäße Chong Mai und Ren Mai, welche die monatliche Regel einleiten und die Voraussetzung für Nachkommen geben. Erst die Durchgängigkeit des Ren Mai[2] ermöglicht die Versorgung eines Embryos, erst die Fülle im Chong Mai lässt Essenzen vermuten, die als Blut im Überfluss zur rechten Zeit herabsteigen und als *jīng* 精 die Grundlage für ein neues Leben bieten.

Qiăn 乾 ☰ wird nach den Entsprechungen der 8 Trigramme mit dem Chong Mai verknüpft.

Lí 離 ☲ wird nach dem Entsprechungssystem der 8 Trigramme mit dem Ren Mai verknüpft.

Chong Mai bildet das Meer des Blutes, Ren Mai beherrscht den Uterus. Das Yin ist still, das Meer ist voll, diese zwei verlassen sich aufeinander, deshalb gibt es Kinder. Das enge Zusammenspiel dieser beiden Wundergefäße, welche die schöpferische Kraft des Vaters durch Qian und die haftende Kraft des Feuers durch Li in der Frau verankern, ist die Voraussetzung für Mutterschaft und damit der biologischen Bestimmung der geschlechtsreifen Frau.

---

[1] *Fu Ren Da Quan Liang Fang* = (vollständige Sammlung wirksamer Rezepte für Frauen) von *Chen Zi Ming*, 1237 n. Chr.; Volksverlag Beijing, 1985.

[2] Nach meinen Erfahrungen in der Behandlung von Infertilität der Frau sind über 25% der Fälle auf einen blockierten Ren Mai zurückzuführen!

Das oben Beschriebene ist der normale Zyklus der Frau. Ist der Ren Mai erschöpft, verschließen sich auch die „Wege der Erde". Einige Autoren bezeichnen damit die Yin-Leitbahnen des Fußes, andere die Yin-Öffnung der Frau, die Vagina, welche sich mit ca. 50 Jahren von ihrer irdischen Funktion verabschieden. Die Fähigkeit zu empfangen und zu sammeln, etwas festzuhalten und zu nähren nimmt in dieser Lebensphase der Frau ab. Das systematische Verteilen des Yin ist nicht mehr nötig, denn die Zeit der Empfängnis und der Schwangerschaft ist vorüber.

Viele Frauen haben in der Menopause aufsteigende Hitze, Schweißausbrüche und wenig sexuelles Verlangen. Das kommt u. a. daher, dass die Yin-Leitbahnen des Fußes (Nieren-, Leber- und Milz-Leitbahn) nicht mehr ungehindert das Yin-Qi nach oben führen können, um das Yang zu bändigen. Je stärker die Frau auch schon vorher in einem Yin-Leere-Zustand war, umso deutlicher wird sie diese Symptome empfinden.[1] Hier wirkt der regelmäßige Einsatz des Punktes *sān yīn jiāo* 三陰交 (Mi 6) oft wahre Wunder.[2]

Die geringere Versorgung der Vagina mit Flüssigkeiten in den Wechseljahren führt dazu, dass der Geschlechtsverkehr oft nur mit Schmerzen erlebt wird und deshalb Lust und Leidenschaft sich vermindern oder sogar verschwinden. Auch hier sind yin-bewegende Punkte wie Ni 6, Ren 3, Ren 4, Mi 6 und Ni 10 sehr hilfreich.

Die Frau erlebt diesen Wechsel in einen anderen Lebenszyklus gerade wegen des Aussetzens ihrer Menstruation viel bewusster als der Mann. Ein Mann kann sich mit dem Ende seiner Zeugungskraft oft nur schwer abfinden, weshalb er gerne das Abenteuer mit viel jüngeren Frauen sucht. Ob ihn das zufriedener macht, soll dahingestellt sein, denn sein Bedürfnis nach Emissionen führt ihn schnell in eine große Schwäche und kostet wertvolle Essenz. Wenn der Mann es nicht schafft, eine altersgerechte Sexualität zu finden, bleibt er rastlos und stirbt frühzeitig.

Die Frau hat es da leichter: Ihre Blutungen hören auf, sie verliert keine kostbare Essenz mehr und wenn sie klug ist, kann sie ihr Meer des Markes, das Gehirn, mit der verbliebenen Essenz von Chong Mai und Ren Mai nähren und im Alter weise werden.

---

[1] Spätestens in den Wechseljahren sollte die Frau ernsthaft daran denken mit dem Rauchen aufhören, denn jahrelanger Zigarettengenuss hat bei ihr in der Regel schon eine Yin-Leere hinterlassen.

[2] Auch wenn die Mehrzahl der Frauen in der Menopause in einem Yin-Leere-Zustand sind, kommt es doch vor, dass sich klimakterische Beschwerden als eine Yang-Leere darstellen. Ein stereotyper Umgang mit den Wechseljahren in der Therapie ist also zu vermeiden.

c) Bewegt das Yin-Qi im Körper:

Die Durchgängigkeit des Ren Mai ist nicht nur für die Konzeption und Schwangerschaft notwendig, sondern auch für alle Organe in den drei Leibeshöhlen, besonders aber im unteren Erwärmer. Das *Nan Jing* hat deshalb formuliert:

„Wenn der Ren Mai erkrankt ist, leidet man an inneren schmerzhaften Verknotungen *nèi kŭ jié* 內苦結. Beim Mann entwickeln sich die sieben Shan-Erkrankungen *qī shàn* 七疝, bei der Frau bilden sich Massen *jiă jù* 瘕聚." (*Nan Jing*, Kap. 29)

Hier hat der Ren Mai alle Arten von Stagnation und Schwäche im unteren Erwärmer in seiner Pathologie, die zu Knoten und Akkumulationen führen. Eine Leere an nährendem Qi in dieser Region kann pathogene Kälte eindringen lassen und Blockaden entstehen. Es können Schmerzen auftreten, Störungen in den Ausscheidungsfunktionen und Hernien. All dies wird in der chinesischen Medizin als Shan-Erkrankung bezeichnet. Der Begriff *shàn* 疝 ist sehr breit gefasst und wird für viele Beschwerden im Unterleib genommen.

Die traditionellen sieben Shan-Erkrankungen bezeichnen Erkrankungen des Ren Mai beim Manne und zeigen sich nach dem *Zhū Bìng Yuán Hòu Lùn* 諸病源候論 folgende Beschwerden: [1]

- „Erschöpfung und Gegenläufigkeit führen zu Herzschmerzen, die Füße sind eiskalt, alles Essen und Trinken wird erbrochen und geht nicht hinunter, man nennt dies *jué shàn* 厥疝.

- Plötzliche Qi-Fülle im Bauch, extreme Schmerzen unter dem Herzen, es bilden sich Qi-Massen, die so dick wie ein Arm sind, dies nennt man *zhèng shàn* 症疝.

- Kaltes Essen und Trinken führen zu sofortigen extremen Schmerzen seitlich im Oberkörper und im Unterbauch, dies nennt man *hán shàn* 寒疝.

- Plötzliche Völle im Bauch und plötzliche Schmerzen, dies nennt man *qì shàn* 氣疝.

---

[1] **Chao Yuan Fang:** „Diskussion und vergleichende Betrachtung aller Krankheitsursachen", (610 nach Chr.) , Ausgabe Beijing, 1991

- Schmerzen im Bauch seitlich am Bauchnabel, dies nennt man *pán shàn* 盤疝.

- Unterhalb des Bauchnabels gibt es Ansammlungen und Massenbildungen, man nennt dies *fù shàn* 胕疝.

- Im Unterbauch und in den Genitalien sind ziehende Schmerzen, der Stuhlgang ist schwierig, dies nennt man *láng shàn* 狼疝.

Alle sieben Shan-Erkrankungen entstehen, weil Qi und Blut geschwächt sind und beim Essen und Trinken Kaltes und Warmes nicht gut gemischt sind. Wie kann dies das Leben fördern?"

Eine andere Interpretation nach dem *Nan Jing* beschreibt die Shan-Erkrankungen als:

- *hàn shàn* 漢疝 = kolikartige Schmerzen im Bauch durch Kälte-Übel

- *shuǐ shàn* 水疝 = Wasseransammlungen in den Genitalien

- jīn shàn 筋疝 = Schmerzen und Juckreiz im Penis mit Ausfluss durch sexuelle Exzesse, Nässe-Hitze in der Leber-Leitbahn (Priapismus, Pilzerkrankungen, etc.)

- *xuè shàn* 血疝 = Blutstagnation im Unterleib (z. B. Myome)

- *qì shàn* 氣疝 = kolikartige Schmerzen im Bauch durch Qi-Stagnation

- *hú shàn* 狐疝 = Beschwerden, die ähnlich einer Scheinschwangerschaft sind mit Massenbildungen im Unterleib. Ursachen sind emotionale Traumata oder pathogene Nässe-Kälte während der Menses.

- *tuí shàn* 㿗疝 = Schmerzen und Schwellungen in den Genitalien.[1]

Das Konzept der Shan-Erkrankungen ist wie viele andere Konzepte in der chinesischen Medizin nicht leicht mit westlichen Krankheitsbegriffen zu fassen. Wir finden Hernien, Schmerzen in den äußeren Genitalien, schwere Schmerzen im Unterbauch, ja sogar das Bild einer Scheinschwangerschaft. Was bleibt, ist der Einsatz des Ren Mai bei all diesen Krankheitsbildern.

[1] Vergl. **P. Unschuld**: Nan Jing – The Classic of Difficult Issues, California Press, S. 338

d) Weitere Krankheitsbilder aus den Klassikern:

(*Zhen Jiu Ju Ying,* 1529): Durchfälle durch Kälteansammlungen, der Fetus stirbt und wird nicht ausgestoßen, Erbrechen von Blut, Nahrungsblockaden, schwere Muskelverspannungen im Nacken und zwischen den Schultern, Geisteskrankheit nach der Geburt, man kann weder Getreide noch Reis verdauen, unaufhörliches Erbrechen, Blutklumpen bei der Frau (Myome), alle Formen von Ansammlungen und Tumorbildungen, alle Formen von Diabetes:

shàng xiāo 上消 = starker Durst (oberer Erwärmer), *zhōng xiāo* 中消 = übermäßiger Hunger (mittlerer Erwärmer), *xià xiāo* 下消 = häufiges Wasserlassen (unterer Erwärmer).

(*Zhen Jiu Da Cheng*, 1601): Hämorrhoiden, übermäßige Stuhlentleerung, Blut im Urin, Husten mit viel Auswurf, Schmerzen in den Eckzähnen, beim Essen gehen die Speisen nur schwer hinunter, Anfälle von Atemnot und Erstickung, nach der Geburt ist der Körper starr und angespannt, die Frau kann nicht sprechen, Neigung zu Fehlgeburten, die Nachgeburt bleibt zurück.

5. Auffangbecken für übles Qi:

Der Ren Mai ist als Meer des Yin ein wichtiges Reservoir für überschüssiges Yin-Qi. Von außen ist es hauptsächlich die Kälte *hán* 寒, die vom Ren Mai aufgefangen wird. In der chinesischen Medizin ist Kälte die klimatische Energie, die das Yang gefrieren lässt und alle Lebensäußerungen auf ein Minimum drosselt. Ähnlich wie in der Natur zeichnet sich Kälte im Menschen durch Untertemperatur, Frieren, Blässe, Zusammenballungen und Funktionsminderungen aus.

Kälte ist das Übel, welches die jungen Mädchen heutzutage geradezu herausfordern einzutreten. Die bauchfreie Mode lässt, oft jenseits allen guten Geschmacks, den Bauchnabel und die Nierenregion unbedeckt und lädt pathogene Kälte dazu ein, den unteren Erwärmer zu besiedeln. Etwas Ähnliches gab es schon vor 30 Jahren mit den Miniröcken und dem „Honeymoon" im kalten Auto oder auf der kalten Wiese. Das Kälte-Übel ist die Hauptursache dafür, dass der Uterus zum Eisschrank wird und keinen warmen Platz für den Nachwuchs geben kann. Die bauchfreie Mode ist aber nur ein Grund für Kälte im Uterus. Auch Ernährungsfehler, die junge Mädchen aus einem Schlankheitswahn heraus begehen, können zum energetischen „Einfrieren" der Gebärmutter führen. Zu kaltes Essen und Trinken im Übermaß kann das Milz-Yang nicht assimilieren. Die Milz schiebt dann das kalte Qi nach unten ab, sodass es in den Uterus gelangen kann.

Eine dritte Begründung für Kälte-Qi im Uterus ist das Einnehmen der Pille schon in frühen Jahren. Die Antibaby-Pille hat, verglichen mit den Wirkrichtungen der chinesischen Pharmakopoe, eine kalte Energie und soll den Eisprung verhindern. Zusätzlich kommt es zu einer Veränderung des Schleims im Gebärmutterhals, sodass der männliche Samen nicht weit genug vordringen kann. Der Zervixschleim wird eingedickt und soll eine gewisse Barriere gegen die Spermien bilden.

Mit soviel kalter Energie ausgestattet wird die Gebärmutter wirklich zum Gefrierschrank und verhindert eine Schwangerschaft. In diesem Falle gehört neben dem Öffnen des Ren Mai eine starke Moxabehandlung seiner Akupunkturpunkte im unteren Erwärmer (Ren 3, 4, 5, 6) zur sofortigen Therapie. Besonders das „Stein-Tor" (Ren 5) ist geradezu prädestiniert für das Vertreiben von Kälte aus dem Uterus durch intensives Moxen (siehe dort).

6. Ein Konstitutionstypus:

Unter den Ren Mai-Typen finden wir vorwiegend Frauen. Der eine Typus ist die jüngere Frau mit Kälte im Uterus, die einen unerfüllten Kinderwunsch hat, dabei aber oft seelisch verkrampft und gefühlskalt ist. Sie erlebt eine Stagnation ihrer Sexualität, die schon in jungen Jahren zu Tumorbildungen und Schleimhautwucherungen führt. Wurde der Chong Mai von *Manaka* eher dem mesenchymalen Typus zugeordnet, finden wir im Ren Mai den endodermalen Typus dargestellt. *Gerhard Bachmann* schreibt:

„Die Voraussetzung für den Erfolg der Nadelung des Ren Mai ist darin zu suchen, dass die durch ihn beeinflussbaren Organfunktionen sich in einem Zustand der Stagnation befinden. In erster Linie kommen Erkrankungen der Lunge und der Luftwege in Frage, z. B. Katarrh der oberen Luftwege, Emphysem, Bronchitis, Asthma, Pleuritis, Pneumonie, Schleimhautschwellungen, Erkrankungen der Nebenhöhlen, Polypenbildungen, weiterhin Erkrankungen des Unterleibs, Ödembildungen, Diabetes und Ekzeme. Die Wirkung auf die Schleimhäute wird besonders hervorgehoben."[1] Dieser vermehrte Schleim, den wir in den oben genannten Krankheitsbildern wiederfinden, ist häufig das Resultat einseitiger Ernährung. Der Ren Mai ist das Wundergefäß für den „Rohkostfanatiker", der zuviel Speisen mit kaltem Temeraturverhalten verzehrt (Obst, Milchprodukte, Eis, etc.). Die Magersucht wird oft erfolgreich durch Einschalten des Ren Mai behandelt.

Der zweite Konstitutionstypus ist die ältere Frau in den Wechseljahren. Sie hat eine Empfindlichkeit gegen feuchte Wärme, ist ein starker Schwitzer und leidet unter trockenen Schleimhäuten. Eine vermehrte Warzenbildung ist ebenfalls eine häufige Begleitsymptomatik. Auch hier kommt es beim Verschluss des Ren Mai zur Ausbildung von Myomen oder sogar Fibromen.

Bachmann gibt als vergleichbaren homöopathischen Konstitutionstyp Barium Carbonicum an. Hahnemann hebt in „Die chronischen Krankheiten" auf Grund der Arzneiprüfungen von **Baryta Carbonica** folgende chronische Übel hervor: „Weinerlichkeit, Ängstlichkeit, Kahlköpfigkeit, Lidentzündung mit Lichtscheu, schwieriger knotiger Stuhl, indolente Tumore, Schwäche des Geschlechtsvermögens, Brustverschleimung, Nachtschweiße, Warzen.[2]

---

[1] **Gerhard Bachmann**: Die Akupunktur – Eine Ordnungstherapie, a. a. O. S. 89 f.

[2] Aus **H. Beuchelt**: Homöopathische Reaktionstypen in Wort und Bild, a. a. O. S. 46.

7. Klassische Indikationen (Zhen Jing Zhi Nan):

„Der Punkt *Liè Quē* (Lu 7) heilt hauptsächlich 31 Krankheiten:

- *Hán tòng xiè xiè* 寒痛泄瀉: Kälte-Schmerzen mit Durchfällen (Milz)

- *fù rén xuè jī huò bài xuè* 婦人血積或敗血: Die verheiratete Frau hat Blutklumpen oder verdorbenes Blut (Leber)

- *yàn hóu zhǒng tòng* 咽喉腫痛: Schwellungen und Schmerzen in der Kehle und im Rachen (Magen)

- *sǐ tāi bù chū jí yī bù xià* 死胎不出及衣不下: eine Totgeburt kommt nicht heraus, ebenso die Nachgeburt (Leber)

- *yá chǐ zhǒng tòng* 牙齒腫: Schwellungen und Schmerzen in den Zähnen (Magen, Dickdarm)

- *xiǎo cháng qì cuō tòng* 小腸氣撮痛: Das Dünndarm-Qi sammelt sich an und bereitet Schmerzen (Dünndarm)

- *xié pì tòng* 脅癖痛: Schwäche und Schmerzen im Oberkörper (Leber, Lunge)

- *tǔ tuò nóng xiě* 吐唾膿血: Erbrechen von Speichel, Eiter und Blut (Lunge)

- *ké sòu hán tán* 咳嗽寒痰: Husten und kalter Schleim (Lunge)

- *xián qì* 痃氣: *Xian Qi* [1] (Magen)

- *shí yē bù xià* 食噎不下: Das Essen stockt und geht nicht hinunter (Magen)

- *qí fù cuō tòng* 臍腹撮痛: Ansammlungen und Schmerzen am Bauchnabel und im Bauch (Milz)

- *xīn fù tòng* 心腹痛: Schmerzen in Brust und Bauch (Milz)

---

[1] Über das Krankheitsbild *xián qì* 痃氣 siehe oben!

- *cháng míng xià lì* 腸鳴下痢: Darmgeräusche und unfreiwillige Stühle (Dickdarm)

- *zhì yǎng tòng lòu xuè* 痔癢痛漏血: Juckende und schmerzhafte Hämorrhoiden mit Austritt von Blut (Dickdarm)

- *fù tòng xiè lì* 腹痛瀉痢: Bauchschmerzen, Durchfälle und Verdauungstörungen (Milz)

- *chǎn hòu yāo tòng* 產後腰痛: Lendenschmerzen nach der Geburt (Niere, Leber)

- *chǎn hòu fā kuáng* 產後發狂: Entwicklung von Geisteskrankheiten nach der Geburt (Herz)

- *chǎn hòu bù yǔ* 產後不語: Kann nach der Geburt nicht sprechen (Herz-Beutel-Geflecht)

- *mǐ gǔ bù huà* 米谷不化: Reis und Getreide werden nicht umgewandelt (Milz, Niere)

- *nán zi jiǔ pì* 男子酒癖: Alkoholsucht des Mannes (Magen, Leber)

- *rǔ yōng zhǒng tòng* 乳癰腫痛: Geschwüre, Schwellungen und Schmerzen in der Brust (Magen, Leber)

- *fù rén xuè kuài* 婦人血塊: Verklumpungen des Blutes bei der verheirateten Frau (Leber, Niere)

- *wēn nuè bù cuó* 溫瘧不瘥: Keine Genesung nach einer Wärme-Malaria (Gallenblase)

- *tǔ nì bù zhǐ* 吐逆不止: Erbrechen durch Gegenläufigkeit, dass nicht aufhört (Milz, Magen)

- *xiǎo biàn xià xuè* 小便下血: Beim Wasserlassen geht Blut ab (Dünndarm)

- *xiǎo biàn bù tōng* 小便不通: Das Wasserlassen ist blockiert (Blase)

- *dà biàn bì sāi* 大便閉塞: Der Stuhlgang ist blockiert (Dickdarm)

- *dà biàn nóng xuè* 大便膿血: Eiter und Blut im Stuhlgang (Dickdarm)

- *xiōng gé tòng pǐ* 胸膈痛痞: Schmerzen und Unwohlsein in Brust und Zwerchfell (Herz, Magen)

- *zhū jī jù nóng tán gé* 諸積聚膿痰膈: Alle Ansammlungen von Massen, Eiter und Schleim in der Zwerchfellregion (Herz, Magen)

shàng jiàn bìng zhèng liè quē xī zhǔ zhī 上件病證，列缺悉主之。
Die oben zitierten Krankheitsbilder, *Liè Quē* 列缺 beherrscht sie alle!

xiān qǔ liè quē hòu qǔ zhào hǎi 先取列缺，後取照海。
Zuerst nimm *Liè Quē* (Lu 7), danach nimm *Zhào Hǎi* (Ni 6)!“

8. Klassische Kombinationen (Zhen Jiu Da Quan):

„Bei allen Heilungen der folgenden Krankheiten muss man zuerst Lu 7 nehmen, an zweiter Stelle Punkte, die (der Krankheit) entsprechen.

Lie Que (Lu 7) heilt 33 Krankheitsbilder:

- Aus der Nase läuft dicker, trüber und stinkender Schleim, man nennt dies *bí yuān* 鼻淵 = „Stinknase“ (chronische Sinusitis): + Bl 4, Du 23, Du 20, Bl 12, Di 20.

- In der Nase bilden sich Wucherungen, welche die Nase verschließen und blockieren: + Yin Tang (Extra-Punkt), Di 20, Du 23, Bl 12.

- Schädigender Wind, rotes Gesicht, der Kopf ist heiß und schmerzt: + He 5, Di 11, Gbl 39, Di 4.

- Schädigender Wind mit Kälteempfindlichkeit, Husten, Aufgeblähtkeit und Völlegefühl: + Ren 17, Bl 12, Di 4, Du 16.

- Schädigender Wind mit Unruhe und Hitze in den vier Gliedmaßen, dabei Kopfschmerzen: + Lu 8, Di 11, Di 4, Bl 40.

- Schmerzen im Bauch und in den Eingeweiden, unten ein Stechen, das nicht aufhört: + Ma 44, Ma 25, Mi 6.

- Leiden mit roten und weißlichen Durchfällen, dabei Kälte und Schmerzen im Bauch: + Ma 28, Ren 6, Ma 26, Ma 25, Ma 36, Mi 6.

- Beide Brüste sind gerötet, geschwollen und schmerzhaft: + Dü 1, P 7, Ren 17.

- Brustgeschwüre, die rot, geschwollen und schmerzhaft sind, sodass kleine Kinder nicht gestillt werden können: + Lu 1, Ren 17, Dü 1, Le 1.

- Kälte und Schmerzen im Bauch, Durchfälle, die nicht aufhören: + Ma 25, Ren 12, Ren 4, Mi 6.

- Blutansammlungen mit Schmerzen bei der (verheirateten) Frau, verdorbenes Blut ohne Ende: + Bl 18, Bl 23, Bl 17, Mi 6.

- Husten und kalter Schleim, Brust und Zwerchfell sind blockiert und schmerzhaft: + Bl 13, Ren 17, Ma 36, (Di 10).

- Langanhaltender Husten, der nicht heilen will, (der Patient) hustet Speichel und blutigen Schleim: + Bl 12, Lu 9, Ren 17.

- Asthma mit Kurzatmigkeit, Schleim-Qi blockiert (die Brust) im Überfluss: + Ma 40, Ni 27, Ren 17, Ma 36 (Di 10).

- Rasselnde Atmung, heftige Schmerzen in Brust und Zwerchfell: + Ni 26, Ren 22, Bl 13, Ma 36 (Di 10).

- Rasselnde Atmung durch Völle des Qi, die Lungen sind aufgebläht, man kann nicht liegen: + Ni 27, Bl 12, Lu 9, Ren 17, Lu 1, Ma 36 (Di 10).

- Die Nase ist verstopft, man kann weder Wohlgeruch noch Gestank erkennen: + Di 20, Du 23, Bl 12.

- Klarer Schleim läuft aus der Nase, die Poren sind durchlässig und der klare Nasenschleim hört nicht auf: + Du 24, Bl 13, Lu 9, Ma 36 (Di 10).

- Die (verheiratete) Frau hat tröpfelnde Blutungen, die Milch ist blockiert: + Dü 1, P 7, Ren 17, SJ 1.

- An den Brustwarzen bilden sich Geschwüre, man nennt sie *dù rŭ* 妒乳 = „eifersüchtige Brüste“[1]: + Ma 18, Dü 1, Gbl 21, Ren 17.

- Blockaden und Schmerzen in der Brust: + P 7, P 6, Ren 17, Ma 36.

---

[1] Ein Krankheitsbild mit diesem Namen konnte wohl erst in der Song-Dynastie (960-1268 n. Chr.) entstehen. Viele Gefühlsregungen sind hier das Resultat der eingeschränkten und suppressiven Lebensweise der Frau in der Song-Zeit. Für die song-zeitliche Ehefrau, die in den oberen Schichten selbstverständlich die vielen Nebenfrauen und Affären ihres Gatten akzeptieren und tolerieren musste, gab es kaum einen anderen Ausweg als emotional zu reagieren, denn verändern konnte sie ihre Lebenssituation nicht. Besonders **Eifersucht** war an der Tagesordnung, weshalb die neokonfuzianischen Gelehrten diese Emotion als Versagen der Frau auslegten, deren Auswüchse wie Gift oder Besessenheit die Frau krank machen konnte. Ihre einzige Chance, die Aufmerksamkeit ihres Mannes zu erlangen, war ihre Fruchtbarkeit und die Kraft auszuhalten. So war sie in der Lage, Macht auf die Nebenfrauen und Konkubinen auszuüben und sich Freiräume zu schaffen. (Vergl. **Patricia Ebrey**: The Inner Quarters – Marriage and Lives of Chinese Women in the Song-Period, S. 166 ff. California Press, 1993.

Die 5 Arten von Kropfbildungen:

- *shí yǐng* 石癭 = Stein-Kropf (hart wie ein Stein)
- *qì yǐng* 氣癭 = Qi-Kropf (weich und nachgiebig)
- *xuè yǐng* 血癭 = Blut-Kropf (von vielen kleinen Gefäßen durchzogen)
- *jīn yǐng* 筋癭 = Sehnen-Kropf (ist ohne Knochen)
- *ròu yǐng* 肉癭 = Fleisch-Kropf (hat die Form eines Sackes).

Dies sind die 5 verschiedenen Formen von Kropfbildungen. Wähle zusätzlich zu Lu 7: + Di 18, Ren 22, SJ 16, Ma 12, Ni 27, Lu 1, Ren 17, Di 4, Shi Xuan (bluten lassen)!

- Im Mund bilden sich Geschwüre, die so übel riechen, dass man sich (dem Kranken) nicht nähern mag: + Shi Xuan, Du 26, Jin Jin, Yu Ye (Extrapunkte unter der Zunge), Ren 24, Di 4.

- Extreme Hitze im San Jiao, auf der Zunge bilden sich Geschwüre: + SJ 1, SJ 5, Du 26, Di 20, Jin Jin, Yu Ye (s.o.), Ma 4.

- Das Mund-Qi bei einem Menschen riecht heftig, es ist unerträglich: + He 9, He 5, Du 26, Shi Xuan, Jin Jin, Yu Ye.

- Im Hochsommer ist große Hitze, akute Magen-Darmbeschwerden, Erbrechen und Durchfälle: + Bl 40, Bai Lao, Ren 12, Di 11, Shi Xuan, Ma 36, Di 4.

- Hitzschlag mit Fieber, das Wasserlassen ist schwierig: + Ni 10, Bai Lao, Ren 12, Bl 40, Ren 6, Mi 9.

- Heftiger Schrecken-Wind *jīng fēng* 驚風 kleiner Kinder[1], die Arme und Beine sind verkrampft: + Yin Tang, Du 20, Du 26, P 9, Le 1, Le 3, Di 4

- Milz-Wind überschwemmt das kleine Kind, die Augen blicken starr, die Gliedmaßen sind verkrampft und aus dem Mund fließt Speichel: + Du 20, Du 23, Du 26, Le 1, Bl 20.

- Alle Arten von Diabetes *xiāo kě* 消渴; man unterscheidet drei Arten des Diabetes: *xiāo pí* 消脾 = verminderte Milz, *xiāo zhōng* 消中 = verminderte Mitte, *xiāo shèn* 消腎 = verminderte Niere.

---

[1] Krampfanfälle der Säuglinge

Das *Su Wen* sagt: Wenn der Magen-Palast in Leere ist, kann selbst ein Dou[1] an Essen den Hunger nicht stillen! Bei einem Nieren-Zang-Diabetes können selbst 100 Tassen Wasser den Durst nicht löschen und die Mühe im Schlafzimmer findet nicht das rechte Vergnügen.[2] Dies sind die drei Arten des Diabetes. Deshalb, wenn die Erde trocken ist, dann empfängt sie den Durst und kann nicht mehr umwandeln. So entwickelt sich (die Krankheit). Nadele Lu 7, zusätzlich dann: + Du 26, Mi 4, Bl 20, Ren 12, Ni 6, Ma 36, Ni 3 (heilt die Unlust im Schlafzimmer), SJ 1.

- „Schwarze Masern“[3], Bauchschmerzen und Kopfschmerzen, hohes Fieber und Abneigung gegen Kälte, Hüfte und Rücken sind verspannt und schmerzhaft, man kann nicht liegen und schlafen: + Bai Lao, Lu 3, Bl 40, Shi Xuan.

- „Weiße Masern“[4], Bauchschmerzen mit Erbrechen und Durchfällen, die vier Gliedmaßen sind taub und kalt, die Fingernägel sind schwarz, man kann nicht liegen und schlafen: P 7, Bai Lao, Le 1, Shi Xuan.

- Schwarze und weiße Masern mit Bauchschmerzen und Kopfschmerzen, starkem Schwitzen, Durst, der Dickdarm hat Durchfälle, man verabscheut die Kälte, die vier Gliedmaßen sind taub und kalt, man kann nicht liegen und nicht schlafen, man nennt dies: *Jiǎo cháng shā* 絞腸砂 = „eingewickelter Eingeweide-Sand“. In den Eingeweiden und im Bauch sind Geräusche: + Bl 40, Ren 17, Du 20, Ren 4, Le 1, Gbl 44, Shi Xuan.

---

[1] Ein *dòu* 斗 ist mit einem Scheffel zu vergleichen, ein Hohlmaß zwischen 5 und 10 Liter je nach Epoche.

[2] D. h. man hat keine Lust auf sexuelle Aktivitäten!

[3] *Hēi shā* 黑痧 = „schwarze Masern“, ein Krankheitsbild in der TCM; in schlimmen Fällen tritt Bewusstlosigkeit auf, das Gesicht bekommt eine schwarze Verfärbung und der Verlauf ist infaust!

[4] *Bái shā* 白痧 = „ weiße Masern“, eine Krankheit, die besonders im Spätsommer auftritt und mit Beklemmung in der Brust, Bauchschmerzen, Bewusstlosigkeit und Durchfällen einhergeht. Nach der Theorie der *Wen Bing*-Erkrankungen ist die Krankheit in der Blut-Schicht.

9. Vernetzungen mit dem Makrokosmos:

In den klassischen Akupunkturbüchern wird der Ren Mai über seinen Punkt *Liè Quē* 列缺 (Lu 7) immer mit dem Trigramm *Lí* 離 in Verbindung gebracht. Das Trigramm besteht aus zwei Yangstrichen und einem Yinstrich in der Mitte

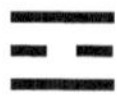

Li verkörpert die Abhängigkeit des Haftenden und die Kraft des Feuers in der mittleren Tochter.

„Das Dunkle haftet am Lichten und vollendet so dessen Helligkeit. Indem das Helle Licht ausstrahlt, bedarf es des Beharrlichen im Innern, damit es sich nicht restlos verbrennt sondern dauernd leuchten kann. Alles Leuchtende in der Welt ist abhängig von etwas, an dem es haftet, damit es dauernd leuchten kann. So haften Sonne und Mond am Himmel; Getreide, Gras und Bäume haften an der Erde. So haftet die doppelte Klarheit des berufenen Mannes am Rechten und vermag dadurch die Welt zu gestalten. Indem der Mensch, der bedingt und nicht unabhängig dasteht in der Welt, diese Bedingtheit anerkennt, sich abhängig macht von den harmonischen und guten Kräften des Weltzusammenhangs, hat er Gelingen. Die Kuh ist das Symbol der äußersten Fügsamkeit. Indem der Mensch diese Fügsamkeit und freiwillige Abhängigkeit in sich pflegt, erlangt er Klarheit ohne Schärfe und findet seinen Platz in der Welt.“[1]

Die Verbindung zum Ren Mai und damit zum geheimnisvollen Weiblichen liegt wohl in der Abhängigkeit des Yin-Prinzips begründet. Die Abhängigkeit der Frau von ihren natürlichen Lebenszyklen wie Menstruation, Konzeption, Schwangerschaft, Geburt, Mutterschaft und Menopause verschafft ihr eine Klarheit, sodass sie ohne Schärfe und Bitterkeit ihren Platz in der Welt finden kann. Nur der Mensch, der seine Abhängigkeit erkennt, kann dauerhaft wirken. Die Abhängigkeit des Menschen in seinen Aktivitäten liegt in einer ausreichend vorhandenen Yin-Reserve begründet. Wer diese Abhängigkeit missachtet, verzehrt seine Reserven und konsumiert sein Yin. Welche Klarheit im Leben können wir dann noch erreichen?

[1] **R. Wilhelm**: I Ging, a. a. O. S. 88

Du Mai – das überwachende Gefäß

1. Etymologie des Schriftzeichens:

Dū 督 heißt: überwachen, verwalten, leiten, Verweise erteilen, Generalgouverneur beim Militär, militärische Operationen beaufsichtigen, ermahnen, tadeln, kontrollieren.

Das Schriftzeichen zeigt eine Aufsichtsperson, dargestellt als ein Auge *mù* 目, daneben eine rechte Hand *yòu* 又 die Bohnen *shú* 尗 pflückt. Die rechte Hand symbolisiert eine Frau, das Auge überblickt mit kritischem Blick deren Aktivität bei der Ernte. Wir haben das Bild eines Oberaufsehers mit Sanktionsgewalt (Wilder, No. 547). Die Bedeutung des ganzen Schriftzeichens ist ein Gouverneur. Aber was für ein Gouverneur? Ein Mann, der militärische Befehlsgewalt innehat. Dieser Befehlshaber hat die Macht, ein bestimmtes Gebiet zu überwachen und zu regieren. Seit den Anfängen der Kaiserzeit in der Han-Dynastie (206 v.-220 n. Chr.) stand das Zeichen *dū* 督 im alten China für etwas sehr Starkes und Beständiges, etwas, das einem Schutz und Richtlinien zum Leben vermittelte.

Ob als Polizeichef einer chinesischen Provinz, als Generalgouverneur eines Distriktes, als Superintendent bei Scotland Yard, als Leiter einer Behörde, als Manager einer Firma oder als Bischof in der katholischen Kirche: Alle Berufsgruppen stehen auf einer vergleichbaren Ebene und in allen wird eine Art von Aufsicht auf ihre Mitarbeiter ausgeübt. So erklären sich die westlichen Übersetzungen „Gouverneurgefäß" oder „Lenkergefäß" für den Du Mai. Mit soviel männlicher Energie ausgestattet, wundert es nicht, dass der Du Mai die Yang-Energie beherrscht; er ist das Meer des Yang. Alle sechs Yang-Leitbahnen fließen an den Punkten *Da Zhui* (Du 14) und *Bai Hui* (Du 20) in den Du Mai. Dieses Gefäß überwacht die Qualität und Quantität des Yang-Qi, indem es Überschüsse aufnimmt und einen Mangel auffüllt. Es steht in enger Verbindung zum Gehirn und zum Rückenmark und ernährt diese mit Essenzen.

Der Du Mai kann die Wirbelsäule kräftigen und das Nieren-Yang tonisieren und so die Willenskraft des Menschen, sein „Rückgrat", festigen. Ein Befehlshaber braucht, um ernstgenommen zu werden, das nötige Rückgrat! Der Du Mai wirkt Wunder bei allen Beschwerden des unteren Rückens. Ein akuter Lumbago kann durch alleinige Nadelung des Konfluenzpunktes *Hou Xi* (Dü 3) beseitigt werden.

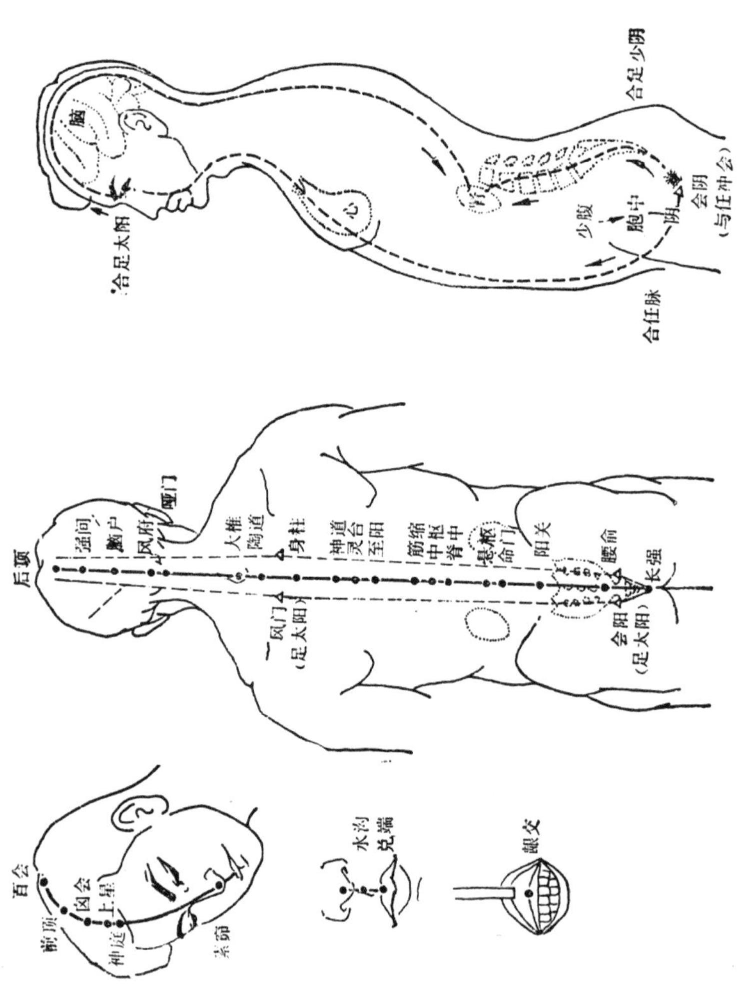

Verlauf des Du Mai

2. Verlauf:

Der Du Mai hat eine Hauptbahn und verschiedene Nebenäste:

„Du Mai beginnt im Unterbauch und steigt zum Schambein hinab, bei Frauen tritt er ein und verknüpft die Harnwege *xì tíng kǒng* 系廷孔 an der Grenze der Harnröhre. Eine Verknüpfung zieht zu den Genitalien *yīn qì* 陰器, vereinigt sich im Schamhaar und umkreist das Haarbüschel hinten und vorn zwischen den zwei Yin (im Perineum). Ein Abzweiger umkreist das Gesäß, erreicht das Shao Yin (die Nieren-Leitbahn) und verknüpft sich mit dem mächtigen Yang (Blasen-Leitbahn). Dann vereinigt er sich sich mit dem Shao Yin an der hinteren Ecke des Oberschenkels (Steißbein), geht durch das Rückgrat hindurch und nimmt eine abhängige Beziehung mit der Niere auf.

Der Du Mai erhebt sich weiter mit dem Tai Yang zur Innenseite des Auges, steigt nach oben zur Stirn und vereinigt sich oben am Scheitel. Eine Verknüpfung tritt in das Gehirn ein und kommt unten am Nacken wieder heraus, folgt der Innenseite der Schulter, umklammert das Rückgrat und erreicht die Hüfte. Hier tritt der Du Mai entlang der Wirbelsäule ein und verknüpft sich mit der Niere: bei den Männern erreicht er den Penis und gelangt zum Schamhaar, bei Frauen erreicht er die Vagina.

Die Bahn, die direkt aus dem unteren Erwärmer entspringt, geht vom Unterbauch gerade nach oben bis zur Mitte des Bauchnabels, steigt weiter nach oben, durchdringt das Herz und tritt in die Kehle ein; von hier steigt der Du Mai weiter nach oben zum Kinn und umkreist die Lippen. Aufsteigend verknüpft er sich in der Mitte zwischen den beiden Augen.“ (*Su Wen*, Kap. 60)

Erläuterung:

Beginnend im Unterbauch (Uterus oder Prostata) zieht der Du Mai an die Oberfläche am Punkt *Hui Yin* (Ren 1), geht nach hinten zum Punkt *Chang Qiang* (Du 1) an die Spitze des Steißbeins und steigt von dort im Inneren der Wirbelsäule nach oben. Das Hinterteil wird erwärmt, die Genitalorgane bekommen Kraft und die beiden Ausscheidungsöffnungen werden gestärkt.

Die intime Nähe und Verknüpfung zur Niere in seinem Verlauf ist die Grundlage zu dem Satz in der TCM: „Die Niere öffnet sich durch die zwei unteren Yin.“ (*shèn kāi qiào yú èr yīn* 腎開竅於二陰)

Innerhalb der Wirbelsäule ernährt der Du Mai in seinem weiteren Verlauf das Rückenmark und dringt am Punkt Du 16 (*Feng Fu* = Windpalast) in das Gehirn, um auch dieses mit Essenz zu versorgen. Weiter geht er durch das Gehirn bis zum Scheitelpunkt *Bai Hui* (Du 20). Von dort zieht das Gefäß auf der Mittellinie des Kopfes über die Stirn zur Nase und stößt zur Mitte des Menschen *Ren Zhong* (Du 26) am Philtrum. Es endet im oberen Zahnfleisch.

Ein Nebenast ist noch interessant: Er beginnt am Punkt *Jing Ming* (Bl 1) und zieht über den Kopf bis zum Schädeldach; von dort betritt er das Gehirn und teilt sich in zwei Seitenäste, die seitlich der Wirbelsäule bis zur Hüfte absteigen und sich mit den Nieren verbinden. Diese Seitenäste entsprechen den Bahnen 0,5 cm lateral der Wirbelsäule, auf denen die Hua Tuo Jia Ji-Punkte *huá tuó jiá jí xué* 華佗夾脊穴 liegen.

Diese Punkte sind benannt nach dem berühmten Akupunkteur und Chirurgen *Hua Tuo* (208 n. Chr.) und stellen das Bindeglied zwischen Du Mai und den Shu-Punkten des Blasen-Meridians dar. Vom 1. Halswirbel bis zum 5. Lendenwirbel umklammern sie die Wirbelsäule und haben einen direkten Bezug zu den segmental zugehörigen Organen.

Die Jia Ji-Punkte tragen die Kraft des Du Mai in sich: Sie versorgen die inneren Organe mit Essenz und mit Yang-Qi und sind so ungleich wirksamer als die Shu-Punkte auf der Blasen-Leitbahn. Außerdem sind sie auch noch ungefährlicher beim Nadeln. Wegen ihrer Nähe zur Wirbelsäule sind ihre natürlichen Grenzen in der Tiefe die Querfortsätze der entsprechenden Wirbel. Deshalb können sie auch ohne Angst tiefer genadelt werden. Wegen des direkten Kontaktes zur Niere wird durch das Nadeln der Jia Ji-Punkte immer wieder *jīng* 精 aktiviert und so die Organfunktion vom Ursprung her gestärkt. Auch die erneute Beziehung des Du Mai zu den Geschlechtsorganen zeigt deutlich auf, wie sehr Potenz und „Sex-Drive“ (auch der Frau) von diesem Wundergefäß abhängig sind.

Ein weiterer Ast entspringt ebenfalls dem unteren Abdomen und steigt auf der Vorderseite nach oben bis zum Bauchnabel, dann auf der vorderen Medianlinie weiter zum Herzen, durchdringt den Rachen, kreuzt sich am Kinn, umkreist die Lippen und zieht schräg nach oben in die Augenhöhle. Dieser Vorderast, der die Bahn des Ren Mai benutzt, versorgt das Herz mit wärmender Yang-Energie und mit stärkender Essenz. An kaum einer anderen Stelle im Mikrokosmos ist die Verbindung zwischen Feuer und Wasser intensiver als hier!

Aufsteigend verknüpft der Du Mai sich schließlich in der Mitte zwischen den beiden Augen. Es ist die Region von *yìn táng* 印堂 = „die versiegelte Halle“, hinter der sich im Verborgenen der ursprüngliche Geist *yuán shén* 元神 versteckt hält und darauf wartet, erweckt zu werden. Dies ist das Anliegen der inneren Alchimie.

Besonders bei dem letzten Ast ist die enge Verflechtung zwischen Du Mai und Ren Mai offensichtlich. Du Mai ist der Yang-Aspekt des Ren Mai und Ren Mai ist der Yin-Aspekt des Du Mai. Die vereinigende Instanz ist Chong Mai, das Meer des Blutes und der 12 Hauptleitbahnen. Alle drei Wundergefäße bilden die ersten Urstrukturen im Menschen. Sie prägen die Embryonalentwicklung und legen das Fundament für alle Stufen der nachgeburtlichen Entwicklung.

Die innige Verpflechtung mit dem Zang-Organ der Niere weist den Du Mai als einen Hauptverteiler der Essenzen aus.

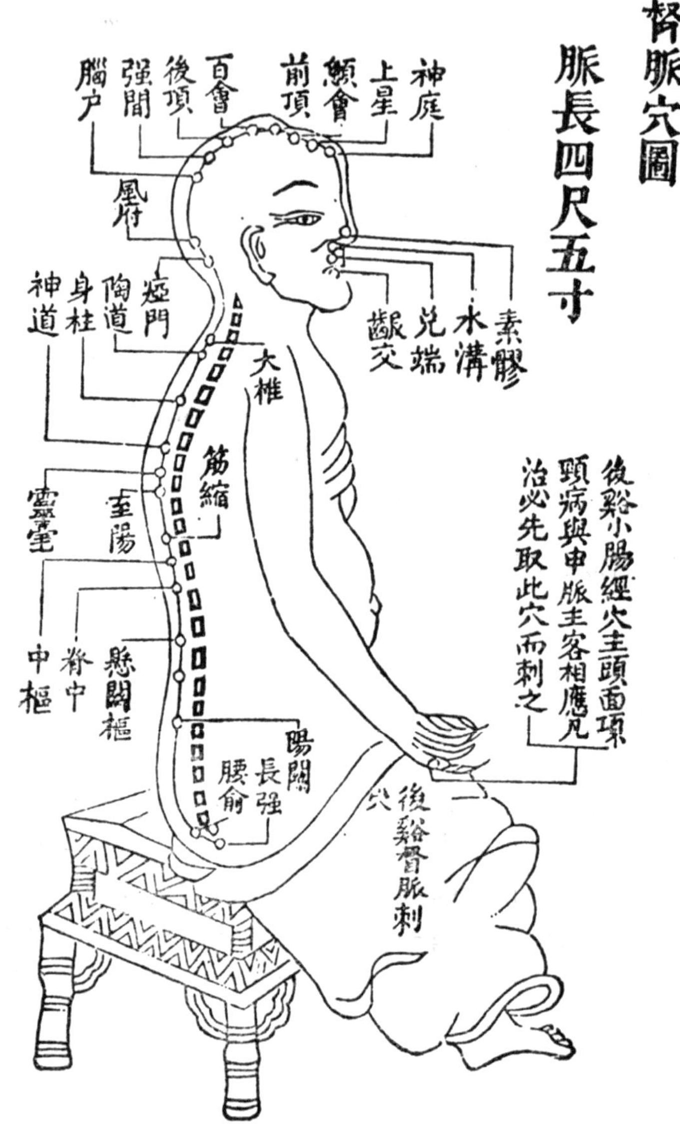

Vereinigungspunkte des Du Mai

3. Die Vereinigungspunkte:

Das Gefäß hat 28 eigene Akupunkturpunkte, von denen die unteren eher das Yang kräftigen und die oberen einen Yang-Exzess absorbieren können. Entscheidend ist die Stimulationstechnik. Für eine detaillierte Darstellung der einzelnen Punkte wird ebenfalls auf später verwiesen.

Du 1 *cháng qiáng* 長強 = wachsende Kraft (lang und stark)
Du 2 *yāo shū* 腰俞 = Shu-Punkt des unteren Rückens
Du 3 *yāo yáng guān* 腰陽關 = Yang-Schranke des unteren Rückens
Du 4 *mìng mén* 命門 = Lebenstor
Du 5 *xuán shū* 懸樞 = hängende Achse
Du 6 *jǐ zhōng* 脊中 = Mitte der Wirbelsäule
Du 7 *zhōng shū* 中樞 = zentrale Achse
Du 8 *jīn suō* 筋縮 = geschrumpfte Sehnen
Du 9 *zhì yáng* 至陽 = extremes Yang
Du 10 *líng tái* 靈臺 = Terrasse des Ling
Du 11 *shén dào* 神道 = der Weg des Shen
Du 12 *shēn zhù* 身柱 = Säule der Persönlichkeit
Du 13 *táo dào* 陶道 = der Weg des Töpferns
Du 14 *dà zhuī* 大椎 = der große Hammer
Du 15 *yǎ mén* 啞門 = Tor der Stummheit
Du 16 *fēng fǔ* 風府 = Palast der Winde
Du 17 *nǎo hù* 腦戶 = Gehirn-Tür
Du 18 *qiáng jiān* 強間 = Zwischenraum der Kraft
Du 19 *hòu dǐng* 後頂 = hinter dem Scheitel
Du 20 *bǎi huì* 百會 = hundert Versammlungen
Du 21 *qián dǐng* 前頂 = vor dem Scheitel
Du 22 *xìn huì* 囟會 = Versammlung am Schädel
Du 23 *shàng xīng* 上星 = oberer Stern
Du 24 *shén tíng* 神庭 = innerer Hof des Shen
Du 25 *sù liáo* 素髎 = einfache Knochenhöhle
Du 26 *rén zhōng* 人中 = Mitte des Menschen
Du 27 *duì duān* 兌端 = Anfang der Heiterkeit
Du 28 *yín jiāo* 齦交 = Zahnfleisch-Verknüpfung

Als Meer des Yang ist der Du Mai besonders für die Verteilung und Bewegung des *yáng qì* 陽氣 verantwortlich. Seitlich von ihm befinden sich in seinem Verlauf auf dem Rücken viele Transportpunkte *bèi shū xué* 背輸穴, welche das Qi und das Yang ihrer zugehörigen Zang Fu-Organe stärken und damit ihre Funktionen verbessern.

Das Yang beginnt, sich mit wachsender Kraft unter dem Steißbein herauszuwinden (Du 1) und versorgt und kräftigt neben dem Penis zunächst den unteren Rücken (Du 2 und Du 3). Im Lebenstor (Du 4) verbindet sich der Du Mai mit dem Ursprung *yuán qì* 元氣, er verschmilzt hier mit der aktiven Essenz der Niere, die mit ihren Shu-Punkten den Ming Men-Punkt umklammert. Wie eine aufgehängte Achse erscheint der folgende Teil der Wirbelsäule, hier leitet der Punkt Du 5 die Lebenskraft aus dem *Ming Men* weiter. Der Du Mai befindet sich nun auf gleicher Höhe wie der Shu-Punkt des San Jiao. Die Mitte der Wirbelsäule weist auf den Kontakt zur Milz hin (Du 6), die zentrale Achse (Du 7) gibt der Gallenblase die Kraft für ihre Direktiven und für das Entscheidungsvermögen. Du 8 gibt in seinem Namen „geschrumpfte Sehnen“ den heißen Draht zur Leber wieder, deren Shu-Punkte sich seitlich davon befinden. Langsam dringen wir in die Region des Herzens vor. Vorher aber muss noch das Zwerchfell durchstoßen werden, um in die Ebene des extremen Yang (Du 9), des Himmels im Mikrokosmos, zu gelangen.

Auf der „Terrasse des Ling“ (Du 10) kommt es zum ersten Kontakt mit der Wirkkraft des Himmels, um dann auf den Wegen des Shen (Du 11) direkten Kontakt zum Herzkaiser herzustellen. An dieser Stelle wird das Yang-Feuer des Herzens mit dem Yang und der Essenz des Du Mai unterstützt und genährt. Auf dem Weg nach oben, gestärkt von der Kommunikation mit dem Herzen, folgt eine wichtige Stütze der Persönlichkeit (Du 12). Dieser Punkt befindet sich im oberen Rücken und stabilisiert die Wirbelsäule wie eine Säule den Tempel: Er verbindet oben und unten und ist so wichtig für eine aufrechte Haltung. Durch seine Lage zwischen den Lungen-Shu-Punkten hat *Shen Zhu* (Du 12) eine besondere Wirkung auf das *qì* 氣 und auf die Körperseele *pò* 魄, damit auf unsere Vitalität und auf das triebgesteuerte Verhalten. Auf dem Weg des Töpferns (Du 13) erfahren wir, was kreatives Schaffen wirklich bedeutet und wie wir unsere Potenziale optimal einsetzen können.

Aber Schaffen im Übermaß führt leicht zur Erschöpfung; hier ermahnt uns der „große Hammer“ (Du 14) mit den Kräften zu hauszuhalten; es besteht aber auch die Gelegenheit, über alle Yang-Leitbahnen neue Kraft zu sammeln und eine völlige Erschöpfung zu überwinden.

Am Hinterkopf überquert der Du Mai das Tor zur Stummheit (Du 15). An dieser Stelle werden wichtige Zentren in der *Medulla oblongata* mit Essenzen versorgt und ein Stummer bekommt womöglich seine Sprache wieder. Der Wind-Palast (Du 16) schützt vor jeder Form von Wind-Übeln, besonders aber jene, die in das Gehirn eindringen wollen. Die Tür zum Gehirn (Du 17) ist ein wichtiger Zugang zum Meer des Markes, dem Gehirn. Von der Halswirbelsäule an (ab Du 14) beginnt die Yang-Kraft immer mehr zuzunehmen. Im Zwischenraum der Kraft (Du 18) sich sammelnd, führt der Du Mai hinter dem Scheitel (Du 19) zum großen Sammelpunkt vieler Leitbahnen *Bai Hui* (Du 20).

Nach vorne über den Scheitel ziehend (Du 21) überquert das Wundergefäß den Schädel und sammelt sich nochmals (Du 22), um am höchsten Punkt des Kopfes wie ein Stern den ganzen Mikrokosmos zu beleuchten (Du 23). Nur einen Schritt weiter und wir betreten den inneren Hof des Shen (Du 24) am vorderen Haaransatz. Für einen Adepten der inneren Alchimie liegt hier in unmittelbarer Nähe in der Tiefe der ursprüngliche Shen, den es zu erleuchten gilt. Die Nasenspitze ist die „einfache Knochenhöhle" (Du 25), deren Nadelung so wunderbar einen Betrunkenen zur Besinnung bringt. Schließlich gelangt der Du Mai in seinem Verlauf unter die Nase zur „Mitte des Menschen" (Du 26), passiert die Spitze der Oberlippe (Du 27) und endet im Zahnfleisch der oberen Schneidezähne (Du 28).

Wie schon beim Ren Mai erscheint die Verlaufsrichtung des Yang Qi im Du Mai entgegen seiner Natur zu sein.[1] Den Gesetzen der Schwerkraft folgend steht der lebende Mensch mit erhobenen Händen aufrecht und bekommt die Kraft des Himmels von oben nach unten durch die Yang-Leitbahnen. Der Du Mai muss diese Bewegung unterstützen. Der lebende Mensch steht mit beiden Füßen auf der Erde und ihn durchströmt die Kraft der Erde von unten nach oben. Diese Bewegung wird vom Ren Mai mitgetragen. Aber wie schon gesagt: Einige wenige trotzen den Naturgesetzen und bemühen sich, die Qi-Zirkulation im Du Mai und Ren Mai wieder so zu gestalten, wie sie schon im vorgeburtlichen Zustand stattgefunden hat.

[1] In meiner Darstellung ist sein Verlauf zwar von unten nach oben ziehend beschrieben worden, aber integriert in die große oberflächliche Zirkulation durch die 12 Leitbahnen geht das Qi im Du Mai von oben nach unten und im Ren Mai von unten nach oben.

Exkurs: Der kleine himmlische Kreislauf *xiǎo zhōu tiān* 小周天

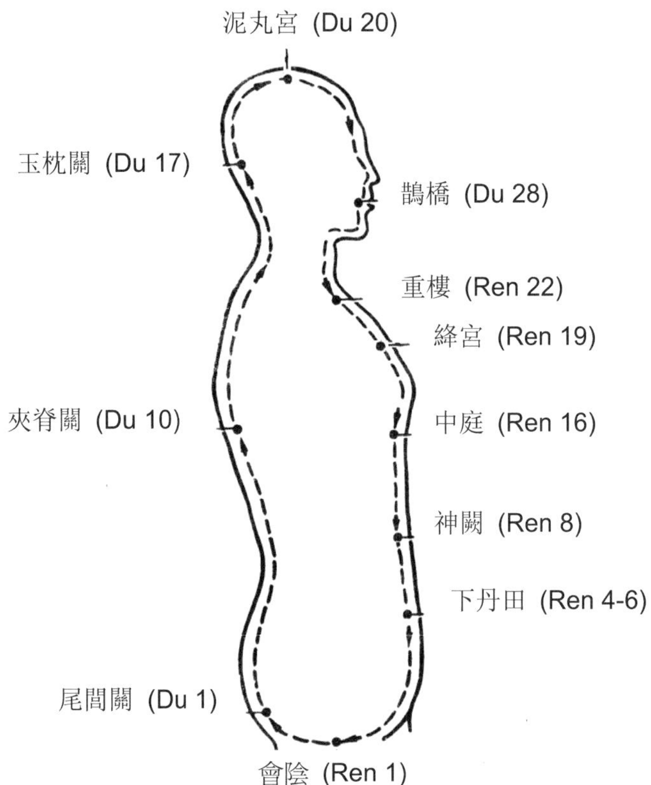

Verlauf:

xià dān tián 下丹田 (Ren 4-6) → huì yīn 會陰 (Ren 1) → wěi lǘ guān 尾閭關 (Du 1) → jiá jí guān 夾脊關 (Du 10) → yù zhěn guān 玉枕關 (Du 17) → ní wán gōng 泥丸宫 (Du 20) → què qiáo 鵲橋 (Du 28) → zhòng lóu 重樓 (Ren 22) → jiàng gōng 絳宫 (Ren 19) → zhōng tíng 中庭 (Ren 16) → shén quē 神闕 (Ren 8).

Entlang des kleinen Kreislaufs:

Die Übung dafür und damit die Vorstufe aller alchimistischen Bemühungen heißt „der kleine himmlische Kreislauf" *xiǎo zhōu tiān* 小周天, der auch als das „Kreisen des Lichts" beschrieben wird. Er gehört zu den Haupt-Trainingsmethoden der daoistischen Neidan-Schule zur Vorbereitung des goldenen Elixiers. Diese Technik besteht aus drei Phasen:

a) Verschmelzung von Essenz zu Qi
b) Veredelung von Qi zu Shen
c) Erwecken des ursprünglichen Shen und Rückkehr in die Leere

Der kleine Kreislauf dient in der inneren Alchimie dazu, Jing in Qi umzuwandeln als Basis für das goldene Elixier *jīn dān* 金丹. Während dieses Prozesses lenkt der Übende seine Aufmerksamkeit *yì* 意 auf die Bahnen von Du Mai und Ren Mai, um den Fluss der wahren Kraft *zhēn qì* 真氣 dorthin zu leiten und zirkulieren zu lassen. Der Adept sitzt dabei in kontemplativer Versenkung und reguliert seine Atmung. Er konzentriert sich zuerst auf das untere vordere *Dan Tian*, den Sitz des Jing. Dorthin versenkt er kraft seiner Gedanken seinen Atem und initiiert einen Prozess, bei dem das Jing in wahres Qi geschmolzen wird. Der Kreislauf gerät in Bewegung. In den Tiefen des mikrokosmischen Meeresgrundes am Punkt *huì yīn* 會陰 (Ren 1) beginnt die Transformation und die Aufwärtsbewegung des echten Qi im Gouverneursgefäß.

Im kleinen himmlischen Kreislauf gibt es drei Passtore, durch die das Qi im Du Mai nur schwer hindurchgehen kann. Die Aufmerksamkeit auf sie zu richten und sie zu öffnen ist eine der vorrangigen Übungen in dieser ersten Phase der Meditation. Erst dann kann der Fluss des wahren Qi nach oben ungehindert stattfinden.

Das Passtor für das untere Dan Tian heißt *wěi lǘ guān* 尾閭關 (Du 1), es liegt an der Spitze des Steißbeins. Für das mittlere Dan Tian steht das Passtor *jiá jí guān* 夾脊關 (Du 10), es befindet sich auf Herzhöhe an der Brustwirbelsäule. Das Passtor für das obere Dan Tian heißt *yù zhěn guān* 玉枕關 (Du 17), es liegt zwischen den beiden Jadekissen-Punkten (Bl 9) am Hinterkopf. Obwohl es das kleinste Passtor ist, ist hier der Durchfluss für das Qi am schwierigsten, wohl auch wegen der Kopflastigkeit und Halsstarrigkeit des erwachsenen Menschen.

Im Palast der Schlammpille *ní wán gōng* 泥丸宮 (Du 20), im Gehirn also, findet die Veredelung des Geistes Shen statt, nachdem das Elixier vollendet ist. Um den Durchfluss zwischen Du Mai und Ren Mai im Kopfbereich zu verbessern, führt der Übende die Zungenspitze hinter die Vorderzähne. Er baut die „Elsternbrücke" *què qiáo* 鵲橋 und vereinigt Yin und Yang, Kuhhirte und Weberin. Das Märchen vom Kuhhirten und der Weberin ist seit über 2000 Jahren Bestandteil der chinesischen Kultur und Ausdruck des Bedürfnisses, Yin und Yang harmonisch zu vereinigen. Bei dem Aufbau der Elsternbrücke wird vermehrt Speichel gebildet, der Jadesaft *yù yè* 玉液. Wird er auf eine besondere Weise geschluckt und in das untere Dan Tian zurückgeführt, kann er die Nierenessenz stärken.

Dann fließt das echte Qi auf der Bahn des Ren Mai über den Kehlkopf *zhòng lóu* 重樓 (Ren 22) nach unten, passiert den purpurnen Palast *jiàng gōng* 絳宫 (Ren 19) und den mittleren Hof *zhōng tíng* 中庭 (Ren 16), um schließlich über den Wächter des Geistes *shén quē* 神闕 (Ren 8) im Bauchnabel in die Region des unteren Dan Tian (Ren 4-6) zurückzukehren.

Ein neuer Zyklus kann beginnen. Dieser Kreislauf findet immer wieder statt, damit das echte Qi ungehindert kreisen kann und die Umschmelzung vom Jing zu Qi und die Veredelung von Qi zu Shen sich immer leichter vollziehen kann. Dieser Prozess des Kreisens des echten Qi (nach Richard Wilhelm „Kreisen des Lichts") wird symbolhaft und allegorisch in den Karten des inneren Gewebes *Neijing Tu* dargestellt. Die Bilder zeigen die verschiedenen Phasen und die beteiligten Organfunktionen in der Bildung des goldenen Elixiers.

Die Umkehrung der Zirkulationsrichtung im Du Mai und Ren Mai führt also nicht zur Trennung von Yin und Yang und damit zum Tode, sondern zu einer Wiedergeburt des ursprünglichen Selbst, einer Lebensform, die den Adepten der inneren Alchimie in ihrem Streben nach Unsterblichkleit viel lebenswerter erscheint als der alltägliche Kampf ums Dasein. Das Reizvolle an dieser Lebensform ist für sie nicht nur ein deutlich längeres Leben[1], sondern auch ein Leben in Harmonie mit dem *Dào* 道 und den kosmischen Gesetzen.

---

[1] Wenn man den Aussagen von **Yang Jing Ming** in seinem Buch: Muscle/Tendon Changing and Marrow/Brain Washing Qigong, Hong Kong, 1989, Glauben schenken darf, dann sind 250 Jahre alte Qigong-Meister keine Seltenheit gewesen. Im chinesischen Volksglauben gibt es auch den legendären *Péng Zǔ* 彭祖, der über 800 Jahre alt geworden ist.

4. Funktionen und Pathologie:

a) Meer der der Yang-Leitbahnen:

Diese Zuordnung finden wir zum ersten Mal bei *Li Shi Zhen* (1570), wo es heißt: „Du Mai ist das Meer der Yang-Gefäße *yáng mài zhī hǎi* 陽脈之海."

Der Du Mai ist verantwortlich für die gesamte aktive (Yang) Energie im Körper. In der embryonalen Entwicklung ist er die dritte grundlegende Struktur, die aus dem Muttergewebe hervorgeht und die äußeren Regionen des Körpers ausbildet. Nach der Geburt organisiert der Du Mai die Ernährung und Erwärmung der äußeren Strukturen durch die Yang-Leitbahnen und ist allgemein verantwortlich für Wärme, Krafteinsatz und Aktivität. Als Meer des Yang können wir über den Du Mai ein größeres Defizit an Yang-Qi ausgleichen, z. B. wenn mehrere Zang-Fu-Organe eine Yang-Schwäche haben. Dann liegt eine gemischte Symptomatik vor, die wir mit dem Öffnen dieses Wundergefäßes korrigieren können.

Einige Zang Fu-Organe tendieren eher zu einer Yang-Schwäche als andere. Eine Herz-Yang-Schwäche z. B. hat Symptome wie Herzklopfen, Frieren, übermäßiges Schwitzen und Kälte in den Extremitäten. Der Geist ist zurückgezogen und traut sich nicht an die Öffentlichkeit, Gesicht und Zunge sind blass und der Puls ist langsam und kraftlos. Vielleicht haben wir dazu eine Lungen-Yang-Schwäche mit Atemnot, Husten, schwacher Stimme und Abneigung zu sprechen, große Schwäche und spontanen Schweiß; oder schließlich eine Nieren-Yang-Schwäche mit Frösteln, Kälte am Rücken und am Po, Neigung zum Lumbago, häufiges Wasserlassen mit viel klarem Urin, vorzeitigem Samenerguss oder Impotenz. Das sexuelle Verlangen bei Mann und Frau ist hier deutlich herabgesetzt. Der Wille etwas zu wollen scheint nicht vorhanden zu sein. Die Pulse sind tief und kraftlos.

In der Syndrom-Lehre *biàn zhèng lùn zhì* 辨證論治 kennen wir die Tendenz einer Kälteentwicklung bei einer Yang-Schwäche, weshalb der Puls oft sehr tief und langsam und der Zungenkörper sehr blass ist. Wird eine Erkrankung chronisch, ist irgendwann auch die Niere involviert, denn die Niere ist auch die Wurzel der gesamten Yang-Energie. Diese Beziehung hat ihren Ausdruck in der traditionellen chinesischen Medizin (TCM) in den Sätzen:

- Die Niere beherrscht das Ming Men-Feuer (*shèn zhǔ mìng mén zhī huǒ* 腎主命門之火)

- Die Niere speichert den Willen (*shèn cáng zhì* 腎藏志)

Wenn ein oder mehrere Zang Fu-Organe über längere Zeit einen Yang-Mangel aufweisen, springt die Niere gewissermaßen ein und versucht, diesen Mangel auszugleichen. Wenn die Krankheitsursache nicht gefunden und die Krankheit nicht geheilt werden kann, geht sie tatsächlich an die Nieren, d. h. die Glut des Nierenfeuers verkümmert. Der Endzustand ist eine Nieren-Yang-Schwäche *shèn yáng xū* 腎陽虛. Man spricht auch von einer geschwächten Feuer-Niere.

Wenn die Niere ihre Kraft verloren hat, das Yang im Körper anzuregen, ist es kaum noch möglich, eine Heilung über die regulären Leitbahnen oder über eine Moxabehandlung zu erreichen. Dann präsentiert sich der Du Mai als Retter in der Not! Als Meer des Yang setzt er ein gewaltiges Potenzial an Yang-Qi frei, wenn wir den Konfluenzpunkt Dü 3 akupunktieren.

Alle 28 Punkte des Du Mai öffnen dann gleichzeitig ihre Tore und speisen ihre Reserven in den Qi-Fluss der Dünndarm-Leitbahn ein, um dann zur Niere zu gelangen. Das Resultat ist eine deutliche Veränderung der Nierenpulse[1] und eine starke Belebung des Patienten. Wenn wir bedenken, dass ein Kranker mit einer allgemeinen Yang-Leere oft eine übersteigerte Passivität an den Tag legt, wird er hier mit der Akupunktur dieses Wundergefäßes quasi „unter Strom“ gesetzt. Dafür ist er uns auf jeden Fall dankbar, denn nun ist er in der Lage, seine alltäglichen Geschäfte leichter zu erledigen und kommt mehr aus sich heraus. Davon profitiert auch seine Umwelt.

Chronische Yang-Leere-Beschwerden erfahren eine Besserung, wenn wir den Du Mai aktivieren. Wir denken an den Einsatz dieses Wundergefäßes, wenn mehrere Funktionskreise involviert sind und die Yang-Schwäche so groß ist, dass auch die Yang-Niere erschöpft ist. So gesehen ist der Du Mai ein Tonikum für die Feuer-Niere. Besonders Patienten mit chronischen Rückenschmerzen finden Erleichterung durch das Öffnen des Du Mai.

---

[1] Der Puls an der rechten Fuß-Taststelle bekommt mehr Volumen und verkriecht sich nicht mehr in der Tiefe.

Die chinesische Medizin sagt: Jeder chronische Rückenschmerz hat als Ursache eine Nierenschwäche! Bei einer Nieren-Yang-Schwäche liegen die Schmerzen auf der Wirbelsäule, der Patient friert und die Beschwerden bessern sich durch Wärmeanwendungen und leichte Bewegung. Die Differenzialdiagnose liegt in der Unterscheidung von Beschwerden, welche die Blasen-Leitbahn oder die Gallenblasen-Leitbahn betreffen. Hier sind Schmerzort und -ausstrahlung sowie die Modalitäten verschieden.

Als das Meer der Yang-Leitbahnen kontrolliert der Du Mai auch die Körperhitze. Sowohl starkes Frieren als auch hohes Fieber liegt im Anwendungsbereich dieses Wundergefäßes. Der wichtigste Punkt zum Erwärmen des Yang ist das Lebenstor *Ming Men* (Du 4). Eine Moxibustion auf einem Stückchen Akonitwurzel *fù zi* 附子 an dieser Stelle ist die ultimative Erwärmungsmethode.

Der wichtigste fiebersenkende Punkt ist *Da Zhui* (Du 14), der „große Hammer". Eine starke sedierende Nadeltechnik an diesem Punkt senkt auf natürliche Weise das Fieber, ohne das Immunsystem zu irritieren. Wenn keine Nadel zur Hand ist, kann man auch Eis darauf legen.

b) Befreit den Rücken und das Gehirn:

Im *Nan Jing* finden wir:

„Wenn der Du Mai erkrankt ist, entstehen Verspannungen in der Wirbelsäule und eine große Erschöpfung *jí qiáng ér jué* 脊強而厥." (*Nan Jing*, Kap. 29)

Jué 厥 ist eine Form von Schwäche durch einen Rückzug des Qi. Ein Kommentator des *Nan Jing* aus dem 18. Jahrhundert, *Xú Dà Chūn* 徐大春, sagt: „*Jue* hat die gleiche Bedeutung wie *nì* 逆 und bedeutet Gegenläufigkeit."

Wenn nicht genügend gesunde Einflüsse *zhèng qì* 正氣 vorhanden sind, um den Körper zu versorgen, tritt eine Schrägläufigkeit *xié qì* 邪氣 ein, die den Rücken verspannt und zu Gegenläufigkeiten des Qi führt. Die Schwäche des Qi ist so groß, dass sogar eine Bewusstlosigkeit auftreten kann. Eine große Erschöpfung mit eiskalten Füßen und plötzlicher Ohnmacht, ein komatöser Zustand oder ein Schock, all dies fällt unter den Begriff *Jue*.

Im *Zhu Bing Yuan Hou Lun* (610) heißt es:

„*Jué* 厥, das ist das Gleiche wie *nì* 逆. Es bedeutet gegenläufiges Qi mit Kälte in Händen und Füßen. Dies passiert, wenn das Yang-Qi plötzlich schwindet (*bào shuāi* 暴衰) und nur noch das Yin-Qi üppig ist. Dann gewinnt das Yin die Oberhand (*shèng* 勝) über das Yang und es kommt es zu Gegenläufigkeit in den Yang-Gefäßen. Weil das Qi in den Händen und Füßen blockiert ist, kommt es zu einer widrigen Qi-Zirkulation und zu Kälte."

Diese Krankheit befällt den Du Mai besonders in seinem Verlauf am Rücken und führt dazu, dass die Wirbelsäule sich versteift und der Rücken sich verkrampft. Das Yang-Qi des ganzen Körpers ist außer Kontrolle geraten. Nun ist es für exogene pathogene Faktoren wie Wind und Kälte leicht, über den Rücken einzudringen und bis ins Mark vorzudringen. Westliche Krankheitsbilder wie Meningitis, Apoplexie, manisch-depressive Geisteskrankheiten *diān kuáng* 癲狂 oder Epilepsie („Fallsucht") können aus einer Du Mai-Blockade durch übles Qi und Gegenläufigkeit *jué* 厥 entstehen. Eine Reihe klassischer Indikationen beschreiben diese Zustände. (siehe später)

Dabei ist *diān* 癲 eine Form der Yin-Geisteskrankheit, bei der durch eine extreme Yang-Schwäche eine Überfülle an Yin und Schleim entsteht, welche das Herz und das Gehirn vernebeln. In diesem Fall ist der Ast des Du Mai, der zum Herzen führt, nicht durchgängig und das Herz hat einen Mangel an Yang-Qi. Ebenso kann auch das Gehirn „verschleimen", wenn der Verlauf des Du Mai zum Schädel unterbrochen ist. Der Patient ist wie benebelt oder dement.
Eine manische Geisteskrankheit *kuáng* 狂 ist genau das Gegenteil. Wir haben hier eine Überfülle von perversem Yang, Feuer und Hitze. In diesem Fall sprechen wir von „heißem Schleim", der aber ebenso die Herzöffnungen und Gehirnwindungen vestopft. Durch die Hitze-Fülle ist der Patient hochgradig erregt und aktiv, der gestörte Shen äußert sich in Aufgeregtheit, Reizbarkeit und starkem Bewegungsdrang. Er ist wie ein durchgehendes Pferd und kann kaum zurückgehalten werden.

Eine depressive Geisteskrankheit kann sich unter bestimmten Umständen in eine manische verwandeln und umgekehrt. Den Gesetzen von Yin und Yang folgend kann eine Yin-Fülle nach einiger Zeit ins Yang „umkippen". Die Wandelbarkeit beider Zustände hat auch in der chinesischen Medizin dazu geführt, beide Geisteskrankheiten zu einem Paar zusammenzufassen.

Sun Si Miao beschreibt im *Qian Jin Yao Fang* (652) den Geisteskranken:

„Trifft man auf einen derart Erkrankten, so ist dieser entweder vollkommen still und man hört keinen Laut von ihm, oder er redet ständig und äußert Beleidigendes und Respektloses. Es kann aber auch sein, dass er singt oder weint, oder er brummt vor sich hin, oder er lacht oder hält seine Augen verschlossen. Vielleicht sitzt er aber auch im Wassergraben und isst Kot und Dreck. Andere ziehen sich nackt aus und stellen ihren Körper zur Schau. Wieder andere streunen von morgens bis abends umher. Dann gibt es welche, die ohne Maß schimpfen und fluchen. Schließlich gibt es noch solche, die durch den Geist fliegender Würmer infiziert sind und rastlose Hände und Augen haben. Dieses sind Erscheinungsbilder des Irrsinns *diān kuáng* 癲狂."

In allen Fällen kann die Öffnung des Gouverneursgefäß über den Schlüsselpunkt Dü 3 Linderung bringen. Unsere Sorgfaltspflicht sollte allerdings die Behandlung von echten Geisteskrankheiten unter Vorbehalt stellen.

Der Konfluenzpunkt *Hòu Xī* 後谿 (Dü 3) heißt „hinterer Bergstrom" oder „Rückenschlucht". Er gibt mit seinem Namen sehr genau seine Funktion wieder: Er beherrscht die Wirbelsäule, die wie eine Schlucht auf dem Rücken verläuft und gibt dem Du Mai damit die Kraft, sich wie ein Gebirgsstrom in das Meer des Markes, das Gehirn, zu ergießen.

„Das Wasser der Milchstraße fließt gegenläufig nach oben und erreicht die Höhle des magischen Gipfels. Hier befindet sich die obere Schranke der Jade-Hauptstadt (Yu Zhen-Pass). Langsam findet der göttliche Mensch seinen Weg nach Hause. Beim Erreichen der neun Gipfel des Kun Lun-Gebirges entsteht irgendwann die Erkenntnis, dass in einem Körnchen Hirse die ganze Welt verborgen ist." [1]

---

[1] Der letzte Abschnitt ist eine Zusammenstellung einiger Zitate aus dem Abbild *Nei Jing Tu* = der Karte des inneren Gewebes (siehe oben). Man erkennt hier sehr schön die Bedeutung des Du Mai in dem alchimistischen Prozess.

5. Auffangbecken für übles Qi:

Als Herrscher über das Yang ist der Du Mai besonders gefährdet durch pathogene Yang-Übel, die von außen kommen. Hier sind Wind und Hitze gleichermaßen zu nennen.

Besonders der Wind, der ins Zentrum geht, *zhòng fēng* 中風 = „der Windschlag", ist eine Erkrankung, die sehr heftig und plötzlich auftritt und lebensbedrohlich ist. Charakteristisch sind Symptome wie Sprachverlust, Halbseitenlähmung, in schweren Fällen plötzliches Koma, Bewusstlosigkeit und Inkontinenz der Ausscheidungen. Die chinesische Medizin bezeichnet ein derart schweres Krankheitsbild als „vom Wind getroffen sein".

In Analogie zur westlichen Medizin entspricht dies dem Bild einer Apoplexie oder eines Schlaganfalls und beinhaltet Gehirnthrombosen und -embolien, Gehirnblutungen und krampfartige Verengungen der Hirngefäße, die Konvulsionen und Entladungen im Gehirn bewirken.[1] Besonders bei Meningitis und Epilepsie finden wir die Überspannung und Verkrampfung der Wirbelsäule und damit die Zuordung zum Du Mai wieder.

Du 16 *fēng fŭ* 風府 = „Palast der Winde" ist der Meisterpunkt gegen derartige Übergriffe. Hier hat der Mensch sein zentrales Büro, um den Wind zu verwalten und auszuleiten. Zusammen mit Du 20 *băi huì* 百會 = „hundert Versammlungen" bilden beide die Einflusspunkte für das Meer des Markes, das Gehirn. Du 20 nährt und reanimiert das Gehirn bei Bewusstlosigkeit und Koma, Du 16 glättet die stürmische See, indem er den Wind zerstreut, den Geist beruhigt und Hitze ausleitet. Der Du Mai ist angezeigt bei Windangriffen, die zentrale Regionen des Körpers befallen. So wird er sicherlich einzusetzen sein bei den gefährlichen acht Leere-Winden (s. o.) oder auch bei Windaffektionen, die auf einen völlig geschwächten Körper treffen.

Andere Namen des Punktes Du 16 sind: *guĭ xué* 鬼穴 = „Dämonenhöhle" und *guĭ zhĕn* 鬼枕 = „Dämonenlager"; sie zeigen an, wie eng in der chinesischen Medizin Dämonen und Wind gleichermaßen für bestimmte Krankheiten verantwortlich gemacht wurden.

---

[1] Vergl. ausführlich: **U.Lorenzen/A.Noll**: Die Wandlungsphase Holz, 2. Auflage, München 2002, S. 56 ff.

So sind Krampfanfälle und Epilepsie in der Vergangenheit oft als Dämonenübergriffe *guǐ zhōng* 鬼中 interpretiert worden. Bereits im *Zhu Bing Yuan Hou Zong Lun*, dem unerschöpflichen Klassiker über die Entstehung und Symptome von Krankheiten aus der Sui-Dynastie finden wir eine genaue Beschreibung eines Dämonenangriffs:

„Dämonenangriff bedeutet, dass der Kranke von einem üblen Dämon geschädigt worden ist. Der Angriff geschieht vollkommen unerwartet, ohne Vorboten oder allmähliche Entwicklung. Es ist, als ob das Opfer mit einem Messer gestochen oder mit einem Speer in die Rippen gebohrt wurde. Ein plötzlicher, atemraubender Schmerz wird empfunden, der nicht gelindert werden kann. Einige der Opfer husten Blut heraus, andere bluten durch die Nase oder durch die unteren Yin. Wenn Wei-Qi und Blut erschöpft und in Leere sind, wenn die Essenz und die Geistseele Hun ausgelaugt und ermüdet sind, wenn man in so einer geschwächten Lage unerwartet einem Dämon begegnet, dann kann dieser mit einem Hieb zuschlagen."

Übermäßige Sonenhitze wird über den Du Mai aus dem Verkehr gezogen. Dieses kann lebensrettend sein bei einem Sonnenstich oder Hitzschlag. Bei hohem Fieber wird die pathogene Hitze ebenfalls über den Du Mai abgeleitet. Fieberdelirien und schwere Somnolenz sind ein Zeichen dafür, das die Hitze sich in diesem Wundergefäß befindet.

Dass die Entwicklung von Fieber zur Abwehr eines Krankheitserregers ein natürlicher Prozess ist, weiß nicht nur der naturheilkundlich arbeitende Therapeut. Aber der Umgang mit dem Fieber will gekonnt sein: Lässt man es bei einem geschwächten Patienten unkontrolliert walten, kann schlimmstenfalls das zentrale Nervensystem Schaden erleiden. Wird das Fieber wie so häufig zu früh und unnötigerweise durch drastische Mittel gesenkt, kann der Du Mai ebenfalls Schaden erleiden und für die Zukunft nur ein kümmerliches „Meer des Yang" darstellen. Als Vermittler und Helfer des Yang resp. des *wèi qì* 衛氣 wird er dann nur noch mangelhaften Schutz und Wärme bieten können. Ein solches Bild finden wir immer häufiger bei unseren Kindern, die u. a. auf Grund der Berufstätigkeit beider Eltern oder als Scheidungskinder nicht mehr krank werden dürfen, um den straff geregelten Alltag nicht zu stören. Kommen dann noch die regulären Impfungen gegen alle möglichen Kinderkrankheiten hinzu, die das Immunsystem künstlich herausfordern und in Scheingefechten schwächen, wundert es nicht, dass die Leistungsfähigkeit der heutigen jüngeren Generation deutlich nachgelassen hat. Dies ist aber nur ein Grund für die schlechte Gesundheitslage in der jungen Bevölkerung.

6. Ein Konstitutionstypus:

Wir haben hier vorwiegend männliche Patienten, die häufig Rückenprobleme haben. In der Kindheit können Skoliosen und andere Wirbelsäulenerkrankungen aufgetreten sein. Es sind Kopfarbeiter mit sitzender Tätigkeit, denen meist ein körperlicher Ausgleich fehlt. Es sind Beamte oder Lehrer, die theoretisieren und dazu neigen, alles besser zu wissen. Ihre Rückenmuskulatur ist nur schwach ausgeprägt, sie frieren leicht und haben Probleme mit dem aufrechten Gang. Besonders Hände und Füße sind eiskalt. Dieser Typus ist nervös, dünnhäutig und empfindlich, man kann es ihm nur schwer recht machen.

Wenn wir nach *Manaka* den Du Mai als Ausdruck des Ektoderms betrachten, dann finden wir Astheniker und Leptosome, die schlank und hochgewachsen sind. Sie wirken körperlich gehemmt und sind unfähig zu wirklicher Entspannung. Ihr Geist ist immer aktiv und findet keine Ruhe. Wir finden oft eine erhöhte Reaktion auf Reize, wie sie bei Allergikern, Ekzematikern und Asthmatikern so typisch ist. Migräne fällt ebenfalls als Krankheitsbild in diesen Konstitutionstypus. Der Pädiatrie verdanken wir den ektodermalen Konstitutionstyp des asthenischen Neuropathen mit reizbarer Schwäche.[1]

Die Radfahrer-Problematik („nach oben buckeln und nach unten treten“) ist sicher im Du Mai-Typus unterzubringen. Es sind eigentlich weniger selbstbewusste als feige Menschen, die dies aber durch ihren Intellekt zu kompensieren suchen.

Gerhard Bachmann ergänzt noch: „Die Symptomatik, die sich durch eine starke Yang-Betonung im Gebiet des Du Mai entwickelt, zeigt sich in Form von Rheumatismen und Arthritiden, von neuralgischen und rheumatischen Beschwerden längs der Wirbelsäule, an der Schulter und in der Hals- und Kopfregion. In den Wirkungsbereich des Du Mai fallen viele nervöse Symptome, Übererregbarkeit, Neurasthenie, mangelnde Konzentration, Schlaflosigkeit, Erschöpfungszustände und Melancholie. Weiterhin werden in der Symptomatik tetanoide und epileptoide Zustände erwähnt.“

Als entsprechenden homöopathischen Konstitutionstypus empfiehlt Bachmann das Arzneimittelbild von **Carbo Vegitabilis**, ich füge noch den Calcium Phosphor-Typus und den Acidum Phosphor-Typus hinzu.

---

[1] Nach **H. Beuchelt**: Homöopathische Reaktions-Typen, Ulm, 1960, S. 16 ff.

7. Klassische Indikationen (Zhen Jing Zhi Nan):

„Der Punkt *Hòu Xī* (Dü 3) heilt hauptsächlich 24 Krankheiten:

- *Shǒu zú luán jí* 手足攣急: Heftige Kontraktionen der Hände und Füße (Leber)

- *shǒu zú chàn diào* 手足顫掉: Zittern und Abnehmen (der Kraft) von Händen und Füßen (Leber, San Jiao)

- *tóu fēng tòng* 頭風痛: Kopf-Wind (San Jiao, Blase)

- *shāng hán bù jiě* 傷寒不解: Schädigende Kälte, die nicht zu eliminieren ist (Blase)

- *dào hàn bù zhǐ* 盜汗不止: Nächtliches Schwitzen, das nicht aufhört (Lunge, Herz)

- *zhòng fēng bù yǔ* 中風不語: Nach einem Wind-Schlag kann man nicht sprechen (Herz-Beutel, Leber)

- *yá chǐ tòng* 牙齒痛: Zahnschmerzen (Magen, Dickdarm)

- *diān xián tǔ mò* 癲癇吐沫: epileptische Anfälle mit Erbrechen von Schaum (Magen)

- *yāo bèi qiáng tòng* 腰背強痛: Anspannung und Schmerzen der Lenden und des Rückens (Niere)

- *jīn gú tòng* 筋骨痛: Schmerzen in den Muskeln und Knochen (Leber, Magen)

- *yàn hóu bì sāi* 咽喉閉塞: Verschluss von Rachen und Kehle (Niere, Lunge, Magen)

- *sāi jiá zhǒng tòng* 腮頰腫痛: Schwellungen und Schmerzen in den Wangen (Magen, Dünndarm)

- *shāng hán xiàng qiáng huò tòng* 傷寒項強或痛: der Nacken ist verspannt oder schmerzhaft durch schädigende Kälte (Blase)

- *xī jìng zhǒng tòng* 膝脛腫痛: Schwellungen und Schmerzen des Knies und des Schienbeins (Niere)

- *shǒu zú má* 手足麻: Taubheit der Hände und Füße (Magen)

- *yǎn chì zhǒng* 眼赤腫: Die Augen sind rot und geschwollen (Leber, Herz)

- *shāng hán tóu tòng* 傷寒頭痛: Kopfschmerzen durch schädigende Kälte (Blase)

- *biǎo hàn bù chū fèi* 表汗不出肺: Aus der Körperoberfläche kommt kein Schweiß heraus (Magen)

- *chōng fēng lèi xià* 沖風淚下: Anstürmender Wind macht Tränenfluss (Leber, Gallenblase).

- *pò shāng fēng chù* 破傷風搐: Krämpfe und Reißen in den Gliedern durchzerstörerischen Wind (Leber, Gallenblase)

- *chǎn hòu hàn chū è fēng* 產後汗出惡風: Schwitzen nach der Geburt durch üblen Wind (Lunge)

- *hóu bì* 喉痺: Blockade in der Kehle (Niere, Leber)

- *jiǎo xī tuǐ tòng* 腳膝腿痛: Schmerzen an Fuß, Knie und Bein (Magen)

- *shǒu má bì* 手痲痺: Taubheit und Lähmung der Arme (Dickdarm)

shàng jiàn bìng zhèng hòu xī xī zhǔ zhī 上件病證，後溪悉主之。
Die oben zitierten Krankheitsbilder, *Hòu Xī* 後溪 beherrscht sie alle!

xiān qǔ hòu xī hòu qǔ shēn mài 先取後溪，後取申脈。
Zuerst nimm *Hòu Xī* (Dü 3), danach nimm *Shēn Mài* (Bl 62)!“

8. Klassische Kombinationen (Zhen Jiu Da Quan):

„Bei allen Heilungen der folgenden Krankheiten muss man zuerst Dü 3 nehmen, an zweiter Stelle Punkte, die (der Krankheit) entsprechen.

Hou Xi (Dü 3) heilt 14 Krankheitsbilder:

- Arme und Beine sind verkrampft und lassen sich nur schwer beugen und strecken: + Ma 36, Di 10, Di 11, Lu 5, Di 4, Le 2, Gbl 34.

- Arme und Beine zittern, man kann weder gehen noch etwas festhalten: + Di 5, Di 11, Dü 4, Gbl 34, Gbl 39, Mi 4, Le 3.

- Der Nacken ist verspannt und schmerzhaft, man kann nicht zurückblicken: + Ren 24, Gbl 20, Du 16.

- Beide Wangen sind schmerzhaft, gerötet und geschwollen: + Ma 5, Ma 6, Di 4.

- Hals und Kehle sind blockiert und verschlossen, Wasser und Getreide können nicht hinuntergehen: + Ren 22, Di 1, Ni 6, Shi Xuan (10 Extra-Punkte, jeweils auf der Fingerspitze).

- „Doppelseitiger Motten-Wind“[1], die Kehle ist verschlossen und blockiert, dies nur bei Hitze in der Herz- und Lungen-Leitbahn: + Lu 11, Jin Jin (Extra-Punkt unter der Zunge), Yu Ye (ebenso), Shi Xuan (s. o.).

- „Einseitiger Motten-Wind“, die Kehle ist geschwollen und schmerzhaft, die Hitze ist in der Lungen- und San Jiao-Leitbahn: + SJ 1, Ren 22, Di 4.

- Halbseitiger Kopf-Wind und Schmerzen in beiden Wangenknochen: + Gbl 15, SJ 23, Tai Yang (Extra-Punkt), Lu 7, Di 4.

- Schmerzen an den Ecken beider Augenbrauen, die nicht aufhören: + Bl 2, Gbl 14, Yin Tang (Extra-Punkt), Di 4, Ma 8.

- Kopf und Augen sind trübe und verwirrt, es gibt Schmerzen in der Tai Yang-Region: + Di 4, Tai Yang (die gestauten Gefäße), Ma 8.

---

[1] *Shuāng é fēng* 雙蛾風 = eine blumige Bezeichnis für Tonsillitis; die Tonsillen treten paarig auf und erscheinen wie die Flügel einer Motte; die Schmerzen sind hier auf beiden Seiten.

- Kopf und Nacken sind (in ihrer Beweglichkeit) plötzlich eingeschränkt, dies führt zu Schmerzen in Schulter und Rücken: + Ren 24, Du 20, Gbl 21, SJ 3.

- Kopf-Wind im Alkoholrausch, Erbrechen, dass nicht aufhört, man verabscheut menschliche Stimmen zu hören: + Ni 1, Lu 7, Bai Lao (Extra-Punkt), Di 4.

- Die Augen sind gerötet, schmerzhaft und geschwollen, Tränen im Wind, die nicht aufhören: + Bl 2, Di 4, Xiao Gu Kong (Extra-Punkt auf der Rückseite des kleinen Fingers, in der Mitte der oberen Falte), Gbl 41.

- Krampfanfälle durch schädigenden Wind[1], Reißen in den Gliedern, der ganze Körper verbreitet Hitze, der Scheitel ist schmerzhaft: + Le 1, Di 4, Le 2, Shi Xuan (s.o.), Tai Yang (die gestauten Gefäße).

---

[1] *Pò shāng fēng* 破傷風 = Tetanus

9. Vernetzungen mit dem Makrokosmos:

In den klassischen Akupunkturbüchern wird der Du Mai über seinen Punkt *Hòu Xī* 后谿 (Dü 3) immer mit dem Trigramm *Duì* 兌 in Verbindung gebracht. Das Trigramm besteht unten aus zwei Yangstrichen und einem Yinstrich oben.

Dui verkörpert das Heitere, den See und die Zauberin und stellt wegen seiner körperlichen Zuordnung zu Mund und Zunge auch das Plappern der jüngsten Tochter dar. Dies Trigramm steht für Freude, Austausch und Inspiration.

„Dui bedeutet die jüngste Tochter, hat als Bild den lächelnden See und als Eigenschaft die Freude. Die Freude beruht nicht, wie es wohl scheinen könnte, auf der Weichheit, die sich in der oberen Linie zeigt. Die Eigenschaft des weichen bzw. dunklen Prinzips ist nicht Freude, sondern Schwermut. Vielmehr beruht die Freude darauf, dass innen zwei starke Striche sind, die sich äußern durch das Mittel der Weichheit. Wahre Freude beruht also darauf, dass im Innern Festigkeit und Stärke vorhanden sind, die nach außen hin weich und milde auftreten.
Die fröhliche Stimmung wirkt ansteckend, darum hat sie Erfolg. Aber die Freude bedarf als Grundlage der Beständigkeit, damit sie nicht zu unbeherrschter Lustigkeit ausartet. Wahrheit und Stärke müssen im Herzen wohnen, während die Milde nach außen im Verkehr zu Tage tritt. Durch bloßes Einschüchtern ohne Milde lässt sich unter Umständen für den Augenblick etwas erreichen, aber nicht für die Dauer. Wenn man dagegen durch Freundlichkeit die Herzen der Menschen gewinnt, so bewirkt man, dass sie alle Beschwerden gern auf sich nehmen, ja wenn es sein muss, selbst den Tod nicht scheuen. So groß ist die Macht der Freude über die Menschen.“[1]

Auch der Du Mai trägt zur Verbreitung wirklicher Freude bei; über seinen Seitenast zum Herzen hin unterstützt er das Herzfeuer mit Yang und nährt es gleichzeitig mit Essenzen. So wie man der jüngsten Tochter nicht böse sein kann, so zeigt der Du Mai seine wahre Stärke durch Geschmeidigkeit und Weichheit nach außen. Er wirkt ohne Strenge und unnötige Härte!

---

[1] **Richard Wilhelm**: I Ging, Düsseldorf, 1924, S. 168 f.

Dai Mai – das Gürtelgefäß

1. Etymologie des Schriftzeichens:

Dài 帶 heißt Gürtel, ein Hüftband, eine Schärpe, eine Zone, eine Strohmütze, aber auch: mit sich nehmen, führen, bringen, tragen, zusammenfassen, vorführen, verführen, verwickeln. Das Schriftzeichen zeigt einen Gürtel mit daran hängenden kleinen Zierstückchen; darüber fällt die Robe (Wieger, L 24 Q).

Im alten China war es Sitte, sich alle möglichen Kleinode und Schmuckstücke an den Gürtel zu hängen. Wenn ein Mann in China kleinere Gebrauchsgegenstände mitnehmen wollte, befestigte er sie an einem Band, das durch den Gürtel gezogen und durch ein Gürtelgewicht festgehalten wurde. Diese Gürtelgewichte waren oft wertvolle Stücke chinesischer Kleinkunst und ein Zeichen von Wohlstand und Ansehen.

dài diàn 帶電 = unter Strom stehen
dài lù rén 帶路人 = ein Wegführer
dài kuì 帶愧 = sich schämen
dài xià 帶下 = Ausfluss haben
dài chóu 帶愁 = bekümmert sein
dài lù mào zi 帶綠帽子 = von seiner Frau betrogen werden.[1]

Ebenso wie ein Gürtel die Hose an der Hüfte festhält, hat auch das Gürtelgefäß eine stabilisierende Funktion für die Mitte. Es verbindet alle Leitbahnen, die vertikal am Rumpf verlaufen und sorgt für einen ungehinderten Qi-Fluss. So sichert es das Gleichgewicht zwischen oben und unten und eine ausgewogene Mitte im Menschen. Der Dai Mai ist das einzige Gefäß, das horizontal verläuft.

Natürlich ist es ein Punkt der Gallenblasen-Leitbahn, der das Gürtelgefäß einschaltet, ist dieser Funktionskreis doch verantwortlich für die korrekte Mitte und für einen harmonischen Qi-Fluss. *Lín Qì* 臨 泣 (Gbl 41) = „den Tränen nahe" ist der Konfluenzpunkt zum Aktivieren aller Dai Mai-Funktionen und zum Ausschalten seiner Pathologien.

---

[1] In Deutschland werden den betrogenen Männern Hörner aufgesetzt, in China eine Strohmütze.

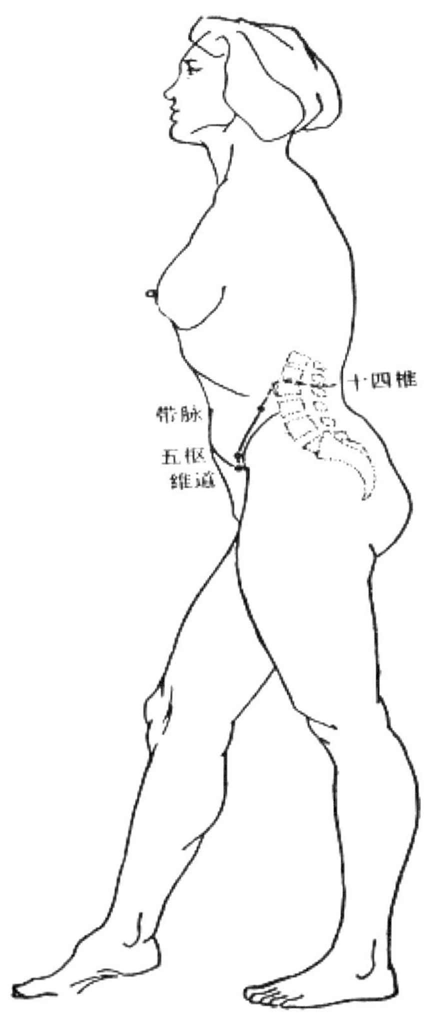

Verlauf des Dai Mai

2. Verlauf:

„Der Dai Mai beginnt unter den Rippen am Punkt *Zhang Men* (Le 13) auf der Fuß Jue Yin (Leber-) Leitbahn. Zusammen mit der Fuss Shao Yang (Gallenblasen-) Leitbahn zieht er zum Punkt Dai Mai (Gbl 26) und kreist vollständig um den Körper (*wéi shēn yī zhōu* 圍身一周) wie ein fest zusammengebunder Gürtel. Er vereinigt sich nochmals mit der Gallenblasen-Leitbahn an den Punkten *Wu Shu* (Gbl 27) und *Wei Dao* (Gbl 28). Alles zusammen ergeben sich 8 Punkte." (*Li Shi Zhen*)

Wir haben hier einen sehr kurzen und komprimierten Verlauf des Gürtelgefäßes vor uns. Im *Ling Shu* wird noch eine Verbindung zur Region des *Ming Men* (Du 4) und zu den Nieren im Punkt *Shen Shu* (Bl 23) postuliert (*Ling Shu*, Kap. 11). Hier ist es die abzweigende Bahn *jīng bié* 經別 des Nierenmeridians, die am 14. Wirbel heraustritt, um sich in Abhängigkeit *shǔ* 屬 mit dem Dai Mai zu verbinden. Der 14. Wirbel entspricht dem 2. Lendenwirbel und ist genau das Areal des „Lebenstores", das die Niere über die seitlich liegenden Transportpunkte mit *yuán qì* 元氣 speist und umgekehrt. Ohne viel Worte wird hier im *Nei Jing* der Dai Mai fest mit den ursprünglichen Kräften des angeborenen Vermögens verankert!

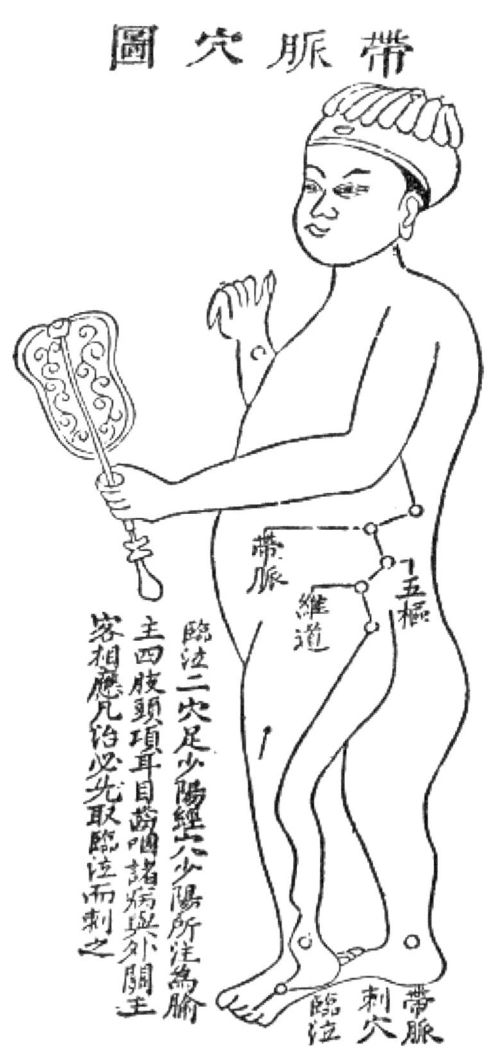

Vereinigungspunkte des Dai Mai

3. Die Vereinigungspunkte:

Der Dai Mai vereinigt nach *Li Shi Zhen* acht Punkte, d. h. vier Punkte, die paarig angelegt sind. Nach den Aussagen des *Ling Shu* können wir ohne Not noch zwei hinzufügen, sodass wir auf insgesamt sechs Punkte kommen:

Le 13 *zhāng mén* 章門 = wohldekoriertes Tor
Bl 23 *shèn shū* 腎輸 = Shu-Punkt der Niere
Du 4 *mìng mén* 命門 = Lebenstor
Gbl 26 *dài mài* 帶脈 = Gürtelgefäß
Gbl 27 *wǔ shū* 五樞 = die fünfte Achse
Gbl 28 *wéi dào* 維道 = Verknüpfungsweg.

Der erste Punkt ist gleich ein schweres Kaliber, denn *Zhang Men* (Le 13) hat über seine Eigendynamik hinaus zwei wichtige Qualifikationen. Er ist:

a) Der „Meisterpunkt" *huì xué* 會穴 der Zang-Organe. Durch diesen Kontakt hat der Dai Mai eine Wirkung auf alle 5 Zang-Organe.

b) Er ist ebenfalls der Sammelpunkt *mù xué* 募穴 der Milz, und da die Milz in den Wandlungsphasen im Zentrum aller Umwandlungen steht, ist an dieser Stelle ein großer Umschlagsplatz von Qi und Blut zu vermuten.

Denn ob und wie die Milz als mittlerer Erwärmer Klares nach oben und Trübes nach unten leitet, das bestimmt auch das Gürtelgefäß mit seiner Führungskraft. Eine Störung dieser Beziehung kann zu einer zerstörerischen Wirkung des Holzes auf die Erde führen oder: Warum muss ich bei Stress immer soviel essen?

Der Punkt Dai Mai (Gbl 26) trägt schon im Namen seine Mission: Er ist quasi die Gürtelschnalle. Dieser Punkt liegt im Zentrum des Gürtelgefäßes. „Unter dem Gürtel" *dài xià* 帶下 steht für Ausfluss und weist auf die Wirkung des Punktes bei Leukorrhoe hin. *Wu Shu* (Gbl 27) ist der nächste Punkt im Verlauf. Die Zahl 5 = *wǔ* 五 ist die Emblemzahl der Mitte und der Erde. Hier ist sie ein Hinweis auf die zentrale Lage des Punktes auf der Gallenblasen-Leitbahn und des Dai Mai auf dem Bauch. *Shū* 樞 = Achse oder Angelpunkt gibt die Idee für eine Bewegung in zwei Richtungen wieder.

Gbl 27 ist ein zentraler Punkt auf dem Abdomen. Als ein Punkt des Dai Mai, verbindet er wie ein Gürtel alle vertikal verlaufenden Leitbahnen und reguliert den Qi-Fluss zwischen oben und unten als zentrale Instanz.

Im letzten Punkt *Wei Dao* (Gbl 28) haben wir das *dào* 道 im Namen. Hier findet eine natürliche Verknüpfung zwischen dem Dai Mai und der Gallenblasen-Leitbahn statt und es wird für eine passende Führung für das Qi vom Rumpf in die unteren Extremitäten gesorgt. Gbl 28 befindet sich am Ansatz des Schneidermuskels (M. Sartorius), der eine Verbindung zum Knie hat. Dieser Muskel verläuft von der Außenseite der Hüfte über den Oberschenkel zur Innenseite des Kniegelenks. Er zieht also quer über den Oberschenkel. Seine Lage verdeutlicht, was er tut: Er dreht das Bein nach außen. Zudem unterstützt er den Quadrizeps und den Gluteus dabei, das Bein vom Körper abzuspreizen.

Die Lage des Punktes gibt uns eine Erklärung für die Wirkung des Dai Mai auf Mobilitätsstörungen in den unteren Extremitäten und vor allem für das merkwürdige Krankheitsbild, das mit dem Gefühl einhergeht „als ob man im Wasser säße“. (*Nan Jing*, Kap. 29)

Alle drei Gallenblasenpunkte vermitteln die Idee, dass etwas gebunden und gut gesteuert weitergeleitet wird. In der Mitte des Körpers befindet sich also eine Instanz, die für ein geordnetes Fließen von Qi und Blut vom Scheitel bis zur Sohle verantwortlich ist!

4. Funktionen und Pathologie:

a) Reguliert den Qi-Fluss zwischen oben und unten:

Diese Zuordnung finden wir zum ersten Mal bei *Li Shi Zhen* (1570), wo es heißt:

„Der Dai Mai schließlich umkreist die Hüfte in der Waagerechten, er sieht wie ein umgebundener Gürtel aus und vereinigt *zǒng* 總 alle Gefäße. Der Dai Mai nimmt alle Gefäße unter seine Kontrolle, indem er sie verknüpft. Er sorgt dafür, dass es keine Abweichung in ihrer Zirkulation gibt. Er ist wie ein Mann, der einen Gürtel umbindet, um seine Hose zu halten. Deshalb der Name."

Das Gürtelgefäß sorgt dafür, dass ein harmonischer Austausch zwischen Himmel und Erde in der Mitte des Menschen stattfinden kann. Fast alle Pathologien des Dai Mai lassen sich daraus ableiten. Wenn der Energiefluss in der Mitte blockiert ist, kann das Yin nicht ordentlich nach oben und das Yang nicht nach unten steigen. Alle möglichen Stauungen und Schwellungen können entstehen: Kopfschmerzen, wenn das Yang nicht abwärts fließen kann und sich im Schädel staut (Halbseitenmigräne) oder gynäkologische Probleme wie Ausfluss und Regelschmerzen, wenn das Yin nicht aufwärts steigen kann. Sogar das Ausbleiben der Menstruation (Amenorrhoe) kann auf einen blockierten Dai Mai hinweisen.

Wir haben hier noch die Unterscheidung zu treffen zwischen einer Blockade im Ren Mai oder einer Blutleere des Chong Mai. An das Gürtelgefäß denken wir bei einer Amenorrhoe, wenn anstelle der Blutungen ein massiver Ausfluss austritt oder die Frau langanhaltende emotionale Probleme hat. Eine gestaute Qi-Zirkulation in der Mitte führt auch zu Verdauungsproblemen wegen mangelhafter Tätigkeit der Milz in ihrer Assimilation und Integration.

Das folgende Zitat aus dem *Nan Jing* ist beinahe alles, was wir in den klassischen Texten über eine gestörte Dai Mai-Funktion finden. Es wird in allen späteren Büchern fast wörtlich zitiert:

„Wenn der Dai Mai erkrankt ist, entsteht eine Völle im Bauch *fù mǎn* 腹滿 und die Lendenregion ist wie aufgelöst *yāo róng róng* 腰溶溶, als ob man im Wasser säße *ruò zuò shuǐ zhōng* 若坐水中." (*Nan Jing*, Kap. 29)

Die Fülle im Bauch entsteht, wenn der Dai Mai seine Spannkraft verloren hat und der Gürtel um den Bauch „schlabbert". Es fehlen die Führung und der Halt für alle Umwandlungen im Abdomen. Die Flüssigkeiten sammeln sich an und je nach Menge der Flüssigkeiten entsteht ein Gefühl in der Lumbalregion, als ob dort Wasser hineinströmen würde.

Der chinesische Terminus dafür ist *róng* 溶 und bedeutet strömen, schmelzen, überfließen und auflösen. Der Wasserradikal und ein Lautzeichen, das eine Erscheinung oder einen Ausdruck vermittelt (*róng* 容) ergeben zusammen das Bild von fließendem Wasser. Verdoppelt sich das Zeichen wie hier im Text, können wir eine noch extremere Auflösung in dieser Region vermuten.

Es ist eine Stauung mit Stagnation und perverser Kälte. Die Symptome zeigen auch eine Nierenschwäche an. Die Niere ist unfähig, die Flüssigkeiten und die Kälte zu beherrschen, ebenso ist eine schwache Milz nicht in der Lage, die Flüssigkeiten zu assimilieren und im Körper zu verteilen. Der Ausdruck „ein Gefühl, man säße im Wasser", ist eine Beschreibung der Konsequenzen. Es entstehen ein Kältegefühl in der Lendengegend und eine Schwäche. Die Beine wollen nicht mehr richtig funktionieren.

Wenn man eine längere Zeit im kalten Wasser gesessen hat, wird man zuerst nicht in der Lage sein, sich leicht und mühelos zu bewegen. Besonders die Beweglichkeit in den Beinen wird behindert sein, dazu tritt noch ein Gefühl von großer Schwäche. Alle Bewegungen sind schwer, schmerzhaft und langsam. Wenn wir uns später die klassischen Indikationen und Kombinationen für den Dai Mai ansehen, finden wir viele Hinweise auf diese Pathologie!

Die Symptomatik der Schwäche in den Beinen führt uns zu einer weiteren Domäne des Gürtelgefäßes, die Wei-Syndrome *wěi zhèng* 痿證. Wei-Syndrome, ein westliches Wort dafür wäre u. a. Muskelatrophie, entstehen im Inneren des Körpers auf Grund von mangelhafter Befeuchtung und Ernährung der Muskeln, was zu Behinderungen in den Bewegunsabläufen, im schlimmsten Fall in den Rollstuhl führt. Der große Schneidermuskel am Oberschenkel wird nicht ordentlich versorgt, sodass die Knie unbeweglich werden und die Muskeln in den Beinen taub. Dies ist das allgemeine Muster.

Dazu kann eine weitere Form der Kraftlosigkeit kommen, die sexuelle Impotenz, die entsteht, wenn bei einer Schwäche des Dai Mai die Versorgung der Genitalien mit Qi und Essenz aus der Niere nicht mehr funktioniert. Auch der Nachschub aus einer gesunden Milz bleibt aus. Die Kraft des Gürtelgefäßes kommt aus dem Ursprung vom *Yuan Qi*, aber diese Kraft muss immer wieder durch die Arbeit von Milz und Magen aufgebaut werden. Deshalb beherrschen auch die Milz und besonders der Magen die vier Extremitäten.

Wie wir gesehen haben, fungiert der Dai Mai wie ein Gürtel und hält die Leitbahnen in der Mitte zusammen. Er koordiniert einen geordneten Qi-Fluss in den sechs Leitbahnen des Fußes sowie zwischen Du Mai und Ren Mai und den ihnen zugeordneten Qiao Mai-Gefäßen. Nur der Chong Mai scheint wegen seines eigenen übergeordneten Wirkungskreises außen vor zu stehen.

In der embryonalen Entwicklung bildet der Dai Mai die vierte Organisation in der Gestaltung des Menschen. Er schnürt den Embryo in der Mitte ein und bildet die Vorausetzung für oben und unten. Damit sorgt er für die Darstellung des Körpers im dreidimensionalen Raum. Dies mag der Grund dafür sein, dass *Li Shi Zhen* sagt:

„Der Dai Mai verknüpft horizontal alle Gefäße; man spricht auch von den sechs Vereinigungen *liù hé* 六合."

Die sechs Vereinigungen stellen die 6 Kardinalpunkte dar: Norden, Süden, Osten, Westen, Oben und Unten, also das gesamte Zusammenspiel von Himmel und Erde im dreidimensionalen Raum.

Die Idee eines Gürtels ist nach zwei Seiten zu betrachten. Ist das Gürtelgefäß womöglich zu schlaff und zu locker, kommt es zu der oben beschriebenen Pathologie. Ist der Gürtel zu fest und zu straff, kommt es zu Beschwerden, die Blockaden ganz anderer Art hervorbringen.

b) Lockert eine chronische Leber-Qi-Stagnation:

Durch seine Verknüpfung von Leber- und Gallenblasen-Punkten ist der Dai Mai das „Auffangbecken“ für angestauten Frust und Ärger. Wie leicht ist es, in eine Leber-Qi-Stagnation zu geraten, wenn ein Ausgleich fehlt. Es genügt schon das Warten in einer Schlange oder im Stau, das so manchen zur Weißglut treiben kann. Aber normalerweise kann dies ein Gesunder leicht kompensieren. In Zeiten aber, wo der Ausgleich fehlt und die Lebensumstände derart erdrückend sind, dass der ganze Mensch schon lange darunter leidet, kann sich eine chronische Leber-Qi-Stagnation aufgebauen, die mit Punkten von der Leber- oder Gallenblasen-Leitbahn nicht mehr zu lösen ist. Auch die bekannten 4 Schranken (Le 3 und Di 4) zeigen jetzt keine Wirkung mehr oder entlasten nur noch kurzfristig.

In diesem Fall kann das Öffnen des Dai Mai im Sinne von „Lockerung des Gürtels“ wie ein großer Befreiungschlag wirken. Alle vertikal verlaufenden Leitbahnen werden entlastet und das Qi kann wieder ungehinderter darin fließen. Das Yang kann wieder absteigen und erhält dazu den Impuls vom Du Mai, angetrieben vom Yang Qiao Mai, das Yin kann wieder aufsteigen und wird begleitet vom Ren Mai und bewegt über den Yin Qiao Mai.

So wird der Dai Mai wieder zu einer korrekten Leitung *zhèng dǎo* 正導 für das Qi. Der Dai Mai macht „locker“ auf allen Ebenen. Wann immer die Verspannung und Verkrampfung im Patienten einen solchen Grad erreicht haben, dass alle Kompensierungsversuche fehlschlagen, müssen wir an den Einsatz des Gürtelgefäßes denken. Seine Devise könnte sein: „Immer locker bleiben!“

c) Leitet Nässe-Hitze aus dem unteren Erwärmer:

Der Dai Mai ist wichtig für die Behandlung von vielen Frauenleiden.

„Bei der Frau ist (bei einer Erkrankung des Dai Mai) der Unterbauch schmerzhaft, sie hat Krämpfe im Inneren, einen gespannten Anus und einen schweren Rücken. Weiter gibt es Störungen in der Menstruation und roten oder weißen Ausfluss. Nadele 5 Fen und setze 7 Moxakegel.“ (*Li Shi Zhen*)

Ähnlich wie auch für den Ren Mai werden hier *shàn* 疝-Erkrankungen genannt. Der Unterschied ist der, dass beim Ren Mai alle Arten von Stagnation und Schwäche im unteren Erwärmer die Ursache sein können, während beim Dai Mai die Blockade eher durch eine Schwäche im mittleren Erwärmer entsteht.

Eine weitere wichtige Pathologie des Dai Mai ist jede Form von Ausfluss. Wie schon erwähnt ist der chinesische Begriff für Ausfluss *dài xià* 帶下 = „unter dem Gürtel" und suggeriert, dass das Gürtelgefäß zu schwach ist, die Flüssigkeiten nach oben zu führen. Diese Krankheit nimmt im *Qi Jing Ba Mai Kao* einen so überragenden Stellenwert ein, dass der entsprechende Passus hier vollständig übersetzt werden soll.

„Bei Frauen ist Ausfluss das, was dem Dai Mai beim Absteigen folgt, deshalb auch der Name *Dai Xia*. Es wird gesagt, dass eine Frau an rotem oder weißem Ausfluss leiden kann. Setze einige Moxa auf *Qi Hai* (Ren 6), wenn es nicht ausreicht, moxe am folgenden Tag *Dai Mai* (Gbl 26)!

Liú Zōng Hòu 劉宗厚 sagt: Die Frauenkrankheit ‚Ausfluss' ist oft von der Wurzel her eine Schwäche des Yin und ein durch Anstrengung erschöpftes Yang *yīn xū yáng jié* 陰虛陽竭. Das Ying-Qi steigt nicht auf, die Leitbahnen und Gefäße sind zusammengeklumpt *níng* 凝 und die Zirkulation ist rau *sè* 澀. Das Wei-Qi fällt unten in sich zusammen *xiàn* 陷, die vitale Essenz *jīng qì* 精氣 sammelt sich an und wird träge im unteren Erwärmer in der Region der außerordentlichen Leitbahnen.

Dies führt zu Ansammlungen und Gärungen *yùn niàng* 蘊釀, welche dann eine Erkrankung im Dai Mai verursachen. So ist der Name *Dai Xia* = ‚unterhalb des Gürtels' entstanden. Wenn der Ausfluss weiß ist, ist er in Abhängigkeit mit dem Qi, ist er rot, ist er in Abhängigkeit mit dem Blut. Die Ursachen sind besonders eine Vergiftung durch übermäßiges Essen *zuì bǎo* 醉飽 oder eine Erschöpfung im Schlafzimmer *fáng láo* 房勞. Auch kann es Nässe oder Schleim geben, die in den unteren Erwärmer einströmen. Das Yin von Niere und Leber ist dann übermäßig und Feuchtigkeit herrscht vor.

Auch bei Panik und Schrecken oder wo das Holz die Erde zerstört, können trübe Flüssigkeiten nach unten abgehen. Oder Grübeln und Sehnsucht ohne Grenzen *sī mù wú qióng* 思慕無窮 können zu einer großen Schwäche der Muskeln und Sehnen *jīn wěi* 筋痿 führen. Dies nennt man die Krankheiten der zwei Yang, die vom Herzen und von der Milz kommen.

Oder es gibt eine Fülle von Nässe und Hitze in den Leitbahnen, die den Dai Mai zwingen, den Weg in den Unterbauch freizumachen. Oder es gibt eine Leere-Kälte im Ursprung und der Uterus ist von Nässe überwältigt.

Die Methode, um dies alles zu heilen ist entweder, nach unten abzusteigen oder nach oben auszuwerfen. Oder man verwendet die zweifache Tonisierung der Mitte. Diese zweifache Tonisierung der Mitte hat den Vorteil, dass sie die Mitte austrocknet und gleichzeitig (das Qi) aufsteigen lässt. Gleichzeitig wird die Mitte befeuchtet und auch erwärmt und genährt. Oder es wird einfach nur erwärmt und das Raue weggenommen. Alle diese Beispiele sind verschieden, und somit auch die wechselnden Regeln der Krankheitsentwicklung." (*Li Shi Zhen*)

d) Tonisiert Milz- und Magen-Qi:

„Krankheiten des Dai Mai werden vom Tai Yin (der Milz) beherrscht. Man sollte dann *Zhang Men* (Le 13) auf beiden Punkten dreimal moxen." (*Li Shi Zhen*)

Über seine Verknüpfung mit dem Punkt Le 13 ist der Kontakt zu Milz und Magen hergestellt. Bei allen Problemen der Mitte, die durch eine Blockade im Dai Mai entstehen, kann durch Nadelung des Konfluenzpunktes Gbl 41 eine Harmonisierung erreicht werden. Eine chronische Leber-Qi-Stagnation durch widrige Umstände führt zu einer Überkontrolle der Wandlungsphase Holz über die Erde. Anstatt aus Frust zu essen oder sich dem Süßen hinzugeben, kann eine Lockerung oder Öffnung des Dai Mai den Druck von Milz und Magen nehmen.

Wir haben oben gesehen, wie sehr eine schwache Milz Grübeln, Unruhe und Sorge begünstigt und auch ein Gefühl vermittelt, immer zu kurz zu kommen, was sich in unstillbaren Sehnsüchten ausdrückt. In erster Linie ist es aber ein unterdrückter Ärger, der für die Blockaden im Dai Mai verantwortlich ist und auf den Magen schlägt. Den Ärger gilt es zu lösen, nicht nur mit der Akupunktur sondern auch mit anderen Maßnahmen.

e) Ernährt die Gallenblase mit Essenzen:

„Die Gallenblase ist der Beamte, der exakt und korrekt ist. Urteilskraft und Entscheidungsvermögen kommen von ihr." (*Su Wen*, Kap. 8)

Die Gallenblase gibt unserem Leben durch ihre Urteilskraft eine gute Richtung und mit ihrem Entscheidungsvermögen eine klare Linie. Ist sie gesund, gehen wir gradlinig unseren Weg und verirren uns nicht auf falschen Fährten. Wenn die Korrektheit der Gallenblase fehlt, wird das Leben unklar und mühsam, Fehler wiederholen sich und wir werden verzagt und verdrossen. Antriebsarmut und Lethargie können entstehen. Wenn die Gallenblase nicht von der Niere über die Punkte Bl 23 und Du 4 genährt wird, vertrocknet sie und verändert unser Gemüt. Erinnern wir uns:

Alle anderen elf Funktionskreise erhalten ihre Direktiven von der Gallenblase. In einem Zustand, in dem wir „den Tränen nahe" sind, öffnet der Punkt Gbl 41 das Gürtelgefäß und sorgt für einen vermehrten Zufluss zur Gallenblase. So können wir unseren Mut und unsere Gradlinigkeit wiedererlangen. Die Gradläufigkeit unserer vitalen Kraft *zhèng qì* 正氣 zeigt nicht nur eine korrekte Darstellung unserer Lebensäußerungen, sondern auch unsere Fähigkeit, krankmachende Übel *xié qì* 邪氣 abzuwehren. Dies alles haben wir der Gallenblase zu verdanken!

f) Stärkt die Knochen besonders in der Hüfte:

Das *Ling Shu* sagt: „die Gallenblase beherrscht die Knochen!" (Kap. 10)

In ihrem Verlauf durchzieht die Gallenblasen-Leitbahn die großen Beckenknochen und versorgt besonders die Hüftknochen mit Qi und Blut. Über seine Vereinigungspunkte harmonisiert der Dai Mai Leber und Gallenblase und sorgt ebenfalls für einen freien Durchfluss im Bereich der Hüfte. Mit den Essenzen aus der Niere wird schließlich die Knochensubstanz aufgebaut. Coxarthrosen sind so eine Domäne des Gürtelgefäßes. Je früher wir mit der Behandlung beginnen, desto größer sind die Erfolgsaussichten. Auch wenn wir einen Substanzverlust nur teilweise wieder ergänzen können, wenn überhaupt, haben wir doch Einfluss auf die Schmerzen in der Hüfte und können dem Patienten helfen, seine Schmerzmittel zu reduzieren.

g) Weitere Krankheitsbilder:

Bei *Gerhard Bachmann* finden wir noch: „In vielen Fällen handelt es sich um rheumatisch-neuralgische Beschwerden allgemeiner Art in den oberen und unteren Extremitäten, in den Hand- und Fingergelenken sowie in den Fuß- und Zehengelenken, um Schmerzen im Bereich des Nackens, des Kopfes und der gesamten Muskulatur. Ferner erscheinen in dem Symptombild des Dai Mai Regelschmerzen, rheumatische Beschwerden des Zahnfleisches und häufig gleichzeitig Schwächegefühl und körperliche Erschöpfung."

Weiter empfiehlt Bachmann den Einsatz von Gbl 41 in Silber[1], da der Umlauf der Energie in der Gallenblasen-Leitbahn eine Stockung erleidet, die einen schwächenden Einfluss auf die Leber ausübt. Diese Funktionsschwäche wird behoben, da der Punkt Gbl 41 mit dem Punkt Le 1 energetisch in Verbindung steht. Daher erscheinen auch neben den Erschöpfungszuständen im Symptombild des Dai Mai Amenorrhoe, Meteorismus, Erbrechen als Folge von alimentärer Intoxikationen sowie Ekzeme.[2]

---

[1] Die französische Schule, die *Gerhard Bachmann* repräsentiert, hat die Angewohnheit, mit unterschiedlichen Metallen zu akupunktieren. Hier besitzt eine Goldnadel per se schon eine auffüllende („tonisierende") Wirkung, während eine Silbernadel eine verteilende („sedierende") Wirkung hat. Eine Stahlnadel wird verwendet zur harmonisierenden Nadelung. Obwohl viele Autoren und Praktiker der klassischen Akupunktur dies für einen Übersetzungsfehler halten (*jīn* 金 heißt sowohl Metall als auch Gold), hat die französische Schule bis heute daran festgehalten. und sehr erfolgreich damit therapiert. Dass Gold- und Silbernadeln tatsächlich verschiedene Wirkungen haben, wurde durch eine Reihe experimenteller Versuche bestätigt. Diese Studien sind u. a. nachzulesen in Bachmanns Buch: Die Akupunktur – Eine Ordnungstherapie auf Seite 57.

[2] Vergl. **G. Bachmann**: Die Akupunktur – Eine Ordnungstherapie, a. a. O. S. 83

5. Auffangbecken für übles Qi:

Nach dem oben Gesagten ist festzuhalten, dass der Dai Mai eine besondere Bedeutung als Auffangbecken für aufgerührte Emotionen hat, besonders für Ärger. In zweiter Linie können Kälte und Nässe beim Sitzen auf einem entsprechenden Untergrund über die Beckenorgane in den Dai Mai eindringen und zu den bereits genannten Shan-Erkrankungen führen.

Zorn oder Ärger *nù* 怒 ist notwendig, um sich durchsetzen zu können. Ein angemessen aggressives Verhalten ist wichtig, um auf seinem Weg voranzukommen. *Aggression* leitet sich ab von *aggredere* = angreifen, aber auch voranschreiten, sich nähern. Es wird im positiven Sinne eine Bewegung nach vorn beschrieben. Das Schriftzeichen hat den Herz-Radikal *xīn* 心 und einen weiblichen Sklaven *nú* 奴 als Phonetikum. Als Diener des Herzens vermittelt die Emotion Zorn das notwendige Durchsetzungsvermögen.

Unterdrückte Wut kann den freien Fluss des Qi blockieren, sodass Depressionen entstehen. Alles ist niedergedrückt: die Vitalität, die Stimmung und die geistige Beweglichkeit. Unterdrückte Wut ist eine häufige Ursache für somatische Erkrankungen. Wer seine Wut im Bauch behält, akkumuliert sie im Inneren und materialisiert sie als Gallensteine, Gastritis oder Magenulcus. Vielen Menschen fehlt die Fähigkeit, Konflikte zu erkennen und auszutragen. Sie stecken lieber ein, schlucken runter und trösten sich mit Ersatzstoffen. So produziert die festgehaltene Wut eine Stagnation im Dai Mai und wirkt zerstörerisch auf die Milz. Die Milz in ihrer Not signalisiert: „Gib mir Süßes!“ und wir folgen diesem Wunsch gern, denn eine Tafel Schokolade ist angenehmer als ein offenes Streitgespräch. Aus diesem Teufelskreis ist nur schwer zu entrinnen. Notwendige Veränderungen scheitern oft an sozialen Zwängen.

Dass eine lang anhaltende Leber-Qi-Stagnation die Ursache für schwerste Erkrankungen bis hin zu Krebs sein kann, bestätigt die Praxis immer wieder. Ich erinnere mich an eine Patientin mit einem Sarkom auf dem Fußrücken, die auf die Frage: „Wie gehen sie mit ihrem Ärger um?“ lange überlegte und dann sagte: „Ärger, was ist das? Ich weiß gar nicht mehr, wie sich Ärger anfühlt.“

Das Öffnen des Dai Mai kann dem Ablassen von lange angestautem Ärger dienen. Wir sollten dieses Ventil, den Punkt Gbl 41, bei disponierten Patienten regelmäßig öffnen, um ernsteren Krankheitsentwicklungen vorzubeugen.

6. Ein Konstitutionstypus:

Für den Dai Mai möchte ich zwei Typenbilder vorschlagen, wie sie mir häufig in der Praxis begegnen:

Der eine Typus ist die jüngere, leicht überforderte Frau, die oft den Spagat zwischen Familie und Beruf nicht bewältigen kann. Sie ist meistens umgänglich, zu lieb und neigt dazu, Konflikte zu leugnen. Sätze wie: „Darüber müssen wir doch nicht streiten!" oder: „Ich versuche, das immer positiv zu sehen!" sind bei ihr an der Tagesordnung. Überhaupt neigt sie dazu, im postiven Denken zu übertreiben und versucht selbst dort etwas Positives zu finden, wo die Karre wirklich „im Dreck" ist. Es handelt sich meist um kluge und sehr belesene Menschen, die zum Theoretisieren neigen. Sie sind Meister darin, ihren Ärger zu unterdrücken. Weibliche Patienten leiden unter einer starken PMS mit allen dazu gehörigen Erscheinungen. Durch die Art des Umganges mit sich und den anderen somatisieren sie häufig und bilden Krankheiten wie Migräne, Herpes, Zystitis und Neurodermitis aus.

Als homöopathische Vergleichsbilder sind Ignatia, Sepia und vor allem **Lycopodium** zu nennen. Sein Heißhunger auf Süßes ist ebenso bekannt wie die Unverträglichkeit eines Gürteldruckes in der Mitte. Typisch für das ganze Lycopodium-Bild sind Schwäche, Erschlaffung des Tonus, Taubheitsgefühl in den Fingern und den Zehen, ein unsicherer Gang, ungeschickte Bewegungen und Zittern der Gliedmaßen.[1] Sein körperliches Erscheinungsbild ist ebenso typisch: Die abgemagerte obere Körperhälfte steht im krassen Gegensatz zur gedunsenen, aufgeblähten unteren Körperhälfte.

Der zweite Typus ist ein alter Mensch, häufig eine Frau mit Arthrose in den Hüftgelenken. Es sind vertrocknete, oft verwitwete Frauen, denen immer etwas fehlt. Im Umgang sind sie wehleidig und fordern mit jammeriger Stimme das Holz des Therapeuten heraus. Sie bestehen auf eine bevorzugte Behandlung und sind sehr kritisch in allem, was mit ihnen geschieht. Sie sind unflexibel, dogmatisch und herrisch, es fehlt die Beweglichkeit auf allen Ebenen. Dieser Typus neigt zu zwanghaftem Verhalten und einer besonderen Ordnungsliebe. Sie frieren von der Hüfte an und haben ein Taubheitsgefühl in den Beinen. Als homöopathischer Konstitutionstypus lässt sich dieser Dai Mai-Typus gut mit dem Arzneimittelbild von **Arsenicum Album** vergleichen.

---

[1] Vergl. **J.T. Kent**: Arzneimittelbilder, Ulm, 1958, S. 511 ff.

7. Klassische Indikationen (Zhen Jing Zhi Nan):

„Der Punkt *Lín Qì* (Gbl 41) heilt hauptsächlich 25 Krankheiten:

- *Zú fū zhǒng tòng* 足趺腫痛: Schwellung und Schmerzen am Fuß und am Spann (Magen)

- *shǒu zú má* 手足麻: Taubheit der Hände und Füße (Dünndarm, San Jiao)

- *shǒu zhǐ zhàn diào* 手指戰掉: Hände und Finger zittern, man verliert Gegenstände (Leber, Herz-Beschützer).

- *chì yǎn bìng lěng lèi* 赤眼並冷淚: rote Augen zusammen mit kalten Tränen (Blase)

- *yàn hóu zhǒng tòng* 咽喉腫痛: Schwellung und Schmerzen von Hals und Kehle (San Jiao)

- *shǒu zú luán jí* 手足攣急: heftige Kontraktionen von Händen und Füßen (Leber, Niere)

- *xié lè tòng* 脅肋痛: Schmerzen im Oberkörper und in der Rippenregion (Gallenblase)

- *yá chǐ tòng* 牙齒痛: Zahnschmerzen (Magen, Dickdarm)

- *shǒu zú fā rè* 手足發熱: Hände und Füße strahlen Hitze aus (Magen, Herz-Beschützer).

- *jiě lì shāng hán* 解利傷寒: Ist von Nutzen zum Zerstreuen von schädigender Kälte (Blase).

- *tuǐ kuà tòng* 腿胯痛: Schmerzen im Bein und in der Hüfte (Gallenblase)

- *jiǎo xī zhǒng tòng* 脚膝腫痛: Schmerzen und Schwellungen am Unterschenkel und Knie (Magen, Leber)

- *sì zhī bù suì* 四肢不遂: Die vier Gliedmaßen gehorchen nicht (Gallenblase)

- *tóu fēng zhǒng* 頭風腫: Schwellungen durch Kopf-Wind (Blase)

- *tóu xiàng zhǒng* 頭項腫: Schwellungen am Kopf und im Nacken (Blase)

- *fú fēng sāo yǎng* 浮風搔癢: lästiger Juckreiz durch oberflächlichen Wind (Lunge)

- *shēn tǐ zhǒng* 身體腫: Schwellungen am ganzen Körper (Niere, Magen)

- *shēn tǐ má* 身體麻: Taubheit des ganzen Körpers (Leber, Milz)

- *tóu mù xuàn yūn* 頭目眩暈: Schwindel im Kopf und in den Augen (Blase)

- *jīn luán gú tòng* 筋攣骨痛: Sehnenverkürzungen und Knochenschmerzen (Leber, Magen)

- *jiá sāi tòng* 頰腮痛: Schmerzen in der Wange (Dickdarm)

- *léi tóu fēng* 雷頭風: donnernder Kopf-Wind[1] (Gallenblase)

- *yǎn mù zhǒng tòng* 眼目腫痛: Schwellung und Schmerzen in den Augen (Leber, Herz)

- *zhòng fēng shǒu zú bù jǔ* 中風手足不舉: Wind-Schlag, Hände und Füße können nicht angehoben werden (Niere).

- *ěr lóng* 耳聾: Schwerhörigkeit (Niere, Gallenblase)

shàng jiàn bìng zhèng lín qì xī zhǔ zhī 上件病證，臨泣悉主之。
Die oben zitierten Krankheitsbilder, *Lín Qì* 臨泣 beherrscht sie alle!

xiān qǔ lín qì hòu qǔ wài guān 先取臨泣，後取外關
Zuerst nimm *Lín Qì* (Gbl 41), danach nimm *Wài Guān* (SJ 5)."

[1] Eine Krankheitsbezeichnung, die sich auf plötzliche Kopfschmerzattacken mit Gesichtsschwellungen bezieht. Die Ursachen sind entweder Wind, Hitze oder Schleim. Begleitend ist ein Donnergeräusch im Kopf.

8. Klassische Kombinationen (Zhen Jiu Da Quan):

„Bei der Heilung der folgenden Krankheiten muss man an erster Stelle Gbl 41 nehmen, an zweiter Stelle Punkte, die (der Krankheit) entsprechen.

Lin Qi heilt 24 Krankheitsbilder:

- Langandauernde Schmerzen und Schwellungen auf dem Fußrücken, die nicht weggehen: + Le 2, Bl 62

- Taubheit und Blockaden *má bì* 麻痹 in Händen und Füßen, man weiß nicht, ob sie jucken oder schmerzen: + Le 3, Di 11, P 7, Di 4, Ma 36, SJ 3.

- Beide Füße zittern und sind schlaff, man kann sie nicht bewegen und gehen: + Le 3, Bl 60, Gbl 34.

- Beide Hände zittern und sind schlaff, man kann keine Gegenstände festhalten: + *P 3, Dü 4, Di 4, SJ 3.*

- Starre und zusammengezogene Zehen, die Muskeln sind verkrampft und blockiert: + Gbl 40, Mi 4, Gbl 34.

- Starre und zusammengezogene Arme, das Beugen und Strecken ist sehr schmerzhaft: + Lu 5, Di 5, SJ 3, Bl 5.

- Hitze der Fußsohlen, man nennt es Nässe-Hitze: + Ni 1, Bl 64, Di 4.

- Rote Schwellungen am äußeren Knöchel, man nennt es *chuān huái fēng* 穿踝風 = „Wind durchdringt das Fußgelenk“: + Bl 60, Gbl 40, Ni 6.

- Hitzeausstrahlung auf dem Fußrücken, die 5 Zehgelenke sind schmerzhaft: + Ma 42, Gbl 43, *Shi Xian* (10 Extra-Punkte in den Schwimmfalten).

- Hitzeausstrahlung in den Händen mit starken Schmerzen in den 5 Fingern: + SJ 4, SJ 2, Di 4.

- Starke Schmerzen im unteren Rücken und in der Hüfte, man nennt es Kälte-Hernie: + Gbl 27, Bl 40, Mi 6.

- Schmerzen in den Handgelenken beim Heben, man nennt dies *rào huái fēng* 繞踝風 = „kreisender Gelenks-Wind": + Lu 9, Dü 4, P 7.

- Rote Schwellungen und Schmerzen in beiden Knien, man nennt es *háo xī fēng* 鶴膝風 = „Kranich-Knie-Wind"[1]: + Gbl 33, 34, Le 2, Ma 34.

- Sehr starke Schmerzen in Unterschenkel und Hüfte, man nennt es *tuǐ zhī fēng* 腿肢風 = „Unterschenkel-Wind": + Gbl 30, Bl 40, Gbl 34.

- Nach Kontakt mit geopathischen Strömungen[2] und sehr starken Wind-Schmerzen in den Gelenken: + Gbl 21, Di 4, 10 und 11, Bl 40, Le 2, setze die Nadeln in die schmerzhaften Punkte, bemühe dich, blutig zu nadeln!

- Bei fixen und wandernden Winden, die 4 Gliedmaßen sind sehr schmerzhaft: + ein Tian Ying-Punkt (?)[3], Di 11, Di 10, Bl 40.

- Oberflächlicher Wind mit Juckreiz vom Kopf bis zum Fuß: + Du 20, Tai Yang, Bai Lao (Extra-Punkt), Gbl 31, Gbl 39, Ren 9, 6, Mi 10, Bl 40, Di 11

- rote Schwellungen an Kopf und Hals mit starken Schmerzen: + Ren 24, Gbl 20, 21, Du 16, Bl 23, Du 6, Bl 40

- Plötzliche Muskelschmerzen im unteren Rücken, man kann nur schwer aufstehen und gehen: + Du 6, Du 2, Bl 23, Bl 40.

- Zunehmende Schwäche mit stagnierender Nässe, die Bewegungen sind kraftlos: + Du 6, Du 2, Bl 23, Bl 40.

- Alle Arten von Schwäche und Leere-Zuständen, die 4 Extremitäten sind kraftlos: + Bai Lao (Extra-Punkt), Bl 15, Ma 36, Ren 4, Bl 43.

- Unter den Rippen befinden sich Leber-Ansammlungen und Qi-Klumpen mit stechenden Schmerzen: + Le 13, SJ 6, Gbl 34, Ren 12, P 7.

---

[1] Eine Krankheit in der TCM, die gekennzeichnet ist durch eine Schwellung des Kniegelenks, die aussieht wie das Knie eines Kranichs. Sie entsteht durch eine extreme Schwäche der drei Yang-Leitbahnen des Fußes, sodass pathogener Wind mit Leichtigkeit eindringen kann.

[2] *Bái hǔ lì* 白虎歷 = Erfahrungen mit dem weißen Tiger, in der Geomantik des *Feng Shui* die negativen, schädlichen Strömungen in der Natur im Gegensatz zu *qīng lóng* 青龍 dem grünen Drachen.

[3] *Tiān yìng yī xué* 天應一穴 = der eine *Tian Ying-Punkt,* war trotz umfassender Recherche in keinem Punktebuch bzw. Fußnote des Klassikers zu identifizieren.

9. Vernetzungen mit dem Makrokosmos:

In den klassischen Akupunkturbüchern wird der Dai Mai über seinen Punkt *Lín Qì* 臨 泣 (Gbl 41) immer mit dem Trigramm *Sùn* 巽 in Verbindung gebracht. Das Trigramm besteht oben aus zwei Yangstrichen und einem Yinstrich unten.

☴

Sun verkörpert das Sanfte, das Holz und den Wind; es ist die älteste Tochter, die Richtschnur und der Fortschritt. Dies Trigramm steht für das sanfte Wirken des Holzes, das sich mit sanftem Wirken mühelos seinen Weg bahnt.

„Das Dunkle, das an sich starr und unbeweglich ist, wird aufgelöst durch das eindringende lichte Prinzip, dem es sich unterordnet in Sanftheit. In der Natur ist es der Wind, der die angehäuften Wolken auseinandertreibt und heitere Himmelsklarheit schafft. Im Menschenleben ist es die durchdringende Klarheit des Urteils, die alle dunklen Hintergedanken zunichte macht. Im Leben der Gemeinschaft ist es der mächtige Einfluss einer bedeutenden Persönlichkeit, die alle lichtscheuen Machenschaften aufdeckt und auseinander treibt.

Eindringlichkeit erzeugt allmähliche und unscheinbare Wirkungen. Es soll nicht durch Vergewaltigung gewirkt werden sondern durch ununterbrochene Beeinflussung. Diese Wirkungen sind weniger in die Augen fallend als die durch Überrumpelung gewonnenen, aber sie sind nachhaltiger und vollständiger. Damit man auf diese Weise wirken kann, muss man ein klares Ziel haben; denn nur dadurch, dass die eindringliche Beeinflussung immer in derselben Richtung wirkt, wird etwas erreicht. Das Kleine kann nur dann etwas erreichen, wenn es sich einem bedeutenden Manne unterordnet, der die Fähigkeit besitzt, Ordnung zu schaffen. Das Eindringliche des Windes beruht auf seiner Unaufhörlichkeit. Dadurch wird er so machtvoll. Er nimmt die Zeit als Mittel zur Wirkung. So muss auch der Gedanke des Herrschers in die Volksseele eindringen. Auch dazu ist eine dauernde Einwirkung durch Aufklärung vonnöten. Erst wenn das Gebot in die Volksseele übergegangen ist, ist ein darauf bezügliches Handeln möglich. Unvorbereitetes Handeln schreckt nur zurück und wirkt abstoßend.“[1]

---

[1] Damit ist der Wirkungskreis der Gallenblase und die damit verbundene Kraft des Dai Mai sehr schön dargestellt! (**Richard Wilhelm:** I Ging, a. a. O. S. 165 f.)

Erstes Resümee:

Mit dem Dai Mai ist die erste Gruppe der acht außergewöhnlichen Gefäße vollständig. Man nennt sie auch „die Wundergefäße der ersten Generation“. Diese Reihenfolge wird schon in der embryonalen Entwicklung angelegt.

Nach der Konzeption ist *mìng mén* 命門 = „das Lebenstor“ die erste Struktur, die sich im Keim entwickelt. Es ist das Tor, durch das die ursprüngliche Kraft *yuán qì* 元氣 ein- und ausgehen kann, um die embryonale Entwicklung zu organisieren. Durch dieses Tor wird der Mensch ins Leben gerufen und aus dem Leben verabschiedet.[1] Es ist eine „Vollmacht“ für die irdische Existenz und enthält alle Einzelheiten des Lebensloses oder des Karma, wie die Buddhisten sagen.

Nach dem Anfang folgen die acht Gefäße *qí jīng bā mài* 奇經八脈, welche die ursprüngliche Kraft in der Embryonalentwicklung führen. Als große Straßen des *Yuan Qi* sind sie der „dynamische Beweggrund“ *jī* 機 für die Gestaltung des Embryos. Neben der Formation der Ur-Strukturen werden über sie die Impulse für die Differenzierung der Feinstrukturen des Embryos gesetzt. Es sind acht Gefäße, weil die Zahl Acht (8) die magische Zahl für die Inkarnation des Geistes in den materiellen Körper darstellt. Die liegende Acht ∞ ist das mathematische Zeichen für die Unendlichkeit ebenso wie die 8 Trigramme des *Yi Jing* die Zeichen des ewigen Wandels darstellen.[2]

Zwischen Konzeption und Geburt vollzieht sich in der embryonalen Entwicklung ein Übergang zweier Daseinsformen: Das vorhimmlische Dasein *xiān tiān* 先天 hat die Potenziale der angeborenen Essenzen und die Wirklichkeit des Nachhimmels *hòu tiān* 後天 ist die tatsächliche Manifestation einer polaren Wirklichkeit. Die acht Gefäße dienen hier als Bindeglied und Netzwerk beider Daseinsformen. Während der Schwangerschaft sind die Bai Mai die Agenten des Vorhimmels, sie verbreiten das Yuan-Qi überall hin und legen das Fundament für alle weiteren Differenzierungen. Nach der Geburt bilden sie als Speicherseen Reservoire von Qi und Blut, die Energieformen des Nachhimmels darstellen.

---

[1] Vergl. ausführlicher: **Lorenzen/Noll**: Die Wandlungsphase Wasser, München, 2000, S. 81

[2] Vergl. **Dr. J. Bierlaire**: Die beiden Arten der traditionellen chinesischen Embryologie, aus einem Vortrag einer Tagung der Arbeitsgemeinschaft in Rothenburg 1992.

Es gibt über den zeitlichen Ablauf des Auftretens und Wirkens der einzelnen Wundergefäße verschiedene Theorien in den chinesischen Medizinklassikern. Die embryonale Entwicklung unter dem Einfluss der acht Gefäße gestaltet sich nach einem Klassiker aus der Ming-Dynastie folgendermaßen:

„Von den acht Trigrammen her lässt sich der Prozess der Qi-Umwandlung des Embryos erkennen. In der Anfangsphase der Entwicklung ist der Fötus im 1. Monat nur ein bisschen Yang Qi, dies ist der Ursprung des Lebensprozesses ***Qián*** 乾, der dem Chong Mai entspricht. Im 2. Monat wandelt sich das Qi in Flüssigkeit um, was ***Duì*** 兌 und dem *Du Mai* entspricht. Im 3. Monat vermischen sich Qi und Flüssigkeiten und bilden Hitze, was ***Lí*** 離 und dem Ren Mai entspricht. Im 4. Monat beginnt der Fötus sich zu bewegen im Einklang mit ***Zhèn*** 震 dem Donner und Dai Mai dem Gürtelgefäß. Im 5. Monat beginnt der Fötus seine eigene embryonale Atmung zusammen mit der mütterlichen Atmung; dies kommt zusammen mit ***Sùn*** 巽 und dem Yang Wei Mai. Im 6. Monat wird das Fruchtwasser ausreichend; dies entspricht **Kăn** 坎 und dem Yang Qiao Mai. Im 7. Monat entwickeln sich Magen und Eingeweide entsprechend **Gĕn** 艮 und dem Yin Wei Mai. im 8. Monat werden Muskeln, Fleisch und Bindegewebe geformt, dies entspricht **Kūn** 坤 und dem Yin Qiao Mai." (*Yi Yi Xiang Jie*)

Das Yuan Qi verlässt durch das Lebenstor Ming Men den Frieden der höchsten Einheit *tài yī* 太一 und manifestiert als erste Struktur den Chong Mai, der den Kopf und die Wurzel und damit den Wohnsitz des ursprünglichen Geistes *yuán shén* 元神 bildet. Dann polarisiert sich das höchste Eine in die Zwei, Du Mai für das ursprüngliche Yang und Ren Mai für das ursprüngliche Yin.

Im Zusammenspiel entfalten beide den himmlischen Kreislauf und verbinden Feuer und Wasser, Kan und Li im Embryo. Strukturell sind nun Vorn und Hinten ausgebildet, das Qi steigt im Du Mai nach oben und sinkt im Ren Mai nach unten ab.[1] Der Chong Mai im Zentrum harmonisiert und überwacht diesen Kreislauf. Damit auch eine Polarität zwischen Oben und Unten entstehen kann, bildet sich der Dai Mai, der den noch eiförmigen Corpus in der Mitte wie mit einem Gürtel einschnürt und teilt.

---

[1] Die Kunst, diese „embryonale" Zirkulation des essenziellen Qi nach der Geburt als Erwachsener wiederherzustellen, ist das Ziel im „kleinen himmlischen Kreislauf" des *Qi Gong*.

Die erste und wichtigste Differenzierung ist vollzogen, der dreidimensionale Raum ist nun vorbereitet für weitere und feinere Ausbildungen des Körpers. Chong Mai, Du Mai, Ren Mai und Dai Mai formen in dieser Reihenfolge die grundlegende Gestalt des Embryos und werden deshalb als „Wundergefäße der 1. Generation“ bezeichnet. Um ihre Aktivitäten im begrenzten Raum überallhin ausüben zu können und Wachstum zu ermöglichen, brauchen die Essenzen jedoch zusätzliche Bahnen, deren Verzweigungen sich in die Peripherie und ins tiefste Innere erstrecken. So entstehen die „Wundergefäße der 2. Generation“, die Wei- und Qiao-Mai-Gefäße.[1]

Das Yang will sich nach oben und außen bewegen, Yang Qiao Mai setzt es in Bewegung; das Yang muss seine Grenzen finden, Yang Wei Mai setzt sie in Form eines flexiblen energetischen Netzes. Das Yin will nach unten und innen gehen, Strukturen bilden und nähren; Yin Qiao Mai gibt ihm die Führung; das Yin muss sich sammeln, ernähren und die Formen erhalten; Yin Wei Mai hält es in Form eines dichten struktiven Netzes im Inneren fest.

In der embryonalen Entwicklung des Vorhimmels sind die acht Gefäße sehr präsent und bestimmen das Fundament der menschlichen Entwicklung. Nach der Geburt treten die Wundergefäße in ihrer Aktivität zurück und überlassen es dem Nachhimmel, für das Wohl des Individuums zu sorgen. In der Tiefe wachen die *Qi Jing Ba Mai* jedoch weiterhin über die Gesundheit und treten immer dann in Aktion, wenn das Leben ernsthaft gefährdet ist. Durch das Öffnen ihrer Schlüsselpunkte können wir dann ein gewaltiges Potenzial an Qi, Blut, Yin, Yang oder Jing freisetzen, um grundlegende Schwächen und Leerezustände zu beheben.

---

[1] Diese Unterteilung der *Qi Jing Ba Mai* in Wundergefäße der „ersten“ und „zweiten“ Generation hat spätere Akupunkteure seit der Yuan-Dynastie dazu inspiriert, jeweils zwei Gefäße miteinander zu koppeln und als Paar therapeutisch einzusetzen.

1. Paar: Chong Mai-Yin Wei Mai (Mi 4 + P 6);
2. Paar: Ren Mai-Yin Qiao Mai (Lu 7 + Ni 6);
3. Paar: Du Mai-Yang Qiao Mai (Dü 3 + Bl 62);
4. Paar: Dai Mai-Yang Wei Mai (Gbl 41 + SJ 5).

Diese Beziehungen der acht Gefäße untereinander sind keinesfalls die einzig möglichen; im Grunde genommen können die Wundergefäße, in Erkenntnis ihrer fundamentalen Funktionen, in jeder anderen Kombination gemeinsam oder auch allein genutzt werden. (siehe später im therapeutisch-praktischen Teil)

Qiao Mai – die Fersengefäße

1. Etymologie des Schriftzeichens:

Qiāo 蹻 heißt: Die Füße heben, sich auf die Zehenspitzen stellen, auf einem Bein stehen, auch: eine Art Strohsandale. Das Schriftzeichen zeigt einen hochgewachsenen stattlichen Menschen *qiáo* 喬, der sich nach vorne neigt und zum Sprung ansetzt (Wieger, L 75 B). Der Radikal ist ein Fuß *zú* 足, der Körperteil also, der in dieser Stellung besonders belastet wird. Ein anderes Schriftzeichen, das in der Literatur oft synonym dazu verwendet wird, heißt ebenfalls *qiāo* 蹺; auch hier steht der Fuß-Radikal davor, aber das Lautzeichen *yáo* 堯 bedeutet hochgestellt, vornehm oder erhaben und ist zugleich der Name des berühmten legendären Kaisers *Yáo* 堯.

Sein Name wird immer gekoppelt mit *Shùn* 舜, beide stehen suggestiv für das goldene Zeitalter Chinas, als die Welt noch in Ordnung war und keine herrschsüchtigen Kaiser um die Macht kämpften. *Yao* starb 2258 v. Chr. nach 98 Regierungsjahren, wie die Legende uns mitteilt. Das Schriftzeichen *qiāo* 蹺 zeigt neben dem Fuß-Radikal dreimal die Erde *tǔ* 土, einen Erdhügel auf dem Erde anhäuft ist. Hier weist *Qiao* = hochstehend und erhaben nicht auf einen Menschen hin, der sich auf die Zehenspitzen stellt, um größer zu scheinen, sondern auf eine wirklich bedeutende Persönlichkeit mit „Charisma". Solch ein Mensch ist fest verwurzelt durch seine Überzeugungen und seine Anhänger, er ist voller Stolz, mutig und tapfer und tritt für seine Ansichten ein.

Die Grundbedeutung von *Qiao* drückt also eine Sprungkraft oder ein Stehvermögen aus, das von den Füßen nach oben in den Kopf zieht. Alle Energie der Erde wird in den Füßen gebündelt. Es kann aber auch bedeuten, sich auf Zehenspitzen zu stellen und so sein sicheres Stehvermögen zu verlieren. Man ist zwar größer, aber verletzbarer. Dieses Gebaren, auf Zehenspitzen zu wippen, findet man häufig bei Menschen in Führungspositionen. Ob sie damit ihre innere Unsicherheit kaschieren wollen? Andererseits bedeutet das Vermögen, die Zehen anzuheben, auch die Fähigkeit zu rennen und sich schnell fortzubewegen. Es ist diese Dynamik in den Qiao Mai-Gefäßen, die uns eine „Leichtigkeit des Seins" vermittelt. Störungen in den Qiao Mai-Gefäßen bedeuten Schwerfälligkeit, Bewegungshemmungen und Kleinmut.

qiāo jiǎo 蹻脚 = auf den Zehenspitzen stehen, ein unsicherer Stand
qiāo qiāo bǎn 蹻蹻板 = wippen, auf einer Wippe schaukeln
qiāo gōng 蹻工 = die Kunst, auf Zehenspitzen zu gehen (Balletttänzer)
qiāo yǒng 蹻勇 = mutig, kühn, tapfer
qiāo qiāo 蹻蹻 = voller Stolz sein, kämpferisch
qiāo rán bù gù 蹻然不固 = unstabil, ohne feste Grundlage, schwankend
gāo qiāo 高蹻 = eine Stelze.

Wer sich auf Zehenspitzen stellt, hat einen wackeligen Stand; die Kunst, auf Zehenspitzen oder auf Stelzen zu gehen, will gelernt sein; wer Strohsandalen trägt, kann damit nicht schnell und weit laufen; Hochmut kommt vor dem Fall; Übermut tut selten gut! Alle diese Bilder assoziieren wichtige Wirkungsbereiche der Qiao Mai-Gefäße: Den festen Stand, ein sicheres Auftreten, die Beweglichkeit und Koordination der unteren Extremitäten und den Willen zum Kampf. Aber wenn ein Krieger zu arrogant und stolz ist, nimmt sein Respekt vor dem Gegner ab und er neigt dazu, ihn zu unterschätzen. So ist schon manche Schlacht verloren worden!

Beide Qiao-Mai-Gefäße sind in ihrem Wirken eng miteinander verbunden. Yin Qiao Mai ist ein Seitengefäß der Nieren-Leitbahn, Yang Qiao Mai ein Nebenast der Blasen-Leitbahn. Beide Wundergefäße fließen zu den Augen und versorgen diese mit Yin, Yang, Essenzen und Flüssigkeiten. Wenn der Yin Qiao Mai erkrankt ist, entsteht ein übermäßiges Schlafbedürfnis, ist der Yang Qiao Mai betroffen, herrscht Schlaflosigkeit vor. In beiden Fällen können die Qiao-Gefäße zusammen eingeschaltet werden. Der Punkt *Jing Ming* (Bl 1) ist ein Vereinigungspunkt beider Gefäße und kann bei allen Schlafstörungen ergänzend genadelt werden. Er harmonisiert Yin und Yang im Bereich der Augen.

„Ist der Yang Qiao Mai in Fülle, sind die inneren Beinmuskeln schlaff und die äußeren angespannt; ist der Yin Qiao Mai in Fülle, sind die äußeren Beinmuskeln schlaff und die inneren angespannt." (*Nan Jing*, Kap. 29)

Dieses Zitat zeigt uns weitere Anwendungsbereiche der Qiao Mai-Gefäße wie spastische und schlaffe Lähmungen, Ataxien und andere Geh- und Koordinationsstörungen. Eine weitere Aufgabe der Qiao Mai-Gefäße ist es, die linke und rechte Körperhälfte zu vereinigen; damit sind sie wirksam bei strukturellen Gleichgewichtsstörungen in der vertikalen Achse.

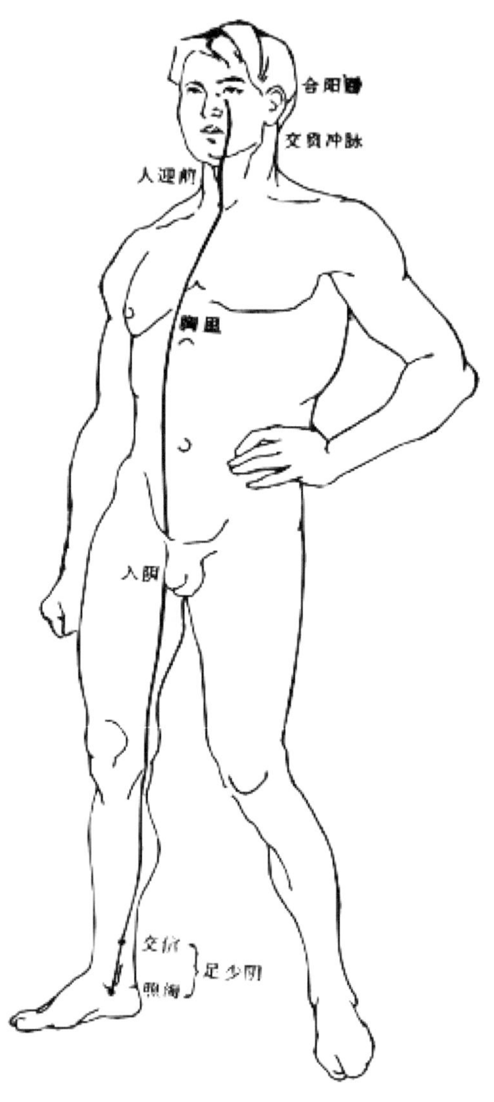

Verlauf des Yin Qiao Mai

Yin Qiao Mai – das Yin-Fersengefäß

2. Verlauf:

„Der Yin Qiao Mai ist ein Abzweiger der Fuß Shao Yin-Leitbahn. Das Gefäß entspringt in der Mitte der Ferse[1] *gēn zhōng* 跟中 und zieht hinter dem Punkt *Ran Gu* (Ni 2) mit der Fuß Shao Yin-Leitbahn an den inneren Knöchel zum Punkt *Zhao Hai* (Ni 6). Im weiteren Verlauf zieht der Yin Qiao Mai zwei Cun an der Innenseite des Beines nach oben und verknüpft sich mit dem Punkt *Jiao Xin* (Ni 8), der den Spalt-Punkt bildet. Von dort zieht das Gefäß direkt auf der Innenseite des Oberschenkels nach oben um in die Genitalien einzudringen. Weiter aufsteigend verläuft das Gefäß im Inneren der Brust zum Schlüsselbein, um am Punkt *Que Pen* (Ma 12) an die Oberfläche zu kommen. Weiter nach oben steigend zieht das Gefäß zum Hals und passiert den Punkt *Ren Ying* (Ma 9), wo eine kreuzende Verbindung mit dem Chong Mai stattfindet. Es erreicht dann die Kehle und geht über die Innenseite der Wange zum inneren Augenwinkel. Am Punkt *Jing Ming* (Bl 1) vereinigt sich der Yin Qiao Mai mit Hand und Fuß Tai Yang, Fuß Yang Ming und Yang Qiao Mai. Es gibt also fünf Gefäße, die sich am Punkt Bl 1 oben in ihrem Fluss vereinigen. Alle zusammen sind es acht Punkte!“ (*Li Shi Zhen*)

Das Yin-Fersengefäß entspringt an der Ferse *gēn* 跟 auf der Nieren-Leitbahn und hat so seine Wurzeln *gēn* 根 in der Nierenkraft. Beide Zeichen haben das gleiche Phonetikum und zeigen darin ihre ähnliche Bedeutung. In alchimistischen Texten wird bis in die Fersen eingeatmet um so die Energie des Himmels mit dem irdischen Qi zu verbinden. So wird die Yang-Kraft nach unten gezogen, um das Yin aufsteigen zu lassen. Die TCM beschreibt dieses Prinzip mit dem Satz: Die Niere beherrscht das Empfangen des Qi (*shèn zhǔ nà qì* 腎主納氣).

Wir werden später sehen, dass genau dieses Prinzip auch die Wirkweise und das Zusammenspiel der Qiao Mai-Gefäße erklärt. Wer fest verwurzelt mit der Erde ist, kann seine Säfte aufsteigen lassen. Im Yin Qiao Mai geht es dann hinter der Ferse weiter, den Punkt Ni 2 berührend, an der Innenseite des Fußes aufwärts zu seinem eigentlichen Startpunkt Ni 6, der auch gleichzeitig sein Konfluenz-Punkt ist.

---

[1] Der Anfang des Verlaufes vom Yin Qiao Mai an der Innenseite der Ferse gibt uns die Möglichkeit und das Recht, hier vom Fersengefäß zu sprechen. Von hier aus gewinnt der Yin Qiao Mai seine Kraft, das Yin zu bewegen, weil er fest mit der Erde verwurzelt ist.

Ein Stückchen höher liegt der dritte Punkt auf dem Gefäß, Ni 8, der gleichzeitig sein *Xī* 郄-Spalt Punkt ist. Die ganze Kraft des Yin Qiao Mai liegt im Bereich der Füße! In seinem weiteren Verlauf durchzieht der Yin Qiao auch die Geschlechtsorgane *yīn* 陰 und das Innere der Brust *xiōng lǐ* 胸裡. Dadurch werden die inneren und äußeren weiblichen Genitalien genährt. Der Yin Qiao Mai ist somit verantwortlich für die Befeuchtung der Vagina und auch für die nährende Kraft der weiblichen Brust, Muttermilch zu bilden.

Weiter oben werden Hals und Kehle mit Yin-Substanzen versorgt, es findet sogar eine Kreuzung mit dem Chong Mai am Hals statt. Treffpunkt ist hier der Punkt *rén yíng* 人迎 (Ma 9) = „Die Menschen begrüßen". Eine klopfende Karotis an dieser Stelle zeigt eine gut gefüllte Halschlagader an und überhaupt die Tatsache, dass noch Leben im Menschen ist. Die Verbindung zur Kehle weist dem Yin Qiao eine Rolle in der Befeuchtung der Kehle und der Stimmbänder zu. Chronische Hals- und Mandelentzündungen lassen sich über das Einschalten dieses Wundergefäßes heilen! Schließlich endet der Yin Qiao Mai im inneren Augenwinkel und vereinigt sich gleich mit vier Leitbahnen: Dünndarm-, Blasen- und Magen-Leitbahn sowie mit dem Yang Qiao Mai. Die Tatsache, dass sich an dieser Stelle fünf Leitbahnen treffen, dazu die inneren Verläufe von Ren Mai, Du Mai und Chong Mai, zeigt die Bedeutung der Augen für den Menschen an. Alle Bahnen sind nicht nur Ernährer und Versorger für das Augensystem, sondern sind auch Wege für den *shén* 神, der seinen Glanz bekannterweise in den Augen zeigt.

Mit der Verbindung beider Qiao Mai-Gefäße im Auge wird ein Kreislauf von Yin und Yang geschlossen. Die erste Zirkulation findet im Durchlauf von Du Mai und Ren Mai statt. Ren Mai führt das Yin nach oben und Du Mai bringt das Yang nach unten. Beide sind dazu noch mit den Qiao Mai-Gefäßen gekoppelt, welche Du und Ren Mai in ihren Bewegungen unterstützen und deren Einflussbereiche zur Peripherie hin erweitern.

Die Wei Qi-Zirkulation beginnt auch im inneren Augenwinkel. *Wèi qì* 衛氣 bewegt sich am Tage in den Yang-Schichten und an der Körperoberfläche, immer bereit zu beschützen, wenn ein Feind von außen eindringen will. Die Koordination dieser Zirkulation übernehmen deshalb der Du Mai und der Yang Qiao Mai in Verbindung mit der Blasen-Leitbahn, welche dem *Tài Yáng* 太陽 im Mikrokosmos entsprechen. Nachts bewegt sich das Wei-Qi im Körperinneren durch die Yin-Schichten und wärmt und schützt die Zang Fu-Organe. Hier wird die Kontrolle und Führung vom Ren Mai und vom Yin Qiao Mai übernommen.

陰蹻脈穴圖

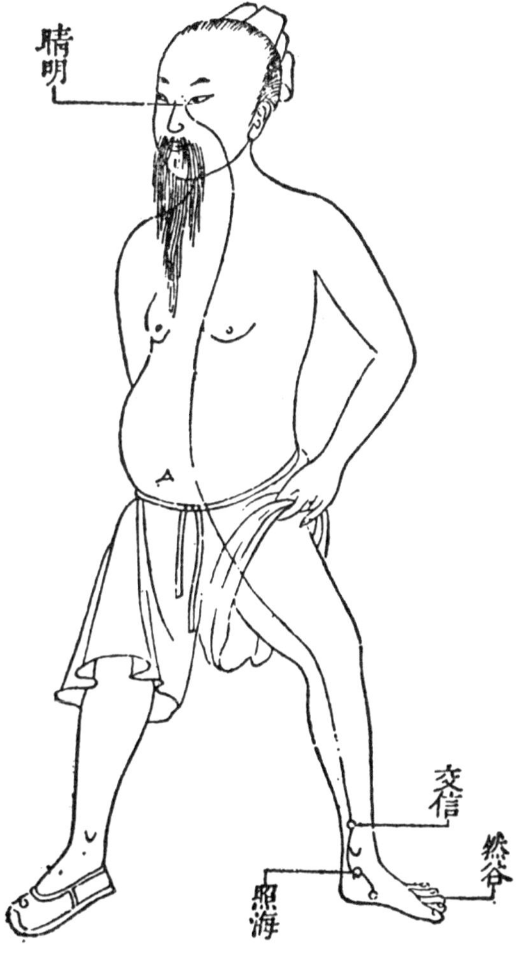

Vereinigungspunkte des Yin Qiao Mai

3. Die Vereinigungspunkte:

Der Yin Qiao Mai vereinigt nach *Li Shi Zhen* acht Punkte, d. h. vier Punkte, die paarig angelegt sind:

Ni 2 *rán gǔ* 然谷 = flammendes Tal
Ni 6 *zhào hǎi* 照海 = leuchtendes Meer
Ni 8 *jiāo xìn* 交信 = wechselseitiges Vertrauen
Bl 1 *jīng míng* 睛明 = strahlende Augen.

Da in seinem Verlauf ein Kontakt mit zwei weiteren Punkten beschrieben wird, lassen sich diese ohne Not noch hinzufügen:

Ma 12 *quē pén* 缺盆 = Bettlerschale
Ma 9 *rén yíng* 人迎 = den Menschen begrüßen.

Wie schon erwähnt, liegt die Kraft der Qiao Mai-Gefäße in den Füßen. Wichtige Nieren- und Blasenpunkte sind hier die treibende Kraft dafür, Yin und Yang auf- und abwärts zu bewegen. Im Yin Qiao Mai ist die Feuerenergie von Ni 2 so mächtig, dass die Flammen, die im Tal dieses Punktes lodern, das Meer am Punkt Ni 6 erleuchten. Die strahlenden Augen, die Bl 1 hervorbringt, sind ein Zeichen dafür, wieviel Glanz auch der Yin Qiao Mai in dieses Sinnesorgan hineinführen kann.

Der eigentliche „Öffner" ist *Zhao Hai* (Ni 6) = „das leuchtende Meer". Seine beiden alternativen Namen *tài yīn qiāo* 太陰蹻 = „größtes Yin Qiao" und *yīn qiāo xué* 陰蹻穴 = „Höhle des Yin Qiao" zeigen diese Beziehung noch deutlicher.

Zhào 照 bedeutet leuchten, etwas beleuchten, spiegeln, auch fotografieren; mit dem Feuerradikal reflektiert der Punkt die Flammen des Feuerpunktes *Ran Gu* (Ni 2).

Hǎi 海 hat den Wasserradikal und das Zeichen für Mutter, die Mutter aller Gewässer ist das Meer. Wir haben in den Zeichen von Ni 6 eine geglückte Kombination von Feuer und Wasser durch die Reflexion des Feuers auf der Wasseroberfläche. Feuer und Wasser spiegeln sich hier gegenseitig wieder, um Yin und Yang der Niere zu harmonisieren. Das Zusammenwirken von Wasserniere und Feuerniere ist an dieser Stelle besonders präsent.

Die Kraft des Feuers kann das Wasser nach oben führen! *Zhao Hai* ist somit ein wichtiger Punkt um das Yin zu „tonisieren."

Der Punkt Ma 12 in der Schlüsselbeingrube ist ebenfalls ein wichtiger Knotenpunkt im energetischen Verkehr. Viele Leitbahnen treffen sich hier. Darunter befindet sich allerdings das Lungendach. Diese Tatsache erklärt vielleicht den seltenen Einsatz des Punktes, denn eine zu tiefe Nadelung kann die Lunge verletzen. Ein schlechter Ernährungszustand lässt sich in einer eingefallenen Schlüsselbeingrube erkennen („Bettlerschale"); die Aktivierung des Yin Qiao Mai bringt die Yin-Substanzen und damit auch die nährende Energie besser nach oben und hilft, hier eine Leere zu füllen.

Das Zusammentreffen des Yin Qiao Mai mit dem Chong Mai am Punkt Ma 9 kann eine Erklärung dafür sein, warum der Karotispuls eine so große Bedeutung im *Nei Jing* erhalten hat.

Sehr detailliert beschreibt das *Ling Shu* den *Rén Yíng* 人迎-Puls am Hals im Vergleich mit dem *Cùn Kǒu* 寸口-Puls am Handgelenk und entwickelt daraus Krankheitsbilder, die sich aus einem Missverhältnis dieser Pulse ergeben. (*Ling Shu*, Kap. 9)

4. Funktionen und Pathologie:

a) Kontrolliert das Schließen der Augen:

Wegen ihrer kontrollierenden Funktionen im Wei-Qi-Zyklus sind die Qiao Mai-Gefäße am Öffnen und Schließen der Augen beteiligt. Die Aufgabe des Yin Qiao Mai ist das Schließen der Augen.

„Die Augen sind die Essenz der 5 Zang und der 6 Fu-Organe, sie sind die ständigen Orte für das nährende und schützende Qi *yíng wèi* 營衛 und für die Geist- und Körperseele *hún pò* 魂魄. Sie sind der Ort, an dem die geistige Kraft *shén qì* 神氣 entsteht. Deshalb, wenn der Shen erschöpft ist, zerstreuen sich Hun und Po und Wille und gerichtetes Denken geraten außer Kontrolle *zhì yì luàn* 志意亂. ... Wenn Yin und Yang eine harmonische Beziehung haben, nennt man dies *jīng míng* 精明 = essenzielle Klarheit.

... Wenn das Wei-Qi im Yin verweilt und es ihm nicht gestattet ist, in das Yang zu gehen, wird das Yin-Qi üppig. Ein üppiges Yin-Qi bewirkt, dass sich das Yin (im Yin Qiao Mai) staut, sodass es nicht in der Lage ist, in das Yang einzudringen. Deshalb ist das Yang-Qi leer und die Augen bleiben geschlossen.
... Ebenso, wenn das Wei-Qi für lange Zeit im Yin verweilt und sich nicht bewegt, dann möchte man schließlich nur noch liegen *wò* 臥." (*Ling Shu*, Kap. 80)

„100.000 Menschen leiden unter Tagesschläfrigkeit!"

Etwa hunderttausend Menschen leiden nach Schätzungen der Deutschen Narkolepsie-Gesellschaft DNG in Haan bei Düsseldorf unter Tagesschläfrigkeit (Narkolepsie). Laut DNG sind in Deutschland bisher nur etwa 2.000 Betroffene der tagsüber auftretenden anfallartigen Schlafattacken medizinisch ausreichend versorgt.

Die ungebremsten Einschlafneigungen seien für die Betroffenen ohne Hilfe nicht bezwingbar, sagte ein DNG-Vorstandsmitglied. „Das Wachzentrum schaltet einfach ab." Auch Emotionen wie Wut, Trauer oder Heiterkeit ließen bei den Narkolepsie-Patienten in den unpassendsten Situationen die Muskeln völlig unvorhersehbar erschlaffen. Dabei komme es auch immer wieder zu gefährlichen Stürzen.

„Es passiert, dass ein Betroffener während der Mahlzeit von einer Schlafattacke überrascht wird und er mit dem Gesicht vornüber in den Teller fällt."

Die bisher nicht heilbare, vermutlich durch einen Gen-Defekt ausgelöste Krankheit trete in Deutschland etwa so oft auf wie Multiple Sklerose, meinte die Verbandssprecherin. Bisher dauere es etwa acht Jahre, bis sie erkannt werde. Patienten würden sozial ausgegrenzt. Oft ginge der Arbeitsplatz verloren und Depressionen seien die Folge.

Nach Auftreten der ersten Symptome, meist im Schulalter, entwickele sich die Krankheit nur langsam bis zu ihrer vollen Ausprägung. Besonders Schüler müssten in der Zeit mit Spott, Ironie und Diffamierung leben, weil sie häufig unvermittelt einschliefen. Wenn die Krankheit erkannt sei, könne sie mit Hilfe neuer Medikamente, dem Training des eigenen Schlafverhaltens und psychologischer Begleitung bewältigt werden." [1]

Wir denken an eine Erkrankung des Yin Qiao Mai bei einem ständigen Schlafbedürfnis auch über den normalen Schlaf hinaus. Es herrscht also kein Schlafdefizit, sondern eine abnorme Schläfrigkeit vor. In der Darstellung dieser Krankheitsentwicklung im *Ling Shu* finden wir ein allgemeines Prinzip der Qiao Mai-Gefäße wieder: Es ist eine Stagnation oder eine Fülle, die verhindert, dass das Yang vom Yin bewegt wird. Man kann auch sagen: Yin hat eine Fülle, deshalb hat Yang eine Leere und umgekehrt. So wird die Behandlung des Yin Qiao Mai über den Konfluenzpunkt Ni 6 immer eine ableitende *xiè* 瀉 sein.

Schlafsucht oder Somnolenz ist eine Form der Bewusstseinstörung, die von der Schulmedizin oft nicht erklärt geschweige denn behandelt werden kann. Für den betroffenen Patienten ist dieser Zustand ein Handikap, das ihn aus wichtigen sozialen Bezügen isolieren, ja sogar den Arbeitsplatz kosten kann. Ein Schüler mit dieser Krankheit kann massive Lerndefizite bekommen und wird leicht zum Klassenclown, wenn er immer wieder im Unterricht einschläft. Erst durch die Dynamik der Qiao Mai-Gefäße sind wir in der Lage, den Pathomechanismus zu erkennen und die Krankheit gezielt zu behandeln. Über eine sedierende Nadelung des Yin Qiao Mai können wir hier oft helfend eingreifen. Ebenso wirksam ist die Moxibustion auf dem Konfluenzpunkt Ni 6.

---

[1] Aus einem Artikel vom 10. Juli 2002 in der Tageszeitung „Die Welt".

b) Koordiniert die Spannung und Entspannung von Yin und Yang:

„Wenn der Yin Qiao Mai erkrankt ist, ist das Yang schlaff *huǎn* 緩 und das Yin straff *jí* 急. Wenn der Yang Qiao Mai erkrankt ist, ist das Yin schlaff und das Yang straff." (*Nan Jing*, Kap. 29)

Es sind zwei Schriftzeichen, die hier die Symptomatik beschreiben. *Huǎn* 緩 heißt langsam, gemächlich, zögernd, aber auch schlaff, lose, locker. Für den Muskeltonus bedeutet *Huan* eine Schlaffheit ohne Spannung und Kraft. Wir kennen dieses Zeichen vom behäbigen Puls *huǎn mài* 緩脈, dem Normpuls der Erde und in der Rekonvaleszenz. *Li Shi Zhen* sagt: „Wenn das Ying-Qi schwindet und das Wei-Qi Überfluss hat, erscheint ein behäbiger Puls!" *(Bin Hu Mai Xue)*

Jí 急 bedeutet eilig dringend, bedrängt, aber auch eng und straff. In Verbindung mit Krankheit *jí zhèng* 急症 wird immer etwas Akutes, Dringliches ausgedrückt. Für den Muskeltonus bedeutet der Terminus Krämpfe, Spasmen oder Konvulsionen. Der Akupunkturpunkt *jí mài* 急脈 (Le 12) zeigt die Pulsation der femoralen Arterie in der Leiste an. Dieser Punkt kann plötzliche heftige Schmerzen im Unterleib behandeln, die besonders durch Eindringen von Kälte verursacht werden.

Die Beschreibung dieser Pathologie der Qiao Mai-Gefäße ist nicht einfach zu verstehen. Man könnte vermuten, dass sich Erkrankungen des Yin Qiao Mai als eine Yin-Stagnation mit einer gleichzeitigen Yang-Leere darstellen. Dies führe u. a. zu einer Schlaffheit der äußeren Beinmuskeln und zu einer Verkrampfung der inneren Beinmuskeln. Aber die klassischen Texte geben hier kaum eine Bestätigung durch ihre Krankheitsbilder.

Interessant sind die Kommentare aus dem *Nan Jing* zu dieser Stelle:

„Der Yin Qiao Mai steigt vom inneren Knöchel nach oben. Im Falle einer Krankheit ist das Gefäß angespannt vom Knöchel bis oben hin, während der Yang Qiao Mai in seinem Verlauf vom äußeren Knöchel bis hin nach oben schlaff ist." (*Lǚ Guǎng* 呂廣, 3. Jahrhundert. n. Chr.)

„Wann immer die Yin-Leitbahnen eine Fülle aufweisen, verteilen sie diese Fülle in den Yin Qiao Mai. Das Ergebnis ist, dass der Yin Qiao Mai erkrankt. Wenn im Text also festgestellt wird, dass bei Erkrankungen von Yin- oder Yang Qiao Mai das Yin oder das Yang schlaff oder straff sind, dann ist damit gemeint, dass sie an einer Leere oder Fülle leiden.

Wenn der Yin Qiao Mai erkrankt ist, ist der Yang Qiao Mai schlaff und der Yin Qiao Mai angespannt. Die Erkrankung manifestiert sich in der Yin-Region. Man leidet also an einer Leere des Yang-Qi. Die Füße sind steif und angespannt und die 15 Luo-Gefäße sind blockiert.

Wenn der Yang Qiao Mai erkrankt ist, ist der Yin Qiao Mai schlaff und der Yang Qiao Mai angespannt. Dann rennt man wie verrückt herum, kann sich nicht hinlegen und stirbt schließlich. Die Erkrankung manifestiert sich also in der Yang-Region. Hier ist das Yin-Qi in einer außergewöhnlichen Leere.“ (*Dīng Dé Yòng* 丁德用, 1062 n. Chr.)

„Alle Yin-Gefäße verteilen ihren Überschuss in den Yin Qiao Mai. Wenn der Yin Qiao Mai diese üblen Einflüsse erhalten hat, entstehen Krankheiten in der Yin-Sektion, nicht in der Yang-Sektion. In dem Fall ist der Yang Qiao Mai entspannt und der Yin Qiao Mai angespannt. Entspannt und angespannt bedeuten eigentlich Leere und Fülle.“ (*Zhang She Xian*, 1501 n. Cr.)[1]

Wang Shu He, der Autor des „Pulsklassikers“, interpretiert diesen Passus als Anspannung der Muskulatur oberhalb des inneren Knöchels mit einer gleichzeitigen relativen Lockerheit der Muskulatur oberhalb des äußeren Knöchels für den Yin Qiao Mai und vice versa.[2]

Ein moderner Text, das *Nei Jing Jie Po Sheng Li Xue*, kommentiert, dass diese Idee einer relativen Spannung oder Schlaffheit der Muskeln etwas mit Veränderungen der Spinalnerven zu tun haben müsste.[3]

Interessanterweise empfiehlt *Wang Shu He* auch eine Moxabehandlung bei Hitzeerkrankungen über den Punkt *Zhao Hai* (Ni 6). Von ihm stammen auch Pulsveränderungen bei Erkrankungen der Qiao Mai-Gefäße:

„Ein drahtiger Puls an der hinteren (Chi-) Position am Handgelenk, der nach links und rechts ausschlägt (*zuǒ yòu dàn* 左右彈), ist ein Yin Qiao-Puls. Der Patient leidet dann an Epilepsie *diān xián* 癲癇, Kälte und Hitze und an einer gespannten, unsensiblen Haut.

---

[1] Nach **Paul Unschuld:** Nan Jing – The Classic of Difficult Issues, a. a. o S, 334 f.

[2] **Wang Shu He** in: Commentary on the *Nan Jing*, ca. 300 n. Chr. zitiert in: **Matsumoto/Birch**: Extraordinary Vessels, Paradigm Publications, 1986, S. 102

[3] **Matsumoto/Birch**, Extraordinary Vessels, ebenda.

Ebenso kann die Patientin an Schmerzen im Unterbauch und Krämpfen im Inneren leiden, die bis in den unteren Rücken ausstrahlen. Nach unten können die Schmerzen in die Genitalien ziehen; bei Männern bilden sich *yīn shàn* 陰疝-Erkrankungen, bei Frauen entsteht Ausfluss, der nicht aufhört.“ (*Mai Jing*, Kap. 10)

Fassen wir zusammen: Erkrankungen des Yin Qiao Mai verursachen einen drahtigen Puls an der proximalen Taststelle am Handgelenk, epileptische Anfälle, Fieber und Schüttelfrost, Parästhesien der Haut, Schmerzen und Stagnation im Unterbauch und in der Lendengegend, die bis in die Geschlechtsorgane ausstrahlen können sowie einen ständigen Ausfluss bei Frauen. Wenn der Yin Qiao Mai betroffen ist, besteht eine Yin-Fülle und eine Yang-Leere. Man kann nicht sicher sein, ob diese Yin-Fülle nicht auch übles Qi beinhaltet. Die oben dargestellten Symptome haben also mit einer Yin-Stagnation zu tun, die das Yang überwältigt. So steht es in den Klassikern.

Oft wird die Pathologie in den Qiao Mai-Gefäßen in der modernen westlichen Literatur als Veränderung der Muskulatur in den unteren Extremitäten beschrieben. Die einzige Krankheitsbeschreibung in den Klassikern, die mit Verkrampfungen der Muskulatur einhergeht, ist *diān xián* 癲癇 = Epilepsie. Ob dabei nun die inneren Beinmuskeln angespannt und die äußeren schlaff sind, lässt sich nicht eindeutig feststellen. Die Epilepsie des Yin Qiao Mai wird jedoch bevorzugt in der Nacht auftreten, da dies eine Yin-Zeit ist und die Fülle des Yin dann übermächtig wird und das Gehirn überschwemmt. Die Yin-Fülle im Yin Qiao Mai ist ebenso eine Erklärung für die Müdigkeit und überwältigende Schlafsucht, die weiter oben beschrieben wurde.

Dou Han Qing hat in seiner Indikationsliste für den Yin Qiao Mai nur das Symptom *zú rè jué* 足熱厥 = „Hitze-Erschöpfung in den Beinen“ aufgeführt.

In der Praxis sind Bewegungsanomalien, die vom zentralen Nervensystem (Gehirn und Rückenmark) ausgehen, jedoch häufig den Qiao Mai-Gefäßen, besonders aber dem Yang Qiao Mai zuzuordnen. Die Differenzialdiagnose erfolgt in der Abgrenzung zum Dai Mai, der ähnliche Krankheitsbilder entwickelt aber eine andere Pathogenese zeigt. Dass Verbesserungen in der Mobilität bei gelähmten Patienten über die Qiao Mai-Gefäße möglich sind, beweisen einige Beispiele aus der Praxis. Diese Erfahrungen sollten noch gezielter übertragen und an Hand von vielen Patienten empirisch belegt werden! Möglicherweise können sogar MS-Patienten davon profitieren.

c) Lässt das Yin aufsteigen, bewegt das Yin nach oben:

Der Yin Qiao Mai ist als ein echtes Nebengefäß der Nieren-Leitbahn anzusehen. Er hilft der Niere, sowohl Yin-Flüssigkeiten als auch Essenzen in seinem Verlauf nach oben zu führen. Er ist so ein aktiver Helfer der Wasser-Niere. Der Yin Qiao Mai ist mit dem Ren Mai gekoppelt und hilft auch diesem Wundergefäß, das Yin zu bewegen. Die westliche Literatur übersetzt Yin Qiao Mai häufig mit „Gefäß des Yin-Erregers" (Bachmann) oder „La Vaisseau Accelerateur des Yin" (de la Fuye[1]) und suggeriert damit die Kraft dieses Gefäßes, das Yin von unten (Mutter Erde/Fuß) nach oben (Vater Himmel/Kopf) zu befördern, seine Bewegung zu beschleunigen und die Wege für das Yin offen zu halten.

Wenn wir die klassischen Indikationen betrachten, finden wir oft eine Yin-Stagnation, seltener einen Mangel an Yin. Nach dem *Zhen Jiu Ju Ying* von *Gao Wu* (1529) finden wir Symptome wie: geschwollener Hals und Blockaden in der Kehle (oberer Erwärmer), tröpfelnder Urin mit Kältegefühl (unterer Erwärmer), die Nachgeburt kommt nicht heraus, die Geburt will nicht einsetzen oder auch eine schwierige Geburt, Völle und Unwohlsein im Bauch, Nahrungsblockaden und Ödeme (mittlerer Erwärmer) u. v. m.

Das *Zhen Jiu Da Cheng* (1601) beschreibt ein Gefühl, als ob etwas im Hals feststeckt, Blasenschmerzen, hartnäckige Verstopfung, Blut im Stuhl, blutende Hämorrhoiden, Wasserschwellungen am ganzen Körper, lang anhaltende Kälte im Uterus der verheirateten Frau bewirkt, dass sie keine Kinder kriegen kann und Koma nach einer anstrengenden Geburt als Indikationen für dieses Wundergefäß.

Besonders gynäkologische Probleme, die mit einer Stagnation einhergehen, fallen in die Domäne des Yin Qiao Mai. Die Aufgabe des Ren Mai besteht darin, den Uterus bewohnbar zu machen und ein Terrain für eine Schwangerschaft zu schaffen. Es braucht aber auch die Kraft des Yin Qiao Mai, dass sich die Eizelle dort einnistet. Auch das „Säubern" der Gebärmutter erfolgt durch den Yin Qiao Mai, denn nach den 10 Monaten der Schwangerschaft ist der Fetus nur noch eine Yin-Stagnation, die durch die Geburt ausgeleitet werden muss. Der Yin Qiao Mai hat die Dynamik, die Geburt einzuleiten, die Wehen zu verstärken und am Ende die Nachgeburt abzustoßen. Schließlich bringt dieses Gefäß auch noch einen Teil der Essenz als Muttermilch nach oben und versorgt die weibliche Brust mit ihrer nährenden Kraft.

---

[1] **R. de la Fuye**: L' Acupuncture chinoise sans mystère – Traité D' Acupuncture, Paris, 1956

In den klassischenTexten finden wir immer wieder Indikationen wie *nán zi pì bìng jiǔ jī* 男子癖並酒積 = „Suchterkrankungen der Männer in Verbindung mit Alkohol und Massenbildungen", die auf unsere bekannte „Fettleber" hinweisen.[1] (*Zhen Jing Zhi Nan*). Möglicherweise lässt sich eine Alkoholsucht und deren Folgen positiv über dieses Wundergefäß beinflussen.

Gerhard Bachmann schreibt über die Pathologie des Yin Qiao Mai: „Die Symptomatik der Erkrankungen, für deren Behandlung der Kardinalpunkt *Zhao Hai* (Ni 6) in Frage kommt, hat eine gewisse Ähnlichkeit mit der des Kardinalpunktes *Gong Sun* (Mi 4). Es ist jedoch zu beachten, dass *Zhao Hai* auf eine Stagnation des Yin einwirkt, während *Gong Sun* auf ein durch Yang-Einflüsse gestörtes Yin Bezug nimmt. Bei dem Yin Qiao Mai handelt es sich weniger um schmerzhafte Zustände als um solche, die durch Veränderungen des Blutchemismus bedingt sind.

... Es findet sich ein kohlensäurehaltiges visköses Blut, das durch mangelnde Oxidation und durch Abfallstoffe des intermediären Zellstoffwechsels belastet ist. Als Störungen kommen in Betracht: Schlaflosigkeit, chronische Laryngitis, intestinale Intoxikationen und deren Folgezustände, Ikterus, Stauungen im kleinen Becken, Dysmenorrhoe, Metrorrhagie, verzögerter Geburtsverlauf, Leukorrhoe, Impotenz, Prostatitis, Blasenkrämpfe und Obstipation."[2]

Eine Stagnation im „kleinen Becken" bezieht sich in der Regel auf die Genitalorgane und deren Funktionen. Als klinische Symptome finden wir beim Mann eine Prostatahyperplasie, eine Schwellung der Hoden und Tumorbildungen am Penis, bei der Frau alle Veränderungen des Uterus wie Myome, Fibrome und Endometriose. Das Einschalten des Yin Qiao Mai über seinen Punkt *Zhao Hai* (Ni 6) kann bei allen Tumorbildungen hilfreich sein und bei rechtzeitiger Anwendung mithelfen diese aufzulösen.

Stagnation im kleinen Becken mag auch auf sexuelle Probleme hinweisen, die *Yang Ji Zhou* dann weiter im *Zhen Jiu Da Cheng* für Mann und Frau unterschiedlich beschreibt:

---

[1] Der Terminus dafür lautet *pì* 癖 und hat in der chinesischen Medizin eine Reihe von Bedeutungsfacetten. Er kann Magenbeschwerden, Heißhunger, suchtartiges Essen und jede krankhafte Sucht bedeuten. In der Klinik beschreibt *Pi* aber auch eine Massenbildung im Hypochondrium, die durch Ansammlungen von Kälte, Schleim, Qi oder Blut entstehen kann. Nach der westlichen Medizin können wir unschwer auch eine Fettleber erkennen, die dann den Bogen zur Alkoholsucht schlägt.

[2] **G. Bachmann**, a. a. O. S. 91

Yè mèng guǐ jiāo 夜夢鬼交 = „träumt von geschlechtlicher Vereinigung mit Geistern“ (für die Frau) und *yí jīng bù jìn* 遺精不禁 = „kann einen Samenerguss nicht zurückhalten“, eine Beschreibung, die sowohl eine exzessive Onanie als auch einen Ejaculatio Präcox als Krankheit des Mannes beschreibt.

Der Begriff *yí jīng* 遺精 wird in der TCM auch als Spermatorrhoe bezeichnet. Die Krankheit beschreibt einen spontanen Samenerguss ohne Koitus. Ursachen dafür können sein eine Nierenschwäche, ein nicht gefestigtes Nieren-Qi, Herrscher- und Ministerfeuer sind exzessiv und steigen nach unten oder auch Nässe-Hitze im unteren Erwärmer. Das Behandlungsprinzip ist je nach Ursache das Klären von Nässe-Hitze, das Nähren des Nieren-Yin, die Festigung des Nieren-Qi oder das Kühlen und Harmonisieren von Herrscher- und Minister-Feuer. Vorsichtshalber steht im Lexikon der chinesischen Medizin noch der Zusatz: „Gelegentliche Samenergüsse bei unverheirateten jungen Männern oder beim Fehlen von Geschlechtsverkehr über einen langen Zeitraum ohne Gefühle des Unwohlseins sind keine Krankheit.“[1]

Dass Frauen von Sex mit Geistern träumen wundert nicht. Wenn wir annehmen, dass die geschriebene Medizin im alten China eine Gelehrtenmedizin ist, welche die Krankheiten und deren Therapie für die „upper class“ beschreibt, dann hat die soziale Situation der (vornehmen) Frau besonders in den späteren Dynastien (Song, Yuan, Ming und Qing) eine befriedigende Sexualität wohl kaum zugelassen. Als Nebenfrau war sie für ihren Ehemann nur in ihren fruchtbaren Tagen interessant, für den Rest der Zeit konnte sie nur ihren Phantasien nachhängen oder sexuelle Träume haben. Meiner Meinung nach beschreibt der Terminus „Sex mit einem Dämon“ *guǐ jiāo* 鬼交 auch jede Form von Zuwendung, die sich die Frau aus einer sexuellen Frustration heraus ersehnte.

[1] *Chinese-English Dictionary of Traditional Chinese Medicine*, The People’s Medical Publishing House, China, 1996, S. 949

Chao Yuan Fang aus der Sui-Dynastie beschreibt in seinem monumentalen Werk *Zhu Bing Yuan Hou Lun* (610) dieses Bild als Krankheit:

„Der Grund, warum eine verheiratete Frau offen für den Geschlechtsverkehr mit Geistern ist, ist eine Leere in den Zang-Fu-Organen und eine extreme Schwäche ihres Shen als Wächter *shén shǒu xū shuāi* 神守虛衰. Nun kann jedes Übel von außen eindringen und Krankheiten verursachen. In diesem Fall entsteht durch den Einfluss eines Dämons die Krankheit.

Eine Frau in diesem Zustand begehrt keinen sichtbaren Mann, sondern findet Vergnügen allein im Reden und Lachen. Manchmal weint sie aber auch bittere Tränen aus Kummer. Ihr Puls ist dann sehr langsam *chí* 遲 und sich verkriechend *fú* 伏, manchmal schlägt er auch wie das Picken eines Vogels *niǎo zhuó* 鳥啄. Wenn die Zang-Organe leer sind, hat man lustvolle Träume. Die verheiratete Frau kann dann auch von Sex mit Dämonen träumen. Denn wenn das Qi ihrer Zang Fu-Organe sehr kraftlos und der Shen als Wächter sehr schwach und verschwindend sind,

dann zieht das Übel daraus seinen Vorteil und die Frau ist offen für diese sexuellen Träume mit Dämonen." (Kap. 95 und 96)

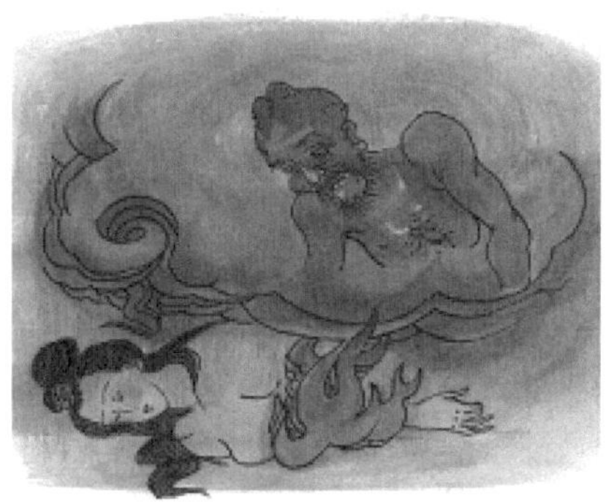

sexuelle Träume mit einem Dämon

Schließlich ist der Yin Qiao Mai noch in den Praktiken der inneren Alchimie einbezogen, besonders bei der Herstellung des goldenen Elixiers. *Li Shi Zhen* zitiert darüber in seiner Monographie über die Wundergefäße (*Qi Jing Ba Mai Kao*):

„*Zhang Ze Yang*[1] sagt über die acht Gefäße: Alle gewöhnlichen Menschen haben die acht Gefäße. Da sie alle zu den Yin-Geistern *yīn shén* 陰神 gehören, sind diese bei ihnen geschlossen und nicht geöffnet. Nur die göttlichen Unsterblichen *shén xiān* 神仙 gebrauchen ihr Yang-Qi und öffnen diese Durchgänge *chōng* 衝, deshalb können sie das Dao erlangen. Die acht Gefäße sind die Wurzeln des vorhimmlischen großen Dao *xiān tiān dà dào zhī gēn* 先天大道之根, die Stammväter des einen Qi *yī qì zhī zǔ* 一氣之祖. Dieses zu sammeln ist allein abhängig vom Yin Qiao, welches das erste (Gefäß) bildet. Dieses Gefäß hat die Fähigkeit, zu bewegen und alle (anderen) Gefäße vollständig durchgängig zu machen. Als nächstes kommen dann die drei Gefäße Du, Ren und Chong, zusammen genommen bilden sie den Ursprung für die Erschaffung der Leitbahnen und Adern. Und doch ist der Yin Qiao das eine Gefäß, welches unter allen Leitbahnen das (alchimistische) Pulver für die Pille der Unsterblichkeit *sǎn zài dān jīng* 散在丹經 bildet.

Er hat viele Namen: Einer ist ‚himmlische Wurzel' *tiān gēn* 天根, ein anderer ist ‚Tür des Todes' *sǐ hù* 死戶, einer ‚das Zurückkehren des schon abgeschlossenen Lebens' *fù mìng guān* 復命關, einer ‚Geistertür zur Hölle' *fēng dōu guǐ hù* 酆都鬼戶 und einer ‚die Wurzel von Tod und Leben' *sǐ shēng gēn* 死生根. In ihm gibt es einen Geist-Herrscher namens *Táo Kāng* 桃康, der oben die Schlammpille *ní wán* 泥丸 erreicht und unten die sprudelnde Quelle *yǒng quán* 涌泉 (Ni 1) durchdringt.

Falls man die Fähigkeit und das Wissen darüber hat, kann man das *zhēn qì* 真氣 verwenden und es zu einem Pulver sammeln *jù sǎn* 聚散. Von da an verschließen sich alle Öffner *qiào* 竅. Als dann öffnet sich für gewöhnlich das himmlische Tor *tiān mén* 天門, die irdische Tür ist nun für immer verschlossen und das (Qi im) Steissbein-Gefäß *kāo mài* 尻脈 zirkuliert und fliesst im ganzen Körper. Wer ein sorgfältiges Wissen über oben und unten hat, harmonisiert sein Qi ganz spontan in kaiserlicher Audienz *shàng cháo* 上朝.

---

[1] *Zhāng Zǐ Yáng* 張紫陽 war ein Song-zeitlicher Alchimist, der von 987-1082 n. Chr. lebte. Die Essenz seiner Lehre ist in dieser Übersetzung enthalten.

Das Yang wächst und das Yin weicht und das Feuer verbreitet sich im Wasser, um das Innere zu waschen und die Blume zu öffnen.

Das, was man die Himmelswurzel *tiān gēn* 天根 oder die Monats-Grotte *yuè kū* 月窟 nennt, ist träge im Kommen und Gehen, schließlich werden die 36 Paläste alle wie im Frühling (voller Lebenskraft) sein. Um dieses zu erwerben, muss der Körper leicht und doch stark sein. Denn wenn auch das Erscheinungsbild verschwindet, kehrt es doch zu einer (neuen) Form zurück, dumm und unwissend *hūn hūn mò mò* 昏昏默默, als ob man vergiftet oder idiotisch ist. Dies dient zur Bestätigung.

Es ist wichtig zu wissen, dass die Heimat des Süd-Westlichen in *kūn* 坤 und *dì* 地 liegt, vor dem *wěi lǘ* 尾閭- Pass, hinter der Blase, unterhalb des Dünndarms und oberhalb der magischen Schildkröte *líng guī* 靈龜. Das ist der Ort, an dem jeden Tag Himmel und Erde das Leben hervorbringen, wo die Wurzel des Qi *qì gēn* 氣根 das Blei der Erde gebiert. Die Welt der Ärzte hat kein Wissen darüber.[1]

Bin Hu sagt: Die Diskussion über die Pille in den Schriften reicht von der Yang-Essenz bis zur getrockneten Plazenta *hé chē* 河車. Alle aber verwenden regelmäßig Ren, Chong und Du Mai, Ming Men und San Jiao in ihren Theorien. Sie haben nicht nur allein auf den Yin Qiao Mai hingewiesen. Und doch hat *Ze Yang* in seinen Aufzeichnungen über die Bahnen der acht Gefäße mit diesen Aussagen der Ärztewelt etwas zu geben.

Dennoch: Durch den Tunnel *suì dào* 隧道 zur inneren Landschaft *nèi jǐng* 内景 kehrt zu seiner Betrachtung nur der zurück, der dieses (Wissen) reflektieren und prüfen kann. Seine Worte sind sicherlich nicht ohne Sinn.“

Kommentar:

Wie alle alchimistischen Texte ist hier ein Konglomerat von nebulösen Aussagen und Fachtermini zusammengestellt, die ein Außenstehender kaum verstehen kann. Der Autor *Zhang Ze Yang* war ein Gelehrter aus der frühen Song-Zeit, dessen grundlegende Idee in seinen Lehren die Einheit der drei Schulen Konfuzianismus *rú* 儒, Daoismus *dào* 道 und Buddhismus *fó* 佛 war. Er stellt die acht Gefäße als Wurzeln des vorhimmlischen Dao dar und als Stammväter des großen Einen *tài yī* 太一.

[1] Hier könnte auch die Lage und das Organ der **Prostata** gemeint sein, die in den klassischen Medizintexten Chinas unerwähnt bleibt.

Er verwendet den Yin Qiao Mai bei seinen Übungen, um das goldene Elixier *jīn dān* 金丹 zu bilden. Er betont die Verbindung zwischen Gehirn und Fußsohle durch den Yin Qiao Mai. Seine Techniken beginnen mit leichten Meditationsübungen zur Stärkung des Lebens *mìng* 命 und der Natur *xìng* 性, um dann das „Kreisen des Lichts" vom Du Mai aus zu beginnen.

Schließlich erfährt der Adept eine kaiserliche Audienz, wenn durch stetige Umwandlungen und Schmelzungen von Jing in Qi und von Qi in Shen der ursprüngliche Geist hervortritt. Als Resultat werden alle 36 Paläste verjüngt und erfrischt sein, d. h. alle wichtigen Organe sind dann revitalisiert. Die körperlichen Veränderungen, die damit einhergehen, dienen als Bestätigung, dass die Übungen richtig ausgeführt wurden. Diese so genannten „Zeichen" sind sehr wichtig für den Adepten, zeigen sie ihm doch, dass er auf dem richtigen Weg ist und seinem Lehrer, dass eine neue Stufe eingeleitet werden kann.

Zhang sagt, wer den Lehren der inneren Alchimie folgt, ist ein Yang-Geist *yáng shén* 陽神, wer aber den Lehren des Zen-Buddhismus folgt, ist ein Yin-Geist *yīn shén* 陰神. Damit wendet er sich kritisch gegen den Zen-Buddhismus, weil dieser keine Lebenspflege und kein Streben nach Unsterblichkeit lehrt.

Li Shi Shen kommentiert unter seinem Pseudonym *Bīn Hú* 瀕湖 trocken, dass es wohl viele Ideen zur Goldpille gäbe, aber sich alle darüber einig wären, dass zumindest Chong, Ren und Du Mai eine wichtige Rolle dabei spielten. Zum Schluß erwähnt er den dunklen Weg, der zur Betrachtung der inneren Landschaft *nèi jǐng* 内景 führt. Ihn zu gehen ist nur demjenigen gestattet, der diese Lehren gründlich reflektiert und praktiziert hat.

Letzteres gilt selbstverständlich auch für den Betrachter des *Nei Jing Tu*, jener Karte über die inneren Strukturen, deren Allegorien und Landschaftsmalereien so wunderbar unsere mikrokosmische Landschaft wiederspiegeln.

d) Verbindung der rechten und linken Körperseite:

Es wird ebenfalls seit dem *Qi Jing Ba Mai Kao* angenommen, dass die zwei Qiao Mai-Gefäße die linke und rechte Seite des Körpers harmonisieren. Der Terminus *xíng yú shēn zhī zuǒ yòu* 行于身之左右 heißt wörtlich: „Das Gehen im linken und rechten (Teil) des Körpers" und beschreibt die Idee, dass links und rechts nur vereint ein Ganzes ergeben. Wenn die linke Seite dem Yang entspricht, wird der Yang Qiao Mai das Linke übernehmen. Wenn die rechte Seite dem Yin entspricht, ist der Yin Qiao Mai für das Rechte verantwortlich.

Ihr gemeinsamer Treffpunkt liegt am inneren Augenwinkel im Punkt *Jing Ming* (Bl 1). Für den „Glanz des Augapfels" sind die Essenzen verantwortlich, die gemeinsam von den Qiao Mai-Gefäßen nach oben geführt werden. Das Augensystem *mù xì* 目系 hat eine direkte Verbindung mit dem Gehirn und vermittelt die Reize der Außenwelt, die im Gehirn verarbeitet werden und wieder nach außen zurückgehen.

Aus westlicher Sicht ist für unser Denken und unsere Wahrnehmung das Großhirn zuständig. Hier vermutet man den Ursprung von Intelligenz und Urteilsvermögen des Menschen. Beide Hälften des Großhirns sind durch einen dicken Nervenstrang verbunden, den *Corpus Callosum.* Dieser „Balken" lässt beide Gehirnhälften miteinander kommunizieren. Er sollte durchgängig sein, damit ein reger Austausch zwischen links und rechts möglich ist. Dann erst sind wir der Lage, zur gleichen Zeit unterschiedliche Funktionen zu verrichten, also „Multi-Tasking fähig" zu sein.

An den Talenten der Menschen ist leicht zu erkennen, welche ihrer Gehirnhälften aktiver ist. Manche sind eher mathematisch begabt (die linke Gehirnhälfte ist aktiv), andere sind musisch veranlagt (die rechte Gehirnhälfte ist aktiv). Manche Leute können flüssig und zusammenhängend formulieren, während andere Schwierigkeiten haben, komplette Sätze zu bilden. Einige Menschen treffen ihre Entscheidungen ohne viele Grübeleien, andere können weder ja noch nein sagen. Manche brauchen zahlreiche Erklärungen um etwas zu verstehen, was andere nach wenigen Sekunden begriffen haben. Diese Unterschiede sind nicht oder nicht nur das Resultat von Sozialisationsprozessen sondern Ausdruck einer aktiveren Gehirnhälfte.[1]

---

[1] Darüber streiten sich die Gelehrten, seitdem Naturwissenschaft und Sozialwissenschaft versuchen, die Entwicklung des Menschen zu interpretieren und fassbar zu machen. Aber jede Theorie bildet nur einen Teil der Wirklichkeit ab und erst die Gesamtschau verschiedener Ansätze lässt ein einigermaßen realistisches Menschenbild zu.

Man vermutet auch einen Zusammenhang zwischen der Ausprägung und Aktivität der beiden Großhirnanteile und den Links- beziehungsweise Rechtshändern. In der Anatomie überkreuzen sich die Gehirnnerven am *Corpus Callosum*, sodass die rechte Hemisphäre für die linke Hand und die linke Hemisphäre für die rechte Hand zuständig ist.

Die Natur legt fest, welche Anteile im Großhirn aktiver sind und es zeigt sich, dass Mädchen oft „rechtshirniger" sind als Jungen. Das Umerziehen eines Linkshänders bei Kindern in einen Rechtshänder ist deshalb höchst problematisch und kann zu mentalen Problemen bis hin zu schweren Verhaltensstörungen führen. Nicht zuletzt bestimmen die Gehirnhälften, welches unserer beiden Augen wir beim Sehen bevorzugen – zum Beispiel, wenn wir etwas betrachten oder fotografieren. Manche Wissenschaftler sind sogar der Ansicht, es gäbe wie bei den Gehirnhälften ein „logisch sehendes" und ein „intuitiv sehendes" Auge.

Beide Hemisphären haben also unterschiedliche Arbeits- und Reaktionsweisen: In der linken Hemisphäre wird bewusst gedacht, gesprochen, gelesen, geschrieben und analysiert. Die linke Hemisphäre bevorzugt ein lineares, logisches, analytisches und sequenzielles Herangehen an die Außenwelt. Die rechte Hemisphäre arbeitet eher synthetisch, zirkulär und empfindet ganzheitlich. Sie bevorzugt das große Ganze und liebt eher den Überblick als die Details. Die linke Hemisphäre sieht den Wald vor lauter Bäumen nicht, die rechte Hemisphäre erfreut sich am ganzen Wald. Im wahrsten Sinne des Wortes ist die rechte Gehirnhälfte eher sprachlos und mehr an Bildern, Metaphern, Farben, Formen und Tagträumen interessiert.[1]

Aus der rechten Gehirnhälfte melden sich auch unsere Gefühle. Momentanes Wohl- oder Unwohlsein, Vorlieben, Antipathien und Inspirationen, die zum Teil aus tiefer liegenden Hirnregionen stammen, werden hier zu wahrnehmbaren Informationen verarbeitet. Auch die so genannte Intuition erfolgt über das rechte Gehirn. Immer dann, wenn das Gefühl dominiert, tritt ausschließlich die rechte Großhirnhälfte in Aktion. Schließlich sind über diesen Gehirnteil auch die kreativen Fähigkeiten zu aktivieren. Das Rechtshirn ist gefragt, wenn die Kräfte der Fantasie gefordert sind oder wenn eine Sache im Überblick betrachtet werden soll.

---

[1] Vergl. auch: **S. P. Springer und G. Deutsch**: Linkes - rechtes Gehirn: funktionelle Asymmetrien, Heidelberg, 1987

Mit Hilfe der linksseitigen Großhirnhälfte werden Sprachen und Daten gespeichert. Wie eine EDV-Anlage sammeln wir Zahlen, Formeln, Ergebnisse von Analysen und erlernen Techniken. Das Linkshirn arbeitet logisch. Es hilft Schlüsse zu ziehen, es bewertet Sachverhalte, misst die Zeit und kombiniert Fakten. All das geschieht unter Ausschluss emotionaler und fantasievoller Kräfte. Erlerntes wird über das linke Gehirn gespeichert: Schul- und Fachwissen genauso wie handwerkliche Fähigkeiten oder mechanische Abläufe wie Schreibmaschine-Schreiben. Selbst Auto- und Fahrradfahren sowie die Techniken von Sportarten werden zu einem erheblichen Teil über die linke Gehirnhälfte gesteuert und koordiniert.

Schließlich liegen hier die wesentlichen Zentren für die Beherrschung der Sprache und des Lesens. Das gesamte Rüstzeug zur sprachlichen Kommunikation ist in der linken Gehirnhälfte verankert.

Kehren wir zu den Qiao Mai-Gefäßen zurück. Wir haben nun ein konkreteres Bild ihrer Funktion, die rechte und die linke Körperhälfte zu verbinden. Der Yin Qiao Mai bewegt das Yin und die Essenzen nach oben. Seine dynamische Kraft versorgt die rechte Gehirnhälfte. Kommt es zu einer Erkrankung in diesem Wundergefäß, staut sich das Yin und die Verbindung zur linken Hemisphäre ist unterbrochen. Über die vielfältigen Symptome haben wir schon weiter oben gesprochen. Unter den Symptomen, die das Gehirn betreffen, sind besonders die nächtlich auftretenden epileptischen Anfälle zu nennen und die überwältigende Schlafsucht.

Der Yang Qiao Mai bewegt die Essenzen nach oben, ist aber verantwortlich für das Absenken des Yang. Seine dynamische Kraft entlastet die linke Gehirnhälfte und sorgt für einen Gleichklang zwischen den Hemisphären. Kommt es zu einer Erkrankung des Yang Qiao Mai, staut sich das Yang im Kopfbereich und die linke Hemisphäre ist hyperaktiv. Dies mag eine Erklärung für das Krankheitsbild des hyperaktiven Kindes sein, kurz ADS (Aufmerksamkeitsdefizit-Syndrom) genannt.

Schon im Kindergarten- und Vorschulalter werden bestimmte Verhaltensmuster erkennbar: ADS-Kinder sind schwer in Gruppen integrierbar, sie stehen gern im Mittelpunkt, sind immer auf Achse und können nur schwer bei einer Sache bleiben. Im Schulalter geraten sie oft in eine Außenseiterposition, sind Störenfried oder Klassenkasper. Die Disziplin, die im Klassenzimmer nun von ihnen verlangt wird, stellt für sie eine unlösbare Aufgabe dar.

Gedanken, die ihnen durch den Kopf schießen, müssen sie sofort in die Klasse rufen und können nicht warten, bis der Lehrer sie drannimmt, nachdem sie sich gemeldet haben. Ihr übersteigerter Gerechtigkeitssinn und ihre unberechenbare Impulsivität sind oft genug Anlass oder Verstärker bei verbalen und manchmal auch handgreiflichen Auseinandersetzungen.[1]

Wir ahnen nun vielleicht, welche Kraft das Einschalten der Qiao Mai-Gefäße entwickeln kann. Je nach Symptomatik (Yin- oder Yang-Fülle) können wir ihre Konfluenzpunkte Ni 6 oder Bl 62 sedieren. Um den Ausgleich beider Wundergefäße im *Corpus Callosum* zu fördern, empfiehlt es sich auch, dazu den Vereinigungspunkt Bl 1 auf beiden Seiten harmonisierend zu nadeln.

[1] Vergl. **C. Neuhaus**: Das hyperaktive Kind und seine Probleme, Urania 2002

5. Auffangbecken für übles Qi:

Durch seinen engen Kontakt zur Erde hat der Yin Qiao Mai die Tendenz, pathogene Kälte und Nässe zu absorbieren. Als ein echtes Nebengefäß der Nieren-Leitbahn hilft er der Niere, wenn sie von feuchter Kälte überwältigt wird. In seinem Verlauf können sich dann Ödeme, Ansammlungen und Stagnationen bilden. Diese Symptome sind oben ausführlich beschrieben worden.

Die Indikation aus dem *Zhen Jiu Da Cheng* „langanhaltende Kälte im Uterus der verheirateten Frau bewirkt, dass sie keine Kinder kriegen kann“ hat sich in meiner Praxis schon oft bestätigt. Hier genügt es nicht allein, den Uterus über das Konzeptionsgefäß zu öffnen, sondern wir brauchen die dynamische Kraft des „Yin-Erregers“, um auch die Kälte zu eliminieren. Nicht umsonst empfiehlt *Wang Shu He* in seinem Pulsklassiker, den Punkt Ni 6 mit Moxa zu behandeln.

Patienten, die in feuchten Gegenden oder Räumen leben („Schimmelpilz“), werden ein chronisches Feuchtigkeitsproblem bekommen. Diese Nässe verursacht nicht nur eine allgemeine Trägheit und Schwerfälligkeit, sondern auch Atemnot durch Schleimbildungen in der Lunge. Hier kann das Einschalten des Yin Qiao Mai die Atemwege befreien und der Niere helfen, das Qi der Lunge zu empfangen. Überdies wird die Milz darin unterstützt, die Flüssigkeiten im Körper zu bewegen.

Ein wichtiger zusätzlicher Punkt dafür ist *jiāo xìn* 交信 = wechselseitiges Vertrauen (Ni 8). Dieser Punkt liegt oberhalb des Fußknöchels ganz in der Nähe von Ni 7 und Mi 6, dem Kreuzungspunkt der 3 Yin-Leitbahnen am Fuß. Ni 8 ist gleichzeitig der *Xī* 郄-Spaltpunkt des Yin Qiao Mai und vermittelt in dieser Qualtät ebenso die bewegende Kraft des Wundergefäßes.

Nur die Wundergefäße der zweiten Generation haben einen Spalt-Punkt. Diese Tatsache mag ein Hinweis darauf sein, dass die Wundergefäße der zweiten Generation eher dazu dienen, Qi und Blut zu bewegen und optimal zu verteilen, als eine Reserve zu enthalten. So ergibt die Koppelung zweier Gefäße mit einer ähnlichen Synergie einen Sinn.

6. Ein Konstitutionstypus:

Frauen im mittleren Alter, die unter substanziellen Stagnationen leiden, entsprechen dem Yin Qiao Mai-Typus. Die Beschwerden können mit einer Schwangerschaft zusammenhängen oder nach einer Geburt entstehen, es haben sich Tumore gebildet, weil die Säfte stagnieren. Unten Schleimbildung und oben Trockenheit, so könnte ein Krankheitsbild aussehen. Die Patientin hat morgens Schwierigkeiten, in die „Gänge zu kommen", sie leidet an Antriebsarmut, alles fällt schwer, sie möchte am Liebsten liegenbleiben, weil der Berg ihrer Tagespflichten unüberwindbar erscheint. Sie kann unter Depressionen durch ihre Yin-Stagnation leiden ebenso wie unter Schlafstörungen. Obwohl sie frühzeitig zu Bett geht, scheint es, als ob sie nie genug Schlaf bekommt. Sie hat trübe Gedanken, einen glanzlosen Blick und viele Falten im Gesicht. Die stammen nicht nur vom Rauchen, sondern auch von einer mangelhaften Säfteversorgung des oberen Erwärmers durch den Yin Qiao Mai. Wenn wir uns den Namen des Konfluenzpunktes Ni 6 unter diesen Aspekten noch einmal ansehen, blicken wir auf ein „Meer der Erhellung", das erstrahlt, wenn die Flüssigkeiten wieder bis zu den Augen gelangen.

Gerhard Bachmann gibt als homöopathischen Konstitutions-Typen **Kalium Carbonicum** an.

„Der Kalium Carbonicum-Reaktionstyp ist ein anämischer, blasser, muskelschwacher, frostiger und ängstlicher Neurastheniker, mehr oder weniger aufgedunsen infolge seiner Ödembereitschaft, Kurzatmigkeit infolge von Herzmuskelschwäche mit Reizleitungsstörungen und Dypnoe. Alles, Schreck, Anstrengung, Erkältung, Magen- und Regelstörungen schlägt dem Kranken auf das Kreuz. Dysmenorrhoe mit Rücken- und Kreuzschmerzen, welche in den Oberschenkel ausstrahlen.

Der Kalium Carbonicum-Typus ist schreckhaft, ängstlich, will nicht allein sein, Depression mit Neigung zum Weinen; Bewegung bessert alle Beschwerden, häufig ist eine nächtliche Verschlimmerung zu sehen (z. B. Krampfhusten und Asthma um 3 Uhr morgens). Sein Leiden verschlimmert sich auch bei nassem und kaltem Wetter. Er ist sehr empfindlich gegen Kälte und gegen jeden Luftzug.[1]

[1] **J. T. Kent**: Arzneimittelbilder, Ulm,1958, S. 452 ff.

7. Klassische Indikationen (Zhen Jing Zhi Nan):

„Der Punkt *Zhào Hǎi* (Ni 6) heilt hauptsächlich 29 Krankheiten:

- *hóu lóng bì sāi* 喉嚨閉塞: blockierte Kehle (Magen)

- *xiǎo fù lěng tòng* 小腹冷痛: Kälte und Schmerzen im Unterbauch (Niere, Leber)

- *xiǎo biàn lín sè bìng bù tōng* 小便淋澀並不通: das Wasserlassen ist tröpfelnd und schwierig, (die Harnwege) sind blockiert (Blase)

- *fù rén xuè yūn* 婦人血暈: Schwindel durch Blutungen der verheirateten Frau (Lunge, Niere)

- *bǎng guāng qì tòng* 膀胱氣痛: schmerzhaftes Blasen-Qi (Blase)

- *tāi yī bù xià* 胎衣不下: die Nachgeburt kommt nicht heraus (Niere)

- *qí fù tòng* 臍腹痛: Schmerzen im Bereich des Bauchnabels (Milz)

- *xiǎo fù zhàng mǎn* 小腹脹滿: Schwellungen und Völlegefühl im Unterbauch (Dünndarm)

- *cháng pì xià xiě* 腸癖下血: Schwäche in den Eingeweiden mit Blutungen (Dickdarm)

- *yǐn shí bù nà fǎn wèi tǔ shí* 飲食不納反胃吐食: Essen und Trinken werden nicht angenommen, Übelkeit und Erbrechen der Speisen (Magen)

- *nán zi pì bìng jiǔ jī* 男子癖並酒積: Suchterkrankungen[1] der Männer mit Alkohol-Massenbildungen (Lunge, Leber)

- *cháng míng xià lì fù tòng* 腸鳴下痢腹痛: Geräusche in den Eingeweiden mit abgehenden Durchfällen und Bauchschmerzen (Dickdarm)

[1] Der Terminus *pì* 癖 hat in der chinesischen Medizin eine Reihe von Bedeutungsfacetten. Er kann Magenbeschwerden, Heißhunger, suchtartiges Essen und jede krankhafte Sucht bedeuten. Siehe auch weiter oben.

- *zhōng mǎn bù kuài* 中滿不快: Unglücklichsein durch Völle in der Mitte (Magen)

- *shí bù huà* 食不化: Die Speisen werden nicht umgewandelt (Magen)

- *fù rén xuè jī shèn zhǔ xīn jù* 婦人血聚: Bildung von Blutklumpen bei der verheirateten Frau (Niere, Herz-Beschützer)

- *ér zhěn tòng* 兒枕痛: Nackenschmerzen bei Kindern (Magen, Leber)

- *nán chǎn* 難產: schwierige Geburt (Niere, Leber)

- *xiè xiè* 泄瀉: Durchfälle (Milz)

- *ǒu tǔ* 嘔吐: Erbrechen (Magen)

- *jiǔ jí* 酒疾: Alkoholkrankheit (Milz)

- *xián qì* 痃氣: *Xian Qi*[1] (Magen)

- *qì kuài* 氣塊: Qi-Klumpen (Milz, Leber, Niere)

- *jiǔ bì* 酒痺: Alkohol-Blockaden (Magen, Leber)

- *qì gé* 氣膈: Qi-Ansammlungen im Zwerchfell (Herz-Beschützer)

- *dà biàn bù tōng* 大便不通: der Stuhlgang ist blockiert (Dickdarm)

- *shí láo huáng* 食勞黃: Ermüdung und Gelbsucht durch Essen (Milz, Magen)

- *cháng fēng yǎng* 腸風癢: Eingeweide-Winde und Juckreiz (Dickdarm)

- *pì tòng* 癖痛: Suchterkrankungen[2] und Schmerzen (Leber, Lunge)

- *zú rè jué* 足熱厥: Hitze-Erschöpfung in den Beinen (Herz-Beschützer)

Die oben zitierten Krankheitsbilder, *Zhào Hǎi* 照海 beherrscht sie alle! Zuerst nimm *Zhào Hǎi* (Ni 6), danach nimm *Liè Quē* (Lu 7)."

[1] Über das Krankheitsbild *xián qì* 痃氣 siehe oben!

[2] Siehe oben!

8. Klassische Kombinationen (Zhen Jiu Da Quan):

„Bei der Heilung der folgenden Krankheiten muss man zuerst Ni 6 nehmen, an zweiter Stelle Punkte, die (der Krankheit) entsprechen.

Zhao Hai heilt 29 Krankheitsbilder:

- tröpfelndes Wasserlassen, die Wasserwege sind nicht durchgängig: + Mi 9, Mi 6, SJ 1, Di 4

- Kälte und Schmerzen im Unterleib, häufiges Wasserlassen: + Ren 6, Ren 4, Mi 6, Bl 23

- die 7 Shan-Erkrankungen[1] und die Klasse der Ben Tun-Erkrankungen[2]: + Le 1, Ma 22, Dan Tian (Ren 5), Mi 6, Ni 1, Le 13, P 7

- einseitige Schwellung und Schmerzen im Hoden: + Le 1, Le 8, Ni 2, Mi 6, Ma 29, Ma 22, Bl 28, Bl 23

- Spannungen in der weiblichen Brust, Shan-Qi[3] mit anfallsartigen Herzschmerzen: + Gbl 26, Ni 1, Ni 3, Le 1

- tröpfelndes Wasserlassen, die Blutungen hören nicht auf, Schmerzen in den Yin (Geschlechts-) Organen: + Ni 10, Ni 1, Mi 6

- Samenfluss, trüber Urin, häufiges Wasserlassen: + Ren 4, Bl 30, Ni 3, Mi 6

- nächtliche Träume von Sex mit Dämonen, Samenfluss, der unerträglich ist: + Ren 3, Bl 43, Bl 15, Ni 2, Bl 23

- schwere Geburt der (verheirateten) Frau, das Kind hält mit beiden Händen das Herz der Mutter fest und will nicht absteigen: + Ren 14, Di 4, Mi 6, Bl 67 (hier Moxa)

- Verstopfung (unverheirateter) Frauen: + Bl 62, Gbl 34, Mi 6, Ni 3

---

[1] *Shàn* 疝-Erkrankungen: siehe oben in der Beschreibung des Ren Mai.

[2] *Bēn tún* 奔豚 = laufendes Ferkelchen; ein alter Begriff für alle funktionellen Magen-Darm-Beschwerden, auch mit psychosomatischer Genese; der Patient hat viele Blähungen und ein Gefühl von Massenbildungen, als ob sich etwas im Bauch bewegt.

[3] Siehe oben!

- verzögerte Nachgeburt, Schmerzen um den Bauchnabel und übler Ausfluss Lochien), der nicht aufhört: + Ren 9, Ren 4, Bl 43, Mi 6

- bei allen (üblen) Einflüssen auf den Embryo: Blut-Gift, Wassergift, Qi-Gift, Nahrungs-Gift: + Ren 17 (Qi-Gift), Ren 9 (Wasser-Gift), Ren 4, Ren 6, Ma 36 (Nahrungs-Gift), Le 2 (Blut-Gift), Mi 4 (Nahrungs-Gift), Ma 44 (Hitze-Gift), SJ 6 (Wasser-Gift), Mi 6 (Blut-Gift).

- Ausbleibende Regelblutung, Bauchschmerzen und spastische Atemnot: + Ren 10, Ren 17, Ren 6, Ma 36, Le 2

- Qi und Blut der Frau sind erschöpft, Hitze und Unruhe in den fünf Herzen, Schmerzen in den Gliedern und im ganzen Körper, die Augen sind trübe und im Schädel eingesunken: + Du 20, Bl 43, Di 11, Di 4, Gbl 39, Bl 23.

- Schwäche und Leiden alter Menschen, die Muskeln und Sehnen von Händen und Füßen rollen sich ein, so dass sie weder angehoben noch sonst bewegt werden können: + Bl 57, Gbl 34, Le 3, Lu 5, Di 4, Gbl 41.

- Plötzliche Anfälle von Durchfall und Erbrechen, die Hände und Füße drehen sich ein: + Bl 65, Ma 36, Bl 57, Di 11, Lu 5, Gbl 34, Dü 4.

- Lähmungen und Taubheit der Beine (*jiăo qì* 腳氣) durch Nässe-Kälte, die sich durch Hitze und großen Schmerz ausdrückt: + Le 3, Bl 40, Mi 6.

- Nierenschwäche und *jiăo qì* 腳氣 mit roten Schwellungen und großer Hitze, die nicht aufhört: + Ma 30, Mi 10, Ni 3, Mi 4, Bl 40, Mi 6.

- Männliches *jiăo qì* 腳氣 mit großen Schmerzen in Knic, Kopf, Innenfuß und den fünf Fingern: + Bl 60, Le 7, Gbl 39, Bl 40

- Der ganze Körper ist aufgebläht und angeschwollen, oberflächliche Schwellungen durch Wasseransammlungen: + Ren 6, Ma 36, Di 11, Di 4, Ma 44, Le 2, Mi 6.

- Der ganze Bauch ist voller Würmer und angeschwollen, mit keuchender Atmung und Atemnot: + Ren 17, Ren 6, Ren 9, Ma 36, Le 2.

- Schwellungen in Brust und Bauch, ähnlich wie (das Aussehen) einer großen Schüssel: + Ren 12, Ren 17, Ren 9, Ma 36, Le 2

- oberflächliche Schwellungen in den Gliedmaßen, Gesicht und Augen, große Hitze, die nicht aufhört: + Du 26, Di 4, Ma 36, Gbl 41, Di 11, Mi 6

- Schwäche und Schädigungen der (verheirateten) Frau, der Körper ist dünn und ausgezehrt, sie hat rötlich-weißlichen Ausfluss: + Du 20, Bl 23, Ren 4, Mi 6.

- Langanhaltende Kälte im Uterus der (unverheirateten) Frau, sie kann (deshalb) nicht schwanger werden: + Ren 3, Mi 6, Zi Gong (Extra-Punkt).

- Die monatliche Regel der (unverheirateten) Frau ist unregelmäßig, sie ist benommen im Kopf und hat ein wenig Bauchschmerzen: + Ren 7, Ma 44, Di 4.

- Die Monatsregel der Jungfrau kommt nicht durch, sie hat sehr starke Schmerzen um den Bauchnabel herum: + Ma 25, Ren 6, Mi 6

- Die Monatsregel der Jungfrau kommt nicht durch, sie hat Tröpfeln beim Wasserlassen und Schmerzen in der Lenden- und Bauchregion: + Bl 23, Ren 4, Mi 6.

- Schwere Geburt der (verheirateten) Frau, sie ist nicht in der Lage, an der Geburt teilzunehmen: + Mi 6, Di 4, Du Yin (Extra-Punkt nahe Bl 67) moxen."

9. Vernetzungen mit dem Makrokosmos:

In den klassischen Akupunkturbüchern wird der Yin Qiao Mai über seinen Punkt *Zhào Hǎi* 照海 (Ni 6) immer mit dem Trigramm *Kūn* 坤 in Verbindung gebracht. Das Trigramm besteht aus drei Yinstrichen.

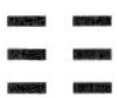

Kun verkörpert das Empfangende, den Bauch, ist die Erde, die Mutter und die Kuh als Symbol der Fruchtbarkeit. *Kun* ist die Mutter als Nährerin, die in ihrer Weichheit nachgiebig und empfangend ist. So unterstützt sie das schöpferische Yang und wirkt segenbringend.

Der Radikal ist *tǔ* 土 = Erde, das Phonetikum ist *shēn* 申 = ausdehnen, ausbreiten. *Kun* ist die Mutter Erde, sie verbreitet ihren mütterlichen Einfluss in alle Richtungen. Sie dehnt ihre Fürsorge auf alle Wesen aus und kennt weder Vorurteile noch Abneigungen. So zeigt uns das Schriftzeichen für *Kun* wieder einmal die Qualität der Erde als hingebungsvolle Mutter.

„Ebenso wie es nur einen Himmel gibt, gibt es auch nur eine Erde. Während aber beim Himmel die Verdoppelung des Zeichens zeitliche Dauer bedeutet, bedeutet sie bei der Erde die räumliche Ausdehnung und Festigkeit, mit der sie alles, was da lebt und webt, trägt und erhält. Die Erde in ihrer Hingebung trägt ohne Ausnahme Gut und Böse. So macht der Edle seinen Charakter weiträumig, gediegen und tragfähig, so dass er Menschen und Dinge zu tragen und ertragen vermag.“[1]

Wir finden im Trigramm *Kūn* 坤 problemlos die Wirkung des Yin Qiao Mai wieder. Es verkörpert die bewegende und nährende Kraft des Yin und damit Weiblichkeit und Mütterlichkeit wie kein anderes Wundergefäß.

„Das Empfangende wirkt erhabenes Gelingen, fördernd durch die Beharrlichkeit einer Stute. Hat der Edle etwas zu unternehmen und will voraus, so geht er irre; doch folgt er nach, so findet er Leitung. Fördernd ist es, im Westen und Süden Freunde zu finden, ruhige Beharrlichkeit bringt Heil!“ (ebenda)

---

[1] **R. Wilhelm**: I Ging, a. a. O. S. 8

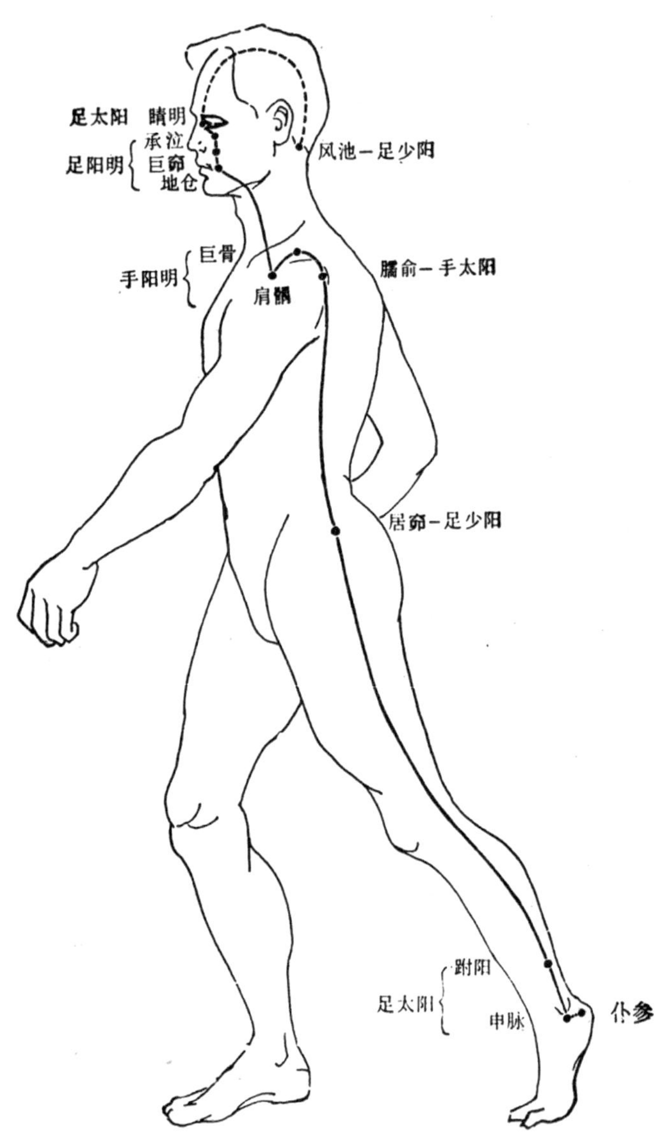

Verlauf des Yang Qiao Mai

Yang Qiao Mai – das Yang-Fersengefäß

2. Verlauf:

„Der Yang Qiao Mai ist ein abzweigendes Gefäß des Fuß Tai Yang. Sein Gefäß entspringt in der Mitte der Ferse und tritt heraus unterhalb des äußeren Knöchels am Punkt *Shen Mai* (Bl 62) der Fuß Tai Yang-Leitbahn. Sich anpassend umkreist er den Knöchel hinter der Ferse und bildet die Wurzel für den Punkt *Pu Can* (Bl 61). Drei Cun vom äußeren Knöchel nach oben steigend befindet sich *Fu Yang* (Bl 59), der sein Spalt-Punkt ist. Von hier geht sein Verlauf gerade nach oben über die äußere Grenze des Oberschenkels am Hinterteil und zieht am seitlichen Oberkörper vorbei zur hinteren Schulter. Dort versammelt er sich mit der Hand Tai Yang und dem Yang Wei Mai im Punkt *Nao Shu* (Dü 10). Im weiteren Verlauf geht er über den äußeren Rand des Schulterblattes nach vorn und versammelt sich mit der Hand Yang Ming im Punkt *Ju Gu* (Di 16) und im weiteren Verlauf mit der Hand Yang Ming und Shao Yang-Leitbahn im Punkt *Jian Yu* (Di 15).

Weiter nach oben steigend erreicht er *Ren Ying* (Ma 9) und umkreist auf beiden Seiten den Mund und die Lippen. Er versammelt sich dort mit den Hand und Fuß Yang Ming-Leitbahnen und dem Ren Mai im Punkt *Di Cang* (Ma 4). Zusammen mit dem Fuß Yang Ming geht er weiter zu *Ju Liao* (Ma 3) und trifft nochmals mit dem Ren Mai im Punkt *Cheng Qi* (Ma 1) zusammen.

Er erreicht den inneren Augenwinkel und versammelt sich im Punkt *Jing Ming* (Bl 1) als 5. Gefäß mit dem Hand und Fuß Tai Yang, Fuß Yang Ming und Yin Qiao Mai. Vom Jing Ming-Punkt steigt er in seinem Verlauf weiter nach oben und tritt in die Haargrenze ein, steigt hinter dem Ohr wieder herab und tritt in den Wind-Teich *Feng Chi* (Gbl 20) ein, um schließlich über den Windpalast *Feng Fu* (Du 16) in das Gehirn einzutreten. Hier endet sein Verlauf. Alle zusammen sind es 23 Punkte.“ (*Li Shi Zhen*)

Beim Verlauf des Yang Qiao Mai nach dem *Qi Jing Ba Mai Kao* (1572) erkennen wir deutlich den Kontrast zum Yin Qiao Mai, der einen Bezug zur Innenseite des Körpers aufwies. Der Yang Qiao Mai ist ein Nebengefäß der Blasen-Leitbahn, sein Anfang befindet sich an der äußeren Ferse, er steigt am äußeren Anteil des Beines nach oben und erstreckt sich über die äußere Schulter. Er verbindet also alle Bereiche, die zur Außenseite *biǎo* 表 oder zum Äußeren *wài* 外 gehören.

Auch die Verbindungspunkte sind viel zahlreicher. Außer der San Jiao-Leitbahn verknüpft der Yang Qiao Mai alle Yang-Leitbahnen. Wieder finden wir die Betonung auf einem *Xī* 郄-Spalt-Punkt, die das Besondere dieser „zweiten Generation“ von Wundergefäßen ausmachen. Wir haben zwei Möglichkeiten, auf diese Gefäße einzuwirken: Einmal über ihren Konfluenzpunkt und einmal über ihren Spalt-Punkt.

Xī 郄 = Spalte, Kluft, eine Vertiefung, Zwischenraum, ein Spalt, eine Grenze; das Bild des Schriftzeichens zeigt rechts einen Regierungssitz, von dem Autorität ausgeht, daneben ein gebeugter Arm, der etwas schneidet. Die besondere Qualifikation eines Xi (Cleft)-Punktes[1] besteht darin, dass er eine motivierende Kraft bei Stagnation von Qi und Blut aufweist. So nadeln wir ihn bevorzugt bei einer Fülle-Situation, um die Stagnation aufzulösen und Qi und Blut zu bewegen. Eine tonisierende Nadelung des Spaltpunktes ist dann sinnvoll, wenn der Energiefluss entlang einer Leitbahn (resp. in einem Wundergefäß) so träge ist, dass sein Fluss zu versiegen droht. Dann überwinden wir gewissermaßen die Kluft oder den Spalt, indem wir eine Verbindungsbrücke herstellen. In diesem Sinne ist das Nadeln der Xi-Cleft-Punkte besonders dort von Nutzen, wo Narben oder andere Unterbrechungen auf einer Leitbahn den Qi-Fluss blockieren.

Wegen seines Verlaufs über den Yang-Anteil der unteren Extremitäten und über die äußere Schulterpartie ist der Yang Qiao Mai prädestiniert für die Behandlung von Bewegungs- und Koordinationsstörungen der Arme und Beine, besonders dann, wenn ein Krafteinsatz erforderlich ist oder eine Schwäche vorliegt. Ebenso wie der Yin Qiao Mai berührt auch der Yang Qiao Mai den Punkt *Ren Ying* (Ma 9) und gibt dem Karotis-Puls einen Teil seiner Yang-Kraft.[2] Sein Verlauf im Gesicht und die Verknüpfung einiger Punkte der Magen-Leitbahn geben Hinweise auf seine Wirkung bei Hemiplegien und Neuralgien in diesem Bereich.

Schließlich endet der Yang Qiao Mai im Nacken, wo er zwei wichtige „Wind-Punkte“ verknüpft, die Eingangspforten für pathogenen Wind von außen und die Austrittstore für inneren Wind darstellen, den zu „vertreiben“ *shū* 疏 oder zu „löschen“ *xí* 熄 lebensrettend sein kann.

---

[1] Im Sprachgebrauch der TCM-Terminologie hat sich der Begriff „Xi-Cleft-Punkt“ aus dem Englischen dermaßen eingebürgert, dass ich ihn hier synonym zum sprachlich korrekten Begriff „Spalt-Punkt“ verwende.

[2] Vergl. das *Ling Shu*, Kap. 9, in dem das Verhältnis zwischen den Pulsen am Handgelenk und an der Halsschlagader verglichen wird, um Fülle oder Leere der Zang Fu-Organe festzustellen.

陽蹻脈穴圖

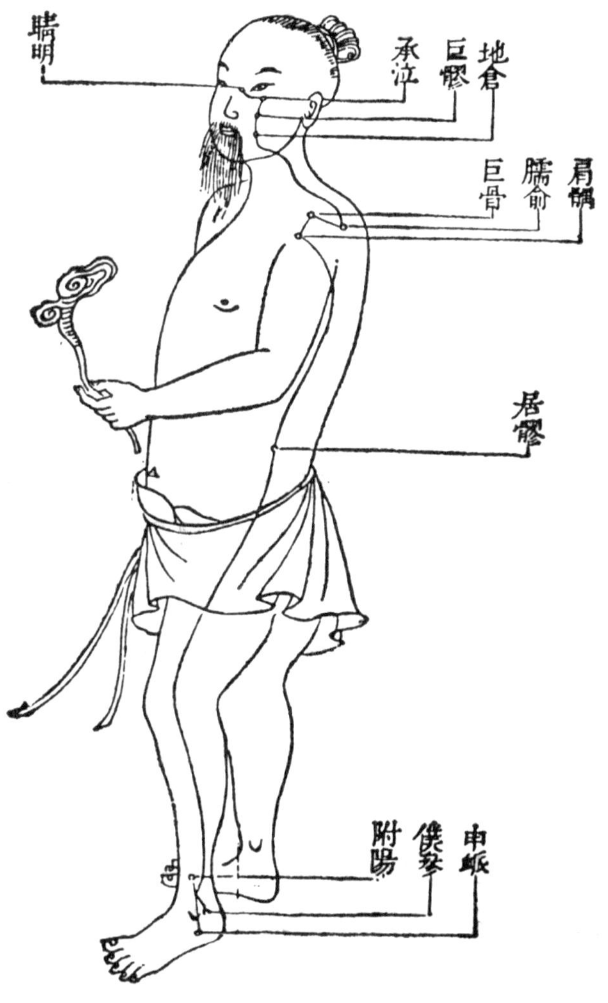

Vereinigungspunkte des Yang Qiao Mai

3. Die Vereinigungspunkte:

Der Yang Qiao Mai vereinigt nach *Li Shi Zhen* 23 Punkte, nämlich 11 Punkte, die paarig angelegt sind und den einzelnen Punkt Du 16:

Bl 62 *shēn mài* 申脈 = Streckgefäß
Bl 61 *pú cān* 仆參 = gehorsamer Diener (der Knecht klagt an)
Bl 59 fù *yáng* 附陽 = beigefügtes Yang
Dü 10 *nào shū* 臑俞 = Shu-Punkt am Oberarm
Di 15 *jiān yú* 肩髃 = Schulterknochen
Di 16 *jù gú* 巨骨 = mächtiger Knochen
Ma 4 *dì cāng* 地倉 = Kornkammer der Erde
Ma 3 *jù liáo* 巨髎 = mächtige Knochenhöhle
Ma 1 *chéng qì* 承泣 = Tränenempfänger
Bl 1 *jīng míng* 睛明 = glänzende Augen
Gbl 20 *fēng chí* 風池 = Wind-Teich
Du 16 *fēng fǔ* 風府 = Palast der Winde

Auch im Yang Qiao Mai beginnt die Kraft von der Ferse aus aufzusteigen. Von unten nach oben verteilt dieses Gefäß die Essenzen vom Fuß bis zum Scheitel. Sein Anfangspunkt ist gleichzeitig der Konfluenzpunkt, der den Yang Qiao Mai aktiviert. *Shen Mai* (Bl 62) weist im Namen darauf hin, was dieses Gefäß kann: Es ermöglicht dem Menschen, sich auf die Zehenspitzen zu stellen und sich dem Himmel entgegenzustrecken.

Shēn 申 = sich ausdehnen, berichten, ausstrecken, kundtun; das Zeichen zeigt einen Blitz *diàn* 電, der aus einer Gewitterwolke hervorsticht. Da der Blitz seit Urzeiten das Erscheinen eines göttlichen Wesens ankündigte, liegt die Beziehung zu *shén* 神 = göttlich oder Geist nahe.

Shen bezeichnet aber auch den neunten der zwölf Erdenzweige, der am Himmel mit der Zeit 15-17 Uhr am Nachmittag korrespondiert, auf der Erde mit den Regionen im Süd-Westen und im Menschen mit der Blasen-Leitbahn. Wir haben hier wieder einmal eine geglückte Auswahl eines Schriftzeichens, das mit seiner emblematischen Kraft so viele Aspekte in sich vereinigen kann. Als echtes Nebengefäß der Blasen-Leitbahn hat der Yang Qiao Mai die Kraft des Tai Yang (Wasser-Yang) und entfaltet und streckt sich in seinem Verlauf bis in den Himmel zu den Geistern. Nach jeder Streckung erfolgt eine Beugung. Diese Verbeugung ermöglicht der nächste Punkt *Pu Can* (Bl 61).

In alten Zeiten, wenn der Diener seinen Herren traf, musste er ihm Respekt zollen, indem er vor ihm auf die Knie fiel. In dieser Position liegt der Punkt direkt unter dem großen Trochanter, der ihn abdrückt, deshalb der Name „gehorsamer Diener". Der Knecht klagt an, weil er in dieser Position Schmerzen empfindet; *Pu Can* (Bl 61) ist so ein wichtiger Punkt bei allen Schmerzen in den Füßen und Beinen. Ein respektloses Verhalten und obszöne Reden, die auf eine Verwirrung des Geistes hinweisen, lassen sich ebenfalls über diesen Punkt beeinflussen. Der Patient lernt Respekt und Demut anderen gegenüber, wenn wir den Yang Qiao Mai aktivieren (siehe später).

Der letzte Verbindungspunkt mit der Blasen-Leitbahn ist *Fu Yang* (Bl 59). In seiner Nähe liegt auch der Luo-Punkt der Blase *Fei Yang* (Bl 58). In seiner Funktion als Spalt-Punkt ist Bl 59 besonders in der Lage, das Yang zu bewegen. Alle drei Verknüpfungspunkte am Fuß sind sehr wirksam darin, die Kraft und die Beweglichkeit in den unteren Extremitäten zu fördern. Nach den Füßen werden die Oberarme und Schultern gezielt mit Essenzen versorgt. Di 15 und Di 16 machen die Leitbahnen und Nebengefäße dieser Region durchgängig, fördern die Beweglichkeit der Gelenke und zerstreuen äußere pathogene Faktoren. Schmerzhafte Bewegungseinschränkungen (Bi-Syndrome) fallen hier ebenso in den Wirkungsbereich des Yang Qiao Mai wie schlaffe Lähmungen und Hemiplegien (Wei-Syndrome). Dü 10 entspannt die Muskeln und Sehnen und beseitigt Schulter- und Oberarmschmerzen, die nach hinten zu den Schulterblättern ausstrahlen.

Schließlich haben wir die Einwirkung des Yang Qiao Mai im Gesicht über die Punkte Ma 4, Ma 3, Ma 1 und am Kopf über die Punkte Bl 1, Gbl 20, Du 16. Wir befinden uns hier im Yang-Bereich des Menschen und die Pathogene, die hier Schaden anrichten, werden Yang-Pathogene sein, also Wind und Hitze. Pathogener Wind im Gesicht macht eine Schiefstellung des Mundes, Taubheit der Lippen und Kiefernsperre, Hitze bewirkt starke Schmerzen in den Yang Ming-Leitbahnen. Der Yang Qiao Mai transportiert Essenzen zum Gesicht und absorbiert eine Yang-Fülle in diesem Bereich. Rote Augen, alle Formen entzündlicher Prozesse in den Augen sind Zeichen von Wind-Hitze oder Feuer im oberen Erwärmer. Durch die Aktivierung des Yang Qiao Mai werden die Pathogene am Punkt Bl 1 absorbiert und aus dem Verkehr gezogen. Innerer Wind ist im schlimmsten Fall die Ursache für einen Schlaganfall. Gbl 20 und Du 16 sorgen normalerweise dafür, dass Wind im Gehirn keinen größeren Schaden anrichtet. Tritt trotzdem ein Apoplex ein, sind die Verteidigungslinien durchbrochen und der innere Wind wird zum Hurrikan, der alles zerstört.

4. Funktionen und Pathologie:

a) Kontrolliert das Öffnen der Augen:

Wegen ihrer kontrollierenden Funktionen im Wei-Qi-Zyklus sind die Qiao Mai-Gefäße am Öffnen und Schließen der Augen beteiligt. Die Aufgabe des Yang Qiao Mai ist das Öffnen der Augen und damit die Aufrechterhaltung des Wachzustandes.

„... Wenn das Wei-Qi im Yang verweilt und es ihm nicht gestattet ist, ins Yin einzutreten, wird das Yang üppig. Ein üppiges Yang-Qi bewirkt, das sich das Yang (im Yang Qiao Mai) staut, so dass es nicht in der Lage ist, in das Yin einzudringen. Deshalb ist das Yin-Qi leer und die Augen können sich nicht schließen.

... Ebenso, wenn das Wei-Qi für lange Zeit im Yang verweilt und sich nicht bewegt, dann möchte man schließlich nur noch reisen *xíng* 行." (*Ling Shu*, Kap. 80)

„Insomnia – Wenn der Schlaf nicht kommen will."[1]

Insomnia (lat. Schlaflosigkeit) ist eine über längere Zeit andauernde Schlafstörung mit ungenügender Schlafdauer und unzureichend erholsamem Schlaf, die im chronischen Fall zu einer Beeinträchtigung der beruflichen und sozialen Leistungsfähigkeit führt. Eine Insomnia verursacht oft einen erheblichen subjektiven Leidensdruck.

Obwohl es bisher keine eindeutigen Definitionskriterien für eine Insomnia gibt, ist die Schlaflosigkeit eine der großen Volkskrankheiten im Westen. Untersuchungen haben ergeben, dass etwa 25% aller Westdeutschen an einer Einschlaf- und/oder Durchschlafstörung leiden. Frauen sind häufiger davon betroffen als Männer, ältere Menschen häufiger als jüngere. Eine Insomnia entsteht aus einem Missverhältnis zwischen Schlafbedürfnis und Schlafvermögen. Versuche einer Objektivierung der Schlafstörung sind bisher nicht wirklich befriedigend. Manche Autoren gehen dann von einer Insomnia aus, wenn die Einschlafphase mehr als 30 Minuten dauert oder der Nachtschlaf weniger als 5 Stunden. Von größerer Bedeutung als die objektive Schlafdauer ist die Qualität des Schlafes.

---

[1] Vergl. **Stiftung Warentest** :Wenn der Schlaf gestört ist - Sonderheft, Dezember 2002

Deswegen wird in der wissenschaftlichen Diskussion zunehmend von einem „nicht erholsamem Schlaf“ gesprochen, um die Bedeutung des subjektiven Erlebens zu unterstreichen. Von einer krankheitsrelevanten Insomnia geht man dann aus, wenn sich die nachfolgend genannten Beschwerden mindestens dreimal pro Woche wiederholen. Ein entscheidendes Kriterium bei der Diagnosestellung „Insomnia“ ist der Verlust an Wohlbefinden und Leistungsfähigkeit am nächsten Tag beim Patienten.

Die wichtigsten Zeichen einer Insomnia sind: Nicht-Einschlafen-Können nach dem Zubettgehen, häufiges Erwachen in der Nacht, längeres nächtliches Wachliegen, zu frühes Erwachen am Morgen, Gedankenkreisen und Grübeln über Probleme, angstvolles Erwarten neuerlicher nächtlicher Schlafstörungen, unruhiger und oberflächlicher Schlaf, Krämpfe in den Beinen, Bewegungsunruhe, meist ebenfalls im Bereich der Beine, lautes und unregelmäßiges Schnarchen, nächtliche Atempausen. Symptome der Insomnia am Tage sind: Müdigkeit und Erschöpfung, Minderung des Konzentrationsvermögens und der allgemeinen Leistungsfähigkeit, Gefühle allgemeinen Unwohlseins und Antriebsschwäche.

Die Insomnia wird von den Betroffenen meist als quälend und belastend erlebt. Die Folgen langanhaltender Schlaflosigkeit ziehen oft erhebliche psycho-soziale Konsequenzen nach sich, insbesondere bei berufstätigen Menschen. Ein Ausweg wird von vielen Menschen in der Benutzung von Schlafmitteln gesehen. Diese versprechen eine rasche Lösung des Problems, verschleiern in Wirklichkeit aber oft nur die Ursachen einer Insomnia und schaffen nicht selten neue Probleme. So ist paradoxer Weise bei nicht wenigen Menschen, die an einer chronischen Schlaflosigkeit leiden, die Ursache in einem Abusus von Schlafmitteln zu sehen. Man geht davon aus, dass sich bei etwa 5% aller Menschen mit einer chronischen Insomnia eine Medikamentenabhängigkeit entwickelt hat.

Wer hätte gedacht, dass der Yang Qiao Mai eine so große Wirkung auch auf schwere Schlafstörungen hat? In meiner Praxis denke ich an das Öffnen dieses Wundergefäßes, wenn die herkömmlichen Behandlungsmuster der Schlaflosigkeit *bù mèi* 不寐 („ohne Schlaf“) nicht passen oder eine Therapie darüber nicht greift. Denn auch wenn das Herz bei einer Schlaflosigkeit immer beteiligt ist und der Geist keine Ruhe findet, das Yin oder das Blut zu leer sind oder sogar eine Überaktivität des Yang herrscht; in vielen Fällen reicht es nicht, das Yin zu stärken, das Blut zu nähren oder sogar das Yang zu beruhigen.

Wenn das *wèi qì* 衛氣 nicht in das Yin eindringen kann und sich die Augen deshalb nicht schließen wollen, müssen die beiden Qiao Mai-Gefäße harmonisiert werden und nichts anderes! Die Akupunktur besteht in einer sedierenden Nadelung des Konfluenzpunktes Bl 62, um das Yang zu bewegen und nach unten zu leiten und einer harmonisierenden Nadelung von Ni 6 um das Yin nach oben zu bewegen. Zuletzt wird *Jing Ming* (Bl 1) gestochen, um das Yin mit dem Yang zu verbinden. Nun kann das *Wei-Qi* seinen 24-Stunden-Zyklus wieder aufnehmen und nachts im Inneren zirkulieren.

Fallbeispiel: Ein 62-jähriger pensionierter Lehrer leidet seit über 20 Jahren an Insomnia. Er gibt an, dass er jede Nacht 3-4 mal aufwacht und nie mehr als vier Stunden pro Nacht schläft. Die daraus resultierende Müdigkeit und Erschöpfung sowie eine zunehmende Verschlechterung seines Konzentrationsvermögens führten schließlich zum vorzeitigen Ruhestand. Der Patient ist ein psychisch instabiler Mann, der auch tagsüber keine Ruhe findet und einen ständigen Gedanken- und Tatendrang hat. Trotz körperlicher Stabilität ist sein Geist rastlos und unstet. Die Diagnose lautet: Das Yin kann nicht ins Yang eindringen, die Qiao Mai-Gefäße harmonieren nicht zusammen.
Gleich in der ersten Sitzung wurden die beiden Qiao Mai-Gefäße wie beschrieben genadelt und brachten einen sofortigen Erfolg. Der Schlaf wurde erfrischender, die Aufwachphasen weniger und die Durchschlafzeit erhöhte sich gleich in der ersten Nacht auf 6 Stunden. Diese sechs Stunden ruhigen Schlafs hielten für einige Wochen an. Nach einem Rückfall aufgrund emotionaler Probleme wurden nochmals die Qiao Mai-Gefäße geöffnet und die schlaffördernde Wirkung setzte ebenso prompt wieder ein.

b) Kontrolliert die Koordination besonders in den unteren Extremitäten:

Ist der Einflussbereich des Yin Qiao eher der innere (Yin)-Bereich des Organismus, so agiert der Yang Qiao als männliches Gefäß im äußeren (Yang-) Bereich und beherrscht vor allem die Beweglichkeit der Extremitäten. Auch die Statik kann über ihn beeinflusst werden.

Fußfehlbildungen der Neugeborenen wie Sichelfüße und Knick-Hackenfüße fallen in die Domäne der Qiao Mai-Gefäße. Wenn sich später Senk-Spreiz, Platt- oder Knickfüße entwickeln, können die Qiao Mai-Gefäße ebenfalls hilfreich sein. Auch Fehlstellungen der Beine wie X-Beine oder O-Beine, können mit den Qiao Mai-Gefäßen womöglich korrigiert werden.

Erinnern wir uns: „Wenn der Yin Qiao Mai erkrankt ist, ist das Yang schlaff *huăn* 緩 und das Yin straff *jí* 急. Wenn der Yang Qiao Mai erkrankt ist, ist das Yin schlaff und das Yang straff." (*Nan Jing*, Kap. 29)

Bei einer Yin-Fülle sind die inneren Beinmuskeln angespannt und die äußeren Beinmuskeln erschlafft. Bei X-Beinen (*Genu valgum*) besteht eben dieses Missverhältnis in der Beinmuskulatur, sodass wir diese Fehlstellung einer Störung des Yin Qiao Mai zuschreiben können. Die Hauptbelastung liegt auf der Innenseite des Fußes in der Region von Ni 6.

Umgekehrt ist es bei den O-Beinen (*Genu varum*). Hier sind die äußeren Beinmuskeln angespannt und die inneren Beinmuskeln erschlafft. Wir haben eine Yang-Fülle und somit eine Erkrankung des Yang Qiao Mai. Die Hauptbelastung liegt hier auf der Außenseite des Fußes und drückt auf den Punkt Bl 62.

Diese Missbildungen traten in früheren Zeiten als Folge von Unterernährung (Rachitis) oder als Folge von Kinderlähmung auf. Heute finden wir vorwiegend angeborene Formen. Aber auch ein zunehmendes Übergewicht der Kinder, deren Füße den schweren Körper nicht mehr richtig stabilsieren und in eine Fehlhaltung gehen, können die oben genannten Deformationen verursachen.

Schließlich sagen einige[1], dass über die Qiao Mai-Gefäße die Statik des Körpers positiv beeinflusst werden kann, z. B. wenn durch einen Beckenschiefstand die Beine ungleich lang sind. Das ist u. a. bei einer Hüftgelenkserkrankung der Fall, bei der durch das Heben des Beckens der kranken Seite das Bein verkürzt erscheint. Diese gestörte Statik kann zu erheblichen Problemen im gesamten Bewegungsapparat führen. Die Osteopathen und Orthopäden sind die eigentlichen Experten für diese Erkrankungen.

Wir können aber auch durch die Wahl des richtigen Wundergefäßes auf die Statik des Hüftgelenkes Einfluss nehmen. Denn in seinem Verlauf zieht der Yin Qiao Mai durch die Innenseite des Hüftgelenks, der Yang Qiao Mai durch den äußeren Anteil des Hüftgelenkes. Beide Wundergefäße beeinflussen damit die Stellung und Stabilität der Hüfte und des Beckens.

---

[1] Z. B. **B. Kirschbaum:** Die 8 außerordentlichen Gefäße in der traditionellen chinesischen Medizin, Uelzen, 1995, S. 145 f.

c) Lässt das Yang absteigen, bewegt das Yang nach unten:

Der Yang Qiao Mai ist als ein echtes Nebengefäß der Blasen-Leitbahn anzusehen. Ähnlich wie die Blasen-Leitbahn reguliert er das Yang im Kopf, zusätzlich führt er auch die Essenzen nach oben, um das Gehirn zu ernähren. Der Yang Qiao Mai ist außerdem mit dem Du Mai gekoppelt und hilft diesem Gefäß, das Yang nach unten zu führen.

Die westliche Literatur übersetzt Yang Qiao Mai häufig mit „Gefäß des Yang-Erregers" (Bachmann) oder „La Vaisseau Accelerateur des Yang" (de la Fuye[1]) und meint damit die Kraft dieses Gefäßes, das Yang von oben (Vater Himmel/Kopf) nach unten (Mutter Erde/Fuß) zu befördern, seine Bewegung zu beschleunigen und die Wege für das Yang offen zu halten.

So dient der Yang Qiao Mai als wichtiges Auffangbecken für Yang-Exzess im oberen Erwärmer resp. im Kopf, dem „yangigsten" Anteil des Menschen. Was kann einem so zu Kopf steigen? Aufflammendes Leber-Yang, tosender Leber-Wind, Windschlag *zhòng fēng* 中風, Hitze in allen Variationen, exogener Wind, der Kopfschmerzen, Nackensteifigkeit und Schnupfen verursacht, aber auch irre Gedanken und Wahnvorstellungen, die den Geist verwirren.

Der Konfluenzpunkt *Shen Mai* (Bl 62) hat den Beinamen *guǐ lù* 鬼路 „Dämonenstraße" und weist damit auf seine Anwendung bei Geisteskrankheiten hin. Diese wurden im alten China u. a. als Dämonenangriff angesehen.[2] *Gui Lu* (Bl 62) ist der fünfte der 13 Dämonenpunkte und beschreibt den Weg des Dämonenübels bis ins Gehirn.

Bei einer Yang Qiao Mai-Erkrankung beherrscht dieser Punkt eine übermäßige Yang-Aktivität im Körper, die sich auf geistiger Ebene als Ruhelosigkeit, Agitiertheit, Schlaflosigkeit und manischem Verhalten darstellen kann. Das Yang staut sich im Kopfbereich und gerät in eine Fülle-Situation, sodass manische Geisteskrankheiten entstehen können. Durch Nadelung des Konfluenzpunktes *Gui Lu* (Bl 62) bewegen wir das Yang nach unten, damit das Yin über den Yin Qiao Mai wieder aufsteigen kann.

---

[1] **R. de la Fuye**: L' Acupuncture chinoise sans mystère – Traité D' Acupuncture, Paris, 1956

[2] Vergl. ausführlich in **Lorenzen/Noll**: Die Wandlungsphasen der traditionellen chinesischen Medizin, Band 4, „Die Wandlungsphase Feuer", München, 1998, S. 45 ff.

Westliche Krankheitsbilder, die sich daraus ableiten lassen, sind u. a. katatone Starre, Wundstarrkrampf, Psychosen, Epilepsie, M. Meniere, manisch-depressive Geisteskrankheiten, chronische Schlaflosigkeit, Schlaganfall mit Halbseitenlähmung und Sprachverlust, Übererregbarkeit, Reizbarkeit, ungewöhnlich große Hitze, selbst an kühlen Plätzen, Besessenheit, Unterdrückung von Gedanken und Gefühlen u. v. m. Der Punkt hilft auch bei Wahnvorstellungen, Delirien, epileptischen Anfällen tagsüber[1] und vielen Formen der Ataxie. Der Pulsklassiker *Mai Jing* beschreibt die Nadelung von Bl 62 bei Geister- und Dämonenbefall sowie bei übermäßiger Trauer nach dem Verlust eines Angehörigen.

Sun Si Miao beschreibt bei einem Dämonenangriff die Technik der Feuernadel für Bl 62. Obwohl eine Yang-Fülle herrscht, soll Hitze mit Feuer bekämpft werden. Wir finden hier ein uns bekanntes homöopathisches Prinzip in der klassischen chinesischen Medizin! Man erhitzt die Nadel in einem Feuer (z. B. in einem Bunsenbrenner) bis sie rot oder weiß glüht. Dann erfolgen ein schneller Einstich in den Punkt bis zur vorgegebenen Tiefe und ein ebenso schnelles Herausziehen der Nadel.[2] Die so behandelte Einstichstelle muss anschließend fest gedrückt werden, um den Schmerz zu lindern und Blutungen zu vermeiden. Man könnte meinen, die Feuer-Nadel würde das Yang Qi vermehren, die Klassiker verneinen dies jedoch und stellen fest:

„Die Feuer-Nadel belebt die Qi-Zirkulation durch Hitze. Es ist weder eine auffüllende noch eine ableitende Methode, weshalb kein Schaden im Falle einer Fülle oder Leere entsteht. Bei den anderen Nadeltechniken, die das Qi entweder ergänzen oder schwächen, also je nach oberflächlicher oder tiefer Nadelung das Zheng Qi stärken oder das Xie Qi ausleiten, kann Schaden angerichtet werden. Besonders, wenn die Methode entgegen der Natur der Erkrankung angewendet wird, d. h. wenn bei einer Leere noch abgeleitet oder bei einer Fülle noch ergänzt wird.“[3]

Grundsätzlich kann man sagen, dass bei einer Stagnation des Yang das Yang nicht in das Yin eintreten kann und sich im Kopfbereich staut. Bl 62 ist dann sedierend zu nadeln. Nur bei einem Dämonenangriff empfehlen die klassischen Texte die Anwendung der Feuernadel!

---

1 Epileptische Anfälle in der Nacht werden über den Yin Qiao Mai (Ni 6) behandelt. (s. o.)

2 Die Literatur unterscheidet einen tiefen oder oberflächlichen schnellen Einstich und ein langsames Einbrennen in den Punkt, je nach Indikation.

3 Aus dem: *Zhen Jiu Ju Ying*, a. a. O. S. 189 f.

Im Pulsklassiker *Mai Jing* finden wir Folgendes über den Yang Qiao Mai:

„Ein drahtiger Puls an der vorderen (Cun-) Position am Handgelenk, der nach links und rechts ausschlägt (*zuǒ yòu dàn* 左右彈), ist ein Yang Qiao-Puls. Der Patient leidet dann unter Schmerzen in der Hüfte und im Rücken. Bei einer Blockade entsteht eine Epilepsie *diān xián* 癲癇, der Patient fällt verkrampft nach vorn *jiāng pū* 僵仆und schreit wie ein Schaf *yáng míng* 羊鳴. Er mag den Wind hassen *è fēng* 惡風 und einseitig gelähmt sein *piān kū* 偏枯, er hat Taubheit und Blockaden in Händen und Füßen *má bì* 痲痺 und sein ganzer Körper ist verkrampft *shēn tǐ qiáng* 身體強.

Ist der Puls winzig klein und rau *wéi sè* 微澀, handelt es sich eine Wind-Epilepsie *fēng xián* 風癇. Für all diese Krankheiten nimmt man den Yang Qiao Mai, (sein Punkt) befindet sich 3 Cun oberhalb des äußeren Knöchels unmittelbar am Punkt *Jue Gu* (Gbl 39). Dies ist der *Fù Yáng* 附陽-Punkt (Bl 59).“ (*Mai Jing*, Kap. 10)

Im *Su Wen* steht dann noch über den Yang Qiao Mai:

„Wenn das Übel im Yang Qiao Mai zu Gast ist, verursacht es Augenschmerzen, die am inneren Augenwinkel beginnen. Nadele dann einen halben Cun unterhalb des äußeren Knöchels jeweils zweimal. Bei Schmerzen auf der linken Seite nimm die rechte Seite, für Schmerzen auf der rechten Seite nadele die linke Seite. Zum Vergleich dazu kann man auch zehn Li gehen, das ist alles!“ (Su Wen Kap. 63)

Dieses Kapitel handelt vom Stechen der Gegenseite *miào cì* 繆刺. Die Methode ist eigentlich eine Technik für die Behandlung der Luo-Gefäße, die man anwendet wenn das Übel noch nicht in die Tiefe der Leitbahnen vorgedrungen ist. Im *Su Wen* wird empfohlen, dann die Punkte an den Enden der Extremitäten zu nadeln, die den *Jǐng* 井-Brunnenpunkten entsprechen. Die Akupunktur erfolgt über die Gegenseite: Bei Beschwerden auf der linken Seite wird der rechte Brunnen-Punkt der betroffenen Leitbahn genadelt und umgekehrt. Der Yang Qiao Mai ist hier in das Ordnungsprinzip der Luo-Gefäße integriert und es wird seine Rolle als Auffangbecken für pathogenes Qi beschrieben. Auch die Beziehung der Qiao Mai-Gefäße zur rechten und linken Körperseite wird hier erwähnt. Dass ein Marsch von 10 chinesischen Meilen (ca. 5 km) eine vergleichbare Wirkung haben soll, zeigt, dass keine ernste Krankheit vorliegt.

Zusammenfassung:

Erkrankungen des Yang Qiao Mai verursachen einen drahtigen Puls an der distalen Taststelle am Handgelenk, Rückenschmerzen, Hüftleiden, epileptische Anfälle, bei denen der Patient schafsähnliche Laute von sich gibt, Fallsucht, eine extreme Abneigung gegen Wind und Halbseitenlähmung. Wenn der Yang Qiao Mai betroffen ist, besteht eine Yang-Fülle und eine Yin-Leere. Oft verbirgt die Yang-Fülle auch üble Einflüsse von außen, die durch eine Behandlung der Gegenseite am Punkt Bl 62 vertrieben werden. Der Yang Qiao Mai ist also gefordert bei allen Yang-Fülle Zuständen, entweder durch aufgerührtes Yang-Qi der anderen Yang-Meridiane oder durch Yang-Pathogene von außen. Bi- und Wei-Syndrome gehören ebenso zu seinen Indikationen wie Krampfanfälle des ganzen Körpers, welche eine äußerst dramatische Situation darstellen können wie bei einem Wundstarrkrampf (Tetanus) oder die Folgen einer Tollwut.

Die Pathologie des Yang Qiao Mai hat in den klassischen Texten häufiger mit Veränderungen der Muskulatur und der Motilität in den unteren Extremitäten zu tun: Verspannungen und Schmerzen in der Lendengegend und im Rücken, quälende Schmerzen und Schwellungen in den Gliedmaßen und den Gelenken, Arme und Beine gehorchen nicht, Taubheit der Arme und Beine (*Zhen Jing Zhi Nan*). Schmerzen in Rücken und Hüfte, man kann die Beine nicht anheben und auch nicht sitzen, Hitze und Schwellung am Schienbein (*Zhen Jiu Jia Yi Jing*). Schmerzen in der Hüfte und in den Beinen, die Knie sind steif und kalt, man kann weder stehen noch sitzen, als ob man lange im Boot oder in einem Wagen gesessen hätte, die Beine und Füße können weder gebeugt noch gestreckt werden, rote Schwellungen auf dem Fußrücken, die Füße sind wie taubes Holz und ohne Kraft (*Lei Jing Tu Yi*).

Yang-Exzess im Kopf erzeugt Störungen der Sinne und mentale Probleme, die das Gehirn betreffen. Diese Zusammenhänge finden wir ebenfalls in vielen Krankheitsbildern aus den klassischen Texten: Wind-Schwindel *fēng xuàn* 風眩, Geisteskrankheiten *diān jí* 癲疾, Schlaganfälle mit Bewusstlosigkeit, Verlust der Stimme und Halbseitenlähmung; Nackensteife, die Augen sind blind und können nichts sehen, der Mund zittert und kann nicht geöffnet werden, das Sprechen ist langsam und gebremst (*Lei Jing Tu Yi*). Bl 62 heilt die 100 üblen Formen der Geisteskrankheiten *bǎi xié diān kuáng* 百邪癲狂 (*Qian Jin Fang*) und sich abwechselnde manisch-depressive Geisteskrankheiten *diān kuáng* 癲狂 sowie eine Epilepsie (*Jia Yi Jing*).

Gerhard Bachmann schreibt über den Yang Qiao Mai: „Der Kardinalpunkt Shen Mai (Bl 62) entwickelt eine anregende Wirkung auf die Energetik des Yang. Eine Schwäche des Yang kann sich in Knochen- und Gelenksschmerzen äußern, die das gesamte Skelettsystem einschließlich des Kopfes und der Zähne betreffen. Es ist nicht zu vergessen, dass auch ein Zuviel an Yang-Kräften ebenfalls zu Gelenksbeschwerden führen kann, zu deren Behebung das Wundergefäß Yang Wei vorgesehen ist.

... Die mangelnde Verbindung zwischen Yang und Yin und eine Trägheit des Yang führen zu Blutaustritten und Neigung zu Abzessen. In der Symptomatik sind weiterhin zerebrale Blutungen, Apoplexien, Hemiplegien und Ohrensausen zu erwähnen. Es scheint besonders das Gehirn in Mitleidenschaft gezogen zu sein, da Erregungszustände, Epilepsie und Schlaflosigkeit genannt werden. Eine weitere Folge dieser Yang-Trägheit sind Furunkel und Abzessbildungen. In unserem Sprachgebrauch finden sich auch Begriffe wie mangelnde Abwehrkraft, Resistenzlosigkeit, atypische immunbiologische Abläufe, Allergien, Hypergien und Avitaminosen auf Grund mangelnder Resorption im Krankheitsbild des Yang Qiao Mai wieder. Die chinesische Medizin bringt dies auf die einfache Formel des Yang-Defizits oder der Trägheit des Yang.“[1]

---

[1] **G. Bachmann**: Die Akupunktur – Eine Ordnungstherapie, a. a. o. S. 87 f.; *Bachmann* scheint die Dynamik des Yang Qiao Mai nicht wirklich verstanden zu haben, denn seine Beschreibung dieses Wundergefäßes ist widersprüchlich und unklar. Er interpretiert die Yang-Trägheit als Yang-Schwäche und gibt bei einer Yang-Fülle dem Yang Wei Mai den Vorrang. Diese Textstelle aus seinem Buch von 1959 ist ein Beispiel dafür, wie wenig Primärliteratur zu seiner Zeit vorhanden und übersetzt war. Bachmanns Angaben stammen meist aus der damaligen französischen Literatur etwa von *de la Fuye*, *Niboyet*, *Chamfrault* und *Ferreyrolles*, die ihr Wissen wiederum von *Solie de Morant* übernommen hatten. *De Morant* wiederum war der Einzige, der aus den klassischen Quellen direkt übersetzen konnte, ohne aber ein medizinisches Hintergrundwissen zu haben. Dies führte häufig zu Fehleinschätzungen in der Wirkung der Akupunktur und zu kuriosen Darstellungen von Wunderheilungen. In jener Phase der Entwicklung der Akupunktur in Deutschland entstanden so viele Missverständnisse und Unklarheiten (man denke nur an die Gold- und Silbernadeln!), die schließlich Ende der 60er Jahre in einen Dornröschenschlaf der Akupunktur in Deutschland mündeten. Erst Sinologen wie *Paul Unschuld* und *Manfred Porkert* erweckten einige Jahre später durch Quellenstudien und Primärübersetzungen das Interesse der Akupunkteure aufs Neue. Das fast zur gleichen Zeit die TCM ihren Siegesmarsch im Westen antrat, erleichterte die Anerkennung der chinesischen Medizin und förderte deren Kommerzialisierung, allerdings oft auf Kosten ihrer Tiefe und Vielfalt.

5. Auffangbecken für übles Qi:

Durch seine enge Beziehung zum Yang ist der Yang Qiao Mai besonders gefährdet durch Yang-Übel, die von außen kommen, zumeist Wind und Hitze. Er ist das Hauptgefäß, um Yang-Exzess im Kopfbereich zu absorbieren. Alle Formen von Entzündungen im Gesicht und in den Augen sind Zeichen von Wind-Hitze im oberen Erwärmer. Durch die Aktivierung des Yang Qiao Mai werden die Pathogene über die Verknüpfungspunkte am Kopf absorbiert und aus dem Verkehr gezogen.

Wind, der ins Zentrum geht, *zhòng fēng* 中風 = „Der Windschlag" entspricht dem Bild einer Apoplexie oder eines Schlaganfalls und beinhaltet Gehirnembolien, Gehirnblutungen und krampfartige Verengungen der Hirngefäße, die Konvulsionen und Entladungen im Gehirn bewirken. Besonders bei Meningitis und Epilepsie finden wir die Überspannung und Verkrampfung der Muskulatur und damit die Zuordung zum Yang Qiao Mai wieder. *Fēng chí* 風池 = „Wind-Teich" (Gbl 20) und *fēng fŭ* 風府 = „Palast der Winde" (Du 16) sind wichtige Punkte gegen derartige Übergriffe.

Wie oben aufgezeigt ist der Konfluenzpunkt *Shen Mai* (Bl 62) auch gleichzeitig ein „Dämonen-Punkt". Er weist damit auf seine Anwendung bei Geisteskrankheiten hin. Krampfanfälle und Epilepsie sind in der Vergangenheit oft als Dämonenübergriffe *guĭ zhōng* 鬼中 interpretiert worden. Der alternative Name *guĭ lù* 鬼路 = „Dämonenstraße" zeigt an, wie eng Dämonen und Wind in der chinesischen Medizin gleichermaßen für ähnliche Krankheiten verantwortlich gemacht wurden.

Als Nebengefäß der Blasen-Leitbahn erfüllt der Yang Qiao Mai ebenfalls die Aufgabe, in der vordersten Verteidigungsfront zu agieren. *Tài yáng* 太陽 öffnet sich nach außen und hat als erste Schicht besonders viel Wei-Qi. In dem Einflussbereich des Yang Qiao Mai ist die Wehrenergie ebenso aktiv, denn die Fähigkeit, schnell und behände zu sein, ist nicht nur ein Hauptkriterium des Wei-Qi, sondern auch des Yang Qiao Mai.

„Wenn der Yang Qiao Mai erkrankt ist, ist das Yang stürmisch; die Folge ist ein verrücktes Umherlaufen und ein verdunkeltes Sehen. Bei Yang-Krankheit durch Kälte kann man *Feng Chi* (Gbl 20) und *Feng Fu* (Du 16) nadeln.

Man sagt: Bei Epilepsie *diān xián* 癲癇 am Tage, moxe den Yang Qiao Mai, wenn sie nachts auftritt, moxe den Yin Qiao Mai*!"* (*Li Shi Zhen*)

6. Ein Konstitutionstypus:

Der Yang Qiao Mai bringt als Typus ein spezielles Männerbild hervor. Ein Mann will nach oben und streckt sich, um Höheres zu erreichen. Meist sind es jüngere Männer, die ungestüm und ungeduldig durch das Leben eilen. Sie haben keine Zeit für Muße sondern denken immer nur an die Karriere. Es sind Manger-Typen, die immer in Aktion sind, „Workaholiker", die ständig unter Strom stehen. Weil „richtige Männer" so sein müssen, fehlt ihnen der rechte Umgang mit dem weiblichen Element, sowohl in sich selbst als auch nach außen. Um sein Pensum zu schaffen, das immer viel zu viel ist, braucht der Yang Qiao-Typus bald Stimulanzien, die ihn wach und aufnahmebereit halten. Zunächst ist es nur Kaffee, dann Alkohol und zuletzt auch Drogen. Modedrogen wie Kokain oder Ecstasy könnten für diesen Typus erfunden worden sein. Wegen seiner ständigen geistigen Überreizung kommt es irgendwann auch zu Schlafproblemen. Sein Kopf ist voller Gedanken über die Geschäfte des Tages, über seine Erfolge und Misserfolge. Er kann sich nicht von den Problemen des Tages lösen, kann nicht abschalten und bleibt hartnäckig „am Ball".

Der Yang Qiao Mai kann nicht verlieren; für ihn gibt es nur Gewinner oder Verlierer, er weigert sich zu akzeptieren, dass er bestimmte Dinge nicht verändern kann. Aus mangelnder Demut wird er steif im Nacken und unbeweglich in der Lendengegend. Schließlich plagen ihn Rückenschmerzen, Kopfschmerzen oder ein chronisch verspannter Nacken, im Extrem bekommt er einen Schlaganfall. Hochmut kommt vor dem Fall und wer immer wieder mit dem Kopf gegen die Wand rennt, bekommt Beulen.

Die Zuordnung zu einem passenden homöopathischen Mittel fällt leicht: Es ist **Nux Vomica**, über das wir hier reden! „Im ganzen Wirkungsbereich dieses Mittels beobachten wir eine ausgesprochene Überempfindlichkeit des Patienten. Nervös, überempfindlich gegen Geräusche, gegen Licht, gegen den leisesten Luftzug, gegenüber der Umgebung. ... Sie sind nie zufrieden, werden dauernd durch ihre Umgebung gereizt und sind so unverträglich, dass sie alles zerreißen möchten und ständig zanken. ... Es kann sich um einen Geschäftsmann handeln, der an seinem Schreibtisch sitzt, bis er übermüdet ist. Er bekommt viele Briefe, hat viele Eisen im Feuer, tausend kleine Dinge zerren an ihm und ständig wird er von einem zum anderen getrieben, bis er wie gefoltert ist. ... Auch zu Hause grübelt er weiter, nachts liegt er wach, sein Geist ist verwirrt durch den Trubel der Geschäfte."[1]

[1] **J. T. Kent**: Arzneimittelbilder, Ulm, 1958, S. 592 ff.

7. Klassische Indikationen (Zhen Jing Zhi Nan):

„*Shēn Mài* (Bl 62) heilt hauptsächlich 25 Krankheiten:

- *Yāo bèi qiáng tòng* 腰背強痛: Verspannungen und Schmerzen in der Lendengegend und im Rücken (Blase)

- *zhī jié fán tòng* 肢節煩痛: quälende Schmerzen in den Gliedmaßen und den Gelenken (Niere, Leber)

- *shǒu zú bù suì* 手足不遂: Arme und Beine gehorchen nicht (Magen, Gallenblase)

- *shāng hán tóu tòng* 傷寒頭痛: Kopfschmerzen durch schädigende Kälte (Blase)

- *shēn tǐ zhǒng mǎn* 身體腫滿: Schwellungen und Völlegefühl des ganzen Körpers (Magen)

- *tóu miàn zì hàn* 頭面自汗: spontanes Schwitzen am Kopf und im Gesicht (Magen)

- *diān xián gān* 癲癇肝: Epilepsie (Leber)

- *mù chì zhǒng tòng* 目赤腫痛: die Augen sind rot, geschwollen und schmerzhaft (Blase)

- *shāng fēng zì hàn* 傷風自汗: spontanes Schwitzen durch schädigenden Wind (Magcn)

- *tóu fēng yǎng tòng* 頭風癢痛: Kopf-Wind mit Juckreiz und Schmerzen (Gallenblase)

- *méi léng tòng* 眉棱痛: Schmerzen am Rand der Augenbraue (Blase)

- *léi tóu fēng* 雷頭風: donnernder Kopf-Wind (Gallenblase)

- *shǒu bèi tòng* 手臂痛: Schmerzen in der Hand und im Arm (Dickdarm)

- *bèi lěng* 臂冷: Kälte im Arm (San Jiao)

- *chǎn hòu zì hàn* 產後自汗: spontanes Schwitzen nach der Geburt (Niere)

- *bí nǜ* 鼻衄: Nasenbluten (Lunge)

- *pò shāng fēng* 破傷風: zerstörerischer, schädigender Wind (Leber)

- *zhī jié zhǒng téng* 肢節腫疼: Schwellungen und Schmerzen in den Gliedmaßen und Gelenken (Niere, Leber)

- *tuǐ xī zhǒng tòng* 腿膝腫痛: Schwellungen und Schmerzen an Bein und Knie (Magen)

- *ěr lóng* 耳聾: Schwerhörigkeit (Niere)

- *shǒu zú má* 手足麻: Taubheit der Arme und Beine (Gallenblase)

- *chuī nǎi* 吹奶: Karbunkel in der Brust[1] (Magen)

- *xǐ tóu fēng* 洗頭風: Kopf-Wind nach dem Haare waschen (Blase)

- *shǒu zú luán* 手足攣: Kontraktionen der Arme und Beine (Leber, Niere)

- *chǎn hòu è fēng* 產後惡風: Schäden durch üblen Wind nach der Geburt (Niere)

shàng jiàn bìng zhèng shēn mài xī zhǔ zhī 上件病證，申脈悉主之。
Die oben zitierten Krankheitsbilder, *Shēn Mài* 申脈 beherrscht sie alle!

xiān qǔ shēn mài hòu qǔ hòu xī 先取申脈，後取後溪。
Zuerst nimm *Shēn Mài* (Bl 62), danach nimm *Hòu Xī* (Dü 3)!"

---

[1] Auch *chuī rǔ* 吹乳: Eine Eiterbildung in der weiblichen Brust, die nach der Geburt entstehen kann.

8. Klassische Kombinationen (Zhen Jiu Da Quan):

„Bei allen Heilungen der folgenden Krankheiten muss man an erster Stelle Bl 62 nehmen, an zweiter Stelle Punkte, die (der Krankheit) entsprechen.

Shen Mai heilt 24 Krankheitsbilder:

- Verspannungen in der Hüfte und im Rücken, man kann sich nicht bücken: + Du 2, Bl 43, Bl 40.

- Gelenksschmerzen, die sehr bedrücken und beunruhigen, ziehende Schmerzen im Rücken: + Di 15, Di 11, Bl 60, Gbl 34.

- Wind-Schlag mit Bewusstlosigkeit: + P 9, Du 20, Le 1, Yin Tang (Extra Punkt

- Wind-Schlag mit Sprachverlust: + Lu 11, Du 21, Du 26, Ren 17, Di 4, Du 15

- Wind-Schlag mit Halbseiten-Lähmung: + Di 10, Dü 4, Di 4, Gbl 39, Le 2, Gbl 31, Mi 6

- Wind-Schlag und Halbseitenlähmung mit Schmerzen, die kommen und gehen: + Gbl 39, Lu 9, Di 11, 15, Ma 36, Bl 60.

- Wind-Schlag, die vier Gliedmaßen sind gelähmt und wie taub: + Di 12, Di 9, Lu 10, Gbl 31, Le 7, Mi 6.

- Wind-Schlag mit starkem Juckreiz in Armen und Beinen, man kann nichts festhalten: + SJ 13, Dü 4, Di 4, Le 2, Gbl 31, Gbl 34.

- Wind-Schlag, der Mund und die Augen stehen schief und können nicht mehr kontrolliert werden: + Ma 6, Du 26, Di 4, Lu 9, *Shi Xuan* (Extra-Punkte), Gbl 1.

- Wind-Schlag mit Nackensteifigkeit und Blindheit in den Augen: + Du 20, Du 14, Di 4, Di 11, Le 2, Shi Xuan (Extra-Punkte), Gbl 34

- Windschlag, der Mund ist verkrampft und kann nicht geöffnet werden, das Sprechen ist schwierig und unbeholfen: Ma 4, Ma 6, Du 26, Di 4.

Also, es gibt 5 Arten des Windschlages *zhòng fēng* 中風, die nicht zu heilen sind. Die mit offenem Mund *kāi kǒu* 開口 und geschlossenen Augen *bì yǎn* 閉眼, diejenigen welche die Kontrolle verloren haben und ins Bett nässen *sā shǒu yí niào* 撒手遺尿, diejenigen mit gurgelnden, donnerähnlichen Geräuschen in der Kehle *hóu zhōng léi míng* 喉中雷鳴 und all jene, bei denen es schlimme Folgen durch die Krankheit gibt.

Der Wind-Schlag ist für 100 Krankheiten der Erwachsenen verantwortlich, bei all seinen Entwicklungen gibt es keine, die sich gleichen. Entweder er trifft direkt die Zang-Organe oder direkt die Fu-Organe, entweder ist ein Schleim-Einfluss *tán qì* 痰氣 vorhanden, entweder entsteht er durch Ärger oder durch exzessive Freude *nù xǐ* 怒喜. Jede für sich ergreift die Gelegenheit und richtet Schaden an.

Trifft er die Zang-Organe, folgt daraus eine tiefe Bewusstlosigkeit *rén bù xǐng rén shì* 人不省人事; wenn Schleim und Speichel oben blockieren, entsteht ein donnerähnliches Gurgeln in der Kehle und die vier Gliedmaßen sind gelähmt *sì zhī tān huàn* 四肢癱瘓, der Patient kennt aber keine Schmerzen und die Sprache ist schwerfällig und unbeholfen *yǔ yán jiǎn sè* 語言蹇澀; deshalb ist dies schwer zu heilen.

Trifft er die Fu-Organe, ensteht eine Halbseitenlähmung *bàn shēn bù suì* 半身不遂, Mund und Augen stehen schief *kǒu yǎn xié* 口眼斜, man kennt Jucken und Schmerzen, kann sprechen und das Erscheinungsbild und das Aussehen verändern sich nicht, deshalb ist es leicht zu heilen.

Vor der Therapie ist die Krankheit sorgfältig zu prüfen, erst danach soll man nadeln. Unter den 5 Zang- und den 6 Fu-Organen erscheinen alle Krankheiten durch Wind-Schlag, die es gibt. Zuerst muss man ihren Ursprung *yuán* 源 untersuchen und die Krankheit benennen. Das Nadeln hängt von den Symptomen und der Ursache *biāo běn* 標本 ab, sonst erzielt man keine Wirkung![1]

---

[1] Diese Textstelle ist vom Autor *Xu Feng* zwischen den Aufzählungen der unterschiedlichen Krankheitsbilder eingeschoben worden. Sie zeigt an, welche Bedeutung er dem Yang Qiao Mai in der Behandlung des „Wind-Schlags“ zumisst, indem er zuerst neun verschiedene Varianten des Schlaganfalls und deren Behandlung aufzeigt, um sich dann grundsätzlich in einem längeren Monolog darüber auszulassen.

Erscheinungsformen des Wind-Schlags:[1]

Wenn die Leber getroffen ist: Schweißlosigkeit, der Patient hat eine Abneigung gegen Kälte, der Teint ist grünlich, man sagt: Ärger hat getroffen *nù zhōng* 怒中.

Wenn das Herz getroffen ist: Viel Schweiß, man ist furchtsam und schreckhaft *pà jīng* 怕驚, der Teint ist rötlich, man sagt: Ängstliches Grübeln hat getroffen *sī lǜ zhōng* 思慮中.

Wenn die Milz getroffen ist: Viel Schweiß, der Körper ist heiß, der Teint ist gelblich, man sagt: Freude hat getroffen *xǐ zhōng* 喜中.

Wenn die Lunge getroffen ist: Viel Schweiß, der Patient verabscheut den Wind, der Teint ist weißlich, man sagt: Qi hat getroffen *qì zhōng* 氣中.

Wenn die Niere getroffen ist: Viel Schweiß, der Körper ist kalt, der Teint ist schwärzlich, man sagt: Eine Qi-Erschöpfung hat getroffen *qì láo zhōng* 氣勞中.

Wenn der Magen getroffen ist: Essen und Trinken gehen nicht hinunter, Schleim und Speichel blockieren oben die Kehle, der Teint ist blaß-gelb, man sagt: Der Patient ist nach dem Essen getroffen worden *shí hòu zhōng* 食後中.

Wenn die Gallenblase getroffen ist: Man ist in sich selbst zurückgezogen *qīn qiān lián* 侵牽連, gibt schnarchende Laute von sich und ist ohne Bewußtsein, der Teint ist grünlich, man sagt: der Patient wurde von einer Warnung getroffen *jǐng zhōng* 警中.

---

[1] Die hier im *Zhen Jiu Da Quan* eingeschobenen Erscheinungsformen des Schlaganfalls folgen den Mustern der Entsprechungsmedizin. Das, was getroffen hat, ist Ursache der Apoplexie, das, was getroffen wird, sein Zielorgan. Entscheidend für die Differenzialdiagnose ist die Verfärbung im Gesicht und ein entsprechendes Symptombild. Der „Gallenblasen-Schlaganfall" erscheint hier interessanterweise wie eine Warnung oder ein „Schuss vor den Bug."

- Die Hüfte, die Wirbelsäule, der Nacken und der Rücken sind schmerzhaft: + Bl 23, Du 26, Gbl 21, Bl 40.

- Schmerzen in der Hüfte, der Hinterkopf ist verspannt, man kann nicht nach hinten sehen: + Ren 24, Du 2, Bl 23, Bl 40.

- Hexenschuss, das Aufstehen und das Stehen sind schwierig: + Ni 2, Bl 43, Bl 40, Bl 23.

- Auf dem Fußrücken bilden sich giftige Geschwüre, man nennt dies „aus dem Rücken herauskommen" *bèi fā* 背發: + Ma 44, Gbl 43, Le 2, Bl 40.

- Auf dem Handrücken bilden sich giftige Geschwüre, man nennt dies „Anhängsel der Sehnen" *fù jīn* 附筋: + SJ 2, SJ 3, Di 4, SJ 5.

- Auf dem Armrücken bilden sich giftige Geschwüre[1], man nennt dies „Geschwüre des Anhängsel der Knochen" *fù gú jū* 附骨疽: + Lu 3, Di 11, Bl 40 heilen diese Krankheit ohne Ausnahme, zumindest erzielen sie eine Besserung!"

[1] Die verschiedenen „giftigen Geschwüre" an Händen und Füßen zeigt noch eine andere Funktion des Yang Qiao Mai. Er absorbiert die Toxine, welche nicht von der Blase ausgeschieden werden können und lagert sie an der Peripherie ab. Somit hat das Öffnen dieses Wundergefäßes am Punkt Bl 62 auch eine stark entgiftende Wirkung!

9. Vernetzungen mit dem Makrokosmos:

In den klassischen Akupunkturbüchern wird der Yang Qiao Mai über seinen Punkt *Shēn Mài* 申脈 (Bl 62) immer mit dem Trigramm *Kăn* 坎 in Verbindung gebracht. Das Trigramm besteht oben und unten aus je einem Yin-Strich und in der Mitte einem Yang-Strich.

Kan ist das Abgründige, die Gefahr und das Wasser, sind die Gräben, ist der Hinterhalt, unter den Menschen sind es die Melancholiker, es sind die, die stolpern, unter den Eigenschaften ist es das heimliche Durchdringen; das Schriftzeichen hat den Radikal für Erde *tŭ* 土, daneben ein Mensch, der seinen Mund weit aufmacht, um zu atmen oder zu gähnen *qiàn* 欠.

Kăn 坎, das im Norden steht, hat als Symbol die Talschlucht. Wie das Wasser keine Mühe scheut, sondern sich immer der tiefsten Stelle zuwendet, weshalb ihm alles zufließt, so ist der Winter im Jahreslauf und die Mitternacht im Tageslauf die Zeit der Sammlung. *Kan* hat als Bild auch das Wasser, das von oben aus einer Gebirgsquelle kommt und auf der Erde in Flüssen und Strömen in Bewegung ist. So wird alles Leben auf Erden veranlasst.

„Das Wasser fließt ununterbrochen und kommt ans Ziel; ... so wandelt der Edle in dauernder Tugend und übt das Geschäft des Lehrens.

... Das Wasser erreicht sein Ziel durch ununterbrochenes Fließen. Es füllt jede Vertiefung aus, ehe es weiterfließt. So macht es der Edle. Er legt Wert darauf, dass das Gute zur festen Charaktereigenschaft wird und nicht zufällig und vereinzelt bleibt. Auch bei der Belehrung anderer kommt alles auf die Konsequenz an. Denn nur durch Wiederholung wird der Stoff zum Eigentum des Lernenden.“[1]

In der klassischen chinesischen Medizin ist *Kan* auch ein Symbol für die Lebenspforte *mìng mén* 命門. Die kurzen Yin-Linien oben und unten verkörpern die beiden Nieren, der lange Yang-Strich in der Mitte symbolisiert das Lebensfeuer des Ming Men.

---

[1] Vergl. **R. Wilhelm**, I Ging, S. 204 ff.

Wei Mai – die vernetzenden Gefäße

1. Etymologie des Schriftzeichens:

Wéi 維 heißt verbinden, zusammenhalten, festhalten helfen, die Außenschnüre eines Netzes. Das Schriftzeichen zeigt Seidenfäden *sī* 糸（系）und einen kurzschwänzigen Vogel *zhuī* 隹, zusammen entsteht ein feinmaschiges Netz zum Vogelfangen. Dieses Netz muss stark genug sein, um nicht zu zerreißen, wenn der Vogel sich bewegt, aber auch weich genug, damit sich der Vogel nicht verletzt. Schließlich muss es dehnbar sein, um sich dem Körper seines Trägers optimal anzupassen.

Zhuī 隹 ist das 172. Radikalzeichen und beschreibt einen kurzschwänzigen Vogel im Gegensatz zu *niǎo* 鳥, der einen langschwänzigen Vogel darstellt. Der Unterschied liegt also in der Länge des Schwanzes, wobei die kurzschwänzigen meist die kleinen Vögel sind, die in Scharen auftreten und kurzlebiger („unwichtiger“) sind und die langschwänzigen die großen Vögel sind, die auch länger leben. In der Symbolsprache haben alle bedeutenden Vögel einen langen Schwanz:

Háo 鶴 = der Kranich, Symbol für langes Leben
Yā 鴉 = die Krähe, Symbol für die Sonne in der Alchimie, im Volksglauben zeigt sie oft ein böses Omen an.
Què 鵲 = die Elster, zeigt oft ein gutes Omen an, „Vogel der Freude“
Fèng 鳳 = der Phönix, eines der vier magischen Tiere, Symbol des Feuers und des Kaisers.[1]

Den kurzschwänzigen Vogel finden wir wieder im Zeichen von *jiāo* 焦 („Erwärmer“) und *zhuī* 椎 („Wirbel“): Im *San Jiao* wird der kleine Vogel geröstet, in *Da Zhui* bekommt er einen Holzradikal davor und steht für den 7. Halswirbel, der „große Hammer.“ Im Trigramm *lí* 離 werden in einem Netz viele Vögel *qín* 禽 gefangen, deshalb die Bedeutung „das Haftende.“ Jemand ist in Schwierigkeiten *nán* 難, wenn er wie ein kurzschwänziger Vogel nur noch getrocknete, unfruchtbare Erde vorfindet. (Wieger, L. 171 B)

---

[1] Aus: **C. A. S. Williams**: Outlines of Chinese Symbolism and Art Motives, Shanghai, 1932

Wéi 維 = das Vogelnetz zeigt demnach ein feinmaschiges Seidennetz, das dazu dient, etwas Lebendiges festzuhalten und zu bewahren. Im menschlichen Körper sind die Wei Mai-Gefäße verantwortlich für diese Vernetzung: Sie verknüpfen alle Yin- und Yang-Leitbahnen engmaschig wie ein Seidennetz und stabilisieren so Qi und Blut im Inneren und Äußeren.

Geben die Qiao Mai-Gefäße den „Kick" für die Bewegung von Yin und Yang, dann vermitteln die Wei Mai-Gefäße eine Kraft, die dafür sorgt, dass Grenzen nicht überschritten werden. In der embryonalen Entwicklung entfalten die Qiao Mai-Gefäße die Dynamik, Yin und Yang nach außen und innen zu bewegen und damit die Differenzierung des Leibes zu gestalten. Die Wei Mai-Gefäße aber sorgen dafür, dass diese Entwicklung einen Abschluss findet. Der Yin Wei Mai ernährt und vernetzt optimal das innere Gewebe: ein Herz, eine Leber, zwei Lungen, zwei Nieren werden ausgebildet. Der Yang Wei Mai strukturiert und vernetzt optimal die äußeren Strukturen: fünf Finger, zwei Ohren, fünf Zehen, Haut und Haare zeigen an, dass bei der Geburt nichts fehlt oder zuviel ist. Die innere und äußere Versorgung mit Qi und Blut durch die Wei Mai-Gefäße lassen so einen gesunden Menschen heranwachsen.

Nach der Geburt geht es ebenfalls um eine Vernetzung des Körpers: im Inneren durch das Blut und die Emotionen, im Äußeren durch die Öffnung und Abgrenzung des Körpers nach außen.

Das Yin-vernetzende Gefäß sorgt für einen gleichmäßigen Einsatz der nährenden Energie *yíng qì* 營氣 und der fünf Emotionen *wǔ zhì* 五志. Es hilft dem Yin und wirkt ausgleichend ebenso bei Blutverlusten wie bei emotionalen Verlusten. Bei Yin-Leere oder Blut-Leere-Zuständen ist der Einsatz des Yin Wei Mai von größter Bedeutung, besonders wenn psychosomatische Beschwerden einhergehen. Schlaflosigkeit, Herzklopfen, Unruhe, Herzrasen, Ängstlichkeit, Melancholie, Willensschwäche und Neigung zu hysterischen Ausbrüchen, Folgen von Blutverlusten etc. sind typische Symptome, die den Einsatz dieses Wundergefäßes erfordern.

Bei Zusammenschnürung der Brust wie in einem Panzer[1] hilft der Yin Wei Mai, den Käfig zu öffnen und das Netz zu lockern, um das eingesperrte Vögelchen zu befreien. Sein Konfluenzpunkt *Nei Guan* (P 6) = „innere Schranke" öffnet den Weg für zurückgehaltene Gefühle und macht Luft auf allen Ebenen.

[1] Auch eine „Keynote" in der Homöopathie von *Cactus grandiflorus* = der Königin der Nacht

Die emotionale Interaktion zwischen dem Individuum und seiner Umwelt hängt so entscheidend von der Gesundheit und Kraft des Yin Wei Mai ab. Die „innere Schranke“ kann hier sowohl die Verbindung zum Herzen herstellen als auch unterbinden. Ob wir unseren Gefühlen freien Lauf lassen oder die Emotionen eher zurückzuhalten, entscheidet so auch das Gefäß der Yin-Vernetzung zusammen mit dem ministeriellen Feuer des Perikards!

Analog dazu ist das Gefäß der Yang-Vernetzung für einen gleichmäßigen Einsatz der schützenden Energie *wèi qì* 衛氣 verantwortlich. Es verknüpft alle Yang-Leitbahnen wie ein engmaschiges, elastisches Netz. Der Yang Wei Mai ist wichtig bei allen Erkrankungen durch äußere Pathogene *wài yīn* 外因 und Erkrankungen der Außenseite: grippale Infekte, Wechselfieber, Interkostalschmerzen, Übelkeit, Erbrechen, Unruhe und Sinnesstörungen gehören zur Domäne dieses Gefäßes.

Bei kälteinduzierten fieberhaften Krankheiten ist die Nadelung des Konfluenzpunktes *Wai Guan* (SJ 5) = „äußere Schranke“ oft wirksamer als alle anderen Punktekombinationen. Je nach Symptomatik öffnen wir die Schranke, um den Eindringling (Wind-Kälte) hinauszuwerfen, SJ 5 ist dann sedierend zu nadeln, oder machen „die Schotten dicht”, um pathogene Faktoren am Eindringen zu hindern. Hier tonisieren wir die „äußere Schranke“ und stärken so das *Wei Qi* in seiner Funktion, die Hautporen gut verschlossen zu halten. Bei unklaren Zuständen nadeln wir harmonisierend. Die Interaktion zwischen dem Individuum und seiner Umwelt hängt entscheidend von der Kraft des Yang Wei Mai ab, den Körper zu öffnen oder „dichtzumachen“, d. h. das Öffnen und Schließen der Außenseite zu koordinieren.

*Wai Gua*n kann sowohl den Kontakt nach außen herstellen als auch unterbinden. Ob wir nach allen Seiten offen sind oder nicht ganz dicht, entscheidet das Gefäß der Yang-Vernetzung. Ob wir den Yang Wei Mai über SJ 5 öffnen oder schließen, hat entscheidenen Einfluss auf die Interaktion des Einzelnen mit seiner Umwelt! Zusammen mit dem ministeriellen Feuer des *San Jiao* unterstützt und reguliert dieses Wundergefäß das Vermögen des Menschen, mit seiner sozialen Umwelt zu kommunizieren. Als Luo-Punkt öffnet SJ 5 sogar den Weg zum Perikard und damit zu Lust und Freude. So folgen diese beiden Funktionen in der Organuhr zeitlich aufeinander und verknüpfen sexuelle und soziale Bedürfnisse.

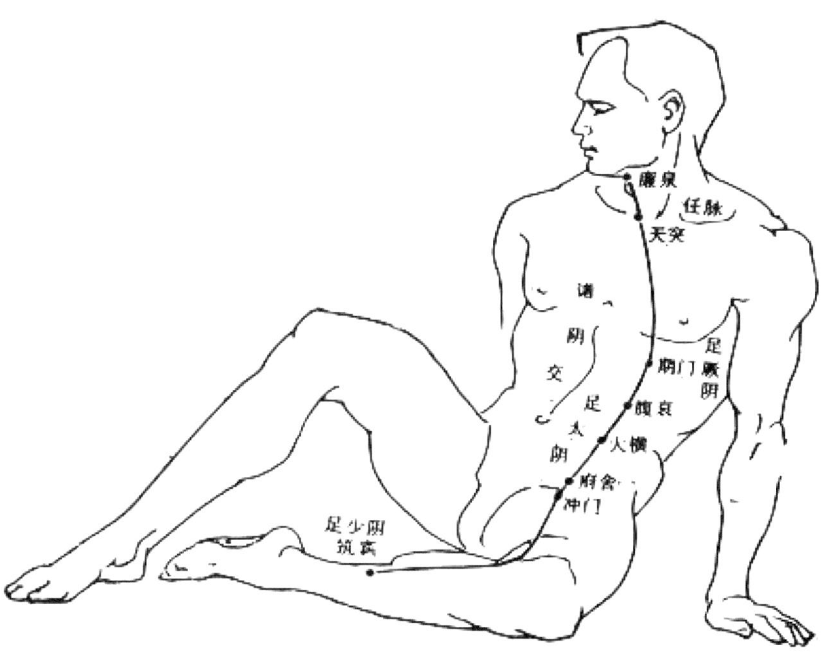

Verlauf des Yin Wei Mai

Yin Wei Mai – Das Gefäß der Yin-Vernetzung

2. Verlauf:

„Der Anfang des Yin Wei Mai ist dort, wo das Yin sich trifft *zhū yīn zhī jiāo* 諸陰之交[1], aber sein Gefäß tritt heraus in der Fuß Shao Yin-Leitbahn am Punkt *Zhu Bin* (Ni 9), welcher der Spalt-Punkt des Yin Wei Mai ist. Er liegt 5 Cun oberhalb des inneren Knöchels, in der Mitte der Sehne, wo sich das Fleisch von der Wade trennt. Das Gefäß steigt weiter am inneren Rand des Oberschenkels nach oben, tritt, weiter nach oben ziehend, in den Unterbauch ein und versammelt sich (*huì* 會) mit dem Fuß Tai Yin, Jue Yin, Shao Yin und Yang Ming am Punkt *Fu She* (Mi 13).

Weiter aufsteigend vereinigt er sich mit dem Fuß Tai Yin im Punkt *Da Heng* (Mi 15) und *Fu Ai* (Mi 16). Der Yin Wei Mai zieht am Oberkörper durch die Rippengegend und versammelt sich mit dem Fuß Jue Yin im Punkt *Qi Men* (Le 14). Weiter nach oben steigend passiert er die Brust und das Zwerchfell und versorgt die Kehle (*xiá yàn* 挾咽), dort trifft er sich mit dem Ren Mai in den Punkten *Tian Tu* (Ren 22) und *Lian Quan* (Ren 23). Das Gefäß steigt weiter nach oben bis vor den Scheitel und endet dort. Alles zusammen ergeben sich 14 Punkte.“ (*Li Shi Zhen*)

Offiziell beginnt der Yin Wei Mai fünf Cun oberhalb des inneren Knöchels am Punkt Ni 9, der auch gleichzeitig sein Spalt-Punkt ist. Sein Verlauf entlang der Innenseite des Beines kann auf eine Wirkung bei Blutstasen („Krampfadern“) in diesem Bereich hinweisen. Wichtige Treffpunkte des Yin Wei Mai mit den drei Yin-Leitbahnen des Fußes finden wir im Unterbauch, an erster Stelle mit der Milz-, Leber- und Nieren-Leitbahn in dem Punkt Mi 13 („Hütte der Fu-Organe“). Auch der Magenmeridian nimmt an dieser großen Versammlung teil. Ebenso findet ein Treffen mit der Milz-Leitbahn in den Punkten Mi 15 („große Quere“) und Mi 16 („Bauchweh“) statt.

Diese große Repräsentanz der Milzfunktion im Unterbauch in Verbindung mit dem Yin Wei Mai zeigt dessen Bedeutung bei allen Erkrankungen der Eingeweide und bei allen Umwandlungs- und Verdauungsstörungen der Milz im unteren Erwärmer an.

---

[1] Das Gefäß der Yin-Vernetzung beginnt an der Kreuzung aller Yin, womit auch der Punkt *sān yīn jiāo* 三陰交 (Mi 6) beschrieben sein kann. Wahrscheinlich ist aber der innere Knöchel gemeint, der zu allen Yin-Leitbahnen des Fußes eine Beziehung hat.

Die Beziehung zum Punkt Le 14 („Tor einer Zeitperiode") und seine Berührung mit dem Interkostalraum lässt vermuten, dass hier die emotionale Problematik des „Hypochonders" im Yin Wei Mai ihren Ausdruck findet.

Sein Verlauf über Brust und Zwerchfell lässt an alle Krankheiten denken, die mit einem veränderten Herzschlag, Dyspnoe und Veränderungen an der äußeren Brust einhergehen. Sein fürsorglicher Kontakt mit der Kehle erklärt u. a. das „Pflaumenkern-Gefühl" im Hals oder den „Frosch" in der Kehle. Dieses sind ebenfalls subjektive Krankheitsäußerungen, die in der westlichen Medizin keine Erklärung und damit keine Anerkennung finden. Für den Akupunkteur zeigen sie aber eine Qi-Stagnation in der Kehle an, die mit emotionalen Problemen einhergeht. Wie hilflos ist eine Medizin, die nicht in der Lage ist, das Leiden einer gequälten Seele mit einer Erkrankung des Yin Wei Mai in Verbindung zu bringen!

Das Gefäß endet vorne am Kopf *dǐng qián* 頂前 ohne einen weiteren Bezug zu irgendwelchen Organen. Der Yin Wei Mai erscheint an dieser Stelle isoliert und ohne eine Krankheitsrelevanz zu sein. Aber viele Indikationen in den klassischen Texten weisen auf einen gestörten Shen hin, der ja seit *Li Shi Zhen* auch im Kopf einen Wohnsitz hat:

„Man ist vergesslich, macht Fehler und spricht Worte, an die man sich nicht erinnert, das Herz-Qi ist leer und geschädigt, man lacht oder singt ohne Unterlass, Herzklopfen, das Sprechen ist behindert, im Herzen ist Leere und Ängstlichkeit, der Geist und die Gedanken sind unruhig, das Herz erschrickt leicht." (*Zhen Jiu Da Quan*)

„Vergeßlichkeit, Verwirrtheit und Altersschwachsinn, nach einem Schock ist die Sprache unklar und diffus, das Herz ist verblüfft, der Patient kann nicht Freund noch Feind unterscheiden." (*Zhen Jiu Da Cheng*)

„Desorientierung, Furcht und Schrecken, Anfälle von Irrsinn, starke Traurigkeit mit Weinen, die Umgebung wird nicht erkannt, Gedächtnisverlust, unzusammenhängendes Gerede, Singen oder Lachen ohne Grund, fehlende Ruhe." (*Ci Ding Jie Fa*)

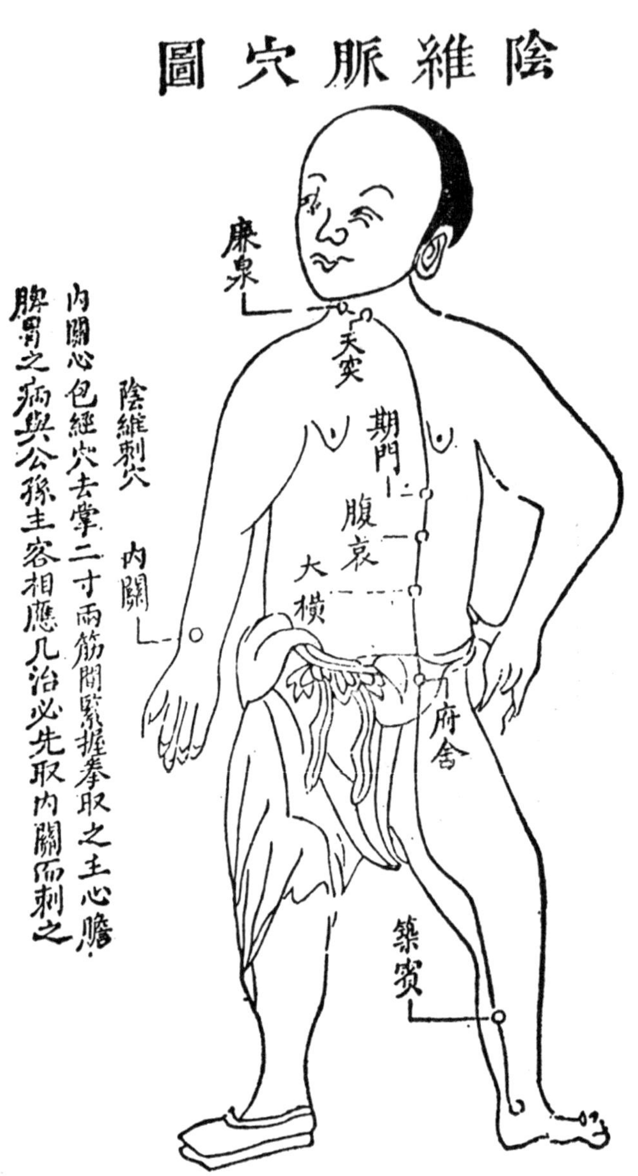

Vereinigungspunkte des Yin Wei Mai

3. Die Vereinigungspunkte:

Der Yin Wei Mai vereinigt nach *Li Shi Zhen* 14 Punkte, d. h. sechs Punkte, die paarig angelegt sind sowie zwei einzelne Punkte des Ren Mai:

Ni 9 *zhú bīn* 築賓 = den Gast aufbauen
Mi 12 *chōng mén* 沖門 = Ansturm ins Tor[1]
Mi 13 *fǔ shě* 府舍 = Hütte der Fu (-Organe)
Mi 15 *dà héng* 大橫 = große Waagerechte
Mi 16 *fù āi* 腹哀 = Bauchweh
Le 14 *qī mén* 期門 = Tor einer Zeitperiode
Ren 22 *tiān tú* 天突 = himmlischer Schornstein
Ren 23 *lián quán* 廉泉 = vorspringende Quelle.

Alle Punkte erfüllen den Anspruch des Yin Wei Mai, das Innere zu vernetzen und das Zusammenspiel der Eingeweide zu optimieren. Den Anfang macht der Punkt Ni 9. Er ist der Spalt-Punkt des Yin Wei Mai und als Nierenpunkt hilfreich bei allen Problemen der Flüssigkeitsverteilung. Für den Embryo im Mutterleib ist es lebensnotwendig, in den Flüssigkeiten des Fruchtwassers gut aufgehoben und versorgt zu sein. Sein Name „den Gast aufbauen" bezieht sich wahrscheinlich auf die Ernährung und Stabilisierung des Fetus während der Schwangerschaft. In seiner Wirkung klärt Ni 9 Hitze des Herzens, beseitigt Schleim, besänftigt Schrecken und beruhigt den Shen, entfernt Gifte, lindert Schmerzen, öffnet die Brust, fördert die Milchbildung, nährt den Fetus und entfernt Erbgifte *tāi dú* 胎毒.

Die folgenden Milz-Punkte vernetzen wichtige Vorgänge im Unterbauch: Mi 12 vereinigt sich ebenfalls mit der Leber-Leitbahn, richtet die Qi-Dynamik und entspannt den Bauch. Mi 13 ist ein Ort, an dem alle Fu-Organe beeinflusst werden können. Hier ist der Wohnsitz derjenigen Fu-Organe, die Nahrung verarbeiten und Rückstände ausscheiden, also insbesondere Dünndarm und Dickdarm. Dieser Punkt reguliert ebenfalls die Qi-Dynamik, glättet die Leber, ist schmerzlindernd, begünstigt die Milz und löst eine Qi-Stagnation.

[1] Obwohl dieser Punkt nicht im Haupttext des *Qi Jing Ba Mai Kao* vorkommt, wird er doch von vielen Kommentatoren des Textes mit hinzugenommen.

Mi 15 befindet sich genau in der großen horizontalen Falte seitlich des Bauchnabels. Unter diesem Punkt befindet sich der Dickdarm *dà cháng* 大腸 mit seinem quer verlaufenen Teil, daher der Name. Er fördert das Qi, verteilt Wasseransammlungen, löst die Eingeweide, vertreibt Kälte und hat eine Neigung zur Trübsinnigkeit. Ebenso wie Ma 25 stärkt er mächtig das Nieren-Qi und harmonisiert die Seelen *hún* 魂 und *pò* 魄.

Der Punkt Mi 16 hilft, wie schon sein Name sagt, bei Unwohlsein und Pein im Bauch. Ein geplagter Bauch macht Geräusche zum Erbarmen. Gefühle der Trauer und des Jammers werden über diesen Punkt beeinflusst. Er löst das Qi der Eingeweide, zerstreut Kälte und erwärmt den mittleren Jiao.

Le 14 liegt im Zentrum des Yin Wei Mai und ist für eine harmonische Vernetzung im mittleren Erwärmer, resp. Milz, Magen und Leber verantwortlich. Dieser Punkt ist der letzte im großen Energiekreislauf, dessen Zyklus in der Lungen-Leitbahn beginnt und in der Leber-Leitbahn endet. Eine Zeitperiode von 24 Stunden ist dann vorüber.

Le 14 ist außerdem der Mu-Punkt der Leber und glättet das Leber-Qi, harmonisiert Milz und Leber, reguliert den Qi-Fluss und aktiviert die Blutzirkulation. Bei Völle und Spannungsgefühl in der Brust und im Hypochondrium, bei allen Formen von Delirien, bei plötzlicher großer Müdigkeit und Appetitlosigkeit und bei Frauen mit schwerer Geburt ist seine harmonisierende Kraft unersetzbar!

Nun gelangen wir in den Bereich des oberen Erwärmers und hier sind es zwei Punkte des Ren Mai, die ein elastisches Haltenetz für Qi und Blut knüpfen. Die Luftröhre ist wie ein „himmlischer Schornstein"! Sie ragt empor, um mit dem Qi des Himmels Kontakt aufzunehmen. Der Punkt Ren 22 befreit die Atemwege und verschafft schnell Erleichterung bei Atemnot. Sein alternativer Name ist *tiān qú* 天瞿 = „himmlische Scheu" und beschreibt den furchtsamen Blick eines (kurzschwänzigen) Vogels, der ins Netz gegangen ist. Als einer der 10 Himmelsfenster-Punkte durchlüftet Ren 22 die Lunge, befreit die Brust, senkt gegenläufiges Qi ab, reguliert die Kehle, ist schleimlösend und klärt Hitze in der Kehle.

„Bei plötzlichem Stimmverlust ist Kälte-Qi zu Gast in der Kehle; dann funktioniert das Öffnen und Schließen der Kehle nicht mehr richtig und es kommen keine Töne mehr heraus. Zur Behandlung nimm den Punkt Ren 22." (*Ling Shu*, Kap. 69)

Der letzte Vereinigungspunkt des Yin Wei Mai ist Ren 23, der vor dem Kehlkopf liegt, deshalb der Name „vorspringende Quelle". Er dient der generellen Befeuchtung des Rachens, der Mundhöhle und der Zähne. Die Nieren-Leitbahn berührt die Zungenwurzel am Punkt *Lian Quan* und verbindet sich hier mit dem Ren Mai und dem Gefäß der Yin-Vernetzung.

Er wirkt schleimlösend, Hitze klärend, öffnet die Sinne, begünstigt die Kehle und fördert die absenkende Funktion der Lunge. Krankheitsbilder wie Schwellung und Schmerzen unter der Zunge, ständiger Speichelfluss, steife Zunge mit Unfähigkeit zu sprechen, Folgen eines Schlaganfalls, akute Aphonie, Entzündungen im Mund, Schluckstörungen beim Essen, Tonsillitis, Atrophie der Zungenbänder, Taubstummheit, Diabetes, Asthma, Husten u. v. m. lassen sich über diesen Punkt heilen.

Im Verlauf des Yin Wei Mai findet eine Verknüpfung aller Yin-Leitbahnen des Fußes und des Ren Mai statt. In sämtlichen Wirkungsbereichen dieser Leitbahnen findet eine globale Vernetzung statt, die den Zusammenhalt der inneren Organe und der Emotionen fördert. So ist ein geordnetes Inneres möglich.

Sein Endpunkt im Verlauf vor dem Scheitel könnte mit dem Extra-Punkt *yìn táng* 印堂 zusammenfallen, der zwischen den Augenbrauen die Halle des Lichts öffnet. Dies ist, wie schon erwähnt, die Region des ursprünglichen Geistes *yuán shén* 元神. Es ist ebenfalls die Region des Du Mai, Lenker und Meer des Yang. Seine Vernetzung mit dem Yin Wei Mai an dieser Stelle lässt dem Gehirn die nährende Kraft des Blutes zukommen.

4. Gemeinsame Funktionen und Pathologie:

a) Vernetzung von Yin und Yang auf allen Ebenen:

„Yang Wei und Yin Wei sind zusammengeknüpft und verbinden den Körper wie ein Netz *wéi luò* 維絡. Wenn sie bis zum Überfluss angefüllt sind, stagniert (Qi und Blut) in ihnen. Sie können dann nicht mehr an der Zirkulation teilnehmen und mit ihrem Inhalt alle Leitbahnen berieseln *guàn gài* 灌溉. Deshalb entsteht der Yang Wei dort, wo alles Yang sich versammelt und der Yin Wei entsteht am Treffpunkt von allem Yin." (*Nan Jing*, Kap. 28)

Erstmalig im „Klassiker der Schwierigkeiten" finden wir nähere Informationen über die vernetzenden Gefäße. Dabei scheinen hier nicht die Verlaufsbahnen das Wichtige zu sein sondern die Tatsache, dass Yin Wei- und Yang Wei Mai sich in einer innigen Verknüpfung befinden. Ihre gemeinsame Funktion ist es, den Körper zusammenzuhalten und seine Strukturen zu bewahren. Dies mag einer der Gründe dafür gewesen sein, dass die westliche Literatur sie „Bewahrer des Yin" (Bachmann) oder „Conservateur des Yang" (de la Fuye) bezeichnet hat. Wie so oft in älteren westlichen Texten haben hier die Autoren voneinander abgeschrieben, ohne Zugang zu den Primärquellen gehabt zu haben oder keine entsprechenden Fachkenntnisse, um diese zu nutzen.[1]

Dann wird eine weitere wichtige Funktion dargestellt, die eine „Berieselung" aller Leitbahnen mit Qi und Blut beschreibt. Die Wei Mai-Gefäße dienen dazu, ein gleichmäßiges Netz von Abwehr- und Nahrungs-Qi über den ganzen Körper zu legen, um Yin und Yang, Innen und Außen in einer guten Form zu halten.

„Der Yang Wei errichtet eine Versammlung für alles Yang (*zhū yáng zhī huì* 諸陽之會), weil er vom äußeren Knöchel nach oben steigt in die Region des *wèi qì* 衛氣. Der Yin Wei errichtet einen Treffpunkt für alles Yin (*zhū yīn zhī jiāo* 諸陰之交), weil er vom inneren Knöchel nach oben steigt in die Region des *yíng qì* 營氣. Deshalb bilden beide ein Haltenetz *gāng wéi* 綱維 für den ganzen Körper." (*Li Shi Zhen*)

[1] Auch moderne Texte zum Thema machen sich selten die Mühe, die Schriftzeichen für die einzelnen Wundergefäße zu erklären und darüber ihre Funktionen abzuleiten. Eine Ausnahme möchte ich hier allerdings nennen: **C. Larre & E. Rochat de la Vallee**: Extraordinary Vessels, Monkey Press, 1997

Die Anfangspunkte beider Wundergefäße sind vage und ungenau beschrieben. Es sind keine exakten Punktbeschreibungen oder anatomische Strukturen, sondern energetische Festlegungen. Der Yin Wei Mai entsteht, wo sich alles Yin trifft, der Yang Wei Mai beginnt, wo sich alles Yang versammelt.

Die Auswahl der gewählten Termini ist dabei nicht zufälllig: *Jiāo* 交 ist ein Zusammentreffen persönlicher Art, das bis zur geschlechtlichen Vereinigung führen kann und steht für das Yin. *Huì* 會 ist ein offizielles Treffen unter Beamten, bei dem Geschäftsangelegenheiten besprochen werden. Dieser Begriff steht für das Yang. Ist das erste Treffen eher eine intime Begegnung zweier Menschen, die sich mögen oder sogar lieben, kann das zweite auch ein gesellschaftlicher Umgang sein, der sich in einer größeren Gruppe, bei einem Straßenumzug, einer Gilde oder einer Festlichkeit abspielt. Hier gilt es, Kleidung und Etikette zu wahren, dort darf man sie fallenlassen.

Allein aus diesen Beschreibungen können wir schließen, dass der Zugang zu den Wei Mai-Gefäßen nur über Punkte des San Jiao und des Perikards möglich ist. Aus diesem Grund ist der Konfluenzpunkt des Yin Wei Mai die „innere Schranke" *Nei Guan* (P 6), der Konfluenzpunkt des Yang Wei Mai die „äußere Schranke" *Wai Guan* (SJ 5).

„Deshalb beherrscht der Yang Wei Mai die Außenseite des Körpers *zhǔ yī shēn zhī biǎo* 主一身之表 und der Yin Wei Mai beherrscht die Innenseite des Körpers (*zhǔ yī shēn zhī lǐ* 主一身之裡). Man spricht auch von Himmel und Erde *qiān kūn* 乾坤." (*Li Shi Zhen*)

Der Einfluss und die Kraft der vernetzenden Gefäße ist so gewaltig, dass Meister Li sie mit dem Wirken von Himmel und Erde vergleicht. Das Zeichen *wéi* 維 ist kein spezifischer Begriff aus der Medizin, sondern wird auch in vielen philosophischen Traktaten verwendet. Die 10.000 Wesen werden nach *Zhuang Zi* zwischen Himmel und Erde zusammengehalten, sodass jedes seinen Platz findet.

„Der Himmel und seine Bewegungen, die Erde und ihre Orte, Sonne und Mond, die sich um ihren Platz streiten, wer tritt dafür ein? Wer verknüpft sie zu einem Netz?" (*Zhuang Zi*, Kap. 14)

Der Terminus im Text *wéi gāng* 維綱 beschreibt die Vorrichtung, welche die 10.000 Dinge an ihrem Platz hält. Auf der Erde ist die Vorrichtung für gewöhnlich ein Raum, der durch die vier Himmelsrichtungen *sì wéi* 四維 entsteht, für den Menschen beschreiben die vier Vernetzungen die Banden des menschlichen Zusammenlebens in der Gesellschaft:

Lǐ 禮 = Höflichkeit, *yì* 義 = Rechtschaffenheit, *lián* 廉 = Gewissenhaftigkeit und *chǐ* 恥 = Schamgefühl sind die vier Eigenschaften, die nach *Zhuang Zi* die vier Verknüpfungen der Menschen im sozialen Kosmos darstellen (Kap. 31).

In der chinesischen Mythologie sind es die vier Füße der magischen Schildkröte *líng guī* 靈龜, welche die Stabilität zwischen Himmel und Erde garantieren. Diese Stabilität erreichen wir im menschlichen Mikrokosmos mit der später beschriebenen „Methode der magischen Schildkröte", die einen Aspekt der Chronoakupunktur darstellt.

Wie wir sehen, finden die *sì wéi* 四維 = „vier Bande" im Mikrokosmos ihre Entsprechung in den Wei Mai-Gefäßen. Sie sorgen für eine Integrität und für einen festen Halt zwischen Innen und Außen, Schutz und Nahrung, Yin und Yang im Menschen. Ohne ihre Dynamik würden wir haltlos und ohne feste Verbindung zu Himmel und Erde durch das Leben taumeln.

„Yang Wei hält das Yang zusammen und Yin Wei verknüpft das Yin. Wenn Yin und Yang im Menschen nicht miteinander verknüpft sind, ist man enttäuscht und deprimiert *chàng rán* 悵然 und der Wille fehlt *shī zhì* 失志. Man ist dann sehr aufgelöst *róng róng* 溶溶 und kann sich nicht mehr sammeln und festhalten *shōu chí* 收持." (*Nan Jing*, Kap. 29)

Das *Nan Jing* beschreibt nun das erste Mal einige Krankheitsbilder. Wie wir oben gesehen haben, werden die Wei Mai-Gefäße immer zusammen in ihrer vernetzenden Tätigkeit genannt. Es gibt bei ihnen keine funktionelle Trennung von Yin und Yang oder separate Krankheitsbilder wie bei Ren Mai - Du Mai und Yin Qiao Mai - Yang Qiao Mai. Wenn das Netz von Yin Wei Mai und Yang Wei Mai nicht hält bzw. zusammenbricht, entstehen ernste Gemütssymptome! Yin und Yang geraten in Unordnung, etwas löst sich auf. Dies ist ein Prozess und passiert nicht plötzlich, wie die Analyse der folgenden Schriftzeichen zeigt.

Chàng 悵 heißt: getäuscht, enttäuscht, unzufrieden, unentschlossen und unruhig; das Herz *xīn* 心 der Erwachsenen *cháng* 長 hat die Unschuld des Kindes verloren, weil es so oft enttäuscht wurde. Das ist wirklich deprimierend. Wenn sich das Zeichen verdoppelt, bedeutet es, jemanden zu ärgern oder zu provozieren; oder: etwas ist sehr ärgerlich = *chàng chàng rán* 悵悵然

Lǚ Guǎng 吕廣, einer der ersten Kommentatoren des *Nan Jing* erklärt:

„*Chàng rán* 悵然 bedeutet, dass der Mensch ängstlich ist. Wenn jemand ängstlich ist, entspannen sich die Wei Mai-Gefäße. Dann wird dieser Mensch nicht länger in der Lage sein, den Körper in seiner Struktur zu tragen. Wenn jemand ängstlich ist, verliert er seine Willenskraft. Er wird dann vergesslich und sein Geist ist verwirrt."

Shī zhì 失志 bedeutet wörtlich „die Willenskraft verlieren"; das Zeichen *zhì* 志 hat viele zusätzliche Bedeutungen: Wille, Entschluss, Tatkraft, Streben, Ehrgeiz, zielstrebig, aber auch geschichtliche Aufzeichnungen. Das Schriftzeichen zeigt ein Herz, das auf die Füße wirkt, um seine Wünsche erfüllt zu bekommen (Wieger, L. 79 B). Ein fester Wille, der durch eine Handlung seine Wünsche zu befriedigen sucht. Im weiteren Sinne drückt *Zhi* auch den Willen zur Selbstverwirklichung aus.

Alle Lebensäußerungen, die eine derartige Potenz ausdrücken, deuten auch auf ein starkes Nieren-Qi hin. Fehlt der Wille, entsteht eine Schwäche auf der geistig-seelischen Ebene. Mangelnde Selbstverwirklichung, ein zielloses sich Treibenlassen im Strom des Lebens, Inkonsequenz, Wankelmütigkeit, Ängstlichkeit, Verzagtheit, Schreckhaftigkeit, Fahrigkeit und nervöse Labilität u. v. m. können die Folge sein. Alle Arten von Geistes- und Gemütskrankheiten können entstehen, wenn der Wille fehlt. Im psycho-sozialen Bereich finden wir Menschen mit diffusem Auftreten und Handeln, die nicht aus ihren Fehlern lernen können, weil sie ihre Erfahrungen nicht in ihrem persönlichen Buch aufgezeichnet haben. Diese Menschen haben keine konkreten Ziele mehr, sondern „schlittern" ziel- und haltlos durchs Leben.

Der chinesische Terminus dazu ist *róng* 溶 und bedeutet strömen, schmelzen, überfließen und sich auflösen. Der Wasserradikal und ein Lautzeichen, das eine Erscheinung (*róng* 容) darstellt ergeben zusammen das Bild von fließendem Wasser. Verdoppelt sich das Zeichen wie hier im Text, können wir eine noch extremere Auflösung vermuten. Nun gibt es keinen Halt mehr.

Die Fähigkeit, seine Kräfte zu sammeln *shōu* 收 geht verloren, ebenso die Stütze und der Zusammenhalt *chí* 持 von Wei-Qi und Ying-Qi. Dem Selbst droht eine Dissoziation.[1]

Dīng Dé Yòng 丁德用 aus der Song-Dynastie kommentiert: „*Róng róng* 溶溶 bedeutet hier schlaff und träge *huǎn màn* 緩慢. Man ist dann nicht in der Lage, seinen Körper zu aufrechtzuhalten."

Im Chinesischen wird für *wéi* 維 häufig das Synonym *chí* 持 verwendet, um das vernetzende Prinzip der Wei Mai-Gefäße zu beschreiben. Das Zeichen bedeutet auch: festhalten, fassen, in die Hand nehmen, stützen, leiten, lenken, etc.; eine Hand, die in einem Tempel regelmäßige Tätigkeiten vornimmt (vergl. Wieger. L. 79 B). Im Text oben ist man unfähig, sich oder etwas zu halten. Diese Unfähigkeit zu halten kann sich auf alle Dinge beziehen, nicht nur auf die körperliche Haltung. Wir können keine Idee, keine Absicht, kein Versprechen und keinen Stift mehr halten. Yin und Yang sind nicht verknüpft und Qi und Blut zerstreuen sich in alle Winde. Nur die Wei Mai-Gefäße können jetzt noch helfen!

Es folgt nun im *Nan Jing* eine Präsentation unterschiedlicher Krankheitsbilder der vernetzenden Gefäße.

b) Vernetzt und harmonisiert das Innere:

„Wenn der Yin Wei Mai erkrankt ist, leidet man unter Herzschmerzen." *(Nan Jing*, Kap. 29)

Lu Guang kommentiert: „*Yīn* 陰 ist hier Nährendes *yíng qì* 營氣, Nährendes ist gleichzusetzen mit Blut *xuè* 血. Das Blut wird mit dem Herzen *xīn* 心 in Verbindung gesetzt. Wenn also der Yin Wei Mai erkrankt ist, leidet man an Herzschmerzen."

---

[1] **Dissoziation** von lat. *dissociare* = spalten, trennen ist eigentlich ein Begriff aus der Naturwissenschaft, der die Spaltung chemischer Verbindungen in einzelne Moleküle beschreibt. In der Psychologie/Psychotherapie ist das Konzept der Dissoziation eng verbunden mit dem Namen *Pierre Janet*, der als Zeitgenosse Freuds sein Lebenswerk der Erforschung dieses Phänomens gewidmet hat. In seinem Buch *L'Automatisme psychologique* von 1889 erklärt Janet die Entstehung einer Dissoziation dadurch, dass verschiedene Faktoren – und zwar ganz besonders ein real erlebtes Trauma – die integrative Funktion des Bewusstseins blockieren und sich zu „fixen Ideen" weiterentwickeln können. Auch das **„Borderline-Syndrom"** fällt unter den Begriff der Dissoziation.

Xú Dà Chūn 徐大椿 aus der Qing-Dynastie bemerkt: „Die Yin-Leitbahnen beherrschen das Innere. Das Herz steht in Verbindung mit dem Shao Yin. Wenn das Innere nicht im Gleichgewicht ist, entstehen Herzschmerzen."

Zhāng Jié Gǔ 張潔古 sagt: „Yin ist Ying-Qi und beherrscht das Innere. Wenn der Yin Wei Mai das Übel empfängt, bilden sich Krankheiten im Inneren, deshalb die Herzschmerzen."

Lǐ Shí Zhēn 李時珍 sagt: „Der Yin Wei Mai hat als Krankheit bittere Herzschmerzen. Die Therapie liegt in dem Treffpunkt der drei Yin.[1] Tai Yin-Krankheiten brauchen *lǐ zhōng tāng* 理中湯, Shao Yin-Krankheiten benötigen *sì nì tāng* 四逆湯 und Jue Yin-Krankheiten bedürfen *dāng guī sì nì tāng* 當歸四逆湯. Auch *wú zhū yú tāng* 吳茱萸湯 beherrscht dies."

Wáng Shú Hé 王叔和 sagt im Pulsklassiker: „Ein Puls am Handgelenk, der von der Shao Yang (-Position) schräg bis zur Jue Yin (-Position) schlägt, ist ein Yin Wei Mai-Puls.[2] Wenn er auftritt, leidet der Patient an Krampfanfällen und Epilepsie *diān xián* 癲癇, er fällt zu Boden *jiāng pū* 僵仆 und stößt schafsähnliche Schreie *yáng míng* 羊鳴 aus. Oder er leidet an Fallsucht und Stimmverlust *shī yīn* 失音, sein Fleisch und seine Muskeln sind taub und jucken *bì yǎng* 痺癢, sofort tritt spontaner Schweiß heraus, es ist, als ob ein übler Wind *è fēng* 惡風 den Körper niedergemetzelt hat *xǐ xǐ* 洗洗. Zur Behandlung wähle die Punkte Gbl 14, Bl 63 und Bl 61." (*Mai Jing*, Kap. 10)

„... Wenn der Yin Wei-Puls tief *chén* 沉, groß *dà* 大 und voll *shí* 實 ist, leidet man unter Schmerzen in der Brust, Aufgeblähtheit und Völlegefühl in der seitlichen Rippengegend und Herzschmerzen. Fühlt man den Puls des Yin Wei Mai wie aneinander gereihte Perlen *guàn zhū* 貫珠, gibt es beim Mann eine Fülle auf beiden Seiten des Oberkörpers und Schmerzen im unteren Rücken. Bei der Frau sind Schmerzen in den Genitalien, als ob eine Entzündung *chuāng* 瘡 darin wäre." (ebenda)

---

[1] Ein Kommentar sagt: Gemeint ist der Punkt *Yin Jiao* (Ren 7), ein Kreuzungspunkt der drei Yin.

[2] **Wang Shu He** erklärt: „An der äußeren Seite proximal (am Handgelenk) schlägt der Fuß Shao Yang-Puls, an der inneren Seite distal (am Handgelenk) schlägt der Fuß Jue Yin-Puls. Der Yin Wei Mai-Puls zieht also schräg von proximal nach distal am Handgelenk und von der Oberfläche in die Tiefe, man fühlt ihn über alle drei Positionen". Die Beschreibung weicht deutlich von den gängigen Pulsbeschreibungen und -lehren über die Positionen der Leitbahnen am Handgelenk ab und ist für die Praxis nicht von Nutzen.

Kommentar:

Es fällt auf, dass alle klassischen Texte das Herz in den Mittelpunkt der Pathologie des Yin Wei Mai stellen. Das Herz *xīn* 心 umfasst viele Konzepte in der chinesischen Medizin. Laut Rüdenbergs Chinesisch-deutschem Wörterbuch[1] steht Xin für: „Herz, Neigung, Lust, Sinn, Absicht, Stimmung, Gemüt, Gefühl, Verstand, Geist, Inneres, Mitte, Mittelpunkt, Nachsilbe zur Bildung von Hauptwörtern, die geistige Eigenschaften oder Gefühle ausdrücken, Luzifer, der Morgenstern, das Radikalzeichen Nr. 61."

Das Schriftzeichen für *xīn* 心 zeigt die vereinfachte Darstellung des Herzorgans: oben der geöffnete Herzbeutel, in der Mitte das Herz und darunter die Aorta (Wieger, L. 107 A). Es ist der 61. Radikal unter den chinesischen Grundzeichen und bildet die Wurzel für alle Schriftzeichen, die in irgendeiner Weise mit Gefühlen, Gedanken und Leidenschaften zu tun haben.

„Es ist das Herz, das alle geistig-seelischen Aktivitäten im Menschen beherrscht!" (*Ling Shu*, Kap. 8)

Ein Mann schenkt seiner Geliebten Herz und Leber und drückt damit seine tiefsten Gefühle aus, *xīn gān* 心肝 bedeutet somit Liebster, Liebling, Schatz. Die Psychologie heißt bei den Chinesen *xīn lǐ* 心裡 = Gesetze des Herzens. *Xīn ài* 心愛 ist der Geliebte, *xīn bìng* 心病 ist der Herzschmerz oder Herzenskummer und *xīn shēng* 心聲 ist die Stimme des Herzens, die die wahren Gefühle nach außen bringt.[2]

Wenn, wie oben in den übersetzten Texten, als Leitsymptom immer wieder Herzschmerzen *xīn bìng* 心病 erscheint, können wir dieses Symptom auch auf alle Störungen des Gemüts übertragen. Wir stellen fest, dass der Yin Wei Mai das Wundergefäß zur Heilung aller der Krankheiten ist, die einen psychischen Hintergrund haben. Wenn ein psychisches Trauma einen Menschen derart erschüttert hat, dass er jeden Halt verloren hat, kann nur das Nadeln der „inneren Schranke" den inneren Zusammenhalt wiederherstellen. Als vernetzendes Gefäß für das nährende *yíng qì* 營氣 kompensiert der Yin Wei Mai auch geistig-seelische Folgen nach schweren Blutverlusten.

---

[1] **W. Rüdenberg**: Chinesisch-Deutsches Wörterbuch, Hamburg, 1936, S. 265, Zeichen 2570

[2] Vergl. auch **Lorenzen/Noll**: Die Wandlungsphase Feuer, München, 1998, S. 26 f.

Wenn das *Nan Jing* Krankheiten des Yin Wei Mai als eine schwerwiegende Veränderung und Dissoziation der Persönlichkeit beschreibt, meint es genau diese psychischen Veränderungen, die entstehen, wenn das Yin keinen Halt mehr hat oder das Blut erschöpft ist. Symptome können hier sein: Kopfschmerzen durch Blutleere, Schlaflosigkeit, Ängstlichkeit, Herzklopfen und Herzrasen, Spannung in der Brust, Alpträume, nervöse Anspannung u. v. m. Der persönliche Zerfall als Folge des Todes eines geliebten Menschen, nach einer Trennung oder einem Missbrauch fällt eindeutig unter die Behandlungsstrategie des Yin Wei Mai.

Es fällt auf, dass *Wang Shu He* für den Yin Wei Mai ähnliche Krankheitsbilder beschreibt wie für den Yin Qiao Mai. Nur ist bei diesem eine Yin-Fülle bzw. eine Yin-Stagnation die Ursache für die Epilepsie und Fallsucht, während bei jenem eine Yin-Schwäche oder äußere Pathogene, die ins Innere eingedrungen sind, dafür verantwortlich sind.

Li Shi Zhen stellt auch eine Beziehung des Yin Wei Mai zu den drei Yin-Schichten nach dem *Shāng Hán Lùn* 傷寒論 her. Als Therapie gegen die Erkrankungen der einzelnen Schichten werden nur der Punkt *Yin Jiao* (Ren 7) und schichtspezifische Kräuterrezepturen empfohlen.

Für den Einsatz in der Akupunktur haben wir, wie bei allen Wundergefäßen der zweiten Generation, zwei Punkte zur Verfügung. *Nei Guan* (P 6) = „die innere Schranke“ kann verhindern, dass sich das Yin verflüchtigt oder übermäßig verausgabt, in diesem Fall schließen wir die Schranke. Wenn anders herum der Patient sich als Folge eines emotionalen Traumas seinen Mitmenschen gegenüber zu sehr verschließt und vereinsamt, können wir die Schranke öffnen, um das Innere wieder mit dem Äußeren zu vernetzen. Weitere klassische Symptome sind:

Völlegefühl mit Unwohlsein im Inneren, Stagnation und Fülle im Thorax und im Herzen, unregelmäßiges Erbrechen, Nahrungsblockaden, körperliche Probleme durch Alkohol, Analprolaps bei Kindern, ein geschwollenes Herz (*Zhen Jiu Ju Ying*). Geisteskrankheiten, man kann weder Freund noch Feind unterscheiden, Vergesslichkeit, Verwirrtheit, Altersschwachsinn, nach einem Schock ist die Sprache unklar und wirre, das Herz-Qi ist erschöpft, man hat Wahnvorstellungen, der Geist ist verwirrt, die Gedanken sind ängstlich besorgt (*Zhen Jiu Da Cheng*). Unruhe im Herzen *xīn fán* (心煩) bei Leere, Herzensangst in Verbindung mit körperlichem Erstarren, Verlust des Verstandes, Entsetzen mit Angst und Traurigkeit (*Zhen Jiu Jia Yi Jing*).

Der zweite Punkt ist *Zhu Bin* (Ni 9) = „den Gast aufbauen“, man kann ihn auch als „Gasthaus“ zu übersetzen. Er kann auch für schwerere psychische Probleme eingesetzt werden, besonders wenn alimentäre Noxen den Geist verwirren oder andere Vergiftungen aus der Umwelt den inneren Zusammenhang auflösen.

Weitere klassische Symptome sind hier u. a.:

Hodenschwellungen Neugeborener, Epilepsie mit heraushängender Zunge, manische Geisteskrankheit, der Kranke stößt unflätige Worte aus, Bauchschmerzen, Erbrechen von klarem Schleim (*Lei Jing Tu Yi*).

Brustschmerzen, manische Psychosen, wirre Sprache, spielt mit der Zunge, Schleimerbrechen (*Zhen Jiu Da Cheng*).

Epilepsie und Geisteskrankheiten mit Erbrechen, manische Geisteskrankheit mit Toben, Fluchen und Umherrennen (*Qian Jin Yao Fang*).

Gerhard Bachmann schließlich schreibt über den Yin Wei Mai: „Die Symptomatik des Yin Wei Mai entwickelt sich aus der Schwäche des Yin, die eine Reihe physischer aber auch psychischer Störungen zur Folge hat. Es kommen weniger schmerzhafte oder spastische Zustände, wie sie typisch für den Chong Mai sind, in Frage, sondern es herrschen Schwächezustände, körperliche und nervliche Erschöpfungen vor.

Ich gebe einige Behandlungsvorschläge: bei Herz- und Kreislaufschwäche verbunden mit psychischen Störungen: Der Kardinalpunkt *Nei Guan* (P 6) behandelt Schwächegefühl in der Herzregion verbunden mit Seufzen; Herzklopfen verbunden mit Ängstlichkeit; leichte Erregbarkeit, Traurigkeit, Schwatzhaftigkeit, Vergeßlichkeit, Weinerlichkeit, psychische Alterationen und Psychosen in Verbindung mit *Zhu Bin* (Ni 9).“[1]

Nach *de la Fuye* soll eine Wirkung auf die Nebenschilddrüse gegeben sein. Er beschreibt ferner als Indikationen für den Yin Wei Mai: Yin-Schwäche, allgemeine Schwäche durch Yin-Verluste (Erbrechen, Durchfall, Blutungen), körperliche und geistige Depressionen, Herzangst, schwermütig, zerfließt in Tränen, Phobien, Folgen von Angst und Schrecken, Geisteskrankheiten.[2]

---

[1] **G. Bachmann**: Die Akupunktur – eine Ordnungstherapie, Ulm, 1959, S. 82 f.

[2] **Docteur Roger de La Fuye**: Traité D' Acupuncture, Tome 1, Paris, 1956, S. 426 ff

5. Auffangbecken für übles Qi:

Welche Übel können wir hier erwarten, die das Innere erschüttern? Nach dem bisher Gesagten werden es extreme Emotionen im Inneren oder menschliche Übeltäter von außen sein, die der Yin Wei Mai zu absorbieren hat. Es hat sich in meiner Praxis gezeigt, dass an dieses Wundergefäß gedacht werden muss, wenn in der Vergangenheit des Patienten ein traumatisches Erlebnis wie z. B. eine plötzliche Trennung, ein Suizid eines Familienangehörigen oder guten Freundes oder ein grenzüberschreitender Übergriff stattgefunden hat.

Kleine Kinder, die schon in frühen Jahren als Kind missbraucht worden sind, überleben dieses Verbrechen nur deshalb emotional, weil der Yin Wei Mai das Herz und das Innere geschützt hat. Auch Scheidungen der Eltern hinterlassen oft tiefe emotionale Wunden beim Kind und können zu ernsten Störungen des Gemüts führen. Wir sehen, das Gefäß der Yin-Vernetzung ist für unsere heutige Zeit ein wichtiger Rettungsanker, um nicht in der aufgewühlten See enttäuschter Beziehungen unterzugehen.

Für mich ist *Nei Guan* (P 6) als Konfluenzpunkt des Yin Wei Mai immer dort von Nutzen, wo Kummer, Eifersucht, Todesfälle und Kränkungen das Wesen des Patienten verändert haben. Langjährige Verdrängungen können wieder zum Vorschein kommen, ebenso kann aber auch längst vergessene Lebensfreude über das Öffnen der inneren Schranke aktiviert werden.

First Cut is the Deepest, heißt es in einem Song von *Cat Stevens*, der so eindrucksvoll von *P. P. Arnold* interpretiert wird. Er drückt die Lebenserfahrung aus, die jeder normale Sterbliche schon einmal durchgemacht hat. Wenn diese Erfahrung allerdings derart existentiell ist, dass das Leben keinen Sinn mehr hat, schützt uns der Yin Wei Mai, indem er das üble Qi der Verzweiflung aus dem Verkehr zieht. Der Panzer, den wir uns danach zugelegt haben, schottet uns aber vor dem wirklichen Leben ab. Was uns nicht umbringt, macht uns hart, heißt es, aber der Preis ist oft ein herzloses, bitteres und einsames Leben.

Nei Guan = „die innere Schranke“ zu öffnen heißt, den Perikard zu entlasten und den Kontakt zum Herzen wieder zuzulassen. Den Deckel vom seelischen Mülleimer abzuheben kann eine begleitende Psychotherapie erfordern. Dies muss dem Akupunkteur klar sein und er sollte in der Lage sein, dem Patienten auch dabei zu helfen.

Zwei Fallbeispiele:

1). Eine 40-jährige Juristin, die beruflich sehr engagiert war, litt unter starken Minderwertigkeitsgefühlen und Ängsten. Besonders das Reden in der Öffentlichkeit machte ihr große Probleme, was für ihren Beruf nicht unbedingt förderlich war. Zur Überwindung dieser Ängste nahm sie Beruhigungsmittel ein. Der Grund für ihren Behandlungswunsch war auch eine Trennung von einem Partner, die sie nicht überwinden konnte. Nach einigen Sitzungen stellte sich im Gespräch heraus, dass sie in ihrer Kindheit von ihrem Vater missbraucht worden war. All diese Informationen waren Hinweis genug, an den Yin Wei Mai zu denken.

Nach der ersten Behandlung mit dem Wundergefäß erlebte die Patientin eine starke Entspannung und eine innerliche Ruhe sowie ein Gefühl der Freude. Die Patientin wurde zunehmend offener und gesprächsbereiter, ihr Kindheitstrauma konnte nun verbalisiert und zunehmend auch integriert werden. Die Behandlung zog sich über mehr als zwei Jahre hin und der Yin Wei Mai wurde in dieser Zeit einige Male aktiviert. Nach der Nadelung des Xi-Spalt-Punktes *Zhu Bin* (Ni 9) kam es dann auch zu einer Umstimmung ihrer Ängste, die deutlich weniger wurden. Alles in allem hat die Behandlung dazu geführt, dass die Patientin selbstbewusster und angstfreier wurde, was nicht nur im Beruf vorteilhaft war sondern auch ihre Beziehungen verbesserte.

2). Eine 60-jährige Frau kam völlig verzweifelt und aufgelöst in die Praxis. Ihr erwachsener Sohn hatte sich „wie aus heiterem Himmel“ das Leben genommen. Der Tod ihres Kindes brachte die Patientin in eine tiefe Sinn- und Lebenskrise, aus der sie allein keinen Ausweg wusste. Um nicht „durchzudrehen“, trank sie Alkohol und nahm Beruhigungsmittel. Der Patientin konnte schon früher mit Akupunktur geholfen werden, sodass der Fokus der Behandlung auf die psychische Verfassung der Patientin lag, die als Folge des Suizids ihres Sohnes völlig desolat war.

In der ersten Behandlung wurde der Punkt *Nei Guan* (P 6) tonisierend behandelt, um über den Yin Wei Mai das Innere zu festigen. Die Rückmeldung 3 Tage später war, dass die Patientin sich stabiler und mehr „bei sich“ fühlte. Sie hatte auch mit dem Alkohol trinken aufgehört. In der zweiten Behandlung wurde *Da Ling* (P 7) = „der große Grabhügel“ geöffnet, ein Punkt, der mit seinem Namen suggeriert, dass die Toten beerdigt und geehrt werden sollten. Besonders die Nadelung dieses Punktes konnte der Patientin helfen, die eigentlich unbegreifliche Tatsache zu akzeptieren, dass ihr Sohn nun tot war und sie ihn auch bestatten musste.

6. Ein Konstitutionstypus:

Wenn wir hier versuchen, einen Typus zu beschreiben, könnte er nach dem oben Genannten so aussehen: Es handelt sich mehr um weibliche als um männliche Patienten, die einen schweren Verlust erlitten oder starke emotionale Probleme haben. Diese können nach der Geburt, durch extreme Blut- und Säfteverluste oder nach einem seelischen Trauma entstanden sein. Die Krankheitsursache mag als traumatisches Ereignis in der Kindheit zurückliegen. Der innere Zusammenhalt ist verlorengegangen, die Emotionen führen ein Eigenleben und bedrücken aufs Tiefste die Lebensfreude. Dies kann sich auch körperlich als Beklemmung in der Brust oder in der Kehle manifestieren. Das Herz und seine Funktionen können irritiert sein, ohne dass ein Befund vorliegt.

Diese Patienten wurden wegen ihrer psycho-somatischen Beschwerden früher als „Hypochonder" bezeichnet, heute werden sie zum Psychotherapeuten geschickt. Als homöopathische Vergleichsmittel will ich *Lachesis* und *Ignatia* anführen. Beides sind wichtige Mittel nach einem schweren Kummer, beide Mittel können schwere körperliche Beeinträchtigungen nach einem emotionalen Trauma anzeigen. „In vielen Fällen bestehen enge Beziehungen zwischen psychischen Symptomen und Herzsymptomen, besonders bei jungen Frauen und Mädchen nach Enttäuschungen, bei Liebeskummer, fehlgeschlagenen Hoffnungen oder Gram. Das Mittel kommt in Frage bei anhaltender Melancholie, geistigen Depressionen, bei Verzweiflung, Hysterie und Weinkrämpfen in Verbindung mit Herzschmerzen, Herzschwäche und Atemnot, Selbstmordgedanken, schließlich völlige Apathie." (**Lachesis**)

„Ignatia ist besonders nützlich bei Weinerlichkeit, Nervosität, Traurigkeit, Nachgiebigkeit und Empfindsamkeit. Es passt für Kinder, die nach Bestrafung Konvulsionen im Schlaf bekommen. Zahnkrämpfe, Krämpfe bei Kindern von Schreck; Krämpfe mit Bewusstlosigkeit, tetanische Krämpfe, Chorea nach Erregungen; epileptische Erscheinungen nach Aufregungen. Große Erregbarkeit des Gemütes. ... Die Patientin hat ihr inneres Gleichgewicht verloren. Sie spricht über alles Mögliche, sie befindet sich in einem hysterischen Zustand. ... Bei all diesen Zuständen besteht ein Gefühl von Leere und Unruhe im Magen und im Bauch. Melancholie mit spinalen Symptomen nach Liebesenttäuschungen; großer Kummer nach Verlust von Gegenständen oder von Personen, die dem Patienten sehr nahestanden; Melancholie nach großem Kummer."[1] (**Ignatia**)

---

[1] Vergl. **J. T. Kent**: Arzneimittelbilder – Vorlesungen zur homöopathischen Materia Medica, a .a. O.

7. Klassische Indikationen (Zhen Jing Zhi Nan):

„Der Punkt *Nèi Guān* (P 6) heilt hauptsächlich 25 Krankheiten:

- *Zhōng mǎn bù kuài* 中滿不快: Völlegefühl in der Mitte, man ist unglücklich (Herz, Magen)

- *shāng hán bù jiě* 傷寒不解: schädigende Kälte lässt sich nicht auflösen (Herz-Beschützer)

- *xīn xiōng pǐ mǎn* 心胸痞滿: Ansammlungen und Völlegefühl in der Brust (Leber, Magen)

- *tǔ nì bù dìng* 吐逆不定: Erbrechen durch Gegenläufigkeit lässt sich nicht beruhigen (Milz, Magen)

- *xiōng mǎn tán gé* 胸滿痰膈: Völlegefühl in der Brust und Schleim im Zwerchfell (Lunge, Herz)

- *fù tòng* 腹痛: Bauchschmerzen (Magen)

- *xiè xiè huá cháng* 泄瀉滑腸: Neigung zu Durchfällen durch „schlüpfrige" Eingeweide (Dickdarm)

- *jiǔ tán gé tòng* 酒痰膈痛: Alkohol-Schleim und Zwerchfellschmerzen (Herz-Beschützer)

- *mǐ gǔ bù huà* 米谷不化: Reis und Getreide werden nicht umgewandelt (Magen)

- *héng shù xuán qì* 橫豎痃氣: jede Art von *Xuan Qi*[1]! (Leber, Magen)

- *xiǎo ér tuō gāng* 小兒脫肛: Anal-Prolaps kleiner Kinder (Dickdarm, Lunge)

- *jiǔ zhǒng xīn tòng* 九種心痛: die 9 Arten von Herzschmerzen (Herz-Beschützer, Magen)

---

[1] Über das Krankheitsbild *xián qì* 痃氣 siehe oben!

- *xié lè tòng* 脅肋痛: Schmerzen im Oberkörper und in der Rippengegend (Leber, Gallenblase)

- *fù rén xuè cì tòng* 婦人血刺痛: die Blutungen verheirateter Frau gehen einher mit stechenden Schmerzen (Leber)

- *cháng míng* 腸鳴: Geräusche in den Eingeweiden (Dickdarm)

- *jī kuài tòng* 積塊痛: Schmerzen durch Ansammlungen von Massen (Leber, Milz)

- *nán zi jiǔ pì* 男子酒癖: Alkohol-Sucht bei Männern (Milz, Lunge)

- *shuǐ gé bìng xīn xià pǐ tòng* 水膈並心下痞痛: Wasser in der Zwerchfell- region zusammen mit schmerzhaften Klumpen unter dem Herzen (Milz, Magen)

- *qì gé shí bù xià* 氣膈食不下: Gasansammlungen in der Zwerchfellregion, das Essen geht nicht hinunter (Magen, Herz, Lunge)

- *fù lè zhàng tòng* 腹肋脹痛: Schwellungen und Schmerzen im Bauch und in der Rippenregion (Milz, Magen, Herz-Beschützer)

- *cháng fēng xià xuè* 腸風下血: Darmwinde, Blut geht nach unten ab (Dickdarm)

- *shāng hán jié xiōng* 傷寒結胸: schädigende Kälte verknotet die Brust (Magen)

- *lǐ jí hòu zhòng* 裡急後重: heftige Krämpfe im Darm[1] (Dünndarm)

- *shí gé bù xià shí* 食膈不下食: Essen (stagniert in der) Zwerchfellregion und geht nicht hinunter (Herz-Beschützer, Magen)

- *nuè jí hán rè (xīn tiān yǒu yàn)* 瘧疾寒熱 （新添有驗）膽: Die Malaria-Krankheit mit Schüttelfrost und Fieber (neue Prüfungen bestätigen dies) (Gallenblase)

Die oben zitierten Krankheitsbilder, *Nèi Guān* 內關 beherrscht sie alle!“

---

[1] Ein Krankheitsbild in der CM; schwere drückende Schmerzen im Abdomen, häufige Anfälle von Durchfall, als ob ein schweres Gewicht nach unten zum Anus zieht; dabei erschwerter Stuhlgang. Oft finden wir ein Fülle-Syndrom (Nässe-Hitze oder Qi-Stagnation).

8. Klassische Kombinationen (Zhen Jiu Da Quan):

„Bei allen Heilungen der folgenden Krankheiten muss man zuerst P 6 nehmen, an zweiter Stelle Punkte, die (der Krankheit) entsprechen.

Nei Guan heilt 25 Krankheitsbilder:

- Massenbildungen und Völlegefühl im mittleren Erwärmer, stechende Schmerzen in den Flanken: + SJ 6, Le 13, Ren 17

- Völle im Inneren, man ist unglücklich, der Magenkanal ist durch Kälte geschädigt: + Ren 12, P 7, Ma 36.

- Leere-Kälte in Milz und Magen, Erbrechen, das nicht aufhört: + Ma 44, Ren 12, Ren 6, Mi 4.

- Qi-Leere in Milz und Magen, Völlegefühl in Brust und Bauch: + Mi 3, Ma 36, Ren 6, Ren 9

- Klumpen im Bauch, die sich nicht auflösen, Schmerzen und Kälte in der Brust: + P 7, Ren 12, Mi 6

- Das Essen wird nicht weitergeleitet, der Patient wird immer dünner: + Dü 4, Bl 20, Mi 4.

- Das Essen verklumpt und das Blut stockt, es entstehen Unruhe und Ängstlichkeit im Bauch: + Bl 21, Le 2, Ren 6.

- Die 5 Massenbildungen durch Qi-Ansammlungen und Blutverklumpungen: + Bl 17, Bl 18, Le 1, Ni 6

- Leere und Kälte in den Zang Fu-Organen, heftige Schmerzen in den Flanken: + SJ 6, Ren 11, Le 13, Gbl 34

- Windblockaden und Qi-Stagnationen: + Bl 12, Ren 17, P 8, Ma 36

- Leere-Kälte im Dickdarm mit Rektumprolaps, der sich nicht zurückbildet: + Du 20, Du 4, Du 1, Bl 57.

- schwieriger Stuhlgang, zu große Anstrengungen dazu führen zum Rektumprolaps: + Ni 6, Du 20, Du 26.

- Vergiftungen der Zang-Organe mit Schwellungen und Schmerzen, Blut im Stuhl, das nicht aufhört: + Bl 57, Bl 18, Bl 17, Du 1.

- Die 5 Arten von Hämorrhoiden-Erkrankungen mit unaufhörlichen Schmerzattacken: + Bl 55, Du 1, Bl 57

- Die 5 Arten von Epilepsie-Erkrankungen mit Speichel und Schaum im Mund: + Dü 3, He 7, Bl 15, Mi 1, Lu 11

- Das Herz ist in seinem Wesen töricht und dumm, der Patient weint vor Trauer und kann nicht aufhören: + He 5, Dü 3, He 7, Ni 4.

- Das Herz erschrickt, man wird wahnsinnig und erkennt weder die Eltern noch die Angehörigen: + He 9, Bl 15, Ren 12, Shi Xuan (Finger und Zehenspitzen).

- Man ist vergeßlich, macht Fehler und spricht Worte, an die man sich nicht mehr erinnert: + Bl 15, He 5, He 9.

- Das Herz-Qi ist leer und geschädigt, man lacht oder singt ohne Unterlass: + He 4, Bl 15, He 5.

- Herzklopfen, das Sprechen ist behindert: + He 3, He 8, Bl 15, Dü 3.

- Im Herzen ist Leere und Ängstlichkeit, der Geist und die Gedanken sind unruhig: + Ma 18, He 5, Bl 19, Bl 15.

- Das Herz erschrickt leicht, Wind-Schlag, der ins Koma führt: + P 9, Du 20, Le 1.

- Das Herz und alle Zang-Organe sind leer, das Herz ist in Panik und klopft vor Angst: He 6, Bl 15, He 5.

- Herz-Leere mit Kälte in der Gallenblase, die vier Gliedmaßen zittern und sinken herab: + Bl 19, He 5, Gbl 41."

9. Vernetzungen mit dem Makrokosmos:

In den klassischen Akupunkturbüchern wird der Yin Wei Mai über seinen Punkt *Nèi Guān* 內關 (P 6) immer mit dem Trigramm *Gĕn* 艮 in Verbindung gebracht. Das Trigramm besteht oben aus einem Yangstrich und unten zwei Yinstrichen.

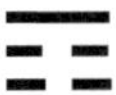

Gen verkörpert im Buch der Wandlungen das Stillehalten, ist der Berg, bedeutet kleine Steine, Türen und Öffnungen, Früchte und Samen, bedeutet Eunuchen und Torwärter, ist der Hund, die Ratte und die Arten der Schwarzschnäbel.

„Das Bild des Zeichens ist der Berg, der jüngste Sohn von Himmel und Erde. Das Männliche ist oben, wohin es seiner Natur nach strebt, das Weibliche unten, wohin seine Bewegungsrichtung führt. So ist Ruhe vorhanden, da die Bewegung ihr normales Ende erreicht hat. Auf den Menschen angewandt, ist das Problem gezeigt, die Ruhe des Herzens zu erlangen. Das Herz ist sehr schwer zur Ruhe zu bringen. Während der Buddhismus die Ruhe erstrebt durch Abklingen jeglicher Bewegung im Nirwana, ist der Standpunkt des Buchs der Wandlungen, dass Ruhe nur ein polarer Zustand ist, der als seine Ergänzung dauernd die Bewegung hat.

Die wahre Ruhe ist die, dass man stillehält, wenn die Zeit gekommen ist und dass man vorangeht, wenn die Zeit gekommen ist. Auf diese Weise sind Ruhe und Bewegung in Übereinstimmung mit den Erfordernissen der Zeit und dadurch gibt es das Licht des Lebens.

Wenn nun der Mensch innerlich so ruhig geworden ist, dann mag er sich der Außenwelt zuwenden. Er sieht in ihr nicht mehr den Kampf und das Gewühl der Einzelwesen und hat deshalb die wahre Ruhe, wie sie nötig ist, um die großen Gesetze des Weltgeschehens zu verstehen und dementsprechend zu handeln. Wer aus dieser Tiefenlage heraus handelt, der macht keinen Fehler. Das Herz denkt dauernd. Das lässt sich nicht ändern. Aber es sollen die Bewegungen des Herzens, d. h. die Gedanken, sich auf die gegenwärtige Lebenslage beschränken. Alles Darüberhinausdenken macht das Herz nur wund.“[1]

---

[1] Vergl. **R. Wilhelm**: I Ging, a. a. O. S. 151 ff.

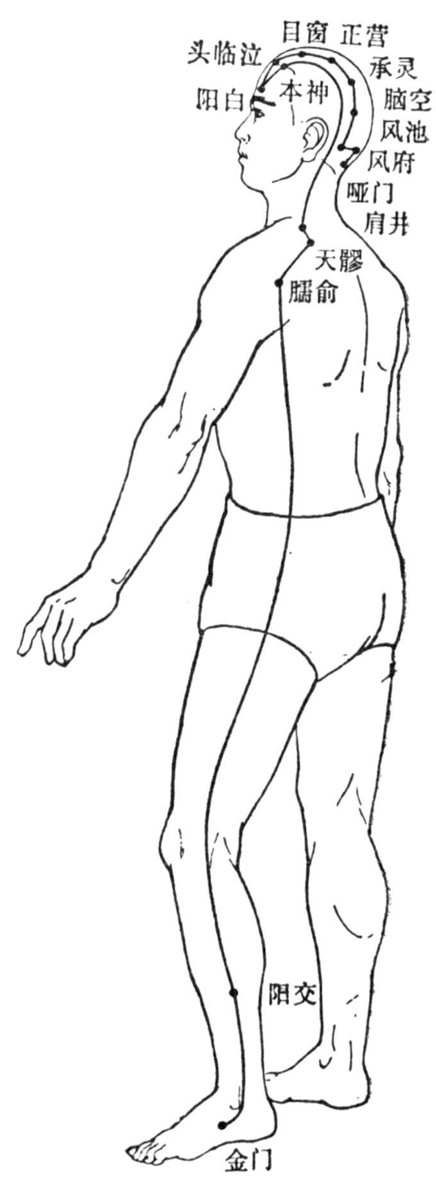

Verlauf des Yang Wei Mai

Yang Wei Mai – das Gefäß der Yang-Vernetzung

2. Verlauf:

„Der Yang Wei Mai beginnt, wo alles Yang sich versammelt *zhū yáng zhī huì* 諸陽之會. Sein Gefäß kommt am Punkt *Jin Men* (Bl 63) des Fuß Tai Yang heraus, der am Fuß 1 Cun und 5 Fen unterhalb des äußeren Knöchels liegt. Vom äußeren Knöchel 7 Cun nach oben ziehend versammelt er sich mit dem Fuß Shao Yang im Punkt *Yang Jiao* (Gbl 35), welcher der Spalt-Punkt des Yang Wei Mai ist. Sein Verlauf folgt dem äußeren Rand des Knies, steigt nach oben den Oberschenkel entlang und kommt seitlich des Unterbauches an. Hier versammelt er sich mit dem Fuß Shao Yang im Punkt *Ju Liao* (Gbl 29). Er passiert den seitlichen Oberkörper und die Rippenregion und zieht oberhalb des Ellbogens schräg nach oben. Hier versammelt er sich mit Hand Yang Ming und Hand und Fuß Tai Yang im Punkt *Bi Nao* (Di 14).

Er verläuft weiter an der Vorderseite der Schulter und trifft Hand Shao Yang an den Punkten *Nao Hui* (SJ 13) und *Tian Liao* (SJ 15). Rückwärts gehend versammelt er sich mit Hand und Fuß Shao Yang und Fuß Yang Ming im Punkt *Jian Jing* (Gbl 21). Er tritt in die Hinterseite der Schulter ein und trifft sich mit Hand Tai Yang und Yang Qiao Mai im Punkt *Nao Shu* (Dü 10). Er steigt nach oben und zieht zur Rückseite des Ohres, wo er sich mit Hand und Fuß Shao Yang im Punkt *Feng Chi* (Gbl 20) versammelt.

Er steigt auf zu den Punkten *Nao Kong* (Gbl 19), *Cheng Ling* (Gbl 18), *Zheng Ying* (Gbl 17), *Mu Chuang* (Gbl 16) und *Lin Qi* (Gbl 15). Weiter hinab zur Stirn ziehend trifft er als fünftes Gefäß mit Hand und Fuß Shao Yang und Yang Ming zusammen im Punkt *Yang Bai* (Gbl 14). Er zieht weiter den Kopf nach unten und tritt in das Auge ein.[1] Er steigt dann (wieder) nach oben zum Punkt *Ben Shen* (Gbl 13) und endet hier. Alle zusammen ergeben 32 Punkte.“ (*Li Shi Zhen*)

---

[1] Eine Auflage des *Qi Jing Ba Mai Kao* differiert hier und schreibt: „tritt in das Ohr ein“. Nun sehen sich die Schriftzeichen von Auge *mù* 目 und Ohr *ěr* 耳 etwas ähnlich, sodass vielleicht ein Transkriptionsfehler vorliegen kann. Im Indikationsspektrum des Wundergefäßes finden wir zwar sowohl Augen- als auch Ohrenerkrankungen, von der Verlaufsbeschreibung des Yang Wei Mai macht der Eintritt in das Ohr aber nicht so viel Sinn.

Was am Verlauf des Yang Wei Mai ins Auge sticht, ist die Tatsache, dass er ein umfassendes Netz für alle Yang-Leitbahnen knüpft und keine auslässt. Eine besonders innige Beziehung scheint mit der Gallenblasen-Leitbahn zu bestehen, die er in seiner ganzen Passage immer wieder berührt. Die erste Vernetzung ist am Fuß mit der Blasen-Leitbahn, dann am Unterschenkel mit der Gallenblasen-Leitbahn und am seitlichen äußeren Oberschenkel, den Trochanter berührend, ebenfalls wieder mit einem Punkt der Gallen-Leitbahn. Eine kraftvolle Dynamik der unteren Extremitäten hat hier ihren Ursprung. Auf seinem Weg zum Kopf verläuft er am seitlichen Oberkörper und zieht nach vorn zum Oberarm, wo er sich mit der Dickdarm-, Dünndarm- und Blasen-Leitbahn am Punkt Di 14 versammelt.

Sein weiterer Verlauf schräg über die Schulter verknüpft dann auch noch San Jiao- und wieder Gallenblasenpunkte. Eine kraftvolle Dynamik der oberen Extremitäten hat hier ihre Wurzeln. Nun zieht der Yang Wei Mai an der lateralen Kopfseite entlang und verknüpft eine Reihe von Gallenblasenpunkten bis zur Stirn (GBl 14) und kontaktiert von dort das Auge (das Ohr). Sein Verlauf endet im Punkt *Ben Shen* (Gbl 13), wo er sich mit dem Shen verwurzelt.

Li Shi Zhen beschreibt den Verlauf des Yang Wei Mai am Kopf von hinten nach vorn, andere Texte (z.B. das *Shí Sì Jīng Fā Huī* 十四經發揮, 1341) legen die Richtung von vorne nach hinten fest und ergänzen außerdem als Endpunkte die Punkte *Feng Fu* (Du 16) und *Ya Men* (Du 15). Damit wird auch der Du Mai in das Haltenetz des Yang integriert. Wir sehen hier eine Parallele zu den Endpunkten des Yin Wei Mai, der den Ren Mai über die Punkte *Tian Tu* (Ren 22) und *Lian Quan* (Ren 23) in das Haltenetz des Yin integriert.

Die zwei Meere, die als die Ursprünge von Yin und Yang gelten können, werden so von den Wei Mai-Gefäßen in einen vollständigen Kreislauf eingebunden. Beziehen wir auch noch die Qiao Mai-Gefäße mit ein, die sich im inneren Augenwinkel am Punkt *Jing Ming* (Bl 1) einklinken, ist der Kreislauf perfekt. Du Mai und Ren Mai sind die unerschöpflichen Reservoire von Yin und Yang, Yin Qiao und Yang Qiao Mai haben die Kraft, Yin und Yang in die vier Richtungen *sì wéi* 四維 zu führen und die Wei Mai-Gefäße sind in der Pflicht, Yin und Yang, Innen und Außen, harmonisch zu vernetzen, um die Integrität und den Zusammmenhalt des ganzen Menschen zu gewährleisten.

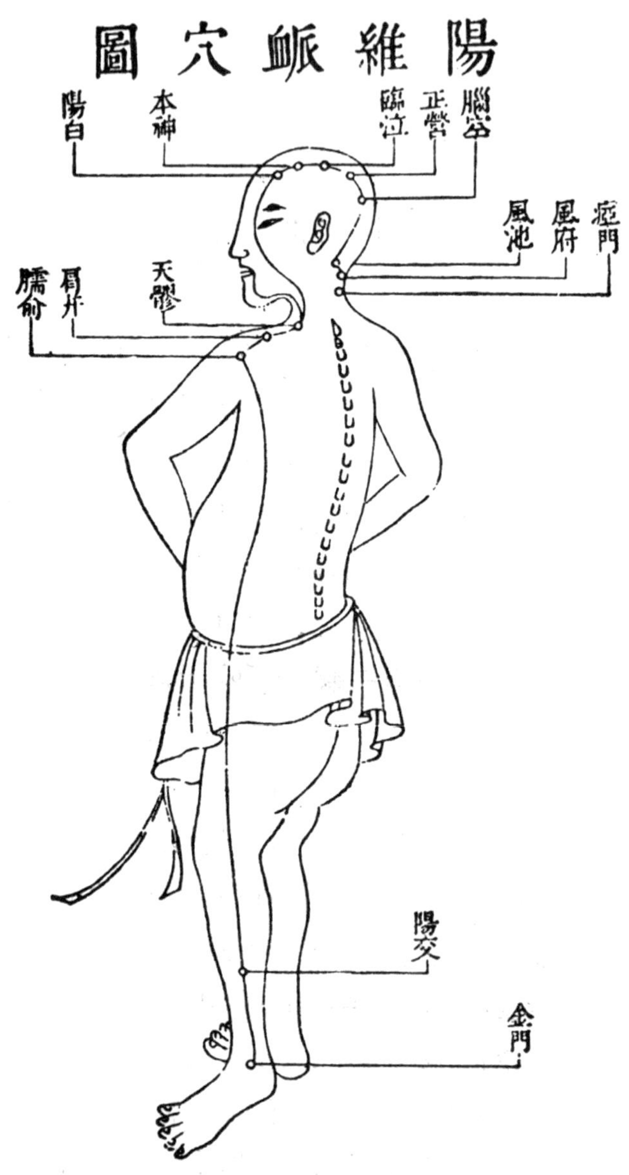

Vereinigungspunkte des Yang Wei Mai

3. Die Vereinigungspunkte:

Der Yang Wei Mai vereinigt nach *Li Shi Zhen* 32 Punkte, d. h. 16 Punkte, die paarig angelegt sind. Andere Quellen wie zum Beispiel das *Zhēn Jiǔ Jù Yīng* 鍼灸聚英 (1529) ergänzen noch zwei Du Mai-Punkte und den Mu-Punkt der Gallenblase, ich füge noch einen Magen-Punkt hinzu.

Bl 63 *jīn mén* 金門 = goldenes Tor
Gbl 35 *yáng jiāo* 陽交 = Yang-Verknüpfung
Gbl 29 *jū liáo* 居髎 = in der Knochenhöhle wohnen
(Gbl 24 *rì yuè* 日月) = Sonne und Mond (*Da Cheng*)
Di 14 *bì nào* 臂臑 = am Oberarm
SJ 13 *nào huì* 臑會 = Versammlung am Oberarm
SJ 15 *tiān liáo* 天髎 = himmlische Knochenhöhle
Gbl 21 *jiān jǐng* 肩井 = himmlischer Brunnen
Dü 10 *nào shū* 臑俞 = Shu-Punkt am Oberarm
Gbl 20 *fēng chí* 風池 = Wind-Teich
(Du 16 *fēng fǔ* 風府) = Wind-Palast (*Ju Ying*)
(Du 15 *yǎ mén* 啞門) = Tor zur Stummheit (*Ju Ying*)
Gbl 19 *nǎo kōng* 腦空 = Gehirn-Leere
Gbl 18 *chéng líng* 承靈 = Ling empfangen
Gbl 17 *zhèng yíng* 正營 = korrektes Ying (-Qi)
Gbl 16 *mù chuāng* 目窗 = Augenfenster
Gbl 15 *lín qì* 臨泣 = den Tränen nahe (*wie Gbl 41*)
Gbl 14 *yáng bái* 陽白 = Klarheit des Yang
Gbl 13 *běn shén* 本神 = den Shen verwurzeln
(Ma 8 *tóu wéi* 頭維) = den Kopf verknüpfen (*Lorenzen*)

Alle Punkte erfüllen den Anspruch des Yang Wei Mai, das Äußere zu vernetzen und das Zusammenspiel der aktiven Bewegungselemente zu gewährleisten. Den Anfang macht der Punkt Bl 63. Er ist der Spalt-Punkt der Blasen-Leitbahn und somit per se schon für die Durchgängigkeit im Tai Yang („Öffner nach außen“) verantwortlich. Es folgt Gbl 35, der ebenfalls ein Spalt-Punkt ist, hier direkt für den Yang Wei Mai. Die ersten zwei Punkte sind die Säulen für die Verteilung aller Yangprozesse im Körper. Sie machen den Weg frei für die Zirkulation des *wèi qì* 衛氣, damit es sich von unten nach oben bis in den Kopf hinein flink und behände bewegen kann.

Der nächste Punkt ist der oft übersehene Gbl 29, der seine breitgestreute Wirkung auf die Beweglichkeit aller Extremitäten auch darüber erzielt, dass er gleichzeitig in Verbindung mit dem Yang Qiao Mai steht. Klassische Indikationen sind u. a. Schmerzen im unteren Rücken, die bis in den Unterbauch ausstrahlen. Krämpfe und Schmerzen in der Schulter beeinträchtigen die Beweglichkeit der Brust und der Arme, eine steife Schulter, die nicht nach oben gehoben werden kann (*Zhen Jiu Da Cheng*) und Schulterverspannungen sowie heftige Krämpfe im Oberarm und in der Brust, die nicht aufhören, Hüftschmerzen, die bis in den Unterbauch ziehen (*Lei Jing Tu Yi*). Das *Zhen Jiu Da Cheng* fügt als einziger Klassiker den Punkt Gbl 24 hinzu. Er ist der Mu-Punkt der Gallenblase und wirkt auf die Augen.

Die nächsten Punkte haben alle mit der Beweglichkeit der Schulter und der Arme zu tun. Di 14 liegt am Oberarm und es versammeln sich soviele Leitbahnen an diesem Ort, dass es ebenfalls verwundert, wie wenig dieser Punkt in der Literatur erwähnt wird. Hier treffen sich die Dünndarm-, Dickdarm- und Blasen-Leitbahn mit dem Yang Wei Mai. Immerhin weist ein alternativer Name des Punktes, *tóu chōng* 頭衝 = „Hauptverkehrsstraße zum Kopf", auf dessen Bedeutung hin.

Er heilt Armschmerzen und Kraftlosigkeit der Arme, Fieber und Schüttelfrost sowie plötzliche Bewegungseinschränkungen von Kopf und Nacken (*Lei Jing Tu Yi*). Di 14 kann einen Kropf heilen, setze dem Lebensalter entsprechend Moxakegel (*Qian Jin Yao Fang*). Nach dem mingzeitlichen Gedicht *Bai Zheng Fu* kann er zusammen mit *Wu Li* (Di 15) Lymphknotenschwellungen *luǒ lì* 瘰歷 (Skrofula) heilen!

Weiter den Oberarm hochziehend folgt eine Verknüpfung mit dem San Jiao in den Punkten SJ 13 und zur Schulter ziehend mit SJ 15. Bei der „Versammlung am Oberarm" (SJ 13) treffen sich San Jiao-, Magen- und Lungen-Leitbahn mit dem Yang Wei Mai[1] und versorgen und erwärmen die darunter liegenden Strukturen. Klassische Indikationen für SJ 13 sind u. a. Schlaffheit und fehlende Kraft im Arm, Schmerzen im Arm, es ist unmöglich ihn zu heben, Anfälle von Schüttelfrost und Fieber, schmerzhafte Schwellung der Schulter mit Ausstrahlung bis ins Schulterblatt, Kropfbildung am Hals und Qi-Tumore (*Zhen Jiu Ju Ying*).

---

[1] Diese Informationen stammen aus verschiedenen klassischen Quellen, vergl. die differenzierten Punktebeschreibungen beim *San Jiao* im 2. Band.

Für SJ 15 finden wir Schmerzen in Ellbogen, Arm und Schulter, die zu einer Anspannung im Hals führen, Anfälle von Kälte und Hitze mit Völlegefühl in der Brust, Schmerzen in der Schlüsselbeingrube und fehlende Schweißbildung (*Yi Xue Ru Men*). Weiter an der mittleren Schulter verlaufend kommen wir an den Punkt Gbl 21, von dort zieht der Yang Wei Mai rückwärts zur hinteren Schulter und berührt den Punkt Dü 10.

„Einer sagt, Gbl 21 ist ein Hui-Punkt mit der Fuß Yang Ming-Leitbahn, er hat eine direkte Verbindung mit dem Qi der 5 Zang-Organe. Wenn man ihn zu tief sticht, verursacht man im Menschen tiefe Betrübtheit und Ohnmacht; tonisiere (dann) schnell San Li (Ma 36) und der Patient beruhigt sich sofort. Für gewöhnlich nadelt man dern Punkt Gbl 21 immer zusammen mit Ma 36, um das Qi nach unten zu bringen! Einer sagt, das Qi der Zang-Organe sammelt sich an diesem Punkt; es ist nicht ratsam, hier zu tonisieren! Wind-Schlag mit Qi-Verstopfung, der Speichel läuft heraus, man kann nicht sprechen, die fünf Strapazen *wŭ láo* 五勞 und die sieben Schädigungen *qī shāng* 七傷, gegenläufiges Qi, Schmerzen in Kopf und Nacken, der Arm kann nicht angehoben werden, entweder als Folge von Schlägen oder Verletzungen, Rückenschmerzen. Auch bei verheirateten Frauen mit schwieriger Geburt, wenn der Embryo in Rückenlage ist und Hände und Füße (der Gebärenden) eiskalt sind, bringt eine sofortige Nadelung (an diesem Punkt) Erleichterung. Sogar noch mehr Erfolg hat eine Moxabehandlung hier.“ (*Lei Jing Tu Yi*, 1624)

Nun ist der Weg zum Himmel im Mikrokosmos frei. Der Yang Wei Mai erreicht den Kopf und verknüpft zunächst drei Punkte im Nacken, Gbl 20, Du 15 und Du 16. Alle drei Punkte haben eine besondere Affinität zu exogenen pathogenen Faktoren, insbesondere Wind, und zu den Sinnesorganen. Sie zerstreuen äußeren Wind, löschen inneren Wind, klären Hitze im Kopf und in den Augen, öffnen die Sinne, lassen die Augen erstrahlen, schärfen das Gehör, harmonisieren Qi und Blut, erwecken den Shen, beseitigen alle äußeren Pathogene, verbessern die Blutzirkulation und machen die Leitbahnen durchgängig, stimulieren das Gehirn u. v. m.

Es folgen eine lange Reihe von Gallenblasen-Punkten am seitlichen Schädel, die der Yang Wei Mai zu einer Funktionseinheit koordiniert. Es handelt sich um die Punkte Gbl 19 bis Gbl 13. Sie vernetzen den seitlichen Schädel und erreichen alle Sinnesorgane, einige sogar das Gehirn. Erkrankungen von Augen, Ohren, Nase und Mund sowie Geisteskrankheiten fallen unter ihre Domäne.[1]

---

[1] Vergl. **Lorenzen/Noll**: Die Wandlungsphase Holz, 2. Auflage, München, 2002.

Am Punkt Gbl 13 im vorderen Haaransatz endet der reguläre Verlauf des Yang Wei Mai, wie ihn *Li Shi Zhen* und die meisten anderen klassischen Interpreten beschreiben.

Der Grund, warum ich den Punkt Ma 8 integrieren möchte ist folgender:[1] Wenn das Gefäß der Yang-Vernetzung wirklich alles Yang versammelt, fehlt in der klassischen Darstellung ein Magen-Punkt. Eine indirekte Beziehung zur Magen-Leitbahn ist zwar über die Vereinigungspunkte SJ 13, Gbl 21 und Gbl 14 gegeben. Aber die Tatsache, dass der Punkt *Tou Wei* (Ma 8) das Netz schon im Namen trägt, prädestiniert ihn ebenfalls für die Yang-Verknüpfung. Er befindet sich nur 1,5 Cun seitlich von Gbl 13, dem eigentlichen Endpunkt des Yang Wei Mai und vernetzt die Magen-Leitbahn mit der Gallenblasen-Leitbahn. „Am Kopf verknüpfen" ist damit die richtige Bezeichnung für diesen Punkt!

Der Yang Wei Mai ist das Wundergefäß, welches am meisten Punkte miteinander vernetzt. Eine Theorie lautet, dass es die Qi-Höhlen *qì xué* 氣穴, also die Akupunkturpunkte sind, an denen der Überschuss von Qi und Blut aufgefangen wird. (s. o.) Wir haben ebenfalls schon gesehen, dass eine besondere Beziehung zum Qi resp. zum *Wèi Qì* 衛氣 besteht. Können wir uns überhaupt vorstellen, welche gewaltigen Energiereserven dann mobilisiert werden, wenn wir den Konfluenzpunkt *Wai Guan* (SJ 5) nadeln?

Die weiteren Überlegungen sollen auf die Bedeutung des Yang Wei Mai gerade für unsere heutige Zeit hinweisen. Die vielen unsichtbaren Einflüsse, die von außen unser Leben determinieren, sind heutzutage nicht mehr nur die bioklimatischen Bedingungen („das Wetter"), sondern auch die Strahlen der Handystationen, der eigenen Mobiltelefone, der TV-Funkmasten und unsere eigene kleine High-Tech-Anlage in unserer Wohnung.

Unsere Zivilisation hat es geschafft, sich vor den Wettereinflüssen weitgehend zu schützen. Beinahe jeder hat warme Kleidung und eine geschützte Wohnung mit Heizung. Dafür sind viele kleine elektrische Felder entstanden, die in unseren Wohnräumen wie in einem Faradayschen Käfig wirken. Zwar kann der Blitz nicht mehr einschlagen, dafür ist eine schleichende Gefahr durch den Elektrosmog entstanden, der unsichtbar und alles durchdringend sensible Menschen zunehmend aus der Fassung bringt. Das Yang kann den Körper nicht mehr zusammenhalten, sind wir den Strahlen schutzlos ausgeliefert?

---

[1] Vergl. auch das chinesische Wörterbuch *zhēn jiǔ xué cí diǎn* 針灸學辭典, Shanghai, 1986

4. Funktionen und Pathologie:

Vernetzt und schützt die Außenseite:

„Der Yang Wei errichtet eine Versammlung für alles Yang (*zhū yáng zhī huì* 諸陽之會), weil er vom äußeren Knöchel nach oben steigt in die Region des *wèi qì* 衛氣. … Aus diesem Grunde beherrscht der Yang Wei Mai die Außenseite des Körpers *zhǔ yī shēn zhī biǎo* 主一身之表.“ (*Li Shi Zhen*)

„Ist der Yang Wei erkrankt, leidet man an Kälte und Hitze *hán rè* 寒熱.“ (*Nan Jing*, Kap. 29)

Kälte und Hitze ist eine Krankheitsbeschreibung, die eng verbunden ist mit der Unfähigkeit des körpereigenen Wei-Qi, gegen pathogene Einflüsse von außen *xié qì* 邪氣 genügend Schutz zu bieten. Diese Unfähigkeit ist Ausdruck einer mangelhaften Gesundheit *zhèng qì* 正氣 und fehlender Abwehrkraft, Eigenschaften, die mit dem Yang Wei Mai verbunden sind. Das Gefäß der Yang-Vernetzung ist für die Außenseite sowohl des Körpers als auch seiner Umgebung verantwortlich. Versagt es darin, die Körperoberfläche mit Wei-Qi zu versorgen, entstehen Missempfindungen und Abneigung gegen Kälte und Hitze. Ebenso kann Fieber und Schüttelfrost auftreten, was die eigentliche medizinische Bedeutung von *hán rè* 寒熱 ist. Wechselfieber ist auch das Leitsymptom der Malaria-Krankheit, chin. *nuè* 瘧.

Zum ersten Mal finden wir in der Pathologie eines Wundergefäßes eine starke Bedrohung von außen, die einen stabilen Schutz verlangt. Was ist unsere Schutzenergie? Wie entsteht sie? Wie können wir sie stärken?

„Die 5 Zang sind die Orte, in denen *jīng* 精 und *shén* 神 und die Seelen-kräfte *hún* 魂 und *pò* 魄 gespeichert sind. Die 6 Fu sind die Orte, die Wasser und Getreide empfangen und die Dinge umwandeln. Wenn das Qi nach innen geht, schützt es die 5 Zang-Organe, geht es nach außen, verknüpft es die Gliedmaßen und die Gelenke. Das oberflächliche Qi, das nicht in den Leitbahnen verläuft, ist das Wei-Qi; das essenzielle Qi, das sich in den Leitbahnen bewegt, ist das Ying-Qi. Yin und Yang folgen einander, Außen und Innen verbinden sich miteinander wie ein Ring ohne Ende. Ach, jedes für sich *tíng tíng* 亭亭 gleichmäßig fließend *chún chún* 淳淳, wie kann es sich jemals erschöpfen?” (*Ling Shu*, Kap. 52)

„Nachdem die 5 Getreide in den Magen eingetreten sind, entstehen drei Wege: einer für die Rückstände, ein anderer für die Flüssigkeiten und ein dritter für das *zōng qì* 宗氣. Deshalb sammelt sich das Zong-Qi in der Brust, tritt in der Kehle heraus und verbindet das Herz und die Gefäße. Wie könnten sonst Ein- und Ausatmung stattfinden? Aus dem Ying-Qi quellen die Flüssigkeiten heraus und ergießen sich in die Gefäße, wo sie in Blut umgewandelt werden. Dieses fließt prächtig bis zu den vier Spitzen (der Gliedmaßen); im Inneren begießt es die 5 Zang- und die 6 Fu-Organe; sein Umlauf entspricht einem bestimmten Zeitabschnitt (von 24 Stunden). Das Wei-Qi tritt heraus, sein Qi ist grimmig und flink und es bewegt sich zuerst zu den vier Wurzeln (Gliedmaßen) und zu den Abteilungen und Zwischenräumen von Fleisch und Haut und hört nicht auf, sich zu bewegen. Am Tage wandert es im Yang, in der Nacht wandert es im Yin. Es folgt dann den Abteilungen und Zwischenräumen des Shao Yin und geht zu den 5 Zang- und 6 Fu-Organen." (*Ling Shu*, Kap. 71)

"Huang Di fragt: Die Klassiker sagen, dass an Sommertagen schädigende Hitze auftreten kann, die dann im Herbst die Malaria-Krankheit hervoruft. Das Herauskommen der Malaria tritt zu einem bestimmten Zeitpunkt auf. Wie kommt das? Qi Bo antwortet: Wenn ein Übel im Wind-Palast (Du 16) zu Gast ist, folgt die Krankheit dem Rücken und steigt herab. Das Wei-Qi hat für gewöhnlich nach einem Tag und einer Nacht eine große Versammlung im Wind-Palast. Jeden folgenden Tag steigt es dann um einen Knoten (Wirbel) nach unten, ebenso wie die Sonne absteigt, um den Abend zu machen. Das Übel ist (also) zuerst in der Wirbelsäule am Rücken zu Gast. Weil jedoch jeder Wirbel in Verbindung zum Wind-Palast steht, folgt daraus, dass die Abteilungen zwischen den Hautporen offen sind und das Übel eindringen kann. Wenn das üble Qi eingedrungen ist, verursacht es eine Krankheit. Dies entspricht dem Absteigen der Sonne, die den Abend macht.

Das Wei-Qi geht vom Wind-Palast jeden Tag einen Wirbel tiefer, nach 21 Tagen des Absteigens erreicht es das Steißbein. Am 22. Tag dringt es in das Innere der Wirbelsäule ein und ergießt sich in den Chong Mai. Weitergehend tritt das Wei-Qi neun Tage später aus der Mitte der Bettlerschale (Ma 12) heraus und steigt nach oben, deshalb greift die Krankheit etwas früher an. Wenn sie im Inneren mit den 5 Zang-Organen kämpft, dauert es ziemlich lange, bis es (das Übel) erreicht, die Region, in der das Übel wütet, ist sehr tief und seine Bewegungen sind nur sehr langsam, es kann nicht am selben Tag ankommen. Deshalb dauert es bis zum folgenden Tag, bis sich genügend (Wei-Qi) angesammelt hat, um eine Wirkung zu erzielen." (*Ling Shu*, Kap. 79)

Die Entstehung der Malaria-Krankheit wird mit ähnlichen Worten aber noch viel ausführlicher im *Su Wen* beschrieben, hier im Kapitel *nuè lùn* 瘧論 = „über Malaria“ (Kap. 35). Die klassische Akupunktur in China hat zwar eine lange Geschichte in der oft erfolgreichen Behandlung der Malariakrankheit, für unsere ambulante Praxis spielt diese Krankheit jedoch nur im Rahmen des Infektionsschutzgesetzes eine Rolle.

Die oben zitierten Passagen aus dem *Ling Shu* machen aber deutlich, wie wichtig ein stabiles Haltenetz für den Organismus ist. Außen verknüpft es die Extremitäten und die Gelenke, wärmt und schützt die Zwischenräume von Muskeln und Hautporen, ist für den Wach- und Schlafrhythmus verantwortlich und benutzt die Bahnen des Chong Mai, um besonders böse Übel zu bekämpfen. Wie die Sonne jeden Tag untergeht, muss auch unser Wei-Qi jeden Tag einen Wirbel am Rücken absteigen. Der Kontakt des Wei-Qi zum „Wind-Palast“ *Feng Fu* (Du 16) ist so innig, dass es jeden Tag nach 24 Stunden dort eine große Versammlung gibt.

Im *Qi Jing Ba Mai Kao* finden wir noch viele weitere Bemerkungen über den Yin- und Yang Wei Mai. Als Kräuterexperte rezitiert *Li Shi Zhen* auch aus dem „Kälte-Klassiker“ seines berühmten Kollegen *Zhāng Zhòng Jǐng* 張仲景, der 1400 Jahre vor seiner Zeit die Lehre von den kälteinduzierten Krankheiten entwickelte.

„*Zhang Zhong Jing* sagt: Krankheiten, bei denen man für gewöhnlich spontan schwitzt, zeigen an, dass Wei-Qi und Ying-Qi nicht harmonisch sind. Passend ist es dann, *guì zhī tāng* 桂枝湯 anzuwenden. Aber es wird auch gesagt, wenn nach einer Dosis *Gui Zhi Tang* eine unverständliche Unruhe *fán bù jiě* 煩不解 entsteht, sollten zuerst *Feng Chi* (Gbl 20) und *Feng Fu* (Du 16) genadelt werden und danach nochmals *Gui Zhi Tang* verabreicht werden.“

„Diese zwei Punkte sind Vereinigungspunkte mit dem Yang Wei Mai, man nennt sie auch *guì zhī hòu* 桂枝後 = „hinter Gui Zhi Tang“. Wenn nämlich spontanes Schwitzen zusammen mit übler Hitze und Kälte auftritt, der Cun-Puls oberflächlich *fú* 浮 und der Chi-Puls äußerst schwach *ruò* 弱 ist und dabei eine große innere Unruhe auftritt, ist die Krankheit im Yang Wei Mai, deshalb nadelt man zuerst diese zwei Punkte.“

„Lǐ Bīn Hú 李瀕湖[1] sagt: Der Yang Wei Mai knüpft die drei Yang von Hand und Fuß zusammen, und besonders auch Fuss Tai Yang und Shao Yang; daraus folgt, dass alle diese Gefäße von Anfang bis Ende sehr eng miteinander in Verbindung stehen. Krankheiten durch Kälte und Hitze gibt es nur in zwei Leitbahnen, deshalb dient der Yang Wei Mai auch bei Krankheiten von denen, die an Kälte und Hitze leiden. Weil das Wei-Qi tagsüber im Yang wandert und nachts im Yin, folgt bei einer Yin-Leere innere Hitze und bei einer Yang-Leere äußere Kälte. Auch wenn das üble Qi in den Leitbahnen verweilt, kämpft es doch im Inneren und im Yin als üble Kälte und im Äußeren und im Yang als üble Hitze.

... „Wenn Kälte und Hitze an der Außenseite verweilen, spricht man von einer Erkrankheit des Tai Yang. Bei Schweiß gibt man gewöhnlich Zimtzweige *Gui Zhi*, ohne Schweiß nimmt man *Ma Huang*. Wenn Kälte und Hitze Halb innen – Halb außen liegen, spricht man von einer Shao Yang-Erkrankung. Für gewöhnlich nimmt man *Xiao Chai Hu* dazu, um dies zu heilen. Wenn jedoch Ying- und Wei-Qi furchtsam und demütig sind *dié bēi* 惵卑 und dabei Kälte- und Hitze-Erkrankungen auftreten, werden *Huang Qi Jian Zhong Ji Tang* und Rezepturen aus der Kategorie von *Ba Wu Tang* dieses beherrschen.

Zhāng Jié Gǔ 張潔古[2] nimmt nur *Gui Zhi* und sagt, jede dieser Krankheiten entspräche dem Yang Wei Mai. Diese Meinung scheint keine Verbreitung gefunden zu haben. Was den Yin Wei Mai angeht, der Krankheiten mit Herzschmerzen beherrscht, nimmt *Zhang* nur Kräuter für die drei Yin, die das Innere erwärmen. Daraus folgt, wenn Kälte schon zwei Yin getroffen hat (*hán zhōng* 寒中) und auch im dritten Yin eine Erkrankung mit Hitze-Erschöpfung *rè jué* 熱厥 verursacht, ist diese (Behandlung) ebenso unvollständig (wie seine Therapie bei den Erkrankungen des Yang Wei Mai).

---

[1] *Li Bin Hu* ist der persönliche Name von *Li Shi Zhen*, mit dem er im Text oft eigene Auffassungen einleitet.

[2] *Zhang Jie Gu* war ein berühmter Arzt in der Jin-Dynastie (1115-1234). Schon als Jugendlicher bestand er alle Prüfungen des kaiserlichen Medizinbüros und wurde bereits in jungen Jahren ein Gelehrter. Bekannt wurde er auch dafür, dass er den damals berühmten Arzt *Liu Wan Su* von einem Typhusfieber heilte. Seine Theorien über Wurzel-Zweige, Leere-Fülle und Kälte-Hitze bildeten die Grundlage der viel später entwickelten Lehre von den 8 Leitkriterien (*Ba Gang*). Von ihm stammt auch der Spruch, dass es unmöglich sei, neue Krankheiten mit alten Methoden zu behandeln und er stellte viele alte Verschreibungen in Frage. Sein Vorgehen war damals geradezu revolutionär. *Li Shi Zhen* singt viele Loblieder auf ihn und stellt immer wieder klar, dass für ihn *Zhang Jie Gu* die Nr. 1 ist unter den Ärzten, gleich hinter den klassischen Büchern *Su Wen* und *Ling Shu*. Oben im Text wird *Zhang Jie Gu* allerdings von ihm kritisiert.

Denn der Yin Wei Mai, obgleich er die drei Yin auf seiner Reise kreuzt, kehrt praktisch mit dem Ren Mai zusammen zurück, deshalb gehören Herzschmerzen häufig zum Shao Yin und Jue Yin, weil das Qi des Ren Mai mit voller Wucht nach oben steigt *rèn mài zhī qì shàng chōng* 任脈之氣上沖 und damit basta."

„Wenn plötzliche Schmerzen ohne Hitze oder chronische Schmerzen ohne Kälte einen niederdrücken, sodass eine Leere entsteht, dann können sich diese nicht nähern und eine Fülle bilden. Wenn eine Kälte-Erkrankung gleichzeitig im Shao Yin und im Ren Mai ist, nimm *Si Ni Tang*; wenn sie gleichzeitig im Jue Yin ist, nimm *Dang Gui Si Ni Tang*; wenn sie gleichzeitig im Tai Yin ist, beherrscht *Li Zhong Tang* dies.

Wenn eine Hitze-Erkrankung gleichzeitig im Shao Yin und im Ren Mai ist, nimm *Jin Ling San* und *Yan Hu Suo San*, wenn sie gleichzeitig im Jue Yin ist, nimm *Shi Xiao San*; wenn sie gleichzeitig im Tai Yin ist, beherrscht *Cheng Qi Tang* dies. Bei inneren Schädigungen von Ying-Qi und Blut, wenn gleichzeitig auch Ren Mai, Chong Mai und Hand Jue Yin betroffen sind, nimm *Si Ni Tang*, *Yang Ying Tang* und Rezepturen aus der Klasse der wunderbar wohlriechenden Pulver *Miao Xiang San*.

Auf der Basis der Krankheits (-behandlungen) mit Kräutern *bìng yào* 病藥 folgt man Yin und Yang, Leere und Fülle. Ach, wie viele (Kranke) gibt es dann noch, die nicht genesen?

Wang Shu He sagt: Ein Puls am Handgelenk, der vom Shao Yin schräg bis zum Tai Yang reicht, ist ein Yang Wei Mai-Puls.[1] Schlägt er, dann leiden Muskeln und Fleisch an Blockaden und Juckreiz *bì yǎng* 痹癢, die Haut ist schmerzempfindlich und die unteren Regionen sind taub, man schwitzt und ist kälteempfindlich; außerdem leidet man unter Fallsucht *diān pū* 顛仆 mit schafsähnlichem Geblöke *yáng míng* 羊鳴, Hände und Füße sind verkrampft, in ernsten Fällen geht die Stimme weg und man kann nicht mehr sprechen. Passend ist hier, den Punkt *kè zhǔ rén* 客主人 (Gbl 3) zu nehmen."

---

[1] **Wang Shu He** kommentiert: An der Innenseite der proximalen Position (am Handgelenk) befindet sich der Fuß Shao Yin-Puls, an der Außenseite der distalen Postion (am Handgelenk) schlägt der Fuß Tai Yang-Puls. Der Yang Wei Mai-Puls zieht also schräg von proximal nach distal am Handgelenk, von der Tiefe zur Oberfläche, man fühlt ihn über alle drei Positionen. Die Beschreibung weicht deutlich von den gängigen Pulsdarstellungen und -lehren über die Positionen der Leitbahnen am Handgelenk ab und ist für die Praxis nicht wirklich von Nutzen.

Vergleicht man Li`s Aussagen über Krankheitsbilder des Yang Wei Mai und Yin Wei Mai fällt auf, dass beide die Symptome von Epilepsie mit einer veränderten Stimme oder völligem Stimmverlust haben. Auch die Symptome im Bewegungsapparat sind ähnlich. Betrachten wir dann zusätzlich die Darstellung des Yang Qiao Mai, der ebenso epileptische Anfälle mit Schafsgeblöke hervorbringen kann, scheinen wir völlig verwirrt. Dieser Passus mag ein Beispiel dafür sein, dass auch in der Überlieferung der chinesischen Medizin ebenso fleißig wie unkritisch voneinander abgeschrieben wurde. Er mag auch ein Beispiel dafür sein, dass unser westliches analytisches Denken es nur schwer zulassen kann, dass gleiche Symptome von verschiedenen Wundergefäßen gleichwertig hervorgebracht und behandelt werden können. Entweder – Oder bringt uns hier nicht weiter. Sowohl – Als auch gibt uns die Freiheit, spielerisch mit den außergewöhnlichen Gefäßen umzugehen.[1] Eine wirklich analytische Unterscheidung ist kaum möglich, eine spekulative Klärung überlasse ich dem Leser.

Gerhard Bachmann schreibt über den Yang Wei Mai:

„Die Voraussetzung für die Wirksamkeit des Yang Wei Mai mit seinem Kardinalpunkt *Wai Guan* (SJ 5) ist die Trennung von Yin und Yang. Diese Emanzipation zeigt sich in verschiedener Weise. Es treten Gelenkbeschwerden auf, die alle Gelenke des Körpers befallen können. Dazu gehören auch Periarthritiden akuter, subakuter und chronischer Art. Häufig ist ein beschleunigter Puls zu beobachten bei einer Schwäche der Yin-Pulse. Ein besonderes Gebiet stellen Nackenschmerzen und Kopfschmerzen in der seitlichen Kopfregion dar. Weiterhin erscheinen in dem Wirkungsbereich des Yang Wei Mai Dermatitiden, entzündliche Hautausschläge und Abszesse, besonders, wenn die Haut gut durchblutet ist und eine Pulsbeschleunigung vorliegt. Durch die Trennung von Yin und Yang kommt es ferner zu Blutaustritten in Form von Epistaxis, Hämoptysis, Metrorrhagien. Auch Blepharitis und Gingivitis können vom Yang Wei Mai beeinflusst werden."[2]

---

[1] Dieser Konflikt ist eines der häufigsten Probleme bei der Vermittlung und dem Erlernen der chinesischen Medizin. Nach beinahe 20 Jahren als Dozent in verschiedenen Ausbildungszentren für chinesische Medizin bin ich zu der Erkenntnis gelangt, dass sich bei dieser Frage die „Hartgesottenen" von den „Zauderern" trennen. Die einen lassen sich auf das „induktiv-synthetische" Modell ein und damit auf das vorübergehende Chaos in ihrem Kopf, die anderen bleiben der „kausal-analytischen" Linie treu und integrieren die chinesische Medizin in ihr westliches Weltbild. Letztere sind meist die ärztlich orientierten Therapeuten, die westliche klinische Krankheitsbilder mit östlichen Techniken behandeln.

[2] **G. Bachmann**. Die Akupunktur – Eine Ordnungstherapie, Ulm, 1959, S. 85

Etymologie von Ying und Wei:

Wenn die Wei Mai-Gefäße die Herrschaft über das Nährende *yíng* 營 und das Schützende *wèi* 衛 haben, ist es nun angebracht, die dafür stehenden Schriftzeichen näher zu beleuchten.

Yíng 營: ein Soldatenlager, Kaserne, Lager, Regiment, Bataillon; planen, sich beschäftigen, erinnern, verwalten, suchen, nach etwas trachten, bauen. Das Schriftzeichen zeigt zweimal Feuer *huǒ* 火火, das in einem Lager oder einem Zelt *lǚ* 呂 brennt. Feuer lodert über einem Zeltlager. Es fällt schwer, hier einen Bezug zur medizinischen Idee des Nährens zu finden. Möglicherweise ist die zweite Bedeutung planen oder bauen ergiebiger. Eine Kaserne bedeutet für die Umgebung die Sicherheit, im Schutz von Soldaten etwas aufzubauen. Das Lager kann so die Insassen als auch die Anlieger ernähren.

Manfred Porkert hat in seinem noch immer aktuellen Buch über „Die theoretischen Grundlagen der chinesischen Medizin" den Terminus *yíng* 營 als „Bauenergie" oder struktive Energie bezeichnet. Er setzt hier Ying dem Blut *xuè* 血 gleich.

„Abgesehen von dem Umstand, dass Xue eine umfassendere Bedeutung und die stofflichen Attribute ‚rot' und ‚flüssig' zugeschrieben werden, Ying hingegen stets als struktive Energie, mitunter auch als freies Struktivpotential charakterisiert wird, lässt sich in der klassischen und späteren Medizinliteratur kein sicherer Hinweis darauf finden, dass Xue und Ying wesentich verschieden sind. Viel mehr deutet darauf hin, dass die beiden Begriffe das gleiche energetische Phänomen bezeichnen."[1]

In vielen klassischen Texten steht für *yíng* 營 das Zeichen *róng* 榮. Hier haben wir zwei Feuer *huǒ* 火火, die von einem großen Baum *mù* 木 genährt werden. Es bedeutet: Blüte, Ruhm, Glanz, Ehre, gedeihen, florieren, glänzend, herrlich, blühend. Ein großes Feuer macht viel Glanz und bietet die Möglichkeit, Essen als Nahrung zuzubereiten. In vielen Binomen in denen Ying enthalten ist geht es darum, seinen Lebensunterhalt zu verdienen (*yíng shēng* 營生) oder die Familie zu ernähren (*yíng yǎng* 營養). In den Binomen mit Rong geht es um Ruhm und Glanz (*róng yù* 榮譽) oder um einen Ehrentitel oder eine Auszeichnung (*róng huò* 榮獲).

---

[1] **M. Porkert**: Die theoretischen Grundlagen der chinesischen Medizin – Das Entsprechungssystem, Wiesbaden, 1973, S. 146. f.

Wèi 衛: beschützen, das Geleit geben, bewachen, verteidigen, sichern, bewahren, Schutzwache, Besatzung, Festung, ein Militärbezirk. Das Schriftzeichen hat als Radikal *xíng* 行 = „gehen" und dazu *wéi* 韋 = „ein Lederriemen" oder „widerspenstig". Zwei Menschen ziehen an einem Objekt in verschiedene Richtungen, das bedeutet Opposition. Widerspenstige mussten zum Gehorsam mit Lederriemen festgebunden werden, daher die Bedeutung „Leder". Weil Leder stark und zäh ist und auch dazu verwendet wird, kostbare Dinge als Hülle zu schützen, wird in der Verbindung mit Gehen eine Bewachung ausgedrückt (Wieger, No. 772). Eine Schutzwache bewacht etwas Wertvolles auf einem Marsch.

Manfred Porkert hat in seinem oben zitierten Buch *wèi* 衛 als „Wehrenergie" oder aktive Energie bezeichnet. Er setzt hier Wei mit den aktiven Lebensäußerungen des *qì* 氣 gleich.

„Im Gegensatz zur struktiven, im Inneren des Körpers in räumlich definierten Bahnen zirkulierenden Bauenergie diffundiert die aktive Wehrenergie Wei außerhalb der definierbaren Leitbahnen durch den ganzen Körper und vor allem an seiner Oberfläche. Sie bewirkt die Wärme des Fleisches, die gesunde Farbe der Haut, die Öffnung der Poren, den Glanz des Haares, die Beweglichkeit der Gelenke – und bei all dem, wie ihr Name sagt, die Abwehrfähigkeit des Organismus gegen jede Art von Heteropathie (Xie). Mit anderen Worten, der Begriff Wei = Wehrenergie, deckt letztlich alle physiologischen Phänomene, die wir als aktive Lebensäußerungen zu bezeichnen gewohnt sind. Die (aktive) Wahrung und Verteidigung der Eigenqualität und funktionellen Integrität des individuellen Organismus ist nur ein Aspekt dieser aktiven Lebenstüchtigkeit."[1]

Auffällig ist in der Beschreibung von Ying- und Wei-Qi ihre kriegerische Komponente. Bedenken wir, dass die Begriffsbildung in der chinesischen Medizin zeitlich parallel mit der Vereinigung vieler Feudalstaaten zu einem einzigen großen Reich einherging. Die Periode der kämpfenden Reiche (475-221) war eine Zeit der Kriege und Kämpfe um die Vorherrschaft in China. Das Überleben hing von dem Nachschub an Reserven ebenso wie von einer starken Verteidigungsfront ab. Da der menschliche Körper als Abbild des Makrokosmos ebenso ein Soldatenlager für die Ernährung und eine Festung zur Verteidigung haben musste, wundert uns diese Ähnlichkeit nun nicht mehr.

[1] Vergl. **M. Porkert**, ebenda, S. 147

5. Auffangbecken für übles Qi:

Aus dem eben Gesagten können wir leicht postulieren, dass der Yang Wei Mai für alle möglichen Übel von außen einen Schutz bieten kann. Dabei denke ich nicht nur an klimatische Einflüsse, sondern auch und vor allem an die feinen Ausstrahlungen elektrischer Geräte, die unser Leben so sehr bestimmen. Unsere Zivilisation ermöglicht den meisten von uns, sich vor dem Wetter zu schützen, indem wir uns entsprechend kleiden. „Es gibt kein schlechtes Wetter, sondern nur falsche Kleidung!" Dafür sind neue Bedrohungen von außen aufgetreten, die durch ihre alles durchdringende Subtilität ganz andere Bereiche des Menschen irritieren und zu Krankheiten führen können. Ich spreche von Elektrosmog, UV-Strahlung und Killerviren.

Der Begriff *Elektrosmog* stammt aus einer Verbindung des griechischen Wortes *elektron* = mit Silber gemischtes Gold (auch „Bernstein") und dem englischen Kunstwort *smog*, das sich aus *smoke* = Rauch und *fog* = Nebel zusammensetzt. Der *Elektrosmog* besteht aus einer unnatürlichen Ansammlung von elektrischen und magnetischen Feldern in unserer Umgebung, deren Wirkungen auf Mensch, Tier und Pflanze teilweise umstritten bzw. noch unerforscht sind. Eine Wechselwirkung zwischen lebendigen Organismen und elektromagnetischen Feldern wird allerdings selbst von Naturwissenschaftlern nicht mehr geleugnet.

Die Zerstörung der Ozonschicht bewirkt eine deutliche Erhöhung der solaren UV-Strahlung, so dass gesundheitliche Schäden für den Menschen (Hautkrebs, grauer Star, Schwächung des Immunsystems etc.) nachweisbar sind. Schließlich treten zunehmend hochvirulente Krankheitserreger auf, denen die Schulmedizin in keinster Weise gewachsen ist. Ich denke da z. B. an den AIDS-Virus oder den ständig seine Maske wechselnden Grippevirus, der zur Zeit als „Vogelgrippe" die Menschen verängstigt und der Pharmaindustrie die Möglichkeit gibt, ihre Profitmaximierung ins Visier zu nehmen.

Gegen alle diese modernen Krankheiten ist bisher kein Kraut gewachsen, geschweige denn eine sinnvolle Prophylaxe entwickelt worden. Kann der Einsatz des Yang Wei Mai hier hilfreich sein? Zeitgenössische Forschungen an chinesischen Universitäten und Krankenhäusern geben Hoffnung. Sie haben empirisch festgestellt, dass eine Akupunktur des Punktes *Wai Guan* (SJ 5) das Wei-Qi mobilisieren kann und hilfreich bei der Behandlung von AIDS und anderen schwersten Infektionskrankheiten ist.

Eine andere Studie hat Ratten tagsüber und nachts einer hohen Dosis Röntgenstrahlen ausgesetzt und festgestellt, dass die Tiere, die am Tage bestrahlt wurden, signifikant länger lebten. Damit wurde die Wei-Qi-Zirkulation aus den klassischen Texten bestätigt.[1] Ebenso wurde auch bestätigt, dass der Yang Wei Mai in der Lage ist, das Wei-Qi optimal einzusetzen.
Auch die chinesischen Shaolin-Mönche, die als Begründer der verschiedensten Kampfkünste gelten, haben Methoden entwickelt, das Äußere ihres Körpers so hart wie Stahl werden zu lassen, um damit feindliche Angriffe durch Schwerter oder Messer abzuwehren. Diese Methoden gehören zu den ältesten der chinesischen Kampfkunst und werden auch heute noch gepflegt, wegen ihrer Gefährlichkeit aber nur ausgewählten Kämpfern weitergegeben. Eine Technik daraus ist das „Eisen-Hemd-Qigong" *tiě bù shān* 鐵布衫, das darauf abzielt, durch „Umwandlung der Sehnen" *yì jīn* 易筋 und „Waschen des Markes" *xǐ suǐ* 洗髓 die Muskeln und Knochen zu stärken.

In der chinesischen Geschichte gab es viele Aufstände gegen die Machthaber, bei denen die Anführer Experten in dieser Kampfkunst waren. Die „Gelben Turbane", die berüchtigte „weiße Lotos-Sekte" oder zuletzt der „Boxeraufstand" zum Ende des 19. Jahrhunderts sind Beispiele für die Kampfkraft dieser Minderheiten.[2] Wegen ihrer scheinbaren Unverletzbarkeit wurden sie von den Feinden ebenso gefürchtet wie von ihren Anhängern bewundert. Erst als die Angreifer Feuerwaffen benutzten, war das „Eisenhemd" kein ausreichender Schutz mehr und Tausende Wu-Shu-Kämpfer wurden getötet.[3]

Auch wenn nicht jeder das „Eisenhemd" lernen will, ist die Grundlage des undurchdringlichen Äußeren das Trainieren und der gekonnte Einsatz des Yang Wei Mai. Selbst wenn wir keine Muskeln aus Stahl bekommen: durch das Nadeln des Punktes SJ 5 können wir das Wei-Qi stärken und damit alle möglichen Pathogene von außen abwehren.

---

[1] Vergl. *Selections from Article Abstracts on Acupuncture and Moxibustion*, diverse Autoren, Beijing, 1987, S. 16, S. 632 u. a.

[2] Dies mag einer der Gründe sein, warum die VR China scheinbar so irrational und vehement an ihrer Propagandaoffensive gegen die *Falún Gōng* 法輪功-Sekte festhält und sie sogar seit 1999 verbietet. *Falun Gong* beinhaltet religiöse Ideen, die den damaligen Ideen der „weißen Lotos-Sekte" ähneln. Diese mögliche Verflechtung macht der chinesischen Regierung dermaßen Angst, dass sie selbst vor Folterung und Tötung von Falun Gong-Mitgliedern nicht zurückschreckt.

[3] Vergl. **Yang Jwing-Ming**: Muscle/Tendon Changing and Marrow/Brain Washing Chi Kung, Hongkong, 1989, und zur Geschichte der Aufstände **W. Eberhard**: Geschichte Chinas, Bern, 1948.

6. Ein Konstitutionstypus:

Versuchen wir, ein typisches Muster oder sogar einen Konsitutionstypus für den Yang Wei Mai zu entwerfen, dann finden wir einen Menschen, der ewig friert oder nicht „wohl" temperiert ist und extrem auf Temperatur-schwankungen reagiert. Er ist empfänglich für jeden Schnupfen und spürt veränderte Schwingungen im Raum, besonders negative Schwingungen bei einem Konflikt. *Gerhard Bachmann* schreibt über den Yang Wei Mai:

„Der Patient, der dem Wirkungsbereich des Yang Wei Mai zugehört, ist der bewegliche, nervös-labile Patient mit lebhaftem Augenausdruck. Der Verbrauch durch nervliche und psychische Belastungen (Yang) steht in keinem Verhältnis zu der vorhandenen physischen Verfassung. Ungenügende Kreislaufverhältnisse, Hypotonien, Empfindlichkeit gegen Kälte, Feuchtigkeit und Klimawechsel sind häufig charakteristisch. Der homöopathische Konstitutionstyp ist mit dem Phosphor-Typ und dem Silicea-Typ am besten beschrieben."

Kent schreibt über das Arzneimittelbild von **Phosphorus**: „Phosphor-Beschwerden verschlimmern sich bei kaltem Wetter und kalten Anwendungen, der Patient ist sehr kälteempfindlich. ... Der Phosphor-Patient ist sehr empfindlich gegen alle äußeren Eindrücke, gegen schwere Gerüche, leise Geräusche und leichte Berührungen. ... Zittern und Muskelzucken, ähnlich wie bei Typhus, mit Herabgleiten im Bett, Lähmung mit Ameisenlaufen und Gliederreißen, Lähmung nach Apoplexie. Die Augensymptome sind sehr zahlreich. ... Die Füße sind eiskalt, der Phosphor-Patient möchte sich hinlegen. Er ist erschöpft, kann nicht gehen und stolpert bei Gehversuchen. ... Es gibt bei Phosphor mancherlei Hauterscheinungen."

Silicea verkörpert den Yang Wei Mai zusätzlich durch vielerlei Geschwüre am Kopf und im Nackenbereich. Die Beschwerden beim Silicea-Bild sind mit Drüsenverhärtungen verbunden; am stärksten betroffen sind die Nacken-, die Hals- und die Speicheldrüsen, vor allem aber die Parotis. Die Parotisdrüsen vergrößern sich nach jeder Erkältung und werden hart; skrofulöse Drüsen. Der Silicea-Patient wird durch extreme Hitze und Kälte ungünstigt beeinflusst. Jeder Luftzug ist ihm unangenehm. Er schwitzt schon bei kleinen Temperaturschwankungen und holt sich dann eine Erkältung."[1]

[1] Vergl. **J. T. Kent**: Arzneimittelbilder, Ulm, 1958, S. 606 ff. und S. 709 ff.

7. Klassische Indikationen (Zhen Jing Zhi Nan):

„Der Punkt *Wài Guān* (SJ 5) heilt hauptsächlich 27 Krankheiten:

- *Zhī jié zhǒng tòng* 肢節腫痛: Schwellungen und Schmerzen in den Gliedmaßen und den Gelenken (Niere)

- *bèi bó lěng tòng* 臂膊冷痛: Kälte und Schmerzen im Arm (San Jiao)

- *bí nǜ* 鼻衄: Nasenbluten (Lunge)

- *shǒu zú fā rè* 手足發熱: ausstrahlende Hitze in Händen und Füßen (San Jiao)

- *shǒu zhǐ jié tòng bù néng qū* 手指節痛不能屈; Schmerzen in den Fingergelenken, sie können nicht gekrümmt werden (San Jiao)

- *méi léng zhōng tòng* 眉棱中痛: Schmerzen am Rand und in der Mitte der Augenbrauen (Blase)

- *shǒu zú téng tòng* 手足疼痛: Schmerzen in den Händen und Füßen (Magen)

- *chǎn hòu è fēng* 產後惡風: übler Wind nach der Geburt[1] (Niere, Magen)

- *shāng hán zì hàn* 傷寒自汗: spontanes Schwitzen durch schädigende Kälte (Magen, Lunge)

- *tóu fēng* 頭風: Kopf-Wind (Blase)

- *sì zhī bù suì* 四肢不遂: die 4 Glieder gehorchen nicht (Gallenblase, Magen)

- *jīn gú téng tòng* 筋骨疼痛: Schmerzen in den Muskeln und Knochen (Leber, Niere)

---

[1] Der Terminus bezieht sich auf pathogenen Wind, der auf eine geschwächte Frau nach der Entbindung trifft, die eine Qi- und Blutschwäche hat. Es können alle Symptome einer Erkältung auftreten. Ein anderer übler Wind nach der Geburt heißt *chǎn hòu jìng fēng* 產後痙風; er entsteht aus einer extremen Blutschwäche und bewirkt Krampfanfälle, profuses Schwitzen und Atemnot.

- *yíng fēng lèi chū* 迎風淚出: Tränenfluss im Wind (Leber, Niere)

- *chì mù téng tòng* 赤目疼痛: rote, schmerzhafte Augen (Leber, Herz)

- *yāo bèi zhǒng tòng* 腰背腫痛: Schmerzen im Rücken und in der Lendengegend (Niere)

- *shǒu zú má tòng bìng wú lì* 手足麻痛並無力: Taubheit und Schmerzen in den Gliedmaßen in Verbindung mit Schwäche (Magen)

- *yǎn zhǒng* 眼腫: Augenschwellungen (Herz)

- *tóu fēng diào xuàn tòng* 頭風掉眩痛: Kopf-Wind mit Drehschwindel und Schmerzen (Blase)

- *shāng hán biǎo rè* 傷寒表熱: schädigende Kälte an der Körperoberfläche mit Fieber (Blase)

- *pò shāng fēng* 破傷風: zerstörerischer, schädigender Wind[1] (Magen, Leber)

- *shǒu bèi tòng* 手臂痛: Schmerzen im Arm (Dickdarm, San Jiao)

- *tóu xiàng tòng* 頭項痛: Schmerzen in Kopf und Nacken (Dünndarm)

- *dào hàn* 盜汗: nächtliches Schwitzen („räuberischer Schweiß") (Herz-Beschützer)

- *mù yì huò yǐn sè* 目翳或隱澀: verschwommenes Sehen oder verdunkelte Sicht (Leber)

- *chǎn hòu shēn zhǒng* 產後身腫: nach der Geburt ist der Körper geschwollen (Magen, Niere)

- *yāo kuà tòng* 腰胯痛: Schmerzen in der Hüfte und in der Lendengegend (Niere)

- *léi tóu fēng* 雷頭風: donnernder Kopf-Wind (Gallenblase)

Die oben zitierten Krankheitsbilder, *Wài Guān* 外關 beherrscht sie alle!"

---

[1] Der chinesische Terminus für *Tetanus*; ein Windangriff trifft auf einen völlig geschwächten Körper und verursacht verheerende Schäden.

8. Klassische Kombinationen (Zhen Jiu Da Quan):

„Bei allen Heilungen der folgenden Krankheiten muss man zuerst SJ 5 nehmen, an zweiter Stelle Punkte, die (der Krankheit) entsprechen.

Wai Guan heilt 36 Krankheitsbilder:

- Schwellung und Rötung am Arm, Schmerzen in den Gliedmaßen und den Gelenken: + Di 12, Di 15, Dü 4

- Rötung, Schwellung und Schmerzen am inneren Fußknöchel, man nennt dies „umkreisender Knöchel-Wind“[1]: Ni 3, Gbl 40, Gbl 41, Bl 60.

- Schmerzen in den Fingergelenken, man kann sie weder beugen noch strecken: + Dü 5, Bl 5, Dü 4, Di 4.

- Schmerzen in den Zehengelenken, man kann nicht auftreten: + Ma 44, Le 3, Bl 60.

- Hitzeansammlungen in den 5 Zang-Organen mit Blutspucken, dass nicht aufhört: Wähle die Shu-Punkte der 5 Zang-Organe zusammen mit dem einflussreichen (Hui)-Punkt des Blutes, also: Bl 15, Bl 18, Bl 20, Bl 13, Bl 23, Bl 17.

- Hitzeansammlungen in den 6 Fu-Organen mit spontanen Blutungen, die nicht aufhören: Wähle die 6 Shu-Punkte der Fu-Organe zusammen mit dem einflussreichen (Hui)-Punkt des Blutes, also: Bl 19, Bl 21, Bl 27, Bl 28, Bl 22, Bl 25, Bl 17.

- Nasenbluten, das nicht aufhört, man nennt es „plötzliches Blut-Laufen“[2]: + Dü 1, Bl 15, Bl 17, Ni 1.

- Blutspucken mit Ohnmacht und Schwindel, wie im Koma: + Bl 18, Bl 17, He 5, Le 1

- Leere-Schädigungen durch gegenläufiges Qi, Blutspucken, das nicht aufhört: + Bl 43, Bl 17, Ren 4, Bl 18.

- Blutspucken und Nasenbluten, das Yang überwältigt das Yin, Blut-Hitze mit spontanen Blutungen: + P 9, Bl 18, Bl 17, Ma 36, Mi 6

---

[1] *Rào huái fēng* 繞踝風 = schmerzhafte Schwellung um den Fußknöchel durch Wind-Pathogene

[2] *Xuè wàng xíng* 血妄行 bedeutet wörtlich: „Das falsche Gehen des Blutes“.

- Blut-Kälte, auch mit Spucken, das Yin überwindet das Yang, man nennt dies: „Blutspucken der zwei Leitbahnen von Herz und Lunge“[1]: + Lu 11, Bl 15, He 7, Bl 13, Bl 17, Mi 6.

- Verspannte Zunge mit Schwierigkeiten zu sprechen, es bilden sich weiße Flecken auf der Zunge: + SJ 1, P 9, Ren 24, Ju Quan (Extra-Punkt).

- Die Zunge ist schwer und geschwollen, Hitze bis zum Äußersten erschwert das Sprechen: + Shi Xuan (die 10 Fingerspitzen), Hai Quan, Jin Jin, Yu Ye (Extra-Punkte unter der Zunge).

- entzündliche Geschwüre im Mund, man nennt dies „vertrockneter Cao-Wind“[2]: Du 27, Du 26, Ren 24, Shi Xuan (10 Fingerspitzen).

- Die Zunge kann die Spucke nicht halten, dies nennt man: „Yang-Verspannung“[3]: + Ni 1, Du 27, He 9, He 7.

- Die Zunge ist zurückgezogen, man kann nicht sprechen, dies nennt man: „Yin-Verspannung“[4]: + Bl 15, Ren 17, Hai Quan (Extra-Punkt).

- Die Lippen sind aufgeplatzt und rissig, sie bluten und sind schmerzhaft: + Ren 24, Lu 11, SJ 1.

- Im Nacken bilden sich Beulen[5], die wie Steine den Nacken umringen; man nennt dies: „aufgerollte Schlangen-Reihe“[6]: + Gbl 21, Gbl 20, Zhou Jian (Extra-Punkt), Shi Xuan (10 Fingerspitzen).

- Die Beulen breiten sich vorn zur Brust und unter die Achselhöhle aus; man nennt dies: „Kürbisranken-Reihe“[7]: + Gbl 21, Ren 17, P 7, SJ 6, Gbl 34.

- Die linke Ohrwurzel ist geschwollen und steinhart; man nennt dies: „freundliche Beutel-Schwellung“[8]: + SJ 17, Dü 3, Zhou Jian (Extra-Punkt).

---

[1] *Xīn fèi èr jīng ǒu xuè* 心肺二經嘔血

[2] *Kū cáo fēng* 枯曹風

[3] *Yáng qiáng* 陽強

[4] *Yīn qiáng* 陰強

[5] *Luǒ lì* 瘰歷

[6] *Pán shé lì* 蟠蛇歷: Skrofulose an den Hals-Lymphknoten

[7] *Guā téng lì* 瓜藤歷: eine Beulen-Krankheit in der chinesischen Medizin

[8] *Huì dài lì* 惠袋歷: Skrofula an der Ohrmuschel, die beutelförmig aussehen

- Die rechte Ohrmuschel ist geschwollen und steinhart, man nennt dies: „Bienenkorb-Schwellung“[1]: + SJ 17, Ma 6, Dü 3, Di 4.

- Die Ohrwurzel ist geschwollen und schmerzhaft: + Di 4, SJ 17, Ma 6.

- Der Nacken ist gerötet, geschwollen und unerträglich, man nennt dies: „Nacken-Geschwür“[2]: + Du 16, Gbl 21, Ren 24.

- Auf dem Auge bildet sich ein Häutchen, es verdunkelt die Sicht und lässt die Augen sich schwer öffnen: + Bl 1, Di 4, Bl 18, Yu Yi (Extra-Punkt).

- Fortgesetzter Wind macht die Augen müde, kalte Tränen im Wind: + Bl 2, SJ 23, Di 2, Xiao Gu Kong Xue (Extra-Punkt).

- Augen-Wind mit Schwellungen und Schmerzen, das Fleisch umklammert den Augapfel: + Di 19, Bl 1, Bl 2, Bl 18, Bl 40, Di 4, Zhou Jian (Extra-Punkt), Ni 6, Lu 7, Shi Xuan (10 Fingerspitzen).

- Das Zahnfleisch in beiden Kiefern ist geschwollen und schmerzhaft: + Du 26, Di 4, Ni 3.

- Zahnschmerzen im Oberkiefer, das Kiefergelenk ist zusammengepresst und nicht zu öffnen: + Lu 9, Ma 6, Di 4, Ni 3.

- Zahnschmerzen im Unterkiefer mit Schwellung, Röte und Schmerzen in Wange und Hals: + Di 5, Ren 24, Ma 6, Ni 3.

- Die Ohren sind taub und verstopft, dabei schmerzhaft: + Gbl 2, Bl 23, Ma 36, SJ 17.

- Im Ohr sind Geräusche, Jucken oder Schmerzen: + Gbl 2, 3, Di 4.

- Donnerähnlicher Kopfschmerz mit Schwindel und Erbrechen von Schleim und Speichel: + Du 20, Ren 12, Lu 9, Bl 12.

- Nierenschwäche-Kopfschmerzen, der Kopf ist schwer und kann nicht angehoben werden: + Bl 23, Du 20, Ni 3, Lu 7.

---

[1] *Fēng cháo lì* 蜂巢歷: Schwellungen an der Ohrmuschel wie Bienenstiche

[2] *Xiàng jū* 項疽: Furunkelbildung im Nacken

- Yin-Erschöpfung mit Schwindel, der Kopf und die Augen sind trübe und verwirrt: + Le 1, Bl 18, Du 20.

- Scheitelkopfschmerzen, man nennt dies „direkter Kopf-Wind“[1]: + Du 23, Du 20, Gbl 19, Ni 1, Di 4.

- Die Augen sind plötzlich gerötet und schmerzhaft: + Bl 2, Di 4, Di 20.

[1] *Zhèng tóu fēng* 正頭風

9. Vernetzungen mit dem Makrokosmos:

In den klassischen Akupunkturbüchern wird der Yang Wei Mai über seinen Punkt *Wài Guān* 外關 (SJ 5) immer mit dem Trigramm *Zhèn* 震 in Verbindung gebracht. Das Trigramm besteht unten aus einem Yangstrich und oben aus zwei Yinstrichen.

☳

Zhen verkörpert im Buch der Wandlungen das Erregende, ist der Donner, ist der Drache, ist das Ausbreiten, ist eine große Straße, der älteste Sohn, ist entschieden und heftig, unter den Pferden die galoppierenden, schließlich ist es das Starke und das üppig Gedeihende.

„Das Zeichen Dschen ist der älteste Sohn, der die Herrschaft energisch und machtvoll ergreift. Ein Yangstrich entsteht unter zwei Yinstrichen und dringt machtvoll empor. Diese Bewegung ist so heftig, dass sie Schrecken erregt. Als Bild dient der Donner, der aus der Erde hervorbricht und durch seine Erschütterung Furcht und Zittern verursacht.

DAS URTEIL

Das Erschüttern bringt Gelingen.

Das Erschüttern kommt: Hu, Hu !

Lachende Worte: Ha, Ha!

Das Erschüttern erschreckt hundert Meilen,

und er lässt nicht Opferlöffel und Kelch fallen.

... Wenn man innerlich gelernt hat, was Furcht und Zittern ist, so ist man gegen den Schrecken durch äußere Einflüsse gesichert. Wenn auch der Donner tost, also, dass er hundert Meilen im Umkreis erschreckt, so bleibt man innerlich so gefasst und ehrerbietig, dass man die Opferhandlung nicht unterbricht. Ein solcher tiefer, innerer Ernst, der alle äußeren Schrecken machtlos abprallen lässt, ist die Geistesverfassung, wie sie die Führer der Menschen und die Herrscher haben müssen.“[1]

---

[1] Vergl. **R. Wilhelm**: I Ging, a.a.O. S. 148

Therapeutische Richtlinien

Die letzte Frage, die noch zu klären ist: Welche Punkte werden wann und in welcher Reihenfolge gestochen, damit ein Wundergefäß aktiv werden kann? Über die konkrete Anwendung der acht außerordentlichen Gefäße herrschen in der westlichen Akupunkturwelt Diskrepanzen und Unklarheiten. Die ersten Adepten der Akupunktur in Deutschland waren frankophil, d. h. sie schöpften ihr Wissen aus der französischen Fachliteratur. *August Brodde*, einer der Pioniere unter den mit Akupunkteuren aus der Heilpraktikerschaft, bemerkt in seinem Buch „Ratschläge für den Akupunkteur“:

„Man gibt bei Beginn der Behandlung den zum jeweiligen Wundermeridian gehörigen Befehlspunkt und fährt dann fort mit der Herstellung des Energiegleichgewichtes, gegebenenfalls unter Benutzung von Vereinigungspunkten. Darauf folgt die Punktur der Punkte, die symptomatisch zum Krankheitsbild passen. Die Auswahl ist nicht zu breit zu nehmen. Den Abschluss der Sitzung bildet die Punktur des zum Befehlspunkt gekoppelten Punktes.“[1]

Doris Baginsky, ebenfalls eine Kollegin der ersten Stunde, erklärt in einem Vortrag über die „Wundermeridiane“ in Rothenburg ob der Tauber im Jahre 1969:

„In ihrer Funktion scheinen die Wundermeridiane eine Art ‚Feuerleiter‘ oder ‚Rettungsanker‘ darzustellen. Der Schalter, womit ein solcher Wundermeridian in Gang gesetzt wird, ist der sogenannte ‚Befehls‘- ‚Meister-‘ oder ‚Kardinalpunkt‘, bei *Stiefvater* auch als Wunderpunkt bezeichnet. Damit wir aber aus der ‚Wunderei‘ endlich herauskommen, werde ich sie als Meisterpunkte bezeichnen. Diese acht Meisterpunkte liegen alle auf den 12 klassischen Meridianen und verankern damit die Wundermeridiane an bestimmten Stellen unserer großen synoptischen Tafel, auf der alle Ordnungsprinzipien in ihrem inneren Zusammenhang eingezeichnet sind. Will man nun einen Wundermeridian benutzen, so muss unbedingt der Meisterpunkt als erster bei der Sitzung gestochen werden, und zwar bilateral. Damit ist der Meridian eröffnet und eingeschaltet. Mit der Nadelung dieses Punktes werden gleichzeitig auch alle anderen zum Meridian gehörenden Punkte angesprochen und vor allem ihre Wirkung in Bewegung gesetzt.

[1] **A. Brodde**: Ratschläge für den Akupunkteur, 3. Auflage, München, 1976, S. 64. Die erste Auflage erschien bereits 1954 und war eines der ersten deutschen Bücher zur Akupunktur!

Nach dieser Punktur können beliebig andere symptomatische oder nach der Pulsdiagnose geforderten Punkte gestochen werden – je nachdem, wie es der Zustand des Patienten fordert. ... Ich erwähnte anfangs, dass jeder Wundermeridian einen Meisterpunkt habe, mit welchem er in Bewegung gesetzt wird. Er hat aber auch einen ‚gekoppelten Punkt', der zugleich der Meisterpunkt des gekoppelten Wundermeridians ist. Über diesen Punkt also werden die beiden Wundermeridiane in Beziehung gesetzt. Der gekoppelte Punkt hat dabei für die Behandlung nur einen untergeordneten Wert; er stellt eine Art ‚Höflichkeitsbezeugung' gegenüber dem Partner dar, könnte man annehmen, oder das Anfordern einer ‚Einverständniserklärung'." [1]

Dr. Nguyen van Nghi hat uns ebenfalls seine Ideen über die Anwendung der Konfluenzpunkte, die er „Schlüsselpunkte" nennt, mitgeteilt: „Die korrekte Anwendung der Schlüsselpunkte erfordert eine gründliche Kenntnis der Besonderheiten der außerordentlichen Meridiane. ... Ihre Anwendung erfolgt in drei Abschnitten:

1. Nadelung des Schlüsselpunktes des erkrankten außerordentlichen Meridians, um seine Energie in den mit ihm verbundenen Hauptmeridian zu leiten.

2. Nadelung der Durchgangs- (Passage-) Punkte dieser Energie, die auf dem zugehörigen Hauptmeridian liegen.

3. Nadelung des Schlüsselpunktes des außerordentlichen Meridians, der mit dem erkrankten Meridian gekoppelt ist, wenn die Krankheit durch das bisherige Vorgehen nicht geheilt wurde.

Die Schlüsselpunkte dienen ausschließlich der Behandlung von Störungen der außerordentlichen Meridiane. Mit anderen Worten: Alle verwendeten Punkte einschließlich der Schlüsselpunkte müssen auf der Energiebahn des behandelten Meridians liegen. Es ist demnach nicht richtig, eine Gruppe von Punkten ungleicher oder gleicher Symptomatologie zusammen mit den Schlüsselpunkten anzuwenden."[2]

---

[1] **Doris Baginsky** in: Beiträge zu zehn Tagungen der Arbeitsgemeinschaft für Klassische Akupunktur und Traditionelle Chinesische Medizin, gehalten auf der 1. Tagung für klassische Akupunktur in Rothenburg o. T. vom 1.-4. Mai 1969. *Doris Baginsky* haben wir es mit zu verdanken, dass seitdem alle Jahre wieder eine Akupunktur-Tagung in Rothenburg stattfindet. Mit ihrer Energie und Leidenschaft wurden die ersten Tagungen bis 1974 geleitet und organisiert, die bis heute, nun als internatioale Kongresse, das „Highlight" jedes beflissenen Akupunkteurs darstellen.

[2] **Dr. Nguyen van Nghi**: Pathogenese und Pathologie der Energetik in der chinesischen Medizin, Band 2, Uelzen, 1980, S. 57.

Dr. van Nghi's Aussagen sind dabei besonders unklar und nebulös. Zur Erklärung dient ihm ein Zitat aus dem *Su Wen*, Kap. 62, dass er wie folgt übersetzt:

„Die kleinen und die großen Sekundärgefäße (außerordentlichen Meridiane) münden alle in die Hauptmeridiane. Wenn Blut und Energie übermäßig in eine bestimmte Körpergegend fließen, entsteht dort einen Fülle. ... Yin und Yang haben die Yu- und die Lo-Punkte als Verbindungspunkte. Durch diese können Yin und Yang miteinander in Verbindung treten. ... Sticht man den Yu-Punkt, kann die Energie von innen nach außen fließen; sticht man den Lo-Punkt, kann sie von außen nach innen fließen."[1]

Betrachten wir den chinesischen Originaltext, dann fällt auf, dass außer einer sehr eigentümlichen Terminologie auch der Sinn dieses Passus entfremdet und z. T. sogar falsch wiedergegeben ist. Der sinologisch geübte Leser fragt sich, welchen Text der Autor hier als Vorlage genommen hat, denn im Originaltext steht nur:

„Die Verknüpfungs- (*luò* 絡) und die Enkel-Gefäße (*sūn mài* 孫脈) transportieren *shū* 輸 alle (Qi und Blut) in den Leitbahnen (*jīng* 經). ... Deshalb haben Yin und Yang alle eine Versammlung in den Shu-Punkten *shū huì* 俞會."

Der letzte Satz mit der konkreten Akupunkturanweisung ist gar nicht auffindbar. Die Punkte, welche *van Nghi* als Yu-Punkte und Lo-Punkte identifiziert, werden in den klassischen Kommentaren anders erklärt:

Zhang Jie Bin sagt: „*Shū huì* 俞會 bedeutet, es gibt Leitbahn-Punkte mit Transport- und Versammlungsfunktion (für Qi und Blut);" *Ma Shi* sagt: „Die sechs Yang-Leitbahnen und die sechs Yin-Leitbahnen, sie alle haben Shu-Punkte, in denen sich (Qi und Blut) versammelt."[2]

Mit dem Textvergleich sollte gezeigt werden, wie sehr sich Irrtümer in Theorie und Praxis einschleichen, wenn man einseitig Büchern vertraut, die klassische Quellen interpretierend oder sogar falsch wiedergeben. Das Buch *Pathogenese und Pathologie der Energetik in der chinesischen Medizin* kann zu unserem Thema m. E. nur unter Vorbehalt für die Praxis herangezogen werden.

---

[1] **Nguyen van Nghi**, ebenda, S. 53

[2] **Huang Di Nei Jing Su Wen Yi Shi** = Interpretation und Erklärungen des *Huang Di Nei Jing Su Wen*, Shanghai, 1959, S. 443

Das derzeit einzige umfassende Buch in deutscher Sprache über die acht außerordentlichen Gefäße ist ein sehr praxisorientiertes und gut recherchiertes Werk über die Wundergefäße.[1] Was können wir hier noch über die konkrete Anwendung der Konfluenzpunkte erfahren? Die Autorin empfiehlt drei Methoden:

„**1. Methode**: Nadelung des Öffnungspunktes, gefolgt von der Nadelung des Ankopplungspunktes. Danach werden – falls nötig – weitere Punkte, die auf dem Verlauf des jeweiligen außerordentlichen Gefäßes liegen, ergänzt.

2. Methode: Zuerst erfolgt die Nadelung des Öffnungspunktes. Danach werden die ergänzenden Punkte, die auf der zugehörigen Leitbahn liegen, gestochen. Zum Schluss erfolgt die Nadelung des Ankopplungspunktes.

3. Methode: Zuerst wird der Öffnungspunkt genadelt. Danach werden verschiedene Punkte gestochen, die nicht Punkte des ausgewählten außerordentlichen Gefäßes sind und die aufgrund der Diagnose nach der Syndromlehre oder nach der Theorie der 5 Wandlungsphasen ausgewählt werden. Zum Schluss wir der Ankopplungspunkt genadelt.“

Schließlich wird in dem Buch noch das einseitige Nadeln empfohlen, indem die Öffnungspunkte und deren Ankopplungspunkte auf der jeweils gegenüberliegenden Seite genadelt werden sollen. Die Autorin gibt dazu eine geschlechterspezifische Akupunktur an und empfiehlt, bei Frauen den Öffnungspunkt rechts und den Ankopplungspunkt links zu nehmen und beim Mann vice versa.[2]

Die Erklärungen für diese Behandlungstechniken sucht die Autorin in den Angaben der klassischen Texte *Zhen Jing Zhi Nan* und *Zhen Jiu Da Cheng*. Aber sie sagt auch kritisch:

„Der Aspekt der Behandlungstechniken der 8 außerordentlichen Gefäße dürfte zu vielen Diskussionen einladen, da es in den alten Texten hierzu keine ausführlichen Beschreibungen gibt. Verschiedene Schulen und Autoren interpretieren die Texte auf unterschiedliche Weise.“[3]

---

[1] **B. Kirschbaum**: Die 8 außerordentlichen Gefäße in der traditionellen chinesischen Medizin, Uelzen, 1995

[2] **B. Kirschbaum**, ebenda, S. 191 ff.

[3] Ebenda, S. 191

Im Folgenden wollen wir uns anschauen, was die klassischen Texte über die Behandlungstechniken in Verbindung mit den acht Gefäßen tatsächlich aussagen. Die entsprechenden Textpassagen werden dabei übersetzt und kritisch reflektiert.

A. Zhen Jing Zhi Nan (1241):

Wie wir oben gesehen haben, führt der Autor *Dòu Hàn Qīng* 竇漢卿 in der Beschreibung der acht Punkte erstmalig eine gewisse Systematik ein. Sechs der Konfluenzpunkte schließen ab *hé* 合 mit dem Konfluenzpunkt des gekoppelten Wundergefäßes, zwei Punkte, *Nei Guan* (P 6) und *Wai Guan* (SJ 5), versammeln sich allein (*dú huì* 獨會), d. h. sie werden ohne abschließende Nadelung eines gekoppelten Punktes verwendet.

Bei der Darstellung der Heilwirkungen jedes einzelnen Konfluenzpunktes beginnt *Dou* mit der Aussage, dass der Punkt x die Anzahl von Krankheiten y hauptsächlich heilt *zhǔ zhì* 主治. Am Ende jeder Aufzählung erscheint der Standardsatz: Die oben zitierten Krankheitsbilder, der Punkt x beherrscht sie alle! Zuerst nimm den Punkt x, danach nimm den Kopplungspunkt x1. Er bestätigt aber auch die beiden Ausnahmen bei der Nadelung der Konfluenzpunkte SJ 5 und P 6, die ohne Ankopplungspunkt alle aufgeführten Krankheiten beherrschen. *Dou Han Qing* postuliert also, dass der Yin Wei Mai und der Yang Wei Mai keine Ankopplung zu einem komplementären Wundergefäß haben und womöglich auch nicht brauchen.

Weiter heißt es dann am Ende dieses Kapitels:

„Die beste Methode ist, zuerst den Punkt zu nadeln, der die Krankheit beherrscht. Der Krankheit entsprechend nimm die Punkte links und rechts, oben und unten! Außerdem befolge die Methoden des Handauflegens und Reibens *mén* 捫 und atemführende Maßnahmen *dǎo yǐn* 導引! Gemäß dieser Techniken werden (die Übel) ausgeleitet und entfernt *qū chú* 祛除. Wenn die Krankheit dann noch nicht zu Ende ist, muss man den Abschlusspunkt *hé xué* 合穴 ersuchen. Denn wenn (die Krankheit) noch nicht zu Ende ist, muss man ihn (den Abschlusspunkt) bitten *qiú* 求, dann die Nadel liegen lassen und auf das Qi warten. Wenn du es ermöglichst, oben und unten miteinander zu verbinden *shàng xià xiāng jiē* 上下相接, dann wird das Leiden schnell vergehen. Danach entferne die Nadeln."

Fassen wir die Ausführungen im *Zhen Jing Zhi Nan* zusammen: Außer *Wai Guan* (SJ 5) und *Nei Guan* (P 6) erfahren alle anderen Konfluenzpunkte eine Kopplung an einen Abschlusspunkt *hé xué* 合穴. Im Krankheitsfall wird zuerst der herrschende Punkt des jeweiligen außerordentlichen Gefäßes genommen und dann werden andere therapeutische Maßnahmen hinzugefügt.

Mén fǎ 捫法 = die Methode des Handauflegens und Reibens beschreibt eine Massage, bei welcher der Therapeut zuerst seine beiden Handflächen aneinanderreibt und die heißen Hände dann sofort auf den Bauch des Patienten legt. Diese Technik wird nur auf dem Oberbauch und solange durchgeführt, bis er sich warm anfühlt. Diese Methode dient dazu, pathogene Kälte zu vertreiben und die Nebengefäße zu öffnen.

Die andere begleitende Methode *dǎo yǐn* 導引 ist die uralte Form der chinesischen Lebenspflege, wie sie schon auf den Seidentüchern aus den Mawang Dui-Gräbern (187 v. Chr.) bildhaft dargestellt wurde. Wir haben es hier mit einer kombinierten Form von atemführenden Techniken, Gymnastik und Selbstmassage zu tun.

Den Kopplungspunkt empfiehlt *Dou Han Qing* nur dann, wenn die Krankheit durch die vorhergegangende Therapie nicht geheilt wurde. Dann allerdings ist der Abschlusspunkt eine *conditio sine qua non*, ohne die eine Heilung nicht möglich ist.

Diese Notwendigkeit steckt in dem Zeichen *qiú* 求, das bitten, erbeten, begehren und anflehen bedeuten kann. Keine weiteren Nadeln sind dann noch zu setzen, man wartet nur noch auf den Durchbruch des Qi. In der Verbindung von Oben und Unten wird die Krankheit dann schnell vergehen. Zum Abschluss werden die Nadeln entfernt und der Kranke ist genesen.

Dou Han Qing ist so begeistert von dieser Methode, dass er sie fast als *Panacea*[1] („Allheilmittel“) erklärt:

„Die Beseitigung von schwersten Leiden lässt sich damit mühelos meistern. Man ist mit dieser Methode sehr erfolgreich!“

---

1 **Panakea**, griech. *Panakeia*; aus dem griechischen Mythos: Tochter des *Asklepios* und Göttin der Heilkunst.

B. Zhen Jiu Da Quan (1439):

Der Autor *Xú Fèng* 徐鳳 wurde von direkten Schülern des eben zitierten *Dou Han Qing* unterrichtet und hat dessen Ideen weiterentwickelt. In seinem „Lied über die gemeinsame Zusammenarbeit der acht Punkte" (*bā xué xiāng pèi hé gē* 八穴相配合歌) sagt er:

„*Gong Sun* (Mi 4) einseitig und *Nei Guan* (P 6) zum Harmonisieren, *Lie Que* (Lu 7) kann zerstreuen und *Zhao Hai* (Ni 6) kann die Ausscheidungen verbessern, *Lin Qi* (Gbl 41) und *Wai Guan* (SJ 5) unterscheiden sich als Gastgeber und Gast, *Hou Xi* (Dü 3) und *Shen Mai* (Bl 62) stehen korrekt miteinander in Verbindung. Man muss unter allen Umständen wissen, dass die linke Seite zu nadeln ist, wenn die Krankheit auf der rechte Seite ist. Diese Idee zum Öffnen der Leitbahnen ist weit verbreitet in der Massagetherapie. Auffüllen und Ableiten, Abholen und Begleiten sind ebenso zu unterscheiden wie widrig und folgsam. Die Kategorie der Fünf und die Methode der Acht sind die wahren Lehrfächer (in der Heilkunde)."

Kommentar: Dieser Abschnitt gibt weitere praktische Hinweise für die Anwendung der Wundergefäße. Es werden hier ohne Ausnahme immer zwei Konfluenzpunkte miteinander gekoppelt.

Gōng Sūn 公孫 (Mi 4) – *Nèi Guān* 內關 (P 6)
Liè Quē 列缺 (Lu 7) – *ZhàoHǎi* 照海 (Ni 6)
Lín Qì 臨泣 (Gbl 41) – *Wài Guān* 外關 (SJ 5)
Hòu Xī 後谿 (Dü 3) – *Shēn Mài* 申脈 (Bl 62)

Interessant sind die begleitenden Schriftzeichen, denn sie bilden möglicherweise die Grundlagen für unsere westlichen Techniken bei der Anwendung der acht Gefäße, z. B. der einseitigen Nadelung. Hinter *Gong Sun* (Mi 4) steht das Zeichen *piān* 偏, das bedeuten kann: schräg, sich zu einer Seite neigen, einseitig. Bezieht sich dieser Begriff nun auf eine schräge Nadeltechnik des Punktes oder darauf, ihn einseitig zu nehmen? Hinter *Nei Guan* (P 6) finden wir das Zeichen *hé* 合 = vereinigen, gemeinsam, harmonisch, passen, aber auch abschließen und zumachen. Ist die „innere Schranke" P 6 deshalb ein Punkt, der die Aktivitäten beider gekoppelten Wundergefäße abschließt? Oder ist nur so eine harmonisierende Wirkung zu erzielen?

Lie Que (Lu 7) hat die Wirkung zu zerstreuen *xiāo* 消, d. h. die Oberfläche zu öffnen und Pathogene auszuleiten, *Zhao Hai* (Ni 6) hilft Blase und Darm, Urin und Kot auszuscheiden (*ē* 屙).

Lin Qi (Gbl 41) und *Wai Guan* (SJ 5) wiederum werden unterschieden in Gastgeber und Gast *zhǔ kè* 主客. *Zhǔ* heißt Gastgeber, aber auch Herrscher, Eigentümer, Leiter und Hauptsache, *kè* 客 bedeutet Gast, Reisender, Kunde, Besucher, aber auch „in zweiter Linie stehend". Werden hier Prioritäten bzgl. der Wirksamkeit und Bedeutung beider zugehöriger Wundergefäße gesetzt oder impliziert es ein besonderes Verhalten der Partner zueinander resp. eine Unterordnung?

Hou Xi (Dü 3) und *Shen Mai* (Bl 62) passen korrekt (*zhèng* 正) zueinander; sie agieren auf gleicher Ebene und vereinigen sich in Harmonie *xiāng hé* 相合.

Es folgen Angaben zur konkreten Nadelung: Wenn die Krankheit sich auf der rechten Seite befindet, nadele die linke Seite! Gilt dies auch vice versa und für alle Wundergefäße? Das Wissen um diese Technik unterscheidet einen hervorragenden (*gāo* 高) Therapeuten von einem geringeren (*xià* 下). Diese Ideen (der einseitigen Behandlung) sind bereits in der Massagetherapie *àn mó* 按摩 bekannt.

Zum Schluss werden einige Nadeltechniken unterschieden:

Bǔ 補 = auffüllen („tonisieren") des Qi, *xiè* 瀉 = ableiten („sedieren") des Qi, *yíng* 迎 = abholen des Qi, *suí* 隨 = begleiten des Qi, *nì* 逆 = entgegen der Leitbahn einstechen, *shùn* 順 = mit dem Verlauf (im Einklang) der Leitbahn einstechen.

Das Schlusswort lautet: Die wahren Fächer in der Lehre der Heilkunst sind die Klasse der Fünf *wǔ mén* 五門, also die Lehre von den fünf Wandlungsphasen und die Methode der Acht *bā fǎ* 八法, die therapeutische Anwendung der acht außerordentlichen Gefäße.

Die stringente Kopplung zweier Wundergefäße und der Wirkungsbereich auf bestimmte Körperregionen ist ebenfalls erstmalig im *Zhen Jiu Da Quan* formuliert. In der seinerzeit so beliebten Form eines Liedes beschreibt *Xu Feng* auch als Erstes die Zusammengehörigkeit von Konfluenzpunkt, Wundergefäß und Körperstrukturen:

1. Lied über die acht Gefäße und ihre Vereinigungspunkte:

„Gong Sun und Chong Mai und Magen, Herz und Brust, Nei Guan und Yin Wei Mai als Nächste vereinigen sich in ähnlicher Weise.

Lin Qi und die Gallenblasen-Leitbahn verbinden den Dai Mai, Yang Wei Mai schärft die Augen und trifft sich im Punkt Wai Guan.

Hou Xi und Du Mai, das innere Augensystem und der Nacken, Shen Mai und Yang Qiao Mai sind auch vernetzt und kommunizieren miteinander.

Lie Que und Ren Mai gehen zum Lungensystem, Yin Qiao Mai und Zhao Hai zu Zwerchfell, Hals und Kehle."

Kommentar: Dieser Abschnitt des 4. Kapitels im *Zhen Jiu Da Quan* beschreibt die enge Beziehung der Konfluenzpunkte zu den acht Gefäßen.

Gong Sun (Mi 4)	Chong Mai	Magen, Herz, Brust
Nei Guan (P 6)	Yin Wei Mai	wie oben
Lin Qi (Gbl 41)	Dai Mai	Gallenblase
Wai Guan (SJ 5)	Yang Wei Mai	Augenfunktion
Hou Xi (Dü 3)	Du Mai	Augensystem, Nacken
Shen Mai (Bl 62)	Yang Qiao Mai	innige Verflechtung
Lie Que (Lu 7)	Ren Mai	Lungensystem
Zhao Hai (Ni 6)	Yin Qiao Mai	Zwerchfell, Hals, Kehle

2. Die Methode, die acht Gefäße mit den acht Punkten zu vereinigen:

„Gong Sun, zwei Punkte, der Vater, öffnet den Chong Mai, *Nei Guan*, zwei Punkte, die Mutter, öffnet den Yin Wei Mai (gemeinschaftliche Wirkung auf Herz, Brust und Magen).

Hou Xi, zwei Punkte, der Ehemann, öffnet den Du Mai, *Shen Mai*, zwei Punkte, die Ehefrau, öffnet den Yang Qiao Mai (gemeinschaftliche Wirkung auf das Innere der Augen, Kopf, Nacken, Ohr, Schulter und Arme, Dünndarm, Blase).

Lin Qi, zwei Punkte, der Mann, öffnet den Dai Mai, *Wai Guan*, zwei Punkte, die Frau, öffnet den Yang Wei Mai (gemeinschaftliche Wirkung auf das Augeninnere, Rückseite des Ohres, Wangen, Nacken und Schulter).

Lie Que, zwei Punkte, der Gastgeber, öffnet den Ren Mai, *Zhao Hai*, zwei Punkte, der Gast, öffnet den Yin Qiao Mai (gemeinschaftliche Wirkung auf das Lungensystem, Hals und Kehle, Brust und Zwerchfell)."

Kommentar:

Xu Feng kommt zum Schluss und insistiert nochmals ausdrücklich eine Paarbildung bei der Verbindung der acht Gefäße:

Gōng Sūn 公孫 + *Nèi Guān* 內關 (Vater und (Mutter)
Hòu Xī 後谿 + *Shēn Mài* 申脈 (Ehemann und Ehefrau)
Lín Qì 臨泣 + *Wài Guān* 外關 (Mann und Frau)
Liè Quē 列缺 + *Zhào Hǎi* 照海 (Gastgeber und Gast)

Nur als Paar haben sie gemeinsame Einflussbereiche, die systemisch erfasst werden. Auch werden immer zwei Punkte bei einem Konfluenzpunkt erwähnt. Sind diese also immer beidseitig, links und rechts zu nadeln? Interessant ist noch der Terminus *tōng* 通, der die Verbindung des Punktes zu seinem Wundergefäß beschreibt.

Tong bedeutet: Hindurchgehen, durchdringen, verkehren mit, umfassend, gründlich, aber auch frei, offen, nicht verstopft; das Zeichen hat eine aufblühende Knospe und den Radikal für gehen; die Knospe kann sich nach allen Seiten ungehindert öffnen. (Wilder, No. 497)

Eine weitere Vernetzung zum Makrokosmos stellen die „sozialen Verknüpfungen" mit den acht Konfluenzpunkten dar. Die 4 Paare scheinen dabei in der Reihenfolge zunehmend an Bedeutung im sozialen Status zu verlieren.

An erster Stelle steht das Verhältnis **Vater – Mutter**. Hier sind Chong Mai und Yin Wei Mai in einer elterlichen Beziehung vereinigt. Der Chong Mai ist das Meer des Blutes und entspricht nach dem Trigramm *qián* 乾 dem Vater. Yin Wei Mai knüpft ein stabiles Haltenetz für das Ying-Qi; sein Konfluenzpunkt *Nei Guan* (P 6) stammt von der Hand Jue Yin-Leitbahn, welche die Mutter des Blutes darstellt.

Als Elternpaar haben sie eine gemeinsame Wirkung auf das Blutsystem und die darin involvierten Organfunktionen. Wie Vater und Mutter in einer Familie stehen sie in der Verantwortung an erster Stelle, wenn es um die Pflege der Gesundheit und um die Ernährung von Körper, Geist und Seele geht.

An zweiter Stelle steht die Beziehung **Ehemann – Ehefrau**. Hier werden Du Mai und Yang Qiao Mai in Verbindung gesetzt. Du Mai ist das Meer des Yang, Yang Qiao Mai hat die Kraft, das Yang zu bewegen; als Paar wirken sie allgemein auf das Yang und auf das Äußere des Körpers. In der chinesischen Astrologie ist *Hou Xi* (Dü 3) mit dem Himmelsstamm *bǐng* 丙 verknüpft und dem Feuer zugeordnet. Er ist ein Punkt der Dünndarm-Leitbahn. „*Shen Mai* (Bl 62) ist dem Himmelsstamm *rén* 壬 und damit dem Wasser zugeordnet und ist ein Punkt der Blasen-Leitbahn. Wasser ist Yin, Feuer ist Yang, Wasser und Feuer helfen sich gegenseitig und Yin und Yang vereinigen sich harmonisch. Deshalb verhalten sich die beiden Punkte wie Ehemann und Ehefrau."[1]

Als Ehemann *fū* 夫 und Ehefrau *qī* 妻 im Mikrokosmos ist es ihre Aufgabe, die zentralen Vorgänge im Gehirn zu koordinieren und wachsame Präsenz zu bieten. Und nicht nur in China gilt der Satz: Der Ehemann ist der Kopf der Familie, die Ehefrau aber ist der Hals, sie kann den Kopf dahin drehen, wo immer sie will!

Das dritte Paar stellt die Beziehung **Mann – Frau** her. Hier werden Dai Mai und Yang Wei Mai miteinander verknüpft. Dai Mai ist für den freien Fluss zwischen Oben und Unten verantwortlich, Yang Wei Mai knüpft ein stabiles Haltenetz für die Außenseite. Als Paar wirken sie also allgemein auf das freie Fließen der aktiven Lebensenergie und öffnen den Qi-Fluss zwischen Kopf und Fuß sowie Innen und Außen.

Kein anderes Paar der Wundergefäße trägt eine derart eindeutige Wandlungsphasenqualifikation in sich. Es wird hier dem Bedürfnis nach einem freiem Fluss des Qi entsprochen, also die Holzfunktion angeregt. „*Wai Guan* (SJ 5) entspricht dem Trigramm *zhèn* 震 = der Donner, Holz-Yang-Aktivität und somit männlich; *Lin Qi* (Gbl 41) entspricht dem Trigramm *sùn* 巽 = der Wind, Holz-Yin-Aktivität und damit weiblich. Damit erklärt sich das Verhältnis Mann - Frau." (*Zhen Jiu Da Cheng*)

Als viertes Paar treten Ren Mai und Yin Qiao Mai in Erscheinung. Es ist die Beziehung **Gastgeber – Gast**. Ren Mai stellt das Meer des Yin dar, Yin Qiao Mai hat die Kraft, das Yin zu bewegen. Als Paar wirken sie also ganz allgemein auf das Yin und auf das Innere des Körpers. Der Ren Mai tritt als Gastgeber *zhǔ* 主 in Erscheinung, wenn er in der Schwangerschaft den Embryo ernährt, der Yin Qiao Mai ist nur Gast *kè* 客 in diesem Prozess, hilft aber mit bei der Konzeption und bei der Geburt.

---

1 Nach dem *Zhen Jiu Da Cheng* (1601).

Bei den oben beschriebenen sozialen Beziehungen ist der erste Teil des Paares der wichtigere, weil er die Reserven in sich trägt. Der zweite Teil des Paares ist quasi die Ergänzung und der Motivator der freigewordenen Energien. Wir haben hier eine allegorische Darstellung der Verbindungen zwischen der ersten und der zweiten Generation der Wundergefäße in Form von sozialen Beziehungen. Die erste Generation der Wundergefäße ist fundamental an der embryonalen Entwicklung beteiligt und hat nach der Geburt die Kraftreserven, um lebensbedrohliche Mißstände abzufangen. Damit sich ihre Reserven auch entfalten können, brauchen sie die Wundergefäße der zweiten Generation, welche die Kraft und die Dynamik haben, die freigewordene Energie zu verteilen und optimal einzusetzen.[1]

---

[1] Die Zuordnung der acht Wundergefäße zu den acht Trigrammen vernetzt Mikrokosmos und Makrokosmos auf wunderbare Weise. Darauf aufbauend ließe sich ein Yi Jing-Hexagramm entwickeln, dass uns die therapeutische Dynamik auf den Patienten verrät bzw. ihm eine Wandlungstendenz seines Krankheitszustandes geben könnte. Dabei entspräche der Konfluenzpunkt am Fuß dem unteren Trigramm und der Konfluenzpunkt an der Hand dem oberen Trigramm. Wenn wir z. B. entscheiden, den Chong Mai und den Yin Wei Mai einzusetzen, entstünde das Hexagramm *Dà Zhuàng* 大壯 = „große Macht“ (No 34).

C. Zhen Jiu Ju Ying (1529):

3. Geheimes Lied über die Ausübung der acht Gefäße:

„Im Frühling und Sommer, zuerst tief und dann oberflächlich,
im Herbst und Winter, zuerst oberflächlich und dann tief,
den gegebenen Punkt drücken und sachte ein- und ausatmen.
Nei Guan wird für gewöhnlich bei der Einatmung begrüßt,
Gong Sun beim Ergänzen einer Leere oder Ableiten einer Fülle,
Lie Que als Nächster passt zu Zhao Hai sehr tiefgründig,
Lin Qi und Wai Guan harmonisieren Oben und Unten,
bei Hou Xi und Shen Mai gebrauche die goldene Nadel!
Zuerst tief und dann oberflächlich heißt, mit den Yin-Zahlen zu gehen,
vorne drei und hinten zwei hingegen ist (ebenfalls) Yin.
Zuerst oberflächlich und dann tief ist die Methode der Yang-Zahlen,
vorne zwei und hinten drei ist die Festlegung der Yang-Zahlen.
Lin Qi und Gong Sun bei Krankheiten in den Eingeweiden,
Wirbelsäule, Kopf, Hüfte und Rücken nimmt Shen Mai in Angriff,
Zhao Hai Hals und Kehle und gleichzeitig den Unterbauch,
Nei Guan gelingt es, Herzensleid in Ordnung zu bringen.
Hou Xi (beherrscht) vorne, oben und außen an Schulter und Rücken,
Lie Que ist immer zu nadeln, um das Qi des (Ren-) Gefäßes zu öffnen.
Schnell drücken und langsam heben lässt das Yin-Qi aufsteigen,
schnell heben und langsam drücken lässt das Yang-Qi absinken.
Man kann das Yang nehmen, man kann das Yin nehmen,
alles zusammen gibt es sechs an der Zahl;
ein kluger Mensch aber sticht die Punkte,
die außergewöhnliche Leistungen vollbringen."

Kommentar: Die „Zusammenstellung des Wesentlichen in der Nadel- und Moxatherapie" von *Gāo Wǔ* 高武 ist ebenfalls ein wichtiges Zeitdokument über die Theorien zur Akupunktur vor und während der Ming-Dynastie (1368-1644). In seinem Buch fügt *Gao* seine persönlichen Meinungen zu den Theorien hinzu und kritisiert die oft abgehobene und mystifizierende Darstellung der Akupunktur, wie sie besonders in der Ming-Zeit zur Blüte kam. Dieser Klassiker beschreibt viele speziellen Techniken der Nadel- und Moxatherapie sehr ausführlich und hat die Entwicklung der Akupunktur stark beeinflusst.

Der Autor des etwas später erschienenen und viel berühmter gewordenen *Zhēn Jiǔ Dà Chéng* 針灸大成 (1601) hat, wie wir noch sehen werden, vieles aus dem *Zhen Jiu Ju Ying* abgeschrieben und in sein Kompendium integriert, ohne wirklich eigene Leistungen hinzuzufügen.

Das „geheime Lied über die Praxis der acht Punkte“ fügt zu den schon bekannten Techniken noch einige weitere hinzu. So ist die Stichtiefe der Punkte von den Jahreszeiten abhängig ebenso wie von der Atmung.

Nei Guan (P 6) soll während der Einatmung genadelt werden, *Gong Sun* (Mi 4) kann sowohl bei einer Leere tonisiert *bǔ xū* 補虛 als auch bei einer Fülle sediert werden *xiè shí* 瀉實. Es folgen dann die bekannten Verbindungen zweier Wundergefäße zu einem Paar. Interessanterweise empfiehlt der Autor, für *Hou Xi* (Dü 3) und *Shen Mai* (Bl 62) goldene Nadeln *jīn zhēn* 金針 zu nehmen. Möglicherweise hat diese Stelle die französische Schule im Westen dazu inspiriert, mit verschiedenen Metallen zu arbeiten.

Mit unterschiedlichen Stichtiefen in Verbindung mit geraden (Yin) und ungeraden (Yang) Zahlen werden verschiedene Techniken der Tonisierung und der Sedierung angedeutet. Drei Punkte an der Vorderseite des Körpers und zwei Punkte an der Rückseite des Körpers entspricht den Yin-Zahlen, hat also eine Wirkung auf das Yin, umgekehrt dienen drei Punkte hinten und zwei Punkte vorne dazu, dem Yang zu entsprechen.

Die darauf folgende Auflistung der Krankheitsbilder für die einzelnen Konfluenzpunkte bringt an sich nichts Neues, außer der Tatsache, dass ihre Pathologie und Therapie nicht von einem Kopplungspunkt abhängig gemacht wird. Es folgen am Ende noch Techniken zum Aufsteigenlassen des Yin und zum Absenken des Yang, um dann am Schluß als Resüme festzuhalten:

Es gibt zwar die Oben-Unten-Beziehungen der sechs Leitbahnschichten, aber ein kluger Mensch *dá rén* 達人, kennt auch die Beziehungen der acht Punkte zu den Wundergefäßen, die zu nadeln außergewöhnliche Erfolge verspricht.

D. Zhen Jiu Da Cheng (1601):

4. Die acht Gefäße und ihre Verbindung mit den Punkten zur Heilung von Krankheiten:

„Zu den Regeln im Umgang mit den acht Punkten: Zuerst stich den Punkt, der die Krankheit beherrscht, dann folge der Krankheit links und rechts, oben und unten, dort, wo sie sich gerade befindet und nimm alle Punkte, die ihr entsprechen. Folge, presse, führe und lenke den Regeln gemäß! Wenn die Krankheit nicht beendet ist, muss auf jeden Fall der Verschlußpunkt hinzugenommen werden. Dann muss man die Nadel liegen lassen und auf das Qi warten. Bewirke, dass Oben und Unten miteinander in Kontakt kommen, und in Windeseile (ist es), als ob niemals ein Leiden vorhanden gewesen wäre! Und dann ziehe die Nadel heraus! Vielleicht ist der Gebrauch von Beifuß und Moxa auch gut geeignet. Dies hängt jeweils von den sich verändernden Umständen ab. Man sollte sich nicht nur auf die Nadel beschränken!“

Das „große Kompendium der Nadel- und Moxatherapie“ wurde 1601 zum Ende der Ming-Dynastie vom berühmten Gelehrten *Yáng Jì Zhōu* 揚繼州 verfasst, der damit eine Brücke zwischen dem Akupunkturwissen der Vergangenheit und der Neuzeit schlägt. Das Buch besteht aus zehn Kapiteln und sammelt Informationen aus über 20 Klassikern der Nadel- und Moxatherapie vor seiner Zeit. Besonders das 5. Kapitel handelt von den verschiedenen Akupunkturpunkten und ihrer Anwendung und Verflechtung bei vielen Krankheiten.

Betrachten wir allerdings die Ratschläge für die Anwendung der acht Gefäße, geht *Yang* nicht über die Darstellung von *Dou Han Qing* hinaus. Auch er gibt keine konkreten Hinweise auf eine mögliche kontralaterale Nadelung der Konfluenzpunkte, ebensowenig stellt er klare Regeln auf. Die Anwendung des Kopplungspunktes *hé xué* 合穴 hängt auch bei ihm von der Wirkung des anfänglichen Konfluenzpunktes ab. Als Erweiterung gibt *Yang Ji Zhou* jedoch den Einsatz der Moxibustion an, eine Therapieform, die eine ganz andere Dynamik in den Wundergefäßen entfacht. Ob die Konfluenzpunkte oder begleitende Punkte mit Moxa behandelt werden sollen, darüber lässt er den Leser im Dunkeln. Das *Zhen Jiu Da Cheng* ist zweifellos ein großes Kompendium der Nadel- und Moxatherapie, aber in der Darstellung und Beschreibung der acht Gefäße hat es nicht mehr als das 350 Jahre ältere *Zhen Jing Zhi Nan* anzubieten.

Einsatz der Konfluenzpunkte in meiner Praxis:

„Die Methode der Acht besagt: Im ganzen Körper gibt es 365 Punkte. Nimmt man das Verbindungssystem zwischen Hand und Fuß, gibt es 66 Punkte. Diese wiederum stehen in Verbindung zu den acht Punkten.“ (*Yi Xue Ru Men*, 1570)

Aus den bisherigen Informationen über den praktischen Einsatz der acht Wundergefäße lässt sich zunächst nur ableiten: Es gibt keine festen Regeln! Dennoch möchte ich abschließend eine zusammenfassende Darstellung zu den Nadeltechniken der Konfluenzpunkte geben, wie sie sich in meiner Praxis bewährt haben. Wann nehmen wir uns vor, die acht Punkte einzusetzen?

A. Bei einer chronischen Krankheit herrscht ein schwerer Mangel an Blut, Yin, Yang oder Qi. In diesem Fall dienen die Wundergefäße der 1. Generation als Reservoirs dieser Energien, die wir mit dem Öffnen des Konfluenzpunktes entleeren. Hier ist es ratsam, zum Ende der Sitzung mit dem Kopplungspunkt einen Abschluss zu finden, damit die kostbare Reserveenergie optimal eingesetzt und verteilt wird und nicht im interstitiellen Raum versickert. Die Praxis hat gezeigt, dass der Impuls für das Entleeren der Reserven durch das Stechen des Öffnungspunktes gesetzt wird. Der Abschlusspunkt am Ende soll diese Transaktion abschließen.

Beispiel 1: Eine Blutschwäche wird diagnostiziert und wir wollen mit der Akupunktur das Blut nähren yǎng *xuè* 養血. Wir haben uns auf die Akupunktur spezialisiert und wollen das Blut ohne Zuhilfenahme von Kräutern aufbauen. Das anvisierte Wundergefäß ist natürlich der *chōng mài* 衝脈 = das Meer des Blutes. Als allerersten Punkt nehmen wir *Gong Sun* (Mi 4) und nadeln ihn mit der Absicht, den Blutspeicher zu leeren.

Eine leicht tonisierende Nadelung ist angebracht, um zu garantieren, dass die „Schleusen“ aufgehen und alle Vereinigungspunkte des Chong Mai ihre Reserven entleeren. Dann wählen wir Punkte, deren Wirkung das Blut begünstigt, also Bl 17 (Meisterpunkt des Blutes), Mi 10 („Blutmeer“), Mi 2 und Mi 3, um die Milz zu stärken oder auch Nierenpunkte, die auf dem Chong Mai liegen. Als allerletzter Punkt kommt *Nei Guan* (P 6) zum Einsatz. Er schließt die Aktion ab und vernetzt das Blut zu einem stabilen Haltenetz im Inneren des Körpers. Eine harmonisierende Nadelung an diesem Punkt sorgt für die richtige Spannung und Vernetzung der struktiven Energien.

Eine einseitige oder kontralaterale Nadelung, wie sie an anderer Stelle empfohlen wird,[1] bringt für mich keine Aufwertung des Behandlungserfolges. *Prof. Hu Ling Xiang*, eine Akupunkturspezialistin der VR China aus Chengdu mit über 40 Jahren Praxiserfahrung, vertritt sogar die Meinung, die einseitige Nadelung eines Konfluenzpunktes würde eine generelle Sedierung bedeuten, wie sie nur bei einer Fülle-Situation angebracht ist. Sie bezieht sich auf das bereits zitierte Krankheitsbild des Yang Qiao Mai aus dem *Su Wen*, Kap. 63, wo die Behandlung der Gegenseite bei Fülle empfohlen wird.

Überhaupt können die klassischen Texte unser westliches Bedürfnis nach klaren Regeln und eindeutigen Zuordnungen nicht wirklich befriedigen. Wenn meine Ausführungen eine gewisse Logik aufweisen, entspricht diese nicht den Inhalten der klassischen Bücher, sondern ist das Ergebnis eigenen Nachdenkens und langjähriger Praxiserfahrungen mit den acht Gefäßen. Auch die oben genannte Reihenfolge beim Einstechen der Punkte scheint nicht unbedingt nötig zu sein. Sie gibt uns nur ein systematisches Haltenetz, um mit einer klaren Absicht *yì* 意 zu handeln und nicht, weil sie wirklich gefordert ist.[2]

Beispiel 2: Ein Patient mit einer langjährigen Yang-Schwäche zeigt Symptome der Leere-Kälte in mehreren Funktionskreisen. Er hat sowohl eine Milz-Yang-Schwäche, eine Herz-Yang-Schwäche und letztendlich auch eine Nieren-Yang-Schwäche. Die Symptome und die Konstitution des Kranken (chronische Rückenschmerzen) lassen uns an den Einsatz des *dū mài* 督脈 denken. Mit dem Konfluenzpunkt *Hou Xi* (Dü 3) öffnen wir das „Meer des Yang" und lassen durch die Beziehung zur Dünndarm-Leitbahn eine Welle von Yang und Wärme über die Außenseite des *Tai Yang* „schwappen". Zur Unterstützung behandeln wir Punkte des Du Mai wie *Ming Men* (Du 4) oder *Da Zhui* (Du 14) intensiv mit Moxa. Ebenso können auch die A-Shi-Punkte der schmerzhaften Regionen erwärmt werden.

Damit diese geballte Kraft nicht zu Stauungen und Kopfschmerzen führt, braucht es die bewegende Kraft des Yang Qiao Mai, um das Yang nach unten zu führen und optimal zu verteilen.

---

[1] Z. B. in **B. Kirschbaum**: Die acht außergewöhnlichen Gefäße in der traditionellen chinesischen Medizin, Uelzen, 1995, S. 192

[2] **Prof. Hu Liang Xiang**, die seit über 10 Jahren in unseren Ausbildungszentren unterrichtet, verneint sogar eine vorgeschriebene Reihenfolge der Punkte bei der Anwendung der *Qi Jing Ba Mai*. Sie argumentiert ähnlich: „Weil es keine klaren Anhaltspunkte dazu in den Klassikern gibt." Sie benutzt die Konfluenzpunkte und Kopplungspunkte ganz pragmatisch und undogmatisch je nach Patient in unterschiedlicher Reihenfolge.

Immer wenn eine fundamentale Leere vorliegt, ist es sinnvoll, den Konfluenzpunkt zusammen mit dem Kopplungspunkt zu nadeln, um die Reserveenergie „hervorzulocken". Welche Punkte als Adjuvans genommen werden, entscheidet der konkrete Fall und sollte von keiner Regel abhängig gemacht werden.

B. Eine Nierenschwäche liegt vor. Dann ist es sinnvoll, die aktivierte Essenz zur Niere zurückkehren zu lassen. Die folgende Theorie haben wir *Dr. Nguyen van Nghi* zu verdanken, der die acht Gefäße als Leiter der „Erbenergie" Jing versteht. Besonders die Wundergefäße mit einer großen Verbreitung und vielen Abzweigungen (Chong Mai, Du Mai, Yang Wei Mai) sind potenzielle Jing-Träger und verbreiten die Essenz an der Peripherie, wo sie dem Wei-Qi behilflich ist. In diesem Falle gebe ich *Dr. van Nghi* recht, der behauptet, über die Konfluenzpunkte kehre die Essenz zu seinem Ursprungsort, der Niere, zurück. Hier genügt die alleinige Akupunktur der Konfluenzpunkte auf beiden Seiten, um die gewünschte Wirkung zu erzielen. Der Erfolg zeigt sich u. a. auch darin, dass die Chi-Pulse am Handgelenk deutlich in die Tiefe gehen und kräftiger zu fühlen sind.

Beispiel 3: Eine Patientin in einem „stressigen" Arbeitsverhältnis klagt über ständiges Frieren, Infektanfälligkeit und chronischen Schmerzen im Nacken-Schulterbereich. Im Gespräch zeigt sich, dass sie in ihrem Betrieb „gemobbt" wird, um Arbeitsplätze zu reduzieren. Um ihren Arbeitsplatz zu sichern, arbeitet sie verbissen und überangepasst, immer mit der Angst, einen Fehler zu machen. Vor Kritik und unberechtigten Angriffen ihres Vorgesetzten versucht sie sich zu schützen, indem sie „dichtmacht". Ihre Muskeln sind besonders im Nacken- und Schulterbereich ständig angespannt und bretthart. Ihre Chi- (Fuß-) Pulse sind oberflächlich und saitenförmig und drücken damit eine erschöpfte Nierenessenz aus.[1]

Mit dem Öffnen des Yang Wei Mai am Konfluenzpunkt *Wai Guan* (SJ 5) auf beiden Seiten führen wir die an der Peripherie angesammelte Essenz zurück zur Niere und sorgen für eine Entlastung im oberen Körperbereich. Mit einer harmonisierenden Nadelung sorgen wir gleichzeitig für ein stabiles Haltenetz, sodass ein besserer Schutz gegen Angriffe von außen gewährleistet ist.

---

[1] Diese Pulsqualität an beiden Nierenpositionen ist für mich der „Stress-Puls" überhaupt. In meiner Praxis ist dieses Pulsbild gar nicht so selten und zeigt immer eine Erschöpfung der Nieren-Essenz an. Die Kranke versucht mit aller Willenskraft, ihre Aufgaben zu erfüllen, egal wie überfordert sie ist. Ihre übertriebene Willensveräußerung geht irgendwann an die Nieren und lässt das kostbare Struktivpotential dahinschmelzen. Dies ist oft die Vorstufe zu einer ernsten Erkrankung.

Natürlich können wir für die Patientin keine besseren Arbeitsbedingungen herbeizaubern, aber wir können ihr Wei-Qi besser positionieren und damit ihre Nierenkraft entlasten. Für eine grundlegende Stabilisierung ist es dennoch für die Patientin unumgänglich, ihre beruflichen Verhältnisse zu ordnen und gegebenenfalls zu verändern.

C. Nach der Pathologie der einzelnen Wundergefäße: Wir können jedes der außerordentlichen Gefäße nach seiner besonderen Dynamik und Pathologie einschalten. Besonders die Wundergefäße der 2. Generation sind prädestiniert für diese Variante, denn sie haben nicht so sehr eine Reservoirfunktion sondern mehr Verteilungspflichten. Aus diesem Grunde haben die alten Gelehrten Chinas ihnen einen Spalt-Punkt zugesprochen, der eine ähnliche Funktion wie der zugehörige Konfluenzpunkt hat. Beide Punkte öffnen ihr Wundergefäß in dem Sinne, dass seine Energien erregt, bewegt, stabilisiert und harmonisiert werden.

Beispiel 4: Eine Patientin, 45 Jahre, klagt seit einigen Jahren über dumpfe Schmerzen im rechten inneren Augenwinkel mit trockenen und brennenden Augen. Sie ist im Verhältnis zu ihrer täglichen Arbeit (Halbtagsjob) übermäßig müde und muss sich nachmittags immer hinlegen. Nach dem Nachmittagsschlaf ist sie noch stundenlang wie betäubt. Des Weiteren hat die Patientin eine Uterussenkung und verliert Urin bei schnellen Bewegungen. Sie leidet ferner unter unregelmäßigen Zwischenblutungen. Ihre beiden Fuß-Pulse sind tief und voll.

Die Symptome weisen auf eine Yin Qiao Mai-Erkrankung hin. Das Yin ist zu träge und kann nicht seinem Verlauf folgend die Augen bewässern, sodass sich eine Stauung im inneren Augenwinkel entwickelt. Der Yang Qiao Mai entwickelt eine Schwäche und kann das Qi nicht nach unten führen. Damit fehlt der Impuls für die Yin-Leitbahnen des Fußes, ebenfalls ihr Qi nach oben zu führen. So kann es zu Senkungen und Miktionsstörungen kommen. Die Behandlung besteht in der leicht sedierenden Nadelung des Konfluenzpunktes *Zhao Hai* (Ni 6), damit das träge Yin erregt wird. Im Wechsel kann dazu auch der Spaltpunkt *Jiao Xin* (Ni 8) genadelt werden. Er trägt seinen Namen u. a. auch deshalb, weil er in unmittelbarer Nähe zum *San Yin Jiao* (Mi 6) liegt. Hier sollte ein „gegenseitiges Vertrauen" herrschen, damit das Yin seinen Weg gehen kann. Bei Uterusblutungen, die nicht aufhören wollen, ist der Spaltpunkt des Yin Qiao Mai alternativ zu Ni 6 zu nehmen, um das Yin nach oben hin zu aktivieren. (*Tong Ren*, 1027)

Beispiel 5: Eine Patientin, 64 Jahre, lebt seit 10 Jahren allein, seitdem ihr Mann frühzeitig gestorben ist. Sie kann das Haus nicht weiter als im Umkreis von 500 Metern ohne Begleitung verlassen, weil sie Angst vor einem Herzinfarkt hat und dann Panikattacken bekommt. Sie leidet weiter unter Herzrasen und Taubheitsgefühlen in den Armen und Beinen. Ihre Pulse sind rau und kraftlos. Auch eine Verhaltenstherapie blieb ohne Erfolg.

Die chinesische Diagnose lautet Blut-Schwäche und eine Disharmonie zwischen Herz und Niere. Die Ursache ist ein emotionales Trauma durch den frühzeitigen Tod ihres Ehemannes. Zur Behandlung wurde der Yin Wei Mai mit seinem Konfluenzpunkt *Nei Guan* (P 6) geöffnet. Als Wundergefäß der zweiten Generation wird er allein ohne Ankopplungspunkt beidseitig genadelt. Um das Blut zu stabilsieren und dem Inneren mehr Halt zu geben, wird der Punkt tonisierend gestochen. Nach der ersten Behandlung entsteht eine außergewöhnliche Ruhe und Klarheit bei der Patientin. Im weiteren Verlauf der Therapie, bei der auch der Spaltpunkt des Yin Wei Mai eingesetzt wurde, verlor sich zunehmend ihre Ängstlichkeit und sie kann nun allein mit ihrem Auto längere Strecken im weiteren Umkreis ohne Panikattacken bewältigen.

Der Spaltpunkt Ni 9 heißt mit alternativen Namen *zhú bīn* 築濱 = „befestigtes Ufer". Seine Wirkung ist in vielfältiger Weise auf Festigung und Stabilsierung des Inneren ausgerichtet. Er klärt Hitze im Herzen, beseitigt Schleim, besänftigt Schrecken und beruhigt den Shen, er entfernt Gifte, lindert Schmerzen, öffnet die Brust, fördert die Milchbildung und stärkt das Yuan Qi. Wenn Wasserfluten (Panikattacken) ungebändigt die Integrität der Persönlichkeit gefährden, ist es ratsam, die Ufer zu befestigen. In unserem Fall hat auch die Beschreibung der Symptome zur Wahl der richtigen Punkte geführt.

Moderne japanische Varianten:

Die oben vorgestellten Anwendungen der acht Gefäße suggerieren, dass die klassische Paarbildung die einzige Kombinationsmöglichkeit darstellt. Japanische Therapeuten sind einen Schritt weiter gegangen und haben einfache Behandlungsmethoden entwickelt, in denen die Wundergefäße auf ihre ursprüngliche Funktion reduziert sind, nämlich auf die Organisation und Bewegung des *yuán qì* 元氣. In der kosmologischen Spekulation bewegen wir uns hier auf der Ebene des *tài jí* 太極 = „der höchsten Harmonie", die zu erzielen das Anliegen dieser therapeutischen Ansätze ist. Besonders die Arbeiten der Japanerin *Michi Tokito* zu diesem Thema sind interessant und wegen ihrer Einfachheit auch praxisrelevant. Die folgenden Ausführungen sind alle dem Buch „Extraordinary Vessels"[1] entnommen.

Frau Tokito geht davon aus, dass Ming Men und San Jiao die ursprünglichen Verteiler der Essenzen darstellen und die Qi Jing Ba Mai die Verbindungskanäle zu den Nieren sind. Alle Krankheiten entstehen ursächlich aus einem Ungleichgewicht zwischen diesen Strukturen. Um eine grundlegende Störung festzustellen, braucht man einfach nur die beiden Chi-Pulse am Handgelenk zu vergleichen und nach den Zuordnungen aus dem *Nan Jing* zu interpretieren. Hier sind auf der rechten Seite Ming Men und auf der linken Seite San Jiao als Repräsentanten der Niere lokalisiert.

Wenn nach dem *Nan Jing* der San Jiao der „Gesandte" ist, der das Yuan-Qi vom Ming Men aus überall im Körper verteilt, dann reflektiert die rechte Fußtaststelle die Aktivität der Feuerniere und auch die Aktion des Du Mai. Wenn die Niere der Speicher für die Essenzen darstellt und der San Jiao auch die Wasserwege öffnet, dann reflektiert die linke Fußtaststelle die Struktivität der Wasserniere und auch die Verantwortung des Ren Mai.

Weil alle Wundergefäße in irgendeiner Weise ihren Ursprung im Ming Men und in der Niere haben, gehen Tokitos Überlegungen dahin, dass über die Diagnose an den Chi-Pulsen des Handgelenks ein Zugang zu den tiefen Störungen der Wurzeln möglich ist. Ihre Diagnose und Therapie ist völlig unabhängig von den Symptomen des Patienten sondern ausschließlich auf einen Unterschied zwischen dem rechten und dem linken proximalen Puls am Handgelenk ausgerichtet.

---

[1] **Matsumoto/Birch**: Extraordinary Vessels, Paradigm Publications, Brookline, Massachusetts, 1986, S. 150 ff.

Jede grundlegende Störung im Menschen ist für sie der Ausdruck eines Ungleichgewichtes zwischen Ming Men und San Jiao.

Beim Pulsvergleich geht es dabei nur um eine quantitative Feststellung von Fülle oder Leere an den Fußpulstaststellen am Handgelenk; eine qualitative Interpretation nach den 28 Pulsqualitäten z. B. des *Li Shi Zhen* bleibt außen vor.

A. Behandlung einer Ming Men-Schwäche:

Wenn der Nierenpuls auf der linken Seite stärker ist als auf der rechten Seite, bedeutet dies eine Schwäche des Ming Men und damit eine Schwäche der Feuerniere. Die Differenz zwischen der linken und der rechten Seite muss deutlich zu fühlen sein, sonst ist die folgende Behandlung nicht sinnvoll:

P 6 links (Gold)	öffnet den	Yin Wei Mai
Bl 62 rechts (Silber)	öffnet den	Yang Qiao Mai
Mi 4 links (Silber)	öffnet den	Chong Mai
Dü 3 rechts (Gold)	öffnet den	Du Mai

Michi Tokito nimmt in ihren Behandlungen Nadeln aus Kupfer und Zink für die unterschiedliche Stimulation. Damit soll eine tonisierende Wirkung (Kupfer) oder eine sedierende Wirkung (Zink) erzielt werden. Nach meinen Erfahrungen mit verschiedenen Metallen, die ihre Wurzeln in der französischen Schule haben, erfüllen Gold und Silber den gleichen Zweck. Ich habe auch sehr gute Erfahrungen mit Gold- und Silberkügelchen gemacht („Maigrain pills"), die aus Japan exportiert werden. Diese sind mit einem Pflaster fixiert und erlauben eine Behandlung der Konfluenzpunkte, die schmerzlos und doch sehr wirksam ist. Besonders schmerzempfindliche Patienten und Kinder sind für diesen Service dankbar.

Warum stärkt nun gerade diese Kombination den Ming Men und die Feuerniere? Es werden zwei Systeme eingeschaltet, die auf das Blut wirken (Yin Wei Mai und Chong Mai) in Verbindung mit zwei Systemen, die auf das Yang wirken (Yang Qiao Mai und Du Mai). Ich denke aber, die Beziehungen zu Blut und Yang sind hier nicht die Wirkungsträger. Wenn wir uns überlegen, dass alle vier Wundergefäße auch Transportwege für die Essenzen darstellen, dann macht es Sinn zu spekulieren, dass durch diese Aktion die gespeicherte Essenz aktiviert wird, um das Feuer im Ming Men anzufachen.

Dies erklärt auch, warum der Du Mai den Abschluss bildet. Der Perikard wird ebenfalls tonisiert, er ist im *Nan Jing* an der gleichen Pulstaststelle zu Hause wie der Ming Men und ist hier wohl als „Ministerfeuer“ dem Lebenstor gleichgestellt.

B. Behandlung einer Nierenschwäche:

Wenn der Nieren-Puls auf der rechten Seite stärker ist als auf der linken Seite, bedeutet dies eine Schwäche des San Jiao resp. eine Schwäche der Wasserniere. Auch hier muss die Differenz zwischen der rechten und der linken Seite deutlich zu fühlen sein, sonst ist die folgende Behandlung nicht sinnvoll. Zur Feinabstimmung muss jetzt aber noch der rechte oberflächliche Schrankenpuls mit dem linken oberflächlichen Schrankenpuls verglichen werden. Das Verhältnis zwischen dem Magen-Puls und dem Gallenblasen-Puls ist hier das entscheidende Kriterium für die Punktekombination. Wenn die beiden Schrankenpulse bei leichtem Druck keinen Unterschied aufweisen, sollte die Behandlung nicht durchgeführt werden.

a) Der Gallenblasen-Puls ist stärker:

SJ 5 rechts (Gold)	öffnet den Yang Wei Mai
Ni 6 links (Silber)	öffnet den Yin Qiao Mai
Gbl 41 rechts (Silber)	öffnet den Dai Mai
Lu 7 links (Gold)	öffnet den Ren Mai

b) Der Magen-Puls ist stärker:

SJ 5 links (Gold)	öffnet den Yang Wei Mai
Ni 6 rechts (Silber)	öffnet den Yin Qiao Mai
Gbl 41 links (Silber)	öffnet den Dai Mai
Lu 7 rechts (Gold)	öffnet den Ren Mai

Bei dieser Kombination liegt der Schwerpunkt im Tonisieren und Bewegen des Yin durch das Einschalten des Ren Mai und Yin Qiao Mai und in der Stärkung des San Jiao als Repräsentant der Wasserniere. Warum die Unterscheidung zwischen dem Gallenblasen-Puls und dem Magen-Puls vorgenommen wird, ist für mich unklar und wird im Buch auch nicht erklärt. Für die Behandlung selbst werden dieselben Punkte nur jeweils auf der anderen Seite stimuliert.

Michi Tokito verwendet die acht außergewöhnlichen Gefäße, um einen Ausgleich von Yin und Yang auf einer sehr tiefen Ebene zu erzielen. Sie greift in das Geschehen ein, bevor sich die Zweige einer deutlichen Symptomatologie entwickeln und stabilisiert so die Wurzeln. Ihr Verfahren erfüllt damit den alten Anspruch der chinesischen Medizin, eine prophylaktische Medizin zu sein.

In meiner Praxis benutze ich diese Methode gerne, wenn der Patient unklare und unspezifische Symptome schildert. Eine Klärung der Differenzen von Yin und Yang vom Ursprung her kann nach jeder Erstanamnese erfolgen und Hinweise für eine Wurzelbehandlung geben. Auch Kinder sind begeistert von dieser sanften Akupunktur. Gute Erfolge lassen sich hier bei Schlafproblemen, Bettnässen und Entwicklungsstörungen erzielen. In der westlichen Literatur wird davon abgeraten, die außerordentlichen Gefäße bei Kindern anzuwenden.[1] Obgleich die Erklärung dafür logisch und rational erscheint, gibt es in den klassischen Texten besonders in denen der Abteilung *Ér Kē* 兒科 = „Fachbereich der Kinderheilkunde" keine Verbote oder Hinweise dazu.[2]

Welche Reaktionen können wir nach einer Harmonisierung von Ming Men und San Jiao, von Wasserniere und Feuerniere erwarten? Liegt ein schwaches Ming-Men-Feuer vor, wird der behandelte Patient eine deutliche Anregung seiner Lebenskraft spüren und mehr Aktivität entwickeln. Bei einer ursprünglich schwachen Wasserniere wird die Behandlung den Patienten durch Müdigkeit zu mehr Ruhe bringen. In beiden Fällen werden die Fußpulse links und rechts am Handgelenk sich annähern und kraftvoller werden.

Die Methode nach *Michi Tokito* ist eine Therapie auf der Ebene der Urstrukturen. Die Verwendung unterschiedlicher Metalle erzeugt ein energetisches Gefälle, in dem ein Ausgleich möglich ist. Anstelle von Gold- und Silbernadeln können wir die Punkte auch mit tonisierenden (Gold-) und sedierenden (Silber-) Techniken behandeln. Eine entsprechende Massage der Konfluenzpunkte bewirkt ebenfalls den Ausgleich.

---

[1] Z.B. **B. Kirschbaum**: Die 8 außerordentlichen Gefäße in der traditionellen chinesischen Medizin, Uelzen, 1995, S. 189 f.

[2] Vergl. ebenda. Natürlich sind der Ren Mai und der Chong Mai bei Kindern erst mit 14 Jahren (Mädchen) oder 16 Jahren (Jungen) voll aktiv, aber das heißt nicht, dass diese Strukturen nicht schon vorher entwickelt sind. Vor der Geschlechtsreife erfüllen sie ja auch andere Aufgaben jenseits des Sexuellen. Besonders die Wundergefäße der zweiten Generation, die eher eine verteilende und harmonisierende Funktion haben, können gut bei Kindern eingesetzt werden.

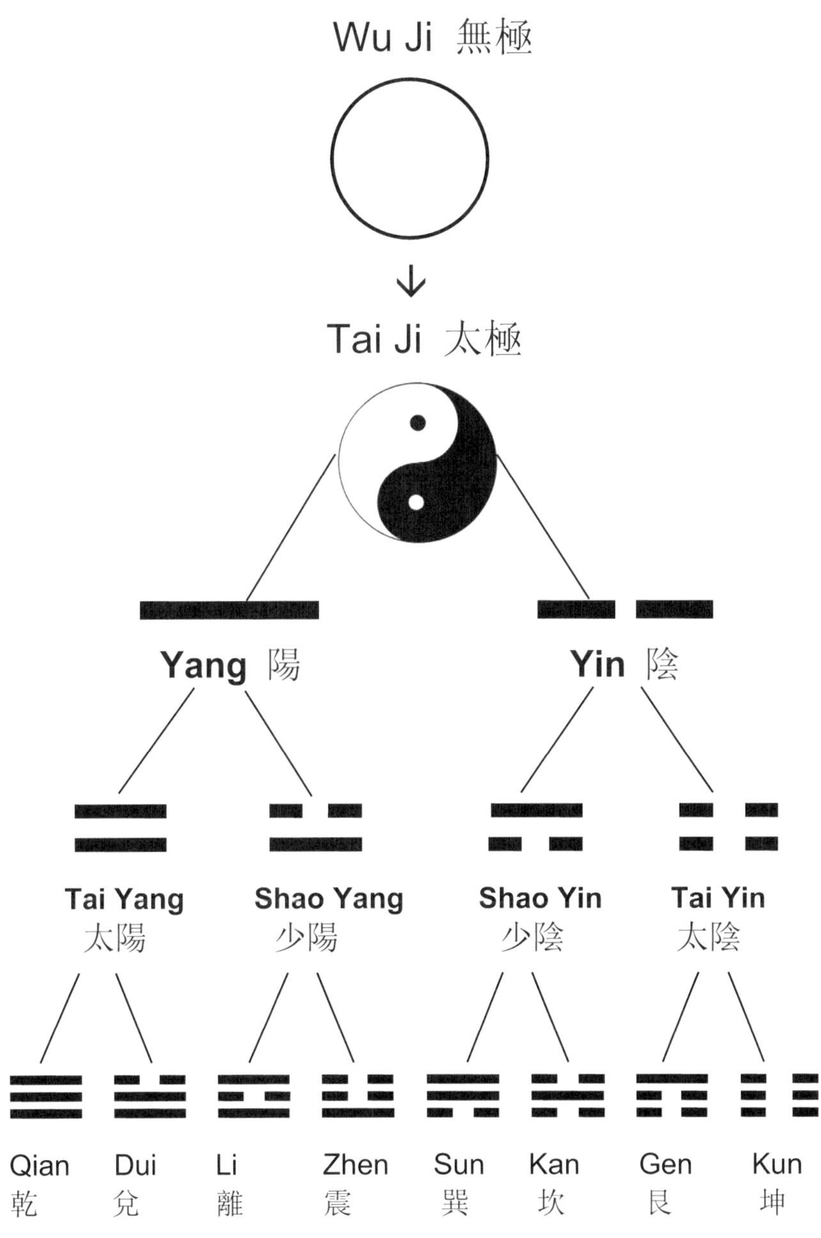

Die chinesische Schöpfungsgeschichte nach dem Achtersystem

Die Methode der magischen Schildkröte:

Die Methode der magischen Schildkröte *líng guī bā fǎ* 靈龜八法 ist eine Technik in der klassischen Akupunktur, bei der die 8 Konfluenzpunkte der außerordentlichen Gefäße unter zeitlichen Gesichtspunkten genadelt werden. Die Methode basiert auf der Grundlage einer Vernetzung im Makrokosmos zwischen den 8 Trigrammen *bā guà* 八卦, den 8 Himmelsrichtungen der Windrose, den 8 Zeitabschnitten des Jahres, den 9 Palästen des „großen Einen" *tài yī* 太一, dem 60er Zyklus der Himmelsstämme und Erdenzweige, sowie im Mikrokosmos mit der Zirkulation der essentiellen Energie *jīng qì* 精氣 in den 8 Gefäßen. Für jede Doppelstunde eines Tages ist ein Wundergefäß „geöffnet", d. h. energetisch aktiv und therapeutisch besonders wirksam. Es wird ausschließlich der entsprechende Konfluenzpunkt genadelt!

Die theoretischen Grundlagen der „magischen Schildkröte" sind beschrieben im *Su Wen*, Kap. 9 („Die enge Beziehung zwischen den zeitlichen Zyklen und den Eingeweiden"), Kap. 26 („Beziehungen zwischen den acht Zeitperioden und der Akupunktur") und besonders die Kapitel 66-71, in denen die gesamte kosmologische Spekulation der chinesischen Medizin enthalten ist. Im *Ling Shu*, Kap. 77 („Über die acht Paläste und die acht Winde"), finden wir die irdischen Entsprechungen der himmlischen Vorgaben in Form von neun Palästen, die das „große Eine" Tai Yi im Verlauf eines Jahres und im Schnelldurchlauf auch am Tage aufsucht.

Aber erst in den philosophischen Spekulationen des Neokonfuzianismus während der Song-Dynastie (960-1279) spielte diese Theorie auch in der Praxis eine zunehmend wichtige Rolle. *Dou Han Qing*, der Verfasser des *Zhen Jing Zhi Nan* (1241) hatte als Erster die konkrete Vorstellung eines zeitlichen Rhythmus von Qi und Blut durch die Leitbahnen des Körpers. Er beschreibt eine zeitabhängige Nadelung der 5 antiken Punkte *wǔ shū xué* 五輸穴, die mit den Himmelsstämmen und Erdenzweigen korrespondieren.

„Qi und Blut treten gemeinsam in die fünf Shu-Punkte der Zang-Fu-Organe ein. Diese stehen in Verbindung mit den 10 Himmelsstämmen und öffnen sich (*tōng* 通), sodass (Qi und Blut) einfließen (*liú* 流).
An Yang-Tagen folgt das *wèi* 衛 als Vorreiter des Qi, an Yin-Tagen folgen *róng* 榮 und Blut und können hindurchgehen. An Yang-Tagen tritt das Qi zuerst nach außen, an Yin-Tagen folgt das Blut als Erstes dem Inneren."

Die praktische Anwendung der „Methode der magischen Schildkröte" für die Akupunktur ist neueren Datums. Sie wird beschrieben im *Zhen Jiu Da Quan* aus der Ming-Dynastie (1439) allerdings ohne klare therapeutische Richtlinien.

Was heißt Ling Gui Ba Fa?

Líng 靈 = übernatürlich, spirituell, Geist, wundertätig, wirksam, magische Wirkkraft, Struktivkraft (nach *Manfred Porkert*), Intelligenz; Ling ist ein daoistischer Terminus, der in enger Beziehung zu *shén* 神 = die All-Seele steht. Ling ist ein Yin-Aspekt zu Shen; durch ihn kann sich Shen verwirklichen, sich verwandeln und Formen bilden. In diesem Sinne ist Ling mit *jīng* 精 = Essenz nahezu identisch.

Im Gegensatz zu Shen, der nicht wahrnehmbar ist, ist Ling, die Struktivkraft, an ein Objekt gebunden. Das erklärt, warum Ling auch jene magische Kraft bezeichnet, die auf Gegenstände wirkt oder sie verwandelt. Das Schriftzeichen zeigt drei Schamaninnen, die Beschwörungen aussprechen und Tänze aufführen, um Regen zu erbitten (Wieger, L 72 K). Durch die Akkumulation von Ling ist Außergewöhnliches möglich.[1]

Guī 龜 = die Schildkröte ist eines der vier magischen Tiere der Chinesen, welches dem Wasser-Element und dem Norden zugeordnet ist. Die Schildkröte ist ein Symbol für Langlebigkeit, ja sogar Unsterblichkeit, und für Weisheit und große Stärke. Sie ist in ihrer Gestalt dem Makrokosmos nachgebildet: Ihr runder Rücken entspricht dem Himmel und ihr eckiger Bauchpanzer entspricht der Erde. So Zeit und Raum vereinend, war die Schildkröte im alten China ein perfektes Abbild des großen Kosmos und diente bevorzugt zur Orakelbefragung.

Bā 八 = acht, die Ordnungszahl 8, die alle ursprünglichen Strukturen vereint, die acht Trigramme Ba Gua ebenso wie die acht außerordentlichen Gefäße Qi Jing Ba Mai.

Fǎ 法 = die Methode, die Regel, ein Modell, ein Gesetz, die Art und Weise, etwas zu tun. Man könnte *líng guī bā fǎ* 靈龜八法 also übersetzen:

[1] Vergl. ausführlicher: **Lorenzen/Noll**: Die Wandlungsphase Feuer, München, 1898, S. 39 ff. und weiter unten im Text.

Die magische Schildkröte und die Methode der 8 (Gefäße) und **oder**: Die magische Schildkröte als Modell (für die Anwendung) der acht (Gefäße). Zum näheren Verständnis der *Ling Gui Ba Fa* ist es notwendig, die Legende der magischen Schildkröte zu erzählen.

Als *Dà Yŭ* 大禹, der Begründer der Xia-Dynastie (2205 v. Chr.), die Flüsse bändigte, die Wasserwege regulierte und die gesamte Welt (China) in neun Regionen *zhōu* 州 einteilte, war es eine Schildkröte, die ihm dabei half. Sie allein hatte die Kraft, die Wundererde aus dem Palast des Himmelskaisers zu stehlen und zur Erde zu transportieren, um die Fluten damit einzudämmen. Denn die Wundererde hatte die Eigenschaft, sich auf einen Befehl hin auszudehnen und so das Hochwasser zu verdrängen. Kaum hatte die Schildkröte die Wundererde auf die Erde geschleppt, befahl der große Yü ihr zu wachsen. Das Hochwasser wurde verdrängt und die Menschen waren gerettet.[1]

Es war ebenfalls eine Schildkröte, die dem großen Yü auf ihrem Rücken die 8 Trigramme als magisches Quadrat zeigte. Dieses Bild stellt nach dem großen Plan *hóng fàn* 洪範 das alles umfassende Grundgesetz des Lebens dar. Es diente Yü als Vorlage, die Welt neu zu ordnen. Das magische Quadrat vermittelt ein Bild der Welt, in dem die Zahlen 1-9 symbolisch für alle möglichen Dinge und Ereignisse im Makrokosmos stehen.

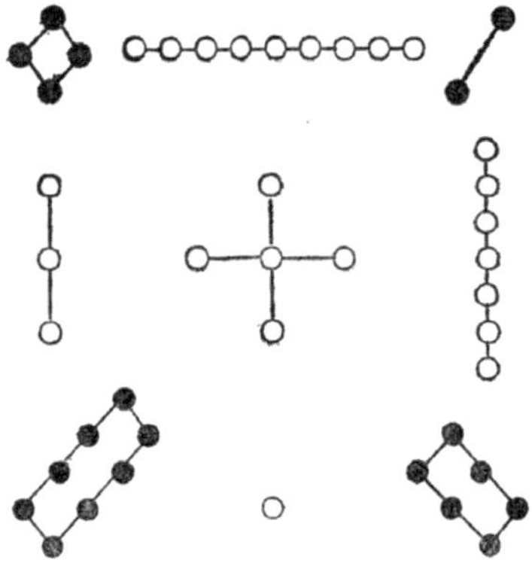

洛书

[1] Vergl. **Chu Bin Jie**: Mythen aus China, Beijing, 1986, S. 78 ff.

Diese Zahlenanordnung ist ein Abbild der nachhimmlischen Ordnung der Welt, die unter dem Namen *luò shū* 洛書, der Plan vom Luo-Fluss, bekannt ist. Das Bild zeigt eine wandlungsfähige Welt gemäß der 5 Elemente-Lehre an.

Das Bild mag wohl auch der Anfang einer Verbindung der Zahlenspekulation im Buch der Urkunden *shū jīng* 書經 mit der Yin-Yang-Lehre im Buch der Wandlungen *yì jīng* 易經 gewesen sein und bildet die Grundlage für die Entstehung der 5 Wandlungsphasen.[1]

Oder wie *Marcel Granet*, der berühmte französische Sinologe, sagt: „Jede Zahl hat die Macht, einen Aspekt dieser Weltordnung deutlich darzustellen, sie ist ein Emblem für einen ganzen Komplex von Gegebenheiten."[2]

Im menschlichen Mikrokosmos sind es die 8 außergewöhnlichen Gefäße, die dieser Weltordnung im Kleinen entsprechen. Sie dienen einerseits als Auffangbecken für überschüssiges Qi und Blut aus den 12 Hauptleitbahnen, andererseits aber auch als Verteiler des Jing-Qi. Die 8 Gefäße verbreiten die Essenzen über den ganzen Körper und speisen insbesondere die außerordentlichen Fu-Organe Gehirn, Mark, Knochen, Gefäße, Uterus und Gallenblase (siehe oben).

Im Embryo entsprechen die Wundergefäße den Ur-Strukturen, aus denen sich alle weiteren Differenzierungen ableiten. Ebenso fundieren die Ba Mai die Aktivitäten nach der Geburt. Aus diesem Grunde sind die acht außergewöhnlichen Gefäße das Bindeglied zwischen vorhimmlischer und nachhimmlischer Energie, zwischen angeborener und erworbener Konstitution.

Dieselben Beziehungen in einem Schaubild dargestellt zeigen die Verschmelzung von Himmel - Mensch - Erde noch deutlicher: Den Kreis als Symbol des Himmels, das Quadrat als räumliche Struktur der Erde und die 8 Gefäße mit ihren Konfluenzpunkten als Ausdruck der menschlichen Ordnung. Dazwischen liegen die 8 Trigramme. Die innewohnende Zahlenmagie ist der Schlüssel zum Verständnis der *Ling Gui Ba Fa*. Sie beschreibt die Bewegungen von Tai Yi, dem höchsten Einen, im Zeit-Raum-Kontinuum.

---

[1] Aus: **R. Wilhelm**: I Ging – Das Buch der Wandlungen, Düsseldorf, 1924, S. 234 ff.

[2] **M. Granet**: Das Chinesische Denken, München, 1963, S. 110 ff.

Tai Yi verändert seinen Standort immer zu Beginn der acht großen Zeitabschnitte des chinesischen Sonnenjahres: Frühling-Beginn, Herbst-Tag- und Nacht-Gleiche, Winter-Beginn, Sommer-Sonnen-Wende, Winter-Sonnen-Wende, Sommer-Beginn, Frühlings-Tag- und Nacht-Gleiche und Herbst-Beginn. Dabei verweilt *Tai Yi* für 46 Tage in den entsprechenden Palästen auf der Erde in einer festgelegten Reihenfolge:

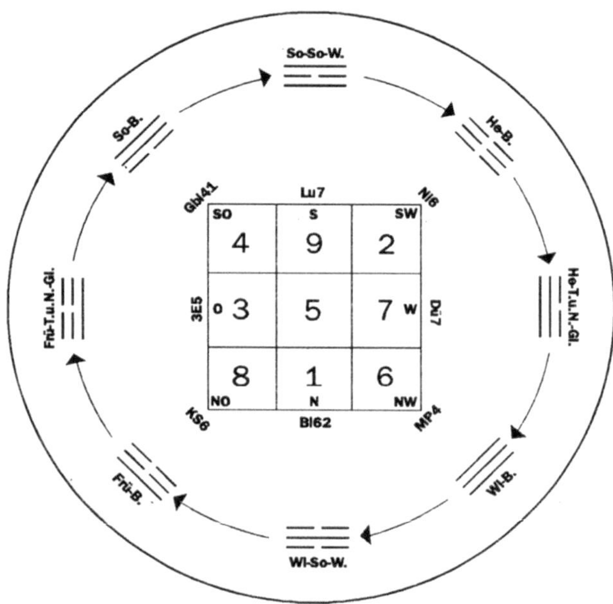

SCHAUBILD: DIE BEZIEHUNGEN ZU DEN ZAHLENEMBLEMEN

„Zur Winter-Sonnen-Wende wohnt Tai Yi für 46 Tage im Palast des tiefen Winterschlafs (1), am Frühling-Beginn wandert Tai Yi für 46 Tage in den Palast, der die Natur bewahrt (8), zur Frühlings-Tag und Nacht-Gleiche begibt sich Tai Yi für 46 Tage zum Tor der Aussaat (3), zum Sommer-Beginn verweilt Tai Yi für 45 Tage im Palast des sinkenden Yin (4), zur Sommer-Sonnen-Wende wohnt Tai Yi für 46 Tage im Palast des großen Himmels (9), zum Herbst-Beginn residiert Tai Yi für 46 Tage im Palast, der das Dunkle beauftragt (2), zur Herbst-Tag und Nacht-Gleiche verweilt Tai Yi für 46 Tage im Palast, der die Energie speichert (7) und zum Winter-Beginn begibt sich Tai Yi für 45 Tage in den Palast der Ruhe und Erholung (6)." (*Ling Shu*, Kap. 77)

Die Zahlensequenz im jährlichen Kreislauf ist 1, 8, 3, 4, 9, 2, 7, 6, dies entspricht einer Bewegung im Uhrzeigersinn im magischen Quadrat. Die 5 als Zahlemblem der Mitte ist die Achse, um die sich die Wandlungen vollziehen, sie ist der Ruhepol, den Tai Yi vor jeder Reise zum „Verschnaufen“ aufsucht. Neben seiner Weltreise im Jahreszyklus unternimmt Tai Yi auch noch eine Reihe von Tagesausflügen, in denen er die neun Regionen im 24-Stundenrhythmus durcheilt. Hier ist die Zahlensequenz 1, 2, 3, 4, 5, 6, 7, 8, 9. (vergl. *Ling Shu*, ebenda)

Die Wanderungen des Höchsten Einen *tài yī* 太一 sind selbstverständlich nur ein symbolhafter Vergleich für die natürlichen Wandlungen des himmlischen *Dào* 道, die sich manifestieren, d. h. sichtbar werden in den räumlichen Strukturen (den „Palästen“) der Erde. Die Bewegungen des „großen Einen“ im Mikrokosmos verlaufen nach dem gleichen Muster: Hier ist *shén* 神 das Analogon für die Aktivität des himmlischen Dao, der auf *líng* 靈 und/oder *jīng* 精 wirkt und zur Form *shēn tǐ* 身體 wird. Jing-Shen, Essenz und Geist, sind die beiden Pole, die Himmel und Erde im Menschen repräsentieren. Ihre Wurzel befindet sich im *mìng mén* 命門 = dem Lebenstor, der Urmutter des Lebens.

Die „offenen” Punkte:

Wie lassen sich nun die oben genannten Spekulationen für die Akupunktur der Wundergefäße nutzen? Die 10 Himmelsstämme *tiān gān* 天干 und die 12 Erdenzweige *dì zhī* 地支 dienen zur konkreten Zeitbestimmung der Jahre, Monate, Tage und Doppelstunden. Verbindet man die „Stämme“ und „Zweige“ in einer bestimmten Ordnung, gibt es 60 Kombinationsmöglichkeiten (Binome), die zyklisch aufeinander folgen.[1]

Der 60er-Zyklus verläuft parallel für die Jahre, Monate, Tage und Doppelstunden. Um die „offenen” Punkte nach der Methode *Ling Gui Ba Fa* herauszufinden, muss man Folgendes tun:

a) Den westlichen Kalendertag in das chinesische Binom, bestehend aus einem Himmelsstamm und einem Erdenzweig, umrechnen.

b) Das Binom des Tages den Zahlenemblemen des magischen Quadrats zuordnen.

---

[1] Es werden immer ein Yang-Himmelsstamm mit einem Yang-Erdenzweig und ein Yin-Himmelsstamm mit einem Yin-Erdenzweig verbunden, Yin und Yang wechseln sich dabei ab. So erhält man die Zahl von 60 Binomen (5 x 6 = 30 für die Yang-Verknüpfungen und 5 x 6 = 30 für die Yin-Verknüpfungen).

c) Das Binom der entsprechenden Doppelstunde des Behandlungstages errechnen.

d) Das Binom dieser Doppelstunde ebenfalls den Zahlenemblemen des magischen Quadrats zuordnen. Die „magische Schildkröte" wird nicht ohne Grund als die mathematische Methode in der Akupunktur bezeichnet. Man muss das kleine Einmaleins beherrschen, um sie anzuwenden.

Nachdem die oben beschriebenen Umrechnungen vollzogen sind, addiert man die Zahlenwerte des Tagesbinoms mit den Zahlenwerten des Stundenbinoms, dividiert durch 9 oder 6, je nachdem, ob ein Yang-oder Yin-Tag vorliegt und nimmt den Rest als Zahlenentsprechung für den aktiven Schlüsselpunkt in der Behandlungsstunde.

Um das Auffinden der „offenen" Behandlungspunkte nach der Methode *Ling Gui Ba Fa* zu erleichtern, sind in der umseitigen Tabelle die Konfluenzpunkte für einen vollen 60-Tage-Zyklus dargestellt. Der Behandler braucht nur noch das Tagesbinom am Behandlungstag zu kennen und kann sich dann leicht dieser Tabelle bedienen.[1] Der Einfachheit halber werden die 8 Punkte der Wundergefäße durch ihr Zahlemblem nach dem magischen Quadrat ersetzt. Es wird ein 24- Stunden-Rhythmus für die Berechnung zugrundegelegt.

Fallbeispiel:
Eine Patientin, 51 Jahre, kommt am 31. März 2016 um 10:30 Uhr zur Behandlung. Sie leidet an einer langjährigen Atemnot, die sich bei Aufregung zu einem Asthmaanfall steigert. Die Patientin friert leicht und ist immer sehr müde. Sie schwitzt stark und klagt über Hitzewallungen. Die chinesische Diagnose lautet Lungen-Qi-Leere, die westliche Diagnose lautet Menopausen-Syndrom und chronische Bronchitis. Beide Cun-Pulse sind kraftlos und weisen deutlich auf eine Schwäche der Lunge hin. Der linke Chi-Puls ist oberflächlich und fadenförmig und zeigt die Yin-Schwäche in der Niere an. Der 31. März 2016 hat das Tagesbinom 49 (9-I) *rén-zǐ* 壬子, aus der Tabelle entnehmen wir für die Therapiezeit 10:30 Uhr den Zahlenwert 9, der dem Konfluenzpunkt *Lie Que* (Lu 7) entspricht. Der Ren Mai korrespondiert in dieser Zeit mit den kosmischen Bewegungen und ist einer Behandlung besonders zugänglich.

---

[1] In jedem chinesischen Buchladen gibt es den „Hundertjährigen Bauernkalender", in dem (auf Chinesisch) die Himmelsstämme und Erdenzweige als Binome dargestellt und ihre Zuordnung nach dem westlichen Kalender beschrieben sind.

Die einmalige Nadelung von Lu 7 führt zu einer deutlichen – und anhaltenden – Erleichterung für die Patientin. Dem aufmerksamen Leser ist sicher nicht entgangen, dass die Symptomatik dieser Frau allein schon ein Hinweis auf die Anwendung des Ren Mai gewesen ist. Durch das Öffnen des Ren Mai während seiner maximalen Aktivität ist die Wirkung noch weitaus stärker. Es ist, als ob wir den Patienten mit den Schwingungen des Kosmos verbinden und den Ursprung seiner Krankheit berühren. So ist die Therapie mit der Methode der magischen Schildkröte ebenfalls eine tiefgreifende Wurzelbehandlung.

Offene Punkte nach der *Ling Gui Ba Fa* 靈龜八法 - Methode:

Stunden Tage	**23-1**	**1-3**	**3-5**	**5-7**	**7-9**	**9-11**	**11-13**	**13-15**	**15-17**	**17-19**	**19-21**	**21-23**
1 (1-I)	8	6	4	2	9	3	7	5	3	1	4	2
2 (2-II)	5	3	1	4	2	6	4	2	5	3	1	5
3 (3-III)	2	5	3	1	8	6	6	4	2	9	7	1
4 (4-IV)	3	1	5	3	6	4	2	6	4	1	5	3
5 (5-V)	5	3	6	4	2	9	4	7	5	3	1	8
6 (6-VI)	5	3	1	5	3	6	4	2	6	4	1	5
7 (7-VII)	5	3	1	4	2	9	4	2	5	3	1	8
8 (8-VIII)	1	4	2	6	4	2	5	3	1	5	3	6
9 (9-IX)	7	5	3	1	4	2	6	4	2	5	3	1
10 (10-X)	1	5	2	6	4	2	6	3	1	5	3	1
11 (1-XI)	2	9	7	5	3	6	1	8	6	4	7	5
12 (2-XII)	2	6	4	1	5	3	1	5	2	6	4	2
13 (3-I)	1	4	2	9	7	5	5	3	1	8	6	9
14 (4-II)	5	3	1	5	2	6	4	2	6	3	1	5
15 (5-III)	3	1	4	2	9	7	2	5	3	1	8	6
16 (6-IV)	6	4	2	6	4	1	5	3	1	5	2	6
17 (7-V)	8	6	4	7	5	3	7	5	8	6	4	2
18 (8-VI)	4	1	5	3	1	5	2	6	4	2	6	3
19 (9-VII)	5	3	1	8	2	9	4	2	9	3	1	8
20 (10-VIII)	2	6	3	1	5	3	1	4	2	6	4	2
21 (1-IX)	1	8	6	4	2	5	9	7	5	3	6	4
22 (2-X)	4	2	6	3	1	5	3	1	4	2	6	4
23 (3-XI)	4	7	5	3	1	8	8	6	4	2	9	3
24 (4-XII)	2	6	4	2	5	3	1	5	3	6	4	2
25 (5-I)	2	9	3	1	8	6	1	4	2	9	7	5
26 (6-II)	2	6	4	2	6	3	1	5	3	1	4	2
27 (7-III)	6	4	2	5	3	1	5	3	6	4	2	9
28 (8-IV)	5	2	6	4	2	6	3	1	5	3	1	4
29 (9-V)	8	6	4	2	5	3	7	5	3	6	4	2
30 (10-VI)	5	3	6	4	2	6	4	1	5	3	1	5

31 (1-VII)	8	6	4	2	9	3	7	5	3	1	4	2
32 (2-VIII)	5	3	1	4	2	6	4	2	5	3	1	5
33 (3-IX)	3	6	4	2	9	7	7	5	3	1	8	2
34 (4-X)	4	2	6	4	1	5	3	1	5	2	6	4
35 (5-XI)	5	3	6	4	2	9	4	7	5	3	1	8
36 (6-XII)	5	3	1	5	3	6	4	2	6	4	1	5
37 (7-I)	5	3	1	4	2	9	4	2	5	3	1	8
38 (8-II)	1	4	2	6	4	2	5	3	1	5	3	6
39 (9-III)	6	4	2	9	3	1	5	3	1	4	2	9
40 (10-IV)	6	4	1	5	3	1	5	2	6	4	2	6
41 (1-V)	2	9	7	5	3	6	1	8	6	4	7	5
42 (2-VI)	2	6	4	1	5	3	1	5	2	6	4	2
43 (3-VII)	1	4	2	9	7	5	5	3	1	8	6	9
44 (4-VIII)	5	3	1	5	2	6	4	2	6	3	1	5
45 (5-IX)	4	2	5	3	1	8	3	6	4	2	9	7
46 (6-X)	1	5	3	1	5	2	6	4	2	6	3	1
47 (7-XI)	8	6	4	7	5	3	7	5	8	6	4	2
48 (8-XII)	4	1	5	3	1	5	2	6	4	2	6	3
49 (9-I)	5	3	1	8	2	9	4	2	9	3	1	8
50 (10-II)	2	6	3	1	5	3	1	4	2	6	4	2
51 (1-III)	9	7	5	3	1	4	8	6	4	2	5	3
52 (2-IV)	3	1	5	2	6	4	2	6	3	1	5	3
53 (3-V)	4	7	5	3	1	8	8	6	4	2	9	3
54 (4-VI)	2	6	4	2	5	3	1	5	3	6	4	2
55 (5-VII)	2	9	3	1	8	6	1	4	2	9	7	5
56 (6-VIII)	2	6	4	2	6	3	1	5	3	1	4	2
57 (7-IX)	7	5	3	6	4	2	6	4	7	5	3	1
58 (8-X)	6	3	1	5	3	1	4	2	6	4	2	5
59 (9-XI)	8	6	4	2	5	3	7	5	3	6	4	2
60 (10-XII)	5	3	6	4	2	6	4	1	5	3	1	5

Ebenso wie die Mitternacht-Mittag-Regel *zi wǔ liú zhù fǎ* 子午流注法, die einem Zehnerzyklus folgt, kann auch die Methode der magischen Schildkröte *líng guī bā fǎ* 靈龜八法 unter verschiedenen Gesichtspunkten angewendet werden. Man kann sie mechanisch benutzen nach dem Motto: Egal, welche Krankheit vorherrscht, eine Regulierung nach kosmischen Gesetzen ist nie verkehrt! Oder man geht flexibel damit um und trägt den individuellen Problemen des Patienten Rechnung. Für mich hat die Erfahrung gezeigt, dass eine zeitabhängige Akupunktur („Chrono-Akupunktur“) dann besonders wirksam ist, wenn auch die Störung zeitabhängig, d. h. der Biorhythmus offensichtlich aus dem Takt geraten ist. Oft vergleiche ich die jeweils „offenen” Punkte mit den Beschwerden des Patienten und benutze sie nur dann, wenn sie auch zum Krankheitsbild passen.

Manchmal ist es auch ratsam, sich andere Wege für einen Energieausgleich zu suchen. Wenn ein Wundergefäß aber durch die komplexe Symptomatik angezeigt ist, dann wird es, zur rechten Zeit eingeschaltet, wahre Wunder bewirken! Die „Methode der magischen Schildkröte“ ist dabei eine besonders einfache Technik in der Chrono-Akupunktur, denn sie verwendet ausschließlich die 8 Konfluenzpunkte für die Therapie.

Der Biorhythmus des *jīng qì* 精氣 in den 8 Gefäßen folgt den Bewegungen des himmlischen Dao, das sich in 8 großen Zeitabschnitten des Jahres rhythmisch präsentiert. Auf der Erde erfolgt eine Resonanz in den 9 Palästen des „Großen Einen“ Tai Yi. Der Mensch steht zwischen Himmel und Erde und ist demnach auch mit seinen Ur-Strukturen im Zeit-Raum-Kontinuum verankert. Die Anwendung der acht Gefäße unter zeitlichen Gesichtspunkten ist eine Wurzelbehandlung, die unsere innersten Energien berührt. Wir nehmen Kontakt mit unserem angeborenen Vermögen *xiān tiān zhī jīng* 先天之精 auf, das wie das Wasser dem Dao sehr nahe steht. Und wie das Wasser immer zu seinem Ursprung zurückkehrt, kehren auch die Essenzen immer wieder in ihren Speicher, die Niere, zurück.

Resümee:

Die acht außergewöhnlichen Gefäße stellen eine Besonderheit im energetischen Steuerungssystem der Akupunktur dar. Obwohl sie keine direkten Beziehungen zu den Zang Fu-Organen haben, ist ihr Wirkungsspektrum viel umfassender und nachdrücklicher als das der anderen Leitbahnen. Die acht Punkte, welche die Wundergefäße einschalten, sind reguläre Leitbahnpunkte mit eigener Qualifikation. Es gibt:

Vier Luo-Punkte: *Gong Sun* (Mi 4) = Großvater und Enkel
Lie Que (Lu 7) = Fehler in der Reihe
Nei Guan (P 6) = innere Schranke
Wai Guan (SJ 5) = äußere Schranke

Zwei Shu-Punkte: *Lin Qi* (Gbl 41) = den Tränen nahe
Hou Xi (Dü 3) = Rückenschlucht

Zwei Anfangspunkte: *Shen Mai* (Bl 62) = Streckgefäß
Zhao Hai (Ni 6) = leuchtendes Meer.

Die herkömmlichen Kategorien der Punkte scheinen keinen Aufschluss über ihre besondere Wirkung zu geben. Wir können aber das Bild eines übergeordneten Netzwerks (Matrix) entwickeln, in dem das Einschalten der Konfluenzpunkte Vernetzungen im Körper herstellt, die gewöhnlich nicht in Erscheinung treten. Es sind immer außergewöhnliche Umstände, in denen die Wundergefäße aktiv werden. Denn nur bei chronischen und lebensbedrohlichen Zuständen, wenn andere Steuerungssysteme nicht mehr greifen, treten diese Gefäße in Aktion und wirken vom Ursprung her lebensbewahrend.

In diesem Sinne sollten wir als Therapeuten auch die Akupunktur mit den acht Gefäßen verstehen. Erst wenn alle herkömmlichen Ausgleichssysteme (antike Punkte, Fülle-Leere, Yuan-Luo, Mutter-Kind etc.) nichts mehr bewirken, ist es an der Zeit, das richtige Wundergefäß zu öffnen. Und hier ist weniger mehr! Der Einsatz eines Wundergefäßes zur rechten Zeit und am richtigen Ort ist eine so mächtige Intervention, dass eine zu frühe Wiederholung, wie auch bei der Arzneigabe in der Homöopathie, nur Schaden anrichten kann!

Literaturhinweise:

Chinesische Texte:

Lei Jing Tu Yi 類經圖翼 (Illustrierte Ergänzungen zum geordneten Klassiker), Zhang Jie Bin, 1624, Ausgabe Beijing, 1965
Qi Jing Ba Mai Kao Jiao Zhu 奇經八脈考校注 (Untersuchungen der acht außergewöhnlichen Gefäße, geprüft und mit Anmerkungen versehen) Li Shi Zhen, 1572, Ausgabe Shanghai, 1985
Yi Xue Ru Men 醫學入門 (Das Eintrittstor in die medizinische Lehre), Li Yan, 1575, Ausgabe Shanghai, 1997
Zhen Jing Zhi Nan 針經指南 (Leitfaden des Nadelklassikers), Dou Han Qing, 1241, Ausgabe Shanghai, 1991
Zhen Jiu Da Quan 鍼灸大全 (Vollständige Sammlung der Akupunktur), Xu Feng, 1439, Ausgabe Beijing, 1987
Zhen Jiu Ju Ying 鍼灸聚英 (Sammlung herausragender Akupunkturmeister), Gao Wu, 1529, Ausgabe Shanghai, 1961
Zhen Jiu Da Cheng Jiao Shi 鍼灸大成校釋 (Große Zusammenstellung der Akupunktur, geprüft und erklärt), Yang Ji Zhou, 1601, Ausgabe Beijing, 1984
Zhong Hua Yi Dian 中華醫典 (Encyclopaedia of Traditional Chinese Medicine), DVD mit allen wichtigen Klassikern der chinesischen Medizin, VR China, 2002

Westliche Texte:

Bachmann, G.: Die Akupunktur – Eine Ordnungstherapie, Ulm, 1959
Brodde, A.: Ratschläge für den Akupunkteur, 3. Auflage, München, 1976
De Morant, G.S.: Chinese Acupuncture (L'Acuponcture Chinoise), Paradigm Publications, Brookline, 1994
De la Fuye, R.: L' Acupuncture chinoise sans mystère – Traité D' Acupuncture, Paris, 1956
Kirschbaum, B.: Die 8 außerordentlichen Gefäße in der traditionellen chinesischen Medizin, Uelzen, 1995
Larre, C. und Rochat de la Vallee, E.: Extraordinary Vessels, Monkey Press, 1997
Lorenzen, U.: Die acht Gefäße in der Klassischen Akupunktur, in: Volksheilkunde, 42. Jahrgang, 1990, Heft 10 und 11
Matsumoto/Birch: Extraordinary Vessels, Paradigm Publications, 1986
Van Nghi, N.: Pathogenese und Pathologie der Energetik in der chinesischen Medizin, Uelzen, 1974

Über Ren und Du:

„Lei Gong, der wahre Fürst sagt: Ren Mai und Du Mai liegen außerhalb der Zang Fu-Organe und es gibt Unterschiede zwischen ihnen, den Hauptleitbahnen und den Luo-Gefäßen. Oft werden sie bei den Ärzten einfach weggelassen. Das Nichtkennen dieser zwei Arten von Gefäßen kann nicht genug kritisiert werden! Es ist auch nicht wie beim Chong Mai, dem aufsteigenden Gefäß, das man haben kann oder nicht.

Ren Mai entspringt unterhalb des zentralen Pols (Ren 3) über der Haargrenze, er folgt der Innenseite des Bauches, steigt weiter nach oben zur Schranke des Ursprungs (Ren 4) und erreicht die Kehle. Oben am Kinn zieht er über das Gesicht und tritt in die Augen ein. Dies sind die Bahnen und Verknüpfungen des Ren Mai.
Du Mai entspringt im Unterbauch unter dem zentralen Knochen. Bei Frauen verbindet er sich mit der Öffnung des inneren Hofes (die Vagina), die an der Grenze der Harnröhre liegt. Eine Verknüpfung zieht zu den Genitalien (Yin Qi), vereinigt sich im Schamhaar und umkreist das Schamhaar nach hinten und nach vorn zwischen den zwei Yin (im Perineum). Ein Abzweiger umkreist das Gesäß, erreicht das Shao Yin (die Nieren-Leitbahn) und verknüpft sich mit mächtigen Yang (Blasen-Leitbahn), vereinigt sich mit dem Shao Yin an der hinteren Ecke des Oberschenkels (Steißbein), durchdringt durch das Rückgrat und verbindet sich mit der Niere. Er erhebt sich mit dem Tai Yang zur Innenseite des Auges, steigt nach oben zur Stirn und vereinigt sich oben am Scheitel. Eine Verknüpfung tritt in das Gehirn ein, ein Abzweiger kommt unten am Nacken wieder heraus. Er folgt der Schulter und dem Oberarm, umklammert das Rückgrat und erreicht die Hüfte. Hier tritt er in die Wirbelsäule ein und verknüpft sich mit der Niere.
Bei Männern folgt er dem Penis und erreicht die Region unterhalb des Schamhaars ebenso wie bei der Frau. Im weiteren Verlauf zieht der Du Mai vom Unterbauch gerade nach oben bis zur Mitte des Bauchnabels, steigt weiter nach oben, durchdringt das Herz und tritt in die Kehle ein. Von hier steigt er weiter nach oben zum Kinn und umkreist die Lippen. Weiter aufsteigend befestigt er sich unterhalb des Zentrums beider Augen. Dieses sind die Bahnen des Du Mai.

Die Krankheiten dieser zwei Leitbahnen, obwohl sie alle verschieden sind, ist die Methode ihrer Behandlung tatsächlich identisch. Denn diese Gefäße und die sechs Leitbahnen sind ursprünglich miteinander vernetzt. Und ebenso die Therapie der Shan Jia-Krankheiten des Ren Mai und auch der Urinverlust des Du Mai ebenso wie die Genesung einer steifen Wirbelsäule.

Andererseits sind diese beiden Gefäße die beherrschenden Gefäße für den Mutterleib und für den Embryo. Ohne diese können Frauen nicht empfangen und schwanger werden und Männer haben Schwierigkeiten mit ihrer Erektion und damit, ihren Samen abzuschießen.

Es ist klar, daß diese zwei Gefäße tonisierend (behandelt werden), unpassend wäre es, sie zu sedieren. Tonisieren bewirkt (beim Mann), daß die äußeren Nieren (die Hoden) groß und stattlich werden und das Yang (der Penis/die Erektion) prächtig, sedieren bewirkt, daß die äußeren Nieren einschrumpfen und weich werden und das Yang verkümmert. Tonisieren bewirkt (bei der Frau), dass der Uterus warm wird und sie empfangen und schwanger werden kann, sedieren bewirkt, dass der Uterus kalt wird und die Frau Schwierigkeiten hat, schwanger zu werden!

Zhang (Jie Bin), der wahre Fürst sagt: ein wunderbarer Abschnitt! Heutzutage kennen die Menschen nicht die Bedeutung von Ren und Du (Mai), deshalb hat der Gebrauch von Arzneimitteln keine Wirkung. Ren Mai und Du Mai zu kennen, wie kann das Heilen von Krankheiten da noch schwer sein?“[1]

---

[1] Aus: **Chen Shi Duo**: *Shí Shì Mì Lù* 石室秘錄, Kap. 15, Qing-Dynastie (1690)

Die klassischen Indikationen der folgenden Ren- und Du Mai-Punkte stammen aus den Texten:

Huang Di Nei Jing Su Wen 皇帝內經素問 (Klassiker des gelben Kaisers zur inneren Medizin, grundlegende Fragen); verschiedene Autoren, ca. 300-100 v. Chr., Periode der streitenden Reiche

Huang Di Nei Jing Ling Shu 皇帝內經靈樞 (Klassiker des gelben Kaisers zur inneren Medizin, Achse der Wirkkraft); verschiedene Autoren, ca. 300-100 v. Chr., Periode der streitenden Reiche

Nan Jing 難經 (Klassiker der Schwierigkeiten); verschiedene Autoren, ca. 100 n. Chr., Han-Dynastie

Shang Han Lun 傷寒論 (Abhandlung über schädigende Kälte); Zhang Zhong Jing, ca. 250, Wei-Dynastie

Zhen Jiu Jia Yi Jing 鍼灸甲已經 (ABC-Klassiker der Nadel- und Moxatherapie); Huang Fu Mi, 282, Jin-Dynastie

Bei Ji Qian Jin Yao Fang 備急千金要方 (Rezepte wertvoller als 1000 Goldstücke zur sofortigen Therapie); Sun Si Miao, 652, Tang-Dynastie

Qian Jin Yi Fang 千金翼方 (Ergänzungen zu den kostbaren Rezepten); Sun Si Miao, 682, Tang-Dynastie

Wai Tai Mi Yao 外臺秘要 (medizinische Geheimnisse eines Beamten); Wang Tao, 752, Tang-Dynastie

Ishimpo 醫心方 (Verschreibungen aus dem Herzen eines Arztes), Tamba Yasuyori, 984, Japan

Tong Ren Shu Xue Zhen Jiu Tu Jing 銅人輸穴鍼灸圖經 (Klassiker mit Abbildungen der Akupunkturpunkte am Bronzemenschen); Wang Wei Yi, 1026, Song-Dynastie

Zhen Jiu Zi Sheng Jing 鍼灸資生經 (Der lebensbewahrende Klassiker der Nadel- und Moxa-Therapie); Wang Zhi Zhong, 1220, Song-Dynastie

Zhen Jiu Da Quan 鍼灸大全 (vollständige Sammlung der Akupunktur); Xu Feng, 1439, Ming-Dynastie

Zhen Jiu Ju Ying 鍼灸聚英 (Sammlung herausragender Akupunkturmeister); Gao Wu, 1529, Ming-Dynastie

Yi Xue Ru Men 醫學入門 (das Eintrittstor in die medizinische Lehre); Li Yan, 1575, Ming-Dynastie

Zhen Jiu Da Cheng 鍼灸大成 (große Zusammenstellung der Akupunktur); Yang Ji Zhou, 1601, Ming-Dynastie

Xun Jing 循經 (den Leitbahnen folgen); Yan Zhen (1573-1620), Ming-Dynastie

Lei Jing Tu Yi 類經圖翼 (illustrierte Ergänzungen zum geordneten Klassiker); Zhang Jie Bin, 1624, Ming-Dynastie

Yi Zong Jin Jian 醫宗金鑒 (goldener Spiegel der medizinischen Sammlungen); Wu Qian et. a., 1742, Qing-Dynastie

Zhen Jiu Ji Cheng 鍼灸集成 (umfassende Zusammenstellung der Akupunktur); Liao Run Hong, 1847, Qing-Dynastie

Ci Ding Jie Fa 刺疔捷法 (schnelle Methode zum Stechen von bösartigen Geschwüren); Zhang Jing, 1876, Qing-Dynastie

Zhen Jiu Jing Xue Tu Kao 鍼灸經穴圖考 (Untersuchung der Leitbahnen und Punkte für die Nadel- und Moxatherapie mit Abbildungen, Huang Zhu Zhai, 1886, Qing-Dynastie

Die ebenfalls zitierten Lieder und Gedichte aus der klassischen Akupunkturliteratur sind vorwiegend in den oben genannten Werken der Ming-Dynastie enthalten:

Yu Long Ge 玉龍歌 = Lied des Jadedrachens
Yu Long Jing 玉龍經 = Klassiker des Jadedrachens
Shen Nong Jing 神農經 = Klassiker des Shen Nong
Biao You Fu 標幽賦 = Gedicht über die Zeichen aus der Dunkelheit
Tai Yi Shen Zhen 太醫神針 = die göttliche Nadel des großen Arztes
Bai Zheng Fu 百症賦 = Gedicht der 100 Krankheiten
Xi Hong Fu 席紅賦 = Gedicht des Xi Hong und viele mehr.

Referenz: *Zhong Hua Yi Dian* 中華醫典 (Encyclopaedia of Traditional Chinese Medicine), DVD mit allen wichtigen Klassikern der chinesischen Medizin, VR China, 2002

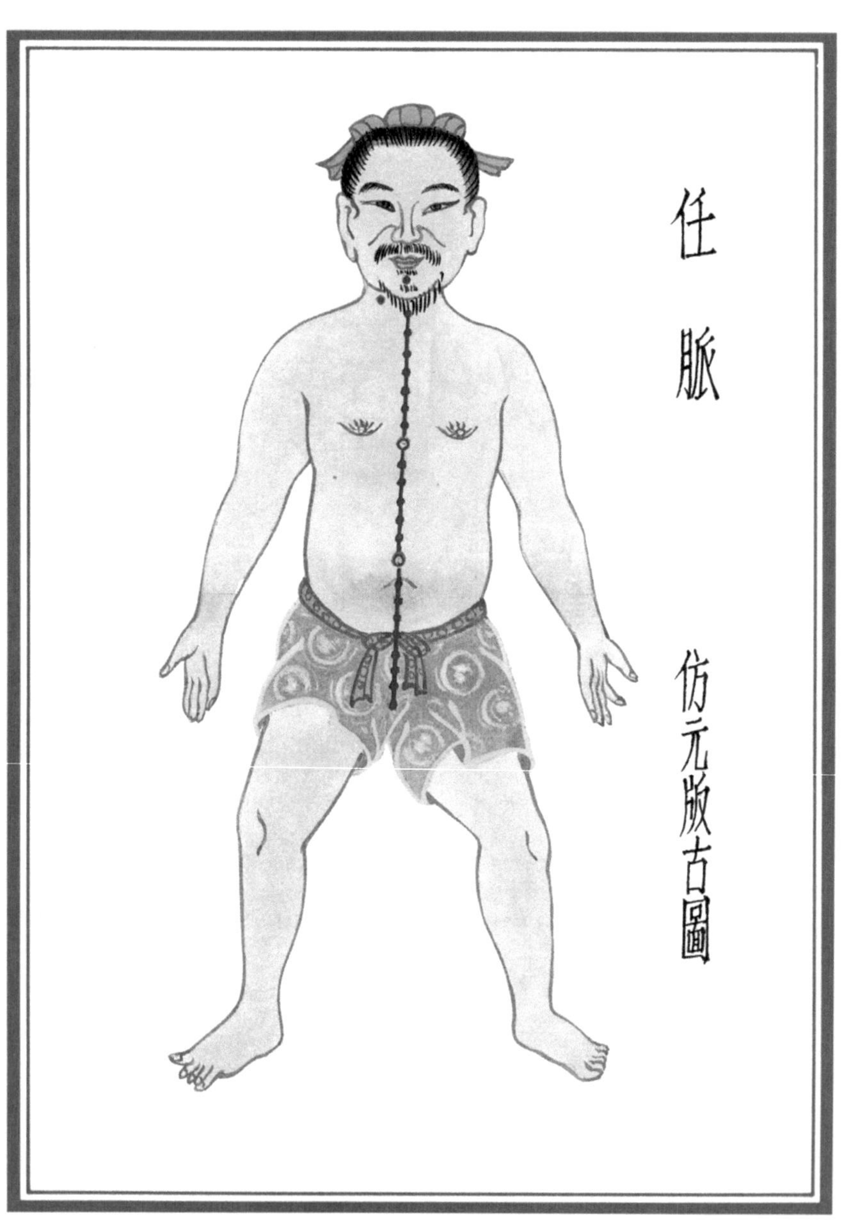

Der Ren Mai und seine Punkte

Renmai 1 *Huì Yīn* 會陰

versammeltes Yin

Alternative Namen:
píng yì 屏翳 = abwehrendes Häutchen
píng yì 平翳 = flaches Häutchen
hǎi dǐ 海底 = Meeresboden
xià yīn bié 下陰別 = Abzweiger der unteren Yin
xià jí 下極 = der untere Pol
xià jí shū 下極輸 = Shu-Punkt des unteren Pols
wěi yì 尾翳 = Häutchen am Hinterteil
jīn mén 金門 = goldenes Tor
guǐ cáng 鬼藏 = Dämonen-Versteck

Bedeutung des Namens:
Der Punkt liegt in der Mitte zwischen den beiden unteren Yin, Anus und Urethra, hier versammelt sich alles Yin. *Yīn* 陰 bezieht sich in der chinesischen Medizin auch auf die Gesamtheit der „private parts", also der Geschlechtsorgane von Mann und Frau. Hier ist ein Zugang sowohl für die Vagina als auch für den Penis, Krankheiten beider können über Ren 1 behandelt werden. Schließlich ist Hui Yin ein Versammlungspunkt von Chong Mai und Ren Mai.

„Chong Mai bildet das Meer des Blutes, Ren Mai beherrscht den Mutterleib. Das Yin ist still, das Meer ist voll, diese zwei verlassen sich aufeinander. Deshalb gibt es Kinder." (*Nüke Baiwen*)

Dieser Punkt hat somit eine große Wirkung auf alle Menstruationsprobleme und bei Unfruchtbarkeit! Das versammelte Yin (Ren 1) befindet sich am unteren Pol des Körpers und sammelt besonders das Yin-Qi. Die 100 Versammlungen am Punkt Du 20 befinden sich am oberen Pol des Körpers und sammeln besonders das Yang-Qi. Nirgendwo ist die Polarität von Yin und Yang im Körper so deutlich wie zwischen diesen beiden Punkten!

Die alternativen Namen können ein Hinweis auf das Häutchen des Perineums, aber auch auf das Jungfernhäutchen sein; der Beiname „Meeresboden" beschreibt sehr schön seine Lage am Boden des Meeres im Mikrokosmos, an dem Chong Mai und Ren Mai entspringen.

Der alternative Name „goldenes Tor“ entspricht auch einem Punkt auf der Blasen-Leitbahn. In der daoistischen Mythologie ist *Jin Men* (Bl 63) das Eintrittstor zum Palast des *Yù Qīng* 玉清 = der „Jade-Reine“, dem höchsten Gott der Daoisten; wie das Licht von der Sonne, stammen von ihm alle Wahrheiten dieser Welt ab.

In der daoistischen Alchimie ist das goldene Tor auch die Eintrittspforte zu einem der neun Paläste des oberen *Dān Tián* 丹田, die im Gehirn lokalisiert sind. Sie beherbergen den Shen auf seinem Weg zu den verschiedenen Zwischenstufen des Gold-Elexiers und der Erleuchtung. Wegen dieser Beziehungen zum Gehirn gibt es für Ren 1 deshalb auch neurologische und psychiatrische Indikationen. Schließlich haben wir in diesem Punkt einen der 13 Dämonenpunkte des *Sun Si Miao*: Wenn der Dämon nicht mehr weiß wohin, versteckt er sich im Schambereich der unteren Yin in der Hoffnung, hier nicht enttarnt und gestellt zu werden!

Besondere Qualifikationen:
- Luo- (Verknüpfungs-) Punkt des Ren Mai mit dem Du Mai (*Tong Ren*)
- Hui- (Reunions-) Punkt von Ren Mai, Du Mai und Chong Mai
- der elfte der 13 Dämonen (Gui-) Punkte des *Sun Si Miao*

Wirkrichtung:
stärkt die Niere und die Lenden, reguliert Chong und Ren Mai und so die Menses, klärt Hitze und beseitigt Nässe.

Moderne Indikationen:
erschwertes Wasserlassen und Stuhlgang, Schwellung des Anus, Hämorrhoiden, Samenfluss, Impotenz, Schwellungen am Skrotum, Dysmenorrhoe, Juckreiz im Genitalbereich, Uterusprolaps, Hernien, manisch-depressive Geisteskrankheiten, Prostatitis.

Klassische Indikationen:
Jia Yi Jing:
Hitzegefühle im Harntrakt, bei Fülle Bauchschmerzen und bei Leere heftiges Jucken, extreme Kälte am Penis, die nach oben zur Brust ausstrahlt, Menstruationsbeschwerden und Juckreiz in der Vagina, Hämorrhoiden, die die Schamgegend irritieren und Schmerzen, die gleichzeitig nach vorn und hinten ausstrahlen, erschwertes Wasserlassen und erschwerter Stuhlgang.

Zhen Jiu Da Cheng:
Übermäßiges Schwitzen im Genitalbereich, Yin-Kopfschmerzen, Erkrankungen im Schambereich mit Schmerzen, die nach vorn und hinten ausstrahlen, Stuhlgang und Wasserlassen sind erschwert, extreme Kälte im Penis, die zum Herzen ausstrahlt, Hitze im Unterbauch, Schmerzen auf der Bauchhaut, Juckreiz in den Genitalien, Hämorrhoiden, Menstruationsbeschwerden, Schwellungen und Schmerzen in der Schamgegend.

Lei Jing Tu Yi:
Übermäßiges Schwitzen im Schambereich, Schmerzen, die sowohl nach vorn als auch nach hinten ausstrahlen, man kann weder Wasser noch Stuhl lassen, langandauernde Schmerzen im After in Verbindung mit Hämorrhoiden, Kälte im Penis, die zum Herzen ausstrahlt, Schmerzen in der Vagina, blockierte Menses; nach dem Kommentar eines Klassikers heilt er Frauen, die nach der Entbindung ins Koma fallen.

Zhen Jiu Ju Ying:
Bei einem (Schein-) Toten nadelt man am Punkt *Hui Yin* (Ren 1) einen Cun tief und tonisiert den Punkt. Wenn jemand ertrunken ist, dreht man ihn auf den Rücken und lässt Wasser heraustreten. Man kann dann (den Punkt) tonisierend nadeln: Gehen Urin und Exkremente ab, bedeutet das Leben. Man braucht dann nicht weiter zu nadeln!

Zi Sheng Jing:
Juckreiz im Analbereich

Xun Kao:
ausbleibende Regelblutung, Uterusprolaps

Qian Jing Fang:
Wenn der Mann während des Geschlechtsverkehrs den Impuls zum Samenerguss verspürt, soll er den Mund fest verschließen und die Augen weit aufmachen. Er soll den Atem anhalten und die Fäuste ballen. Dann soll er konzentriert durch die Nase atmen, um das Qi aufzunehmen. Auch soll er den Anus zusammenpressen, den Bauch einziehen und sich auf den Rücken legen. Nun drücke schnell den Ping Yi-Punkt (Ren 1) mit den mittleren Fingern der linken Hand. Atme dabei tief aus und knirsche wiederholt mit den Zähnen. Auf diese Wiese wird die Essenz nach oben steigen um das Gehirn zu ernähren, so erlangt man Unsterblichkeit!

Moderne Kombinationen:
- Samenfluss: + Bl 23, Ren 4
- Hämorrhoiden: + Bl 40, Bl 57
- Uterusprolaps: + Ma 29, Ren 6

Klassische Kombinationen:
Jia Yi Jing:
- *Bì* 痹 - Erkrankungen (schmerzhafte Blockaden): + Lu 9, SJ 12, Ni 6

Zhen Jiu Da Cheng:
- Schwellungen, Schmerzen und Jucken in den Geschlechtsteilen: + Ren 3, Mi 6
- 5 Arten von Hämorrhoiden: + Bl 40, Bl 57, Bl 58, Gbl 38, Ni 7, Le 3, Gbl 43, Ren 6, Du 1

Zhen Jiu Ji Cheng:
- Koma nach der Entbindung: + Moxa auf Ren 1 und Mi 6

Lokalisationshilfe:
Der Punkt befindet sich im Zentrum des Perineum, bei Männern in der Mitte zwischen dem Hodensack und dem Anus, bei Frauen zwischen dem Ende der Commisura labiorum posterior (Verbindung der hinteren Schamlippen) und dem Anus.

Stimulus:
Zhen Jiu Da Cheng und *Lei Jing Tu Yi* sagen: Nadel-Verbot! Nur bei Koma-Patienten und Ertrunkenen kann man hier tonisierend nadeln. Andere klassische Texte empfehlen sowohl Moxa als auch die Akupunktur.

Wegen seiner delikaten Lage wird dieser Punkt relativ selten benutzt, auch wenn er wegen einiger Indikationen häufiger zu brauchen wäre. Die Vorstellung, bei einem Ertrunkenen die Nadel zu zücken, dem Opfer die Badehose auszuziehen und Ren 1 zu stechen, erscheint mir etwas gewagt; hier steht der „Täter“ mit einem Bein im Gefängnis und sicher nicht nur wegen unterlassener Hilfeleistung!

Der Praxistipp:
Prostatahyperplasie, Anal- und Uterusprolaps; heftiger Juckreiz in diesen Regionen; als Luo-Punkt zum Dumai entlastet er eine Yang-Fülle, deren Symptome sich im psychischen Bereich zeigen. *Solie de Morant* sagt: alle Probleme der Sexualorgane, bei Frauen intensiver Juckreiz der Vagina, bei Fülle akute Hautschmerzen auf dem Bauch, bei Leere heftiger Juckreiz überall auf der Haut!

Renmai 2 *Qū Gǔ* 曲骨

gekrümmter Knochen

Alternative Namen:
qū gǔ 屈骨 = gebogener Knochen
qū gǔ duān 曲骨端 = Anfang des gekrümmten Knochens
huí gǔ 回骨 = umgekehrter Knochen
niào bāo 尿胞 = Urinbeutel
suǐ yú 髓俞 = Shu-Punkt des Markes
ěr gǔ 耳骨 = ohrförmiger Knochen
huí shǒu 回首 = zum Anfang zurückkehren
qū shǒu duān 屈首端 = Anfang des gekrümmten Hauptes

Bedeutung des Namens:
Der Punkt liegt an der oberen Grenze des Schambeinknochens, der in seiner Form gekrümmt ist, daher der Name. Die alternativen Namen lassen sich ebenso erklären. An der Schambeingrenze angelegt befindet sich auch die Blase, deshalb: Urinbeutel; als Shu-Punkt des Markes haben wir bei einer Stimulation dieses Punktes eine Wirkung auf das Mark = konzentriertes Jing zu erwarten, besonders bei Leere und Schwäche!

Besondere Qualifikationen:
- Hui- (Reunions-) Punkt des Ren Mai mit der Leber-Leitbahn

Wirkrichtung:
wärmt das Yang und fördert die Wasserzirkulation, reguliert und harmonisiert die Menses, stoppt Ausfluss, stärkt die Niere

Moderne Indikationen:
Samenfluss, Impotenz, Nässe und Jucken am Skrotum, Hernien, Harnverhaltung, Bettnässen, Dysmenorrhoe, Leukorrhoe, Prostatitis, Beckenentzündung, akute Bauchschmerzen, alle Beschwerden beim Wasserlassen, Hodenhochstand, Ekzeme am Skrotum

Klassische Indikationen:

Jia Yi Jing:
erschwertes Wasserlassen, die Blase ist voll, aber nur wenig Urin geht ab, Harnverhaltung in der Schwangerschaft, blutiger Ausfluss, Trockenheitsschmerz in den Geschlechtsorganen, Harnverhaltung mit Wasserschwellungen im Abdomen.

Zhen Jiu Da Cheng:
Samenfluss, Schwäche und Leere in den 5 Zang-Organen, extreme Kälte und Müdigkeit durch Leere, Völle im Unterbauch, erschwertes Wasserlassen mit tröpfelndem Urin, Geschwüre und Hernien, Schmerzen im Unterbauch, blutiger Ausfluss

Lei Jing Tu Yi:
Völle und Schwellungen im Unterbauch, Wasserschwellungen, tröpfelnder Urin, Schmerzen im Unterbauch, Jing-Verlust mit Leere-Kälte, roter und weißer Ausfluss der Frau, *láng shàn* 狼疝-Krankheit[1]

Tong Ren:
Leistenhernie, Uterusprolaps, Schmerzen im Unterbauch

Wai Tai Mi Yao:
Die Nachgeburt kommt nicht heraus, roter und weißer Ausfluss der Frau, der Punkt beherrscht die Harnblase bei allen Formen von erschwertem Wasserlassen, übermäßiges Geschlechtsverlangen oder bitterste Abneigung gegen die geschlechtliche Vereinigung, Wasserschwellungen, depressive Geisteskrankheiten (Dian) ohne schaumiges Erbrechen.

Xun Jing:
Die 7 Shan-Erkrankungen, Schwellungen der Hoden, Nässe und Juckreiz im Schambereich

Qian Jin Fang:
Bei allen Wasserschwellungen und Ödemen 100 Moxa abbrennen!

Zi Sheng Jing:
Wasser-Qi kleiner Kinder, die 4 Gliedmaßen sind kalt und der Oberbauch ist geschwollen.

---

[1] „Wolfs-Hernie“; eine traditionelle Krankheit mit Schmerzen im Unterbauch. Die beiden unteren Yin sind auch betroffen, d. h. erschwertes Wasserlassen und schwieriger Stuhlgang sind mit dabei. Die Ursache ist eine Qi- und Blutschwäche oder übermäßig kalte Speisen.

Moderne Kombinationen:
- Enuresis: + Ma 29, Mi 6
- Harnverhaltung: + Le 12
- Samenfluss und Impotenz: + Bl 23, Ren 4, Ni 7
- Dysmenorrhoe: + Le 1
- Leukorrhoe: + Gbl 26, Le 5, Mi 9
- Unfruchtbarkeit durch verklebte Eileiter: + Ma 29, Ren 4
- Priapismus: + He 8, Mi 6, Ni 6, Le 5

Klassische Kombinationen:
Zi Sheng Jing:
- Unfähigkeit Wasser zu lassen: + Ren 5, Ren 4, Ren 3, Mi 6

Qian Jin Fang:
- Schreck-Epilepsie und manische Geisteskrankheit: + Le 2, Du 8, Ni 10

Zhen Jiu Ji Cheng:
- roter und weißer Ausfluss: + Le 3, Ren 4, Ni 7, Mi 6, Ma 25

Lokalisationshilfe:
Auf der Mittellinie, am unteren Abdomen, an der oberen Grenze des Schambeins; **merke:** die Strecke von Ren 2 bis zur Mitte des Bauchnabels (Ren 8) beträgt 5 proportionale Cun! Diese Unterteilung ist wichtig zum Auffinden der nächsten, ungleich wichtigeren Punkte auf dem Ren Mai, nämlich Ren 3 - Ren 7.

Stimulus:
Vor der Nadelung sollte der Patient die Blase entleert haben!

Der Praxistipp:
jede Form der Leukorrhoe, Prostata-Hyperplasie, jede Form der Harnverhaltung und Schwierigkeiten beim Wasserlassen;

Solie de Morant sagt: Alle Organe sind schwach und leer, extreme Kälte durch Schwäche, dieser Punkt massiert den ganzen Körper! Der Uterus zieht sich nach der Geburt nicht zusammen, übermäßiger Wochenfluss, beim Mann Prostatitis und unfreiwilliger Samenverlust.

Renmai 3 *Zhōng Jí* 中極

zentraler Pol

Alternative Namen:
qì yuán 氣原 = Ursprung des Qi
qì yú 氣魚 = Qi-Fisch[1]
yù quán 玉泉 = Jade-Quelle
páng guāng mù 膀胱募 = Mu-Punkt der Blase

Bedeutung des Namens:
Zhōng 中 = die Mitte, Zentrum, Mittelpunkt, inmitten, dazwischen liegend, geeignet sein; das Bild zeigt eine Zielscheibe, die genau in der Mitte von einem Pfeil durchbohrt ist (Wieger, L. 109 A). In der chinesischen Medizin bezieht sich Zhong als Mitte häufig auf Lokalisationsangaben oder auf die Wandlungsphase Erde

Jí 極: extrem, das Höchste, ein Gipfelpunkt, ein Pol, eigentlich ein Dachfirst; das Bild: Ein Mensch beobachtet mit äußerster Konzentration die günstigen Zeichen von Himmel und Erde (Wilder, No. 900). Im *Tai Ji Quan* wird aus der Polarität die perfekte Harmonie von Yin und Yang angestrebt; Friede auf Erden!

Ren 3 befindet sich genau in der Mitte des Menschen, wenn man ihn von der Fußsohle bis zum Scheitel bemisst. Wie auch der Polarstern am Himmel ist dieser Punkt ein Zentrum des Geschehens, die Grundlage des fundamentalen Qi im Mikro-Makrokosmos, die Achse des Himmels im Menschen! Mit dem Homophon *Jí* 急 = eilig, drängend, plötzlich, wird der Punktename in der Literatur auch mit den Beschwerden eines plötzlichen Harndranges in Verbindung gebracht.

---

[1] Ein Name für den **Ballonfisch**, chin. *Hé Tún Yú* 河豚魚, japanisch *Fugu*, englisch *globe fish*; ein hochgiftiger Fisch, der seit Menschengedenken vielen Gourmets den Tod gebracht hat, besonders, wenn er falsch zubereitet wurde. Äußerst giftig sind die Leber und die Geschlechtsorgane, die den ganzen Fisch vergiften, wenn sie beim Ausnehmen beschädigt werden. Wird der lebende Fisch im Wasser berührt, bläht er sich wie ein Luftballon auf und schwebt an die Oberfläche. Er ist auch bekannt wegen seines außerordentlichen Wohlgeruchs. *Li Shi Zhen* sagt über den Ballonfisch: Er ist süß, erwärmend und sehr giftig (die Leber), er ist ein Tonikum für Schwache und Alte, besonders bei Rückenschwäche; er trocknet Ödeme und hilft gegen Würmer. Die verbrannte Leber, gemischt mit Tausendfüßler und Sesamöl heilt Krätze, Ekzeme und Eiterbeulen (*Bencao Gangmu*, Kap. 44).

Die alternativen Namen geben die Bedeutung des Punktes noch besser wieder: „Ursprung des Qi“ = hier sitzt die Wurzel der Qi-Produktion in der Tiefe; „Jade-Quelle“ = etwas besonders Wertvolles entspringt hier; „Mu-Punkt der Blase“ ist selbsterklärend und zum „Qi-Fisch“ siehe die Fußnote auf der vorherigen Seite über den Ballonfisch.

Besondere Qualifikationen:
- Hui- (Reunions-) Punkt des Ren Mai mit der Leber-, Milz- und Nieren-Leitbahn
- Mu- (Alarm-) Punkt der Blase

Wirkrichtung:
Stärkt das ursprüngliche Yang *yuán yáng* 元陽, harmonisiert die Blasenfunktion, reguliert die Menses, klärt Hitze und beseitigt Nässe im unteren Erwärmer.

Moderne Indikationen:
Samenfluss, Enuresis, Impotenz, Ejakulatio Präcox, Hernien, Schwierigkeiten beim Wasserlassen, Menstruationsstörungen, Leukorrhoe, Uterusprolaps, Sterilität, hartnäckige Lochien, Durchfälle, Rektumprolaps, Ödeme, Kälteempfindungen im Rücken, Plazentaretention, Nephritis, Prostata-Hyperplasie, Zystitis, Prostatitis

Klassische Indikationen:
Jia Yi Jing:
Leistenhernie, Schmerzen um den Bauchnabel, die zur Brust ausstrahlen, Ben Tun-Krankheit[1], starke Kurzatmigkeit, leichenähnliche Ohnmacht, Kältegefühl im mittleren Erwärmer, Schmerzen und Unruhe in der Brust, Hunger ohne Verlangen zu essen, Völlegefühl im Bauch, das in die Rippengegend ausstrahlt, sehr starke Schmerzen im unteren Erwärmer, die zur Wirbelsäule ausstrahlen oder Schmerzen in der Wirbelsäule, die zum Bauch ausstrahlen, unfreiwilliger Samenerguss. Schmerzen

[1] *Bēn tún* 奔豚 = „laufendes Ferkelchen“ ist ein traditioneller Begriff in der chinesischen Medizin für alle funktionellen (psychosomatischen) Magen-Darm-Beschwerden. Der Patient hat viele Blähungen und das Gefühl, als ob sich Gas vom Bauch bis zur Brust oder sogar bis zur Kehle bewegt. Der Patient kann Koliken haben, abwechselnd Hitze und Kälte, Schwäche und Kurzatmigkeit, die lange anhält und ein schweres Krankheitsgefühl. Häufig werden die Beschwerden begleitet von erheblicher psychischer Unruhe. Die Ursache ist entweder pathogene Kälte, die in der Nieren-Leitbahn nach oben drängt (*shèn qì bēn tún* 腎氣奔豚) oder gegenläufig nach unten gehendes Qi in der Leber-Leitbahn (*gān qì bēn tún* 肝氣奔豚). Nach dem *Nan Jing* ist die Ben Tun-Krankheit eine der fünf Stagnationen, verursacht durch eine Nierenstörung.

und Jucken in der Vagina, Schmerzen und Hitze im Abdomen, unnormaler ständiger Ausfluss von Milch, Unfruchtbarkeit, Fehllage des Uterus, Kälte im Unterbauch, ausbleibende Regelblutung

Zhen Jiu Da Cheng:
Ansammlung von Kälte-Qi, das zeitweilig zur Brust zieht, Hitzeempfindungen im Bauch, Massenbildung unterhalb des Bauchnabels, Ben Tun-Krankheit, übermäßiges Schwitzen im Genitalbereich, Schwellung der Vagina, Yang-Mangel, häufiges Wasserlassen, Unfruchtbarkeit der Frau und unfreiwilliger Samenfluss beim Mann, hartnäckiger Ausfluss nach der Geburt, die Plazenta löst sich nicht, unregelmäßige Menses, Massenbildungen durch Blutstase, Schwellungen und Schmerzen im Schambereich, Kälte im Unterbauch, Hitze und Jucken im Genitalbereich, Hunger ohne Verlangen zu essen, leichenähnliche Ohnmacht, die Regel kommt und man geht ins Schlafzimmer (hat Sex), die Blase ist voll, der Urin geht nicht ab. Bei Unfruchtbarkeit der Frau: Nimm diesen Punkt viermal und die Frau wird schwanger!

Lei Jing Tu Yi:
Das Yang-Qi ist leer und erschöpft, Kälte-Qi stürmt von Zeit zu Zeit zum Herzen, schweres Koma, das Jing fehlt, sodass man kinderlos bleibt, Ansammlungen unterhalb des Bauchnabels und Wasserschwellungen. *Shàn jiă* 疝瘕[1]- und *wŭ lín* 五淋[2]-Erkrankungen, das Ursprungs-Qi der verheirateten Frau ist unten leer und kalt, hartnäckiger weißer und trüber Ausfluss, nach der Geburt kommt der Wochenfluss nicht in Gang, die Nachgeburt geht nicht nach unten, die Menses ist blockiert und nicht durchgängig, Schwellungen und Schmerzen in der Vagina, der Uterus drückt auf die Blase, sodass man kein Wasser lassen kann.

Qian Jin Fang:
Wenn die verheiratete Frau nicht schwanger wird und häufig Fehlgeburten hat, moxe die Jade-Quelle (Ren 3) mit 50 Kegeln, wiederhole dies dreimal! Für die geistige Verfassung der Frau ist dieser Punkt absolut wichtig! Bei Blähungen, Wasserschwellungen und Völlegefühl im Bauch moxe 100 Kegel; bei Schmerzen im unteren Rücken mit Störungen beim Wasserlassen und Harnverhalten in der Schwangerschaft moxe 7 Kegel!

---

[1] Hernien und Massenbildungen im Unterleib: Nässe-Hitze sammelt sich im unteren Erwärmer und führt zu Hitze und Schmerzen vorort, im westlichen Sinne auch eine Prostatitis oder eine Urethritis.

[2] Die 5 Arten von Störungen der Harnausscheidung: Die Symptome sind tröpfelnder Urin, Schmerzen und Drängen beim Wasserlassen, Blut im Urin, Blasensteine etc; westliche Krankheitsbilder sind z. B. Steinbildung, Prostata-Hyperplasie, Zystitis, Urethritis, Prostatitis.

Yu Long Fu:
Ren 3 ist gut für blutigen und trüben Ausfluss!

Yu Long Ge:
Blutiger und trüber Ausfluss entsteht meist durch Schwäche. Ren 3 wird deshalb viel häufiger zum Tonisieren verwendet als zum Sedieren, bei Bedarf oft in Verbindung mit Moxibustion.

Tong Xue Zhi Yao Fu:
Einst habe ich gesehen, wie Menschen mit leichenähnlicher Ohnmacht über diesen Punkt behandelt wurden. Wann immer dieser Punkt gebrannt (gemoxt) wurde, bekamen die Patienten ihr Leben zurück!

Shi Si Jing Yao Xue Zhu Zhi Ge:
Ren 3 ist sehr wirksam bei allen Krankheiten mit Kälte im Unterbauch und Leere in der unteren Ursprungs-Region.

Zhen Jiu Ju Ying:
Kälte-Qi führt zu Massenbildungen, Hitze im Bauch, das laufende Ferkelchen kratzt am Herzen, das Yang-Qi ist leer und erschöpft, häufiges Wasserlassen, es fehlt das Jing und schneidet (die Frau) von Kindern ab, Blutstagnation bildet Massen, im Unterleib ist bittere Kälte, Jucken und Hitze in den Genitalien. Kurz vor der Regel geht sie gern ins Schlafzimmer (will Sex), dünn und ausgezehrt mit Kälte und Hitze, die Blase ist gedreht, sodass man nicht Wasserlassen kann, bei der verheirateten Frau unterbricht dieser Punkt ihre (negative) emotionale Verfassung: Viermal genadelt, dann bekommt sie Kinder!

Tong Ren:
extreme Yang-Schwäche, Ödeme

Ishimpo:
weibliche Unlust, Abneigung gegen den Geschlechtsverkehr, Hitze und Schmerzen im Bauch, frühzeitiger Samenerguss, Nieren- und Blasensteine, Druck am Herzen, Verformung der weiblichen Genitale

Xun Jing:
große Schwäche im unteren Ursprung, nächtlicher und vorzeitiger Samenerguss, die fünf Harnblockaden Wu Lin und die sieben Hernien Qi Shan.

Moderne Kombinationen:
- Bettnässen der Kinder: + Mi 6, Du 20
- unfreiwilliger Samenfluss: + Ren 4, Bl 23, Mi 6
- Menstruationsbeschwerden: + Bl 32, Mi 10, Mi 6
- Dysmenorrhoe: + Bl 54
- Prostatitis: Du 1, Ni 3
- frühzeitiger Samenerguss : + Mi 9, Ni 11
- häufiges Wasserlassen: + Mi 9, Mi 6
- blockiertes Wasserlassen: + Mi 6, Bl 39
- Dysmenorrhoe verschiedener Genese: + Bl 32, Mi 8
- Plazentaretention: + Gbl 21, Mi 6

Klassische Kombinationen:
Jia Yi Jing:
- Kopfschmerzen, Koma: + Bl 61

Qian Jin Fang:
- schwieriges Wasserlassen, Samenfluss, Schmerzen im unteren Rücken, dabei Probleme beim Wasserlassen: + Le 5, Mi 7, Bl 36, Bl 67, dann 7 Moxa auf Ren 3 und 50 Moxa auf den Punkt unter dem 15. Wirbel[1]

Yi Xue Gang Mu:
- bei Zwischenblutungen der Frau tonisieren: + Mi 6, Bl 23, Ren 4
- zu schwache Menstruationsblutung: + Mi 6, Bl 23
- Menstruationsstörungen: + Mi 6, Bl 23, Ren 4

Zhen Jiu Da Cheng:
- alle Menstruationsstörungen: + Bl 23, Ren 4
- Zwischenblutungen: + Zi Gong (Extra-Punkt)
- Die Nachgeburt kommt nicht: + Mi 6, Gbl 21
- Leere-Schmerzen im Penis: + Ni 3, Ni 7, Mi 6, Bl 40, Ren 1
- Die Menstruation wird immer weniger: + Bl 23, Di 4, Mi 6
- Schwellung, Rötung und Schmerzen in der Vagina: + Ren 1, Mi 6
- unaufhörliche Blutungen aus dem Uterus: + Zi Gong, Ren 5, Bl 23
- unregelmäßige Regelblutung: + Mi 6, Gbl 26, Ren 6, Bl 23
- blockierte Regelblutung: + Mi 6, Gbl 41
- unaufhörliche Durchfälle: + Ma 25, Ren 12
- Häufiger Harndrang: + Bl 23, Mi 9, danach nadele Mi 6 und Ren 4.
- Besonders wirksam bei nächtlichen Samenergüssen durch Nässe-Hitze im Minister-Feuer: Moxa auf Ren 3, Ren 2, Bl 43, Bl 23

[1] Gemeint ist der Extra-Punkt *xià jí shū* 下極俞 zwischen dem 3. und 4. Lendenwirbel nach dem *Beiji Qianjin Yao Fang*.

Zi Sheng Jing:
- Unfähigkeit, Wasser zu lassen: + Ren 2, Ren 5, Ren 4, Mi 6
- Schwieriges Wasserlassen und Samenfluss: + Le 5, Mi 7, Bl 36, Bl 67
- unfreiwilliger Samenfluss: + Bl 67, Le 8

Yu Long Jing:
- leichenähnliche Ohnmacht (Koma): Ren 3 nadeln, Ren 4 Moxa!

Zhen Jiu Ju Ying:
- die Nachgeburt kommt nicht heraus: + Gbl 21.

Zhen Jiu Ji Cheng:
- übler Wochenfluss, der nicht aufhört: + Ren 7, Ren 5.

Lokalisationshilfe:
Auf dem Unterbauch und der vorderen Medianlinie, 4 Cun unterhalb des Nabels oder 1 Cun oberhalb von der Schambeingrenze (Ren 2)

Stimulus:
Nach dem de Qi sedieren (*Tong Ren*); er ist wertvoller für die Moxibustion (*Yu Long Ge*), besonders bei extremer Kälte und Schwäche des Ursprungs-Yang. *Lei Jing Tu Yi* sagt: Der Punkt verträgt bis zu 300 Moxakegel, bei Schwangeren darf man Ren 3 nicht moxen! Vor der Nadelung sollte der Patient die Blase entleert haben!

Der Praxistipp:
Alle Beschwerden mit Nässe-Hitze im unteren Erwärmer: Zystitis, Prostatitis, Leukorrhoe, Eierstockentzündung, Prostata-Hyperplasie. Der Punkt hat eine ähnliche Wirkung auf das *yuán qì* 原氣 wie der folgende Punkt *Guan Yuan* (Ren 4) oder *Ming Men* (Du 4)! Der reale Mittelpunkt bzw. das Empfinden der eigentlichen Mitte wird über diesen Punkt angeregt.

Solie de Morant sagt: Viele Moxa auf den Punkt behandeln viele Probleme: Plötzliche Erschöpfung der Yang-Energie, Koma, Alarm-Punkt der Blase, besonders bei emotionalen Problemen, Kälte oder Depressionen, alle Probleme der weiblichen Brust, Probleme vom Stillen, Unfruchtbarkeit. Bekommt die Frau keine (männlichen) Kinder, löst viermaliges Nadeln das Problem. Viele Probleme nach der Geburt, viele Menstruationsprobleme; beim Mann: zuviel Prostataflüssigkeit, keine Erektion, Prostatitis, Krämpfe in den Herzkranzgefäßen.

Renmai 4 *Guān Yuán* 關元

Schranke des Ursprungs

Alternative Namen:
guān yuán 關原 = versperrter Ursprung
dān tián 丹田 = Dan Tian
sān jié jiāo 三結交 = dreifache Freundschaft
huāng zhī yuán 肓之原 = Ursprung der Lebenszentren
xià huāng 下肓 = unteres Lebenszentrum
xià jì 下紀 = die unteren Aufzeichnungen
dà hǎi 大海 = großes Meer
dà zhōng 大中 = große Mitte
dà kùn 大涃 = großes Wasser
dà zhōng jí 大中極 = großer mittlerer Pol
zi hù 子戶 = Tür der Kinder
zi gōng 子宮 = Kinderpalast (Uterus)
zi chǔ 子處 = Kinderwohnung
zi cháng 子腸 = ein Herz für Kinder
wǔ chéng 五城 = Stadtmauer der Fünf
cì mén 次門 = folgendes Tor
xuè shì 血室 = Blutkammer
xuè hǎi 血海 = Blutmeer
lì jī 利機 = das Kreuz lösen
mìng mén 命門 = Tor des Lebens
kūn lún 崑崙 = Kun Lun-Gebirge
chuí jiǎng 垂獎 = loben und preisen
chí shū 持樞 = stützende Achse
bāo mén 胞門 = Tor zur Blase
qì hǎi 氣海 = Meer des Qi
chǎn mén 產門 = Tor der Geburt
bó yāng 脖胦 = am Nabel
niào shuǐ 溺水 = Wasserlassen
jīng lù 精露 = Jing erscheint (wie feiner Tau)
xiǎo cháng mù 小腸募 = Mu-Punkt des Dünndarms
tǐ duò 體惰 = körperliche Trägheit

Bedeutung des Namens:
Welch eine Vielfalt von Namen für diesen einen Punkt!
Guān 關 = schließen, verriegeln Sperre, Pass, Passtor, Schranke; das Schriftzeichen zeigt ein Tor, darin ein Gewebe, in das mit einem Weberschiffchen Fäden eingeschossen werden. Das Bild erinnert an ein verschlossenes Stadt- oder Grenztor, das nur mit dem richtigen Passwort Durchlass gewährt. In den Namen der Akupunkturpunkte beschreibt *Guan* für gewöhnlich eine Schranke, durch die das Qi und andere Einflüsse nur unter besonderen Umständen und Gelegenheiten ein- und austreten können. Im Gegensatz dazu sind die Punkte, die *Mén* 門 im Namen haben, Tore, durch die das Qi und andere Einflüsse ungehindert und frei hindurchgehen können.
Yuán 元 ist der Ursprung, ein Anfang, ursprünglich, ein Führer, hauptsächlich; das, was über dem Menschen das Wesentliche darstellt; das Urprinzip. In der chinesischen Medizin steht Yuan für das Ursprungs-Qi (Yuan-Qi), das seine Wurzeln in der Niere hat.

Ren Mai 4 ist die Hauptschranke für das Yuan-Qi. Anders als für den *shén* 神 gibt es für das *jīng* 精 kein freies Ein- und Austreten. Die Essenz wird gezielt eingesetzt oder bleibt in den Speichern. Yuan-Qi = „aktiviertes Jing“ gibt den Zündfunken für alle Aktivitäten des Körpers. Ohne Begrenzung wäre der Vorrat schnell verausgabt, die Schranke des Ursprungs *Guan Yuan* (Ren 4) sorgt für einen optimalen Durchgang und Einsatz der Essenzen. Die vielen Namen tragen der Tatsache Rechnung, dass unter diesem Punkt ein vitales Zentren, insbesondere der Frau, liegt. So ist Ren 4 eher ein „Frauen-Punkt“ wie Du 4 ein Hauptpunkt für männliche Probleme ist. Die Beziehung zum Uterus wird durch mehrere Namen, die Kinder enthalten, hergestellt. Dass die Essenz der Frau das Blut darstellt, ist eine bekannte Tatsache in der chinesischen Medizin. So sagt *Qi Zhong Fu* im *Nǚkē Bǎiwèn* 女科百問[1]:

„Das Betrachten von Essenz und Blut ist mehr als die Hälfte von dem, was (in der Frauenheilkunde) zu bedenken ist!“

Namen wie „Blutkammer“, „Blutmeer“, „die Gelegenheit nutzen“ und „Geburtstor“ gehen in diese Richtung. Schließlich ist für alle Qigong-Praktiker das untere Dan Tian in dieser Region, ein Zentrum, in das wir hineinatmen, um das große Reservoir unserer Essenzen zu stabilisieren und zu nähren.

---

[1] *Nüke Baiwen* = 100 Fragen zur Frauenheilkunde, ein gynäkologisches Handbuch aus der Song-Dynastie (960-1270 n. Chr.). Eine vollständige deutsche Übersetzung des *Nüke Baiwen* wird in Kürze erscheinen.

Drei Freunde treffen sich hier: Leber-, Nieren- und Milz-Leitbahn, alle drei sind in die Belange der weiblichen Regel und Fortpflanzung involviert: Die Niere speichert Jing, die Leber speichert Blut, die Milz speichert Nährendes, mehr kann man an dieser Stelle für einen kräftigen Nachwuchs nicht erwarten!

Besondere Qualifikationen:
- Hui- (Reunions-) Punkt des Ren Mai mit der Leber-, Milz- und Nieren-Leitbahn
- Mu- (Alarm-) Punkt des Dünndarms
- Hui- (Reunions-) Punkt des Ren Mai mit den 3 Yin des Fußes und der Yang Ming (Magen-) Leitbahn (nach dem *Lei Jing Tu Yi*)

Wirkrichtung:
kräftigt das Yuan Qi, wiederbelebt das Yang bei Kollaps, reguliert Chong und Ren Mai, fördert den Fluss von Qi und Blut, zerstreut Kälte, festigt die Essenz

Moderne Indikationen:
Dysmenorrhoe, Amenorrhoe, Uterusblutungen, unregelmäßige Menses, Unfruchtbarkeit, hartnäckiger Ausfluss nach der Entbindung, Uterusprolaps, Plazentaretention, Impotenz, unfreiwilliger Samenfluss, Harnverhaltung, häufiger Harndrang, Hernien, Diarrhöe, kindliche Durchfälle, Rektumprolaps, Schmerzen im Unterbauch, Apoplexie mit Bewusstlosigkeit, aufsteigende Gase im Abdomen, Ödeme, Cholera, Kurzatmigkeit, kolikartige Bauchschmerzen, Schlaflosigkeit, Amnesie, Hypertonie

Klassische Indikationen:
Ling Shu (Kap. 21):
Drei Cun unter dem Nabel liegt *Guan Yuan* (Ren 4); er behandelt Verletzungen im Körper, zu starke Blutungen, Windschlag und Kälte mit Schwäche der 4 Gliedmaßen, so dass man träge und unbeweglich ist.

Jia Yi Jing:
Ben Tun-Erkrankung, Kältegefühl im Abdomen, gelegentliches Erbrechen, Verletzungen des Körpers mit Blutstagnationen, häufiger Harndrang, Schmerzen am Rücken und am Nabel strahlen zu den Geschlechtsteilen aus, Bauchkrämpfe mit darauffolgendem Durchfall, Schmerzen und Völlegefühl im Bauch, die zu den Rippen ausstrahlen, Schwindel und Kopfschmerzen, Wärmegefühl im ganzen Körper, schwere Hernienschmerzen, Harnverhaltung in der Schwangerschaft, Unfruchtbarkeit, Nasenbluten

Zhen Jiu Da Cheng:
Extreme Kälte, Schwäche und Erschöpfung, kolikartige Schmerzen unter dem Nabel, die zu den Geschlechtsteilen ausstrahlen, Schmerzen durch Massenbildungen oder Kälte im Abdomen, Samenfluss, trüber Ausfluss, Bluststasen und Hernien, Kopfschmerzen durch Wind, konzentrierter, dunkler Urin, der schwer herauskommt, heißer weißer Ausfluss, Lin-Erkrankungen, Harnverhaltung durch Steine in den Harnwegen, Durchfälle, Ben Tun-Erkrankung strahlt zum Herzen aus, Menstruationsprobleme, von der Schwangerschaft abgeschnitten, Essenzverlust, Erschöpfung und Hitze, das Tor zum Uterus ist blockiert und kalt, Blutungen während der Schwangerschaft, übler Ausfluss im Wochenbett, der nicht aufhört.

Lei Jing Tu Yi:
Massenbildungen und Kälte, alle Schwäche- und Mangelzustände, Schmerzen unter dem Nabel, die in die Geschlechtsteile eintreten, kaltes Qi tritt in den Bauch ein, Ben Tun-Erkrankung im Unterbauch, nächtliche Träume führen zum Jing-Verlust, weißer und trüber Ausfluss, die fünf Lin- und die sieben Shan-Erkrankungen, Blut im Urin, tröpfelndes Wasserlassen, Harnverhalten; Ausfluss bei der Frau und Massenbildungen, das Monatswasser kommt nicht durch und die Frau wird nicht schwanger.

Oder die Frau blutet während der Schwangerschaft, oder nach Geburt will der Wochenfluss nicht aufhören; oder Kälte im Blut unterbricht die Regelblutung. Einer sagt, bei Massenbildungen, Kälte und großer Schwäche ist (dieser Punkt) zu moxen; bei Schwangeren sollte man hier nicht nadeln, denn Nadeln verursacht, dass der Embryo herausfällt. Dies kann verglichen werden mit der Nadelung des Kun Lun-Punktes (Bl 60), bei dem (der Embryo) sofort herausfällt.

Einer sagt, er heilt Erkrankungen im Genitalbereich durch schädigende Kälte, häufigen Harndrang und weißlich-trüben Ausfluss der verheirateten Frau; bei allen Krankheiten ist es passend, mit Moxa zu behandeln. Man kann bis zu 1000 Kegel nehmen, bei jungen Patienten auch nicht weniger als 200-300 Kegel. Dies scheint beim lebenden Menschen viel zu sein, aber es ist wichtig, diese Regel einzuhalten und häufig Moxakegel abzubrennen. Außerdem nimmt man den unteren *San Li* (Ma 36) hinzu, von ihm sagt man, er ist ebenso wichtig, um das Dan Tian gesund zu halten. Der San Li-Punkt sollte niemals trocken sein!

Shi Si Jing Yao Xue Zhu Zhi Ge:
Ren 4 wird verwendet bei jeder Form von Schwäche, Durchfall, trübem Ausfluss und Samenergüssen.

Xi Hong Fu:
Ren 4 ist gut bei unfreiwilligem Wasserlassen.

Shen Nong Jing:
Er heilt Schmerzen im Hypochondrium durch Massenbildungen[1]; man kann dazu 21 Moxa setzen.

Qian Jin Fang:
Wenn hartnäckige Durchfälle nach vielen Therapien nicht besser werden, moxe 300 Kegel auf Ren 4, teile die Moxa auf 10 Tage auf. Ebenso heilt er Kälte-Durchfälle und Bauchschmerzen genauso wie drückende Schmerzen unter dem Bauchnabel, die in die Geschlechtsteile ausstrahlen. Ebenso heilt er Cholera, moxe dann 37 Kegel! Ebenso heilt er verschiedene Lin-Erkrankungen und die 36 Krankheitsarten unter dem Bauchnabel, moxe 50-100 Kegel! Einer sagt, wenn das Tor zum Uterus verschlossen ist und kalt und die Frau keine Kinder bekommt, moxe *Guan Yuan* (Ren 4) und lasse dann berichten!

Mai Jing:
Krankheitszeichen der drei Schranken und ihre Therapie:
Wenn der Guan-Puls zwiebelstengelähnlich ist (*kōu mài* 芤脈) und dabei ständig Blut im Stuhl, nadele Ren 4. Wenn der Guan-Puls sich verkriecht (*fú mài* 伏 脈), sind Wasseransammlungen im mittleren Erwärmer und Entenstuhl-Durchfall, nadele Ren 4. Wenn der Guan-Puls nass und weich wie Watte ist (*rú mài* 濡脈), kommt die Bitternis von Leere und Kälte und einem erschöpften Milz-Qi; die Krankheit ist ein schwerer Durchfall; nadele dann Ren 4 tonisierend! Der Chi-Puls ist schlüpfrig (*huá mài* 滑脈), es herrscht eine Qi- und Blutfülle; die monatliche Regel der Frau ist dann mühsam und der Mann hat Blut im Urin; nadele dann Ren 4 sedierend! Der Chi-Puls ist schwächlich (*ruò mài* 弱脈), dann ist das Yang Qi nicht genug und Hitzegefühl in den Knochen sowie Unruhe entstehen; nadele hier Ren 4 tonisierend! Wenn der Chi-Puls sich verkriecht (*fú mài* 伏 脈), dann sind Schmerzen im Unterbauch, Massenbildungen und Hernien und die Nahrung wandelt sich nicht um; nimm dann Ren 4 und tonisiere! Wenn der Chi-Puls nass und weich wie Watte ist (*rú mài* 濡脈), kommt die Bitternis vom erschwerten Wasserlassen; nadele hier Ren 4 sedierend!

[1] *Pì qì tòng* 癖氣痛 = ein traditionelles Krankheitsbild auch mit „Suchtklumpen“ übersetzt; die Symptome sind intermittierende Schmerzen in der Rippengegend mit Massenbildungen, die nur im Schmerzanfall auftreten. Die Ursache ist meistens ein Ernährungsfehler, d. h. zuviel kalte und feuchte Speisen schädigen Milz und Magen, sodass Qi und Blut verklumpen.

Zi Sheng Jing:
Harnverhalten bei schwangeren Frauen (100 Moxa), nach der Geburt geht der Wochenfluss nicht ab, nach der Geburt hört der Wochenfluss nicht auf, die Nachgeburt kommt nicht heraus, Kinderlosigkeit, die Regel kommt nicht durch, roter und weißer Ausfluss, Blutstagnation führt zu Klumpenbildungen, Harnverhalten, Blasensteine, alle Nierenerkrankungen, Lin-Erkrankungen mit Blut im Urin, Nahrungsblockaden führen zu Massenbildungen im Unterbauch, körperliche Verletzungen mit Blut im Urin, Leere-Durchfälle mit aufgeblähtem Bauch, Kälte-Qi hat sich im Leib eingenistet, alle Shan-Erkrankungen (Hernien).

Moderne Kombinationen:
- Samenfluss, Impotenz, Enuresis: + Bl 23, Du 26, P 6, Ren 12, Mi 6
- Bauchschmerzen und Durchfälle: + Ma 25, Ma 36, Bl 27, Bl 25
- Ben Tun-Krankheit: + Le 1
- Blutungen aus der Blase: + Le 12, Le 13, Ren 3
- zur allgemeinen Gesunderhaltung: + Ma 36
- Zwischenblutungen: + Mi 1, Mi 10, Ma 36
- Affektionen der Harnwege: + Mi 9, Mi 6
- Harnverhaltung: + Bl 39
- Hernien durch feuchte Hitze: + Ma 29, Le 3, Mi 9, Mi 6
- Impotenz: + Du 4, Bl 23, Ni 3, Du 20
- Schmerzen beim Wasserlassen : + Lu 7, Le 8, Mi 6

Klassische Kombinationen:
Jia Yi Jing:
- Qi-Stagnation und gelber Urin: + Mi 9
- Bei Kälte: Zuerst Moxa auf Du 14, dann Moxa auf Ren 4!

Qian Jin Fang:
- Harnverhalten Schwangerer oder häufiger Harndrang: + Ni 1
- hartnäckige Durchfälle, die nicht aufhören: + Ni 3
- Völlegefühl in der Rippengegend: + Le 13, Lu 11
- Hitze und Schmerzen im Unterbauch: + Bl 40, Ni 6, Ni 3
- Wind-Schwindel und Kopfschmerzen: + Bl 12, Bl 60, SJ 16, SJ 1
- Hitze im Körper mit Kopfschmerzen, die kommen und gehen: + Du 11

Zi Sheng Jing:
- Ben Tun-Erkrankung bei verheirateten Frauen: + Ren 3, Ren 7, Ren 5, Mi 10, Le 14
- erschwertes Wasserlassen mit blutigem Urin: + Bl 54, Bl 48, Ren 6
- Unfähigkeit zum Wasserlassen: + Ren 5, Ren 3, Ren 2, Mi 6
- schwerer Stuhlgang: + Ni 4, Bl 33, Bl 56, Le 3, Bl 57, Ni 3, Ren 12

Zhen Jiu Da Cheng:
- Stauungsgefühl und Ziehen in den Hoden: Moxa drei Kegel auf Ren 3 und sieben Kegel auf Le 1.
- Der Patient kann den Stuhl nicht halten: + Bl 25.
- Bei toxischen Yin-Erkrankungen[1] und Yin-Krankheitssyndromen moxe Ren 4 und Ren 6!

Yu Long Ge:
- Bei häufigem Auftreten von Hernien, wenn zuviel Qi-Ansammlungen in der Brust sind und der Patient wie tot aussieht: + Le 1; diese Methode ist seit alten Zeiten zuverlässig überliefert worden!
- Wenn das Nieren-Qi nach oben zum Herzen stürmt, sollten goldene Nadeln benutzt werden, dann verschwindet die Krankheit wie von selbst! Denn wenn man hier Ren 4 und Gbl 26 zusammen nadelt, sprechen die Leute überall von einem klugen Arzt!

Lokalisationshilfe:
Auf dem Unterbauch und der vorderen Medianlinie, 3 Cun unterhalb des Nabels oder 2 Cun oberhalb von der Schambeingrenze

Stimulus:
Ming Tang sagt: Bei schwangeren Frauen darf man Ren 4 nicht nadeln, andernfalls kommt es zu einem Abort! *Qian Jin Fang* sagt: Das Nadeln von Ren 4 bei der verheirateten Frau kann zur Folge haben, dass sie ohne Kinder bleibt! *Tong Ren* sagt: man soll 100-300 Moxakegel setzen!

Der Praxistipp:
Bei kaum einem Punkt ist die Stimulationstechnik so wichtig wie für Renmai 4. In den klassischen Texten wird besonders die Moxibustion empfohlen, was ich hier auch bestätigen möchte! Bei Unfruchtbarkeit der Frau ist die Moxabehandlung an dieser Stelle Gold wert, ebenso bei Kälte, großer Schwäche und Abgeschlagenheit. Auch bei zu schnellem Altern zu nehmen (+ Ma 36). Die tonisierende Nadelung festigt das Jing, d. h. schafft eine Konzentration der Essenzen für den gezielteren Einsatz. Eine sedierende Nadelung ist nur bei Fülle-Zuständen mit starken Schmerzen, Harnverhaltung oder entzündlichen Prozessen im Unterleib sinnvoll. Bei der ableitenden Therapie öffnen wir immer auch die Schranke des Ursprungs und fördern damit den Ausfluss der Essenzen! Dies kann zur Sterilität, zumindest aber zu Fertilitätsstörungen führen.

---

[1] *Yīn dú* 陰毒 = epidemische Krankheiten im Yin durch pathogene Faktoren (Hitze), welche die Blutebene erreicht haben; der Patient hat ein schweres Krankheitsgefühl, starke Schmerzen im Abdomen und große innere Hitze; hier müssen die Hitze geklärt, das System entgiftet und die Blutzirkulation angeregt werden.

Renmai 5 *Shí Mén* 石門

Stein-Tor

荒道石女

勁松襯天白
野黃對草綠
歸途荒道旁
嬌立一石女

Die Straße in der Einöde und die Stein-Frau

„Kräftige Pinien ragen empor zum hellen Himmel,
gelbe Wüste antwortet mit grünem Gras,
auf dem Weg nach Hause ödes Land seitlich der Straße,
zart und aufrecht stehend – eine Stein-Frau!“

(*Qie Dun*)

Alternative Namen:
dān tián 丹田 = Dan Tian
lì jī 利機 = die Chance nutzen
mìng mén 命門 = Lebenstor
jué yùn 絕孕 = von der Schwangerschaft abgeschnitten
jīng lù 精露 = essenzieller Tau
sān jiāo mù 三焦募 = Mu-Punkt des San Jiao
yòu mén 囿門 = eingeschränktes Tor

Bedeutung des Namens:
Shí 石: Stein, steinern, Fels, unfruchtbar; ein Felsstück fällt von einer Klippe (Wieger, L. 49 D). Im Volksmund wird ein Stein oft in Verbindung mit Unfruchtbarkeit gebracht: *Shí Nǔ* 石女 ist eine unfruchtbare Frau, *Shí Tāi* 石胎 ist ein unfruchtbarer Mutterleib, der keine Nachkommen gebären kann.

Mén 門: Tor, Tür, Eingang, Öffnung, Ventil; auch: Familie, Klasse, Kategorie; das Bild: eine zweiflügelige Schwingtür, die nach beiden Seiten geöffnet werden kann. Es ist das 169. Radikalzeichen. In kaum einem anderen Schriftzeichen ist das Bild in den chinesischen Zeichen so klar erkennbar wie hier!

Punkte, die *mén* 門 im Namen haben, sind Pforten, durch die das Qi und andere Einflüsse ungehindert und frei hindurchgehen können. Man habe nur das Bild eines Westernsaloons vor Augen, durch dessen Schwingtür die Gäste beliebig ein- und ausgehen. Im Gegensatz zum Tor beschreibt der Terminus *guān* 關 = „Schranke“ in den Namen der Akupunkturpunkte eine Barriere, durch die das Qi und andere Einflüsse nur unter besonderen Umständen und Gelegenheiten ein- und austreten können.

Dieser Punkt kann alle Erkrankungen behandeln, die mit steinartigen Massenbildungen und Blockaden durch Steinbildungen einhergehen. Ein Stein ist die Essenz der Erde und ebenso ein Synonym wie ein Homophon zu *shí* 食 = Essen. Für die Verdauungsarbeit durch die Wandlungsphase Erde liegt dieser Punkt im Bereich der Eingeweide und kann Nahrungsblockaden im Unterleib ebenso lösen wie harte Wasserschwellungen im Unterbauch oder Steinödeme *shi shui* 食水 heilen. Die Beziehung des Punktes zu einer Stein-Frau = *shí nǔ* 石女 lässt vermuten, dass hier ein Tor ist, das bei kinderlosen Frauen nicht geöffnet ist. Der Begriff der „Stein-Frau“ taucht relativ spät in der Geschichte der chinesischen Medizin auf. Nicht vor der Ming-Dynastie (1368-1644) gibt es Aufzeichnungen darüber. *Wàn Quán* 萬全, ein berühmter Arzt aus dieser Periode, sagt in seiner Schrift „Wege zu zahlreichen Nachkommen“:

„Wenn das Yin-Tor (die Vagina) zu klein oder die Sehne am Eingang zu groß ist, kann man sie möglicherweise öffnen, aber der Geschlechtsverkehr ist schwierig. Man spricht dann von einer Stein-Frau.“

Eine zweite Erklärung für eine Stein-Frau gibt er für eine Frau, die trotz Geschlechtsreife noch keine Regelblutung bekommen hat und daher nicht schwanger wird. Für die chinesische Frau im späteren Kaiserreich war es überlebenswichtig, Nachkommen zu gebären, nur so konnte sie sich sozial legitimieren und absichern. Eine Stein-Frau hatte nicht viel zu erwarten: Ihr Mann konnte die Scheidung einreichen und sie verstoßen, im günstigsten Fall musste sie (gebärfreudigere) Nebenfrauen akzeptieren und konnte froh sein, überhaupt noch versorgt zu werden.

Für die heutige Frau im Westen ist der unerfüllte Kinderwunsch zunehmend ein Problem geworden. Nicht nur die Frauenärzte werden damit konfrontiert sondern auch unsere Naturheilpraxen. Die vielfältigen Gründe der Fertilitätsstörungen sollen hier nicht diskutiert werden, aber sicher ist, dass der Punkt *Shi Men* (Ren 5) schon seines Namens wegen ein unverzichtbarer Punkt für diese Störung ist.

Ödes Land, auf dem nichts wächst, ist ein Steinfeld *shí tián* 石田, eine Frau, die unfruchtbar ist, ist eine Stein-Frau *shí nǔ* 石女. Die klassischen Texte verbieten das Nadeln von Ren 5, da es eine Empfängnis verhindern kann, empfehlen aber eine vorsichtige Moxibustion, um die Chance zu nutzen, das Tor bei den Frauen zu öffnen, die von einer Schwangerschaft abgeschnitten sind!

Das Zitat von *Wan Quan* ist auch deshalb interessant, weil er Verengungen und Deformationen der Vagina beschreibt, die in der westlichen Medizin mit Vaginismus oder hymenaler Atresie (nicht zu perforierendes Jungfernhäutchen) erfasst werden. Ist der Scheidenkrampf vorwiegend ein psychologisches Problem, das einer behutsamen Führung bedarf, so ist das zu feste Hymen ein Befund, der heute chirurgisch mit Erfolg behandelt wird. Oder sollte unser „Stein-Tor" auch die Kraft haben, dieses Harte zu erweichen?

Besondere Qualifikationen:
- Mu- (Alarm-) Punkt des San Jiao

Wirkrichtung:
Reguliert die Menses, stoppt trüben Ausfluss, reguliert das Qi und stärkt das Yang, wärmt die Niere

Moderne Indikationen:
Amenorrhoe, Zwischenblutungen, hartnäckige Blutungen nach der Geburt, trüber Ausfluss, Blähungen und Schmerzen im Abdomen, Ödeme, Hernien, Durchfälle, Harnverhaltung, Enuresis, Impotenz, Schmerzen in den Harnwegen durch Steinbildung, Schmerzen um den Bauchnabel, Harninkontinenz

Klassische Indikationen:
Zhen Jiu Da Cheng:
Kälte-Übel, erschwertes Wasserlassen, kolikartige Schmerzen im Unterbauch, die Hoden sind in den Unterbauch eingezogen, Ben Tun-Qi stürzt zum Herzen, harte Massen und Schmerzen im Abdomen, Hernienschmerzen um den Nabel herum, Qi- und Blu-Lin, dunkler Urin, Erbrechen von Blut oder unverdauten Speisen, Ödeme, Wasser bewegt sich in der Haut, Hitzegefühl in der Bauchhaut, Qi-Stagnation, ständiger weißer Ausfluss nach der Geburt, Blutstagnation nach der Geburt, Blutungen aus der Gebärmutter.

Jia Yi Jing:
Schwere Schmerzen in Brust und Abdomen mit heftigem Schwitzen, Völle im Bauch und Ödeme, Shan-Erkrankung im Unterbauch, Schmerzen um den Bauchnabel, Harnverhaltung durch Qi-Stagnation, gelber Urin, Qi-Fülle, Urinverlust durch Schwäche, Völle im Bauch, Ben Tun-Erkrankung mit aufsteigendem Qi, Hitze und Kälte im Wechsel, Erbrechen, erschwertes Wasserlassen, Bauchschmerzen kommen in Wellen, erschwertes Sprechen wegen steifer Zunge, Penisschwellung, Schmerzen im unteren Rücken, der dann in den Unterbauch geht, starke Schmerzen in den Hüften und im Bauch, die zu den Geschlechtsteilen ziehen mit erschwertem Wasserlassen, die Hoden sind geschrumpft und schmerzhaft, das Übel sammelt sich im Bauch und verursacht Hernien, hartnäckiger Ausfluss von Muttermilch, Unfruchtbarkeit, Jucken im Schambereich.

Lei Jing Tu Yi:
Aufgeblähtheit des Bauches und Massenbildungen, Wasserschwellungen mit Völlegefühl, Qi-Lin mit dunkelrotem Urin, der nicht abgeht, Schmerzen im Unterbauch, Durchfall, der nicht aufhört, abwechselnd Frieren und Hitze des Körpers, Husten durch gegenläufig aufsteigendes Qi und Blutspucken, auch schmerzhafte Shan-Erkrankungen. Bei verheirateten Frauen, wenn nach der Geburt der Wochenfluss nicht aufhört, er löst Knoten und Massenbildungen, Blutungen im Uterus, unten tröpfelt es blutig heraus. Ein Kommentar sagt: Wenn man wünscht, von Kindern abgeschnitten zu sein, moxe 3 Kegel 2 Cun und 3 Fen unter dem Bauchnabel auf dem Yin-Gefäß (Ren Mai)!

Qian Jin Fang:
Der Dickdarm ist verschlossen und blockiert, ein Qi-Knoten im Herzen verursacht darunter ein starkes Völlegefühl, setze 100 Moxakegel. Auch heilt er krampfartige Schmerzen im Unterbauch und Durchfälle, die nicht aufhören mit 100 Moxakegel, insgesamt dreimal. Ebenso heilt er die Blut-Lin-Erkrankung, moxe hier dem Lebensalter entsprechend Moxakegel. Ebenso heilt er Wasserschwellungen und Völlegefühl im Menschen, moxe dann 100 Kegel!

Tong Ren:
Zwischenblutungen

Xun Jing:
schädigende Kälte verursacht Yin-Syndrome, die Hoden sind zurückgezogen, krampfartige Schmerzen im Unterbauch, Leere-Kälte im unteren Erwärmer.

Yi Xue Ru Men:
Nur bei Frauen: Moxa auf diesen Punkt schneidet vom Gebären ab! Kälte und Qi-Verknotungen blockieren den Dickdarm, starkes Völlegefühl und Schmerzen in Brust und Bauch, die bis in die Geschlechtsteile ausstrahlen, Harnverhalten und ständiger Harndrang, brutale Schmerzen mit Schweißausbrüchen, Wasser-Qi lagert sich unter der Haut ab, der Urin ist gelb oder rot. Qi-Völle, man möchte nichts essen, die Speisen werden nicht umgewandelt, Erbrechen, Ben Tun-Erkrankung, das Qi stürmt nach oben und nach unten, Shan-Qi wandert in die 5 Zang-Organe, Shan-Schmerzen um den Bauchnabel herum, das Qi stürzt in die Brust, sodass man nicht atmen kann.

Zhen Jiu Ju Ying:
schädigende Kälte, das Wasserlassen ist schwierig, Durchfälle, die nicht aufhören, Krämpfe im Unterbauch, der Hodensack ist in den Unterbauch eingezogen, das „laufende Ferkel" kratzt am Herzen, Bauchschmerzen mit Verhärtungen, Shan-Erkrankungen am Bauchnabel, Qi-Lin- und Blut-Lin-Erkrankungen, gelber Urin, Erbrechen und Spucken von Blut, man kann kein Getreide essen, das Getreide wird nicht umgewandelt, Wasserschwellungen, Wasser-Qi wandert zur Haut, die Haut am Unterleib ist sehr gespannt, Qi-Völle, Verknotungen und Massenbildungen im Unterleib, Zwischenblutungen.

Zi Sheng Jing:
Seit Generationen streiten Ärzte darüber, ob *Shi Men* (Ren 5) das Dan Tian bildet (wegen des alternativen Namens). Richtig ist aber, dass sich das Dan Tian drei Cun unter dem Nabel befindet, also in der Region von *Guan Yuan* (Ren 4)! Shi Men heilt: Massen und Schmerzen im Unterbauch, Anspannung in den Geschlechtsteilen, man kann kein Wasser lassen, Juckreiz in den Geschlechtsteilen, die zwei Bälle (Hoden) sind angehoben, Krankheiten mit übermäßiger Milchbildung.

Moderne Kombinationen:
- Hernien: + M 29
- Durchfälle: + Bl 23, Bl 25
- Harnverhalten und Enuresis: + Ren 4, Mi 6, Bl 22
- Dysmenorrhoe: + Bl 32, Ren 3, Mi 10

Klassische Kombinationen:
Qian Jin Fang:
- Bei nach unten ziehenden Schmerzen im Unterbauch, die in die Geschlechtsteile ausstrahlen, zusammen mit Mi 5
- Alle Shan-Erkrankungen: + Ma 25, Ren 8, Ren 6

Zi Sheng Jing:
- erschwertes Wasserlassen: + Ren 4, 7, 2, 3
- krampfartige Schmerzen im Unterbauch: + Ren 9
- Einziehen der Bälle (Hoden): + Ren 7, Le 3
- Ben Tun-Erkrankung der Frau: + Ren 3, Ren 4, Le 14, Mi 6, Mi 10

Zhen Jiu Da Cheng:
- wenn Frauen zuviele Kinder kriegen: Ren 5 und Mi 6
- wenn Frauen keine Kinder kriegen: Zi Gong und Ren 3
- unaufhörliche Uterusblutungen: + Le 13, Mi 6

Lokalisationshilfe:
Auf der Mittellinie am Unterbauch, 2 Cun unterhalb des Bauchnabels oder 3 Cun oberhalb der Schambeingrenze

Stimulus:
Bei der Untersuchung der klassischen Texte entpuppt sich unser „Stein-Tor" eher als ein Ort zur Unfruchtbarkeit denn zur Schwangerschaft. Das *Lei Jing Tu Yi* sagt: Es ist nicht passend, hier viel zu moxen, da es die Frau austrocknet; zuviel Moxa schädigt die Fruchtbarkeit der Frau. Das *Qian Jin Fang* sagt: Ren 5 ist verboten zum Nadeln und zu moxen, ja sogar: Wenn man wünscht, dass die Frau keine Kinder mehr bekommen soll, setze hier 3 Moxakegel! *Jia Yi Jing* sagt: Bei der verheirateten Frau ist es verboten hier zu nadeln; *Tong Ren* sagt: Man darf hier nicht nadeln, sonst bleibt die Frau für immer von der Schwangerschaft abgeschnitten. Man soll hier höchstens 100 Moxakegel abbrennen! Was bleibt uns für die Praxis? Sedieren bei harten Massen und Füllezuständen (Myome und Fibrome), vorsichtiges Moxen bei Kälte im Unterleib und Hernien.

Der Praxistipp:
Vorsichtiges Moxen bei Unfruchtbarkeit, besonders wenn Kälte den Uterus in einen Eisschrank verwandelt hat. Darauf zu achten ist hier ebenfalls, ob die Verbindung zum Uterus frei ist (den Ren Mai über Lu 7 öffnen) und genügend Substanz vorhanden ist (den Chong Mai über Mi 4 aktivieren = Meer des Blutes). In den meisten Fällen genügt eine dieser Maßnahmen, um eine Schwangerschaft (bei Fehlen von organischen Befunden) vorzubereiten!
Solie de Morant sagt: Ren 5 ist der Sammelpunkt für alle Energie, die über den San Jiao im Körper verteilt wird; der Anfang und das Ende des Yuan Qi; bei Frauen mit Libidostörungen: zuviel oder zuwenig Lust, Uteruskrämpfe, Vaginismus, Neigung zu Fehlgeburten; Wasseransammlungen unter der Haut, schlechte Verdauung, kein Verlangen zu essen, Erbrechen.

Renmai 6 *Qì Hǎi* 氣海

Meer des Qi

Alternative Namen:
xià qì hǎi 下氣海 = unteres Meer des Qi
xià huāng 下肓 = untere Lebenszentren
huāng zhī yuán 肓之原 = Ursprung der Lebenszentren
bó yāng 脖胦 = am Bauchnabel
jì yāng 季胦 = zarter Nabel
dān tián 丹田 = Dan Tian

Bedeutung des Namens:
An dieser Stelle, im Bereich des unteren Dan Tian, befindet sich ein großes Reservoir für das Qi, das die vitalen Lebenszentren aktivieren und stärken kann. *Huāng* 肓 bezieht sich auf eine Region unterhalb des Herzens und über dem Zwerchfell. Der Fleischradikal zusammen mit dem Zeichen *wáng* 亡 = sterben, tot, verloren sein, gibt eine Struktur an, in der Krankheiten unheilbar scheinen und der Tod unabwendbar ist.

Der Punkt Ren 6 liegt direkt unter dem Bauchnabel. Er beeinflusst die vitalen Zentren in den Eingeweiden und behandelt auch Krankheiten, die sehr ernst sind oder aussichtslos zu sein scheinen. Er gilt als Yuan- (Ursprungs-) Punkt der unteren Lebenszentren und hat eine besondere Beziehung zum Yuan Qi der Niere. Ebenfalls besteht eine Beziehung zum Punkt *shàng qì hǎi* 上氣海 (Ren 15), dem oberen Meer des Qi und dem Yuan-Punkt der oberen Lebenszentren *gāo* 膏 (siehe später).

Die alten Chinesen waren der Ansicht, wenn eine Erkrankung in die Gao Huang-Region eintritt (*gāo huāng zhī jí* 膏肓之疾), gilt sie als sehr kritisch und unerreichbar für die Akupunktur- und Kräutertherapie. Der Terminus Gao Huang wurde oft als Synonym für Auszehrung und Krankheitsbilder mit extremer Erschöpfung verwendet; im heutigen Sprachgebrauch auch für Krankheiten wie TBC, AIDS, Krebs, etc.

Die Beschreibung der vitalen Zentren *gāo huāng* 膏肓 gibt uns eines der ältesten Zeugnisse für die Akupunktur in der chinesischen Literatur. In den Frühlings- und Herbstanalen in der Zeit vom 8. - 5. Jahrhundert v. Chr. finden wir folgende Passage:

„Der Prinz von Jin war schwer krank und schickte nach einem Arzt. Der bekannte Dr. Huan kam zur Visite. Der Prinz träumte in der Nacht vorher, das zwei kleine Dämonen sich in seinem Leib unterhielten. Er hörte sie über seine Krankheit sprechen. Der eine sagte zum anderen: ‚Dr. Huan ist ein sehr kluger Arzt! Ich fürchte, er wird uns Schaden zufügen. Wie können wir vor ihm flüchten?' Der andere Geist antwortete: ‚Lass uns einen Platz in der Gao Huang-Region finden, dort kann er uns nichts tun'.

Nachdem Dr. Huan den Prinzen untersucht hatte, sagte er: ‚Ihre Krankheit ist unheilbar, sie sitzt in der Gao Huang-Region und kann deshalb von uns nicht erreicht werden! Keine Nadel kann bis dahin vordringen, kein Kraut ist ihr gewachsen. Es kann nichts getan werden'. Der Prinz antwortete: „Was für ein hervorragender Arzt! Er gab ihm ein großzügiges Entgeld und entließ ihn in Ehren!"[1]

Der „Superpunkt" zur Behandlung und Linderung diverser schwerster Krankheiten liegt auf der Blasen-Leitbahn und ist der Punkt Bl 43 *Gāo Huāng Shū* 膏肓俞.[2] Er vereinigt die Gao Huang-Region.

Seine hervorragenden Heilwirkungen nach einer Moxibustion ist Thema eines ganzes Buches, das in der Song-Dynastie 1128 n. Chr. verfasst wurde: *Gāo Huāng Jiǔ Fǎ* 膏肓灸法 = „Moxaregeln für den Punkt *Gao Huang* (Bl 43)". Er ist neben dem Punkt *Guan Yuan* (Ren 4) derjenige, der am meisten Moxakegel verträgt! Es scheint, als ob Bl 43 die Kraft hat, die Wirkungen der Punkte Ren 6 und Ren 15 in sich zu vereinigen! Für die Neidan-Tradition im stillen Qi Gong ist die Beziehung dieser drei Punkte untereinander von grundlegender Bedeutung.

Besondere Qualifikationen:
- Yuan- (Ursprungs-) Punkt der unteren Lebenszentren *huāng* 肓

Wirkrichtung:
begünstigt das Qi, kräftigt den Ursprung, stärkt das Nieren-Qi, festigt das Jing, reguliert und harmonisiert den Qi-Fluss, fördert die Blutzirkulation, zerstreut Kälte und Nässe.

---

[1] Aus: **Gwei-Djien/J. Needham**: Celestial Lancets, Cambridge University Press, 1980, S. 78

[2] Über **Bl 43** ist bereits ausführlich gesprochen worden in: **Lorenzen/Noll**: Die Wandlungsphase Wasser, München, 2000. S. 452 ff.

Moderne Indikationen:
Kälte und Schmerzen im Unterleib, Völle und Massenansammlungen im Bauch, Ödeme, Durchfall, Impotenz, Samenfluss, (infantile) Enuresis, Harnverhaltung, Obstipation, Rektumprolaps, Uterusprolaps, Dysmenorrhoe, trüber Ausfluss, hartnäckige Blutungen nach der Geburt, Mangel an Zhen Qi, Apoplexie mit Bewusstlosigkeit, Asthma, Husten, Schluckauf, Erbrechen, Auszehrung, Plazentaretention, Hypertonie, Insomnia, Amnesie

Klassische Indikationen:
Jia Yi Jing:
Shan-Erkrankungen im Unterbauch, Krampfanfälle im Schlaf, Ohnmacht durch Schreck

Zhen Jiu Da Cheng:
Schädigungen durch Kälte, trinkt zuviel Wasser, Völle im Bauch, Ödeme, Kurzatmigkeit, Schmerzen unter dem Herzen, Kältekrankheiten mit Rötungen, Qi-Mangel durch Leere in den Zang-Organen, Schwäche des Zhen Qi, alle Arten von chronischen Qi-Stagnationen, der Körper ist ausgezehrt, Schwäche in den vier Gliedmaßen, Ben Tun-Erkrankung, die sieben Shan-Erkrankungen, das Übel sitzt in Dünndarm, Blase und Niere, schwere Blähungen im Bauch, die auf Druck nicht vergehen, Kälteschmerzen unter dem Nabel, ein Schlag durch ein Übel macht bewusstlos, man scheint zu sterben, Erkrankungen der Geschlechtsteile. Die vier Gliedmaßen sind eiskalt, der Stuhlgang ist blockiert, blutiger Urin, plötzliche Brustschmerzen, Blutungen aus dem Uterus, gelber oder roter Ausfluss, unregelmäßige Menses, hartnäckiger Wochenfluss nach der Geburt, Schmerzen um den Bauchnabel herum, Schmerzen im unteren Rücken nach körperlicher Anstrengung, kindliches Bettnässen

Lei Jing Tu Yi:
Leere-Kälte im unteren Erwärmer, Ansturm von Qi nach oben in Brust und Bauch, Erbrechen, dass nicht aufhört, das Yang ist leer und ungenügend, Anfälle von Panik, man mag nicht liegen. Ben Tun- und die sieben Shan-Erkrankungen, die Hoden sind eingezogen und die vier Gliedmaßen sind erschöpft und kalt, Massen- und Klumpenbildungen in Dünndarm und Blase mit der Form einer umgedrehten Tasse, unter dem Bauchnabel ist kaltes Qi, das Yang entflieht, man möchte sterben. Yin-Erkrankungen durch schädigende Kälte, der Urin ist rot und geht schlecht ab, der Patient ist dünn, ausgezehrt, blass und verwirrt, die verheiratete Frau hat roten oder weißen Ausfluss, die Monatsangelegenheit ist nicht harmonisch, nach der Geburt hört der Wochenfluss nicht auf, krampfartige Schmerzen unter dem Bauchnabel und Bettnässen kleiner Kinder.

Einer sagt, Ren 6 heilt völlige Erschöpfung. Gegenläufiges Qi durch völlige Erschöpfung (*jué qì* 厥氣) steigt nach oben, greift den Brustkorb an und verursacht Schmerzen unter dem Herzen und plötzliche Atemnot, dass man wünscht, es möge doch aufhören: Dies nennt man Ben-Tun-Erkrankung! Früher nahm man heißes Wasser und badete beide Füße für längere Zeit darin. Man kann auch 100 Moxa nehmen. Als Meer des Qi: Wenn das Qi aller Zang-Organe erschöpft ist, dann ist allgemein das *zhēn qì* 真氣 nicht ausreichend. Ebenso, wenn Krankheiten lange andauern und der Patient sich nicht erholt, dann muss man wissen, dass dieser Punkt immer zu moxen ist!

Qian Jin Fang:
wässrige Durchfälle, die plötzlich auftreten, Massenbildungen im Unterbauch mit Blähungen, die verheiratete Frau ist dünn und ausgezehrt: moxe *Qi Hai* (Ren 6) mit 100 Kegeln und lasse nach dem dritten Mal berichten.

Zhen Jiu Ju Ying:
Wenn man zuviel kaltes Wasser getrunken hat, ein geschwollener Bauch, keuchende Atmung, Kältekrankheiten mit rötlichem Gesicht, das Fleisch und der Körper sind dünn und ausgezehrt, die vier Gliedmaßen haben keine Kraft mehr, plötzliche Ohnmacht, die Augen sind nach oben gedreht, beim Wasserlassen schwitzt man, ein großer Puls. Wenn bei einer Yin-Leere das Yang plötzlich abgeschnitten ist, (diese Krankheit tritt auf nach Wein und Wollust) empfiehlt Meister *Zhu Dan Xi,* Ren 6 vorsichtig zu moxen, bis der Patient sich wieder erholt hat. Eine wiederholte Dosis von Ginseng heilt dies ebenfalls!

Mai Jing:
Wenn der Chi-Puls verschwindend klein ist (*wéi mài* 微脈), herrscht Gegenläufigkeit durch große Erschöpfung vor und plötzliche Beklemmung im Unterbauch. Dies zeigt Kälte-Qi an. Nadele dann den Punkt Ren 6!

Wenn der Chi-Puls saitenförmig ist (*xián mài* 弦脈), dann hat man Schmerzen im Unterbauch und plötzliche Beklemmung im Bauch und in den Oberschenkeln. Passend ist hier eine Suppe mit Angelika-Wurzeln und das sedierende Nadeln von *Qi Hai* (Ren 6)!

Wenn der Chi-Puls langsam ist (*chí mài* 遲脈), gibt es Kälte im unteren Erwärmer. Passend ist eine Dosis Pillen mit Zimtzweigen sowie das tonisierende Nadeln von Ren 6 und Ren 4!

Tong Ren:
Ren 6 ist bei Männern das Meer der Lebenskraft (*shēng qì* 生氣)! Der Punkt heilt eine Leere und Erschöpfung der Organe *zàng qì* 臟氣 und ein ungenügendes *zhēn qì* 真氣. Auch bei Qi-Krankheiten die eine lange Zeit andauern, folge immer der Regel, Ren 6 sorgfältig zu moxen!

Xi Hong Fu:
Bei Schluckauf mit Bauchschmerzen moxe Ren 6!

Sheng Yu Ge:
Wie können wir Shan-Erkrankungen durch Qi-Stagnation behandeln? Natürlich durch Nadelung oder Moxa auf Ren 6!

Shi Si Jing Yao Xue Zhu Zhi Ge:
Ren 6 ist der Hauptpunkt zur Behandlung von Schmerzen unter dem Nabel!

Moderne Kombinationen:
- Dysmenorrhoe: + Ren 7, Le 1
- Auszehrung durch Mangel: + Bl 23, Ma 36
- Kurzatmigkeit und Asthma: + Ren 17, Bl 23, Bl 13, Lu 9
- Blähungen und Durchfall: + Ma 25, Ren 12, Ma 37
- Uterusprolaps: + Ren 4, Mi 6
- frühe Menopause: + Ren 3, Mi 10, Mi 8, Mi 6
- schmerzhafte Regelblutung: + Ren 3, Mi 6
- Apoplexie mit Bewusstlosigkeit: + Ren 4, He 7

Klassische Kombinationen:
Ling Shu, (Kap. 19):
- Wenn im Bauch ständig Geräusche sind, wenn das Qi nach oben steigt und das Herz bedrängt und man beim längeren Stehen keine Luft mehr bekommt, sitzt das Übel im Dickdarm. Nadele dann den Ursprung des unteren Abdomens Ren 6 sowie Ma 37 und Ma 36!

- Die Dünndarm-Leitbahn und ihre Nebengefäße sind verbunden mit den Hoden und der Wirbelsäule und ziehen durch Leber und Lunge, um sich mit dem Herzsystem zu verbinden. Bei Schmerzen im Unterbauch, die zum unteren Rücken ausstrahlen und das Qi zum Herzen drängt, sitzt das Übel im Dünndarm. Bei einer Fülle des Übels gerät das korrekte Qi in Leere und eine plötzliche Ohnmacht mit Eiseskälte in den Gliedmaßen kann auftreten. Nadele dann Ren 6, um das Übel zu zerstreuen, Mi 6, um das Qi zu beruhigen, Punkte der Leber-Leitbahn, um das Qi abzusenken und Ma 39, um das Übel aus dem Dünndarm zu vertreiben.

Jia Yi Jing:
- Gurgelnde Darmgeräusche, zum Herzen aufstürzendes Qi, Atemnot, man kann nicht stehen. Diese Symptome entstehen durch ein Übel im Dickdarm. Nadele dann Ren 6, Ma 37 und Ma 36!

Qian Jin Fang:
- bei Kälte im unteren Erwärmer und einem langsamen Puls nimm die Rezeptur *Gui Zhi Wan* (Pillen aus Zimtzweigen) und sediere Ren 4 und Ren 6![1]
- Die 5 Arten von Lin-Erkrankungen: + Le 1

Zi Sheng Jing:
- Der Patient hat Herzklopfen und kann nicht schlafen: + Ren 7, Ma 27
- Ausfluss bei der Frau: + Bl 27
- roter zögerlicher Harnfluss: + Ren 4, Bl 54, Bl 48
- Blutungen in den Wechseljahren: + Ren 5
- Massenbildungen im Bauch: + Ma 25, auf beiden 100 Moxa

Yi Xue Gang Mu:
- Häufiger Harndrang: Wenn Moxa auf Ren 3, Bl 23 und Mi 9 ohne Erfolg ist, nimm Ren 6, Ni 10 und Mi 6!

Zhen Jiu Da Cheng:
- Plätschergeräusche im Bauch: + Le 2, Ma 36, Ma 44, Ren 9
- trüber Ausfluss: + Ren 3, Bl 30, Bl 23, Ren 6, Mi 6, Gbl 35. Eine tonisierende Nadelung ist zu bevorzugen!
- Schmerzen durch Blutstagnation nach der Geburt: + Mi 6, Ren 3, Bl 26 (ein Moxakegel)
- Wenn das Übel in den Leitbahnen sitzt und nicht durch Kräuter kontrolliert werden kann, ist Moxibustion auf Ren 6, Ren 4 und Ren 12 passend!
- Wenn die Pulse auf allen 6 Positionen tief und dünn sind, wende Moxa auf Ren 6 und Ren 4 an!
- extreme Kälte in Händen und Füße: + Moxa auf Bl 23 und Bl 18
- hartnäckiger Wochenfluss nach der Geburt: + Ren 4
- Blutungen aus dem Uterus: + Le 1, Ni 10, Le 3, Ni 2, Ren 3

Lin Guang Fu:
- die 5 Arten von Lin-Erkrankungen: + Mi 10

---

[1] *Sun Si Miao* gibt hier interessanterweise den gegenteiligen Stimulus für die Punkte an wie *Wang Shu He*, der Autor des **Mai Jing**.

Xi Hong Fu:
- Ren 6 ist ein spezieller Punkt zur Behandlung der 5 Lin-Erkrankungen, wenn man ihn zusammen mit Ma 36 tonisierend nadelt!
- Ödeme: + Ren 9
- Bei Schmerzen im Unterbauch durch die 7 Shan-Erkrankungen nadele zuerst Ni 6, Ren 7 und Le 8, danach beständig Ren 6 und Ren 4 mit sedierender Technik! Dies hat eine wunderbare Wirkung.

Yu Long Fu:
- Asthma und Kurzatmigkeit: + Ren 21

Bai Zheng Fu:
- trüber Urin und Samenfluss: + Mi 6

Xing Zhen Zhi Yao Ge:
- Leere und Schwäche: + Ren 5, Bl 40
- Erbrechen: + Ren 12, Ren 17. Ein verdorbener Magen und das Erbrechen von Speisen sind gewöhnliche Krankheiten, doch das Nadeln dafür ist ein Geheimnis, das nur wenige Menschen kennen!

Lokalisationshilfe:
auf der Mittellinie am Unterbauch, 1,5 Cun unter dem Zentrum des Bauchnabels

Stimulus:
Qian Jin Fang sagt: 100 Moxakegel, verboten zu Nadeln; *Jia Yi Jing* sagt: bei Schwangeren darf Ren 6 nicht mit Moxa behandelt werden. Grundsätzlich lieber tonisierend nadeln oder Moxa, bei Massenbildungen und Völle-Symptomen zuerst sedierend nadeln, dann aber ist es passend, zu tonisieren (*Tong Ren*).

Der Praxistipp:
Bei Impotenz des Mannes wärmende Nadeln (der „Viagra-Punkt"); bei Bettnässen von Kindern unentbehrlich; extreme Yang-Schwäche und starkes Frieren (Moxa)! *Solie de Morant* sagt: allgemeine Kraftlosigkeit und Schwäche, Leere von Yin- und Yangenergie, kein Wagemut, depressiv und lebensmüde. Schlaflosigkeit nach emotionaler Aufregung und großer Ängstlichkeit; die Muskelkraft ist vermindert; alle Kälteschäden, starke Schmerzen, ein Spezialpunkt, der übermäßiges Leiden reduziert. Keuchende Atmung Tag und Nacht, man kann deshalb nicht schlafen; die Frau ist abgemagert und ausgezehrt, weil sie Geschlechtsverkehr während der Menses hatte. Spezialpunkt für Schmerzen der Frauen in Zusammenhang mit der Regel; Neigung zum Alkohol.

Renmai 7 *Yīn Jiāo* 陰交

Yin-Treffpunkt

Alternative Namen:
xiǎo guān 小關 = kleine Schranke
dān tián 丹田 = Dan Tian
shào guān 少關 = spärliche Schranke
héng hù 横戶 = waagerechte Tür

Bedeutung des Namens:
Yīn 陰: Yin, Struktives, das Komplement zu Yang, weiblich. Yin bezieht sich in den Punktenamen häufig auf die Lokalisation oder auf die zugehörigen Leitbahnen. Das Bild: die Schattenseite eines Hügels oder Flussufers.

Jiāo 交: gegenseitig, zusammentreffen, Treffpunkt, vereinigen, angrenzend. Ein Mensch sitzt mit gekreuzten Unterschenkeln.

An diesem Punkt treffen sich die für die Frau wichtigsten Leitbahnen: Chong Mai, Ren Mai und die Nieren-Leitbahn. Der Punkt befindet sich am Bauch, der ebenfalls dem Yin zugeordnet ist und hat eine Wirkung auf die Genitalregion („private parts"), eine Region, die auch Yin-Bereich genannt wird. Im Vergleich mit der ursprünglichen Schranke *Guan Yuan* (Ren 4) hat Ren 7 eine geringere Verschlusskraft, daher die alternativen Namen. Dass darunter auch ein Elixierfeld Dan Tian zu finden ist, liegt daran, dass sich die alten Chinesen nicht über den wahren Sitz des Ursprungs einig waren und die gesamte Region von Ren 4 bis Ren 8 dafür vereinnahmten.

Besondere Qualifikationen:
- Hui- (Reunions-) Punkt des Ren Mai mit dem Chong Mai und der Nieren-Leitbahn
- Mu-Punkt des San Jiao (nach dem *Lei Jing Tu Yi*)

Wirkrichtung:
reguliert die Menses und das Blut, wärmt den unteren Ursprung, tonisiert das Nieren-Yang, reguliert den Qi-Fluss.

Moderne Indikationen:
Schmerzen und Kälte um den Bauchnabel, Hernien, Zwischenblutungen, trüber Ausfluss, Dysmenorrhoe, Pruritus im Genitalbereich, hartnäckige Blutungen nach der Geburt, Ben Tun-Krankheit, Ödeme, Schwellungen des Bauches mit Darmgeräuschen, Schmerzen und Krämpfe im LWS-Bereich und in den Knien

Klassische Indikationen:
Su Wen (Kap. 60):
Eine Erkrankung des Du Mai (!) erzeugt ein vom Unterbauch zur Brust nach oben stürzendes Qi mit einem schweren Krankheitsgefühl, man nennt dies *chōng shàn* 冲疝; zur Behandlung nimm den Punkt *Yin Jiao*!

Jia Yi Jing:
laufendes Ferkelchen (*bēn tún* 奔豚), schmerzhafte Blähungen im Oberbauch, die Schmerzen strahlen bis in die Genitalregion aus, Harnverhaltung, geschrumpfte, schmerzhafte Hoden, Ödeme, Wasserbewegungen unter der Haut, Kontrakturen und Krämpfe in Händen und Füßen der Frau, Völlegefühl im Bauch, blockierte Menses, übermäßiges Fließen von Muttermilch, Unfruchtbarkeit, Juckreiz im Schambereich

Zhen Jiu Da Cheng:
starke Schmerzen, als ob man mit einem Messer in den Bauch bohrt, Völlegefühl im Oberbauch mit Schmerzen, die bis in die Genitalien ausstrahlen, Hernienschmerzen, Nässe, Schwitzen und Jucken im Schambereich, Muskelkrämpfe in Hüfte und Knie, Hitze unter dem Bauchnabel, Nasenbluten, Blutungen aus dem Uterus, trüber Ausfluss, hartnäckiger Wochenfluss, Kälteschmerzen um den Nabel herum, Unfruchtbarkeit, eingefallene Brust bei Kindern

Sheng Yu Ge:
Nadele Ren 7, um die Plazenta zu lösen!

Za Bing Xue Fa Ge:
Aufstoßen und Erbrechen wird beherrscht von Ren 7!

Zhou Hou Fang:
choleraartige schwere Durchfälle, unaufhörliches Erbrechen

Qian Jin Fang:
Unfähigkeit, Wasser zu lassen durch eine Lin-Erkrankung, Schmerzen in der Lumbalregion, erschwertes Wasserlassen, Uteruskrämpfe, Stuhlgang und Wasserlassen sind blockiert: 3 Moxakegel!

Tong Ren:
Kälte-Hernien, Völlegefühl im Bauch, hartnäckiger Wochenfluss, Folgen von Schreck, man kann nicht schlafen

Shen Nong Jing:
Kälteschmerzen um den Bauchnabel: 21 Moxakegel

Zhen Jiu Ju Ying:
Qi-Schmerzen wie mit einem Messer, der Bauch ist hart und geschwollen, man kann kein Wasserlassen, die zwei Hoden sind angehoben, Dämonenangriffe *guǐ jī* 鬼擊, Nasenbluten, die Monatsregel hört nicht auf, Ausfluss, von Kindern abgeschnitten sein.

Lei Jing Tu Yi:
Um die Nachgeburt zu bewegen, moxe dem Alter entsprechend Kegel; Wasserschwellungen, das Qi steigt auf und nieder: 100 Moxakegel. Der Punkt heilt Blockaden im Dünndarm, die Schmerzen um den Nabel herum verursachen: Sediere dann eilig Ren 7, nimm weiter das Qi an der „sprudelnden Quelle" (Ni 1), dies hat eine wundersame Wirkung! Einer sagt, er heilt Wind-Kälte im Bauch mit wandernden Schmerzen und Schwellungen. Bei Schwangeren sollte man hier nicht moxen!

Sheng Hui Fang:
Hitze unter dem Nabel, rötlicher Urin, unaufhörliche Blutungen der Frau, der Wochenfluss hört nicht auf.

Xun Jing:
Hühnerbrust kleiner Kinder

Moderne Kombinationen:
- Uterusblutungen: + Mi 6, Bl 20, Bl 18, Mi 1
- Bauchschmerzen mit Völlegefühl: + Ma 25, Ren 4
- Plazentaretention, Hernien und Uterusprolaps: + Ma 29, Ren 6
- Löst Bauchschmerzen während der Regel und wenn die Regel nicht durchkommt: + Mi 6, Ren 3, Mi 10
- Harnwegsinfektionen: + Ren 9, Ma 28, Bl 22, Mi 9

Klassische Kombinationen:
Qian Jin Fang:
- Schmerzen in den 4 Gliedmaßen, Harnverhaltung: + Ren 5, Bl 39
- Ödeme und Wasser-Qi, das sich unter der Haut bewegt, gelber Urin und Qi-Fülle, Schlaflosigkeit nach Schreck: + Ren 6, Ma 27
- Hodenerkrankungen: + Ren 5

Bai Zheng Fu:
- Bei Kinderlosigkeit nimm Ren 7 und Ren 5!

Xi Hong Fu:
- Schmerzen im Dünndarm, die zum Nabel ausstrahlen: Sediere sofort
- Ren 7 und nadele dann Ni 1, um das Qi zu empfangen. Dieses Geheimnis kennen die wenigsten Menschen!

Zi Sheng Jing:
- Juckreiz im Genitalbereich: + Le 8
- Erkrankungen der Hoden: + Le 3, Le 8
- Zwischenblutungen, Hernienschmerzen: + Ren 5
- Verhärtungen und Schmerzen im Unterbauch mit Ausstrahlung zu
- den Genitalien, man kann kein Wasser lassen: + Ren 5, Bl 39

Biao You Fu:
- Blutstagnationen, die Plazenta löst sich nicht: Nimm dazu den Yin Qiao Mai und den Yang Wei Mai!

Yu Long Fu:
- Massenbildungen im Bauchraum: nadele zusätzlich Ren 9 und Ma 36!

Za Bing Xue Fa Ge:
- Stauung und Völlegefühl in der Brust und im Oberbauch: nadele zuerst Ren 7, dann Bl 57; der Patient wird danach wieder guten Appetit haben!
- rissige und blutende Zunge: + P 6, Le 3

Lokalisationshilfe:
auf der Mittellinie am Unterbauch, 1 Cun unterhalb der Mitte des Bauchnabels

Der Praxistipp:
Nach dem *Lei Jing Tu Yi* ist Ren 7 der Mu-Punkt des (unteren) San Jiao. Er wirkt bei Blasenentleerungsstörungen jeder Genese und bei allen Menstruationsproblemen. Die Vereinigung von Ren, Chong und Nieren-Leitbahn an dieser Stelle lässt eine Einflussnahme bei vielen Erkrankungen dieser für Frauen so wichtigen Leitbahnen zu.
Solie de Morant sagt: Schwitzen und Juckreiz der Geschlechtsteile, Sterilität und Neigung zu Fehlgeburten bei Frauen, Juckreiz in der Vagina während der Menopause, Hodenkrämpfe und -entzündungen bei Männern, die Fontanelle bei Babies schließt nicht, Muskelkrämpfe im Lendenbereich.

Renmai 8 *Shén Què* 神闕

Wachturm des Shen

Alternative Namen:
mìng dì 命蒂 = Fruchtstiel des Lebens
qì hé 氣合 = Qi-Vereinigung
qì shě 氣舍 = Qi-Hütte
wéi huì 維會 = verbinden und versammeln
qí zhōng 臍中 = Nabelmitte
huán gǔ 環谷 = umkreistes Tal

Bedeutung des Namens:
Shén 神 steht für: Geister, Götter (bei den chinesischen Protestanten der höchste Gott), übernatürlich, mysteriös, geistig, die Seele, der Geist, der Verstand, Inspiration, Kreativität, Logos, Genius, u. v. m. Im ursprünglichen Verständnis des Schriftzeichens hat Shen tatsächlich etwas mit Geistern und Göttern zu tun. Es zeigt die drei Zeichen des Himmels (Sonne, Mond und Sterne), die sich überallhin ausbreiten. Gemeint sind die Offenbarungen bzw. Omen der Geister/Götter, die den Gläubigen auf seinem Weg leiten (vergl. Wilder, No. 227). Nach Karlgren stellt die älteste Form des Zeichens einen Blitz dar.[1]

Què 闕 ist ein Wachturm zu beiden Seiten des Stadttores, auch: eine Bezeichnung für die Kaiserstadt, ein Palasttor, kaiserlich. Im chinesischen Sprachgebrauch wird es oft mit *Quē* 缺 synonym verwendet und bedeutet dann: ein Fehler, ein Mangel, eine Lücke. Das Schriftzeichen zeigt ein Tor *mén* 門 und das Lautzeichen *juē* 欮: Ein Hindernis blockiert die Atmung, durch Öffnung dieses Tores ist eine Inspiration möglich. Wir haben hier eine bildhafte Darstellung des letzten Aktes der Geburt, bei dem die Nabelschnur abgetrennt und der Säugling, nun von der Mutter abgenabelt, selbstständig atmen muss.

Aus chinesischer Sicht tritt in dieser Phase der Geburt die Wanderseele *hún* 魂 durch die Fontanelle in den Menschen ein. Damit nicht ein *guǐ* 鬼 = ein Dämon über den Bauchnabel eintritt, bedarf es eines besonderen Schutzes. Der Punkt Ren 8 ist als Wachturm des Shen besonders gut geeignet, diese Aufgabe zu erfüllen.

---

[1] **B. Karlgren**: Grammata Serica K 385 j-k

Wirkrichtung:
belebt und erwärmt das Yang, stellt das Bewusstsein wieder her, stärkt Milz und Magen, reguliert das Qi, harmonisiert die Darmfunktionen, belebt bei Erschöpfung

Moderne Indikationen:
Apoplexie mit Bewusstlosigkeit, Kollaps, scheintot, Cholera, Darmgeräusche, Bauchschmerzen, hartnäckige Durchfälle, Analprolaps, Ödeme, Blähungen, erschwertes Wasserlassen, Obstipation, Blut im Stuhl, alle Arten von Harnverhaltung, Umbilikusschmerzen

Klassische Indikationen:
Lei Jing Tu Yi:
Krankheiten der Genitalregion, schädigende Kälte und Wind-Schlag; der Patient liegt im Koma, Leere-Kälte im Bauch und schwere Erschöpfung, Darmgeräusche mit Durchfällen, die nicht aufhören, Wasseransammlungen mit Aufgeschwemmtheit, kleine Kinder bekommen durch die Muttermilch Darmstörungen ohne Ende, im Bauch heftige Wind-Epilepsie, Nackensteife, Rektumprolaps. Das Blut der verheirateten Frau ist kalt, so dass sie nicht schwanger wird; moxe diesen Punkt niemals bei Neugeborenen! Alle Schulen sagen, dieser Punkt soll ausschließlich mit Moxa behandelt werden. Einer sagt, er ist verboten für das Nadeln. *Tong Ren* sagt: Passend sind 100 Moxakegel. *Xu Feng* aus *Tao Yuan* schreibt in seinem Buch, dass bei einem Schlaganfall (*zú zhōng* 卒中) mit Bewusstlosigkeit in die Mitte des Buchnabels Moxa zu setzen sei. Nach 100 Moxa soll man wieder das Bewusstsein erlangen. Man nimm eine größere Zahl (Moxa), wenn nach einem Monat die Genesung nicht voranschreitet!

Zhcng Jiu sagt: Es gibt eine Art von Schlaganfall, bei der Ärzte bis zu 500 Moxakegel setzen, wenn der Patient älter als 18 Jahre ist. Dagegen sagt *Xu Feng*, dass man höchstens 350 Moxakegel setzen darf. Ist es nicht beruhigend, dieses zu wissen? Deshalb muss man bei der Moxabehandlung von *Shen Que* (Ren 8) feines Salz in diesen Punkt füllen und dann die Moxa darauf setzen, je mehr, desto besser! Ebenso, wenn man 350 Moxakegel abbrennt, heilt dies nicht nur die Krankheit sondern verlängert auch das Leben. Ebenso, nimmt man zu wenig Moxakegel, ist die Heilung nur von kurzer Dauer, danach ist ein Rückfall zu befürchten; dem Patienten ist dann nur noch schwer zu helfen. Aber: In den Sommermonaten befindet sich der menschliche Geist *rén shén* 人神 im Bauchnabel. Dann ist es nicht ratsam, hier Moxa zu setzen!

Shi Si Jing Yao Xue Zhu Zhi Ge:
Ren 8 kann 100 Krankheiten heilen! Durchfälle durch Leere, Blähungen, erschwertes Wasserlassen, gurgelnde Geräusche im Darm mit Durchfall

Jia Yi Jing:
Bei Darmgeräuschen, die oft nach oben abgehen, setze Moxa auf diesen Punkt! Bei Unfruchtbarkeit setze (ebenfalls) Moxa auf diesen Punkt und die Patientin wird schwanger werden! Moxakegel auf Ren 8 behandeln auch Ödeme mit einem aufgequollenen Leib, es gibt dann keinen Grund, weshalb der Kranke nicht genesen sollte!

Zhen Jiu Da Cheng:
Wind-Schlag mit Bewusstlosigkeit, Kälte im Bauch durch Leere, die Zang Fu-Organe sind geschädigt, hartnäckige Durchfälle, Ödeme mit Wasseransammlungen im Bauch, Darmgeräusche so laut wie fließendes Wasser, Schmerzen um den Nabel herum, kleine Kinder wollen nicht aufhören, an der Brust zu saugen, Analprolaps, Wind-Epilepsie, Nackensteife

Xun Jing:
kadaverähnliche Ohnmacht *shī jué* 尸厥

Yi Xue Ru Men:
Harnverhalten, großer Wind mit Schmerzen um den Bauchnabel, Ödeme, Völlegefühl und Aufgeblähtheit, chronische Schwäche durch Kälte, chronische Durchfälle, Durchfälle mit unverdauten Speisen

Zi Sheng Jing:
Ein direkter Windangriff führt zur Bewusstlosigkeit

Wai Tai Miao:
Nabelbruch durch kreisenden Wind, die Schmerzen ziehen bis zur Brust, man kann nicht atmen, Gasansammlungen im Bauch, der Darm hat Geräusche wie Donnergrollen, manchmal stürzt es nach oben zum Magenausgang: Setze 7 Moxakegel, höchstens 400 Moxa!

Qian Jin Fang:
Uterusprolaps, komaähnliche Zustände, Kälte-Syndrome mit Rektumprolaps, Harnverhaltung durch Qi-Stagnation (*qì lín* 氣淋), choleraähnliche Durchfälle.

Moderne Kombinationen:
- Magen-Darmbeschwerden: + Ma 25, Ren 13, P 6, Ma 36
- Kollaps: Du 20, Ren 4 (Moxa)
- Rektumprolaps: + Du 1, Ren 6, Du 20
- Impotenz : + Ren 4

Klassische Kombinationen:
- **Qian Jin Fang**:
- Shan-Qi im Unterbauch, welche die 5 Zang schädigen, Nabelbruch, der die Brust und die Atmung behindert: + Ren 5, Ma 25, Ren 6

Zi Sheng Jing:
- Der Bauch ist wie eine Trommel gebläht, was durch einen Mangel verursacht wird: + Mi 4.
- Bauchnabelhernien: + Ren 5, Ma 25
- Schmerzen um den Bauchnabel: + Ren 9, Le 4

Zhen Jiu Da Cheng:
- Ein Windschlag wird zunächst mit Moxa an den Punkten Ren 8, Gbl 20, Du 20, Di 10, SJ 17, Gbl 30, Gbl 31 und Di 15 behandelt, um den Wind zu vertreiben, dann mit Akupunktur, um das Qi zu führen.
- Durchfälle: + Ren 9, Di 3
- gurgelnde Darmgeräusche: + Le 3, Mi 6
- Schmerzen um den Bauchnabel: + Ren 9, Ren 6
- Ödeme mit Qi-Stagnation und Völlegefühl: + Ni 7

Shi Si Jing Yao Xue Zhu Zhi Ge:
- Rektumprolaps: + Du 1, Ren 6, Du 20

Lokalisationshilfe:
genau im Zentrum des Bauchnabels

Stimulus:
Alle Quellen sind sich darüber einig, das Ren 8 nur mit Moxa behandelt werden soll. Das *Jia Yi Jing* und *Lei Jing Tu Yi* sagen: Das Nadeln an diesem Punkt verursacht üble Geschwüre, die wie ein Pfeil (nach innen) durchbrechen; der Patient stirbt eher, als dass er geheilt wird! Kein Abbrennen von Moxa bei Neugeborenen, wenige Moxa bei Kindern unter 18 Jahren, keine Moxa im Sommer!

Der Praxistipp:
Bei großer Schwäche und/oder einer Ohnmacht, die bis ins Koma reichen kann, ist eine Behandlung am Bauchnabel von großem Nutzen! Ren 8 ist ein Punkt, der komatöse Patienten wieder ins Leben zurückholen kann, selbst wenn der Zustand schon länger anhält. Eine beliebte Anwendung ist die Moxibustion auf einem Salzbett, womöglich noch eine Scheibe Ingwer, Akonitum oder Knoblauch oben drauf. Bei chronischen Durchfällen, M. Crohn, Sprue (also Krankheiten mit großer Schwäche und Kälte im Darm) ist eine häufige Moxibustion auf dem Bauchnabel angesagt. Der Name des Punktes *Shen Que* = „Wachturm des Shen" zeigt uns seine Bedeutung bei geistigen Störungen und Präsenzproblemen.

Der Shen geht hier üblicherweise ein und aus, oder wie das *Lei Jing Tu Yi* sagt: Besonders im Sommer ist der menschliche Shen am Bauchnabel konzentriert. Der Herz-Kaiser hat an dieser Stelle seine erste und wichtigste Grenze: Hier entscheidet sich schon von Geburt an, ob ein wohlgesonnener Geist durch die Lücke eintritt und dann im Herzen klare Einsicht vermittelt oder ob ein Dämon das Herz vergiftet und damit das ganze kleine Königreich ins Unglück stürzt![1]

Solie de Morant sagt: Ein wichtiger Tonisierungspunkt, besonders für die inneren Organe und für das Abdomen; Leere, Abwesenheit, plötzliche todesähnliche Zustände, döst vor sich hin, kann aber nicht schlafen; träumt von schwarzen Figuren; Anämie des Gehirns, Gehirnblutungen, Apoplexie mit Halbseitenlähmung. Impotenz bei Männern, alle Formen von Durchfall, unaufhörlicher Durchfall bei Babys, Durchfall im Alter durch große Schwäche, Darmpolypen, Leere und Kälte im Darm. Längere Einwirkung von Kälte bringt Yin und Yang durcheinander.

---

[1] Die leichte Wanderseele *hún* 魂 tritt nach vorherrschender Meinung am Schädel in der Region *Bai Hui* (Du 20) in das Neugeborene ein. Ein Dämon *guǐ* 鬼, der schwer und eigentlich träge ist, hat am Bauchnabel über den Punkt *Shen Que* (Ren 8) sein Eintrittstor und kann, wenn der Wächter nicht aufmerksam oder geschwächt ist, das Neugeborene besetzen.

Renmai 9 *Shuǐ Fèn* 水分

Wasserverteiler

Alternative Namen:
fēn shuǐ 分水 = geteilte Flüssigkeiten
zhōng shǒu 中守 = die Mitte bewachen (zentraler Wächter)

Bedeutung des Namens:
Shuǐ 水: Wasser, Gewässer, Fluss, Flüssigkeit, flüssig, fließen, u. v. m.; Wasser ist die Verkörperung des Fließens per se; das Schriftzeichen zeigt einen Bach mit strudelndem Wasser, das nach unten fließt, also Wasser in Bewegung (Wieger, L. 125 A).

Fēn 分: Teil, Anteil, verteilen, Abzweiger, trennen, abgetrennt, verschieden. Das ursprüngliche Bild zeigt eine Wassermelone, die mit einem Messer geteilt wurde.

Dieser Punkt liegt über dem unteren Anteil des Dünndarms. Die Aufgabe des Dünndarms ist es, das Klare vom Trüben zu trennen. Das Klare, Flüssige geht zur Blase und das Trübe, Feste geht zum Dickdarm. *Shui Fen* (Ren 9) hilft dem Dünndarm-Beamten bei seiner schweren Arbeit und ist sehr wirksam bei der Verteilung der Flüssigkeiten im unteren Jiao. Bei allen Wasseransammlungen in diesem Bereich ist Ren 9 mit Erfolg zu nadeln! Die alternativen Namen zeigen seine besondere Bedeutung in der Überwachung der Flüssigkeitswege an. Als Wächter der Mitte sorgt Ren 9 auch dafür, dass die Milz nicht mit Flüssigkeiten überschwemmt wird, denn: Die Milz verabscheut die Nässe!

Wirkrichtung:
fördert die Wasserzirkulation, stärkt Milz und Magen, leitet pathogene Nässe aus, vermindert Schwellungen

Moderne Indikationen:
Darmgeräusche, Durchfälle, Bauchschmerzen, Ödeme, Völlegefühl im Bauch, Anschwellung des Bauches wegen Wasseransammlungen, Schwellungen im Gesicht, Übelkeit und Erbrechen, Harnverhaltung, Nierenentzündung, Schmerzen um den Bauchnabel, Anorexie

Klassische Indikationen:

Jia Yi Jing:

Chì 痓 („Krampf"-) Krankheit: verkrampftes, steifes Rückgrat, krampfartige Bauchschmerzen im Inneren[1]

Zhen Jiu Da Cheng:

Erkrankungen durch Wasseransammlungen: Der Bauch ist aufgequollen wie eine Trommel, zusammengezogene Muskeln, Appetitlosigkeit, Leere-Stagnationen in den Eingeweiden und im Magen, Schmerzen um den Nabel herum, die zur Brust ausstrahlen, steife Wirbelsäule, Krampfanfälle, Darmgeräusche wie Donnergrollen, Nasenbluten, Hühnerbrust bei Kindern.

Ling Guang Fu:

Moxa auf Ren 9 kann Ödeme lindern!

Sheng Yu Ge:

Bei allen Wasserproblemen kann *Shui Fen* (Ren 9) über dem Nabel genommen werden!

Shi Si Jing Yao Xue Zhu Zhi Ge:

Völlegefühl und Aufgeblähtheit in der Nabelgegend können behandelt werden durch Moxa auf Ren 9!

Lei Jing Tu Yi:

Wassererkrankungen mit einem strammen Bauch, Gelbsucht, Schwellungen wie eine Trommel, Hochstürzen von Qi zur Brust nimmt einem die Luft, Schmerzen um den Nabel herum, das Wasserlassen ist blockiert, die Brust kleiner Kinder ist eingefallen, Wasserkrankheiten mit Fülle im Bauch und Aufgeblähtheit, sodass man nicht essen mag. Dieser Punkt sollte bevorzugt mit Moxa behandelt werden, täglich 7 Kegel, höchstens 400 Kegel. Nur mit Nadeln sollte man (diesen Punkt) nicht behandeln, denn das Nadeln und dabei die Flüssigkeiten erschöpfen bringt den sofortigen Tod.

---

[1] Es beschreibt eine Krankheit mit Steifheit und Krämpfen in Rücken und Nacken sowie Kiefernsperre und Krämpfen in den Gliedmaßen. Häufig sind exogene pathogene Faktoren wie Wind, Nässe, Hitze und Kälte die Verursacher dieser Krankheit. Im *Su Wen*, Kap. 37 finden wir dazu: „Wenn die Hitze der Lunge in die Niere gelangt, entsteht eine Erkrankung mit Krämpfen. Man nennt dies *chi* 痓". Das *Jin Gui Yao Lue* erklärt: „Chi-Erkrankungen sind fieberhafte Erkrankungen mit Symptomen wie Nackensteife, Krämpfe und Kiefernsperre. Entweder klimatische oder innere Faktoren können dafür verantwortlich sein; sie sind nur schwer zu heilen"! Das zweite Kapitel dieses Buches diskutiert dann viele Variationen dieser Erkrankung nach den Stadien des 6 Schichten-Modells.

Zhen Jiu Ju Ying:
Nasenbluten, Trichterbrust kleiner Kinder

Tong Ren:
Magen-Leere führt zu Aufgeblähtheit im Oberbauch, man mag nicht essen

Qian Jin Fang :
Erbrechen, gegenläufiges Qi, aufgeblähter Bauch, Schmerzen und Schwellungen um den Bauchnabel, man kann nicht essen: 100 Moxakegel. Bei Übelkeit mit Erbrechen von Speisen 20 Moxakegel. Bei choleraartigen Durchfällen mit verdrehten Bauchmuskeln, man möchte am liebsten sterben, nimm 4 Menschen und halte die Hände und Füße (des Patienten) fest und setze 15 Moxakegel. Sei selbst unbeweglich und lege keine Hand an; setze höchstens 40 Moxakegel!

Shen Nong Jing:
Bei Wasserschwellungen mit aufgeblähtem Bauch kann man 14 Moxakegel setzen, höchstens 21 Kegel!

Sheng Hui Fang:
Krämpfe in den Eingeweiden mit Bauchschmerzen, Ballongefühl und Schwere im Oberbauch, Leere im Magen und Appetitlosigkeit, Schmerzen um den Bauchnabel herum, die zur Brust ausstrahlen, man kann nicht atmen; Wasser-Qi[1] kleiner Kinder, die 4 Gliedmaßen sind unbeweglich und der Bauch ist angeschwollen.

Moderne Kombinationen:
- Darmgeräusche, Durchfälle, Bauchschmerzen, Ödeme, Völlegefühl und Wasseransammlungen im Bauch: + Ma 36, Mi 9, Ma 25
- Ödeme: + Ma 28, Mi 6
- Ödeme: + Mi 6, Bl 20
- Bauchwassersucht: + Bl 20, Bl 13, Ma 36, Ren 12, Mi 6
- erschwertes Wasserlassen: + Ren 4, Le 6

Klassische Kombinationen:
Qian Jin Fang:
- krampfartige Schmerzen im Unterbauch: + Ren 5

[1] *Shuǐ qì* 水氣 = Stagnation von Flüssigkeiten und Schleim im Körper; die Symptome sind Ödeme in verschiedenen Teilen des Körpers, Kurzatmigkeit, klebriger Schweiß etc.

Zhen Jiu Da Cheng:
- Schmerzen um den Bauchnabel: + Ren 8, Ren 6
- akute Cholera und Sonnenstich: + Bai Lao (Extra-Punkt), Bl 40
- Schmerzen in der Bauchnabelregion: + Le 4, Le 8

Zi Sheng Jing:
- Schmerzen um den Bauchnabel: + Ren 8, Le 4
- Man mag nicht essen: + Mi 8, Mi 9, Ni 21, Bl 27

Xi Hong Fu:
- Ödeme: + Ren 6

Za Bing Xue Fa Ge:
- Ödeme: + Ni 7
- Völlegefühl und Aufgeblähtheit im mittleren Erwärmer: + Ren 12, Ma 36

Chang Sang Jun Tian Xing Mi Jue Ge:
- Bei Ödemen im Bauch sowie oberflächlich am Rumpf und im Gesicht nadele zuerst Ren 9, dann Ren 11 sedierend!

Yu Long Ge:
- Krankheiten durch Wasseransammlungen können sehr schwierig zu behandeln sein, besonders wenn Völle im Bauch und Leereschwellungen lange Zeit vorherrschen: Setze zuerst Moxa auf Ren 9 und Ma 28, danach nadele Ma 36 und Mi 6!

Lokalisationshilfe:
auf der Mittellinie am Bauch, 1 Cun oberhalb der Mitte des Bauchnabels

Merke: Die Strecke vom Punkt Ren 8 bis zur unteren Kante des Brustbeins (Sternum) beträgt 8 proportionale Cun (PC)! Diese Unterteilung ist wichtig zum Auffinden der folgenden Punkte auf dem Ren Mai, nämlich Ren 9 - Ren 15.

Stimulus:
Jia Yi Jing sagt: Bei schwangeren Frauen ist Moxa verboten! *Lei Jing Tu Yi* sagt: bevorzugt zu moxen, verboten für die Akupunktur, da sich bei Nadelung die Flüssigkeiten erschöpfen und der Patient sterben kann.[1] Der Bronzeklassiker *Tong Ren* sagt: Man kann tonisierend und sedierend nadeln, bei Wasserkrankheiten sollte man aber lieber mit Moxa behandeln, denn Nadeln können hier die Flüssigkeiten erschöpfen und den Patienten töten!

Der Praxistipp:
Durch den eindeutigen Bezug des Namens auf die Verteilung der Flüssigkeiten entsteht der Eindruck, Ren 9 sei der bevorzugte Punkt bei allen Flüssigkeitsansammlungen und -bewegungen im Körper. Dies ist mitnichten so! Seine Hauptaktivität zeigt er im unteren Erwärmer in der Behandlung von Wasserstagnationen in den Eingeweiden, d. h. im Dünndarm, Dickdarm und in der Blase. Diese Probleme erscheinen vorwiegend bei einer Milz- und Nierenschwäche. Somit kann die Moxibustion des Punktes *Shui Fen* (Ren 9) eine aufbauende Wirkung für das Milz- und das Nieren-Yang haben. So lassen sich ebenfalls Ödeme in den Beinen und Füßen behandeln. Für die Wasserverteilung im mittleren und oberen Erwärmer haben wir potentere Punkte wie Mi 6, Mi 9, Ren 12 (mittlerer Erwärmer) und Ma 40, Ren 17, Ren 22 (oberer Erwärmer).

Solie de Morant sagt: Ein wichtiger Punkt zur Förderung des Wasserlassens; „Meisterpunkt“ der Niere! Zuviel Moxa kann eine Austrocknung verursachen! Schwäche des Magens, kein Appetit, Schwäche der Eingeweide, Gluckern in den Gedärmen, Krämpfe und Spasmen, die Fontanellen bei Babys schließen sich nicht.

---

[1] Dies erscheint uns heute sehr übertrieben und wohl nur bei einer starken Sedierung ansatzweise vorstellbar. Interessanterweise wird in den klassischen Texten nicht vor einer Dehydration durch zu viele Moxa gewarnt, was ja eher nachzuvollziehen wäre!

Renmai 10 *Xià Wǎn* 下脘

unterer Kanal

Alternative Namen:
xià guǎn 下管 = unterer Schlauch
yōu mén 幽門 = dunkles Tor

Bedeutung des Namens:
Xià 下 bedeutet unten, hinabsteigen, der Untere, Zweite. *Wǎn* 脘 ist eine alte Bezeichnung für den Magen. Das *Shuo Wen Jie Zi* sagt: „Wan bedeutet das Fu-Organ Magen".
Der untere Kanal ist eine Bezeichnung für den unteren Anteil des Magens, der in den Dünndarm übergeht. Ebenso gibt es einen mittleren und einen oberen Kanal des Magens, die im späteren Verlauf des Ren Mai in Erscheinung treten. Die im Magen verflüssigte Nahrung steigt über diese Region hinab zum Dünndarm, wo eine Trennung des Klaren vom Trüben passiert (siehe Ren 9). Diese Transformation von Trübem zu Klarem, von „Blei zu Gold", ist die eigentliche Leistung des Dünndarms. Dieser Prozess der „inneren Veredelung" ist es, was den Dünndarm vom einfachen Arbeiter zum engsten Verbündeten des Herzens aufsteigen lässt.

Durch seine unermüdliche Arbeit schafft er die Grundlage für die Klarheit des Geistes, *shén míng* 神明, die der Herz-Kaiser so brillant nach außen trägt. Ohne einen gesunden Dünndarm wären wir nicht in der Lage, das Gute vom Schlechten zu unterscheiden. Wir würden, vom Einheitsbrei überschwemmt, im eigenen Sumpf ertrinken.

Es ist interessant, dass Ren 10 genau wie Ni 21 *yōu mén* 幽門 = „das dunkle Tor" heißt. Oberflächlich gesehen bezeichnet es den Magenausgang (Pylorus). In subtilerer Bedeutung ist hier das Höllentor, ein Ort tiefster Finsternis und schwerster Depressionen gemeint. You Men ist im chinesischen Volksglauben die Bezeichnung für das Höllentor als Eingang zur Unterwelt: Die Seelen der Verstorbenen müssen es passieren, um entweder auf ihrem Weg zur Reinkarnation fortzuschreiten oder Höllenqualen zu erleiden, die ihnen nach buddhistischer Lehre, entsprechend ihrer Lebensführung, als Sühne auferlegt werden. In der Akupunktur können diese Punkte dem Patienten helfen, in einer tiefen Dunkelheit und Schwermut die hellen Seiten des Lebens wiederzuerkennen und den *Shén* 神 in seiner klaren Einsicht zu unterstützen.

Besondere Qualifikationen:
Hui- (Reunions-) Punkt des Ren Mai mit der Milz-Leitbahn

Wirkrichtung:
stärkt die Milz und reguliert den Magen, hilft der Verdauung, bewegt das Qi, löst Stagnation in den Eingeweiden

Moderne Indikationen:
Magenschmerzen, Erbrechen, Bauchschmerzen, Darmgeräusche, harte Massenbildungen im Abdomen, Diarrhöe, Dyspepsie, Magenulkus, Magenprolaps

Klassische Indikationen:
Ling Shu (Kap. 19):
Wenn die Eingeweide und der Magen erkrankt sind, weil das Übel im unteren Teil des Magens ist, sollte man Ren 10 erwärmen, um die stagnierende Kälte zu zerstreuen.

Jia Yi Jing:
Bei allen Verdauungsstörungen nimm *Xia Wan* (Ren 10)!

Zhen Jiu Da Cheng:
Harte Massen im Bauch, gegenläufiges Qi bewegt sich unter dem Nabel, Schwellung des Magens, der Patient ist dünn und ausgezehrt. Bauchschmerzen, kaltes Qi in den 6 Fu-Organen, Verdauungsstörungen, Appetitlosigkeit, blutiger Urin, harte Massen bewirken, dass das Qi aufsteigt, allmählicher Gewichtsverlust, der Patient wird täglich magerer, Magenbeschwerden verursachen Übelkeit.

Lei Jing Tu Yi:
Völlegefühl und Aufgeblähtheit des Bauches, kalte Speisen werden nicht umgewandelt, Leere-Schwellungen und Massenbildungen in der Nabelregion, dünn und schwach wegen zu wenig Essens, rötlicher Urin

Tong Ren:
Das Qi der 6 Fu-Organe ist kalt, die Speisen werden nicht umgewandelt, keine Neigung zu essen, man wird täglich dünner.

Yi Xue Ru Men:
Disharmonie zwischen Magen und Darm, Appetitlosigkeit, Schmerzen im Abdomen, Aufblähung des Magens mit Massenbildungen, extreme Pulsschwäche oder harter Puls, die Speisen werden nicht umgewandelt.

Sheng Yu Ge:
Kälte in der Magenregion

Moderne Kombinationen:
- Erbrechen und Magenschmerzen: + Ren 12, P 6, Ma 36
- Völlegefühl im Bauch und Durchfall: + Ma 25, Ma 37, Ren 4
- Verdauungsstörungen: + Ma 36, Bl 21, Si Feng (vier Extra-Punkte)
- Blut im Stuhl: + Ren 4
- Ulkus Duodenum: + Ren 12, Ma 21, Ma 25, Ma 39
- Magenulkus: + Ren 13, Ren 12, Ma 21, Ma 36
- Parasiten: + Ma 36, Si Feng, Mi 5
- Darmgeräusche: + Ma 43

Klassische Kombinationen:
Qian Jin Fang:
- Verdauungsstörungen mit unverdauten Speiseresten: Nadele zuerst Ren 10, dann Ma 36 sedierend!

Zhen Jiu Da Cheng:
- Bei Übelkeit nadele zuerst Ren 10, später Ma 36 und Di 10 sedierend, dann Moxa auf Bl 21, Bl 17 (100 Kegel), Ren 12 und Bl 20.

Bai Zheng Fu:
- Darmgeräusche werden gebessert durch Ren 10 und Ma 43.

Ling Guang Fu:
- Ren 10 und Ren 12 können Massenbildungen im Bauch behandeln!

Zi Sheng Jing:
- Verdauungsstörungen mit Erbrechen von Speiseresten: + Ma 36

Lokalisationshilfe:
auf der Mittellinie am Bauch, 2 Cun oberhalb der Mitte des Bauchnabels

Stimulus:
Tong Ren und Lei Jing Tu Yi sagen: Bei schwangeren Frauen ist Moxa verboten!

Der Praxistipp:
Magersucht, verbessert den Appetit, löst Kälte in den Eingeweiden bei Diätfehlern, zunehmende Abmagerung, alle Magenprobleme. Nach *Solie de Morant* der „Meisterpunkt“ des Magens!

Renmai 11 Jiàn Lǐ 建里

das Innere stärken

Bedeutung des Namens:
Jiàn 建: stark, kräftig, unermüdlich, beständig, tapfer, gesund. Das Schriftzeichen zeigt eine geschriebene Ordnung für einen Marsch (Wieger L. 169 B). Ein Heer braucht eine festgelegte Aufstellung, damit es für einen optimalen Krafteinsatz bereitsteht.
Lǐ 里: ein Dorf, Heimat, ein Heimatdorf, ein Wegemaß (eine chinesische Meile, ca. 600 m), ein altertümliches Längenmaß, innerlich, das Innere; das Bild: Die Verbindung von Feld und Erde bildet ein kleines Dorf, in dem acht Familien um einen Brunnen herum wohnen (Wieger L. 149 D).

Ein Heimatdorf hat etwas zutiefst Vertrautes, hier können wir ausruhen und Kräfte sammeln, hier sind wir mit unseren Wurzeln verankert. „Das Innere stärken" vermittelt auch etwas Aufbauendes: An dieser Stelle ist ein wichtiger Ruheplatz zum Auftanken von Energie und zum Finden der Mitte, Attribute, die der Milz zugeschrieben werden, die beständig und unermüdlich die tägliche Assimilation und Integration von Fremdeinflüssen zu garantieren hat.
Wenn Wasser und Getreide im Verdauungsprozess nach unten gehen, ist hier ein weiterer wichtiger Übergang zwischen dem mittleren und dem unteren Jiao (siehe Ren 10). An dieser Stelle wird die Kraft des Magens noch einmal konzentriert, um dem Dünndarm bei seiner Arbeit zu helfen.
Jian Li (Ren 10) suggeriert mit seinem Namen eine Stärkung des erworbenen Vermögens und einen grundlegenden Ort der Kraft und der Gesunderhaltung!

Wirkrichtung:
stärkt die Milz, beseitigt Nässe, harmonisiert den Magen, fördert die Verdauung der Speisen

Moderne Indikationen:
Magenschmerzen, Übelkeit, Erbrechen, Appetitlosigkeit, Cholera, Völlegefühl im Abdomen, Schmerzen im Abdomen, Darmgeräusche, Ödeme, akute und chronische Gastritis

Jia Yi Jing:
Schmerzen in der Magengegend, die zur Brust ausstrahlen, wenig Appetit, Schmerzen in der Rippengegend

Zhen Jiu Da Cheng:
Völlegefühl im Bauch, Schwellungen am Körper, Brustschmerzen, das Qi geht gegenläufig nach oben, Schmerzen im Bauch, Erbrechen, kein Appetit.

Lei Jing Tu Yi:
aufgeblähter Bauch mit Schwellungen des Körpers, Herzschmerzen durch aufsteigendes Qi, Darmgeräusche, Erbrechen durch Gegenläufigkeit, kein Appetit

Qian Jin Fang:
Cholera, Darmgeräusche, Aufgeblähtheit des Bauches: Wenn die Krankheit auftritt, zuerst nadeln, dann täglich 27 Moxakegel bis höchstens 100 Kegel!

Sheng Hui Fang:
Schmerzen in den Eingeweiden, Erbrechen durch gegenläufig nach oben steigendes Qi, Herzschmerzen mit Schwellungen des Körpers

Wai Tai Mi Yao:
Völlegefühl im Bauch und gegenläufig nach oben steigendes Qi, zusammen mit choleraähnlichen Durchfällen

Zi Sheng Jing:
Ren 11 behandelt Schmerzen in den Eingeweiden, Erbrechen durch gegenläufig aufsteigendes Qi und Herzschmerzen mit Körperschwellungen, kein Verlangen zu essen.

Moderne Kombinationen:
- Magenschmerzen: + P 6, Mi 4
- Ödeme: + Ren 9, Mi 9, Ma 36
- Magengeschwür: + Bl 20, Bl 21, Ma 36
- Blähungen und Völlegefühl im Abdomen und im Epigastrium: + Ma 25, Ma 37, Ma 21
- Völlegefühl und Unruhe in der Brust: + P 6

Klassische Kombinationen:
Yu Long Ge:
- Ren 11 und P 6 beheben alle Leiden in der Brust im Nu!

Ma Dan Yang Tian Xing Mi Jue Ge:
- Bei Völlegefühl und Massenbildungen im Bauch nadele zuerst Ren 9, dann sediere Ren 11!

Zhou Hou Fang:
- Gegen plötzlichen Kindtod setze Moxa auf Ren 15, Ren 11 und Ren 12.

Bai Zheng Fu:
- bei Völle und Unruhe in der Brust: + P 6

Zi Sheng Jing:
- Schmerzen unter dem Herzen, kein Verlangen zu essen: + Ni 1

Lokalisationshilfe:
auf der Mittellinie am Oberbauch, 3 Cun oberhalb der Mitte des Bauchnabels

Stimulus:
Lei Jing Tu Yi sagt: Lieber Nadeln als Moxa, bei schwangeren Frauen ist besondere Vorsicht geboten! *Yi Xue Ru Men* sagt: Verboten für Moxa!

Der Praxistipp:
Magersucht, Folgen von extremer geistiger Anstrengung, Folgen von sozialer Unruhe und Unstimmigkeiten („Mobbing“). „Alles ist zum Kotzen“, große körperliche und geistige Schwäche, Unruhe und Verzagtheit. Ren 11 ist der „kleine Bruder“ zum folgenden Punkt Ren 12 und bei allen Magenproblemen, auch Magenulkus zu nadeln.

Solie de Morant sagt: Alle Gallenblasenprobleme, Migräne, akute Blasenschmerzen, akute Schmerzen in den Eingeweiden, Ödeme am ganzen Körper.

Renmai 12 *Zhōng Wǎn* 中脘

mittlerer Kanal

Alternative Namen:
zhōng guǎn 中管 = zentraler Schlauch
wèi wǎn 胃脘 = Magenkanal
shàng jì 上紀 = obere Leitung
tài cāng 太倉 = größte Kornkammer
wèi mù 胃募 = Mu-Punkt des Magens

Bedeutung des Namens:
Zhōng 中 = die Mitte, Zentrum, Mittelpunkt, inmitten, dazwischen liegend, geeignet sein. Das Bild zeigt eine Zielscheibe, die genau in der Mitte von einem Pfeil durchbohrt ist (Wieger, L. 109 A). In der chinesischen Medizin bezieht sich Zhong als Mitte häufig auf Lokalisationsangaben oder auf die Wandlungsphase Erde; *Wǎn* 脘 ist eine alte Bezeichnung für den Magen. Das *Shuo Wen Jie Zi* sagt: Wan bedeutet das Fu-Organ Magen.

Der mittlere Kanal ist eine Bezeichnung für den zentralen Anteil des Magens, dessen Funktion es ist, die Speisen zu verflüssigen und zur Reife zu bringen. *Wèi* 胃 = der Magen hat den Radikal für Fleisch *ròu* 肉, darüber steht als Phonetikum *tián* 田 = Feld, Acker. In seiner etymologischen Bedeutung ist das Zeichen ein fleischiger Beutel gefüllt mit Reis.[2] Als Körperteil ist unser Magen ein Sack zum (kurzfristigen) Aufbewahren von Nahrung. Im Yin-Yang-Verhältnis der Erde scheinen Milz und Magen ihre Rollen vertauscht zu haben: Die Milz = Yin in der Erde, ist der aktivere Part, der Magen = Yang in der Erde, ihr speichernder Anteil. Im Zusammenspiel stellen sie die Beamten der öffentlichen Kornkammern und Speicher dar, *cāng lǐn* 倉廩 (*Su Wen*, Kap. 8).

Cang, der Zwischenspeicher, ist ein Bild für den Magen. In ihm wird die Nahrung kurzfristig aufbewahrt. *Tài cāng* 太倉 = „größte Kornkammer" ist ein alternativer Name des Magens und auch ein Name für den Akupunkturpunkt *Zhong Wan* Ren 12. Dieser ist ebenfalls der Mu-Punkt des Magens. Hier versammelt sich das Magen-Qi besonders üppig, hier konzentriert sich die Aktivität aller Fu-Organe!

[2] Vergl. **Fun with Chinese Characters**, Vol. III, S. 96.

Besondere Qualifikationen:
- Hui- (Reunions-) Punkt des Ren Mai mit der Dünndarm-, San Jiao- und der Magen-Leitbahn
- Mu- (Alarm-) Punkt des Magens
- Hui- (Meister-) Punkt der Fu-Organe
- Verknotungs- (*Jié* 結-) Punkt mit der Milz-Leitbahn[1]
- Einer der 9 Punkte zum Nadeln, um das Yang zurückzuholen.

Wirkrichtung:
stärkt die Milz und begünstigt den Magen, senkt gegenläufig nach oben steigendes Qi ab, harmonisiert den mittleren Erwärmer, reguliert den Qi-Fluss, stillt Schmerzen, leitet Nässe aus und fördert die Verdauung

Moderne Indikationen:
Magenschmerzen, Erbrechen, saurer Reflux, Nahrungsblockaden, Aufstoßen, Blähbauch, Darmgeräusche, Ödeme, Diarrhöe, Obstipation, Dysenterie, Appendizitis, Cholera, Schwellungen am Körper, Gelbsucht, Massenbildungen im Abdomen, Malaria, allgemeine Auszehrung, schlaffe Lähmungen, Uterusprolaps, Schwangerschaftserbrechen, Urtikaria, Hysterie, Manie

Klassische Indikationen:
Su Wen (Kap. 28):
(Abhandlung über Leere und Fülle): Wenn der Bauch plötzlich anschwillt und schmerzt und die Schmerzen nicht gelindert werden, wenn man darauf drückt, wähle den Mu-Punkt des Magens!

Jia Yi Jing:
kalter Körper mit Brustschmerzen und schwierigem Vor- und Zurückbeugen, Herz-Shan-Erkrankung[2] *xīn shàn* 心疝, das Qi stürzt zum Magen, man weiß nicht, ob der Mensch schon tot ist, Blähbauch, Kälte im mittleren Jiao, das Essen wird nicht umgewandelt, Verdauungsstörungen, Qi-Ansammlungen durch schädigendes Grübeln und Sorge, Hitze im Dünndarm, gelber Urin, schwere Schmerzen zwischen den Rippen durch Wasseransammlungen

---

[1] Nach dem *Ling Shu*, Kap. 5 („über Wurzeln und Verknüpfungen") sind die Verknüpfungs- oder Knotenpunkte Orte einer verstärkten Konzentration und Vernetzung des Qi, hier der Ren Mai mit dem Qi der Milz-Leitbahn.

[2] Herzschmerzen durch einen Kälteangriff: ein stechender oder dumpfer Schmerz, bläuliche Lippen, kalte Gliedmaßen, der Patient hat Todesangst.

Zhen Jiu Da Cheng:
Er heilt die fünf Arten von Schluckstörungen *wǔ gé* 五膈, ständige A-temnot, starker Blähbauch, Übelkeit, Milzschmerzen, kein Appetit, Erbrechen, blutige Durchfälle, Kälte-Blockaden, Brustschmerzen durch Qi-Stagnation, Massenbildung im oberen und unteren Bauch, harte Massen im Oberbauch, geschwollene Brust, das Gesicht ist verfallen und gelb, Fieber und Schüttelfrost bei allen Wetterveränderungen, Wärme-Malaria mit Bauchschmerzen zuerst, dann Durchfall, choleraähnliche Durchfälle, man weiß nicht, wann der Durchfall kommt, Brustschmerzen und kalter Körper, man kann sich nur schwer vor- und zurückbeugen, Rülpsen durch Qi-Stagnation

Bai Zheng Fu:
Verdauungsstörungen durch Nahrungsblockaden

Shi Si Jing Yao Xue Zhu Zhi Ge:
alle Schädigungen von Milz und Magen, besonders Milz-Erkrankungen mit Schleim, Benommenheit, Blähungen im Oberbauch, Übelkeit und Erbrechen

Lei Jing Tu Yi:
Völlegefühl und Spannung unter dem Herzen, Schäden durch Überessen, die Speisen werden nicht umgewandelt, die 5 Arten von Zwerchfellerkrankungen und die 5 Arten von Schluckstörungen, Magenbeschwerden mit Übelkeit, man kann nicht essen. Unruhe mit Hitze und Schmerzen in Herz und Milz, Ansammlungen von Schleim durch zuviel Trinken, schädigende Kälte durch exzessives Trinken von Wasser, Blähungen im Bauch mit Atemnot, Wärme-Malaria, Cholera mit Erbrechen und Durchfall, Kälte und Hitze ohne Ende, das „laufende Ferkelchen"-Qi steigt hoch und greift an.[1]

Kälte schwächt und verknotet das Qi. Gewöhnlich kann die Milz Kühles nicht vertragen, dann entstehen unter dem Herzen Blähungen und Völlegefühl, Essen und Trinken stagnieren und werden nicht umgewandelt. Das Qi verknotet sich und schmerzhafte, laute Blähungen entstehen. Bei all diesen Krankheiten ist es passend, Moxa anzuwenden. Dieser Punkt ist der Hui (Meister)-Punkt der Fu-Organe, deshalb kann er alle Krankheiten der Fu-Organe behandeln und heilen!

---

[1] *Bēn tún qì shàng gōng* 奔豚氣上攻

Mai Jing:
- Wenn der Guan- (Schranken-) Puls oberflächlich (*fú mài* 浮脈) ist, dann ist der Bauch angefüllt und man mag nicht essen; nadele zuerst Ren 12 sedierend und dann tonisierend!
- Wenn der Guan- (Schranken-) Puls schlüpfrig (*huá mài* 滑脈) ist, dann ist Hitze im Magen; schlüpfrig heißt eine Hitze-Fülle; weil das Qi in Völle ist, mag man nicht essen und das Essen wird sofort erbrochen auf Grund von Gegenläufigkeit. Nadele Ren 12 sedierend!
- Wenn der Guan- (Schranken-) Puls saitenförmig (*xián mài* 弦脈) ist, dann ist Kälte im Magen, und unter dem Herzen Erschöpfung und Gegenläufigkeit. Das kommt daher, dass der Magen leer ist. Der Patient soll dann warm und ausgewogen essen und trinken, nadele dazu Ren 12 tonisierend!
- Wenn der Guan- (Schranken-) Puls tief (*chén mài* 沉脈) ist, dann gibt es kaltes Qi unter dem Herzen sowie bittere Völle und saures Aufstoßen; nadele dann Ren 12 tonisierend!
- Wenn der Guan- (Schranken-) Puls langsam (*chí mài* 遲脈) ist, dann ist Kälte im Magen; nadele Ren 12 tonisierend!
- Wenn der Guan- (Schranken-) Puls voll (*shí mài* 實脈) ist, dann sind Schmerzen im Magen; nadele Ren 12 tonisierend!
- Wenn der Guan- (Schranken-) Puls haftend (*láo mài* 牢脈) ist, dann sind Milz und Magen verstopft: Es entsteht üppige Hitze und Völle im Bauch mit vielen Geräuschen. Passend ist es, Ren 12 sedierend zu nadeln und zu moxen!
- Wenn der Guan- (Schranken-) Puls überflutend (*hóng mài* 洪脈) ist, dann ist Hitze im Magen, Unruhe und Völlegefühl. Nadele Ren 12 zuerst sedierend, danach tonisierend!

Qian Jin Yao Fang:
Schwäche durch Leere-Erschöpfung, Erbrechen durch Gegenläufigkeit, Schmerzen und Völle unter dem Herzen, Unruhe und aufsteigendes Qi, manisch-depressive Geisteskrankheiten *diān kuáng* 癲狂 und plötzliche Krampfanfälle *xián fēng* 癇風 mit Ausstrecken der Zunge, Angriff durch plötzlichen Wind, der ins Zentrum geht, Wurmbefall, aufgeblähter Bauch, das Essen wird nicht umgewandelt, Bauchschmerzen und laute Darmgeräusche.

Zi Sheng Jing:
Herzbeklemmung, Verlangen nach Kälte verknotet das Qi, verhärtete Schwellungen unter dem Herzen von der Form einer umgedrehten Tasse, schädigende Kälte durch übermäßiges Trinken von Wasser, choleraähnliche Durchfälle und unfreiwilliger Stuhl

Xun Jing:
alle Arten von Magenbeschwerden!

Tai Yi Shen Zhen:
Ballongefühl im Oberbauch, Aufstoßen, Übelkeit und Erbrechen durch gegenläufiges Qi, wässrige Durchfälle, Auszehrung, Massenbildungen im Oberbauch

Moderne Kombinationen:
- Magenprolaps: + Ma 21, Ma 25, Ma 28, Ren 6, Du 20, Ma 36
- Askariasis: + Si Feng (Extra-Punkte), Gbl 34
- Dysenterie: + Di 11, Ma 37, Ma 25
- Akute Appendizitis: + Ma 34
- Magenschmerzen: + P 6
- Alle Erkrankungen durch Hitze im Magen und in den Eingeweiden: + Mi 4, P 6, Ma 36
- Cholezystitis: + Gbl 34, Gbl 24, Bl 18, Bl 17

Klassische Kombinationen:
Su Wen (Kap. 58):
- Bei Schmerzen in der Brust, die zum oberen Rücken ausstrahlen oder umgekehrt, nadele die Punkte Ren 22, Du 14, Ren 12.

Ling Shu (Kap. 5):
- Wenn die Funktion des Öffnens der Tai Yin (Milz-Leitbahn) gestört ist, ist die Milz nicht mehr in der Lage, die Speisen umzuwandeln und abzusenken; so entstehen oben Blockaden und unten Durchfälle! Zur Behandlung wähle Punkte der Milz-Leitbahn und Ren 12, sediere bei Fülle und tonisiere bei Leere! [1]

Jia Yi Jing:
- Blähungen im Magen werden hauptsächlich mit Ren 12, aber auch mit Le 13 behandelt.
- Harte Massenbildungen in der Magenregion können mit Ni 16, Le 14 und Ren 12 behandelt werden.

Zi Sheng Jing:
- Das Essen wird nicht umgewandelt: + Mi 6

---

[1] Dieses Zitat folgt gleich nach der Darstellung der Wurzel- und Knotenpunkte (s. o.), ein adäquater Behandlungspunkt wäre also auch *Zhong Wan* (Ren 12), der wegen seiner Nähe zum Magen geradezu prädestiniert ist, diese Probleme zu lösen.

Yu Ji Wei Yi:
- Alle Arten von Massenbildungen und Blähungen: + Le 13, Le 14, Bl 20, Bl 22, Bl 66 (mit Moxa)

Qian Jin Fang:
- schwere Schmerzen und Härte in der seitlichen Rippenregion: + Ma 20
- Cholera mit heftigem Erbrechen und Durchfällen, alle Handgelenks-pulse, sowohl im Yin als auch im Yang sind diffus (*sǎn mài* 散脈), setze dann Moxa auf Ren 12 und Ren 4 und zwar 60-70 Kegeln.
- harte Massenbildungen im Bauchraum durch Qi- und Blutstagnation mit Blähungen und unverdauten Speiseresten: + Bl 22
- Hitze im Kopf und Nasenbluten: + Di 3, Di 6, Ma 45, Bl 56, Bl 64, Bl 57, Bl 58, Mi 1
- gelbe Augen mit Zittern vor Kälte: + P 7
- Erbrechen: + Bl 17, Le 13

Zhen Jiu Da Cheng:
- hartnäckige Durchfälle: + Ren 3, Ma 25
- Übelkeit und Erbrechen: + Bl 20, Ma 36, Zhong Gui (Extra-Punkt)
- Cholera mit Erbrechen und Durchfällen: + Ma 25
- Wärme-Malaria (*wēn nuè* 溫瘧): + Du 14
- harte Ansammlungen unter dem Herzen: + Du 20
- schwere Atemnot, man kann nicht gehen: + Le 14, Di 9

Ling Guang Fu:
- harte Massen und Blähungen im Bauch: + Ren 10

Za Bing Xue Fa Ge:
- Bei Cholera nadele zuerst Ren 12, danach sediere Ma 36 und Ma 44!

Yu Long Ge:
- Gegen die neun Arten von Herzschmerzen einschließlich der Milz-schmerzen ist der Gebrauch des Punktes Ren 13 wie ein göttliches Na-deln! Ebenso, wenn die Milz verfallen ist, tonisiere Ren 12! Diese beiden Punkte haben eine wundersame Wirkung bei diesen Erkrankungen!
- Milz-Leere-Gelbsucht: + Dü 4

Yu Long Jing:
- Gelbsucht mit Schwäche in den 4 Gliedmaßen: + Ma 36

Zhen Jiu Ju Ying:
- Nahrungsblockaden im Bauch mit stechenden Schmerzen, die nicht aufhören: + Mi 4, Ma 41, Ma 36

Xing Zhen Zhi Yao Ge:

- Um Schleim zu behandeln, nadele Ren 12 und Ma 36!
- Ebenso bei Erbrechen nadele Ren 12, Ren 6 und Ren 17 tonisierend!
- Gerade die Nadelung (des Punktes Ren 12) bei Magenschmerzen, Übelkeit und Erbrechen hat eine wundersame Wirkung, die viele Menschen nicht kennen!

Lokalisationshilfe:
auf der Mittellinie am Oberbauch, 4 Cun oberhalb der Mitte des Bauchnabels, genau in der Mitte zwischen dem Bauchnabel und dem Unterrand des Sternums

Stimulus:
Lei Jing Tu Yi sagt: Bei schwangeren Frauen ist Ren 12 verboten für Moxa!

Der Praxistipp:
Dieser Punkt ist bei allen Magenbeschwerden und -erkrankungen ein Segen! Manche sagen, dass selbst bei Magenkrebs eine deutliche Linderung der Beschwerden möglich ist (Moxa)! Nach meinen Erfahrungen ist bei organischen Erkrankungen des Magens Ren 12 sehr dolent, was seine Qualifikation als „Alarm-Punkt" bestätigt. Oft ist aber der darüber liegende Ren 13 oder der darunter liegende Ren 11 druckschmerzhafter. Dann sollten wir diese Punkte nadeln, denn sie alarmieren genauer über den Locus dolendi im Magenbereich. Um ganz allgemein die Mitte zu stärken, ist *Zhong Wan* (Ren 12) unentbehrlich! Wenn Ärger auf den Magen schlägt, kann dieser Punkt das invasive Holz besänftigen. Folgen von Völlerei, übermäßiger Durst (auch auf Alkohol).

Solie de Morant sagt: Alle abnormalen Formationen: Tumore, fette Gewächse, Lipome, ja sogar Krebs! Alle Probleme nach Impfungen und intravenösen Injektionen (?); Unruhe, Besessenheit, Traurigkeit; Probleme nach Gefühlserregungen, alle Arten von Erbrechen, übermäßiger Speichelfluss, Reisekrankheit, Folgen von übermäßigem Essen, Magen-CA, Folgen von zu schnellem Essen und Trinken, Darmkoliken, Darmkrebs, Durchfälle mit unfreiwilligen Stühlen, Wurmerkrankungen, alle abnormen Gewächse auf der Haut wie Warzen, Condylomata, etc.

Der Franzose vergleicht den Punkt Ren 12 in seiner Wirkung mit dem Weihe-Punkt **Thuja** und unterstellt ihm deshalb auch eine positive Wirkung bei Impfschäden, Warzen, Tumorbildungen und Polypen.

Renmai 13 *Shàng Wǎn* 上脘

oberer Kanal

Alternative Namen:
shàng guǎn 上管 = oberer Schlauch
shàng jì 上紀 = obere Leitung
wèi wǎn 胃脘 = Magenkanal
wèi guǎn 胃管 = Magenschlauch

Bedeutung des Namens:
Shàng 上 bedeutet oben, der Obere, das Beste, der Erste, hinaufsteigen, hochgehen, erstklassig; *wǎn* 脘 ist eine alte Bezeichnung für den Magen. Das *Shuo Wen Jie Zi* sagt: „Wan bedeutet das Fu-Organ Magen".

Der obere Kanal ist eine Bezeichnung für den oberen Anteil des Magens, die Kardia und den Fundus, dort tritt die Speiseröhre in den Magen ein. Ebenso gibt es einen mittleren und einen unteren Kanal des Magens, die für die anderen Anteile des Magens stehen (siehe dort).

Die im Verdauungsprozess verflüssigte Nahrung, insbesondere der klare und leichte Anteil, steigt über diese Region hinauf zum Herzen und zur Lunge, wo sie eine weitere Umwandlung in Blut und Qi erfährt. Auch der Shen und das Gehirn werden auf diesem Wege ernährt. Der obere Kanal sollte wirklich nur Reines und Feinstes transportieren; anderenfalls kommt es zu einer Verschmutzung der oberen Wege, zu einer Verunreinigung des Geistes und zu Schleimansammlungen im oberen Erwärmer. Viel stärker als z. B. der mittlere Kanal ist der Punkt Ren 13 bei Shen-Störungen indiziert, die aus einer gestörten Verdauung resultieren!

Besondere Qualifikationen:
- Hui- (Reunions-) Punkt des Ren Mai mit der Dünndarm- und der Magen-Leitbahn

Wirkrichtung:
beruhigt das Herz und den Shen, senkt gegenläufig nach oben steigendes Qi ab, beruhigt Erbrechen, stärkt die Milz, harmonisiert den Magen, fördert den freien Fluss des Qi, zerstreut pathogene Nässe

Moderne Indikationen:
Magenschmerzen, Schmerzen im Abdomen und im Epigastrium durch Blähungen, Übelkeit und Erbrechen, Schluckauf, spuckt Mengen von Schleim, Cholera, Unruhe und Hitzegefühl in der Brust, Benommenheit, Herzklopfen, Epilepsie, manisch-depressive Psychosen, Schock

Klassische Indikationen:
Jia Yi Jing:
Schmerzen in der Brust durch die drei Würmer (*sān chóng* 三虫),[1] übermäßiger Speichelfluss, unfähig, den Körper im Bett zu drehen, Völlegefühl unter dem Herzen, Bluterbrechen, Schwindel und Benommenheit, Unfähigkeit zu schwitzen bei einer Erkältung, Völlegefühl und Blähungen in Brust, Magen, Bauch und seitlicher Rippengegend, ein kraftloser Puls, der 100 Krankheiten hervorbringen kann!

Zhen Jiu Da Cheng:
Darmgeräusche, Verdauungsstörungen, harte Massen mit stechenden Schmerzen, Cholera mit Erbrechen und Durchfall, Bauchschmerzen, der Körper ist heiß, ohne zu schwitzen, Übelkeit und Erbrechen, Blähungen im Bauch durch Qi-Stagnationen, Herzklopfen, manchmal spuckt man Blut, manchmal Schleim, Ben-Tun-Erkrankung, plötzliche Brustschmerzen, Wind-Epilepsie, Hitzeerkrankungen, Gelbsucht, große und harte Massen, Bluterbrechen bei Leere-Erschöpfung. Erkrankungen durch die 5 Gifte, man kann nicht essen! (*wǔ dú zhù bù néng shí* 五毒疰不能食)[2]

---

[1] Drei Arten von Darmparasiten: Bandwürmer, Spulwürmer und Fadenwürmer

[2] Die fünf Gifte beschreiben einen Aspekt der schwarzen Magie Chinas, bei der verhasste Personen heimlich vergiftet werden. Das Wurmgift *gǔ dú* 蠱毒 umfasst die Gifte von Viper, Skorpion, Tausendfüßler, Kröte und Spinne. Zusammengenommen steht es im chinesischen Volksglauben für alle möglichen Vergiftungen und Verhexungen. Um das Wurmgift zuzubereiten, wurden von all diesen giftigen Tierarten jeweils eines in ein Gefäß gegeben und sich selbst überlassen. Nach einer Weile blieb das stärkste Tier übrig, von ihm wurde angenommen, es habe alle Gifte der anderen Tiere in sich vereint. Die Exkremente dieses stärksten Tieres wurden dann als Wurmgift genommen. Legt man es in das Essen und Trinken des Opfers, verursacht es schwere Krankheiten und Unglück bei diesem und auch bei seiner Familie. Dies ist allerdings nur eine Möglichkeit, ein Wurmgift zuzubereiten! (Aus: **van Straten**: Concepts of Health, Disease and Vitality in Traditional Chinese Society, Wiesbaden, 1983). Ethnologisch interessant wäre es zu untersuchen, ob das Konzept der fünf Gifte **Wu Du** dem afroamerikanischen Kult des **Voodoo-Zaubers** ähnelt, schon wegen seines Gleichklanges.
Ein anderer sagt, es handelt sich bei den 5 Giften um die fünf Geschmäcker, die, einseitig gegessen, Krankheiten verursachen können.

Yu Long Ge:
Verwende die wirksame Nadel *shén zhēn* 神鍼[1] bei den neun Arten von Herzschmerzen einschließlich der Schmerzen in der Milz!

Sheng Yu Ge:
Bei Brust- und Milzschmerzen nadele zuerst Ren 13!

Shi Si Jing Yao Xue Zhu Zhi Ge:
Ren 13 ist sehr wirksam bei der Ben Tun-Erkrankung und bei Massenbildungen im Ober- und Unterbauch.

Lei Jing Tu Yi:
Unruhe und Hitze in der Brust, Schmerzen, die unerträglich sind, donnernde Geräusche im Bauch, Essen und Trinken werden nicht umgewandelt, Cholera mit Übelkeit und Erbrechen, viel Speichel in den San Jiao, Ben Tun-Krankheit, balkenförmige Ansammlungen im Bauch, Qi-Schwellungen und Ansammlungen, Gelbsucht, Herz-Wind, Erschrecken mit Herzklopfen, Blutspucken, der Körper ist heiß, man kann nicht schwitzen.

Wai Tai Mi Yao:
Herz-Wind (*xīn fēng* 心風) mit Erschrecken und Herzklopfen, trübe Augen

Jie Jing:
Ren 13 behandelt Wind-Epilepsie (*fēng xián* 風癇) und Brustschmerzen durch Würmer!

Sheng Hui Fang:
Hitze und Unruhe im Herzen, unerträgliche Herzschmerzen, Herzbeklemmung, stechende Schmerzen im Bauch, viel Schleim und viel Speichel

---

[1] *Shén zhēn* 神鍼 = die „wirksame Nadel" ist ein Terminus, der erst seit der Ming-Dynastie auftritt. Er bezeichnet eine kombinierte Nadel-Moxa-Therapie. Zuerst wird der Punkt genadelt und danach mit einer Moxazigarre erwärmt. Dabei wird der Punkt mit einer mehrlagigen Stoffunterlage bedeckt und die glühende Moxazigarre in einem zeitlichen Rhythmus darauf gedrückt. Hier wird die sehr akzentuierte Form von applizierten Moxakegeln mit der eher breitflächigen Form der sanften Erwärmung ausgetauscht!
Daraus eine Shen = geistig-geführte Akupunktur herauszulesen, die jeder Adept der klassischen Lehre anstreben soll, hat keine Grundlage in den klassischen Texten! Dies ist ein Beispiel mehr für Übertragungsfehler, die aus Unkenntnis der chinesischen Sprache passieren und die Akupunktur im Westen mystifizieren.

Qian Jin Fang:
Massenbildungen Blähungen, Schwellungen und Völlegefühl unter dem Herzen, Herzschmerzen durch die drei Würmer, man kann sich nicht auf die Seite drehen, die Handgelenkspulse für Yin und Yang sind zerstreut und kraftlos.

Yi Xue Ru Men:
Ballongefühl im Oberbauch, Herzklopfen, häufiges Aufstoßen, Krampfanfälle, Fieber mit Schweißlosigkeit, exzessive Speichelbildung

Xi Hong Fu:
Erbrechen und andere Fülle-Symptome des Yang Ming

Shen Nong Jing:
Bei Herzschmerzen, Massenbildungen im Bauch und Erbrechen kann man 14 Moxakegel setzen!

Moderne Kombinationen:
- Erbrechen und saures Aufstoßen: + Mi 4, P 6, Mi 5
- Nausea: + P 6, Ren 22, Bl 17
- Brustschmerzen: + Bl 15, Ren 17, P 4
- Schmerzen und Blähungen im Magen und im Abdomen: + Ren 12, Ma 36, Ma 25
- Epilepsie: + Yin Tang, Ma 40, Dü 3
- Magenschmerzen: + Di 4, Ma 36
- Fiebererkrankungen mit Bluterbrechen: + Lu 5, Lu 10, Le 8, Le 2

Klassische Kombinationen:
Ling Shu (Kap. 19):
- Wenn das Übel im Oberbauch sitzt, sind die Wege blockiert und die Nahrung kann nicht verdaut werden. Nadele Ren 13 (mit der Nadelspitze) nach unten und Ren 12 sedierend, um die Qi-Stagnation zu lösen!

Qian Jin Fang:
- Blutspucken: + Ma 19, P 7
- Verdauungsstörungen durch Kälte: + Ren 12
- Durchfall mit fadenförmigem Puls an der Guan-Position: + Ren 11, Ren 12
- Massenbildungen im Bauchraum, aufgeblähter Magen, mag nicht essen, die Speisen werden nicht umgewandelt: + Bl 22
- Völlegefühl und Stauungen in der Brust und in der seitlichen Rippengegend: + Rezeptur *Sheng Jiang Tang* und *Zi Wan Tang*!
- Unruhe und Völlegefühl in der Brust mit Schweißlosigkeit: + Le 13, Le 14, Ren 12, Bl 4, Du 23, Bl 10, Bl 31, Gbl 6, Gbl 20, Du 4, Bl 25

Zhen Jiu Da Cheng:
- Großer Bauch mit harten Massenbildungen: + Ma 36, Le 13, Ni 10, Ren 4, Le 14, Bl 20, Bl 39, Ma 20

Yu Long Fu:
- Die neun Arten von Brustschmerzen: + Ren 12

Bai Zheng Fu:
- Der Patient wird wahnsinnig und rennt wie wild umher: + He 7.

Tai Yi Ge:
- Herzschmerzen, Erbrechen, schädigende Kälte, Erbrechen von Würmern: + Ma 40

Zi Sheng Jing:
- Erbrechen: + Ma 19, P 7
- Stauung und Völle in der Brust und im Bauch: + Ren 14

Lokalisationshilfe:
auf der Mittellinie am Oberbauch, 5 Cun oberhalb der Mitte des Bauchnabels oder 3 Cun unterhalb des Unterrandes vom Sternum

Stimulus:
Lei Jing Tu Yi sagt: Bei schwangeren Frauen ist Ren 13 verboten für Moxa!

Der Praxistipp:
Bei emotionalen Problemen, die auf den Magen schlagen ist Ren 13 oft wirksamer als Ren 12! Wegen seiner Nähe zum Mu-Punkt des Herzens ist *Shang Wan* (Ren 13) indiziert bei verwirrtem Shen, Schleim vernebelt das Herz und Hitze und Unruhe in der Brust; Stenosen der Speiseröhre, alle entzündlichen Prozesse in der Speiseröhre und in der Kardia.

Solie de Morant sagt: Aufregung und Schwäche des Geistes, handelt in Hast und Eile, alle Arten von Erbrechen (Würmer, Schwangere, Cholera, Seereisen); Magengeschwüre, Zwerchfellkrämpfe, tonische Krämpfe von Würmern oder anderen Vergiftungen, Epilepsie von Schock, schmerzhafte Blähungen im Oberbauch, zu hastiges Essen erzeugt Schmerzen in der Herzregion.

Renmai 14 *Jù Què* 巨闕

mächtiger Wachturm

Alternativer Name:
xīn mù 心募 = Mu-Punkt des Herzens

Bedeutung des Namens:
Jù 巨 bedeutet groß, mächtig, sehr und bezeichnet etwas Mächtiges sowohl in der Größe als auch in der Bedeutung. Das Schriftzeichen zeigt ein großes Winkelmaß für längere Messungen, wie zum Beispiel in der Landwirtschaft.

Què 闕 ist ein Wachturm zu beiden Seiten des Stadttores, auch: eine Bezeichnung für die Kaiserstadt, ein Palasttor, kaiserlich. Als Synonym zu *quē* 缺 bedeutet es auch ein Fehler, ein Mangel, eine Lücke. Das Schriftzeichen zeigt ein Tor *mén* 門 und das Lautzeichen *juē* 欮: ein Hindernis blockiert die Atmung, durch Öffnung dieses Tores ist Inspiration möglich.

Der mächtige Wachturm bezieht sich, wie auch der alternative Name, auf das Herz und seinen Geist *shén* 神. Der Raum unterhalb des Brustbeins ähnelt einem Tor, die Rippen auf beiden Seiten entsprechen den Wachtürmen für das Tor. Dieser Punkt ist ein wichtiger Ein- und Austrittspunkt für den Shen und bewacht den Herz-Kaiser in seinem verbotenen Palast. Schwächelt unser Kaiser, können wir durch Nadelung von Ren 14 schnell die Wachtruppen heranziehen und Unheil von außen abwehren. Ebenso können wir hier bei einer schlechten Wirtschaftslage das Herz nähren, denn Mu-Punkte haben einen Einfluss auf den Yin-Aspekt des zugehörigen Organs.

Ju Que ist auch der Name für ein altes chinesisches Schwert, dessen Form dem Sternum ähnelt, unter dem unser Punkt liegt. Unter dem Brustbein befindet sich (meistens) ein Schwertfortsatz; dieser trägt im Chinesischen auch den Namen *Ju Que* = mächtiger Wachturm!

Besondere Qualifikationen:
- Mu- (Alarm-) Punkt des Herzens

Wirkrichtung:
entspannt die Brust, befreit das Lungen-Qi und entfernt Schleim, beruhigt den Husten, befriedet den Shen, harmonisiert den Magen, senkt gegenläufiges Qi ab, reguliert den Qi-Fluss, macht den mittleren Jiao durchgängig

Moderne Indikationen:
Brustschmerzen, Husten mit rebellierendem Qi, Kurzatmigkeit, Spannung in der Brust, Übelkeit und saures Aufstoßen, Rülpsen, Übelkeit, Erbrechen, Durchfall, Gelbsucht, Schluckauf, Herzklopfen, Vergesslichkeit, manische Geisteskrankheiten, Ohnmacht, Amnesie

Klassische Indikationen:
Jia Yi Jing:
Unruhe und Ruhelosigkeit wegen Hitze in der Brust, geistesabwesend, erinnert sich nicht an Leute, Blähungen im Bauch mit starken Schmerzen, aufgeblähter Unterbauch, Kontraktionen von Muskeln und Sehnen oder Arm- und Beinkrämpfe, Brustschmerzen. Die Brust ist so voll von Qi, dass der Patient nicht liegen kann. Manische Geisteskrankheiten, der Patient hält wilde Reden, ist zornig und verliert schnell die Nerven, verschmäht und beleidigt andere Menschen, spuckt sogar Blut wegen zu großen Ärgers. Shan-Erkrankungen (der Dünndarm fällt nach unten in den Hodensack), Herzklopfen, Qi-Mangel, Völle und Stauungen in der Brust und in der seitlichen Rippengegend, Schmerzen im Bauchraum, die zum Nabel ausstrahlen, Kurzatmigkeit und Reizbarkeit.

Zhen Jiu Da Cheng:
Husten durch gegenläufig aufsteigendes Qi, Kurzatmigkeit mit Völle in der Brust und Schmerzen im oberen Rücken, Qi-Stagnation zwischen Brust und Bauch, alle Arten von Brustschmerzen, Kälte-Schmerzen, Schmerzen durch Rundwürmer, Schleimansammlungen in der Brust, zuerst Brustschmerzen und Erbrechen, später choleraähnliche Durchfälle, man erkennt seine Mitmenschen nicht mehr, Herzklopfen, plötzliche und unerträgliche Bauchschmerzen mit Blähungen, man ist ständig neben sich, (*huǎng hū bù zhǐ* 恍惚不止),[1] Erbrechen von unverdauten Speisen, Unruhe im Herzen durch schädigende Kälte, Neigung zum Erbrechen bei manischer Geisteskrankheit, Qi-Mangel mit Bauchschmerzen, Gelbsucht, akute Gelbsucht, akute Epidemien, Husten, fuchsähnliche Hernie, Blähungen im Unterbauch, Unruhe bei Hitze, Blockaden unter dem Zwerchfell, akute Brustschmerzen.

[1] **Wörtl.** „geistesabwesend ohne Ende“!

Das Qi der 5 Zang-Organe ist nicht harmonisch, so dass schließlich ernste Herzschmerzen und leichenähnliche Ohnmacht entstehen.

Sheng Yu Ge:
Cholera, Brustschmerzen, Spucken von einer Menge Schleim, Moxa auf diesen Punkt kann es beruhigen!

Lei Jing Tu Yi:
Husten durch gegenläufig aufsteigendes Qi, Völle in der Brust und Kurzatmigkeit, die 9 Arten von Herzschmerzen, Kälte verursacht Schmerzen im Unterbauch, Schmerzen durch Rundwürmer, Schleim und Getränke verursachen Husten, Cholera, Blähungen im Bauch, Geistesabwesenheit und manische Geisteskrankheiten, Gelbsucht, Blockaden unter dem Zwerchfell, Unruhe und Kummer führen zu Herzschmerzen, leichenähnliche Ohnmacht durch Wurmgifte, Kurzatmigkeit und Bluterbrechen, Erbrechen und Durchfall, die nicht aufhören, Rinder-Epilepsie (*niú xián* 牛癇)[1]

Biao You Fu:
Es wird gesagt, als der Kaiser unter Schleimansammlungen litt, nadelte der Arzt Li den Punkt Ren 14 und der Kaiser genas.

Shi Si Jing Yao Xue Zhu Zhi Ge:
die 9 Arten von Herzschmerzen, Schleim, Atemnot, Kurzatmigkeit

Qian Jin Fang:
Erbrechen durch Gegenläufigkeit, das Essen geht nicht hinunter, moxe 50 Kegel! Aufsteigendes Qi mit Völle in der Brust und Schmerzen, die bis in den Rücken ziehen, moxe 50 Kegel! Ebenso Cholera mit Herzschmerzen und vorherigem Erbrechen, moxe 20 Kegel! Wenn keine Besserung auftritt, moxe 27 Kegel. Schließlich heilt dieser Punkt Ungehorsamkeit und Widerspenstigkeit (*wǔ* 忤), moxe 100 Kegel!

Shen Nong Jing:
Er heilt Qi-Ansammlungen in Brust und Bauch mit 14 Moxakegeln! Einer sagt: Alle Arten von Epilepsie bei kleinen Kindern, ebenso Rülpsen und Erbrechen von Schaum, moxe 3 Kegel, die Kegel so groß wie Weizenkörner!

[1] Eine traditionelle Form der Epilepsie, bei der der Kranke Laute wie ein Rind von sich gibt.

Xun Jing:
Übelkeit, Erbrechen, Blockaden in der Brust, manisch-depressive Geisteskrankheiten *diān kuáng* 癲狂, Herzklopfen, Gedächtnisschwäche, die 7 Shan-Erkrankungen, die 5 Arten von Aufstoßen, die 9 Arten von Herzschmerzen

Mai Jing:
- Der Cun- (Daumen-) Puls ist schlüpfrig (*huá mài* 滑脈), das Yang ist in Fülle, die Brust ist blockiert, Erbrechen durch Gegenläufigkeit, hier sollte man das Rezept *Qian Hu Tang* anwenden und Ren 14 sedierend nadeln!
- Der Cun- (Daumen-) Puls ist versteckt (*fú mài* 伏脈), in der Brust ist gegenläufiges Qi, welches sprachlos macht und die Brust blockiert, im Magen ist Kälte und das Qi stürmt aufwärts zum Herzen; passend ist die Rezeptur *Qian Fu Wan*, drei große Pillen und eine Akupunktur am Punkt Ren 14!
- Der Cun- (Daumen-) Puls ist tief (*chén mài* 沉脈), Schmerzen in der Brust ziehen in den Oberkörper, in der Brust sind Wasseransammlungen; passend ist die Rezeptur *Ze Qi Tang* und die sedierende Nadelung von Ren 14!

Tong Ren:
Unruhe und Völle im Herzen, Hitze-Krankheiten, Schleim und Wasser in der Brust, Schwellungen im Bauch mit heftigen Schmerzen, geistesabwesend erkennt er seine Mitmenschen nicht mehr, blockierte Atmung, zeitweiliges Blutspucken, Rundwürmer und Herzschmerzen, Wurmgifte und Cholera, sich ausbreitende manische Geisteskrankheit, ohne sich daran zu erinnern, Schreckhaftigkeit und Herzklopfen durch zu wenig Qi.

Moderne Kombinationen:
- Brustschmerzen und Herzklopfen: + He 7, Bl 15, Ren 17
- Psychosen: Gbl 20, Dü 3, Ma 36, Bl 62, Bl 66
- Husten durch gegenläufiges Qi: + Ren 22, Du 26, P 6
- Erbrechen und saurer Reflux: + Ren 12, Ma 44, Ma 36
- Herzschmerzen und Herzklopfen: + P 6, Bl 15
- Herzrasen: + He 7, Mi 6
- Epilepsie: + Du 14, Du 26, P 6

Klassische Kombinationen:
Jia Yi Jing:
- Cholera: + SJ 1, SJ 6, Mi 4, Ma 41

Zi Sheng Jing:
- Qi-Schwäche: + Ma 41, Ni 2, Lu 5
- Kurzatmigkeit, Schmerzen in der Brust, die zum Nabel und zum Bauch ausstrahlen, Krämpfe der Arme und Beine: + Ni 6
- Schreckhaftigkeit und Herzklopfen: + He 7, Le 5
- Aufgeregtheit und Völlegefühl in der Brust: + Ni 19

Bai Zheng Fu:
- Nadele Ren 14 und Ren 17, um Schmerzen im Zwerchfell und Schleimansammlungen zu behandeln!

Qian Jin Fang:
- Kurzatmigkeit, Krämpfe in Armen und Beinen: + Ni 6
- manische Geisteskrankheiten mit Fluchen, Zorn und wilden Reden: + Ni 9
- Cholera: + SJ 1, SJ 6, Mi 4, Mi 9
- Völle in der Brust und Kurzatmigkeit, mit Schmerzen, die zum Rücken ausstrahlen: + Le 14 (50 Moxa)
- Wenn der Guan- (Schranken-) Puls gespannt ist, dann sind Schmerzen unter dem Herzen und Völlegefühl; es sollte die Rezeptur *Zhu Yu Dang Gui* plus *Da Huang* verschrieben werden, dazu eine sedierende Nadelung der Punkte Ren 14 und Ren 11.
- Wenn der Guan- (Schranken-) Puls schnell ist, dann ist Kälte und Hitze im Magen; nadele Ren 14 und Ren 13 sedierend!
- Wenn der Cun- (Daumen-) Puls schlüpfrig ist, herrscht Yang-Exzess. Das Übel sammelt sich an und blockiert die Brust und führt zum Erbrechen; es sollte die Rezeptur *Qian Hu Tang* verschrieben werden, dazu sollten Ren 14 und Tai Yang (Extra-Punkt) sedierend genadelt werden!
- Unwohlsein in der Brust: + P 5
- extreme Schmerzen im Bauch mit starkem Schwitzen: + Ren 13, Ren 4 und Punkte des Yin Qiao Mai
- Blähungen im Bauch, Völle in der Brust und Stagnation in den fünf Zang-Organen wird hauptsächlich über die Punkte Ren 13 und Ren 14 behandelt!
- Husten: + Ren 17, Ma 12
- Erbrechen mit Völle in der Brust: + Ni 27, Ni 25, Ni 24

Zhen Jiu Da Cheng:

- Wenn bei der schwangeren Frau das Kind nach oben drückt und eine Ohnmacht oder Betrübtheit verursacht, nadele Ren 14 nach unten gerichtet. Dies bewirkt, dass die Frau wiederbelebt wird und nicht länger schwermütig ist. Danach tonisiere Di 4 und sediere Mi 6, der Embryo antwortet auf die Nadel und fällt heraus. Es ist, als ob man beabsichtigt, mit beiden Händen die Geburt zu unterstützen.
- Verwirrtheit und Desorientierung: + SJ 10, Bl 15

Lokalisationshilfe:
Auf der Mittellinie am Oberbauch, 6 Cun oberhalb der Mitte des Bauchnabels oder 2 Cun unterhalb vom Unterrand des Sternums

Stimulus:
Bei dünnen Patienten oberflächlich nadeln, die Nadel ist immer (!) nach unten zu richten. **Cave**: Verletzung des Herzens bei Hypertrophie des Herzens (z. B. auch bei Leistungssportlern); das Gleiche ist bei einer Leberschwellung zu beachten!

Der Praxistipp:
Ein wunderbarer Punkt zur Beruhigung des Herzens und des Geistes, bei allen Herz-Yin-Leere-Beschwerden; Reflux, besonders wenn Ärger den Magen quält, psychische Erkrankungen, Schwangerschaftsübelkeit und -erbrechen (in den ersten 3 Monaten), Schleim umnebelt das Herz, schwere, „kloßige" Sprache, Benommenheit und geistige Verwirrung, alle Formen von Besessenheit!

Solie de Morant sagt: Man ist ohne Kraft, Leiden von Kälte, man mag nicht essen, wird leicht ohnmächtig mit kaltem Schweiß, Besessenheit, fixe Ideen kommen unaufhörlich, Furcht, Anspannung, Anfälle von Übererregung der Emotionen, Tränen und Hysterie, epileptische Anfälle, besonders bei Kindern, alle emotionalen Probleme, alle Arten von Herzschmerzen, Kurzatmigkeit, Anfälle von Übelkeit und Erbrechen (besonders bei Schwangeren), erbricht Schleim und klares Wasser, Vergiftungen durch Würmer, heftige Durchfälle, Hustenanfälle, Keuchhusten Diabetes, Lungenabszess, Cholera.

Ein wichtiger Punkt in der Selbstverteidigung (*Jiu Jitsu*), ein kräftiger Schlag auf diesen Punkt macht den Gegner bewusstlos, ein sehr harter Schlag kann ihn töten!

Renmai 15 *Jiū Wěi* 鳩尾

Turteltaubenschwanz

鳲鳩在桑、其子七兮。
淑人君子、其儀一兮。
其儀一兮、心如結兮。

„Die Turteltaube ist im Maulbeerbaum, ihre Kinder sind sieben.
Der aufrichtig Edle, sein Benehmen ist vollständig.
Sein Benehmen ist vollständig, als ob sein Herz damit verknotet ist!“
(*Shi Jing* = Klassiker der Lieder, Vers 152)

Alternative Namen:
wěi yì 尾翳 = schwanzförmiger Vorhang
shén fǔ 神府 = Verwaltungsbezirk des Shen
gàn hé 髃骭 = Brustbeinknochen
hé hé 髃髃 = Brustbein

Bedeutung des Namens:
Von vorne gesehen ähnelt der gesamte Brustkorb einer Taube: Die Region oberhalb des Brustbeins ist der Kopf, das Brustbein selbst ist der Körper, die zwei Rippenbögen sind die Flügel und der Schwertfortsatz ist der Schwanz der Taube. Unter ihm befindet sich unser Punkt Ren 15.
Die Turteltaube war im alten China ein markantes Symboltier und galt als Emblem für Langlebigkeit, Beständigkeit und Treue. Es war in der Han-Dynastie (206 v. - 220 n. Chr.) Sitte, alten Menschen eine taubenähnliche Jadefigur zu schenken, mit dem Wunsch, der Empfänger möge ebenso gut sein Essen verdauen wie eine Taube, um so sein Leben zu verlängern. Ein altes chinesisches Sprichwort lautet: Eine Taube verschluckt sich nicht! Der Punkt Ren 15 ist ein wichtiger Punkt gegen Schluckauf und andere Schluckbeschwerden.

Die Taube steht außerdem für die konfuzianische Idee der Kindespflicht, wahrscheinlich entstanden aus der Beobachtung heraus, dass die Jungen der Tauben aus dem Kropf ihrer Eltern immer genug zu essen haben. Die Symbolik weist auf eine vielfältige Nutzung des Punktes bei allen Ess- und Verdauungsstörungen hin. In der Nähe des Herzens liegend, haben wir hier auch einen wichtigen Verwaltungsbezirk für den Shen! Dieser Punkt hat einen starken Einfluss auf alle geistig-seelischen Probleme!

Besondere Qualifikationen:
- Yuan- (Ursprungs-) Punkt der oberen vitalen Lebenszentren *Gāo* 膏[1]
- Luo- (Verknüpfungs-) Punkt des Ren Mai mit dem Du Mai

Wirkrichtung:
klärt Hitze, zerstreut Wind, harmonisiert den Magen, senkt gegenläufiges Qi ab, öffnet die Brust und fördert das Lungen-Qi, schleimlösend, hustenstillend, beruhigt den Shen

Moderne Indikationen:
Brustschmerzen, Husten, Erbrechen, manische Geisteskrankheiten, Epilepsie, Hysterie, Schreck, Herzklopfen, Völlegefühl in der Brust, Schluckauf, Blutspucken, Pharyngitis, Halsentzündung, Migräne

Klassische Indikationen:
Ling Shu (Kap. 10):
Die Abzweigung des Ren Mai heißt *Wĕi Yì* 尾翳; sie (beginnt) unterhalb des Taubenschwanzes und zerstreut sich über den Bauch. Bei Fülle ist die Haut auf dem Bauch schmerzhaft, bei Leere entsteht ein Jucken, (das man sich am liebsten) kratzen möchte (*yǎng sāo* 癢搔). Wähle (zur Behandlung) den Ort, an dem die Abzweigung beginnt (also Ren 15)!

Jia Yi Jing:
Blockaden in der Kehle, mag nicht essen

Zhen Jiu Da Cheng:
Kurzatmigkeit, Hitzekrankheiten, Halbseitenkopfschmerz, der zu den äußeren Augen zieht, Atemnot, Rasseln in der Kehle durch Schleim, Völle in der Brust mit Husten und Erbrechen, blockierte und geschwollene Kehle, man kann kein Wasser schlucken, Epilepsie und manische Geisteskrankheiten, man rennt umher und redet unflätige Worte, Qi-Stagnation in der Brust, man hat keine Neigung, menschliche Stimmen zu hören, Husten mit Blutspucken, Herzklopfen und Schreckbereitschaft, die Vitalität ist durch zu viel Anstrengung im Schlafzimmer in jungen Jahren verbraucht und zerstreut (*jīng shén hào sǎn* 精神耗散),[2] geistesabwesend, Qi-Mangel oder wenig Qi.

---

[1] Näheres über die vitalen Zentren *Gao Huang* ist bei dem Punkt *Qi Hai* (Ren 6) beschrieben!

[2] gemeint sind zu viele sexuelle Aktivitäten in der Jugend, d. h. in einem Alter, in dem sich die Essenzen noch nicht konsolidiert haben und trotzdem überfließen (16-20. Lebensjahr). Dies erinnert an die Sexualerziehung des frühen 20. Jahrhunderts, wo dem Jugendlichen eine Gehirnerweichung angedroht wurde, wenn er zuviel masturbierte.

Lei Jing Tu Yi:
Schreckbereitschaft und Herzklopfen, die geistige Kraft *shén qì* 神氣 ist verbraucht und zerstreut, Epilepsie und manische Geisteskrankheiten

Tong Ren:
Herz-Wind, Epilepsie nach Schrecken, depressive Geisteskrankheiten, man mag keine menschlichen Stimmen hören, Blähungen und Völle im Herzen und im Bauch, Völle in der Brust, Husten durch gegenläufiges Qi, häufiges Aufstoßen, erschwerte Atmung, Blockaden in der Kehle, man kann nicht schlucken, Wasser und Brei gehen nicht hinunter

Qian Jin Fang:
Völle unter dem Herzen mit Schmerzen in der Brust, Appetitlosigkeit, erschwerte Atmung, Herzschmerzen, häufiges Rülpsen, Völle in Brust und Bauch mit Erbrechen

Wai Tai Mi Yao:
Kälte im Herzen und Völle im Bauch, man bekommt keine Luft, gelegentliches Blutspucken, Blutergüsse, Hitzekrankheiten, Schmerzen in der Brust, man kann nicht liegen, Herzschmerzen, Druck verschlimmert, Neigung zum Aufstoßen, Herz-Shan-Erkrankung (*xīn shàn* 心疝), das Gesicht ist gerötet, Brust und Rücken sind verspannt und schmerzhaft, die Brust ist blockiert, man schnappt nach Luft, Husten, Erbrechen, Bauchschmerzen, Hautjucken, blockierte Kehle, das Essen geht nicht hinunter. *Zhen Quan*[1] sagt: Es ist passend, hier zu nadeln und nicht zu moxen.

Xi Hong Fu:
Jiu Wei (Ren 15) kann die 5 Arten von Epilepsie heilen, ähnlich wie unten der Punkt *Yong Quan* (Ni 1) sorgt er dafür, dass der Mensch nicht stirbt!

Yu Long Ge:
Ren 15 kann allein dazu genommen werden, um die 5 Arten von Epilepsie zu heilen! Dieser Punkt sollte sorgfältig beobachtet werden! Es sollten nicht mehr als 7 Moxa angewendet werden. Nimmt man mehr als 7 Moxakegel, wird es der Gesundheit schaden und eine Nadelung des Punktes ist dann kaum noch möglich!

---

[1] *Zhēn Quán* 甄權 (540-643 n. Chr.) war ein berühmter Arzt aus der Tang-Dynastie; er schrieb u. a. ein Buch über die Pulsdiagnose und über Methoden der Akupunktur (*Zhen Fang*)

Sheng Hui Fang:
Herzklopfen durch Schreck, depressive Geisteskrankheiten, singt irre Lieder und spricht unflätig

Moderne Kombinationen:
- Magenschmerzen: + Ma 36, Ma 21
- Schleim blockiert die Brust: + Ren 12, Ma 40, Ren 17
- manische Psychosen: + Dü 3, Bl 15, Bl 62, Le 3
- Krämpfe im Oberbauch: + P 6, Ma 40, Ma 25
- Hiatushernie: + P 4, Ren 17, Ma 36, Le 3
- Epilepsie: + Du 14, P 5, Ma 40, Yao Qi (Extra-Punkt)

Klassische Kombinationen:
Zhen Jiu Da Cheng:
- Nahrungsblockaden: + Ren 12, Lu 11
- Auszehrung und große Schwäche: + Bl 13, Ren 3, Si Hua (die vier Blumen = Bl 17 und Bl 19); moxe hier zuerst, dann nadele Punkte wie Ren 17, Ni 1, Du 20, Bl 43, Ma 36, Ren 12!
- Rinder-Epilepsie: 3 Moxakegel auf Ren 15 und Du 14

Zi Shen Jing:
- Husten mit Blutspucken: + Bl 18, Ma 12, Bl 15, Ren 14
- ein kaltes Herz: + He 9, Mi 5

Qian Jin Fang:
- Fiebererkrankungen mit Halbseitenkopfschmerz: + Gbl 6

Xi Hong Fu:
- Ren 15 kann zusammen mit Ni 1 die 5 Arten von Epilepsie heilen. So bleibt das Leben erhalten!
- Moxa zuerst auf Du 20 und dann auf Ren 15 beseitigt einen Rektumprolaps bei Kindern.

Bai Zheng Fu:
- Du 20 und Ren 15 können einen Rektumprolaps bei Kindern behandeln.

Sheng Yu Ge:
- Der Patient kann sich von den 5 Arten der Epilepsie erholen, nachdem Dü 3, Ren 15 und He 5 genadelt wurden!

Lokalisationshilfe:
Auf der Mittellinie am Oberbauch, 7 Cun oberhalb der Mitte des Bauchnabels oder 1 Cun unterhalb vom Unterrand des Sternums. Oft liegt der Punkt direkt unter der Spitze des Schwertfortsatzes, manchmal aber auch auf dem Schwertfortsatz selbst.

Stimulus:
Jia Yi Jing und *Tai Su* sagen: verboten für Nadel und Moxa! *Tong Ren* sagt: man darf (diesen Punkt) nicht moxen; Moxa bewirkt, dass für immer die Herzkraft vermindert ist; dieser Punkt ist nur mit großer Vorsicht zu nadeln! Man tut gut daran, diesen Punkt nach unten gerichtet zu nadeln, andernfalls nimmt man zuviel Qi (des Patienten) weg! (Seine Nadelung) bringt Unglück bei jungen Menschen!

Der Praxistipp:
Wegen seiner Nähe zum Herzen ist dieser Punkt immer (!) mit der Nadelspitze nach unten gerichtet zu akupunktieren, auch sollte eine sedierende Nadeltechnik vermieden werden. Tonisierend genadelt wirkt *Jiu Wei* (Ren 15) auf das Yin und erfüllt seine Luo-Funktion, indem er übermäßiges Yang absorbiert und zu Yin transformiert. Besonders in Verbindung mit Du 20 hat Ren 15 eine ausgesprochen beruhigende und den Geist stabilisierende Wirkung. In der Nähe des Zwerchfells gelegen kann er hartnäckigen Schluckauf beheben (+ P 6 und Bl 17), ebenso Verdauungsstörungen psychischer Genese. Er ist einer der wichtigsten Punkte bei Anorexie und Bulimie!

Solie de Morant sagt: Quellpunkt der vitalen Zentren; wenig Energie, die Vitalität ist erschöpft, Lebensüberdruss, möchte niemanden hören und sehen, Nerven- und Gehirnschwäche, geistige Schwäche, findet die Worte nicht, fürchtet augenblickliches Unglück, alle Formen der Epilepsie. Er ist der Alarm-Punkt der Sexualorgane, sexuelle Probleme nach langer Abstinenz, sexuelle Übererregtheit, heftiger Juckreiz und schlechter Körpergeruch. Bei Ertrunkenen soll dieser Punkt, den Kopf nach unten hängend, mit einer brennenden Zigarette (oder einer Moxazigarre) sehr schnell berührt werden, dadurch soll das Wasser aus Lunge und Magen ausgeworfen werden.

鳲鳩 Die Turteltaube (Fortsetzung)

鳲鳩在桑、其子七兮。
淑人君子、其儀一兮。
其儀一兮、心如結兮。
鳲鳩在桑、其子在梅。
淑人君子、其帶伊絲。
其帶伊絲、其弁伊騏。
鳲鳩在桑、其子在棘。
淑人君子、其儀不忒。
其儀不忒、正是四國。
鳲鳩在桑、其子在榛。
淑人君子、正是國人。
正是國人、胡不萬年。

„Die Turteltaube sitzt im Maulbeerbaum, ihre Kinder sind sieben an der Zahl.
Der aufrichtig Edle, seine Haltung ist vollständig. Weil seine Haltung vollständig ist, ist es, als ob sein Herz damit verknotet wäre!
Die Turteltaube sitzt im Maulbeerbaum und ihre Jungen sind im Pflaumenbaum.
Der aufrichtige Edle hat einen Gürtel aus Seide, sein Gürtel ist aus Seide und seine Kappe ist aus geflecktem Leder.
Die Turteltaube sitzt im Maulbeerbaum und ihre Jungen sind im Jujubebaum.
Der aufrichtige Edle, seine Haltung ist ohne Makel. Weil seine Haltung ohne Makel ist, ist er korrekt (in der Regierung) der 4 Reiche.
Die Turteltaube sitzt im Maulbeerbaum und ihre Jungen sind im Haselbaum.
Der aufrichtige Edle ist korrekt zu seinen Landsleuten. Weil er korrekt zu seinen Landsleuten ist, warum sollte er da nicht 10.000 Jahre lang herrschen?“

Shī Jīng 詩經 (Buch der Lieder), Vers 152

Renmai 16 *Zhōng Tíng* 中庭

zentraler Kaiserhof

Bedeutung des Namens:
Zhōng 中 = die Mitte, Zentrum, Mittelpunkt, inmitten, dazwischen liegend, geeignet sein; hat als Bild eine Zielscheibe, die genau in der Mitte von einem Pfeil durchbohrt ist (Wieger, L. 109 A). In der chinesischen Medizin bezieht sich Zhong als Mitte häufig auf Lokalisationsangaben oder auf die Wandlungsphase Erde.

Tíng 庭 ist ein Hof, der als Empfangssaal des Kaisers vorgesehen war; ein kaiserlicher Hof, der weiter im Inneren als die Halle *táng* 堂 ist, aber nicht so dicht beim Kaiser liegt wie der Palast *gōng* 宮. Das *Shuo Wen Jie Zi* sagt: Ting bezeichnet das Innere eines Palastes. Der innere Hof gehört zu den Privatgemächern des Kaisers, in ihm werden nur besondere Gäste empfangen.

Der Ren Mai erreicht in seinem Verlauf nun schon die Privatgemächer des Kaisers. In der Mitte der Brust, unter dem Brustbein, befinden wir uns im Bereich des Privatsekretärs *xīn bāo luò* 心包絡, dem Herzbeschützer und Ratgeber des Kaisers. In der daoistischen Alchimie ist hier der gelbe Kaiserhof *huáng tíng* 黃庭, ein wichtiger Ort der Transformation: Hier ist die Geburtsstätte des goldenen Elixiers *jīn dān* 金丹 oder des heiligen Embryos *shèng tāi* 聖胎.

Im *Neijing Tu* = der Karte des inneren Gewebes finden wir dazu:
„Ich bepflanze zu Hause mein eigenes Feld. Darin gibt es einen magischen Sprössling, der 10.000 Jahre lebt. Seine Blüten sind wie Gold und seine Farbe ändert sich nicht. Seine Samen sind wie Jadeperlen und seine Früchte sind alle rund. Zum Aufziehen und Kultivieren (des Sprösslings) verlasse ich mich ganz auf die Erde des mittleren Palastes. Zum Bewässern und Begießen vertraue ich auf die Quelle des oberen Tales. Nach (viel) Arbeit und Übung vollende ich eines Tages das große Dao."

Der „Kaiserhof des Shen" (Du 24) befindet sich am Kopf, der „innere Kaiserhof" (Ma 44) befindet sich am Fuß und der „zentrale Kaiserhof" (Ren 16) liegt dazwischen in der Mitte der Brust. Alle drei Punkte haben eine besondere Position zum Herzkaiser und spielen in der Umwandlung des goldenen Elixiers eine wichtige Rolle!

Wirkrichtung:
richtet gegenläufiges Qi, entspannt die Brust, verbessert den Qi-Fluss, reguliert den mittleren Jiao

Moderne Indikationen:
Stagnation und Völle in der Brust und im Hypochondrium, Übelkeit und Erbrechen, Nahrungsblockaden, Aufstoßen und Schluckauf, Erbrechen von Muttermilch bei Babies, Brustschmerzen, Globus Hystericus

Klassische Indikationen:
Jia Yi Jing:
Völle und Stauungen in der Brust und in der seitlichen Rippengegend, Blockaden im Zwerchfell, das Essen geht nicht hinunter, Erbrechen von unverdautem Essen

Zhen Jiu Da Cheng:
Völlegefühl in der Brust, Übelkeit und Erbrechen, Nahrungsblockaden, Rülpsen und Schluckauf, Erbrechen von Muttermilch bei kleinen Kindern

Lei Jing Tu Yi:
Die gleichen Indikationen wie im Da Cheng!

Tong Ren:
Völle unter dem Herzen, häufiges Aufstoßen

Zi Sheng Jing:
Wenn kleine Kinder die Muttermilch erbrechen, setze einen Moxakegel auf Ren 16!

Zhen Jiu Ju Ying:
Shan-Erkrankungen der verheirateten Frau durch Kälte mit unerträglichen Bauchschmerzen

Moderne Kombinationen:
- Übelkeit und Erbrechen: + P 6
- Erbrechen, Rülpsen und Schluckauf: + Ren 12, Ren 22, Bl 20, Bl 21
- Völlegefühl in der Brust und im Hypochondrium: + SJ 6

Klassische Kombinationen:
Qian Jin Fang:
- Nahrungsblockaden, Erbrechen, Rülpsen und Schluckauf: + Lu 1
- schwierige Verdauung: + Ren 19, Bl 19

Zi Sheng Jing:
- Erbrechen: + Ni 27, Bl 49

Lokalisationshilfe:
auf der vorderen Mittellinie, direkt an der Unterkante des Brustbeins, ca. 1,6 Cun (zwei Querfinger) unterhalb des Punktes Ren 17, auf der Höhe des 5. Interkostalraumes

Der Praxistipp:
Bei Unverträglichkeit von Muttermilch den Punkt Ren 16 bei Babys sanft massieren! Ebenfalls bei Nahrungsblockaden, Schluckauf und Verdauungsstörungen kleiner Kinder ein wichtiger Punkt.

Solie de Morant sagt: Aufgeregt und immer gegenan, aber fürchtet die Dunkelheit und Gewitter; Säuglinge erbrechen die Muttermilch, sobald sie getrunken haben, Seekrankheit, brennende Schmerzen im Magen, gestörter Schlaf mit Schwindel beim Aufwachen.

Renmai 17 *Tán Zhōng* 膻中

inmitten der Brust

Alternative Namen:
xiōng táng 胸堂 = Halle der Brust
shàng qì hǎi 上氣海 = oberes Qi-Meer
yuán jiàn 元見 = ursprüngliche Zusammenkunft
yuán ér 元兒 = ursprüngliches Kind

Bedeutung des Namens:
Tán 膻 = die Mitte der Brust; der Radikal ist Fleisch, daneben *dǎn* 亶= aufrichtig und ehrlich; das Zeichen zeigt eine doppelt ummauerte Kornkammer, die bei Tageslicht überprüft wird; alles Getreide, das da sein muss, ist tatsächlich auch vorhanden (Wieger, L. 76 D). Manchmal finden wir auch das Zeichen *tán* 壇 = ein Opferaltar, ein freier und offener Platz mit einem direkten Zugang zum Himmel.
Zhōng 中 = die Mitte, Zentrum, Mittelpunkt, inmitten, dazwischen liegend, geeignet sein; hat als Bild eine Zielscheibe, die genau in der Mitte von einem Pfeil durchbohrt ist (Wieger, L. 109 A). In der chinesischen Medizin bezieht sich Zhong als Mitte häufig auf Lokalisationsangaben oder auf die Wandlungsphase Erde.
Dieser Punkt steht auf zweifache Weise mit dem Zentrum in Verbindung: zum einen durch seine Lage zwischen den Brüsten, zum anderen durch seine Beziehung zum Herzen resp. zum Herzbeutel. Wir finden die Bezeichnung Tan Zhong erstmalig im *Nei Jing Su Wen*, hier wird gesagt: „Tan Zhong ist vergleichbar mit einem Gesandten und einem Minister; Freude und Lust kommen aus ihm heraus!" (*Su Wen*, Kap. 8)

In seiner doppelten zentralen Bedeutung zeigt uns der Punkt Ren 17 seine Wirkkraft: Wie hinter der Mauer des verbotenen Palastes verbirgt sich hinter dem Brustbein nicht nur die Aktivität des Perikards, das Herz zu beschützen und dem Menschen Lust und Freude zu bereiten, sondern auch die fundamentale Kraft der Ahnen, ihren Ursprung weiterzugeben und den Lebensrhythmus anzuregen. Als Meisterpunkt des Qi entspringt hier die rhythmisierende Kraft des *zōng qì* 宗氣, die Kraft, die für einen gleichmäßigen Herzschlag und für eine gesunde Atmung sorgt. Die Synthese des Zong-Qi passiert zum Zeitpunkt der Geburt mit dem ersten Schrei des Neugeborenen! Die ursprüngliche Kraft des ersten Atemzugs ist besonders in den alternativen Namen enthalten!

Besondere Qualifikationen:
- Hui- (Reunions-) Punkt des Ren Mai mit der Milz-, Nieren-, Dünndarm-, Perikard- und San Jiao-Leitbahn
- Mu- (Alarm-) Punkt des Perikards
- Mu- (Alarm-) Punkt des oberen Erwärmers
- Hui- (Meister-) Punkt des Qi

Wirkrichtung:
durchlüftet die Lunge, korrigiert gegenläufiges Qi, öffnet die Brust, verbessert den Qi-Fluss, klärt Hitze in der Lunge, schleimlösend, hustenstillend, beruhigt den Shen

Moderne Indikationen:
schnelle Atmung, Husten, blockierte Brust, Brustschmerzen, Lungenabszess, Bluthusten Schluckauf, Schluckbeschwerden, Rülpsen, Herzschmerzen, Herzklopfen, reizbar und aufgeregt, zuwenig Muttermilch nach der Geburt

Klassische Indikationen:
Jia Yi Jing:
Husten durch gegenläufiges Qi, Kurzatmigkeit und Atemnot, das Sprechen ist mühsam.

Zhen Jiu Da Cheng:
gegenläufig nach oben steigendes Qi, Qi-Mangel, Husten, Rülpsen, Schluckauf, Rasselgeräusche in der Kehle, Nahrungsblockaden, Kälte in der Brust, Brustschmerzen, Wind-Schmerzen, Husten, Karbunkel in der Lunge, man spuckt Eiter, schaumiges Erbrechen. Die verheiratete Frau hat zu wenig Milch.

Lei Jing Tu Yi:
alle Krankheiten mit aufsteigendem Qi, Qi-Mangel, Schleim blockiert die Atmung, das Atmen ist mühsam mit Husten, Husten durch Gegenläufigkeit, Rülpsen, Speisen sammeln sich unter dem Zwerchfell und machen Beschwerden im Magen, Rasselgeräusche in der Kehle und keuchende Atmung, die Lunge ist voll Eiter, man erbricht Speichel, Schaum, Blut und Eiter, die verheiratete Frau hat zu wenig Milch. Ren 17 ist der Hui- (Meister-) Punkt des Qi. Bei allen Qi-Erkrankungen, Qi-Blockaden und allen Arten von Qi-Schmerzen ist es ohne Ausnahme passend, hier zu moxen!

Xing Zhen Zhi Yao Ge:
Um das Qi zu nadeln, genügt allein der Punkt Ren 17, um eine gute Wirkung zu erzielen.

Sheng Hui Fang:
Völle in der Brust und im Zwerchfell, Qi-Blockaden

Qian Jin Fang:
Bei Brustblockaden und Herzschmerzen 100 Moxa, bei Husten durch Gegenläufigkeit 50 Moxakegel!

Shen Nong Jing:
Bei aufsteigendem Qi mit Atemnot und Husten 7 Moxakegel

Sheng Yu Ge:
Bei Rülpsen, saurem Aufstoßen, Nahrungsblockaden nimm 7 Moxakegel auf Ren 17, um die Hitze aus dem Zwerchfell zu klären!

Shi Si Jing Yao Xue Zhu Zhi Ge:
Ren 17 wird häufig mit Moxa behandelt, um Eiteransammlungen in der Lunge, Husten, Atemnot und einen Kropf zu behandeln.

Wai Tai Mi Yao:
Er heilt Blockaden in der Brust, Herzschmerzen, Unruhe und Völlegefühl, Husten durch Gegenläufigkeit, erschwerte Atmung durch Schleim und Mangel an Qi.

Yi Xue Ru Men:
schwere Atemnot, Qi-Kropf, Eiterungen in der Lunge, Appetitlosigkeit, Qi-Blockaden in der Brust

Zhou Hou Fang:
leichenähnliche Ohnmacht

Zi Shen Jing:
Ren 17 heilt gegenläufig nach oben steigendes Lungen-Qi mit Atemnot und Husten, Erbrechen von Schleim und Eiter, das Essen geht nicht herunter.

Moderne Kombinationen:
- Angina Pectoris: + Bl 15, Bl 14, P 6, He 4
- Husten durch gegenläufiges Qi: + Ren 22, Bl 13, Lu 5, Lu 7
- zu wenig Muttermilch nach der Geburt: + Dü 1
- Schwellung und Abszess der Mammae: + Ren 22
- Völle in der Brust und im Hypochondrium, Schluckauf: + Bl 17, P 6
- Asthma vom Fülle-Typ: Lu 7, Bl 13, Lu 5
- chronische Bronchitis: + Ding Chuan (Extra-Punkt), Ren 22, P 6
- Mastitis: + Di 4, Di 11
- mangelnder Milchfluss: + Dü 1, Ma 18

Klassische Kombinationen:
Qian Jin Fang:
- Brustschmerzen: + SJ 10
- Blutspucken und Bluterbrechen: + Bl 18, Bl 20, P 8, P 5, Ma 25, Lu 10, Ni 3
- Kurzatmigkeit, Atemnot, man kann nicht sprechen: + Ren 20
- Bei Cholera, Muskelkrämpfe im oberen Rücken und in der Brust setze sieben Moxakegel auf die Handfläche an der Grenze zwischen weißem und roten Fleisch. Setze danach Moxa auf Ren 17, Du 16, Du 14, Ren 12, Lu 5
- Husten: + Ma 12, Ren 14
- Völle im Bauch, Kurzatmigkeit mit geräuschvoller Atmung: + Moxa auf Ren 17, Lu 1 und Ren 8

Zi Sheng Jing:
- Brustschmerzen durch Qi-Blockaden, Völlegefühl und Blähungen in Brust und Bauch: + SJ 10

Gu Jin Yi Tong:
- bei Schluckauf: Moxa auf die Punkte Ren 17, Ren 12, Ren 6, Ma 36

Bai Zheng Fu:
- Ren 17 und Ren 14 sind sehr zuverlässige Punkte, um Schmerzen am Zwerchfell zu beseitigen und Ansammlungen von Wasser in der Brust, die nur schwer zu ertragen sind!

Zhen Jiu Da Cheng:
- Blutspucken: + Ren 12, Ren 6, Ma 36, Ma 18, SJ 6
- Erbrechen von wässrigem Schleim: + Ren 12, P 7, P 8
- fehlende Milchbildung: + Dü 1, Di 4

Xing Zhen Zhi Yao Ge:

- Bei Erbrechen nadele Ren 12, Ren 6 und Ren 17!

Yu Long Ge:

- Die Atemnot ist so stark, dass der Patient nachts nicht schlafen kann. Eine wundersame Heilung versprechen die Punkte Ren 17 mit Moxa und Ren 22 genadelt!

Lokalisationshilfe:

auf der vorderen Mittellinie, direkt auf dem Brustbein in einer Mulde; ca. 1,6 Cun (zwei Querfinger) oberhalb des Punktes Ren 16, auf Höhe des 4. Interkostalraumes. Bei schlanken Männern ist er leicht zwischen den beiden Brustwarzen zu lokalisieren; bei Frauen und korpulenten Patienten orientiert man sich an den Interkostalräumen und zählt vom oberen Rand des Sternums (2. ICR) nach unten!

Stimulus:

Lei Jing Tu Yi und *Yi Zong Jin Jian* sagen: verboten zu nadeln, man kann hier 7 Moxakegel setzen; nadeln an dieser Stelle bringt Unglück, besonders bei jungen und zarten Menschen! *Qian Jin Fang* sagt: man kann 100 Moxakegel setzen, aber sollte das Nadeln meiden! *Tong Ren* sagt: man kann 49 Moxakegel setzen, aber dieser Punkt ist verboten zu nadeln!

Wie kaum ein anderer ist der Punkt *Tan Zhong* (Ren 17) in der Literatur als verbotener Punkt für das Nadeln beschrieben. Viele moderne Akupunkturunfälle, ja sogar Todesfälle sind auf Grund einer falschen Nadelung dieses Punktes passiert und dokumentiert. Der Grund dafür ist ein Foramen im Sternum, das auf diesen Punkt fällt. Bei ca. 10% der Menschen ist ein solches „Loch“ vorhanden. Alle dokumentierten Todesfälle sind an einer Perikardtamponade gestorben. Ein solches „Malheur“ wird sicher auch im alten China passiert sein, deshalb wohl die Verbote zur Nadelung dieses Punktes.

Nun muss man schon sehr unsensibel (oder schlecht ausgebildet) sein, um eine Nadel durch das Brustbein bis ins Herz zu treiben. Dennoch gilt die Empfehlung der Alten, an dieser Stelle äußerst vorsichtig zu nadeln, wenn überhaupt, dann sehr oberflächlich durch die Haut in Richtung der Erkrankung (siehe Praxistipps). Zur Stärkung des Qi ist die Moxibustion von Ren 17 immer noch die beste Wahl!

Der Praxistipp:
Mangelnde Milchbildung, Mastitis, Mammatumore (in Richtung der befallenen Brust nadeln), Asthma mit Husten und Atemnot (die Nadel nach unten richten, um die absenkende Funktion der Lunge zu fördern), zusammengeschnürte Brust, blockierte Atmung, verschlossenes und trauriges Herz (+ P 6), bei Qi-Schwäche Moxa, es verbessert die Atmung und die Qi-Synthese. Bei Infektanfälligkeit kleiner Kinder kann der Punkt vorsichtig mit dem Pflaumenblütenhämmerchen bearbeitet werden.

Solie de Morant sagt: ein leerer Kopf, immer in Eile, tonisiert die Yang-Energie, verbessert die Einatmung und die Lungenkapazität, emotionale Probleme mit Kälte oder Depression, alle Probleme der Atemfunktion und der Lunge, Entzündungen und Tumore der Brustdrüsen; Säuglinge erbrechen unverdaute Milch, Zwerchfellkrampf, Schluckauf.

Renmai 18 *Yù Táng* 玉堂

Jade-Halle

Alternativer Name:
yù yīng 玉英 = Jadeblume

Bedeutung des Namens:
Yù 玉: Jade, Edelstein, kostbar, kaiserlich; drei Jadestücke sind zu einem Schmuckstück verbunden; in der chinesischen Medizin für die kostbaren Körperteile (Herz, Gehirn, Genitalien, etc.).

Táng 堂: Halle, Saal, Hauptzimmer, Gerichtshof, die Ahnenhalle; trockene und ebene Erde unter einem Dach (Wieger, L. 36 E). Die Halle Tang war der Hauptraum in einem chinesischen Haus, in dem Gäste empfangen und Feierlichkeiten abgehalten wurden.

Shen ist die universelle Seele, die im Herzen zu Hause ist. Sie ist der kostbarste Schatz, den wir Menschen haben, weil sie uns ein Gefühl von Ganzheitlichkeit vermittelt. Ren 18 befindet sich vorn ungefähr auf gleicher Höhe wie hinten der Punkt *Shén Dào* 神道 (Du 11). In der Jade-Halle haben wir einen direkten Zugang zu allen Bewegungen des Herzens und des Shen. Tang = die Ahnenhalle gibt ebenfalls den Eindruck wieder, dass hier ein kaiserlicher Tempel für den Shen vorhanden ist, in dem wir zu den Geistern und Göttern unserer Vorfahren beten können.

Zusammen mit dem „purpurnen Palast“ (Ren 19) und dem „zentralen Kaiserhof“ (Ren 16) ist die „Jade-Halle“ (Ren 18) eine weitere Räumlichkeit in der kaiserlichen Residenz. Der Herzkaiser betritt die Jade-Halle, wenn er die Rituale und Zeremonien einer Totenweihe vollzieht. An kaum einem anderen Ort ist der Kontakt zu den Geistern *guǐ shén* 鬼神 so direkt wie in der Jadehalle! Der Herzbeschützer empfängt seine Gäste (die äußeren Einflüsse) in der Jadehalle und kann sie hereinlassen oder abwehren.
Einige Texte beziehen die Jadehalle auch auf die Lunge, die unter diesem Punkt liegt. In vielen klassischen Indikationen finden wir Heilwirkungen bei Erkrankungen der Lunge. Ein daoistischer Text aus der Song-Dynastie (1136 n. Chr.), die Achse des Dao (*Dào Shū* 道樞), sagt sogar: Die rechte Niere ist *Yù Tāng* 玉堂, die linke Niere ist *Mìng Mén* 命門.

Besondere Qualifikation:
- Verknotungs- (*Jié* 結-) Punkt mit der Leber-Leitbahn[1]

Wirkrichtung:
klärt Hitze in der Lunge und im Herzen, hustenstillend, schleimlösend, öffnet und befreit das Lungen-Qi, entspannt die Brust, beruhigt den Geist

Moderne Indikationen:
Husten, Asthma, Völle und Schmerzen in der Brust, Erbrechen

Klassische Indikationen:
Jia Yi Jing:
Völle und Spannung in der Brust, akute Kurzatmigkeit, kann nicht liegen, Knochenschmerzen und Schmerzen in der Rippengegend, Husten durch aufsteigendes Qi, Erbrechen, besorgtes Herz (*fán xīn* 煩心)

Zhen Jiu Da Cheng:
wie im Jia Yi Jing, dazu Erbrechen von kaltem Schleim

Lei Jing Tu Yi:
Blockade in der Kehle, Essen und Trinken können nicht geschluckt werden

Tong Ren:
aufsteigendes Qi, besorgtes Herz, Knochenschmerzen, Erbrechen und Auswerfen von klarem Schleim

Wai Tai Mi Yao:
Völlegefühl in der Brust, man kann nicht atmen

Xun Jing:
Schmerzen und Schwellung in beiden Brüsten

Zi Sheng Jing:
Völle und Schmerzen in der Brust

Moderne Kombinationen:
- Husten durch aufsteigendes Qi: + Bl 13, Lu 6, Lu 2
- Brustschmerzen durch Qi-Stagnation; + P 4, Ren 14, Ni 23
- Blockierte Kehle und Unwohlsein im Hals: + Di 11, Di 2

---

[1] Nach dem *Ling Shu*, Kap. 5 („über Wurzeln und Verknüpfungen“) sind die Verknüpfungs- oder Knotenpunkte Orte einer verstärkten Konzentration und Vernetzung des Qi, hier der Ren Mai mit dem Qi der Leber-Leitbahn.

Klassische Kombinationen:
Ling Shu (Kap. 5):
- Wenn die Funktion des Verschließens der Jue Yin (Leber-Leitbahn) gestört ist, entstehen übermäßige Freude und Trauer (*xǐ bēi* 喜悲); zur Behandlung wähle Punkte der Leber-Leitbahn und Ren 18, sediere bei Fülle und tonisiere bei Leere![1]

Qian Jin Fang:
- Husten durch gegenläufiges Qi und ein besorgtes Herz: + Ren 19, Ni 3

Zi Sheng Jing:
- Knochenschmerzen: + Ren 19, Bl 17

Bai Zheng Fu:
- Ren 18 und Ni 21 behandeln sehr wirksam ein besorgtes Herz und Erbrechen!

Lokalisationshilfe:
auf der vorderen Mittellinie, direkt auf dem Brustbein in einer Mulde; ca. 1,6 Cun (zwei Querfinger) oberhalb des Punktes Ren 17, auf Höhe des 3. Interkostalraumes

Stimulus:
Lei Jing Tu Yi sagt: Dieser Punkt sollte nur wenig Moxa bekommen!

Der Praxistipp:
beseitigt eine Leber-Qi-Stagnation, die das Herz bedrückt („besorgtes Herz“); starker Hustenreiz mit Schmerzen in der Brust; schwere, schmerzhafte Brüste, Mastitis.

Solie de Morant sagt: Syndrome der acht Organe: Milz und Leber sind gestaut und drücken auf den Magen, sowie oben Lunge und Herz, unten Dickdarm und Niere; Erschöpfung beim Aufwachen, Erschöpfung des ganzen Körpers, Anschwellen des Magens nach zuviel Essen mit Müdigkeit, Kurzatmigkeit; Herzklopfen nach Anstrengung oder des Nachts; langsame Verdauung und Durchfälle; Abneigung gegen kleine Kinder, besonders gegen kleine Mädchen (?).[2]

---

[1] Dieses Zitat folgt gleich nach der Darstellung der Wurzel- und Knotenpunkte (s. o.). Ein adäquater Behandlungspunkt wäre also auch *Yu Tang* (Ren 18), der wegen seiner Nähe zum Herzen geradezu prädestiniert ist, emotionale Probleme zu lösen.

[2] Eine seltsame Indikation, für die es in den klassischen Texten keinen Hintergrund gibt.

Renmai 19 *Zǐ Gōng* 紫宫

purpurner Palast

Bedeutung des Namens:
Zǐ 紫: purpurn, lila, violett, das farbliche Emblem des Herrschers in der vorkaiserlichen Ära Chinas. Das Schriftzeichen hat den Seidenradikal, daneben das Lautzeichen *cǐ* 此 = die Orientierung eines Menschen, dargestellt durch seine Zehen (Wieger, L 112 A).

Gōng 宫: Palast, der kaiserliche Palast, der Wohnsitz eines Herrschers, auch: der Musik-Ton der Wandlungsphase Erde; das Bild: Ein Dach, darunter aneinander gekoppelte Bauten bzw. Stockwerke. Im alten China war es nur dem Kaiser erlaubt, in Häusern mit mehreren Stockwerken zu wohnen, um so dem Himmel näher zu sein.

Der Punkt Ren 19 weist mit seinem Namen in doppelter Hinsicht auf den Kaiser resp. das Herz hin: Einmal mit dem Farbemblem und dann mit seinem Wohnsitz. Der purpurne Palast ist die direkteste Analogie zum Herz-Kaiser. Der Herrscher residiert im verbotenen Palast in der verbotenen Stadt *zǐ jìn chéng* 紫禁城.

Wir haben es dem Sinologen *Manfred Porkert* zu verdanken, dass die chinesische Farbsymbolik überhaupt in Ansätzen erschlossen wurde.[1] Die Farbe Purpur oder Violett ist schon deswegen bemerkenswert, weil sie außerhalb aller Bezugssysteme wie die fünf Wandlungsphasen, zehn Himmelstämme oder zwölf Erdenzweige steht und in den praktischen Wissenschaften und in der Medizin Chinas kaum eine Bedeutung hat. Eine größere Rolle hingegen spielt diese Farbe in philosophischen, alchimistischen, meditativen und vor allem mystischen Texten, besonders in den chinesischen Geisterromanen.

In Aussprüchen klassischer konfuzianischer Werke finden wir eher negative Bewertungen für die Farbe Lila, zum Beispiel im *Lun Yu*:

---

[1] **M. Porkert**: Farbemblematik in China, in: ANTAIOS, Band IV, No. 2, 1962, S. 154 ff. und:
M. Porkert: Untersuchungen einiger philosophisch-wissenschaftlicher Grundbegriffe und Beziehungen im Chinesischen, in: Zeitschrift der Deutschen Morgenländischen Gesellschaft, Band 110, Wiesbaden, 1961, S. 422 ff. Die folgenden Ausführungen sind diesen Aufsätzen entnommen.

Kong Zi sagt: „Ich verabscheue das Purpurne, weil es nur eine schlechte Abart des Roten ist."

Auch im *Shi Ming* heißt es gleichsinnig: „Das Purpurne bedeutet Makel; es ist keine korrekte Farbe. Es ist unter den fünf Farben jene, die einen Makel hat und darum die Menschen täuscht."

Doch derartige Urteile über das Violette täuschen nicht darüber hinweg, dass im Bewusstsein der vorkaiserlichen Epochen Chinas (etwa in der Zhou-Dynastie) diese Farbe eine bedeutende Rolle gespielt hat. In den Jahrhunderten vor Konfuzius scheinen die Fürsten sich das Purpurne als Kleiderfarbe vorbehalten zu haben.

Insbesondere wird dies überliefert vom Herzog Huan von Qi (er regierte 685 - 643 v. Chr.), dem Herrn jenes nordchinesischen Kleinstaats, in welchem die Künste der Wissenschaften in hellstem Glanze erstrahlten. An der dort geförderten Akademie wirkten später Männer wie Mengzi, Xunzi und Zou Yan (ca. 350 v. Chr.). Zu dieser Zeit und an diesem Ort scheint auch die für alle chinesischen Wissenschaften bis heute grundlegende Lehre von den Fünf Wandlungsphasen ihre gültige Fassung erhalten zu haben. Zur Zeit der Frühlings- und Herbst-Annalen und der Streitenden Reiche (9. - 3. Jahrhundert v. Chr.) strebten die chinesischen Lehensfürsten mit allen Mitteln nach der Hegemonie im chinesischen Staatenbund. Unter diesen Mitteln spielten wirksame Embleme eine entscheidende Rolle.

Jemand, der das Emblem des Zentralherrschers und des kosmischen Königs zu führen vermochte (die Farbe Violett), war der Beherrscher der kosmischen Kräfte, er war in Harmonie mit dem kosmischen Dao. Als Beweise dieser emblematischen Kraft galten magische Fähigkeiten, magische Amulette, Elixiere und das Bestehen und Interpretieren von Naturkatastrophen als Strafen des Himmels. Emblem für das Ziel all dieser Fertigkeiten und Künste, nämlich die totale Beherrschung der Naturkräfte, war das Violette. Dass solches Streben Hochmut und Überheblichkeit begünstigte, ja an sich schon darstellte, war den konfuzianischen Gelehrten klar. *Kong Zi`s* Ablehnung des Violetten war also nicht eine gefühlsmäßige, subjektive Missfallensbekundung, sondern eine bewusste Verurteilung dieser, dem neuen Staat gefährlichen, Weltanschauung.

Vieles deutet also darauf hin, dass das **Purpurne** ursprünglich das Emblem der Herrscherwürde und des Ursprungs der kosmischen Ordnung darstellte.

In dieser Funktion wurde es vom **Gelben** bis etwa zum 6. Jahrhundert unserer Zeitrechnung völlig abgelöst. Damit war das Violette zwar nicht bedeutungslos geworden, aber es erhielt eine im Verborgen wirkende, teilweise esoterische Bedeutung. Obgleich der Konfuzianismus sich bereits im 2. Jahrhundert vor der Zeitwende als Staatsethik durchsetzte und damit das Gelbe zum Farb-Emblem des Zentralherrschers wurde, blieb das Violette im Volksbewusstsein in seiner ursprünglichen Bedeutung vorhanden.

Als Emblem der Magie und Zauberei findet sich das Violette in einer Vielzahl von Mythen und Geistergeschichten bis heute wieder.

Ungleich häufiger kommt die Farbe Purpur in einem anderen Zusammenhang in der Literatur vor. Im 3. Kapitel des *Huai Nan Zi* heißt es: „Der purpurne Palast *(zǐ gōng* 紫宫) ist die Residenz des Tai Yi."

Tài yī 太一, „das Höchste Eine", bezeichnet den Polarstern, er ist der ruhende Pol, der Mittelpunkt im Wirbel der kosmischen Konstellation. Tai Yi ist damit ein Ausdruck für die Leere des kosmischen Dao, mit dem eins zu werden das Ziel aller Adepten des lebendigen Daoismus ist.

Im 61. Kapitel des *Yún Jí Qī Qiān* 云笈七籤[1] wird das Violette als Frucht einer Vereinigung des Scharlachroten mit dem Schwarzen bezeichnet; denn der chinesische Text gebraucht ausdrücklich die Worte Ehefrau und Ehemann.

„Der 4. und der 9. Himmelsstamm (*Ding* 丁 und *Ren* 壬) bilden Ehefrau und Ehemann, so tritt das Rote in das Schwarze hinein und bildet das Purpurne!"

Fazit: Sowohl das Purpurne als auch das Gelbe sind Embleme für eine zentrale Position, für eine Harmonie der Mitte. Als Folge des historischen Bedeutungswandels bildete sich eine Polarität zwischen den beiden Farbemblemen aus. Dabei bezeichnet das Purpurne ausschließlich den Yang-Aspekt einer Verbindung, das Gelbe ihren Yin-Aspekt. Das Purpurne wurde ebenfalls zum Symbol des „Yin-freien Yang" der daoistischen Alchimisten.[2]

---

[1] „Sieben Bambustafeln aus der Wolkentasche", die heute älteste und umfassendste daoistische Enzyklopädie. Sie wurde um 1019 n. Chr. in der Song-Zeit kompiliert und bietet eine unerschöpfliche Quelle für alle Aspekte des lebendigen Daoismus und seiner Alchimie!

[2] Der Leser möge mir diesen längeren Exkurs über die Farbemblematik im alten China verzeihen, aber er macht deutlich, wie wichtig die Farbenlehre im Bewusstsein der Chinesen war und welche Wirkkraft sie besaß!

Der Herrscher residiert im kaiserlichen Palast in der purpurnen verbotenen Stadt *zǐ jìn chéng* 紫禁城. Die alten chinesischen Astronomen bezeichneten den Polarstern als den Purpurnen Palast. Weil der Herrscher als Sohn des Himmels in seiner Position und Rolle dem Polarstern entsprechen musste, bekam die Farbe Purpur dieselbe emblematische Kraft für diese zentrale Position auf Erden. Der Mensch lebt zwischen Himmel und Erde, er hat sein kleines Königreich im Herzen. Ruhe in der Apolarität des Dao zu finden, das höchste Eine *tài yī* 太一 zu empfangen, führt im Mikrokosmos Mensch nur über den purpurnen Palast Zi Gong, unseren Punkt Ren 19!

Wirkrichtung:
klärt Lungen-Hitze, befreit die Kehle, entspannt die Brust, fördert die Verbreitung des Lungen-Qi, hustenstillend

Moderne Indikationen:
Husten, Kurzatmigkeit, Brustschmerzen, Pharyngitis

Klassische Indikationen:
Jia Yi Jing:
Völle in der Brust, Bi-Schmerzen, Knochenschmerzen, die Speisen und Getränke gehen nicht hinunter, Erbrechen durch gegenläufig nach oben steigendes Qi, besorgtes Herz

Zhen Jiu Da Cheng:
Völle und Schmerzen in der Brust, die bis in die Rippengegend ausstrahlen, Husten mit Blutspucken, Husten mit weißem klebrigem Schleim

Lei Jing Tu Yi:
Brustschmerzen, Blockaden in der Kehle mit behindertem Schlucken, selbst Wasser und Brei können nicht eintreten, Husten durch nach oben steigendes Qi, Erbrechen von Blut, ein besorgtes Herz

Yi Xue Ru Men:
Völle und Schmerzen in der Brust, Schmerzen in der Kehle, man kann kein Essen schlucken, besorgtes Herz

Moderne Kombinationen:
- Husten und schnelles Atmen: + Bl 13, Bl 11, Ren 22
- Halsentzündungen aller Art: + Ren 23, Ren 22
- Reizbarkeit und Unruhe: + P 4, Dü 3

Klassische Kombinationen:
Qian Jin Fang:
- Husten durch gegenläufig aufsteigendes Qi, besorgtes Herz: + Ren 18, Ni 3

Zi Sheng Jing:
- Nahrungsblockaden: + Ren 16, Bl 19
- Völle in der Brust und zwischen den Rippen: + Ren 16, Ni 1
- Knochenschmerzen: + Ren 18, Bl 17

Lokalisationshilfe:
auf der vorderen Mittellinie, direkt auf dem Brustbein in einer Mulde; ca. 1,6 Cun (zwei Querfinger) oberhalb des Punktes Ren 18, auf Höhe des 2. Interkostalraumes

Der Praxistipp:
Entgegen der esoterischen Bedeutung des Punktenamens finden wir in den klassischen Akupunkturtexten wenige, durchweg klinische Indikationen für diesen Punkt. Das besorgte Herz *fán xīn* 煩心 (oder *xīn fán* 心煩) ist das einzige traditionelle Krankheitsbild, das den Herzkaiser in seinem purpurnen Palast belastet. Ohne daoistische und alchimistische Texte herangezogen zu haben, wird sich uns die tiefere Bedeutung dieses Punktes nicht erschließen.

Solie de Morant sagt: ein machtvolles Bakterizid, alte Syphilis-Symptome, Angina, Diphtherie, Herzrasen, Bronchitis, Pneumonie, Lungen-TBC, Aphthen im Mund, Ösophaguskrämpfe, Brechanfälle, Bluterbrechen, akute Brust- und Knochenschmerzen.

Interessant sind auch die Punktenamen der Nieren-Leitbahn auf der Brust, die auf gleicher Höhe, 2 Cun lateral, zu den Punkten Ren 17, Ren 18 und Ren 19 liegen. Sie umkreisen das Herz und haben in ihren Namen ebenso deutliche Hinweise auf den Herz-Kaiser und seine Wirkkraft:

Altar der Mitte (Ren 17)	4. ICR	den Shen versiegeln (Ni 23)
Jade-Halle (Ren 18)	3. ICR	Grabstätte des Ling (Ni 24)
Purpurner Palast (Ren 19)	2. ICR	Speicher des Shen (Ni 25)

Die drei parallelen Nierenpunkte können dem Herzen die notwendige Versorgung geben, wenn das erworbene Vermögen bereits erschöpft ist, besonders wenn der Patient Essen und Trinken verweigert. Es sind wichtige Punkte, um die psychische Komponente von Essstörungen resp. Bulimie zu behandeln.[1]

Bei allen Shen-Störungen als Folge von schwersten körperlichen Erkrankungen wie Krebs, Aids etc. können diese Punkte helfen, die Verzweiflung zu lindern, die solche Krankheiten mit sich bringt und die noch mögliche Lebensfreude zu wecken.

---

[1] Alle drei Punkte können wichtig zur Behandlung von Essstörungen aller Art sein. Der *Shen* des Patienten hat keine Basis mehr und verleugnet das Bedürfnis nach Nahrungsaufnahme.

Renmai 20 *Huá Gài* 華蓋

Baldachin (Blumendach)

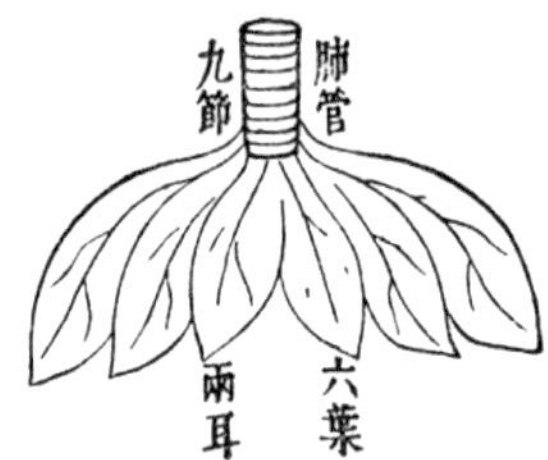

Bedeutung des Namens:
Huá 華: Blume, Blüte, blumig, Verzierung, prächtig, Ruhm, China
Gài 蓋: bedecken, verhüllen, Deckel, Schutzdach, Schirm

Das Binom Hua Gai bezeichnete im alten China den Baldachin über dem Wagen des Kaisers oder im Gefolge der Beamten als Symbol des Himmels und als Schutz vor der Sonne; es bezeichnet auch den Deckel eines Sarges. In vielen medizinischen und daoistischen Texten wird die Lunge als Baldachin beschrieben, wegen ihrer erhabenen Position im Körper und weil sie quasi wie ein Deckel dem Herzen aufsitzt und es schützt. Im *Ling Shu* oder im *Zhen Jiu Da Cheng* finden wir: „Die Lunge ist der Baldachin der 5 Zang- und der 6 Fu-Organe“; oder im Su Wen: „Die Lunge ist der Vorsteher der Zang-Organe, sie bildet ein Schutzdach für das Herz!“ (*Su Wen*, Kap. 44)
Betrachten wir die Abbildung oben,[1] dann ist diese Idee offensichtlich. Die Lunge wird hier dargestellt mit 6 Blütenblättern, die wie ein Blumendach erscheinen. Ren 20 befindet sich auf Höhe der oberen Lunge und behandelt Erkrankungen wie Husten und Atemnot. Sein Name ist ein Abbild der traditionellen Vorstellungen über die Lunge.

Hua Gai ist außerdem der Name für eine Sternenkonstellation; es sind sechs Sterne der Sternbilder *Kassiopeia* und *Kamelopardus*, welche den Polarstern umgeben oder auf ihn hinweisen. Hier haben wir die himmlische Variante der Namensgebung mit dem Polarstern als Kaiseremblem und den sechs umhüllenden Sternen als Baldachin mit 6 Blütenblättern.

---

[1] Hier aus dem *Lei Jing Tu Yi* aus dem Jahre 1624 n. Chr.

Wirkrichtung:
klärt Lungen-Hitze, entspannt die Brust und das Zwerchfell, hustenstillend

Moderne Indikationen:
schnelle Atmung, Husten, Schmerzen und Völlegefühl in der Brust und im Hypochondrium, Schwellung und Schmerzen in der Kehle, Asthma, Erbrechen, Angina

Klassische Indikationen:
Jia Yi Jing:
Schwerer Husten durch gegenläufig aufsteigendes Qi, Kurzatmigkeit mit Unvermögen zu sprechen, Völlegefühl in der Brust und zwischen den Rippen, Schmerzen, die zur Brust ausstrahlen.

Zhen Jiu Da Cheng:
Schnelle Atmung, schwere Atemnot, Schwellung und Schmerzen in der Kehle, man kann Speisen und Getränke nicht herunterschlucken, Stauung und Schmerzen in der Brust und in den Flanken

Lei Jing Tu Yi:
Husten durch Gegenläufigkeit, plötzliche Atemnot durch aufsteigendes Qi, Blockaden in der Kehle, Völle und Schmerzen in Brust und Flanken, die Getränke gegen nicht hinunter

Xun Jing:
Völle, Blockaden und Schmerzen in der Brust

Shen Nong Jing:
Hua Gai (Ren 20) behandelt schwere Atemnot mit Völle in der Brust und keuchende Atmung durch gegenläufig aufsteigendes Qi, nimm 7 Moxakegel!

Tong Ren:
Verspannungen und Schmerzen in der Brust, Atemnot, man kann nicht sprechen

Zi Sheng Jing:
heftige Atemnot, Völle, Schmerzen und Spannungen in der Brust

Moderne Kombinationen:
- Asthma: + Bl 13, Ren 22, Lu 7
- Schmerzen in der Brust und im Hypochondrium: + SJ 6, Le 14
- Husten und Atemnot: + Lu 1, Lu 5, Bl 12

Klassische Kombinationen:
Qian Jin Fang:
- Stauung und Schmerzen in der Brust und in den Flanken: + Ren 19, Ren 16, Ni 25, Ni 24, Ni 22, Ni 1, Bl 21, Gbl 43, Gbl 34, Ren 13, P 8

Zi Sheng Jing:
- plötzliche Atemnot und Husten durch gegenläufig aufsteigendes Qi: + Ren 22
- Mangel an Qi, man kann nicht atmen und auch nicht sprechen: + Ren 17

Bai Zheng Fu:
- Zusammen mit Ma 13 hat Ren 20 eine wunderbare Wirkung bei langanhaltender Stauung und Schmerzen in der Brust und in den Flanken!

Lokalisationshilfe:
auf der vorderen Mittellinie, direkt auf dem obern Teil des Brustbeins, ca. 1 Cun unterhalb des Punktes Ren 21, auf Höhe des 1. Interkostalraumes

Merke: Die Strecke zwischen dem oberen und unteren Rand des Sternums (Ren 22 – Ren 16) beträgt neun (9) proportionale Cun. Mit diesem Maßstab findet man die Renmai-Punkte auf dem Brustbein ohne große Mühe!

Der Praxistipp:
Auch bei diesem Punkt gibt es, entgegen der esoterischen Bedeutung des Punktenamens, in den klassischen Akupunkturtexten nur wenige, durchweg klinische Indikationen. Ein akuter Asthmaanfall kann die Nadelung von Ren 20 benötigen (obwohl Ren 22 oft die bessere Wahl ist), ein gespannter Thorax wie z. B. beim M. Bechterew, Verkrampfungen in der Kehle und Stenosen in der Speiseröhre.

Solie de Morant sagt: Schwellung der Schilddrüse, stottern, Krämpfe der Muskeln im Kehlkopf, Aphonie, Sprachverlust, Tonsillitis, zusammengeschnürte Kehle, es geht nichts hindurch, Krämpfe der Bronchien, Anfälle von Husten und Atemnot, Asthma, Uterusfibrome (?), Milchschorf, Nasenpolypen.

Renmai 21 *Xuán Jī* 璇璣

Jade-Perle (Planetarium)

Alternativer Name:
xuán jī 旋機 = Drehvorrichtung

Bedeutung des Namens:
Xuán 璇: ein Edelstein, eine besonders feine Jade (Jaspis);
Jī 璣: eine Perle, die nicht ganz rund ist; ein großer Spiegel; die Drehvorrichtung eines Fernrohrs.

Die Verbindung beider Zeichen geben verschiedene Ideen in der chinesischen Kultur und Wissenschaft wieder:

1). Es beschreibt ein antikes astronomisches Instrument, das schon seit der Zeit des legendären Kaisers *Shùn* 舜 (ca. 2205 v. Chr.) für die Astronomie im Gebrauch sein soll. Es dient zur Beobachtung und Bestimmung der Position eines zentralen Punktes am Himmel (*zhèng jí* 正極), der kreisförmig von den 7 Sternen des Großen Wagens oder des großen Schöpflöffels (*běi dǒu xīng* 北斗星) umgeben ist. Die ersten vier Sterne des großen Wagens formen den Kasten, die letzten drei Sterne bilden die Deichsel des Wagens. Der zweite und der dritte Stern dieser Konstellation heißen sogar *Xuán* 璇 und *Jī* 璣.

Die Positionen des zentralen Punktes und des Großen Wagens waren notwendig, um die Lage des Polarsterns am Himmel zu bestimmen. Zwei helle Sternbilder befinden sich auf den gegenüberliegenden Seiten des Polarsterns, der *Große Wagen* und *Kassiopeia* (siehe Ren 20). So wie die Himmelskugel rotiert (oder zu rotieren scheint), drehen auch diese Sternbilder im Kreis um den Polarstern herum.

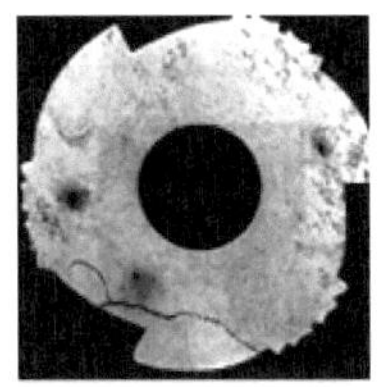

In der daoistischen inneren Alchimie spielen die sieben Sterne des Großen Wagens eine wichtige Rolle für die meditative Versenkung: Am mikrokosmischen Himmel ist es der Punkt Ren 21, der den Weg zum ursprünglichen Geist oder universellen Bewusstsein *yuán shén* 元神 weist, der im Gehirn, der Schlammkugel *ní wán* 泥丸, aktiviert werden muss.

2). *Xuan Ji* ist auch der Name für ein Palindrom. Im alten China hat die Versform des Palindroms *(huí wén shī* 回文詩) eine lange Tradition. Das *Xuan Ji Tu* = „Abbildung der Jadeperle" ist das älteste und bekannteste Werk aus dem alten China. Die Geschichte sagt, dass Frau *Sū Huì* 蘇蕙 ca. 300 v. Chr. diese Grafik auf einem Tuch webte.

Das Bild enthält 841 chinesische Zeichen, welche in Gedichtform angelegt sind. Das Besondere an dem Bild ist, dass, egal, in welcher Richtung man es liest, immer ein Gedicht herauskommt. Jeder Satz eines Gedichtes besteht aus 3, 4, 5, oder 7 Zeichen. Man kann es horizontal, vertikal und diagonal lesen. Im Ganzen sollen fast 3800 Kurzgedichte in diesem Bild enthalten sein! Die Geschichtsschreibung erzählt uns, dass *Su Hui* dieses Meisterstück gewoben hat, um ihren verbannten Ehegatten damit auszulösen, eine Mission, die zum Erfolg geführt haben soll.

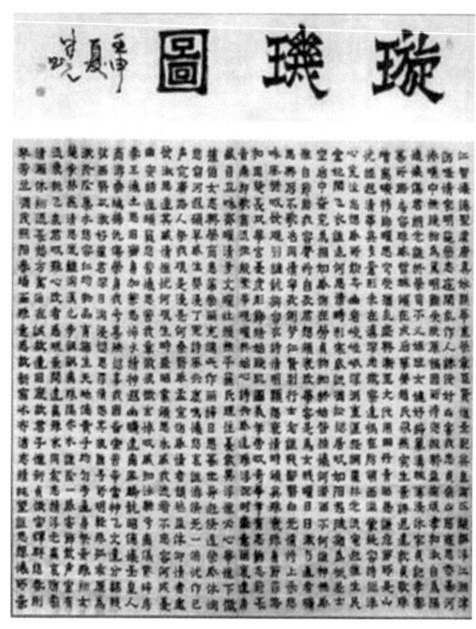

Versuchen wir, diese zwei Ideen auf unseren Punkt Ren 21 zu übertragen, erkennen wir einmal die Analogie zum Himmel: Die Region am oberen Ende des Brustbeins entspricht dem Großen Wagen, wobei das Schlüsselbein die Deichsel darstellt. Die Drehvorrichtung des Halses und der Kehlkopf werden als anatomische Entsprechungen der nach allen Seiten schwenkbaren Achse des himmlischen Fernrohres betrachtet. Viele Punkte im Brustbereich und auf dem Sternum (siehe auch Ren 16 - Ren 20) bilden Sternenkonstellationen nach, die in enger Beziehung zum Polarstern Herz stehen, dem zentralen Punkt im Mikrokosmos.

Ein *Palindrom* (von griech. *palíndromos* = rückwärts laufend) ist ein Wort oder ein Satz, der von vorne und hinten gelesen, gleich bleibt oder einen Sinn ergibt. Auch hier mag der Vergleich mit dem alten astronomischen Instrument zum Betrachten der Sterne passend sein: In alle Richtungen beweglich, offenbarte dieses Instrument die Geheimnisse des Himmels und bot Orientierung und Richtung nicht nur für den Herrscher in einer sonst schwer verständlichen und feindlichen Umwelt.

Wirkrichtung:
entspannt die Brust und reguliert den Qi-Fluss, begünstigt die Kehle, fördert die absenkende Funktion der Lunge, hustenstillend

Moderne Indikationen:
Brustschmerzen, Husten, Asthma, Schwellungen und Schmerzen im Hals, Rülpsen und Schluckauf, Nausea, Pharyngitis

Klassische Indikationen:
Jia Yi Jing:
Schwellung und Schmerzen im Hals, man kann weder Essen noch Trinken schlucken, Völle und Schmerzen in der Brust

Lei Jing Tu Yi:
Völle und Schmerzen in der Brust und in den Flanken, Husten durch gegenläufig aufsteigendes Qi, Rasselgeräusche in der Kehle, man kann nicht richtig sprechen, Schwellung und Schmerzen in der Kehle, man ist nicht fähig, flüssige und feste Nahrung zu schlucken, Nahrungsblockaden im Magen

Zhen Jiu Da Cheng:
wie im *Lei Jing Tu Yi*

Sheng Hui Fang:
Völle in der Brust und zwischen den Rippen, Husten und Atemnot durch gegenläufig aufsteigendes Qi, Rasseln in der Kehle

Moderne Kombinationen:
- Asthma: + Bl 13, Ren 17, Ren 6
- Asthma: + Du 14, Jie Chuan (Extra-Punkt)
- Speiseröhrenkrampf : + Ren 22, P 6
- Pflaumenkerngefühl in der Kehle: + P 6, He 7, Ren 13
- Stauung und Schmerzen in der Brust und im Hypochondrium: + SJ 6, Le 14, Gbl 34

Klassische Kombinationen:
Qian Jin Fang:
- Schwellung und Schmerzen in der Kehle, man kann Speisen und Getränke nicht schlucken: + Ren 15

Yu Long Fu:
- hartnäckiger chronischer Husten und Atemnot: + Ren 6

Xi Hong Fu:
- Bei Nahrungsblockaden im Magen hilft Ren 21 in Verbindung mit Ma 36 in einer Weise, die kaum jemand kennt!

Yu Long Ge:
- Nadele Ren 21 sedierend, wenn der Patient so kurzatmig ist, dass er nicht schlafen kann, zusammen mit Ren 6. Dann wird die Atmung wieder natürlich und frei sein!

Ma Dang Yang Tian Xing Mi Ju Ge:
- Nadele zuerst Ren 21 und dann Ma 36 bei Nahrungsblockaden!

Bai Zheng Fu:
- Völle in der Brust und Nackensteifigkeit: + Ni 25

Za Bing Xie Fa Ge:
- Nahrungsblockaden: + Ma 36, Di 10

Lokalisationshilfe:
auf der vorderen Mittellinie, auf dem oberen Teil des Brustbeins, ca. ein Cun unterhalb des Punktes Ren 22, in der Mitte zwischen Ren 20 und Ren 22

Der Praxistipp:
chronischer Husten und Atemnot (+ Ren 6); Halsentzündungen (+ Ren 22); *Solie de Morant* sagt: wirkt positiv auf die Sinnesorgane (riechen, sprechen, schmecken, sehen); Atemnot, man kann nicht sprechen.

Renmai 22 *Tiān Tū* 天突

himmlischer Schornstein

Alternative Namen:
tiān qú 天瞿 = himmlische Scheu
yù hù 玉戶 = Jadetür

Bedeutung des Namens:
Tiān 天 = der Himmel, himmlisch, kaiserlich, Himmelsgewölbe, Tag, Wetter, Natur; in der chinesischen Medizin oft ein Hinweis auf den Kopf oder Brustbereich des Menschen als Himmel im Mikrokosmos, oder auf Lunge und Herz als Empfänger des himmlischen Qi; das Bild: das Eine über dem Menschen, das Höchste aller Dinge; über dem Menschen stehend ist der Himmel der Überlegene (Wieger L. 1 C).
Tū 突: plötzlich, jäh, abrupt, hervorstürzen, anrennen, herausragen, vorspringend, ein Schornstein, Kamin. Ein Hund springt plötzlich aus seiner Hütte, um einen Eindringling anzugreifen (Wieger, L. 37 B).

Die Luftröhre ist wie ein himmlischer Schornstein! Er ragt empor, um mit dem Qi des Himmels Kontakt aufzunehmen. Während der Atmung sollte der Schornstein durchgängig sein, eine Nadelung dieses Punktes befreit die Atemwege und verschafft plötzliche Erleichterung bei Atemnot. Man könnte Ren 22 auch als „Schornsteinfeger“ im mikrokosmischen Kamin bezeichnen! Der alternative Name *tiān qú* 天瞿 = „himmlische Scheu“ beschreibt den furchtsamen Blick eines Vogels, der in Bedrängnis geraten ist. Wenn die Atmung behindert ist, und Schleim die Stimmwege belegt, kann der Patient nicht mehr befriedigend mit seiner Umwelt kommunizieren. Er wirkt scheu, furchtsam und gehemmt. Durch das Öffnen der Jade-Tür bzw. durch Putzen des himmlischen Schornsteins verschaffen wir ihm Luft auf allen Ebenen und lassen ihn zu seinem natürlichen Rhythmus zurückfinden, den seine Lunge ihm vorgibt.

Besondere Qualifikation:
- Hui- (Reunions-) Punkt des Ren Mai mit dem Yin Wei Mai
- einer der 10 Himmelsfenster-Punkte

Wirkrichtung:
durchlüftet die Lunge, befreit die Brust, senkt gegenläufiges Qi ab, reguliert die Kehle, schleimlösend, klärt Hitze in der Kehle

Moderne Indikationen:
Husten, Asthma, spucken von Eiter und Blut (Lungenabszess), Erbrechen, Kropf, akute Aphonie, Schwellung und Schmerzen in der Kehle, Taubstummheit

Klassische Indikationen:
Ling Shu (Kap. 69):
Bei plötzlichem Stimmverlust ist Kälte-Qi zu Gast in der Kehle; dann funktioniert das Öffnen und Schließen der Kehle nicht mehr richtig und es kommen keine Töne mehr heraus. Zur Behandlung nimm den Punkt *Tian Tu* (Ren 22)!

Su Wen, Kap. 60:
Wenn der Patient eine schnelle Atmung hat und Rasselgeräusche in der Kehle, nimm zur Behandlung Ren 22!

Jia Yi Jing:
Husten durch gegenläufig aufsteigendes Qi, Atemnot, plötzlicher akuter Stimmverlust, geschwollene Unterzungenvenen, der Hals ist wund, trockene Kehle, Kurzatmigkeit, Rasselgeräusche in der Kehle, abwechselnd Kälte und Hitze, Schulterschmerzen und Schwellungen im Hals, Stagnation und Völle in der Brust, die Bauchhaut ist warm, Nasenbluten, Brustschmerzen mit erschwerter Atmung, Kopfschmerzen, rotes Gesicht mit Hitzewallungen, Taubheitsgefühle am ganzen Körper, entzündeter Hals, Sprachverlust, man kann nicht sprechen

Zhen Jiu Da Cheng:
Husten durch gegenläufig aufsteigendes Qi, schwere Atemnot, Schwellung und Kälte in der Kehle, rauhe Stimme, Geschwüre im Hals, Unwohlsein in der Kehle mit austretendem Eiter und Blut, Stimmverlust, der Körper ist abwechselnd kalt und heiß, heißes Gesicht, gurgelnde Geräusche in der Kehle, Qi-Stagnation in der Brust, bläuliche Unterzungenvenen, Schmerzen in Brust und Rücken, die voneinander abhängen, Rülpsen, Gelbsucht, saures Aufstoßen, spuckt eine Menge Schleim, Erbrechen, Kropf

Lei Jing Tu Yi:
Aufsteigendes Qi verursacht Atemnot und Husten, die Kehle ist blockiert und die 5 Töne fehlen, Eiterungen in der Lunge mit Erbrechen von Eiter und Blut, die Kehle ist geschwollen und man ist plötzlich stumm, der Körper ist kalt und heiß, die Kehle ist trocken und die Zunge ist rissig, man kann das Essen nicht nach unten bringen

Zhen Jiu Ju Ying:
Die Gesichtshaut ist heiß, Husten durch gegenläufig aufsteigendes Qi, plötzliche heftige Atemnot, die Kehle ist geschwollen, Kälte in der Kehle, die Stimme ist gebrochen. In der Kehle wachsen Geschwüre, der Hals ist wie zugeschnürt, man hustet Eiter und Blut heraus, Stummheit, man kann nicht sprechen, der Hals ist geschwollen, Kurzatmigkeit, Rasseln in der Kehle. Sie ist blockiert, es klingt, wie die Stimme von Wasserhühnern. Qi-Blockaden in der Brust, unter der Zunge sind Risse und blaue Gefäße, Brust und Rücken schmerzen im Wechsel, die 5 Arten von Stummheit, Gelbsucht, das Herz ist eifersüchtig, viel Spucken und Erbrechen, Kropf.

Xǔ Shì 許氏[1] sagt: Wenn man diesen Punkt einmal nadelt, hat er vier Wirkungen: Jede von ihnen erscheint nach einer längeren Zeit. Zuerst zermahlt die Milz die Speisen; man fühlt, wie die Nadel etwas anregt; dieses ist die 1. Wirkung; als nächstes bricht die Nadelung eine unvollständig geheilte Krankheit auf; man hört im Bauch Geräusche; dieses ist die 2. Wirkung. Dann fühlt man ein Hineinströmen in der Blase, dieses ist die 3. Wirkung; schließlich spürt man, wie das Qi zuerst in den unteren Rücken und dann in die Niere hineinfließt; im Zwischenraum dieser Halle findet die 4. Wirkung statt!

Xi Hong Fu:
Wer weiß schon, dass Ren 22 Erkrankungen der Kehle flugs heilt?

Ling Guang Fu:
Ren 22 behandelt Husten, Kurzatmigkeit und Schleim.

Shen Nong Jing:
Bei keuchender Atmung und Husten kann man 7 Moxakegel setzen!

Qian Jin Fang:
Ren 22 heilt aufsteigendes Qi und blockiertes Qi, es ist Kälte in der Kehle und die Stimme geht weg: Setze Moxa, 50 Kegel!

Sheng Hui Fang:
Schmerzen in der Lunge mit Erbrechen von Blut, das Qi ist behindert und blockiert, heiße Geschwüre in der Kehle, man kann kein Essen hinunterkriegen.

---

[1] Ein bekannter Arzt aus der Song-Dynastie (1079-1154); er war ein Experte in der praktischen Auslegung des *Shang Han Lun* und bekam einen akademischen Titel im kaiserlichen Medizinbüro 1132 n. Chr. *Xu Shi* war zwar ein konfuzianischer Gelehrtenarzt, hatte aber durchaus Freigeist und Mut, neue Wege zu gehen, wenn es dem Wohle des Patienten diente.

Moderne Kombinationen:
- Husten, Asthma und schnelles Atmen: + Bl 13, Lu 6
- Aphonie: + He 5, Ren 23
- nervöser Schluckauf und Erbrechen: + Yin Tang, Ma 36, P 6
- Pflaumenkerngefühl in der Kehle: + Lu 7, Ni 6
- Asthma bei Kälte: + Lu 7, Ma 18, Ren 12, Ma 36
- asthmatoide Bronchitis: + Ren 17, Ma 40, Ding Chuan (Extra-Punkt)
- anfallsartige Erstickungsnot: + Ren 17, Ni 27, Lu 1
- chronische Bronchitis: + Di 11, Di 4, Ding Chuan
- Husten und Kurzatmigkeit: + Ren 17, Lu 5

Klassische Kombinationen:

Su Wen (Kap. 58):

- Bei Schmerzen in Brust und Rücken gleichzeitig wähle Ren 22, Du 7, Ren 12 und Ren 4!
- Wenn das Übel die rechte und die linke Seite, Yin und Yang angreift, klagt der Patient über Schmerzen in der Brust und zwischen den Rippen, er kann nicht liegen und bekommt schwer Luft. Wenn die Schmerzen mehr zur Schulter ausstrahlen, wähle Ren 22 wenn sie mehr nach unten ausstrahlen, wähle den Punkt Du 7!

Ling Shu (Kap. 59):

Huang Di fragt: Wenn das *wèi qì* 衛氣 in der Brust stagniert, entstehen Völlegefühl und Blähungen in Bauch und Brust, Atemnot und Gegenläufigkeit des Qi. Wie kann man das behandeln? Qi Bo antwortet: Wähle zur Behandlung die Punkte Ma 9 und Ren 22 mit sedierender Technik!

Qian Jin Fang:
- schwere Atemnot mit sehr kurzen Atemzügen: + Ren 20
- Blutspucken: + Le 13, P 1, SJ 6
- Blutspucken und Halsentzündung: + Dü 16
- Herzschmerzen mit Kurzatmigkeit: + Le 14, Du 1, Lu 4, P 9

Zi Sheng Jing:
- Husten mit gegenläufig steigendem Qi: + Ren 17, P 1, Ma 41, Dü 15
- Rasselgeräusche wie Wasser in der Kehle: + Di 18
- bei Qi-Blockaden: + SJ 1

Lei Jing Tu Yi:
- plötzlicher Stimmverlust: + He 4, Ni 10, Ni 7, Ma 40, Ni 2

Yi Xue Gang Mu:
- schwere Atemnot: + Ren 21, Ren 17, Ren 6, Ma 18

Zhen Jiu Da Cheng:
- Husten: Moxa auf Ren 22, Ren 23, Bl 13, Gbl 21, Dü 11, Ni 2, Bl 18, Le 14, Le 2, Di 18 und Nadeln in P 3 (bluten lassen) und Dü 2
- geschwollene und schmerzhafte Kehle: + Di 4, Lu 11

Yu Long Fu:
- Ren 22 und Ren 17 können schwere Atemnot heilen!

Yu Long Ge:
- Bei schwerer Atemnot, der Patient kann nicht in Ruhe schlafen, ist der Punkt Ren 22 sehr wirksam! Setzt man auf ihn, zusammen mit Ren 17, Moxa, wird der Patient genesen.

Sheng Yu Ge:
- Ren 22 und Du 8 können Halsprobleme kleiner Kinder behandeln.

Bai Zheng Fu:
- Wenn man Bl 13 zur Behandlung eines hartnäckigen Hustens nimmt, gehört Ren 22 zur Unterstützung unbedingt dazu!

Stimulus:
Entweder eine senkrechte Nadelung (1-3 Fen tief) oder man schiebt die Nadel 1 Cun horizontal hinter dem Sternum nach unten. **Cave**: Verletzung der Luftröhre! *Tong Ren* sagt: Moxa ist möglich, aber nicht so wirksam wie die Nadel. Die Nadel ist sehr vorsichtig nach unten gerichtet zu führen. Man darf nicht die Hand fallen lassen, sonst wird das Qi der fünf Zang-Organe geschädigt und der Patient hat nur ein kurzes Leben!

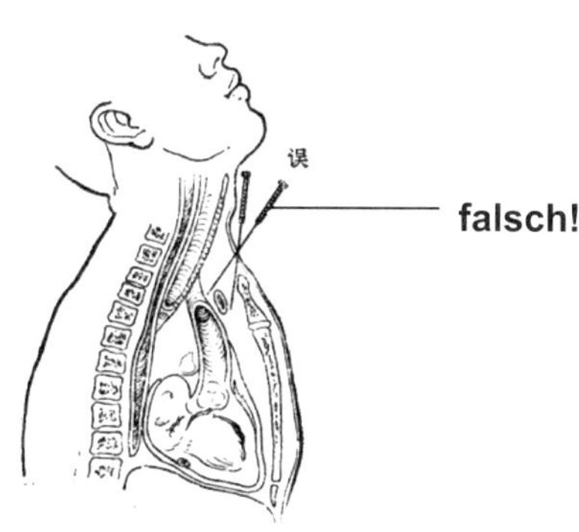

Lokalisationshilfe:
am Hals und auf der vorderen Mittellinie, in der Grube direkt über dem Brustbein, ca. 2 Cun unter dem Adamsapfel

Der Praxistipp:
Ren 22 ist einer der besten Punkte zur Behandlung eines akuten und schweren Asthmaanfalls (evt. + Lu 6); Ren 22 ist einer der wirksamsten Punkte bei Husten und bei Heiserkeit (der „Renny"-Punkt"); wenn Schleim die Kehle blockiert, Stimmritzenkrampf, Kropf (+ Ma 9), Erschöpfung der Stimme bei Rednern[1], wenn eine Erkältung auf die Bronchien schlägt. Die Warnung *Wang Wei Yi`s* im Bronzeklassiker ist ernst zu nehmen: Wer das Risiko eingeht, Ren 22 hinter das Brustbein zu schieben, darf seine Hand nicht von der Nadel lösen („fallen lassen"), denn nur mit festem Griff lässt sich die Nadel so verbiegen, dass sie im richtigen Winkel hinten am Sternum entlanggleitet. Der Patient liegt dabei auf dem Rücken und legt den Kopf nach hinten. Der erste Versuch sollte unter der Anleitung eines erfahrenen Praktikers erfolgen!

Solie de Morant sagt: Hals und Kehle, alle Arten von Husten und Heiserkeit, Keuchhusten, Kehlkopfkrampf, kann nicht sprechen, schmerzhafte Schwellung vorn am Hals, Asthma, keuchende Atmung, kann nicht schlafen (Moxa), Energie staut sich in der Lunge, Lungenabszess, saurer Magen, Sodbrennen nach Kuchen und Süßigkeiten, Brusttumore, Akne im Gesicht, hämmernder Schmerz in Herz und Rücken.

[1] Eines der Leiden des Redners oder Dozenten ist, dass er zuviel reden muss. Dies wiederum schwächt auf längere Sicht das Lungen-Qi (die Lunge beherrscht die Stimme) und das Herz-Qi (das Herz öffnet sich in der Zunge). Der himmlische Schornstein *Tian Tu* ist einer der Punkte, welcher das Lungen-Qi besonders hinsichtlich der Stimmgewalt verbessert und fördert. Für eine „lockere Zunge" ist der Punkt *Tong Li* (He 5) zuständig. Er verbessert den Redefluss, indem er über sein inneres Luo-Gefäß den Qi-Fluss direkt zur Zunge fördert.

Renmai 23 *Lián Quán* 廉泉

vorspringende Quelle

Alternative Namen:
shé běn 舌本 = Zungenwurzel
běn chí 本池 = grundlegender Teich
hóu zhōng 喉中 = Mitte der Kehle

Bedeutung des Namens:
Lián 廉: Ecke, Grenze, Vorsprung, aber auch: gewissenhaft, ehrlich, redlich, unbestechlich, uneigennützig, bescheiden, mäßig, preiswert. Das Schriftzeichen zeigt ein Dach, unter dem zwei Hände ein Bündel Getreide austauschen (Wieger L 121 I).
*Quán*泉: Quelle, Geld, Reichtum; eine Quelle entspringt aus dem Erdboden, verzweigt sich über dem Boden und beginnt zu fließen. Der Radikal ist Wasser, darüber das Weiße bzw. das Klare; reines, klares Wasser kommt aus der Tiefe (Wieger, L 125 F).

Ren 23 = „die vorspringende Quelle" bezieht sich auf den Adamsapfel, über dem unser Punkt liegt. Er wird bis zur Zungenwurzel tief genadelt und ist eine Quelle für die Sekretion des Speichels. Von hier entspringen die natürlichen Wege der Flüssigkeiten (*Ling Shu*, Kap. 10); unter der Zunge befinden sich ebenfalls zwei Extra-Punkte, die den Speichelfluss anregen: *jīn jīn* 金津 = „kostbarer Speichel" und *yù yè* 玉液 = „Jade-Saft". In der Entsprechungsmedizin ist damit *tuò* 唾 = der Nieren-Speichel gemeint. Er dient der generellen Befeuchtung des Rachens, der Mundhöhle und der Zähne. Die Nieren-Leitbahn berührt die Zungenwurzel am Punkt *Lian Quan* (Ren 23) und verbindet sich mit dem Ren Mai. Der Ursprung der „Spucke" ist allerdings die „Jadehalle" am Punkt *Yu Tang* (Ren 18) (nach dem *Lei Jing*).
Ein weiterer Speichel, der hier produziert wird, ist ein ganz besonderer Saft: Im meditativen Qi Gong wird bei der Aktivierung des kleinen Kreislaufs die Zungenspitze hinter die oberen Schneidezähne gesetzt, um die Verbindung zwischen Du Mai und Ren Mai herzustellen. Diese Formation heißt „Elsternbrücke" und bewirkt ein vermehrtes Strömen des Speichels, der durch komplizierte Schluckaktionen den Nieren als Essenz wieder zugeführt wird.[1]

[1] Sehr schön bildlich dargestellt in der Brücke neben dem Mönch im allegorischen Abbild des Mikrokosmos im *Neijing Tu*, das a. a. O. ausführlich beschrieben wurde.

Auch beim Liebesakt, in einer bestimmten Phase der sexuellen Vereinigung, öffnet sich die Jadequelle *yù quán* 玉泉 im Mund, und die Partner können beim Küssen ihre Speichel vereinigen. Dieser Speichel soll gleichfalls eine heilende Kraft besitzen, denn:

„Während der sexuellen Vereinigung bildet sich unter der Zunge eine kostbare Flüssigkeit, Shen Nong's Jade-Flüssigkeit. Wenn Du von dieser Flüssigkeit kostest, wird dein Magen gereinigt, als ob du eine medizinische Kraftbrühe trinken würdest. .... Die Haut wird glänzend und du erscheinst so jung wie ein Mädchen." (*Peng Zi*)[1]

Diese Idee ist in den alchimistischen Sexualtechniken *fáng zhōng bǔ yì* 房中補益 ausführlich beschrieben und bildet einen wichtigen Bestandteil im daoistischen Streben nach Unsterblichkeit *xiān dào* 仙道. (siehe oben)

Der „grundlegende Teich" als alternativer Name des Punktes Ren 23 mag auf all diese Aspekte hinweisen!

Besondere Qualifikationen:
Hui- (Reunions-) Punkt des Ren Mai mit dem Yin Wei Mai
Verknotungs- (*Jié* 結-) Punkt mit der Nieren-Leitbahn[2]

Wirkrichtung:
schleimlösend, Hitze klärend, öffnet die Sinne, begünstigt die Kehle, fördert die absenkende Funktion der Lunge

Moderne Indikationen:
Schwellung und Schmerzen unter der Zunge, ständiger Speichelfluss, steife Zunge mit Unfähigkeit zu sprechen, Folgen eines Schlaganfalls, akute Aphonie, Entzündungen im Mund, Schluckstörungen beim Essen, Tonsillitis, Atrophie der Zungenbänder, Taubstummheit, Diabetes, Asthma, Husten

---

[1] Aus: *Yù Fáng Zhī Yào* 玉房之要 (das Wesentliche aus der Jade-Kammer, ein Klassiker über die chinesische Liebeskunst aus der Tang-Dynastie)

[2] Nach dem *Ling Shu*, Kap. 5 („über Wurzeln und Verknüpfungen") sind die Verknüpfungs- oder Knotenpunkte Orte einer verstärkten Konzentration und Vernetzung des Qi, hier der Ren Mai mit dem Qi der Nieren-Leitbahn

Klassische Indikationen:
Su Wen (Kap. 36):
Die 12 Arten von Malaria haben alle einen unterschiedlichen Beginn. Beobachte genau, wann die Krankheit auftritt und welcher Puls entsteht. Wenn die Krankheit mit Erbrechen beginnt, wird die erste Nadelung die Symptome mildern, die zweite Nadelung wird die Krankheit direkt erreichen und die dritte Nadelung wird sie heilen. Ist der Patient dann nicht gesund, nadele Ren 23, die vorspringende Quelle, und lasse den Punkt bluten!

Ling Shu (Kap. 75):
Nadele Ren 23 und lasse den Punkt bluten bei Husten durch gegenläufig aufsteigendes Qi und Brustschmerzen.

Jia Yi Jing:
Wenn die 12 Arten von Malaria zu verschiedenen Zeiten auftreten, nadele die Gefäße unter der Zunge und lasse sie bluten. Bei Husten mit aufsteigendem Qi nadele Ren 23 und lasse ebenfalls bluten; der Punkt ist auch gut bei Schwellungen unter Zunge, steifer Zunge mit erschwertem Sprechen und übermäßigem Speichelfluss!

Zhen Jiu Da Cheng:
schwere Atemnot, Erbrechen von Schaum, steife Zunge, zurückgezogene Zunge mit erschwertem Schlucken von Essen, Entzündungen im Mund

Lei Jing Tu Yi:
Husten und Atemnot durch aufsteigendes Qi, Speichel und Schaum hängen auf der Zunge, Schwellungen unter der Zunge, man kann nur schwer sprechen, die Zungenwurzel ist plötzlich geschrumpft, man kann nicht essen, übermäßiger Speichelfluss, Geschwüre im Mund.

Wai Tai Miao:
Erbrechen von schaumigem Speichel, Völle in der Brust durch aufsteigendes Qi.

Zi Sheng Jing:
Die Zunge ist zurückgezogen und lässt sich nur schwer herausstrecken, Geschwüre im Mund, nach Luft schnappen und Erbrechen von Schaum, Husten und wenig Qi.

Xun Jing:
gespannte Zunge

Moderne Kombinationen:
- Schwellung und Schmerzen im Hals: + Lu 11, Di 4
- Aphasie nach einem Schlaganfall: + Du 26, P 6
- Aphonie: + Gbl 20, Ma 44
- Nervenlähmung unter der Zunge: + Jin Jing, Yu Ye (Extra-Punkte unter der Zunge), Di 2
- ständiger Speichelfluss: + Ren 24, Ma 4

Klassische Kombinationen:
Qian Jin Fang:
- Schwellungen unter der Zunge mit schwerem Sprechen, steife Zunge, der Speichel läuft aus dem Mund: + Ni 2
- Husten mit gegenläufig aufsteigendem Qi, Erbrechen von Schaum, Kiefersperre. + Di 18, Dü 17, Bl 42, Ma 11, Bl 45

Zi Sheng Jing:
- Husten, aufsteigendes Qi und Brustschmerzen: + Lu 9, SJ 10
- Brustschmerzen: + Lu 1
- Schwellungen unter der Zunge, schwieriges Sprechen, die Zunge ist schief, Speichel läuft heraus: + Ni 2, Ni 10

Bai Zheng Fu:
- Bei Schmerzen und Schwellungen unter der Zunge ist die Verbindung mit P 9 einzigartig.

Zhen Jiu Da Cheng:
- Bei Schwellungen unter der Zunge mit schwierigem Sprechen, nadele zuerst Ren 23 und die (Extra)-Punkte Jin Jing und Yu Ye, dann nadele Ren 22 und Lu 11!
- steife Zunge mit schwierigem Sprechen: + Jin Jing, Yu Ye, Du 16

Lokalisationshilfe:
unter dem Kinn über dem Adamsapfel, ungefähr in der Mitte dieser Distanz

Stimulus:
Die Nadel wird in Richtung der Zungenwurzel oder zum Punkt Du 20 gerichtet eingestochen; das *Xun Jing* sagt: verboten für Moxa!

Der Praxistipp:
Sprachprobleme, steife Zunge, der „Schnarch-Punkt“, Globus Hystericus, viel Schleim in der Kehle, Aphthen im Mund, vermindert starken Speichelfluss, daher für Zahnärzte interessant; Zahnfleischentzündungen

Renmai 24 *Chéng Jiāng* 承漿

Brei-Empfänger

Alternative Namen:
zhòng jiāng 重漿 = schwerer Brei
xuan jiang 懸漿 = hängender Brei
tiān chí 天池 = himmlischer Teich
guǐ shì 鬼市 = Dämonenmarkt

Bedeutung des Namens:
Chéng 承: empfangen, übernehmen, bewachen, halten, unterstützen; auch ein Behälter: zwei Hände tragen ein Geschenk und überreichen es höflich einem Vorgesetzten oder Höherstehenden.
Jiāng 漿: eine steife Flüssigkeit, Suppe, Brei, Mus, Stärke, jede Art von dicker Flüssigkeit; auch: stärken. Das Zeichen hat den Wasserradikal, daneben eine Hand, die ein Stück Fleisch und Gewürze auf einem Fleischblock anbietet (Wieger, L. 127 B). Das Lautzeichen *jiàng* 將 (im vierten Ton gesprochen) bedeutet auch: führen befehligen, ein Befehlshaber oder General. Dies sind Attribute der Leber *gān* 肝 und der Wandlungsphase Holz, die besonders in der Wind-Pathologie dieses Punktes zum Ausdruck kommen.
Der Punkt befindet sich am Kinn in einem Grübchen. Wenn flüssige Nahrung aus dem Mund läuft, sammelt sie sich gerne in dieser Vertiefung. Wir sehen das häufig bei alten Menschen und bei Patienten nach einem Schlaganfall, die das Essen nicht mehr im Mund halten können. Auch bei übermäßigem Speichelfluss ist hier ein vorläufiges Auffangbecken für die Spucke.

Die alternativen Namen weisen auf kostbare Säfte hin und auf eine Beziehung zum Perikard („himmlischer Teich“ ist auch der Name für P 1). Als achter Dämonen-Punkt beherrscht er ebenfalls den Marktplatz der Geister. Ren 24 kontrolliert hier eher die Dämonen der unteren Hierarchie, „das allgemeine Volk“, ausgedrückt durch seine Lage unterhalb des Mundes, dem irdischen Anteil des Menschen im Gesicht. Wegen seiner Nähe zum Dämonenpalast (Du 26) ist er ein wichtiger Punkt speziell bei Besessenheit und Geisteskrankheiten, er steht in Kontakt zum dämonischen Kaiser. Als Vereinigungspunkt mit den Yang Ming-Leitbahnen und dem Du Mai ist Ren 24 ein wichtiger Punkt, um Yang-Exzess im Kopfbereich abzuleiten.

Besondere Qualifikationen:
- Hui- (Reunions-) Punkt des Renmai mit dem Dumai, der Magen- und der Dickdarm-Leitbahn
- der achte der 13 Dämonen (Gui-) Punkte des *Sun Si Miao*

Wirkrichtung:
zerstreut Wind, macht die Leitbahnen durchgängig, vermindert Schwellungen, schmerzstillend, krampflösend, leitet pathogene Nässe aus

Moderne Indikationen:
Gesichtslähmungen, ständiger Speichelfluss, Zahnschmerzen, Schwellungen und Schmerzen im Zahnfleisch, Gesichtsschwellungen, plötzlicher Sprachverlust, Diabetes, manische Psychosen, Hemiplegie, Epilepsie, Zahnfleischentzündungen

Klassische Indikationen:
Jia Yi Jing:
Kälte und Hitze, heftiger Durst, gieriges Essen, Gesichtslähmungen, Zähneklappern, rötlich-gelber Urin, die Augen sind geschlossen, aus dem Körper kommt Schweiß heraus.

Zhen Jiu Da Cheng:
Wind-Schlag, halbseitiger Kopfschmerz, Gesichtsschwellungen, Heißhunger und übermäßiger Durst, Zahnprobleme, Entzündungen im Mund, plötzlicher Sprachverlust

Lei Jing Tu Yi:
Halbseiten-Wind mit einseitiger Lähmung, der Mund und die Augen stehen schief, der Kiefer ist verkrampft. Man kann den Mund nicht öffnen, plötzliche Stummheit, man kann nicht sprechen: Nadele 3 Fen tief, führe das Qi sehr langsam und leite es aus. Außerdem heilt der Punkt Krankheiten des Ren Mai, wenn man an inneren Verknotungen leidet: Bei Männern sind es die 7 Shan-Erkrankungen, bei Frauen Massenbildungen im Bauch.

Einer sagt, er heilt Halbseiten-Wind mit schiefem Mund und Gesichtsschwellungen, er beseitigt den unaufhörlichen Durst auf Wasser, Entzündungen und Geschwüre im Mund und im Zahnfleisch. Moxa hat hier eine wunderbare Wirkung! Täglich kann man 7 Kegel nehmen, höchstens jedoch 49 Stück. Sofort dehnen sich die Blutgefäße und öffnen sich, und alle Wind-Beschwerden bessern sich sehr bald. Die Moxakegel sollten nicht zu groß sein, aber zum Puls passen, dann kann man die Krankheit sofort heilen.

Qian Jin Fang:
Zusammengepresste Lippen bei kleinen Kindern, 3 Moxakegel; jede Form von Rülpsen und Erbrechen, auch wenn Menschen voller Gier und Hass sind (*wàn hèn* 惋恨): Moxe dann 7 Kegel, brenne sie in der Größe eines Weizenkorns ab! Ren 24 ist auch einer der 13 Dämonenpunkte; sein Name ist Dämonen-Markt, er heilt die 100 Übel und alle Geisteskrankheiten.[1] In der Reihenfolge (der Dämonenpunkte) steht er an achter Stelle; nadele ihn abwärts!

Bai Zheng Fu:
Nadele Ren 24 bei Zahnschmerzen sedierend und sofort tritt Besserung ein!

Tong Xuan Zhi Yao Fu:
Ren 24 kann Kopfschmerzen und Nackenverspannungen behandeln!

Sheng Yu Ge:
Ren 24 behandelt Steifheit in Kopf und Nacken.

Shi Si Jing Yao Xue Zhu Zhi Ge:
die 7 Shan-Erkrankungen bei Männern[2], Massenbildungen bei Frauen, Wind-Schlag, Halbseitenlähmung, übermäßigen Durst, Zahnprobleme

Exkurs Shan-Erkrankungen:
„Die sieben Shan-Erkrankungen sind *Jué Shàn* 厥疝, *Zhèng Shàn* 症疝, *Hán Shàn* 寒疝, *Qì Shàn* 氣疝, *Pán Shàn* 盤疝, *Fù Shàn* 胕疝, *Láng Shàn* 狼疝.

Wenn Erschöpfung durch Gegenläufigkeit herrscht, Herzschmerzen, kalte Füße, jede Form von Essen und Trinken wird erbrochen und geht nicht hinunter, dann nennt man dies *Jue Shan*.

Wenn im Bauch plötzlich Blähungen entstehen und äußerste Schmerzen unter den Herzen, das Qi sammelt sich an in Form eines Oberarms, nennt man dies *Zheng Shan*.

Wenn kaltes Essen und Trinken plötzlich extreme Schmerzen in der Rippengegend und im Unterbauch verursachen, nennt man dies *Han Shan*.

---

[1] *Bǎi xié diān kuáng* 百邪癲狂.

[2] Die sieben Shan-Erkrankungen sind erstmals im *Zhū Bìng Yuán Hòu Lùn* 諸病源候論 beschrieben, dem umfassenden Buch über die Krankheitsursachen und ihre Verläufe aus der Sui-Dynastie (589-618 n. Chr.). Siehe auch die Pathologie des Ren Mai, S. 202 ff.

Wenn im Bauch plötzlich eine Völle entsteht, die ebenso plötzlich wieder abnimmt und Schmerzen dabei sind, nennt man das *Qi Shan*.

Wenn im Bauch seitlich des Nabels Schmerzen sind, nennt man dies *Pan Shan*.

Wenn sich im Bauch unter dem Nabel Massen ansammeln, nennt man dies *Fu Shan*.

Wenn sich im Unterbauch und in den Genitalien etwas zusammenzieht und schmerzt und der Stuhlgang schwierig ist, nennt man dies *Lang Shan*.

Jede dieser sieben Shan-Erkrankungen entsteht durch eine Schwäche von Blut und Qi, aber auch wenn Essen und Trinken, Kälte und Wärme nicht harmonisch sind, können sie entstehen."[1]

Wai Tai Mi Yao:
unaufhörliches Nasenbluten, Zahnfäule an den oberen Zähnen

Tong Ren:
Gesichtsödeme, Geschwüre im Mund, Zahnfäule

Wei Sheng Bao Jian:
Bei verheirateten Frauen sind die Lippen so zusammengepresst, dass keine Töne herauskommen, Wind-Epilepsie-Erkrankungen

Moderne Kombinationen:
- übermäßiger Speichelfluss: + Ren 23, Di 5
- Facialisparese: + Ma 7, Tai Yang, Ma 6, Ma 4
- Herpes Labialis: + Ma 4, Ma 45
- Nackensteifigkeit: + Du 16
- Facialisparese: + Di 19, Gbl 20, Qian Zheng (Extra-Punkt)

Klassische Kombinationen:
Qian Jin Fang:
- unlöschbarer Durst mit ständigem Verlangen zu trinken (Diabetes): + Bl 49, SJ 1, Ni 2
- Benommenheit und Schwindel : + Du 21, Bl 10, Gbl 19, Gbl 16
- Fieber und Schüttelfrost, Halsschwellungen, Epilepsie, Krämpfe, steife Zunge: + Ma 5

[1] Aus dem *Zhu Bing Yuan Hou Lun,* Rolle 20, Buch 7, ebenda.

Jia Yi Jing:
- hartnäckiges Nasenbluten: + Bl 40

Yi Xue Gang Mu:
- Diabetes: + Ni 2, Di 11, Bl 49, Ren 6 (Moxa)
- Zungenschmerzen, Zahnschmerzen: + P 8
- Inkontinenz: + Mi 9, Bl 40, Bl 25, Le 3, Le 1

Yu Long Ge:
- Nadele zuerst Ren 24 sedierend und dann tonisierend, dann nadele Du 16 gegen Nackensteife und Kopfschmerzen mit erschwerter Beweglichkeit, Zahnschmerzen.

Zi Sheng Jing:
- plötzlicher Stimmverlust: + Du 16
- Geisteskrankheiten mit Erbrechen von Schaum, Fieber und Schüttelfrost mit Krämpfen: + Ma 5, SJ 23, Du 22, Bl 10, Mi 5
- Fieber und Schüttelfrost mit Ohnmacht und geschwollenem Kinn, Geisteskrankheiten mit Kiefersperre und Krämpfen: + Ma 5

Zhen Jiu Ji Cheng:
- Schiefstellung des Mundes und der Augen: + Di 4, Ma 6, Ma 4, Du 26, Gbl 2
- Geschwürbildung im Mund: + P 8

Lokalisationshilfe:
auf der vorderen Mittellinie im Gesicht, in einer Mulde zwischen der Unterlippe und dem Kinn[1]

Der Praxistipp:
Ein wichtiger Punkt bei Zahnschmerzen, Kieferklemme (der Patient beißt immer die Zähne zusammen und hält durch), ein verspannter Nacken. Wegen seiner Vereinigungskraft von Du Mai, Ren Mai und der Yang Ming-Leitbahnen ein wichtiger Punkt, um Yang-Exzess aus dem Kopf abzuleiten! Herpes Labialis, große Erregbarkeit, Sprachprobleme, agitiertes Stottern, Aphthen im Mund.

Solie de Morant sagt: Apoplexie, Hemiplegie, Epilepsie, erweckt aus einer Bewusstlosigkeit, Nasenpolypen, Mundgeschwüre, besonders bei Kindern, Diabetes, Inkontinenz, kann nicht sprechen, Nackensteife.

---

[1] Wer kennt nicht das markante Kinngrübchen des Schauspielers *Kirk Douglas*, der geradezu prädestiniert für die Darstellung des Punktes Ren 24 ist!

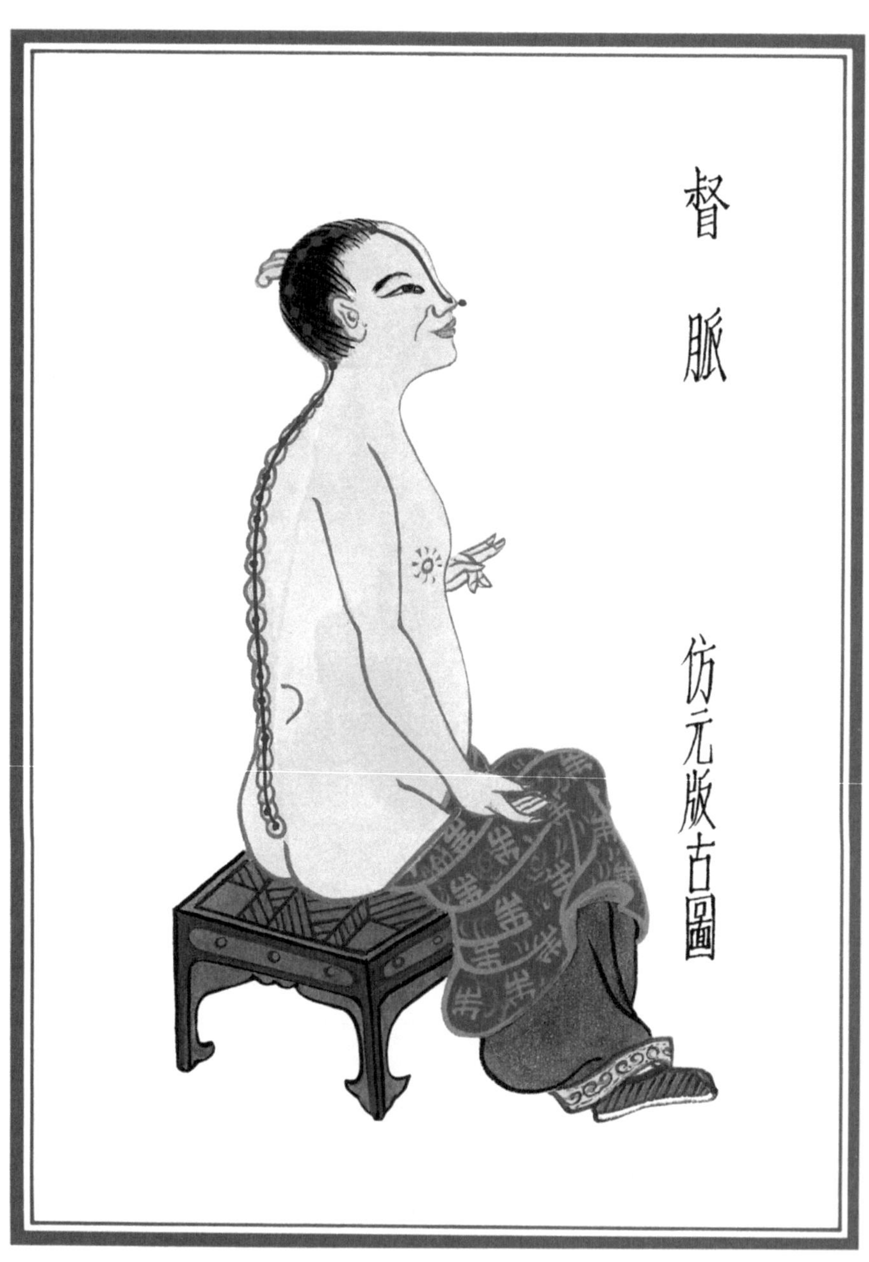

Der Du Mai und seine Punkte

Dumai 1 *Cháng Qiáng* 長強

lang und stark

Alternative Namen:
qì zhī yīn bù 氣之陰部 = Yin-Anteil des Qi
qì zhī yīn xī 氣之陰郄 = Yin-Spalte des Qi
shè gú 攝骨 = stellvertretender Knochen
juē gú 撅骨 = zerbrochener Knochen
băn gú 版骨 = steifer Knochen
qióng gú 窮骨 = erschöpfter Knochen
wĕi cuì gú 尾翠骨 = Jade-Knochen des Hinterteils
sè wĕi 色尾 = Wollust hegen
lóng hŭ 龍虎 = Drache und Tiger
wĕi tóng 尾同 = einem Schwanz gleich
sān fēn lŭ 三分閭 = 3 Fen zum Dorftor
hé dào 河到 = Ankommen des Flusses
cháo tiān lĭng 朝天嶺 = Gebirgspass zum Empfang des Kaisers
shàng tiān tī 上天梯 = „Stairway to Heaven"
cáo xī lù 曹溪路 = Straße zur Cao's Schlucht
wĕi gú xià kōng 尾骨下空 = Höhle unter dem Schwanzknochen
lŏng shàng 隴上 = den Erdhügel besteigen
gú fú 骨服 = dem Knochen gehorchen
wĕi qióng gú 尾窮骨 = erschöpfter Knochen am Ende
guī wĕi 龜尾 = Schildkrötenschwanz
néng gú zhī chēng 能骨之稱 = den fähigen Knochen preisen

Bedeutung des Namens:
Die vielen alternativen Namen weisen hier auf einen strategisch wichtigen Punkt hin. Als Anfangspunkt des Du Mai vermittelt er all die Yang-Kraft, die das Wundergefäß zu bieten hat. Lang und stark kann der Penis und eine Erektion sein: Das Nadeln dieses Punktes kann die sexuelle Kraft verstärken, aber auch die Folgen von sexuellen Exzessen mildern. Das Spiel von Drache und Tiger ist eine blumige Umschreibung für Geschlechtsverkehr im alten China. Ein steifer Rücken profitiert ebenso von diesem Punkt wie ein erschöpfter oder gar gebrochener Knochen. Seine Lage ist unterhalb des Steißbeins, ein Knochen, der einem Schildkrötenschwanz ähnelt.

Lang und stark kann das Leben sein, wenn *Chang Qiang* (Du 1), der Anfangspunkt des Du Mai genadelt wird, ebenso wie die Schildkröte das Symbol für Langlebigkeit und das magische Tier der Wandlungsphase Wasser resp. der Niere darstellt.

Die Treppe zum Himmel als alternativer Name mag die Rockband *Led Zeppelin* dazu inspiriert haben, ihren Welthit *Stairway to Heaven* zu komponieren. Ohne Zweifel wirkt Du 1 als Fernpunkt auf den Kopf und auf das Gehirn, den himmlischen Teil im Mikrokosmos. Die Sage geht, dass der berüchtigte General *Cáo Cāo* 曹操 in der späten Han-Dynastie seine letzten Befehle unter rasenden Kopfschmerzen und geistiger Verwirrung erteilte.

Er konsultierte den Meister-Akupunkteur und Chirurgen *Huá Tuó* 華佗. Dieser erklärte dem General, dass seine Kopfschmerzen von Gehirn-Wind *nǎo fēng* 腦風 herrührten und empfahl eine Trepanantion unter Narkose. *Cao Cao* fürchtete einen feindlichen Komplott und ließ den unglücklichen Arzt *Hua Tuo* hinrichten. Zehn Tage später starb der General an einem Schlaganfall.

Besondere Qualifikationen:
- Luo- (Verknüpfungs-) Punkt des Dumai mit dem Renmai
- Hui- (Reunions-) Punkt des Dumai, der Nieren- und der Gallenblasen-Leitbahn

Wirkrichtung:
festigt die Knochen, stoppt Durchfälle, beruhigt Krämpfe und ist schmerzstillend, leitet Hitze aus dem Blut und stärkt das Rektum bei Prolaps, harmonisiert Yin und Yang, löst Schwellungen und festigt die Wirbelsäule

Moderne Indikationen:
Blut im Stuhl, Prolaps des Rektums, Durchfall, Hämorrhoiden, Schmerzen im LWS- und Sakralbereich der Wirbelsäule, Ekzeme am Hodensack

Klassische Indikationen:
Su Wen (Kap. 60):
Wenn der Du Mai erkrankt ist, entsteht Steifheit der Wirbelsäule, man kann sich weder bücken noch aufrichten.
... Wenn der Du Mai erkrankt ist, stürmt das Qi vom Unterbauch zum Herzen und verursacht Schmerzen, der Patient kann weder Wasser noch Stuhl lassen.

Man nennt dies *chōng shàn* 沖疝 = hervorstürzende Hernie. Bei Frauen entsteht (bei einer Du Mai-Erkrankung) Unfruchtbarkeit, Störungen beim Wasserlassen und Trockenheit der Kehle. Krankheiten, die im Du Mai entstehen, sollten auch über den Du Mai behandelt werden. Zur Heilung suche (einen Punkt) oberhalb des Knochens und unterhalb des Nabels.[1]

Ling Shu (Kap. 22):
Wenn man einen Patienten mit Depression oder Demenz (*diān* 癲) behandelt, sollte der Arzt oft mit dem Kranken zusammensein, um die geeigneten Leitbahnen und Punkte für die Behandlung herauszufinden. ... Setze 20 Moxakegel auf *Chang Qiang* (Du 1)!

Jia Yi Jing:
Lumbago durch aufsteigende Kälte, plötzliche Versteifung der Wirbelsäule, plötzliche Krampfanfälle mit Herzschmerzen, Kurzatmigkeit, und Harnverhaltung mit dunklem Urin, Stauung im Bereich des Steißbeines, kleine Kinder erschrecken sich leicht, erschöpfte Wirbelsäule mit Steifheit und Verkrümmungen, Geisteskrankheiten mit Rückzug und Manie (*diān kuáng jí* 癲狂疾), Leere im Kopf mit Schweregefühl, massive Durchfälle, Stuhlgang und Wasserlassen sind erschwert, Schwere in der Hüfte, erschwertes Aufstehen, *Chang Qiang* (Du 1) beherrscht dies. Bei Depressionen (*diān jí* 癲疾) setze 30 Moxakegel auf den kleinen Knochen!

Zhen Jiu Da Cheng:
Er beherrscht Wind in den Eingeweiden, das Blut kommt heraus, chronische Hämorrhoiden und Auszehrung, Schmerzen in Hüfte und Wirbelsäule, manische Geisteskrankheit, erschwerter Stuhlgang und Wasserlassen, schwerer Kopf, massive Durchfälle, die 5 Störungen beim Wasserlassen (*wǔ lín* 五淋),[2] Folgeschäden der Shan-Erkrankungen, kleine Kinder können ihren Kopf nicht halten, Schreckhaftigkeit, epidemische und schleichend verlaufende Krankheiten, Blutspucken, Verlust von Essenz nach Angst und Schrecken, Ansehen und Achtung (für andere Menschen) sind nicht aufrichtig, fürchtet kaltes Essen, Folgen von exzessivem Geschlechtsverkehr (*fáng láo* 房勞).

---

[1] **Zhang Jie Bin** sagt: Gemeint ist der Punkt *yīn jiāo* 陰交, ein Cun unterhalb des Nabels. Auch der Punkt *Chang Qiang* (Du 1) kann diese Krankheitsbilder heilen.

[2] Gemeint sind alle Störungen beim Wasserlassen, so z. B. unfreiwilliges Wasserlassen aus Schwäche oder Anspannung, ständiger Harndrang durch Emotionen, Blasenentzündung durch Kälte oder Hitze, Blut im Urin, Harnverhaltung oder -tröpfeln durch Stenosen oder Steinbildung, u. v. m.

Sheng Yu Ge:
Bei Hämorrhoiden mit vielen Winden in den Eingeweiden nimm *Chang Qiang* (Du 1)!

Shi Si Jing Yao Xue Zhu Zhi Ge:
Allein *Chang Qiang* (Du 1) heilt alle Arten von Hämorrhoiden!

Lei Jing Tu Yi:
Er heilt plötzliche Versteifung von Rücken und Wirbelsäule, man kann den Kopf nicht beugen, manische Geisteskrankheiten, die 5 Arten von Hämorrhoiden und die 5 Arten von Miktionsstörungen, Folgen kindlicher Mangelernährung, massive Durchfälle mit Jing-Verlust und Blutspucken, kleine Kinder (haben) hängende Schädel, Schreck-Epilepsie, Darmprolaps mit Austreten von Blut. Dieser Punkt ist die Wurzel der 5 Arten von Hämorrhoiden! Sofortige Behandlung in jungen Jahren heilt spätere Auszehrung und Krankheitsanfälligkeit! Moxa auf diesen Punkt bringt die gewünschte Wirkung!

Qian Jin Fang:
Er heilt rote und weiße Durchfälle: 100 Moxa auf diesen Punkt, nur viele (Moxen) bringen hier etwas! Durchfall und die 5 Arten von Hämorrhoiden. Bei den Arten von Mangelernährung, Wurmgiften und Ernährungsfehlern nadele 3 Fen tief! Wenn man erschöpft am Boden liegt, dann haben 7 Moxakegel auf diesen Punkt eine magische Wirkung! Bei Prolaps des Rektums ist es 1000 Goldstücke wert, wenn man am Ende des Schildkrötenschwanzes (behandelt)!

Moderne Kombinationen:
- Prolaps des Rektums: + Du 20, Ren 6, Ma 36
- Durchfälle: + Ma 25, Ren 4
- Hämorrhoiden mit Blut im Stuhl: + Bl 35, Bl 25, Bl 57
- Demenz und Zurückgezogenheit: + Dü 3, Bl 62
- Flüssigkeit tritt aus dem Anus: + Bl 30, Bl 35

Klassische Kombinationen:
Qian Jin Fang:
- bei erschwertem Stuhlgang und Harnverhaltung: + Bl 27
- Herzschmerzen mit Kurzatmigkeit: + Le 14, Ren 22, Lu 4, P 9

Yu Long Fu:
- Moxibustion hat eine wundervolle Wirkung bei den 9 Arten von Hämorrhoiden: + Bl 57

Za Bing Xue Fa Ge:
- Bei verborgener Hitze und verstecktem Qi ist zuerst Du 1, dann Le 1 und Gbl 34 (zu nadeln). Dies hat eine magische Wirkung auf die Genesung eines (schwerkranken) Patienten.

Bai Zheng Fu:
- Günstig ist dieser Punkt zusammen mit Bl 57 bei akuten Blähungen mit Blutaustritt.

Da Xing Mi Jue Ge:
- Bei Schmerzen durch Gase im Dünndarm nadele zuerst Du 1 und dann ohne zu zögern Le 1!

Zi Sheng Jing:
- bei Schreckhaftigkeit kleiner Kinder zusammen mit Du 12

Ling Guang Fu:
- zusammen mit Du 20 bei allen Durchfallerkrankungen

Lokalisationshilfe:
0, 3 Cun unterhalb der Spitze des Steißbeins

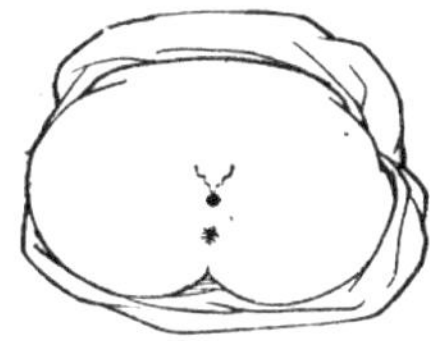

Stimulation:
Die Nadel ist schräg unter das Steißbein zu führen, 0,5- 1,5 Cun tief, das Qi-Gefühl sollte sich je nach Krankheitsort zum Rektum, zu den Genitalien oder in die Wirbelsäule erstrecken. *Tong Ren* sagt: Entferne die Nadel, wenn der Patient die höchste Schmerztoleranz erreicht hat.

Der Praxistipp:
Traumata der Wirbelsäule und des Rückens durch Sturz, Unfall oder Schlag; Inkontinenz, Erkrankungen der äußeren Geschlechtsorgane, Impotenz, Erektionsprobleme; als Fernpunkt zu nehmen, um das Gehirn zu nähren bei Alzheimer, Altersdemenz, große Schwäche des Gehirns. Bei Kleinkindern: Die Fontanelle schließt sich nicht zur rechten Zeit, es ist zu schwach, den Kopf zu halten. *Solie de Morant* sagt: Meningitis, emotionale Erregung, Epilepsie, Sehstörungen, Fehler in der Akkomodation.

Dumai 2 *Yāo Shū* 腰俞

Shu-Punkt des unteren Rückens

Alternative Namen:
bèi jiě 背解 = Rückenbefreier
suǐ kōng 髓空 = leeres Mark
yāo hù 腰戶 = Tür des unteren Rückens
yāo zhù 腰柱 = Säule des unteren Rückens
suǐ kǒng 髓孔 = Mark-Höhle
suǐ shū 髓俞 = Shu-Punkt des Markes
yāo chǎn 腰產 = Geburt des unteren Rückens
suǐ fǔ 髓府 = Mark-Palast
bèi xiān 背鮮 = frischer Rücken

Bedeutung des Namens:
Yāo 腰 ist eigentlich die Hüfte, die Lende, das Kreuz aber auch eine Bezeichnung für die Niere. Der Fleisch-Radikal zeigt die Organzugehörigkeit, das Lautzeichen *yào* 要 stellt in der Orakelknochenschrift eine Frau dar, die mit der Hüfte wackelt. In der chinesischen Medizin ist hier eine anatomische Region bezeichnet, die den muskulären Anteil am Rücken vom Ende der 12. Rippe bis zum Hüftgelenk umfasst. Viele Leitbahnen und Nebengefäße ziehen durch diese Region, sodass *Yao Shu* (Du 2) ein wichtiger Dreh- und Angelpunkt für den Qi-Fluss von oben nach unten darstellt. Der Terminus *shū* 俞 wird in den Punktenamen immer als ein strategisch wichtiger Akupunkturpunkt genommen. Eine Blockade in der Yao-Region impliziert viele Rücken- und Nierenprobleme sowie Blockaden im Urogenitaltrakt, daher die Namen.

Wirkrichtung:
wärmt den unteren Ursprung, belebt die vitalen Funktionen und stärkt die Lendenwirbelsäule, beseitigt Wind- und Nässe-Pathogene, klärt die Leitbahnen und belebt die Nebengefäße

Moderne Indikationen:
Schmerzen in der Lumbal- und Sakralregion, Atrophie der unteren Extremitäten, ausbleibende Regelblutung, Hämorrhoiden, Störungen beim Wasserlassen, Bettnässen, Blut im Stuhl, Bi-Syndrom in den Beinen, kalte Füße und Muskelkrämpfe, Epilepsie

Klassische Indikationen:

Jia Yi Jing:

Er löst Taubheit von der Hüfte bis zu den Füßen auf, man kann weder sitzen noch stehen und weder sich umdrehen noch sich erheben. Beim Stillen erscheint rötlich-weißer Ausfluss, *Yao Shu* (Du 2) beherrscht dies.

Zhen Jiu Da Cheng:

Er beherrscht Schmerzen in Hüfte und Rücken bei geringster Bewegung, Wärme-Malaria ohne Schweiß, Bi-Syndrom in den Beinen mit Taubheit, Kälteschädigung, unaufhörliche Hitze in den vier Gliedmaßen. Die Menses kommt nicht durch, rötlicher Urin.

Shi Si Jing Yao Xue Zhu Zhi Ge:

Yao Shu (Du 2) heilt Schmerzen in Hüfte und Rücken, hartnäckiges Kälte-Bi mit erschwerten Bewegungen. Die Region von der Hüfte bis zu den Füßen ist taub und kalt, Frauen mit Regelschmerzen und rötlichem Ausfluss werden wiederhergestellt!

Lei Jing Tu Yi:

Dieser Punkt beherrscht Schwere und Schmerzen im unteren Rücken und in der Wirbelsäule, man kann weder stehen noch sitzen. Plötzliche Verspannungen im Rücken, man kann nicht liegen noch sitzen: Setze Moxakegel dem Alter entsprechend! Die Menses der Frau ist blockiert mit rötlichem Ausfluss; Moxa nach Furcht und sexuellen Exzessen gibt Kraft und Stärke, Wärme-Malaria ohne Schwitzen.

Qian Jin Fang:

Rückenschmerzen hören auf, wenn man oberhalb des Steißbeins sieben Moxakegel abbrennt.

Moderne Kombinationen:

- schmerzhafte Regelblutung, die Menses kommt nicht durch: + Bl 24, Bl 32
- steifer, schmerzhafter Rücken: + Bl 25, Bl 40
- Rektumprolaps: + Du 20, Bl 25, Bl 57
- Durchfälle: + Du 1

Klassische Kombinationen:

Xi Hong Fu:

- Zusammen mit Gbl 30 und einer heißen Nadel heilt der Punkt kalten Wind und Kälte-Bi-Erkrankungen.

Qian Jin Fang:
- Schmerzen im unteren Rücken: + Du 1, Bl 28, Ma 30, Bl 31, Bl 34, Gbl 29

Zi Sheng Jing:
- Taubheit in den Beinen: + Du 16
- Malaria: + Du 14

Zhen Jiu Da Cheng:
- Steifheit und Schwere im Rücken, sodass man sich nicht bewegen kann: + Bl 13
- Steifheit und Schmerzen in der Lendengegend: + Bl 40, Ni 1, Bl 27, Bl 28

Lokalisationshilfe:
unter dem 4. Sakralwirbel, genau im Hiatus sakralis

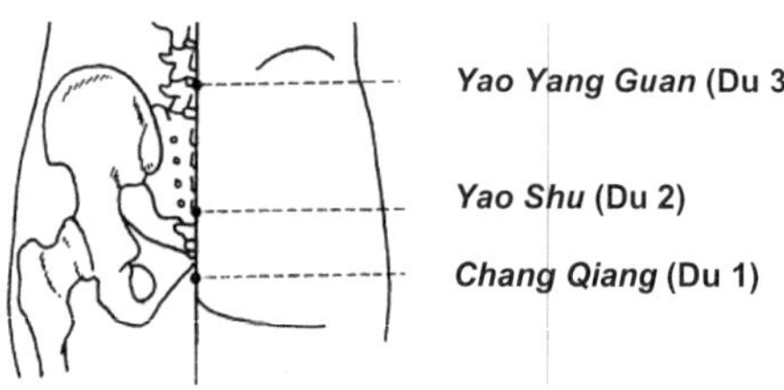

Der Praxistipp:
alle Arten von Rückenschmerzen, akuter „Hexenschuss", stärkt die Niere und den Willen, damit auch Probleme beim Wasserlassen, zu versuchen bei Schwäche, Taubheit und Lahmheit in den Beinen, also auch bei Multipler Sklerose und ALS.

Dumai 3 *Yāo Yáng Guān* 腰陽關

Yang-Schranke des unteren Rückens

Alternativer Name:
yáng guān 陽關 = Yang-Schranke

Bedeutung des Namens:
Wir haben hier am unteren Rücken eine Sperre für das Yang-Qi im Verlauf des Du Mai auf seinem Weg zum Lebenstor *mìng mén* 命門. Die Schranke *guán* 關 zeigt ein Tor, darin ein Gewebe, in das mit einem Weberschiffchen Fäden eingeschossen werden. Das Bild erinnert an ein verschlossenes Stadt- oder Grenztor, das nur mit dem richtigen Passwort Durchlass gewährt. In den Namen vieler Akupunkturpunkte beschreibt *Guan* eine Schranke, durch die das Qi und andere Einflüsse nur unter besonderen Umständen und Gelegenheiten ein- und austreten können. Im Gegensatz dazu sind die Punkte, die ein Tor *mén* 門 im Namen haben, Öffnungen, durch die das Qi und andere Einflüsse ungehindert und frei ein- und austreten können.

Ein gleichnamiger Punkt befindet sich auf der äußeren (Yang-) Seite des Kniegelenks. *Xī yáng guān* 膝陽 = „Yang-Schranke am Knie“ (Gbl 33) ist vom Namen und von seiner Wirkung her mit Du 3 vergleichbar. Er stellt eine Schranke für pathogene Übel, besonders Wind und Kälte, dar, die über diesen Punkt auch zerstreut werden können.

Eine Moxabehandlung des Punktes Du 3 öffnet die Schranke und verbreitet das Yang-Qi im ganzen Bezirk, belebt so die Shu-Punkte des Dickdarms (Metall), die auf gleicher Höhe liegen und schürt das Feuer des Ming Men, das sich nach oben anschließt. Feuer schmilzt Metall und wandelt Essenz in Qi um, hier haben wir wieder eine Station in der mikrokosmischen Alchimie!

Wirkrichtung:
Er wärmt den Uterus, stabilisiert die Essenz, zerstreut Nässe-Kälte im unteren Erwärmer, kräftigt die Nieren und stärkt den unteren Rücken, reguliert Ren Mai und Chong Mai.

Moderne Indikationen:
Schmerzen im LWS- und Sakralbereich, Knieschmerzen verursachen Unbeweglichkeit der Gelenke, Lähmungen der Beine, Ausfluss, ausbleibende Regelblutungen, Spermatorrhoe, Harnverhaltung, Hämorrhoiden.

Klassische Indikationen:
Zhen Jiu Da Cheng und **Lei Jing Tu Yi**:[1]
Knieschmerzen, man kann das Bein weder beugen noch strecken, Wind-Bi-Erkrankungen mit Taubheit, Muskel- und Sehnenkontraktionen, sodass man nicht gehen kann.

Xun Jing Kao Xue Bian:
Schmerzen im unteren Rücken und Hüfte durch Anstrengung, Samenfluss, der weiß und trübe ist, Regelschmerzen und Ausfluss der (verheirateten) Frau.

Qian Jin Fang:
Spucken und Erbrechen von Schleim ohne Ende

Moderne Kombinationen:
- Taubheit und Harnverhaltung in der Blase: + Bl 32, 33, Ren 4, 3, 2
- nach der Geburt schmerzhafte Kontraktion des Uterus: + Ren 4, Ren 3, Ma 28, Ma 29, Mi 6
- Schmerzen des Ischiasnervs: + Bl 23, Gbl 30, Ma 36, Bl 40
- Wei- und Bi-Erkrankungen in den unteren Extremitäten: + Gbl 30, Bl 25, Gbl 34
- Schmerzen im unteren Rücken: + Bl 23, Bl 40, Bl 60

Klassische Kombinationen:
Keine gefunden!

Lokalisationshilfe:
in der Mitte der beiden Shu-Punkte des Dickdarms (Bl 25), zwischen dem 4. und 5. Lendenwirbel

Der Praxistipp:
bei Darmträgheit tonisieren, Lahmheit und Taubheit in den Beinen, Folgen von einem Sturz auf die Wirbelsäule oder auf das Steißbein, Impotenz des Mannes (verbessert die Qualität des Samens), Enuresis nocturna

---

[1] Alle anderen klassischen Texte sind hier redundant, d. h. sie sie bringen keine neuen Indikationen.

Dumai 4 *Mìng Mēn* 命門

Das Lebenstor

Alternative Namen:
shǔ lei 屬累 = ist verbunden!
jīng gōng 精宮 = Essenz-Palast
zhú zhàng 竹杖 = Bambusstock

Bedeutung des Namens:
Mìng 命 ist der Wille des Himmels, eine Verfügung, Schicksal, Bestimmung und bezeichnet das himmlische Mandat für unsere festgelegte Lebensspanne. Ein Herrscher spricht und gibt seinem Untergebenen einen Befehl. Er bekräftigt dies mit einem Siegel: Ein durchgebrochenes Stück Jade, von dem er die andere Hälfte zur späteren Einforderung der Schuld zurückhält. So diktiert der Wille des Himmels dem Menschen sein Schicksal zwischen Himmel und Erde (Wieger, L. 14 I).

Mén 門 bedeutet Tor, Tür, Eingang, Öffnung, Ventil, Familie, Klasse, Kategorie. Das Bild zeigt eine zweiflügelige Schwingtür, die nach beiden Seiten geöffnet werden kann; es ist das 169. Radikalzeichen. In kaum einem anderen Schriftzeichen ist das Bildhafte der chinesischen Zeichen so klar erkennbar wie hier. Men = das Tor kommt in vielen Punktenamen vor und bezeichnet immer einen ungehinderten Ein- und Ausgang für Qi, Blut, Shen, Hun, etc.

Das Schicksal Ming bestimmt den Zeitpunkt der Geburt und ruft den Menschen ins Leben. Als Tor für den Ein- und Austritt der Essenzen legt es die Lebensspanne im Menschen fest und bestimmt seinen Todeszeitpunkt, dann, wenn das letzte Quäntchen Jing verbraucht ist. Man könnte Ming Men als den natürlichen Eingang zum Leben und den Ausgang in den Tod bezeichnen, den Lebensspender und den Todesengel. Am Anfang, bevor sich ein Körper manifestiert, zu der Zeit, wo Vater und Mutter sich gerade vereinigen, verlässt der männliche Same dieses Tor (beim Mann) und die weibliche Eizelle empfängt ihn durch dieses Tor (bei der Frau). Wenn der Fetus nach 10 Monaten vollständig ist, wird er ebenfalls durch die Aktivität von Ming Men geboren. Im Lebenstor ist die ursprüngliche Vitalität *jīng shén* 精神 des Menschen verankert. Es ist das Zusammenwirken von Essenz und Geist, welches die Grundlage aller Qi-Transformationen ist.

Die ursprüngliche Polarität von Himmel und Erde wohnt im „Tor des Schicksals“ und konstituiert unser Leben! Sie ist die Grundlage für alle energetischen Konstellationen im Makrokosmos wie auch im Mikrokosmos. Sie ist die Voraussetzung für Zeugung, Geburt, Leben und Tod des Menschen, sie ist die Mutter aller Lebensprozesse.[1]

Ein gesundes Jing-Shen zeigt sich in spontanen fließenden Bewegungen, die mühelos und absichtslos wirken. Es kommt der Idee des absichtslosen Handelns *wú wéi* 無為 sehr nahe. Ming Men ist der Ort, an dem unsere Ursprungsenergie *yuán qì* 元氣 verankert ist (*Nan Jing*, Kap. 36). Das *Yuan Qi* ist der aktive Aspekt des angeborenen Vermögens, also aktivierte Essenz. Deshalb heißt dieser Punkt auch Essenz-Palast. Du 4 liegt genau zwischen den beiden Shu-Punkten der Niere. Über diesen Punkt ist man mit der Aktivität des Lebens selbst verbunden, verkabelt mit der Batterie im Menschen, die Niere heißt!

Wirkrichtung:
nährt das Yuan-Qi, wärmt die Nieren, stärkt und festigt den unteren Rücken und die Knie, festigt die Essenzen, kräftigt das Yang, stoppt Ausfluss, macht die Leitbahnen durchgängig und richtet das Qi

Moderne Indikationen:
Schmerzen im LWS- und Sakralbereich, die Schmerzausstrahlung zieht bis in den Bauch, infantile Krämpfe, Spermatorrhoe, Tinnitus, Menstruationsstörungen, Impotenz, Hämorrhoiden, Ausfluss, Ödeme, Enuresis, Schlaflosigkeit, exzessives Träumen im Schlaf

Klassische Indikationen:
Jia Yi Jing:
Bei stechenden unerträglichen Kopfschmerzen, feuerähnlichem Hitzegefühl, Schweißlosigkeit, Schwäche des Kopfes, Abneigung gegen Kälte nach dem Schwitzen, Grummeln im Bauch, ziehendem Schmerz zwischen Hüfte und Abdomen ist *Ming Men* (Du 4) der richtige Punkt!

Shi Si Jing Yao Xue Zhu Zhi Ge:
Ming Men (Du 4) heilt Krankheiten des Alters mit Schwäche und Schmerzen im unteren Rücken, weiter heilt er Prolaps des Anus, Hämorrhoiden und Winde in den Eingeweiden.

Shen Nong Jing:
Bei Schmerzen im unteren Rücken 7 Moxa!

[1] Vergleichbar mit dem Symbol für das „Namenhabende Dao“ nach **Lao Zi**, Kap. 1

Zhen Jiu Da Cheng:
Er beherrscht splitternde Schmerzen im unteren Rücken, der Körper ist heiß wie Feuer ohne Schweiß, Kälte und Hitze in Verbindung mit Malaria, Rücken und Wirbelsäule sind verspannt und schmerzhaft, „dampfende Knochen"[1] und Hitze in den 5 Zang-Organen, Krankheitsanfälligkeit kleiner Kinder, offener Mund und wackelnder Kopf

Qian Jin Fang:
Hitze in den 5 Zang-Organen und im ganzen Körper, der Puls ist saitenförmig und hastig, Hämorrhoiden und Fisteln bei Männern, die bluten, Rektumprolaps, mag nicht essen, schwere Durchfallerkrankungen, Kollaps bei Frauen nach starken Blutungen: Hier ist Moxa zu bevorzugen!

Xun Jing:
Jede Art von Schwäche und Schmerzen im unteren Rücken, die Wirbelsäule ist verkrampft, man kann sich nicht beugen und strecken, chronische Hämorrhoiden, die bluten. Bei Männern fließt weißer oder trüber Samen aus, bei Frauen rötlicher oder weißlicher Ausfluss

Lei Jing Tu Yi:
Er heilt Nierenschwäche mit Schmerzen im unteren Rücken, bei Männern ausfließender Samen mit Ohrgeräuschen, kalte Hände und Füße, Bi-Erkrankungen, Krämpfe und Hernien, Schrecken und Furcht, Schwindel im Kopf, Kopfschmerzen wie zerbrochen. Der Körper ist heiß wie Feuer, Unruhe im Bauch mit Schmerzen

Moderne Kombinationen:
- Schmerzen in Rücken und Wirbelsäule: + Bl 25, Bl 56
- Spermatorrhoe und trüber Ausfluss: + Ren 4, Mi 6
- die 5 Arten von Durchfällen: + Ma 25, Ma 36
- Schmerzen in allen Knochen, Ausfluss: + Bl 23
- Nierenentzündung: + Bl 23, Bl 28
- Mangel an Entschlossenheit, Anämie: + Du 14, Bl 17, Di 11, Ma 36
- Enuresis: + Du 20, Ren 4, Mi 6, Bl 33

Klassische Kombinationen:
Yu Long Fu:
- Er heilt Ausscheidungsstörungen alter Menschen, gleichzeitig nimmt man den Shu-Punkt der Niere (Bl 23) hinzu und setzt Moxa!

---

[1] *Gú zhēng* 骨蒸 = atrophische Schwäche in den Knochen nach Verletzung der Niere besonders durch exzessive Hitze. Die Symptome sind: brüchige Knochen und allgemeine Schlappheit und Schwäche

Biao You Fu:
- Zusammen mit Bl 18 kann er wie die Spitze eines im Herbst neu gewachsenen Flaums[1] Blinde sehend machen!

Zi Sheng Jing:
- Hitze im Körper wie Feuer und Splitter-Kopfschmerzen: + P 9
- Unruhe und Völlegefühl in der Brust: + Bl 28, Ren 13, Bl 4, Du 23, Du 13, Bl 11, Gbl 20

Shi Si Jing Yao Xue Zhu Zhi Ge:
- Moxa bei Massenbildungen und Karbunkeln : + Bl 18

Lei Jing Tu Yi:
- Impotenz: + Bl 23, Ren 6, Ni 2

Lokalisationshilfe:
in der Mitte der beiden Shu-Punkte der Niere (Bl 23), unter dem Dornfortsatz des zweiten Lendenwirbels

Stimulus:
Das *Lei Jing Tu Yi* sagt: „Wenn das Alter (des Patienten) über 20 Jahre ist, ist beim übermäßigen Moxabrennen zu befürchten, dass (der Patient) von Nachkommen abgeschnitten wird!“ (ebenso *Yi Zong Jin Jian*)[2]

Der Praxistipp:
Bettnässen durch Schwäche der Feuerniere, alle Beschwerden, die mit einer schwachen Feuerniere einhergehen, alle chronischen Rückenschmerzen durch Nierenschwäche, Schlaffheit, Müdigkeit, „Burn-Out-Syndrom“, Entwicklungsstörungen der Kinder, zurückgebliebene kränkelnde Kinder, unerträglicher Kopfschmerz, Erektionsprobleme, der Samen ist zu lasch und zu unproduktiv, nächtliches häufiges Wasserlassen; Beschwerden der Alten mit Kälte und Essenz-Schwäche.

Solie de Morant sagt: In der japanischen Massage sollen kleine häufige Schläge auf den Punkt Du Mai 4 Ertrunkene wiederbeleben, auch bei anderen Schockzuständen wirksam.

---

[1] *Qiū háo zhī mò* 秋毫之末 bezeichnet eigentlich etwas Unerwartetes, nicht für möglich Gehaltenes, aber auch eine Winzigkeit oder Belanglosigkeit.

[2] Dies ist ein interessanter Standpunkt, denn er besagt nichts anderes, als dass eine Überhitzung des Mingmen-Feuers (vielleicht zur Steigerung der Potenz?) das Jing „verheizt“ und den Mann unfruchtbar machen kann! Für die geschlechtsreife Frau ist seit alters der Punkt *Shí Mén* 石門 unter ähnlichen Gesichtspunkten verboten zu nadeln!

Dumai 5 *Xuán Shū* 懸樞

hängende Achse

Bedeutung des Namens:
Xuán 懸 bedeutet hängen, aufhängen, in der Schwebe sei, aber auch bange sein, im Zweifel oder ängstlich sein. Das Schriftzeichen zeigt den Herz-Radikal sowie eine Hinrichtungsstätte der Justizbehörde im alten China, in der die Verurteilten mit dem Kopf nach unten aufgehängt wurden (vgl. Wieger L. 92 B). Wer mit dem Kopf nach unten hängt, hat Schwindel und Benommenheit. Wen wundert es, dass in solcher Lage die Bodenständigkeit fehlt. Der Du Mai zeigt bei einer Yang-Schwäche Symptome wie Ängstlichkeit und Besorgtheit, der Patient kann sich nicht entscheiden und hängt in der Schwebe. Schließlich verliert er den Boden unter den Füßen und wird verzagt und mutlos.
Shū 樞 bedeutet eine Achse oder Angelpunkt, auch: Drehpunkt, Mittelpunkt, Kernpunkt, etwas Unentbehrliches, das Wichtigste, die Hauptsache. Das Bild gibt die Idee für eine Bewegung in zwei Richtungen wieder, ähnlich wie die Schwingtür bei *mén* 門. In der chinesischen Medizin wird auch eine Verbindung mit *bì* 髀 hergestellt und meint die Beweglichkeit der Beine über das Hüftgelenk. (*Wang Bing*)[1]

Wegen seiner strategischen Lage zwischen den Shu-Punkten des *San Jiao* ist *Xuan Shu* (Du 5) ein wichtiger Durchgangspunkt für das Qi. Der Du Mai ist an dieser Stelle auch mit dem Shao Yang verbunden. Shao Yang ist angelpunktartig und stellt eine Art Drehtür oder Achse zwischen Innen und Außen dar. Von dieser Stelle aus verteilt der San Jiao das ursprüngliche *yuán qì* 原氣 durch den ganzen Körper. Dieser Punkt bildet quasi eine strategische Achse für alle Aktivitäten des drei Erwärmers!

Wirkrichtung:
begünstigt die Nieren, kräftigt den Rücken und die Knie, stärkt die Milz und richtet das Qi, reguliert den Magen

Moderne Indikationen:
Bauchschmerzen und Völlegefühl, Durchfall, Dyspepsie, Rektumprolaps, Schmerzen und Steifheit des Rückens, Schwäche von Milz und Magen, die Nahrung wird nicht umgewandelt

[1] Alle vier *Shū* 樞-Punkte (Ma 25, Gbl 27, Du 5, Du 7) vermitteln eine freie Beweglichkeit um eine Achse.

Klassische Indikationen:
Jia Yi Jing:
Ansammlungen im Bauch, die auf und ab gehen

Zhen Jiu Da Cheng:
Er heilt Steifheit in Rücken und Wirbelsäule, man kann sich nicht beugen und strecken, Gasansammlungen (im Bauch) gehen auf und ab, die Nahrung wird nicht umgewandelt, sehr von Vorteil, wenn sich im Bauch Massen bilden.

Lei Jing Tu Yi:
Schmerzen, die auf und ab gehen, Durchfall, der nicht aufhören will, Essen und Trinken wandeln sich nicht um

Pu Ji Fang:
extreme Schmerzen im Bauch, die auf und ab ziehen

Moderne Kombinationen:
- Impotenz und Samenverlust: + Ba Liao (Bl 31-34)

Klassische Kombinationen:
Zi Sheng Jing:
- Das Essen wird nicht umgewandelt: + Ma 36, Bl 15, Mi 6, Ren 10, Bl 22, Ma 21

Lokalisationshilfe:
in der Mitte der beiden Shu-Punkte des San Jiao (Bl 22), unter dem Dornfortsatz des ersten Lendenwirbels

Der Praxistipp:
Trotz seiner engen Beziehung zum Qi-Mechanismus der Shao Yang-Achse haben die klassischen Texte erstaunlich wenig Indikationen für diesen Punkt. Besonders Gemütsveränderungen finden wir hier nicht! Beziehungen dazu können aber hergestellt werden über die Zuordnung von Du 5 zu den Weihe'schen Druckpunkten. Nach *Solie de Morant* entspricht er dem homöopathischen Mittel *Argentum Nitricum* mit folgenden Symptomen: Immer in Eile, hastig, irrationale Impulse, Kopfschmerzen mit Zittern und Schwäche, Verlangen nach Süßem, viele Gase in Magen und in den Eingeweiden, Aufgeblähtheit, Schwäche der Augenmuskeln, unklares Sehen.

Du 5 ist einer der besten Punkte bei allen Symptomen der Milz-Yang-Schwäche!

Dumai 6 *Jī Zhōng* 脊中

Mitte der Wirbelsäule

Alternative Namen:
shén zōng 神宗 = Vorfahren des Shen
jí shū 脊俞 = Shu-Punkt der Wirbelsäule
zuò jí 作脊 = für die Wirbelsäule stehen
jí zhù 脊柱 = Stütze der Wirbelsäule

Bedeutung des Namens:
Von der Brustwirbelsäule bis zum Steißbein zählt man 21 Wirbel, dieser Punkt liegt genau in der Mitte unter dem 11. Wirbel, daher der Name.
Zhōng 中 = die Mitte, Zentrum, Mittelpunkt, inmitten, dazwischen liegend, geeignet sein, hat als Bild eine Zielscheibe, die genau in der Mitte von einem Pfeil durchbohrt ist (Wieger, L. 109 A). In der chinesischen Medizin bezieht sich Zhong als Mitte häufig auf Lokalisationsangaben oder auf die Wandlungsphase Erde. *Ji Zhong* (Du 6) befindet sich zwischen den Shu-Punkten der Milz und gibt dem Milz-Yang die Kraft, umzuwandeln und zu transportieren!

Jí 脊 = das Rückgrat, der Rücken, die Gräte oder der Dachfirst, steht in der chinesischen Medizin nicht nur für die Kraft und Elastizität der Wirbelsäule sondern auch für die Möglichkeit des aufrechten Ganges. Sollte dieser Punkt nicht auch das Selbstbewusstsein und Selbstverständnis eines Ichs zu seiner Umwelt stärken? Dieses entspräche dem Shen-Aspekt der Milz, *yì* 意 = das gerichtete Denken, ein ebenfalls vom Du Mai gespeistes Yang.

Wirkrichtung:
begünstigt die Milz, leitet Nässe aus, ergänzt die Niere, stärkt den Rücken, richtet Prolapse

Moderne Indikationen:
Gelbsucht, Völlegefühl und Bauchschmerzen, Anorexie, Übelkeit, Erbrechen, Blut im Stuhl, Rektumprolaps, infantile Mangelernährung, Wurmbefall, Hämorrhoiden, Epilepsie

Klassische Indikationen:
Jia Yi Jing:
Völlegefühl im Bauch, man kann nicht essen. Steifheit im Rücken und in der Wirbelsäule, man kann sich weder beugen noch strecken; Gelbsucht

Zhen Jiu Da Cheng:
Wind-Epilepsie und Rückzugsübel (*diān xié* 癫邪), Gelbsucht, Völlegefühl im Bauch mit Abneigung gegen Essen, 5 Arten von Hämorrhoiden mit Blut im Stuhl, Wärme-Erkrankungen, Massenbildungen, Durchfälle, Prolaps des Anus bei Kindern

Lei Jing Tu Yi:
Blutige und helle Durchfälle von Kindern, oben Massenbildungen und unten Durchfälle, bei jedem Toilettengang Schmerzen im Anus, die unerträglich sind: Hier ist es nicht schädlich zu moxen!

Moderne Kombinationen:
- Taubheit und Lähmung der unteren Extremitäten: + Bl 13, Gbl 34
- Völlegefühl im Bauch: + Ren 12, Bl 20, Bl 21, Ma 36
- Rektumprolaps: + Ren 6, Du 1, Du 20

Klassische Kombinationen:
Zi Sheng Jing:
- Wind-Epilepsie: + Ni 1

Lokalisationshilfe:
in der Mitte der beiden Shu-Punkte der Milz (Bl 20), unter dem Dornfortsatz des 11. Brustwirbels

Stimulus:
Die klassischen Texte sind sich darüber einig, das dieser Punkt für die Moxibustion verboten ist, da Moxa auf der „Mitte der Wirbelsäule“ (Du 6) einen krummen Rücken (Buckel) am Menschen hervorbringt! Die Ausnahme finden wir bei der Indikation im *Lei Jing Tu Yi* (s. o.)

Der Praxistipp:
tonisiert über den Du Mai das Milz-Qi und Milz-Yang bei allen Schwäche-Syndromen: Vorfälle, Blutungsneigungen, Dyspepsien; Appetitlosigkeit durch massive Nässe im Inneren.

Nach *Solie de Morant* schwere neurologische Erkrankungen wie Parkinson, MS, Epilepsie, alle Störungen durch Nässe, alle Arten von Hämorrhoiden, eine gestaute Prostata.

Dumai 7 *Zhōng Shū* 中樞

zentrale Achse

Alternativer Name:
zhōng zhù 中竹 = zentraler Bambus

Bedeutung des Namens:
Zhōng 中 = die Mitte, Zentrum, Mittelpunkt, inmitten, dazwischen liegend, geeignet sein, hat als Bild eine Zielscheibe, die genau in der Mitte von einem Pfeil durchbohrt ist (Wieger, L. 109 A).

Shū 樞 bedeutet eine Achse oder Angelpunkt, auch: Drehpunkt, Mittelpunkt, Kernpunkt, etwas Unentbehrliches, das Wichtigste, die Hauptsache. Das Bild gibt die Idee für eine Bewegung in zwei Richtungen wieder, ähnlich wie die Schwingtür bei *mén* 門. In der chinesischen Medizin wird auch eine Verbindung mit *bì* 髀 hergestellt und meint die Beweglichkeit der Beine über das Hüftgelenk. (*Wang Bing*)

Wegen seiner strategischen Lage zwischen den Shu-Punkten der Gallenblase ist *Zhong Shu* (Du 7) die zentrale Achse für die Funktion der Gallenblase *dǎn* 膽. Als Motivator für die Shao Yang-Achse dient der Punkt Du 7 der Vermittlung der goldene Mitte und Entschlusskraft der Gallenblase. Auch der Mut wird der Gallenblase zugeschrieben. Das *Su Wen* erklärt dazu: „Die Gallenblase ist der Beamte, der exakt und korrekt ist. Urteilskraft und Entscheidungsvermögen kommen von ihr.“ (Kap. 8)

Schließlich ist die Gallenblase ein außergewöhnliches Fu-Organ, d. h. es speichert auch Essenzen. *Zhong Shu* (Du 7) ist die zentrale Achse für den Transport des Jing vom Du Mai in die Gallenblase; deshalb wirkt dieser Punkt auch so mächtig auf alle Funktionen des Organs!

Wirkrichtung:
begünstigt die Niere, stärkt die Milz, harmonisiert den Magen, stärkt die Lendenwirbelsäule, schmerzstillend

Moderne Indikationen:
Schmerzen im unteren Rücken, Magenschmerzen, Verdauungsstörungen, unklares Sehen, Steifheit der Wirbelsäule

Klassische Indikationen:

Lei Jing Tu Yi:

Fiebersenkend, fördert den Appetit. Dieser Punkt fehlt in fast allen Büchern, nur das Kapitel *Qi Fu Lun* (Su Wen, 59) schreibt beim Du Mai etwas darüber!

Zi Sheng Jing:

ausbleibende Regelblutung

Suwen (Kap. 59):

gleichzeitige Rücken- und Herzschmerzen

Moderne Kombinationen:

- Völlegefühl und Appetitlosigkeit: + Bl 20, Ma 36
- Schmerzen und Steifheit von Rücken und Wirbelsäule: + Du 4, Du 8, Bl 40
- Lähmung der Beine bei Kindern: + Du 6, Du 4

Klassische Kombinationen:

Keine gefunden!

Lokalisationshilfe:

in der Mitte der beiden Shu-Punkte der Gallenblase (Bl 19), unter dem Dornfortsatz des 10. Brustwirbels

Stimulus:

Die klassischen Texte, die diesen Punkt behandeln, sind sich darüber einig, dass hier keine Moxibustion anzuwenden ist, da Moxa auf die „zentrale Achse" (Du 7) ebenfalls einen krummen Rücken (Buckel) am Menschen erzeugt! Die Ausnahme finden wir wieder bei der Indikation im *Lei Jing Tu Yi:* Zur Förderung des Appetits setze auf diesen Punkt 3 Moxa!

Der Praxistipp:

Bei Folgen von Kinderlähmung versuchen! Nach *Solie de Morant* bei Prostataschwellung, TBC bei Kindern, Schmerzen im Unterbauch.

Wegen seiner Nähe zur Gallenblase ein strategisch wichtiger Punkt bei allen Symptomen einer Qi- oder Yang-Schwäche des Organs (Mutlosigkeit, Feigheit, Unentschlossenheit, ängstlich verzagt. Sie weiß sie nicht, was sie will, Verdauungsschwäche. Interessanterweise haben die alten Ärzte in China wenig mit diesem Punkt gearbeitet, deshalb der Mangel an Informationen!

Dumai 8 *Jīn Suō* 筋縮

geschrumpfte Sehnen

Alternativer Name:
jīn shù 筋束 = Sehnen binden

Bedeutung des Namens:
Die Aktivität der Muskeln und Sehnen *jīn* 筋 ist die äußere Darstellung der Wandlungsphase Holz. Die Leber beherrscht das Zusammenspiel von Bändern, Muskeln, Sehnen und Ligamenten. Das Zeichen besteht aus den drei Radikalen Fleisch *ròu* 肉, Bambus *zhú* 竹 und Kraft *lì* 力. Ihre Kombination vermittelt die Schnelligkeit und Elastizität, die aus dem aktiven Bewegungsapparat entsteht. Der Punkt liegt zwischen den Shu-Punkten der Leber und behandelt Erkrankungen der Muskeln und Sehnen wie Krämpfe, Kontraktionen und Muskelschwäche. Du 8 verbindet die Muskeln und Sehnen und bringt die Yang-Kraft vom Du Mai in die Leber. So aktiviert er alle Aspekte der Wandlungsphase Holz.

Wirkrichtung:
stärkt Rücken und Wirbelsäule, löst Muskelkontraktionen und -krämpfe, belebt Milz und Magen, beruhigt den Geist und den Willen

Moderne Indikationen:
Steifheit der Wirbelsäule, Tetanus, Rückenschmerzen, Schmerzen im Oberbauch, Geisteskrankheit, Hysterie

Klassische Indikationen:
Ling Shu (Kap. 26):
Bei Herzschmerzen ist es günstig, unter den 9. Wirbel zu stechen!

Jia Yi Jing:
verrücktes Umherrennen, depressive Geisteskrankheiten, plötzliche Versteifung der Wirbelsäule, die Augen sind nach oben gedreht, Schreckhaftigkeit kleiner Kinder

Zhen Jiu Da Cheng:
Der Punkt beherrscht Geisteskrankheiten mit manischem Umherlaufen, plötzliche Versteifung der Wirbelsäule. Die Augen sind nach oben gedreht anstatt nach vorn zu sehen, starrer Blick, viel Sprechen bei der Krankheit, Herzschmerzen.

Lei Jing Tu Yi:
Die Augen blicken nach oben, Geisteskrankheiten (Dian Kuang), Folgen von Schreck, Steifheit der Wirbelsäule, Wind-Epilepsie.

Sheng Hui Fang:
Schreckhaftigkeit, Epilepsie, spricht viel

Xun Jing:
Arme und Beine sind unbeweglich, entweder aus Schwäche oder Krämpfen, zuviel Zorn schädigt die Leber, gelbe Haut und Qi-Stagnation

Moderne Kombinationen:
- Muskelkontraktionen und Krämpfe mit verdrehter Wirbelsäule: + Du 14, Du 16, Bl 23
- Schwindel: + Le 3, Du 20
- depressive Geisteserkrankung: + Yin Tang, Ren 15
- Magenkrämpfe: + Bl 17, Ren 12

Klassische Kombinationen:
Qian Jin Fang:
- alle Geisteskrankheiten und Epilepsie durch Schreck: + Ren 2, Ni 10, Le 2

Bai Zheng Fu:
- Steifheit der Wirbelsäule: + Ma 28

Lokalisationshilfe:
in der Mitte der beiden Shu-Punkte der Leber (Bl 18), unter dem Dornfortsatz des 9. Brustwirbels

Der Praxistipp:
Folgen von zuviel Ärger, sowohl nicht gelebten als auch übertrieben nach außen gebrachten Ärger; lang anhaltender „stiller" Ärger kann zur *diān* 癲-Erkrankung führen, also Gemütseintrübungen mit Rückzug und Passivität, während exzessiver Ärger zur *kuáng* 狂-Erkrankung führen kann mit manischem Verhalten, Geschwätzigkeit und ständigem Umherrennen. Für beide Zustände ist der Punkt Dumai 8 geeignet; Epilepsie, Verkrampfungen der paravertebralen Muskulatur.

Solie de Morant empfiehlt den Punkt u. a. bei Vitalitätsverlust, Krämpfen, Blinddarmschwellung, Epilepsie besonders als Folge von Schreck, Nierenschwäche

Dumai 9 *Zhì Yáng* 至陽

extremes Yang

Alternativer Name:
fèi dǐ 肺底 = Boden der Lunge

Bedeutung des Namens:
An dieser Stelle ist auf mehrfache Weise das Yang konzentriert: Der Punkt liegt auf dem Rücken, welcher dem Yang entspricht; dann befindet er sich in unmittelbarer Nähe zum Herzen, dem Yang im Yang des Menschen; schließlich ist er unter dem siebten Brustwirbel lokalisiert, die Zahl Sieben als junges Yang betrachtet, das sich eben erst entfaltet. Last not least haben wir hier einen Punkt des Du Mai, dem Meer des Yang, das außerordentliche Gefäß, das alles Yang im Körper beherrscht! Es gibt am Ende des kleinen Zehs auch ein extremes Yin, welches das Yin der Nieren-Leitbahn erreicht.

Wie eng im alten China Philosophie mit Medizin verknüpft wurde, zeigt folgendes Zitat aus dem *Huái Nán Zi* 淮南子:

Zhì yīn liáo liáo 至陰飂飂
zhì yáng hè hè 至陽赫赫
liǎng zhě xiāng jiē chéng hé 兩者相接成和
ér wàn wù shēng yān 而萬物生焉.

„Extremes Yin, das ist das sanfte Blasen des Windes, extremes Yang, das ist das mächtige Brennen des Feuers; beide zusammen vollenden sich harmonisch, so entstehen die 10.000 Wesen."

Wirkrichtung:
weitet die Brust, richtet das Zwerchfell, durchlüftet die Lunge, beruhigt Husten, zerstreut pathogene Nässe-Hitze, macht die Leitbahnen und Nebengefäße durchgängig

Moderne Indikationen:
Rückenschmerzen, Druckgefühl auf der Brust, Brustschmerzen strahlen in den Rücken aus, Schweregefühl in den Beinen, Asthma, Atemnot, Gelbsucht, Malaria, Völlegefühl im Abdomen

Klassische Indikationen:
Su Wen (Kap. 32):
Bei Nieren-Hitze wähle den Punkt unter dem 7. Wirbel (*Zhi Yang*)!

Jia Yi Jing:
Bei Kälte und Hitze mit Mattigkeit und Müdigkeit, Schmerzen und Schwäche in den Beinen, Schwere und Schmerzen in allen Gliedmaßen, Qi-Schwäche mit mühsamen Sprechen ist *Zhi Yang* (Du 9) der herrschende Punkt!

Zhen Jiu Da Cheng:
Schmerzen in Rücken und Wirbelsäule, kaltes Qi im Magen, man mag nicht essen, hilft bei Druck und Völlegefühl in der Brust, der Punkt ist von Nutzen bei Auszehrung, Bauchgeräuschen, gleichzeitiger Kälte und Hitze. Qi-Empfindungen am Rücken, die sich auf und ab bewegen, entweder sehr fett oder sehr dünn, Schwere der 4 Gliedmaßen mit Schmerzen, wenig Qi und mühsames Sprechen, löst und befreit das Herz und die Gefühle (*gōng xīn xiōng* 攻心胸).

Lei Jing Tu Yi:
Der Körper ist dünn, ausgezehrt und gelb, ziehende Muskelschmerzen im Unterschenkel, zügellose Lust, Schwere und Schmerzen in den 4 Gliedmaßen, aufeinanderfolgend Fieber und Schüttelfrost. Einer sagt, drei Moxakegel auf diesem Punkt beenden sofort keuchende Atmung.

Shen Nong Jing:
Bei Fieber und Schüttelfrost mit ziehenden Muskelschmerzen, Schmerzen und Schwere in den 4 Gliedmaßen, Husten, moxe 3-7 Kegel.

Yu Long Fu:
Nach einer überstandener Gelbsucht heilt er einen erschöpften Geist (*shén pí* 神疲).

Zhen Jiu Ju Ying:
Geräusche im Bauch, zügellose Lust *yín lè* 淫樂, ziehende Schmerzen im Unterschenkel, akute Sommerepidemien, befreit Herz und Brust, löst und zerstreut Kälte und Hitze.

Yi Xue Ru Men:
Er heilt die 5 Arten von Gelbsucht, Völlegefühl im Bauch, Qi-Schwäche, man kann kaum sprechen.

Yu Long Ge:
Zhi Yang (Du 9) heilt alle Gelbsucht-Erkrankungen, zuerst tonisieren, dann sedieren wirkt brillant!

Sheng Yu Ge:
Bei beginnender Gelbsuchtausbreitung kann Du 9 diese entfernen!

Shi Si Jing Yao Xue Zhu Zhi Ge:
Besonders bei Gelbsucht-Erkrankungen kann Du 9, wenn er gleichzeitig gemoxt wird, Klumpen und Völlegefühl im Bauch sowie schweres und geräuschvolles Atmen heilen.

Moderne Kombinationen:
- Gelbsucht: + Mi 9, Ma 36, Gbl 24, Bl 19, Bl 48
- Schmerzen im oberen Brustbereich: + Gbl 24, Gbl 34
- Magensenkung: + Ma 25, Ren 12, Ren 6, Ma 36
- Bi- und Wei-Syndrome: + Dü 3, Bl 40, Gbl 34, Bl 23
- ulzeröse Entzündungen und Geschwüre: + Bl 17
- Kopf- und Gesichtsschwellungen und sackförmige Entzündungen im Nacken: + Du 10
- epidemische Hepatitis: + Bl 18, Bl 20, Ma 36, Gbl 34
- Herzrhythmusstörungen: + Bl 15, P 6
- Wurmbefall in den Gallengängen: + Bl 19
- Yin-Gelbsucht: + Bl 20, Bl 19, Ren 12, Ma 36, Mi 6

Klassische Kombinationen:
Keine gefunden!

Lokalisationshilfe:
in der Mitte der beiden Shu-Punkte des Zwerchfells (Bl 17), unter dem Dornfortsatz des 7. Brustwirbels

Der Praxistipp:
Die klassischen Indikationen „Auszehrung" und „zügellose Lust" drängen gerade dazu, Du 9 bei AIDS zu versuchen. Der Punkt hat eine ähnliche Wirkung wie Bl 17 auf das Zwerchfell, vertieft also die Atmung und löst die Brust.

Nach *Solie de Morant* hat dieser Punkt eine spezielle Wirkung auf das Männliche (*yáng* 陽): „Entwickelt" den Mann, kräftigt die Stimme bei Schwäche und Unentschlossenheit, stärkt seine Sexualorgane; Paralyse der Vagina während des Orgasmus (?).

Dumai 10 *Líng Tái* 靈臺

Terrasse des Ling

Bedeutung des Namens:
Shén 神 ist als spontane Aktivität des Geistes per se nicht wahrnehmbar. Er braucht eine reaktive oder struktive Komponente, um sich zu verwirklichen. Diese Reaktionskraft von Shen wird seit alters mit Ling bezeichnet. Ling ist immer an ein Objekt gebunden und kann, wenn es über das normale Maß hinaus vorhanden ist, außergewöhnliche, ja geradezu magische Kräfte entfalten.
Líng 靈 = magische Wirkkraft („Struktivkraft"[1] nach Porkert) ist ein Yin-Aspekt zu Shen und verwirklicht dessen schöpferische Energie. Als solches ist Ling fast identisch mit *jīng* 精 = Essenz („Struktivpotential" nach Porkert). Im Unterschied zu Jing verwirklicht Ling aber den Shen mehr im geistig-seelischen Bereich (in der „Psyche"), während die Essenz mehr den Körper Shen-gemäß gestaltet und formt.

Das Schriftzeichen *líng* 靈 zeigt drei Zauberinnen, die magische Rituale sprechen und Tänze aufführen, um Regen zu erbitten (Wieger, L. 72, K). So bedeutet *Ling* also vom Ursprung her einen Regenzauber: Eine Kraft, die vom Himmel erbeten wird und auf der Erde wirksam ist. In der chinesischen Medizin hat Ling ähnliche Bedeutungsinhalte wie Shen und wird deshalb oft als Synonym verwendet. Als daoistischer Terminus bezeichnet Líng immer die magische Kraft, die vom Himmel kommt und auf Gegenstände wirkt oder sie verwandelt. Wo immer ungewöhnliche, magische oder übernatürliche Dinge geschehen, haben die Beteiligten ein hohes Maß an Ling angehäuft, sodass sich ihr Shen wundersam, wie Zauberei, entfalten kann.

Auch dem Menschen ist sie nützlich, vorausgesetzt, er findet Zugang zu ihr. Jedes Wesen, ja sogar jedes Ding im Universum besitzt Ling als Möglichkeit, wirksam zu werden und damit Einfluss zu nehmen. Die Pflanzen haben Ling und vermitteln damit ihre Heilkraft, die Tiere haben Ling und zeigen damit ihre natürliche Präsenz. Der Mensch hat nach chinesischer Sicht den am stärksten mit Ling ausgestatteten Rang inne.

---

[1] Für die Klärung, Abgrenzung und Definition dieser Begriffe verweise ich auf **Manfred Porkert**: Wissenschaftliches Denken im alten China – Das System der energetischen Beziehungen in: ANTAIOS, Band II, 1961 und: Die energetische Terminologie in den chinesischen Medizinklassikern in: SINOLOGICA Vol. VIII, 1965.

Unter allen Wesen ist er am besten dazu befähigt, die im Kosmos verborgene, kreative Kraft Shen wirksam werden zu lassen. Diese Befähigung stellt eine große Herausforderung für den klassischen Akupunkteur dar; wie kann er den Anteil des Schamanen als „Regenzauberer" in die Behandlung mit einfließen lassen?

Um mit den himmlischen Kräften kommunizieren zu können, muss Ling = Wirkkraft angehäuft werden. Nur ein leeres Herz *xū xīn* 虛心[1] vermag Wirksames aufzunehmen. Dies kann für den Patienten die Aktivierung seiner Selbstheilungskraft bedeuten,[2] für den Therapeuten eine überragende Wirkung seiner Behandlung. Ein volles Herz *shí xīn* 實心 ist zwar rechtschaffen und ehrlich, hat aber keinen Platz für himmlische Kräfte, weil es mit dem Irdischen verhaftet bleibt.

Im besten Fall, mit Einsatz von Ling, ist die Wirksamkeit einer Akupunktur so, wie die Absicht *yì* 意 des Therapeuten sie eingeleitet hat. Nun ist der Behandler zu dem geworden, was einen *shén yī* 神醫 („übernatürlich wirksamer Behandler") auszeichnet: Ein Medium, durch das die Heilkräfte der Natur und des Kosmos wirksam geworden ist.[3]

Tái 臺 bezeichnet einen erhöhten Platz, eine Empore, Terrasse oder Altar; es bezeichnet eine Wertschätzung für den darauf Stehenden, der so eine überragende Position einnimmt. Das Herz als Kaiser im Mikrokosmos hat ebenfalls einen bevorzugten Platz, von dem aus es sein ganzes Reich überblicken kann und seinen richtungweisenden Einfluss *shén míng* 神明 erstrahlen lassen kann.

Líng Tai (Du 10), ist ein hervorgehobener Platz im Menschen, um Ling zu empfangen. König Wen, ein Herrscher aus der Zhou-Dynastie (1120-255 v. Chr.), baute damals einen Turm, den er Ling Tai nannte. Von diesem Turm aus konnte er sein ganzes Reich überblicken und es so gut beherrschen. Ling Tai ist auch ein Opferaltar im alten China, von dem aus die verstorbenen Ahnen betrauert und geehrt wurden.

---

[1] Nicht zu verwechseln mit der Umkehrung *xīn xū* 心虛, was ein schwaches, kraftloses Herz bedeutet!

[2] Viele Spontanheilungen selbst von schweren Krebserkrankungen sind auf dieses Phänomen zurückzuführen!

[3] Vergl. zu Ling auch **Lorenzen/Noll**: Die Wandlungsphase Feuer, Müller & Steinicke Verlag, München, 1998

Wirkrichtung:
durchlüftet die Lunge, beruhigt Husten, belebt die Leitbahnen und Nebengefäße, zerstreut pathogene Hitze, entgiftet das System

Moderne Indikationen:
Kurzatmigkeit, chronischer Husten, Rückenschmerzen, Brustschmerzen, Nackensteife, Furunkel und Karbunkel, pathogene Kälte und Hitze

Klassische Indikationen:
Su Wen (Kap. 32):
Der Punkt unterhalb des 6. Wirbels beherrscht die Milz-Hitze.

Lei Jing Tu Yi:
Moxa bei Atemnot, es ist unmöglich zu liegen! Husten durch Wind-Kälte, wenn die Hitze ankommt, tritt Besserung ein.

Zhen Jiu Ju Ying:
Fast in allen Büchern fehlen Indikationen für diesen Punkt: *Zi Sheng Jing*, *Tong Ren*, *Qian Jin Fang*, *Wai Tai Mi Yao* und *Ming Tang*. Nur im *Su Wen* des *Wang Bing* findet man etwas darüber. Meine unmaßgebliche Meinung zu all diesen Büchern ist, dass sie (den Punkt) entweder mit *Ling Dao* (He 4) und *Ling Xu* (Ni 24) verwechseln oder dass (die Indikationen) verloren gegangen sind.

Die früheren Gelehrten nannten das Herz *líng tái* 靈臺. Die Klassiker bezeichnen das Herz als einen fürstlichen Herrscher, von dem geistige Klarheit ausgeht. Wie ist es möglich, dass (dieser Punkt) eben solche Krankheiten beherrscht wie (der Punkt) *Shen Men* (He 7) auf der Hand Shao Yin-Leitbahn? Und wie tief sticht man die Nadel ein oder wie viel Moxakegel wendet man an? Ist dies so ähnlich wie bei *Zhi Yang* (Du 9) und *Shen Dao* (Du 11)?

Oder es wird gesagt, *Shen Men* (He 7) der Hand Shao Yin-Leitbahn beherrscht das Herz, wozu braucht man dann noch den Du Mai? (Die Region) unterhalb des 6. Wirbel gehört zum Herzen, wieso ist dies der Ort des Herzens, aus dem so viele Übel austreten? Es wird gesagt, der Du Mai bildet das Hauptnetz für die Yang-Gefäße, außerdem haben die 5 Zang (Organe) einen Shu-Punkt auf dem Rücken. Zusätzlich befindet sich der Du Mai im Tai Yang, deshalb gibt es im Tai Yang den Shu-Punkt der Niere und der Du Mai hat Ming Men, das Lebenstor.

Ling Tai ist ohne Zweifel das Herz! Ebenso wie der Polarstern der große Herrscher am Sternenhimmel ist, herrscht das Herz als zentraler Stern (im Mikrokosmos) wie ein Kaiser. Wie die große Mauer (auf der Erde) gibt es auch (für das Herz) eine kleine Mauer. Das umhüllte Herz ist der Herrscher des ganzen Körpers. Das ist so, als ob man die Straße bei der Ankunft des Kaisers absperrt, wenn er verreist. Das *Lun Yu* lehrt uns, die Fehler aufzuschreiben, die es seit dem Beginn der Xia-Dynastie gibt. Wie kann ich die Autorität des Meisters *Kong Zi* anzweifeln? In einem friedlichen Land dient die äußere Mauer (dem Kontakt mit) der Öffentlichkeit. Ob beim Ausbessern einer dunklen Hütte oder beim Erforschen der große Lehre, ein Führer sollte mit den Klassikern vertraut sein!

Xun Jing:
chronische Atemnot, Rückenschmerzen, die nach vorn ausstrahlen, „dampfende Knochen" *gú zhēng* 骨蒸[1] mit Auszehrung

Pu Ji Fang:
Hitzeerkrankungen, Hitze in der Milz, Wärme-Malaria mit Schweißlosigkeit

Moderne Kombinationen:
- Würmer in den Gallengängen: + Gbl 34
- Folgen der Malaria: + Du 13, P 6
- Furunkel: + Du 12, P 4, Di 4, Bl 40
- Nackensteife, Schmerzen in der Wirbelsäule: + Du 14, Gbl 20, Dü 3
- Kurzatmigkeit und Husten: + Bl 13, Bl 12

Klassische Kombinationen:
Keine gefunden!

Lokalisationshilfe:
in der Mitte der beiden Shu-Punkte des Du Mai (Bl 16), unter dem Dornfortsatz des 6. Brustwirbels

[1] Vergl. die Erklärung dieser Indikation beim Punkt *Ming Men*!

Stimulus:
Das *Zhen Jiu Da Cheng sagt*: „Heute wird dieser Punkt üblicherweise mit Moxa behandelt, ... das Nadeln ist verboten." Leider gibt das Buch keine Begründung für dieses Verbot. Möglicherweise wird durch eine sedierende Nadelung die Schutzhülle des Herzens geöffnet und das Herz kann von pathogenen Faktoren verletzt werden. Alle anderen klassischen Texte lassen eine Nadelung des Punktes zu.

Der Praxistipp:
empirisch bei Furunkulose und Atemnot bei Aufregung; als direkter Verbindungspunkt zum Shu-Punkt des Du Mai bringt Ling Tai die Yang-Kraft seines Muttergefäßes in die Blasen-Leitbahn und zum Herzen.

Solie de Morant gibt für diesen Punkt an: Influenza-Prophylaxe, nervöses Asthma, TBC und Schlaflosigkeit.

Dumai 11 *Shén Dào* 神道

Der Weg des Shen

Alternative Namen:
chōng dào 衝道 = anstürmendes Dao
zàng shū 臟俞 = Shu-Punkt der Zang-Organe
shén dào 神道 = Geisterweg, die göttliche Lehre

Bedeutung des Namens:
Shén 神 steht für: Geister, Götter (bei den chinesischen Protestanten der höchste Gott), übernatürlich, mysteriös, geistig, die Seele, der Geist, der Verstand, Inspiration, Kreativität, Logos, Genius, u. v. m.

Dào 道: Der Weg, ein Pfad, auch: sagen, sprechen; die Lehre von den natürlichen Abläufen in der Natur nach *Lao Z*; das Bild: Mit erhobenem Haupt den Weg der eigenen Bestimmung folgen, den Weg mit Herz gehen; einen Weg finden, der der eigenen Natur entspricht.

In der daoistischen Naturphilosophie entspricht Shen dem spontanen Wirken des Dao, eine per se nicht wahrnehmbare Kraft, die alle energetischen Konstellationen prägt Es ist der Weg eines daoistischen Adepten, die Verbindung zum kosmischen Shen aufzunehmen und es zu kultivieren. Das Hauptziel des Adepten ist dabei die freie Kommunikation mit dem Shen des Himmels, um so eins mit dem Dao zu werden.

Der natürliche Weg des Geistes, *shén dào* 神道 propagiert eine Verhaltensweise, die ohne Absicht wirkt. Sie kann geschehen lassen, ohne dem Willen des Egos ausgeliefert zu sein. So kann der Punkt Du 11 helfen, einen Patienten, der auf seinem Weg verloren gegangen ist, wieder aufzurichten und auf die rechte Bahn zurückzubringen. Gerade dies ist die Aufgabe unseres Herz-Kaisers, wenn er gesund ist: Sein Reich als Ganzes zu überblicken und das Individuum sich als ganzen Menschen verwirklichen zu lassen.

Durch seine Lage zwischen den beiden Herz-Shu-Punkten ist der Punkt *Shen Dao* (Du 11) im direkten Kontakt zum Herz-Kaiser. Die Yang-Kraft des Herz-Feuers kann an dieser Stelle mit der Yang-Kraft des Du Mai verbunden werden, so entsteht wahrlich ein Lebenselixier für den Shen!

Wirkrichtung:
beruhigt nach Schreck, zerstreut pathogenen Wind, beruhigt das Herz und den Shen, schmerzstillend, klärt Hitze, öffnet die Nebengefäße

Moderne Indikationen:
Krämpfe, Schmerzen in Rücken und Wirbelsäule, Husten, Malaria, Gedächtnisschwäche, Schmerzen in der Brust und in den Hypochondrien, Herzklopfen mit Furcht, Hitze im Körper, Kopfschmerzen, Husten, infantile Krämpfe

Klassische Indikationen:
Jia Yi Jing:
Körperhitze mit Kopfschmerzen, die kommen und gehen

Zhen Jiu Da Cheng:
schädigende Kälte mit Fieber und Kopfschmerzen, die kommen und gehen, zunehmende Verwirrung, Traurigkeit, Ängstlichkeit und Vergesslichkeit, beseitigt Malaria, Herzklopfen mit Furcht, Kraftlosigkeit des Kiefergelenks, der Mund ist offen, man kann ihn nicht schließen, Windkrämpfe kleiner Kinder, Auszehrung und Wahnsinn *shòu fēng* 瘦瘋.

Shi Si Jing Yao Xue Zhu Zhi Ge:
Bei Krankheiten des oberen Rückens nur Moxa auf *Shen Dao* (Du 11)! Auch bei Furchtsamkeit und Qi-Schwäche hilft nur Moxa hier!

Lei Jing Tu Yi:
Er heilt schädigende Kälte und Kopfschmerzen, Kälte und Hitze wechseln sich ab, beseitigt Malaria, Traurigkeit, Ängstlichkeit, Vergesslichkeit, Schreckhaftigkeit, plötzliche Kiefersperre, man kann den Mund nicht schließen, Wind-Epilepsie kleiner Kinder.

Zhou Hou Fang:
beendet hartnäckigen Husten

Qian Jin Yi Fang:
erschöpftes, ausgebranntes Qi

Sheng Hui Fang :
Kopfschmerzen bei Wind-Kälte, unechte Malaria

Tong Ren:
Vergesslichkeit und Schreckhaftigkeit mit Herzklopfen

Xun Jing:
bei Schwindsucht (*láo zhài* 癆瘵)

Pu Ji Fang:
Schmerzen und Steifheit in Rücken und Wirbelsäule, Malaria-Epidemien, Apathie und Geistesabwesenheit, Schwermütigkeit, Gedächtnisschwäche, Fieber mit Atemnot, Augenschmerzen, das Betrachten der Außenwelt ist unklar

Moderne Kombinationen:
- Schlaflosigkeit: + He 7, Mi 6
- Benommenheit: + He 6, Du 20
- Depressionen: + Le 3, Gbl 34, Bl 15, P 7

Klassische Kombinationen:
Zi Sheng Jing:
- Fieber mit Schüttelfrost: + He 3
- Vergesslichkeit: + Ni 21, Lu 7, Bl 43
- Schwermut, Ängstlichkeit und Desorientiertheit: + Bl 15, SJ 10
- Schreckhaftigkeit mit Herzklopfen: + SJ 2, SJ 10, Du 20

Bai Zheng Fu:
- häufige Anfälle von Wind-Epilepsie: + Bl 15

Qian Jin Fang:
- Körperhitze mit Kopfschmerzen, die kommen und gehen: + Ren 4

Lokalisationshilfe:
in der Mitte der beiden Shu-Punkte des Herzens (Bl 15), unter dem Dornfortsatz des 5. Brustwirbels

Stimulus:
Einige Texte empfehlen hier bevorzugt Moxibustion, z. B. *Tong Ren* sagt: 50-100 Moxakegel, *Qian Jin Fang* sagt: 5-7 Moxakegel! Viele Texte verbieten die Akupunktur an diesem Punkt (*Tong Ren*, *Jia Yi Jing*, *Qian Jin Fang*), ohne allerdings eine Begründung dafür zu liefern. Möglicherweise ist die Nadelung des Punktes *Shen Dao* (Du 11) auch deshalb verboten, weil der Herz-Kaiser in unmittelbarer Nähe sitzt. Eine derartige Bedrohung für den Kaiser ist in der chinesischen Tradition unvorstellbar!

Der Praxistipp:
große Wirkung bei mentaler Schwäche wie Vergesslichkeit, Orientierungslosigkeit und Apathie (Moxa); erschrickt leicht und neigt zur Schwermut; „Burn Out-Syndrom".

Solie de Morant sagt: Fördert die Entwicklung von Männern, Schwäche des Gehirns und der Nerven, Gedächtnisverlust, infantile Krämpfe durch Schock, Epilepsie, Asthma mit Fieber, alle Herzstörungen, Entzündungen im Oberkiefer, Gelbsucht von Tuberkulose, chronische Darmerkrankungen.

Dumai 12 *Shēn Zhù* 身柱

Säule der Persönlichkeit

Alternative Namen:
zhī lì qì 知利氣 = das Qi zum Nutzen des Wissens
zhī lì jiè 知利介 = sich um den Wissensvorteil kümmern
zhì lì máo 智利毛 = das Haar zum Nutzen der Weisheit
chén qì 塵氣 = lasterhaftes Qi

Bedeutung des Namens:
Shēn 身 ist der Körper, Rumpf, das Leibliche, aber auch die Person oder die Persönlichkeit i. S. v. Ich, Selbst; das Piktogramm zeigt einen Menschen mit einem dicken Bauch, auch eine Schwangere.

Zhù 柱 ist ein Pfeiler, eine Säule, eine Stütze oder ein Pfosten; dieser Punkt befindet sich im oberen Rücken und stabilisiert die Wirbelsäule wie eine Säule den Tempel: Er verbindet oben und unten und ist so wichtig für eine aufrechte Haltung.

Durch seine Lage zwischen den Lungen-Shu-Punkten hat der Punkt *Shen Zhu* (Du 12) eine besondere Wirkung auf das *qì* 氣 und auf die Körperseele *pò* 魄 und damit auch auf trieb- und suchtgesteuertes Verhalten. Eine Stärkung der Ich-Identität lassen die alternativen Namen vermuten: Lernvermögen, Weisheit und Know-how können durch Nadelung des Punktes Du 12 ebenso angeregt werden wie charakterliche Schwächen und negative Persönlichkeitsmerkmale gemindert. Die klassischen Indikationen sprechen hier eine deutliche Sprache! (s. u.)

Wirkrichtung:
entfernt Wind, leitet Hitze aus, festigt die Lunge, richtet Husten, kühlt das Herz, beruhigt den Shen, hebt die Konstitution, stabilisiert Dispositionen

Indikationen:
Körperhitze, Hitze in der Brust, Husten, keuchende Atmung, Keuchhusten der Kinder, Amnesie, Tetanus, infantile Krämpfe, Windschlag, kann nicht sprechen, Rückzugs- (Dian) Krankheit, Steifheit und Schmerzen in Brust und Wirbelsäule, viele Geschwüre, Blutspucken

Klassische Indikationen:

Su Wen (Kap. 32):
Hitze in der Brust

Jia Yi Jing:
Körperhitze mit manischem Umherrennen, unverständliches Sprechen, sieht Dämonen

Zhen Jiu Da Cheng:
Schmerzen in Rücken und Wirbelsäule, Rückzug und manisches Umherrennen, epidemische Krankheiten, großer Zorn, wünscht andere zu töten, heißer Körper, führt absurde Reden, sieht Dämonen, Folgen von Schreck bei kleinen Kindern

Lei Jing Tu Yi:
Voller Zorn möchte man jemanden töten, Schreck-Epilepsie kleiner Kinder

Yu Long Fu:
Husten, der nicht aufhört, löst Schmerzen in der Wirbelsäule

Shen Nong Jing:
Bei Husten moxe 14 mal!

Pu Ji Fang:
Plötzliche Geistesabwesenheit, man ist unglücklich, Hitze in der Brust, unruhig und besorgt, sehr durstig, schnappt nach Luft; Kopfschmerzen mit Erbrechen, das nicht herauskommt, schweres Verstehen und Sprechen.

Yu Long Ge:
Bei plötzlichem Husten und Schmerzen im Rücken ist es ratsam, sanft Moxa auf diesem Punkt abzubrennen.

Zhen Jiu Ju Ying:
Wind-Epilepsie und plötzliches Irresein (*fā kuáng* 發狂), man verabscheut Menschen und das Feuer.

Shi Si Jing Yao Zhu Zhi Ge:
Shen Zhu heilt Schaf-Wind-Epilepsie, Husten mit Schleim und Atemnot und Schmerzen in Rücken und Wirbelsäule

Moderne Kombinationen:
- Husten durch äußere Faktoren: + Bl 13
- Asthma: + Ren 17, Ren 22, Lu 7
- Hautentzündungen: + Bl 18, Gbl 34
- alle Geisteskrankheiten: + He 7, Le 3
- geschwürige Hauterkrankungen: + Du 10, Di 4, Bl 40

Klassische Kombinationen:
Bai Zheng Fu:
- Bei allen Geisteskrankheiten muss man *Shen Zhu* (Du 12) zusammen mit *Ben Shen* (Gbl 13) nadeln, um den Geist zu verwurzeln.

Qian Kun Sheng Yi:
- Bei Leere-Auszehrungen (*xū sǔn* 虛損) durch die fünf Strapazen und die sieben Schädigungen bringt die gemeinsame Nadelung von Du 12, Du 13, Bl 13 und Bl 43 eine grundlegende Heilung!

Zi Sheng Jing:
- Schreck-Epilepsie kleiner Kinder: + Du 1

Qian Jin Fang:
- Nackensteife, Krämpfe, Epilepsie und Kopfschmerzen: + Bl 5, Bl 40, Bl 39, Bl 60

Lokalisationshilfe:
in der Mitte der beiden Shu-Punkte der Lunge (Bl 13), unter dem Dornfortsatz des 3. Brustwirbels

Der Praxistipp:
Wir haben hier einen oft vergessenen Punkt, der eine grundlegende Wirkung auf alle chronischen Erkrankungen zeigt: Er verbessert die Konstitution und die Widerstandskraft gegen die Krankheit, sodass der Patient sein Leiden (seine Schmerzen) wieder kontrollieren kann anstatt von ihm kontrolliert zu werden! Du 12 stärkt die Körperseele Po und baut ein stabileres Körpergefühl hinsichtlich Schmerz, Jucken, Empfindlichkeit und Belastbarkeit auf!

Solie de Morant vermerkt als Indikationen: nervöse Schwäche, Feindseligkeit, Hass, möchte bis zum Weinen verletzen, Halluzinationen. Ob er damit auch die Grausamkeit vieler Triebtäter, Krimineller oder politisch Verwirrter meint? Wir haben auf jeden Fall mit dem Punkt Du 12 eine Möglichkeit, auf charakterliche Mängel einzuwirken.

Dumai 13 *Táo Dào* 陶道

der Weg des Töpferns

Bedeutung des Namens:
Táo 陶 bedeutet Töpferwaren, töpfern, brennen, formen, erschaffen, aber auch zufrieden, erfreut, vergnügt, gut gelaunt. Das Zeichen vermittelt die Freude und Zufriedenheit, die man im kreativen Schaffen z. B. beim Töpfern bekommt.

Dào 道 heißt der Weg, ein Pfad, auch: sagen, sprechen; im Daoismus die Lehre von den natürlichen Abläufen der Ereignisse. Das Bild: Mit erhobenem Haupt dem Weg der eigenen Bestimmung folgen, den Weg mit Herz gehen; einen Weg finden, der der eigenen Natur entspricht.

Tao Dao (Du 13) beschreibt also einen Weg, Zufriedenheit und Freude zu finden durch das Wiederentdecken der eigenen Identität und Kreativität. Wir haben hier einen natürlichen Durchgangsort für das Yang-Qi im Körper. Als Reunionspunkt mit der Blasenleitbahn wird über diesen Punkt das Yang in alle Zang-Fu transportiert und dort für eine optimale Aktivität gesorgt. Der Weg des Töpferns ist ein Weg zur Stärkung der Schaffenskraft aller Funktionen im Körper!

Besondere Qualifikationen:
- Hui- (Reunions-) Punkt des Du Mai und der Blasen-Leitbahn

Wirkrichtung:
schweißtreibend, kühlt Hitze, beschwichtigt Schrecken, beruhigt den Geist

Moderne Indikationen:
Malaria, Hitze und Kälte ohne Schweiß, Kopfschmerzen, Benommenheit, Schmerzen in Nacken, Schultern und Rücken, Depressionen, Husten, Brustbeklemmung, Symptome der Auszehrung, Folgen von Poliomyelitis, Amenorrhoe, Geisteskrankheiten

Klassische Indikationen:
Jia Yi Jing:
Schwerer Kopf und Benommenheit, man fühlt sich elend und erschöpft mit Frieren und Schweißlosigkeit, *Tao Dao* (Du 13) heilt dies!

Zhen Jiu Da Cheng:
Malaria mit Kälte und Hitze, Steifheit der Wirbelsäule, Unruhe und Völlegefühl, Schweißlosigkeit, schwerer Kopf, Augenflimmern, epidemische Krankheiten, man ist plötzlich ohne Freude.

Lei Jing Tu Yi:
Malaria mit Fieber, Schüttelfrost und Zittern, der Rücken ist gespannt und schmerzhaft, man kann nicht schwitzen, der Kopf ist schwer, die Augen sind trübe, geistesabwesend, wie in Trance, man fühlt sich unglücklich, Unruhe, Völlegefühl in der Brust und Schweißlosigkeit, einer sagt: Bei der Krankheit „Hitze verdampft die Knochen" (*gú zhēng* 骨蒸).[1]

Pi Ji Fang:
Kopfschmerzen, der Nacken ist zurückgezogen, Unfähigkeit, den Kopf zu drehen, Fieber und Schüttelfrost ohne Schwitzen. Die Augen sind nicht klar, als ob ein Häutchen darauf wäre.

Moderne Kombinationen:
- bei Fiebererkrankungen durch äußere Faktoren: + Di 4, Di 11
- Husten bei epidemischen Krankheiten: + Bl 13, Lu 8
- bei Malaria: + Du 14, Le 2, SJ 2
- bei Steifheit und Schmerzen in Kopf, Nacken, Rücken und Wirbelsäule: + Bl 12, Bl 10 Du 9, Dü 3

Klassische Kombinationen:
Bai Zheng Fu:
- Bei Wechselfieber nadele *Tao Dao* (Du 13) und *Fei Shu* (Bl 13), sie bringen es in Ordnung!
- alle epidemischen Krankheiten mit Fieber: + Bl 29

Qian Kun Sheng Yi:
- die 5 Strapazen und die 7 Schädigungen: + Du 12, Bl 13, Bl 43

Zi Sheng Jing:
- Fieber und Schüttelfrost: + Bl 44, Gbl 20
- trübes Sehen und nach außen gedrückte Augen: + Bl 10, Bl 60

Qian Jin Fang:
- Kopfschmerzen: + Dü 3, Bl 10, Bl 11, Lu 6

[1] Vergl. die Fußnote bei *Ming Men* (Du 4).

Lokalisationshilfe:
in der Mitte der beiden Shu-Punkte des großen Weberschiffchens (Bl 11) unter dem Dornfortsatz des 1. Brustwirbels

Der Praxistipp:
Ein unruhiger Geist, man ist nie zufrieden, die Nadelung dieses Punktes verschafft Zutrauen in die eigene Kraft und hilft in einer Identitätskrise! Wegen seiner Nähe zum Meisterpunkt der Knochen (Bl 11) auch hilfreich bei Knochenschmerzen und Zahnkaries! Fiebersenkend, ähnlich wie *Da Zhui* (Du 14).

Solie de Morant vergleicht *Tao Dao* (Du 13) mit dem Weihe-Punkt *Coca* und gibt ihm Indikationen wie: Erschöpfung durch körperliche und geistige Anstrengung, Melancholie, Furchtsamkeit, sucht die Einsamkeit und die Dunkelheit, Kurzatmigkeit, braucht Alkohol, Kaffee und Tabak als Stimulans, alles wird schwarz gesehen, grübelt über sein Unglück, ist ohne Freude!

Dumai 14 *Dà Zhuī* 大椎

der große Hammer

Alternative Namen:
băi láo 百劳 = 100 Strapazen
shàng zhù 上杼 = über dem Weberschiffchen

Bedeutung des Namens:
Die Chinesen bezeichnen alle Wirbel als „Hammer". Dieser Punkt befindet sich unter dem 7. Halswirbel, dem größten und hervorragendsten Wirbel der menschlichen Wirbelsäule. Der alternative Name suggeriert einen Zustand „wie mit einem großen Hammer zerschlagen", also völlig fertig, erschöpft und kaputt sein. Das Zeichen *láo* 劳 zeigt die Mühe der Arbeit im Lichte vieler Feuer: Harte Arbeit (geistig oder körperlich), die erschöpft und auslaugt. Wir haben hier die traditionelle Umschreibung für unser modernes „Burn-Out-Syndrom". Die Nadelung diese Punktes kann die Folgen von 100 Strapazen (die Zahl 100 steht für eine große Menge) mildern und einen völlig entkräfteten Menschen wieder aufbauen.

Besondere Qualifikationen:
- Hui- (Reunions-) Punkt des Du Mai mit den sechs Yang-Leitbahnen von Hand und Fuß
- Hui- (Versammlungs-) Punkt der Knochen (*Lei Jing Tu Yi*)
- unterer Shu- (Einfluss-) Punkt für das Meer des Qi

Wirkrichtung:
zerstreut Wind und Kälte, wirkt schweißtreibend, kühlt Hitze, öffnet das Yang, respektiert die Lunge, beruhigt das Herz, belebt die Nebengefäße, baut den Menschen auf

Moderne Indikationen:
Kälte-Hitze-Erkrankungen durch äußere Faktoren, Husten, aufgeblähte Lungen mit Problemen auszuatmen, Malaria, Schmerzen in der Kehle, Geisteskrankheiten, Steifheit und Schmerzen in Nacken und Rücken, Völlegefühl in der Brust, blockierte Knochen und Hitze-Strapazen, infantile Krämpfe, kontraktive Schmerzen in den oberen Gliedmaßen, Juckreiz, schlaffe Lähmungen der unteren Extremitäten, Symptome der Auszehrung.

Klassische Indikationen:
Su Wen (Kap. 60):
Bei der Methode der Moxibustion von Frösteln und Fieber moxe zuerst am Nacken *Da Zhui* (Du 14) und nimm dem Lebensalter entsprechend viele Kegel!

Jia Yi Jing:
Schädigende Kälte und Hitze, der Patient fühlt sich unwohl und erbricht, *Da Zhui* (Du 14) beherrscht dies!

Zhen Jiu Da Cheng:
Dieser Punkt heilt: Die Lunge ist aufgebläht, der Oberkörper in Fülle, Erbrechen durch aufsteigendes Qi, die fünf Strapazen und die sieben Schädigungen, Mangel an Energie und Kraft, Wärme-Malaria, Qi-Blockaden in Rücken und Oberarmen, die sehr lästig sind, Nackensteife, so dass man den Kopf nicht drehen kann, Windstrapazen, Hitze in den Knochen, die Vorderzähne sind trocken.

Lei Jing Tu Yi:
Kraftlosigkeit durch die 5 Strapazen und 7 Schädigungen, chronische Malaria, die nicht besser wird, die Lunge ist aufgebläht mit Völlegefühl in der Brust, Erbrechen durch aufsteigendes Qi, plötzliche Bewegungseinschränkungen in Rücken und Arme. Nackensteife, man kann den Kopf nicht drehen; zu sedieren bei Hitze in der Brust und hohem Fieber; Moxa bei Kälteschädigungen, Schmerzen im Körper durch Kälte-, Hitze- und Windeinflüsse. Bei Nasenbluten, das nicht aufhört, moxe 23 Kegel bis zur vollständigen Heilung! Er ist ein Hui-Punkt der Knochen – Moxa an dieser Stelle kann Knochenkrankheiten heilen!

Qian Jin Fang:
Bei jeder Malaria, die nicht aufhört, moxe bis zu 100 Kegel auf Du 14, alle (Patienten) ohne Ausnahme werden genesen! Alle Wärme- und Hitze-Krankheiten mit Unruhe und Besorgtheit (*fán* 煩): Brenne 100 Kegel auf *Da Zhui* (Du 14) oder sediere diesen Punkt 3 Fen tief nadelnd. Bei Kurzatmigkeit, man kann nicht sprechen: Moxe (die Kegelzahl), die dem Alter entspricht auf Du 14. Bei Kropf nimm bis zu 100 Moxakegel und brenne 30 Moxakegel (auf die Punkte) 0,5 Cun zu beiden Seiten dieses Punktes ab!

Shi Si Jing Yao Zhu Zhi Ge:
Moxa auf *Bai Lao* (Du 14) verursacht sehr starkes Schwitzen!

Yu Long Fu:
übermäßiges Schwitzen durch allgemeine Schwäche

Shen Nong Jing:
Akute oder chronische Krampfanfälle (*jīng fēng* 驚風) kleiner Kinder; *Dou*, der größte Lehrer,[1] heilte alle Schwächezustände und Fieber mit Schüttelfrost durch Moxa auf diesen (Punkt)!

Jie Jing:
Hitze, die unerträglich ist; die Überlieferungen nehmen diesen Punkt zur Heilung von 100 Krankheiten!

Zhen Jiu Ju Ying:
Knochen-Hitze, die Vorderzähne sind trocken; *Zhang Zhong Jing*[2] sagt: Wenn die Krankheit gleichzeitig im Tai Yang und im Shao Yang sitzt, sind Schmerzen und Verspannungen im Kopf und Nacken, vielleicht auch Benommenheit oder ein verknotetes Gefühl in der Brust, unter dem Herzen ist ein harter Klumpen, zur Behandlung nadele zuallererst den Punkt *Da Zhui* (Du 14).

Zi Sheng Jing:
Geisteskrankheiten mit Krämpfen, der Körper ist heiß, die Augen sind trübe, plötzliche Unruhe, das Liegen ist sehr unruhig.

Moderne Kombinationen:
- Fieber durch äußere Faktoren: + Di 11, Gbl 20, Di 4
- bei Krampfanfällen kleiner Kinder, hartnäckige Steifheit des Rückens: + Gbl 20, Du 26, Dü 3, Gbl 34
- Weißfleckenkrankheit: + Ma 36, Di 11
- Asthma: + Ren 22, Ma 40
- nächtliches Schwitzen: + Dü 3, He 6, Ren 4
- Venenentzündungen: + Du 12, Gbl 21, Du 4
- Grippe: + Gbl 20, Di 4
- Bronchitis: + Wai Ding Chuan (Extra-Punkt), Ma 40
- Leukopenie: + Di 11, Ma 36, Bl 20, Mi 6
- Schizophrenie: + Du 13, Du 12
- Asthma mit Atemnot : + Bl 12, Bl 13, Ren 17 (Reiskorn-Moxa)

---

[1] *Dòu Jié* 竇杰 (1196-1280) oder *Dou Han Qing*, ein berühmter Akupunkteur aus der Jin-Yuan-Dynastie, bekannt durch sein Buch *Zhēn Jīng Zhī Nán* 鍼經之南 = „Leitfaden durch die Akupunkturklassiker“ (siehe oben).

[2] Verfasser des *Shāng Hán Lùn* 傷寒論 ca. 200 n. Chr.

Klassische Kombinationen:

Zhen Jiu Da Cheng:

- Malaria mit mehr Kälte und weniger Hitze: + Dü 3, Di 11
- Malaria mit mehr Hitze und weniger Kälte: + Dü 3, P 5, Di 11
- Kälteschädigungen mit hohem Fieber, das nicht zurückgeht: + Di 11, Gbl 39, Ma 36, Ni 1, Di 4
- Milz-Kälte bewirkt Malaria: + P 5, Ma 18

Zi Sheng Jing:

- Malaria: + Du 2

Shang Han Lun:

- Schmerzen und Verspannungen im Kopf und Nacken, vielleicht auch Benommenheit oder ein verknotetes Gefühl in der Brust, unter dem Herzen ist ein harter Klumpen: + Bl 13, Bl 18

Qian Jin Fang:

- Bei Steifheit der Wirbelsäule, die sich ausbreitet, moxe Du 14 zusammen mit allen Shu-Punkten der Zang-Organe, bis (die Wärme) die oberen Wirbel des Du Mai erreicht!

Dan Xi Xin Fa:

- Nasenbluten stoppt sofort durch Moxa auf *Da Zhui* (Du 14) und *Ya Men* (Du 15).

Xing Zhen Zhi Yao Ge:

- Um die Folgen von Strapazen *láo* 劳 zu akupunktieren, muss man *Gao Huang* (Bl 43) und *Bai Lao* (Du 14) nehmen!

Lokalisationshilfe:

unter dem Dornfortsatz des 7. Halswirbels leicht zu finden!

Der Praxistipp:

Der beste fiebersenkende Punkt, hier stark sedieren, Eis drauflegen, etc.; bei starker Erschöpfung durch Stress aller Art im magischen Dreieck zusammen mit Bl 11 oder Bl 23 nadeln! Bei mangelnder Gehirnfunktion und Sinnestrübungen. Nach *Solie de Morant* ein Punkt, der durch seine starke hormonelle Wirkung charakterliche Eigenschaften verändern soll: bei Mangel z. B. Arroganz, kein moralisches Gefühl, kindisches Verhalten, zerstreut, unaufmerksam, Nervenschwäche, kleineres Wachstum verschiedener Körperteile; bei Exzess z. B. starker Charakter, aggressive männliche Dominanz (auch bei Frauen), immer in Aktion, größeres Wachstum von Muskeln, Hände, Nase, Geschlechtsteile.

Dumai 15 *Yǎ Mēn* 啞門

stummes Tor

Alternative Namen:
yīn yàn 音厭 = Unterdrückung der Stimme
shé héng 舌横 = Zungen-Waagerechte
shé zhǒng 舌腫 = Zungenschwellung
yàn shé 厭舌 = unterdrückte Zunge
shé gēn 舌根 = Zungenwurzel
héng shé 横舌 = quere Zunge
tán mén 痰門 = Schleim-Tor
dā mén 搭門 = Tor zur Antwort
àn mén 暗門 = verstecktes Tor
yǎ mén 瘂門 = Tor zur Taubheit

Bedeutung des Namens:
Yǎ 啞 bedeutet: stumm, heiser und zeigt einen Mund *kǒu* 口 und *yà* 亞 = schwächer, unterlegen sein. Irgendeine Schwäche hat dem Patienten die Stimme verschlagen!

Mén 門 = das Tor kommt in vielen Punktenamen vor und bezeichnet immer einen ungehinderten Ein- und Ausgang für Qi, Blut, Shen, Hun, etc., in diesem Fall für die Stimme.

Dieser Punkt ist mit der Zunge und der Funktion des Sprechens verknüpft und behandelt Erkrankungen der Stimme. Die vielen alternativen Namen geben seine essenzielle Wirkung deutlich wieder. Interessant ist der Name „Schleim-Tor“, der auf stimmliche Veränderungen durch Schleimansammlungen hinweist. Die Beziehung von Du 15 zur Zunge weist darauf hin, dass nicht nur das Herz sich darin öffnet, sondern auch der Du Mai enge Kontakte zur Zunge pflegt.

Besondere Qualifikationen:
- Hui- (Reunions-) Punkt des Du Mai mit dem Yang Wei Mai
- einer der 9 Punkte, um das Yang zu retten
- oberer Shu- (Einfluss-) Punkt für das Meer des Qi

Wirkrichtung:
zerstreut Wind, belebt die Nebengefäße, öffnet die Sinne, belebt den Shen, macht die Sinnesorgane durchgängig

Moderne Indikationen:
Epilepsie, Manie, plötzlicher Sprachverlust, Taubheit, raue Stimme, Steifheit der Zunge, Kopfschmerzen, Nackensteife, Apoplexie, Koma, Schmerzen im Hinterkopf, Benommenheit im Kopf mit Ohrgeräuschen, Schüttellähmung

Klassische Indikationen:
Ling Shu (Kap. 33):
Wenn das Meer des Qi einen Überfluss hat, entsteht Völle in der Brust, Kurzatmigkeit und ein rotes Gesicht. Wenn das Meer des Qi einen Mangel hat, gibt es nicht genug Qi zum Sprechen.

Jia Yi Jing:
Die Zunge ist träge, Schmerzen, man kann nicht sprechen, Nackensteife.

Zhen Jiu Da Cheng:
Die Zunge ist unruhig ohne zu sprechen, schwere Zunge, alle Yang-Hitze-Fülle-Erkrankungen, akuter Hörsturz, das Blut steigt nicht nach oben, Schwäche nach Kälte, Wind oder Hitze, die Wirbelsäule ist steif und verdreht, Geisteskrankheiten durch Auszehrung und Erschöpfung, Wind macht den Kopf schwer, der Schweiß kommt nicht heraus.

Yu Long Ge:
Bei plötzlichem Stimmverlust beim Sprechen und Reden gibt es den Punkt *yǎ mén* 瘂門 zwischen zwei Sehnen. Du musst wissen, dass man hier nur oberflächlich und nicht zu tief nadeln darf, dann werden Sprache und Stimme harmonisch gemischt!

Lei Jing Tu Yi:
Plötzliche Steifheit von Hals und Nacken, man kann nicht sprechen, Nasenbluten, das nicht aufhört, Steifheit und Verdrehung der Wirbelsäule, Kopfschmerzen durch Wind mit Schweißlosigkeit, alle Geisteskrankheiten, alle Wind- Kälte- und Hitzeerkrankungen, Windschlag mit leichenähnlicher Schwäche, alle plötzlichen und grausamen, lebensbedrohlichen Krankheiten bei den Menschen mit Verlust des Bewusstseins.

Zhen Jiu Ju Ying:
Taubheit durch Kälte, Hitze oder Wind, epileptische Krämpfe

Wai Tai Mi Yao:
sedierend bei allen Yang-Qi-Hitzeerkrankungen, Nasenbluten, gute Erfolge auch bei Wind-Kopfschmerzen mit Schweißlosigkeit, bei Fieberkrämpfen drückt er das Fieber, Geisteskrankheiten, schwerer Kopf

Sheng Hui Fang:
unruhige Zunge

Tai Yi Shen Zhen:
verschiedene Arten von Stummheit, die Zunge ist schwer und kann nicht ausgestreckt werden, rauchige Stimme, Schmerzen im Hinterkopf, alle Arten von Geisteskrankheiten, Folgen von Schlaganfall

Moderne Kombinationen:
- Taubheit und Stummheit: + Ren 23, Dü 19, SJ 17, Di 4
- Epilepsie: + Du 14, Du 26, Du 2
- Kopfschmerzen : + Du 20, Tai Yang, Gbl 20
- Schlaganfall mit plötzlicher Sinnestrübung: + Ren 23, P 8
- Tetanus: + Du 14, Du 8, Du 4, Du 26, Bl 62
- Schwachsinnigkeit : + Du 14, Yi Ming (Extra-Punkt), P 6, Ma 36
- Epilepsie: + Du 26, Dü 3, Ma 40
- Sprachstörungen: + Lu 11, Lu 10

Klassische Kombinationen:
Zhen Jiu Da Cheng:
- steife Zunge: + Lu 11, Lu 10, Di 2, P 9, Dü 5, Ni 2
- epidemische Fiebererkrankungen: + Dü 5, Dü 4, Gbl 26, P 8
- steife und verdrehte Wirbelsäule: + Du 16

Bai Zheng Fu:
- träge Zunge, man ist aber unter Druck und möchte sprechen: + SJ 1

Shi Si Jing Yao Zhu Zhi Ge:
- Nach einem Schlaganfall, die Zunge ist schlaff und kann nicht sprechen, hat das Nadeln von *Ya Men* (Du 15) zusammen mit *Feng Fu* (Du 16) eine einzigartige Wirkung! Ebenso bei steifem Nacken und Krämpfen sowie Kopf-Wind-Schmerzen und 100 Erkrankungen durch schädigende Kälte.

Zi Sheng Jing:
- plötzlicher Stimmverlust: + SJ 8
- Schwere des Kopfes: + Bl 7, Bl 59

Dan Xi Xin Fa:
- Nasenbluten stoppt sofort durch Moxa auf *Da Zhui* (Du 14) und *Ya Men* (Du 15)!

Lokalisationshilfe:
auf der Mittellinie im Nacken, 0,5 Cun oberhalb der hinteren Haarlinie, unterhalb des 1. Halswirbels, 0,5 Cun unter Du 16; auf gleicher Höhe und zwischen den beiden Punkten Bl 10

Stimulus:
Cave vor zu tiefem Einstich oder Stich in Richtung nach oben: Eine schwere Verletzung der Medulla Oblongata bzw. des Rückenmarks kann die Folge sein! Viele klassische Texte verbieten die Moxibustion an diesem Punkt, weil dadurch Auszehrung (*Jia Yi Jing*), Geisteskrankheit (*Tong Ren*) oder Stummheit (*Lei Jing Tu Yi*) entstehen kann.

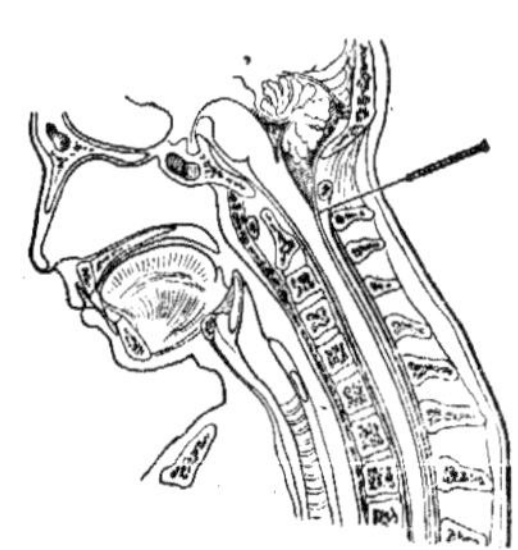

Der Praxistipp:
Bei allen Sprachstörungen, besonders nach einem Schlaganfall (hier ist der Erfolg von dem Zeitpunkt der Behandlung nach dem Apoplex abhängig: Je eher genadelt werden kann, umso wirksamer ist die Behandlung; nach mehr als 6 Monaten ist kaum noch eine positive Reaktion zu erwarten); Nasenbluten, „unklares“ Wesen.

Solie de Morant sagt: Sprechen und Artikulieren von Klängen ist schwierig, spricht mit Mühe, die Zunge ist schwer, wie verknotet und angespannt, Lähmung des Zungenmuskels; bringt Yang-Hitze aus dem Oberkörper.

Dumai 16 *Fēng Fǔ* 風府

Palast der Winde

Alternative Namen:
shé běn 舌本 = Zungenwurzel
guǐ zhěn 鬼枕 = Dämonenkissen
guǐ xué 鬼穴 = Dämonenhöhle
cáo xī 曹溪 = Cao's Schlucht
xīng xīng 惺惺 = kluges Verstehen
guǐ lín 鬼林 = Dämonenwald
rè fǔ 熱府 = Fieberpalast
sī běn 思本 = Wurzel des Denkens
tú kǎo 圖考 = planen und forschen

Bedeutung des Namens:
Fēng 風 ist der Wind, das Wind-Übel, mit Windeseile, Sitte, Brauch, Gerücht; das Bild: Wenn der Wind weht, werden die Insekten geboren; hier wird erkennbar, dass Wind nicht nur die kosmische Energie ist, die uns in das Gesicht bläst, sondern für jede Infektion stehen kann, die durch Mikroorganismen verursacht wird.

Fǔ 府 ist ein Bezirk, Bezirksstadt, Verwaltungsbezirk, Palast, Präfektur, Schatzkammer; ein Mann nimmt und eine Hand gibt: Verwaltungsangelegenheiten, die unter einem Dach stattfinden.

Der Name „Wind-Palast" hebt Du 16 über die anderen Wind-Punkte hinaus und kennzeichnet ihn als besondere Ein- und Austrittspforte des Windes. Hier hat der Mensch sein zentrales Büro, um den Wind zu verwalten. Dieser Punkt behandelt sowohl äußeren wie inneren Wind, ganz besonders aber den Wind, der das Gehirn befällt. Das Gehirn als „Meer des Markes" (*suǐ zhī hǎi* 髓之海) wird von seinem oberen Einflusspunkt *Bai Hui* (Du 20) gefüllt und reanimiert bei Bewusstlosigkeit und Koma (Moxa!). *Feng Fu* (Du 16) ist der untere Einflusspunkt des Meeres des Markes und glättet die stürmische See, indem er den Wind zerstreut, den Geist beruhigt und Hitze ausleitet. Diese Funktionen weisen auf seine Wirkung bei mentalen und emotionalen Störungen hin, die heftig verlaufen, z. B. Delirien, suizidales Verhalten, Phobien, Manien, Angst- und Schreckbereitschaft.

Die anderen Namen wie „Dämonenhöhle“, „Dämonenlager“ und „Dämonenwald“ zeigen, wie eng in der chinesischen Medizin Dämonen und Wind gleichermaßen für bestimmte Krankheiten verantwortlich gemacht wurden. Die Dämonenmedizin ist noch heute in China ein Bestandteil der Volksmedizin. Xing Xing = „kluges Verstehen“ oder Si Ben = „Wurzel des Denkens“ weisen auf die Nähe und Funktion des Gehirns hin. „Cao's Schlucht“ ist ein Hinweis auf die berühmte Geschichte von General *Cáo Cāo* 曹操, die schon beim Punkt *Chang Qiang* (Du 1) erzählt wurde.

Besondere Qualifikationen:
- Hui- (Reunions-) Punkt des Dumai mit der Blasen-Leitbahn und dem Yang Wei Mai
- der sechste der 13 Dämonen- (Gui-) Punkte des *Sun Si Miao*
- unterer Shu- (Einfluss-) Punkt für das Meer des Markes
- einer der 10 Himmelsfenster-Punkte[1]

Wirkrichtung:
zerstreut pathogenen Wind, klärt Hitze im Herzen, beruhigt den Shen, glättet die Gelenke, öffnet die Sinne, stimuliert das Gehirn

Moderne Indikationen:
Kopfschmerzen, Nackensteife, Benommenheit, Nasenbluten, Taubstummheit, Sprachverlust nach einem Schlaganfall, Manie, Epilepsie, Hemiplegie, Steifheit der Zunge, Lähmung und Taubheit der oberen Gliedmaßen, Kehlkopfschmerzen, Erbrechen, Atemnot

Klassische Indikationen:
Su Wen (Kap. 60):
Wenn Wind von außen den Menschen befällt, er sich vor Kälte schüttelt und schwitzt, er Kopfschmerzen hat und die Kälte verabscheut, heilt dies *Feng Fu* (Du 16). Dieser Punkt harmoniert Yin und Yang, bei einem Mangel ist zu tonisieren, bei einem Überfluss zu sedieren. Wenn starker Wind Hals- und Nackenschmerzen verursacht, nadele *Feng Fu* (Du 16), der am 2. Wirbel liegt!

Ling Shu (Kap. 33):
Wenn das Meer des Markes einen Überfluss hat, entsteht Leichtigkeit, viel Kraft und Stärke. Wenn das Meer des Markes einen Mangel hat, entstehen Schwindel und Ohrensausen, Benommenheit, die Augen können nichts erkennen und der Patient ist schwach und möchte liegen.

---

[1] Zu den Himmelsfenster-Punkten siehe oben in der Beschreibung des *Nei Jing Tu* und bei: **Deadman/Al-Khafaji**: A Manual of Acupuncture, S. 48 ff.

Jia Yi Jing:
Kopfschmerzen mit Druck im Nacken, man kann ihn nicht zur Seite neigen, das Sehen ist verschwommen und man hat Schwindel, Atemnot, eine steife Zunge, man kann plötzlich nicht mehr sprechen, eine Nadelung in *Feng Fu* (Du 16) heilt dies! Ebenso Schmerzen in der Kehle, die Beine sind taub, manische Geisteskrankheiten (*kuáng* 狂) mit unaufhörlichem Sprechen, ebenso Geisteskrankheiten mit dem Wunsch zu laufen oder sich umzubringen; ebenso wenn man absurde Dinge sieht, nadele *Feng Fu* (Du 16)!

Zhen Jiu Da Cheng:
Wind-Schlag (*zhòng fēng* 中風), die Zunge ist schlaff, man kann nicht sprechen, Zittern vor Kälte mit Schwitzen. Der Körper ist schwer, man hasst die Kälte, Kopfschmerzen, plötzliche Nackensteife, man kann den Kopf nicht drehen, der Körper ist halbseitig gelähmt. Schwellung und Schmerzen in Hals und Kehle, schädigende Kälte, manisches Umherrennen mit dem Wunsch, sich umzubringen, die Augen sehen absurde Dinge, die 100 Krankheiten im Kopf, verschiedene Arten von Gelbsucht.

Tong Xuan Zhi Yao Fu:
Wind-Schädigungen mit Nackensteife brauchen ausschließlich Du 16!

Zhou Hou Ge:
Krankheiten in den Beinen (*tuǐ jiǎo* 腿腳) verlangen nach Du 16!

Za Bing Xue Fa Ge:
Bei schädigender Kälte nadele stets *Feng Fu* (Du 16), wähle ihn nach der Differenzierung in der Reihenfolge der Leitbahnen von Yin und Yang aus![1]

Lei Jing Tu Yi:
Nasenbluten, Schmerzen beim Schlucken, manisches Umherrennen, Traurigkeit und Furcht, Schreckhaftigkeit mit Herzklopfen, wünscht, sich selbst zu töten; sedierend bei Hitze in der Brust

---

[1] Gemeint sind hier die 6 Krankheitsschichten nach dem *Shan Han Lun*, die von außen nach innen mit einem stetig schwereren Symptombild aufwarten und eine differenzierte Behandlung benötigen. Schauen wir uns die Vielfalt der Indikationen von Du 16 an, können wir leicht alle sechs Schichten damit behandeln.

Qian Jin Fang:
100 Krankheiten im Kopf, Nasenbluten; als einer der 13 Dämonenpunkte heilt das „Dämonenkissen“ die 100 Übel der manisch-depressiven Geisteskrankheiten. Man möchte im Dunkeln liegen und kennt sich selbst nicht. Man sollte ihn an 6. Stelle nach unten gerichtet nadeln!

Sheng Hui Fang:
viel Trauer, Furcht und Schrecken mit Herzklopfen

Xun Jing:
alle Arten von Winderkrankungen wie Wind-Schlag, schädigender Wind, Wind-Geschwüre, Wind-Blockaden; Halbseitenlähmung, die Sicht verschwimmt, Geisteskrankheiten und Epilepsie; Augenkrankheiten, alle Geschwüre

Zhen Jiu Ju Ying:
Kopfschmerzen durch üble Kälte, Schmerzen und Schwellung in Hals und Kehle; in der Abhandlung über Malaria (*Nuè Lùn* 瘧論) wird gesagt: Das Übel ist zu Gast im Windpalast und folgt der Wirbelsäule nach unten. Das *wèi qì* 衛氣 hat nach jedem Tag-Nacht-Umlauf seine große Vereinigung im Windpalast. An den folgenden Tagen steigt es jeweils einen Wirbel nach unten, so kommt es immer zu einer Besserung (der Beschwerden). Jedes Mal, wenn der Windpalast erreicht wird, öffnen sich (aber auch) die Poren, und wenn die Poren offen sind, kann das Übel eindringen und (neue) Krankheiten entstehen. Deshalb kann täglich nur eine kleine Besserung erfolgen. Beim täglichen Abstieg um einen Wirbel erreicht es nach 25 Tagen den (Schildkröten)-Knochen[1]. Nach 26 Tagen tritt es wieder in die Wirbelsäule ein, dann kommt es wieder zu einer Besserung.[2]

Moderne Kombinationen:
- infantile Krämpfe: + Du 26, Gbl 34, Gbl 20, Le 3, Di 4
- Schüttellähmung: + He 1, Di 4
- Kopfschmerzen: + Du 20, Dü 3, Tai Yang
- Kopfschwindel: + Le 3, Yin Tang, Gbl 20
- Geisteskrankheiten: + Du 14, Gbl 13, Du 12
- Wind-Kopfschmerzen: + Gbl 20, Du 20, Ma 8, Lu 7

---

[1] Also den Punkt *Chang Qiang* (Du 1) am Ende der Wirbelsäule;

[2] *Gao Wu* als Autor des *Zhen Jiu Ju Ying* versucht hier eine Erklärung der zyklischen Fieberanfälle bei der Malaria-Krankheit. Er erklärt sie mit den Bewegungen des Abwehr-Qi und seinem Kampf gegen das Übel. Er bezieht sich auf das einschlägige Kapitel im *Nei Jing Su Wen* (Kap. 35), wo diese Wechselbeziehung zwischen *Wei-Qi* und dem Übel als Ursache für die Fieberanfälle bei Malaria minutiös erklärt wird.

Klassische Kombinationen:

Shang Han Lun:
- Die Krankheit sitzt im Tai Yang; nach Verabreichung des Dekoktes *guì zhī tāng* 桂枝湯 kommt es unvorhergesehen zu Unruhe und Besorgtheit. Die Nadelung von Gbl 20 und Du 16 bringt dann Heilung!

Li Dong Yuan:
- Shao Yang-Kopfschmerzen heilen die Punkte *Feng Chi* (Gbl 20) und *Feng Fu* (Du 16)!

Qian Jin Fang:
- Schmerzen in Hals und Kehle: + Dü 16, P 8
- Taubheit in den Beinen: + Du 2
- Manie mit unaufhörlichem Sprechen: + Bl 60, Dü 4
- Schmerzen in den Augen, man kann nicht sehen: + Gbl 20, Du 17, Bl 9, Du 23
- manisches Umherlaufen, wünscht sich selbst zu töten: + Bl 13

Zi Sheng Jing:
- Stummheit, kann nicht sprechen: + Ren 24
- Steifheit und Schmerzen im Nacken, kann den Kopf nicht drehen: + Du 28

Zhen Jiu Da Cheng:
- verrücktes Umherrennen: + Dü 5
- Nasenbluten: + Di 2, Di 20

Xi Hong Fu:
- 100 Krankheiten durch schädigende Kälte: + Gbl 20

Yi Zong Jin Qian:
- Wind-Schlag, schlaffe Zunge und plötzlicher Verlust der Stimme: + Du 15

Lokalisationshilfe:

Auf der Mittellinie in einer Mulde, direkt unter dem Hinterhauptsknochen. Wenn man sich an den Punkten Gbl 20 (links und rechts) orientiert, liegt Du 16 auf der gleichen Höhe genau dazwischen.

Stimulus:
Die meisten Klassiker sind sich darüber einig, dass dieser Punkt für die Moxibustion verboten ist (*Jia Yi Jing*, *Lei Jing Tu Yi*, *Yi Zong Jin Qian*), da durch Moxa die Stimme verloren geht, d. h. Stummheit die Folge sein kann.

Lǐ Dōng Yuán 李東垣, der Begründer der Schule der Mitte, macht eine Ausnahme und benutzt als Strategie einen Feuerangriff (*huǒ gōng* 火攻) auf diesen Punkt: Mit einer dicken Moxazigarre soll er alle Krankheiten aus der Kategorie der Geschwüre geheilt haben![1]

Der Praxistipp:
Drehschwindel (M. Meniere); alle Arten von Schwindel; belebt das Gehirn und verbessert das Denken! Beugt einem Schlaganfall vor und behandelt die Folgen eines Schlaganfalles (Den Punkt so schnell wie möglich nadeln!).

Solie de Morant behandelt diesen Punkt in seinem Buch auf 2 Seiten (!) mit einem Feuerwerk an psycho-neurologischen Symptomen: alle mentalen Störungen, Verlangen sich umzubringen, Orientierungslosigkeit (geht blind ohne Richtung), Apathie, langsames Auffassungsvermögen; starke Wirkung auf die Hormondrüsen (Östrogene, Androgene, Adrenalin).[2]

---

[1] aus dem *Zhen Jiu Ju Ying* von *Gao Wu*, (1529)

[2] **George Solie de Morant**: *Chinese Acupuncture* (L'Acuponcture Chinoise), Paradigm Publications, Brookline, 1994 (1974) ; Solie de Morant lebte von 1878-1955 und war fast 25 Jahre als Diplomat in China. Seine Liebe zur Medizin und sein Interesse für die chinesische Kultur ließen ihn mit den damaligen Koryphäen der Medizin in China zusammenkommen und intensiv die chinesische Medizin studieren. Seine Bücher über die klassische Akupunktur sind nicht von der heutigen TCM gefärbt sondern reine Quellenstudien, besonders aus ming- und qing-zeitlichen Texten. Seine ersten Bücher von 1930-1950 bildeten die Grundlage der sog. „Französischen Schule", deren Adepten auch die Akupunktur in Deutschland begründeten (*Bachmann*, *Schmidt*, *Stiefvater*, *Brodde*, *Münster* etc.). Bis heute ist die „Französische Schule" eine interessante Variante in der Akupunktur geblieben. Auch wenn Solie de Morant's Versuche, die klassischen Texte wie das *Zhen Jiu Da Cheng* (1601), *Zhen Jiu Ju Ying* (1529) oder *Yi Xue Ru Men* (1570) medizinisch auszuwerten, oft deutlich im schulmedizinischen Vergleich hängen bleiben, ist er doch bis vor kurzem der Einzige gewesen, der diese Texte den Akupunkteuren in einer westlichen Sprache zugänglich gemacht hat. Um der „Herbalisierung" der Akupunkturpunkte in der TCM entgegenzuwirken, bieten die „Französische Schule" und die Bücher von *Solie de Morant* immer noch eine Fülle an Informationen. Einen wirklich authentischen Zugang zur klassischen Akupunktur lässt allerdings erst eine direkte Übersetzung der Punkte aus den klassischen Quellen zu, wie dies besonders im vorliegenden Band und auch schon in den vorherigen Wandlungsphasenbüchern vollzogen worden ist!

Dumai 17 *Nǎo Hù* 腦戶

Gehirn-Tür

Alternative Namen:
zā fēng 匝風 = kreisender Wind
huì é 會額 = Versammlung an der Stirn
xī fēng 西風 = Westwind
hé lú 合顱 = Vereinigung am Schädel

Bedeutung des Namens:
Wir haben hier einen direkten Zugang zum Gehirn und seinen Funktionen. Dementsprechend hat dieser Punkt viele neurologische und mentale Indikationen. Die alternativen Namen geben seine Lage am Schädel wieder oder seinen Einsatz bei Wind-Affektionen. Der Name „kreisender Wind" beschreibt sehr schön die Indikation des Punktes bei Drehschwindel.

Besondere Qualifikationen:
- Hui- (Reunions-) Punkt des Du Mai mit der Blasen-Leitbahn

Wirkrichtung:
kühlt Hitze, zerstreut Wind, öffnet die Sinne, stimuliert das Gehirn, löst Krämpfe

Moderne Indikationen:
Nackenkopfschmerzen, Schwindel, Augenschmerzen, unklares Sehen, Epilepsie

Klassische Indikationen:
Jia Yi Jing:
Krämpfe mit Unfähigkeit, die Augen zu rollen, Kälte- und Hitzeerkrankungen, schwerer Kopf und Nackenschmerzen, die Augen sind nicht klar, Kälte im Gehirn durch Windeinfluss, unfähig warm zu werden trotz vieler Kleidung, spontanes Schwitzen, der Kopf verabscheut den Wind, manisch-depressive-Geisteskrankheiten (Dian Kuang), Knochenschmerzen, Schwindel, Kiefersperre, Schafsblöken, Bewegungsstörungen (der Körper „schlackert" beim Gehen hin und her), Stimmverlust mit Unfähigkeit zu sprechen

Zhen Jiu Da Cheng:
Das Gesicht ist rot, die Augen sind gelb, Gesichtsschmerzen, der Kopf ist schwer, geschwollen und schmerzt, Kropf.

Wai Tai Mi Yao:
Die Augen sind rot und schmerzen, man kann nicht sehen, Blutungen an der Zungenwurzel, Stummheit, man kann nicht sprechen, die Augen sind nicht klar.

Zhen Jiu Ju Ying:
wie im *Da Cheng!*

Tong Ren:
gelbe Augen, schwerer Kopf, Augenschmerzen mit Sehverlust

Xun Jing:
Steifheit und Schmerzen im Nacken, Kopf-Wind und Augentränen

Sheng Hui Fang:
Gesichtsschmerzen, Epilepsie

Moderne Kombinationen:
- Schmerzen im Hinterkopf: + Dü 3, Gbl 20
- Steifheit und Schmerzen im Nacken: + Bl 11, Bl 10, Bl 60
- Stimmverlust, man kann nicht mehr sprechen: + Ren 23, Du 26
- depressive Geisteskrankheit: + Le 3, Gbl 34

Klassische Kombinationen:
Qian Jin Fang:
- Schmerzen und Schwere des Kopfes: + Bl 7, Gbl 19
- Augenschmerzen mit Unfähigkeit zu sehen: + Gbl 20, Bl 9, Du 16, Du 23
- akuter Wahnsinn mit Erbrechen: + Bl 8, Ni 9, Dü 5, Du 19, Du 18, Bl 9

Zi Sheng Jing:
- gelbe Augen: + Bl 19, Bl 49, Bl 48

Lokalisationshilfe:
auf der Rückseite des Kopfes, 1,5 Cun direkt über Du 16 in einer Mulde

Stimulus:
Zhen Jiu Ju Ying: Viele Ärzteschulen warnen vor einer Behandlung an diesem Punkt. Verboten für Nadeln und Moxa: Tritt beim Nadeln von *Nao Hu* (Du 17) die Nadel ins Gehirn ein, stirbt der Patient. Moxa auf diesem Punkt erzeugt Stummheit (*Su Wen*, *Lei Jing Tu Yi*))! Man kann hier nadeln, aber nicht moxen, sonst entsteht Stummheit (*Jia Yi Jing*). Man darf hier nicht nadeln, denn eine Akupunktur an diesem Punkt erzeugt Stummheit, man kann dann nicht mehr sprechen. Man kann aber bis zu 7 Moxa setzen. Es heißt aber auch, man sollte nicht wie irrsinnig *Nao Hu* (Du 17) moxen, sonst verliert der Patient die Stimme (*Tong Ren*).

Mit Ausnahme des ABC-Klassikers sind alle Autoren bei der Nadelung von Du 17 sehr verhalten und man sollte ihre Warnung beachten. Auch für die Moxabehandlung scheint dieser Punkt ungeeignet zu sein, weshalb Nao Hu für die Behandlungspraxis weniger geeignet ist. Der kühne Akupunkteur nadele hier immer horizontal und vermeide die Tiefe!

Der Praxistipp:
zusammen mit Du 16 bei Meniere-Drehschwindel; Sprachverlust, Gehirn-Schwäche.

Solie de Morant empfiehlt den Punkt bei: Schlaflosigkeit vor Mitternacht, extreme Unruhe, Stauungskopfschmerz, rheumatische Iritis, Schwellungen mit Schmerzen im Kopf, Augen, Vulva, Brustwarzen, Finger, Tumore (Verschlimmerung besonders nachts)

Dumai 18 *Qiáng Jiān* 強間

steifer Zwischenraum

Alternative Namen:
dà yǔ 大羽 = großes Gefieder
qiáng jiān 強間 = stärkender Zwischenraum

Bedeutung des Namens:
Qiáng 強 bedeutet sowohl stark, kräftig als auch zwingen, hartnäckig und steif und weist hier im Punktenamen auf zweierlei hin: Erstens auf seine Lokalisation am Occipitalknochen, der hart und fest ist, zweitens auf die Erscheinungen der Hartnäckigkeit, die über diesen Punkt behandelt werden können. Ebenso wie der Punkt *cháng qiáng* 長強 (Du 1) wirkt auch Du 18 kräftigend auf das Gehirn, deshalb dasselbe Zeichen.

Jiān 間 der Zwischenraum steht in der Akupunkturliteratur immer für den Raum einnehmenden Akupunkturpunkt; ein Tor 門 mit der Sonne 日 darin markiert einen Zwischenraum, der Licht und Schatten trennt.

Der alternative Name „große Feder" mag sich auf die Bedeutungsvielfalt von *yǔ* 羽 beziehen, das nicht nur ein Gefieder, sondern auch den 5. Musik-Ton nach der Klassifizierung des sagenhaften Kaisers *Shùn* 舜 darstellt und der Wandlungsphase Wasser zugeordnet ist. In der daoistischen Tradition wird damit auch ein Priester bezeichnet. Alles in allem ist hier ein Bezug auf das Gehirn als Wohnsitz des Shen zu sehen, welches durch Nadelung von Du 18 erreicht und behandelt werden kann.

Wirkrichtung:
beruhigt die Leber, löscht Wind und beseitigt Schwindel, wirkt schmerzstillend, entspannt Muskeln und Sehnen, belebt die Nebengefäße, beruhigt den Geist und stabilisiert den Willen

Moderne Indikationen:
Kopfschmerzen, Schwindel, Manie, Erbrechen und Ausspucken von Schleim, Schmerzen und Steifheit des Nackens, Unruhe im Herzen, Schlaflosigkeit, epidemische Krankheiten

Klassische Indikationen:

Jia Yi Jing:

Dian-Erkrankung und manisches Umherrennen, man schreit sein Leid hinaus, Krankheiten mit Auszehrung, der Kopf wackelt vor Schwäche, der Nacken ist steif und hart.

Zhen Jiu Da Cheng:

Kopfschmerzen mit Schwindel, das Gefühl, das Gehirn dreht sich, Unruhe im Herzen, Erbrechen und Ausspucken von Schleim, Nackensteife, man kann den Kopf nicht nach links und rechts drehen, manisches Umherlaufen, man kann nicht liegen.

Lei Jing Tu Yi:

Kopfschmerzen und Nackensteife, Augenschwindel und Gehirnschwindel, Unruhe im Herzen mit schaumigem Erbrechen, manisches Umherlaufen

Sheng Hui Fang:

Dieser Punkt behandelt Wind-Epilepsie.

Tong Ren:

Gehirnschwindel mit Trübsichtigkeit, Erbrechen von Schleim

Moderne Kombinationen:

- Kopfschmerzen: + Du 23, Du 20, Dü 3
- Steifheit und Schmerzen im Nacken: + Bl 10
- Schwindel: + Le 3, Le 4

Klassische Kombinationen:

Bai Zheng Fu:

- unerträgliche Kopfschmerzen: + Ma 40

Zi Sheng Jing:

- bereinigt Unruhe im Herzen: + Du 20, Bl 6
- stechende Kopfschmerzen, unfähig den Kopf zu bewegen: + Gbl 11

Qian Jin Fang:

- stechende Kopfschmerzen, unfähig den Kopf zu bewegen: + Gbl 44
- epileptische Krämpfe, verrücktes Umherrennen, unfähig zu schlafen, Herzrasen: + Bl 2, Dü 8, Dü 3

Lokalisationshilfe:
auf der Rückseite des Kopfes, 1,5 Cun direkt oberhalb von Du 17 in einer Mulde, genau in der Mitte zwischen Du 16 und Du 20

Stimulus:
Lei Jing Tu Yi sagt: Moxa verboten! Sonst ist der Punkt in allen Texten für Nadeln und Moxa erlaubt.

Der Praxistipp:
unerträgliche Kopfschmerzen, Drehschwindel, Unruhe und Agitiertheit

Nach *Solie de Morant* hat dieser Punkt eine direkte Wirkung auf die Medulla Oblongata, das Tonisieren des Punktes verdoppelt fast das Energiepotenzial! Schlaflosigkeit, Nervenschwäche, Hysterie, Epilepsie, stechende Kopfschmerzen

Dumai 19 *Hòu Dǐng* 後頂

hinter dem Scheitel

Alternative Namen:
jiāo chōng 交沖 = vereinter Ansturm
jiāo chōng 交衝 = vereinter Durchgang

Bedeutung des Namens:
Dieser Punkt liegt hinter der höchsten Stelle am Kopf auf dem Scheitel, daher sein Name. Die alternativen Namen beziehen sich auf die Nähe des Punktes *luò què* 絡卻 (Bl 8), der 1,5 Cun seitlich von Du 19 liegt. Obwohl Bl 8 die Verbindung verweigert (wie sein Name sagt!), übernimmt der Du Mai an dieser Stelle kraft seiner Yang-Energie den vereinten Ansturm zum *bǎi huì* 百會, dem „yangigsten" Punkt im Mikrokosmos.

Wirkrichtung:
zerstreut Wind, ist schmerzstillend, beruhigt den Shen, senkt das Leber-Yang ab

Moderne Indikationen:
Kopf- und Nackenschmerzen, Kopfschwindel und Sehstörungen, alle Geisteskrankheiten, Schlaflosigkeit, Migräne, Epilepsie

Klassische Indikationen:
Jia Yi Jing:
Schwindel und Benommenheit, Schmerzen im oberen Schädel, depressive Geisteskrankheiten und Epilepsie, manisches Umherrennen, Schmerzen im Nacken

Zhen Jiu Da Cheng:
Steifheit und Schmerzen in Kopf und Nacken, übler Wind und Kälte, Wind-Schwindel, die Augenränder sind verklebt, Schmerzen in der Stirn und im oberen Schädel, wandernde Schmerzen in den Gelenken mit viel Schwitzen. Manische Geisteskrankheiten mit Unruhe und Schlaflosigkeit.

Lei Jing Tu Yi:
Plötzliche Nackensteife, Stirnkopfschmerzen, Halbseitenkopfschmerz, übler Wind verursacht Schwindel, die Augen sind nicht klar.

Xun Jing:
Kopfwind mit Schwindel und Sehstörungen

Zhen Jiu Ju Ying:
epileptische Anfälle, manisches Umherlaufen, depressive Geisteskrankheiten mit Schlafstörungen, Halbseitenkopfschmerzen

Ru Men:
Schwindel durch Wind, Schmerzen in der Stirn, Folgen von üblem Wind und Kälte

Tai Yi Shen Zhen:
Schmerzen und Steifheit im Nacken, Drehschwindel, Epilepsie, Dian-Kuang-Krankheit

Moderne Kombinationen:
- Nackenkopfschmerzen: + Bl 10, A-Shi-Punkte, Bl 60

Klassische Kombinationen:
Zi Sheng Jing:
- Wind-Schwindel: + Bl 9, Gbl 4
- Schmerzen in Kopf und Nacken mit Abneigung gegen Wind und Kälte: + Gbl 36
- Schmerzen in Kopf und Augen: + He 5, Du 20

Zhen Jiu Da Cheng:
- alle Arten von Kopf- und Nackenschmerzen: + Di 4, Du 20

Qian Jin Fang:
- Wind-Schwindel und Halbseitenkopfschmerz: + Gbl 4, Du 21

Lokalisationshilfe:
auf der Rückseite des Kopfes, 1,5 Cun direkt oberhalb von Du 18 in einer Mulde, 1,5 Cun unterhalb von Du 20

Der Praxistipp:
Nackensteife, Nacken-Migräne, wirkt sehr beruhigend auf den Geist, also: bei Übererregung, epileptischen Anfällen, Schlaflosigkeit. Zu prüfen wäre dieser Punkt bei einer Gicht-Erkrankung (*Li Jie*) wie oben beschrieben!

Dumai 20 *Bǎi Huì* 百會

100 Versammlungen

Alternative Namen:
sān yáng wǔ huì 三陽五會 = drei Yang und fünf Versammlungen
diān shàng 巔上 = Gipfel des Berges
tiān mǎn 天滿 = himmlische Fülle
sān yáng 三陽 = drei Yang
wǔ huì 五會 = fünf Versammlungen
ní wán gōng 泥丸宮 = Palast der Schlammkugel
wéi huì 維會 = Verbindung und Versammlung
guǐ mén 鬼門 = Dämonen-Tor
tiān shān 天山 = himmlischer Berg
lǐng shàng 嶺上 = Gipfel der Gebirgskette
dǐng shàng 頂上 = oberhalb des Scheitels
huì máo 會毛 = Versammlung der Haare
dǐng shàng xuán máo 頂上旋毛 = gedrehte Haare oben am Scheitel
lǐng shàng tiān mǎn 嶺上天滿 = himmlische Fülle oben am Gipfel

Bedeutung des Namens:
Der Kopf ist ein Ort, an dem viele Leitbahnen zusammenfließen. *Bǎi* 百 = hundert steht für eine Menge oder viele. *Huì* 會 bedeutet sich versammeln, vereinigen, Vereinigung, zusammen, Versammlung; Menschen versammeln sich am Feuer und führen intensive Gespräche (Wieger 14 D). Die vielen alternativen Namen zeigen die Wichtigkeit dieses Punktes an. Das *Zhen Jiu Da Cheng* aus der Ming-Dynastie sagt: *Bai Hui* (Du 20) heilt jede der 100 Krankheiten!

Der Kopf ist der Himmel im Mikrokosmos, also Yang und auch Wohnsitz der Götter und Geister im lebendigen Daoismus. Das *Dào Záng* 道藏, die große Sammlung daoistischer Texte, die in der Song-Dynastie erstmals zusammengestellt wurde, beschreibt den Kopf als die „Versammlung der 100 Geister" *bǎi shén* 百神 und als wichtigen „Umschlagsplatz" der alchimistischen Transformation. Der Name „Palast der Schlammkugel" weist auf den zentralen Sitz des ursprünglichen Shen *yuán shén* 元神 hin, den zu erwecken das Ziel aller Adepten der daoistischer Alchimie ist, um mit dem Dao ungehindert kommunizieren zu können.

Die Karte des inneren Gewebes *Nèi Jīng Tú* 內經圖 zeigt den Weg zum goldenen Elixier sehr schön bildhaft (siehe oben).

Der alternative Name drei Yang und fünf Versammlungen ist ein Hinweis auf eine alte Geschichte aus dem han-zeitlichen Buch der historischen Aufzeichnungen *Shǐ Jì* 史記, in dem *Sī Mǎ Qiān* 司馬遷 die Biografie des *Biǎn Què* 扁鵲 beschreibt, dem leibhaftigen Vater der klassischen Akupunktur. Die Geschichte heißt:

Bian Que und der Kronprinz von Guo (Shi Ji, Kap. 105)

„*Bian Que* durchquerte das Reich von Guo. Der Kronprinz von Guo lag im Sterben. *Bian Que* erreichte das Palasttor von Guo und fragte den Palastbeamten *Zhong Shu Zi*: Welche Krankheit hat der Kronprinz? Das Regieren des Reiches wird ja nur noch von dieser Angelegenheit (beherrscht).

Zhong Shu Zi antwortete: Die Krankheit des Kronprinzen ist (von der Art), dass Blut und Qi keine Regelmäßigkeit mehr haben, gemeinsam haben sie sich irrtümlich verknotet und können nicht abfließen. Sie drängen plötzlich nach außen und schädigten so das Innere. Die ursprüngliche Vitalität *jīng shén* 精神 konnte das Übel nicht aufhalten, das üble Qi sammelte sich an und konnte nicht abfließen, so erschlaffte das Yang und das Yin wurde drängend, deshalb kam es zum plötzlichen Tod.

Bian Que fragte: Wann ist der Tod eingetreten? Der Palastbeamte erwiderte: Heute beim Hahnenschrei.

Bian Que fragte: Liegt er schon im Sarg? Der Palastbeamte sagte: Nein, er ist noch keinen halben Tag tot.

Da sprach *Bian Que*: Darf ich mich vorstellen, ich heiße *Qin Yue Ren* aus der Provinz *Bo Hai*, meine Familie lebt in *Zheng*. ich habe bisher noch nicht das Vergnügen gehabt, weder den subtilen Glanz noch den Respekt (an ihrem Hofe) erleben zu dürfen. Ich habe nun gehört, dass der Kronprinz unglücklicherweise gestorben ist, dennoch glaube ich, ihm das Leben wiedergeben zu können.

Zhong Shu Zi sagte: Mein Herr, prahlen sie auch nicht? Glauben Sie wirklich, Sie können dem Kronprinzen das Leben zurückgeben? Ich habe gehört, dass es in sehr alten Zeiten einen Arzt namens *Yu Fu* gab.

Bei der Behandlung von Krankheiten brauchte er weder Kräutersuppen noch alkoholische Extrakte, weder Steinnadeln noch Massagetechniken noch giftige Pflaster. Er brauchte nur einen Blick, um die zugehörige Krankheit zu erfassen, vermittels der Shu-Punkte der 5 Zang (Organe). Er zerschnitt die Haut, löste das Fleisch, trennte die Adern und verknotete die Sehnen, legte Hand an Gehirn und Mark an, kratzte das Zwerchfell, wusch die Eingeweide und den Magen und reinigte die 5 Zang-Organe. Seine Kunstfertigkeit war so verfeinert, dass er die Gestalt des Patienten völlig verändern konnte. Mein Herr, wenn Ihre Rezepte ebenso wirksam sind wie seine, dann können Sie vielleicht dem Kronprinzen das Leben zurückgeben. Sind sie es aber nicht, dann mögen Sie vielleicht den Wunsch haben, aber sprechen wie ein kleines Kind.

Bian Que blickte respektvoll zum Himmel und erwiderte seufzend: Die Rezepte dieses Meisters sind so, als ob man durch ein schmales Rohr den Himmel oder durch einen Spalt die Natur beobachtet. Meine Rezepte übertreffen die (dieses) Menschen. Ich brauche nicht die Pulse zu fühlen, sondern beobachte die Farben, höre die Töne und zeichne die Gestalt auf. Das ist die Sprache der Krankheit. Höre ich, dass die Krankheit im Yang ist, dann betrachte und folge ich dem Yin. Höre ich, die Krankheit ist im Yin, dann betrachte und folge ich dem Yang. Alle Krankheiten haben entsprechende Erscheinungen an der Außenseite des Körpers, sie kommen nicht von 10.000 Li weit her. Sie sind so zahlreich, dass man nicht krumm für gerade halten kann. Sie, Herr, nehmen meine Worte nicht ernst, trotzdem möchte ich eintreten und den Kronprinzen untersuchen. Ich muss die Geräusche seiner Ohren und das Öffnen seiner Nase wahrnehmen und fühlen, ob die Region seiner Oberschenkel bis zum Geschlecht hin noch warm ist.

Zhong Shu Zi hörte die Worte des *Bian Que,* ihm schwindelte vor Augen, aber er blinzelte nicht, er hob seine Zunge an aber ließ sie nicht wieder herunter. Dann berichtete er dem Fürsten am Hofe die Worte des *Bian Que*. Der Fürst von Guo hörte dies voller Schrecken und kam zum mittleren Wachtor heraus, um *Bian Que* zu sehen. Er sagte: Schon längere Zeit hat Euer Ergebener von eurem Ruhm gehört, aber bisher habe ich noch nicht Eure Bekanntschaft gemacht. Ich und meine armseligen Beamten sind sehr froh, Sie hier empfangen zu dürfen. Denn wo Sie sind, mein Herr, ist das Leben, wo Sie nicht sind, herrschen Tod und Verderben. Schon lange herrscht hier der Tod, ohne dass wir ihn aufhalten können. Als seine Worte endeten, schluchzte er, seine Seele und sein Geist strömten plötzlich hervor und er weinte bitterlich. Er verlor seine Fassung und konnte die Trauer nicht länger zurückhalten. Seine äußere Erscheinung veränderte sich völlig.

Bian Que sagte: die Krankheit des Kronprinzen wird *shī jué* 尸厥 = „leichenähnliche Erschöpfung“ (Koma) genannt. Dabei tritt das Yang in das Yin ein, reizt den Magen und schnürt ihn wie mit einem Band ein. Die zentralen Leitbahnen werden wie mit einem Netz verknotet und sind unten abgetrennt vom San Jiao und von der Blase. Dann folgen die Yang-Gefäße nach unten und die Yin-Gefäße drängen nach oben.

Das Qi der Hui (Versammlungen) ist verschlossen und nicht mehr durchgängig. Das Yin steigt nach oben und das Yang bewegt sich ins Innere. Das Untere und Innere sind wie eine Trommel (aufgetrieben) und können nicht aufgelöst werden, das Obere und Äußere sind abgeschnitten und können nichts mehr versenden. Oben sind die Nebengefäße des Yang abgeschnitten, unten sind die Verbindungen des Yin unterbrochen. Das unterbrochene Yin und das abgeschnittene Yang machen, dass die Gesichtsfarbe verdorben ist und die Gefäße in Unordnung geraten, deshalb liegt der Körper wie tot da.

Der Kronprinz ist (aber) nicht tot. Wenn das Yang in das Yin eindringt, dann verwalten die vornehmen Zang (Organe) das Leben, wenn das Yin in das Yang eindringt, dann bezahlen die vornehmen Zang (Organe) mit dem Tod. Es kommt gar nicht so selten vor, dass alle 5 Zang-Organe sich zu bestimmten Zeiten plötzlich erheben. Ein tüchtiger Arzt kann hier (helfend) eingreifen, ein ungeschickter Arzt kann durch seinen Zweifel (den Patienten) gefährden.

Daraufhin befahl *Bian Que* seinen Schüler *Zi Yang*, eine Nadel an einem Wetzstein zu schärfen. Er nahm außen (den Punkt) *San Yang Wu Hui*[1] und nach kurzer Zeit kam der Kronprinz wieder zu Bewusstsein. Weiter ließ er seinen Schüler einen Breiumschlag mit fünf Anteilen zubereiten und ebenso eine ausgleichende Suppe aus acht Zutaten. Den Umschlag drückte er (dem Patienten) auf beide Seiten des Oberkörpers, worauf der Kronprinz sich aufsetzen konnte. Schließlich, um das Yin und das Yang anzutreiben, dosierte er deshalb noch die Suppe auf 20 Tage.

---

[1] **Lu Gwei-Djen** und **Joseph Needham** diskutieren in ihrem Buch: *Celestial Lancets* diese Geschichte über den berühmten Arzt *Bian Que* und seine Behandlung des Kronprinzen von Guo. Hier führen sie zusätzlich zum alternativen Namen von Du 20 (*San Yang Wu Hui*) noch die Punkte *San Yang Luo* (SJ 8) und *Wu Hui* (alternativer Name für Ma 9) an. Ein Kommentar des *Shi Ji* gibt für *Wu Hui* die Punkte Ma 9, Ren 8, SJ 13, Gbl 12 und Ren 17 an. Die Gelehrten streiten sich bis heute, ob bei dieser Wunderheilung des Kronprinzen von Guo nur eine einzige Nadel gebraucht wurde oder mehrere! Vergl. **L. Gwei-Djen & J. Needham**: *Celestial Lancets*, Cambridge, 1980, S. 79 ff.

Aus diesem Grunde glaubten alle unter dem Himmel, *Bian Que* könne tote Menschen wieder zum Leben bringen. *Bian Que* sagte jedoch: Tote kann ich nicht wieder lebendig machen, aber wenn noch Leben in einem Menschen ist, dann kann man es veranlassen, dass der Mensch wieder aufstehen kann!"

Besondere Qualifikationen:
- Hui- (Reunions-) Punkt des Du Mai mit den 6 Yang-Leitbahnen und der Leber-Leitbahn
- oberer Shu- (Einfluss-) Punkt für das Meer des Markes
- Austrittspunkt der Geist-Seele *hún* 魂 beim Tod
- Austrittspunkt des ursprünglichen Geistes *yuán shén* 元神 im Zustand der Erleuchtung[1]

Wirkrichtung:
klärt pathogene Hitze, öffnet die Sinne, stärkt das Gehirn, beruhigt den Geist, das Yang wiederbelebend, die Leber glättend, zerstreut pathogenen Wind

Moderne Indikationen:
Kopfschmerzen, Schwindel, unklares Sehen, verstopfte Nase, Sprachverlust nach einem Schlaganfall, Trismus, Ohnmacht, Nackensteife, Herzklopfen, Gedächtnisverlust, Geisteskrankheiten, Tetanus, Schlaflosigkeit, Tinnitus, Taubheit, Darmprolaps, Uterus-Blutungen, infantile Krampfanfälle, Uterusprolaps, Vaginalprolaps, epidemische Erkrankungen

Klassische Indikationen:
Jia Yi Jing:
Scheitelkopfschmerz, schwerer Kopf nach Windbefall, die Augen sind steif und können nicht nach links und rechts gedreht werden: *Bai Hui* (Du 20) heilt dies!

[1] Auch eine Bezeichnung für den oberen Dan Tian; verbunden mit der „Halle des Lichtes" *míng táng* 明堂 (ein alternativer Name des Punktes Yin Tang) ist hier der dritte Palast der Körpergottheiten des Kopfes: Hinter der Nasenwurzel dringt man zwischen den Augenbrauen 3 Cun in den Kopf ein, dort befindet sich der Palast des Dan Tian, er heißt auch der „Palast der Schlammkugel". Aus: **Rolf Homann**: Die wichtigsten Körpergottheiten im Huang Ting Jing, Göppingen 1971, S. 60

Zhen Jiu Da Cheng:
Kopfwind und Windschlag, das Sprechen ist behindert und schwerfällig, der Mund ist verkrampft und kann nicht geöffnet werden, Halbseitenlähmung, das Herz ist beunruhigt und angespannt, Herzklopfen mit Schreckhaftigkeit, Vergesslichkeit, vergisst das Vorausgehende und das Vergangene, geistige Verwirrung, man ist ohne mentale Kraft, Malaria-Krankheit, Darmvorfall, Wind-Krankheiten, klarer Wind, Herz-Wind, Nackensteife, man schreit wie ein Schaf, viel Wehklagen, die Sprache ist nicht ausgewählt, der Tod erscheint nahe, viel Speichel vor dem Mund, man schwitzt und erbricht sich, trinkt man Alkohol, wird das Gesicht rot, das Gehirn ist schwer und die Nase ist verstopft, Kopfschmerzen mit Schwindel, das Essen ist ohne Geschmack. Dieser Punkt heilt alle und jede der 100 Krankheiten!

Der Kronprinz von Guo war scheintot und *Bian Que* erweckte ihn mit dem Punkt *San Yang Wu Hui* (Du 20); *Gao Zong* aus der Tang-Dynastie heilte Kopfschmerzen mit diesem Punkt. *Ming He* aus der Qin-Dynastie sagt: Passend ist, am Punkt *Bai Hui* (Du 20) Blut austreten zu lassen. *Wu Hou* sagt: Es gibt die Regel, oben am Kopf des Ehrwürdigen Blut austreten zu lassen. Einfach hier nadeln, ein wenig Blut herauslassen und schon tritt sofortige Genesung ein!

Zhou Hou Ge:
Wenn das Yin-Knötchen (der Kitzler) aus seiner Hülle kommt, aufsteigt und groß wird, dann ist Du 20 wahrhaftig ein wunderbarer Punkt![1]

Qian Jin Fang:
Darmvorfall bei kleinen Kindern: Moxe oben am Scheitel in den Haaren drei Kegel. Um großen Wind[2] zu heilen, brenne am Punkt *Bai Hui* (Du 20) bis zu 700 Moxakegel ab!

Sheng Yu Ge:
bei Kopfschmerzen mit Schwindel und Benommenheit ist *Bai Hui* (Du 20) vortrefflich!

Za Bing Xue Fa Ge:
bei leichenähnlicher Erschöpfung (Koma) wirkt der Punkt *Bai Hui* (Du 20) sehr zufriedenstellend!

---

[1] Diese etwas undurchsichtige Indikation beschreibt Veränderungen des Kitzlers *yīn hé* 陰核 und kann vielleicht eine Indikation des Punktes bei abnormer Darstellung des weiblichen Genitals sein wie z. B. bei einem vaginalen Vorfall.

[2] Gemeint ist hier sicherlich der Windschlag *zhòng fēng* 中風 bzw. der Schlaganfall.

Shi Si Jing Yao Zhu Zhi Ge:
Bai Hui (Du 20) heilt und beruhigt Wind, der ins Zentrum geht, er heilt Epilepsie und Schreckhaftigkeit der Kinder und die Krankheit des absinkenden Qi des Dickdarms mit Vorfall, er fördert das Aufsteigen des Yang Qi, wenn man ihn tonisiert.

Lei Jing Tu Yi:
Schwerhörigkeit, nach einem Wind-Schlag ist das Sprechen träge, der Mund zittert und man kann ihn nicht öffnen, Nasenbluten, Kummer mit viel Heulen, man wünscht zu sterben, Wind-Epilepsie, man fällt schließlich ins Koma, Schaum vorm Mund, der Geist ist plötzlich abwesend, Schreckhaftigkeit mit Herzklopfen und Vergesslichkeit, Blut-Wind[1] der Frau, der Embryo hat vor und nach der Geburt Wind-Krankheiten, das Baby hat Epilepsie und andere Krampfanfälle, sowie einen Darmvorfall, der sehr hartnäckig ist.

Einer sagt, *Bai Hui* (Du 20) heilt alle Krankheiten! Passend ist hier, 2 Fen (tief) zu stechen, ist das Qi angekommen, muss man sofort ableiten (sedieren).

Man kann bis zu 100 Moxakegel abbrennen, man kann auch mit einer Dreikantnadel Blut herauszulassen, ebenso wie am Jing- (Brunnen-) Punkt. Dies bewirkt, dass das Qi ungehindert fließen kann. Ebenso, wenn Angst das Qi des Feuers daran hindert, aufzusteigen, entsteht eine verdunkelte Sicht. Einer sagt, er heilt Trauer mit Lachen, man möchte sterben, die 4 Extremitäten sind so kalt und taub, dass man wünscht, sie abzuschneiden. Wenn der Körper und der Mund noch warm sind, dann kann man hier 3 Fen tief nadeln und am Bai Hui-Punkt 3 Moxakegel setzen, dann ist der Patient sofort wieder lebendig.

In den historischen Aufzeichnungen (*Shǐ Jì* 史記) steht geschrieben, dass *Bian Que* den Kronprinzen von Guo von einem Koma heilte, indem er den Punkt *San Yang Wu Hui* (Du 20) nadelte und ihn damit wiederbelebte.

Shen Nong Jing:
Er heilt Kopf-Wind, man kann 3 Moxakegel setzen; bei Darmprolaps kleiner Kinder kann man hier 3-5 Moxakegel von der Größe eines Weizenkorns abbrennen!

---

[1] *Xuè fēng* 血風 ist eine Krankheitsbezeichnung für pathogenen Wind, der die Frau in der Schwangerschaft befällt und über das Blut in den Embryo gerät. Dies ist eine Erklärung für angeborene Epilepsie in der chinesischen Medizin.

Moderne Kombinationen:
- bei allen Kopfschmerzen: + Gbl 20, Di 4, Di 11, Du 14
- Kopfschmerzen durch Nieren-Leere: + Bl 23, Ren 4, Ni 1
- Inkontinenz: + Du 4, Bl 33, Ren 4
- Gedächtnisschwäche: + Du 14, Bl 15, He 7, Ma 36
- epidemische Enzephalitis: + Du 16, Du 14, Di 11
- Ohnmacht : + P 6, Du 26
- Kopfschmerzen: + Yin Tang, Tai Yang, Di 4
- Analprolaps: + Du 1, Bl 57
- Uterusprolaps : + Ren 6, Wei Bao (Extrapunkt), Ma 36
- Uterusprolaps: + Ren 6, Ni 12, Ma 28, Le 3, Ni 6
- Gastroposis (Magensenkung) : + Ren 12, Ren 6, Ma 25, Ma 36
- Benommenheit und Schwindel: + Le 3, Dü 3, Bl 10
- Schlaflosigkeit: + He 7, SJ 17, Du 23

Klassische Kombinationen:
Xi Hong Fu:
- bei Darmprolaps kleiner Kinder, der schon lange andauert, zuerst Moxa auf *Bai Hui* (Du 20), dann auf *Jiu Wei* (Ren 15)
- bei allen Formen von akuten Halsschmerzen: + Le 3, Ni 6, Mi 6

Zi Sheng Jing:
- Schreckhaftigkeit mit Herzklopfen: + Du 11, SJ 10, SJ 2
- Kopf-Wind: + Gbl 19, Bl 10
- Schlafsucht: + Du 22
- Unruhe im Herzen: + Du 18, Bl 6
- Schmerzen in Kopf und Augen: + He 5, Du 19
- Blockierte Nase, man kann Wohlgeruch nicht von Gestank unterscheiden: + Du 23, Du 22, Bl 6
- Schwellungen in der Nase: + Bl 9, Gbl 15, Du 23, Dan Yang
- bei Qi-Blockaden oben mit Speichelfluss und Sprachverlust, der Zustand ist sehr kritisch: + Gbl 7, SJ 14, Di 11, Gbl 31 (Feuer hier unten hat einen sehr bemerkenswerten Effekt![1])

Zhen Jiu Da Cheng:
- Analprolaps kleiner Kinder: + Du 1, Bl 25
- Schlafsucht: + Gbl 21, Di 2, Di 3, Ni 3, Ni 6, Ma 45, Bl 18
- heftigste Kopfschmerzen, die ins Gehirn ziehen und Scheitelkopfschmerzen: Nadele zuerst Du 20, Di 4 und Du 23, nach 1-2 Tagen nimm dann Du 24!
- Neigung zum heftigen Weinen: + Du 26

[1] Gemeint ist hier sicherlich Moxa auf **Gbl 31** bei den oben genannten Symptomen, die wohl einen Schlaganfall anzeigen.

- Kopf-Wind: + Gbl 43, Du 23, Du 21, Dü 5, Di 4, SJ 1, Bl 60
- Halbseitenkopfschmerz: + Du 21, Du 23, Du 24, SJ 23, Gbl 20, Di 4, Bl 2, Ma 8
- Schmerzen in Kopf und Nacken: + Du 19, Di 4
- Kiefernsperre nach Windschlag: + Du 26, Ma 6, Ren 24, Di 4
- Ohrgeräusche: + Dü 19, Gbl 2, SJ 21, Bl 8, Di 5, Dü 2, Dü 3, Dü 4, SJ 3, SJ 2, Di 1, Bl 23
- Windübel tritt in die Fu-Organe ein und macht die Glieder taub: + Gbl 21, Di 11, Gbl 31, Ma 36, Gbl 39

Lei Jing Tu Yi:
- akuter Anfall von Irrsinn: + P 5, Ni 7, Ni 10, Ma 36
- Krankheiten von Rachen und Kehle: + Le 3, Ni 6, Ren 7

Yu Long Fu:
- heftiger, plötzlicher Wind-Schlag: + Du 22

Ling Guang Fu:
- Verdauungsprobleme: + Du 1

Zhen Jiu Ju Ying:
- Analprolaps: + Bl 25, Du 1, Gbl 21, Di 4, Ma 30
- Analprolaps: + Ren 8, Bl 28

Lokalisationshilfe:
auf dem Kopf, 5 Cun oberhalb des vorderen Haaransatzes auf der Mittellinie, am Mittelpunkt der Verbindungslinie zwischen den Spitzen der beiden Ohrmuscheln; der Abstand zwischen dem vorderen und hinteren Haaransatz beträgt 12 Proportional-Cun: Man kann hiervon die Mitte finden und 1 Cun nach vorn gehen.

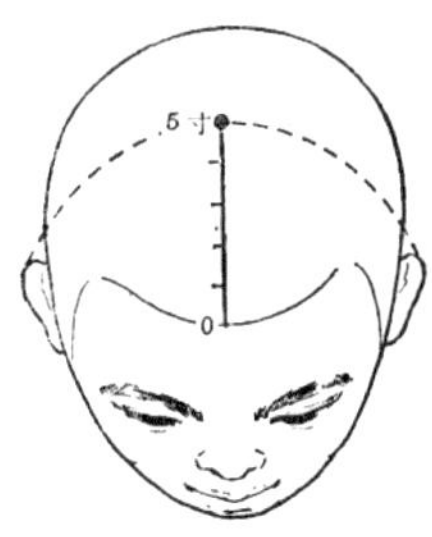

Stimulus:
Tong Ren sagt: Wenn das Qi angekommen ist, ableitend nadeln. Man kann 7 Moxakegel setzen, höchstens aber 49 Kegel! *Qin Ming He* aus der Tang-Dynastie hat am Punkt *Bai Hui* (Du 20) etwas Blut herausgelassen mit der Idee, Kopfschmerzen zu behandeln. Im Allgemeinen ist Moxibustion am Kopf nicht passend, (auf keinen Fall mehr als 7 Kegel), weil die Haut am Schädel sehr dünn ist (*Lei Jing Tu Yi*).

Der Praxistipp:
Vor Prüfungen, um die Angst und den Geist zu beruhigen (+ He 5, um die Zunge zu lösen); einer der besten Punkte bei Schwindel und Gehirnschwäche; tonisierende Nadelung oder Moxazigarre[1], um das Yang anzu- heben, z. B. bei Prolapsen aller Art! Ein ängstlicher Patient kann bei der ersten Behandlung an diesem Punkt genadelt werden, weil er kaum Schmerzen verursacht und den Patienten zur Ruhe bringt.

Solie de Morant sagt: Er heilt alle Beschwerden, bringt die Lebenskraft zurück, weckt den Willen zu leben, stärkt den Geist nach viel Sorgen, Kummer und Leid.

---

[1] Frau Prof. *Hu Ling Xiang* aus *Chengdu* faltet z. B. ein Stück Papier zu einem Rechteck von ca. 6 x 8 cm und bedeckt damit den Bai Hui-Punkt. Sie tippt dann mit einer glühenden Moxazigarre rhythmisch auf das Papier und kann so den Punkt erwärmen, ohne die Haare anzubrennen oder sie vorher abrasieren zu müssen. Die Heilkraft der Wärme dringt durch das Papier, ohne das es Feuer fängt.

Dumai 21 *Qián Dǐng* 前頂

vor dem Scheitel

Bedeutung des Namens:
Dieser Punkt liegt 1,5 Cun direkt vor *Bai Hui* (Du 20), der auf dem höchsten Punkt des Scheitels liegt, daher der Name. In Analogie zum Punkt *Hou Ding* (Du 19) = „hinter dem Scheitel“ wird auch an dieser Stelle auf die Erhabenheit von *Bai Hui* (Du 20) hingewiesen.

Wirkrichtung:
beruhigt die Leber, nährt das Yang, klärt das Gehirn, verbessert das Sehen, zerstreut Wind, bändigt Krampfanfälle, begünstigt den Kopf. Nach dem *Tai Yi Shen Zhen* beruhigt er den Shen und ist wiederbelebend.

Moderne Indikationen:
Kopfschmerzen, Schwindel, infantile Krampfanfälle, eitrige Rhinitis, Epilepsie, rote Schwellungen im Gesicht, Scheitelkopfschmerzen, Benommenheit, Sinusitis, verstopfte Nase

Klassische Indikationen:
Jia Yi Jing:
Wind, der Schwindel und Sinnestrübungen verursacht, übler Wind und Kälte, rote Schwellungen im Gesicht: *Qian Ding* (Du 21) heilt dies!

Zhen Jiu Da Cheng:
Kopf-Wind und Benommenheit, rötliche Schwellungen im Gesicht und Ödeme, Schreckhaftigkeit kleiner Kinder, epidemische Erkrankungen, die Nase hat viel klaren Schleim, Schmerzen und Schwellungen des Scheitels

Lei Jing Tu Yi:
Schwellungen und Schmerzen des Halses, Kopf-Wind mit Schwindel

Shen Nong Jing:
Bei akuten und chronischen Krampfanfällen kleiner Kinder brenne drei Moxakegel von der Größe eines Weizenkorns ab!

Tong Ren:
Wind-Epilepsie mit Krämpfen, die schwer oder leicht sein können, klarer Nasenfluss, Schmerzen auf dem Scheitel

Tai Yi Shen Zhen:
epileptische Krämpfe kleiner Kinder, Wind, der ins Zentrum geht

Sheng Hui Fang:
Kopf-Wind mit Hitze und Schmerzen, Kopfschwellungen, Wind-Epilepsie

Bian Que Xin Shu:
Schmerzen im Nacken und am Scheitel, fehlender Glanz in beiden Augen

Zhen Jiu Ju Ying:
Wasserschwellungen

Moderne Kombinationen:
- Scheitelkopfschmerzen: + Du 20, Du 19
- Schwindelanfälle: + Du 20, Gbl 20, Bl 62, Le 3
- Sinusitis: + Di 20, Di 4
- Epilepsie kleiner Kinder: + Du 1
- Kopfschmerzen: + Bl 60, Du 20, Tai Yang

Klassische Kombinationen:
Qian Jin Fang:
- Wind-Schwindel und Halbseitenkopfschmerz: + Gbl 4, Du 19
- Röte und Schwellung im Gesicht: + Du 22, Du 23, Du 17, Gbl 20

Zi Sheng Jing:
- Schrecken-Epilepsie von Kindern: + Du 22, Gbl 13, Bl 10
- plötzliche Gesichtsschwellung: + Du 22, Du 23, Ma 43, Mi 4

Yu Long Ge:
- Unfähigkeit zu sprechen nach Wind-Schlag: + Du 24

Bai Zheng Fu:
- Leere-Schwellung im Gesicht: + Du 26

Zhen Jiu Da Cheng:
- Kopf-Wind: + Du 20, Du 24, Du 23, SJ 23, Gbl 20, Di 4, Bl 2, Ma 8

Lokalisationshilfe:
1,5 Cun vor *Bai Hui* (Du 20) auf der Mittellinie des Scheitels

Der Praxistipp:
Epilepsie kleiner Kinder (cave: offene Fontanelle bei Säuglingen!)

Dumai 22 *Xìn Huì* 顖會

Versammlung am Schädel

Alternative Namen:
xìn mén 顖門 = die Fontanelle
guǐ mén 鬼門 = Dämonen-Tor
dǐng shàng 頂上 = zum Scheitel hinaufgehen
xìn *shàng* 顖上 = zum Schädel aufsteigen
dǐng mén 頂門 = Scheitel-Tor
qián tóu bǎi huì 前頭百會 = 100 Versammlungen des Vorderkopfes

Bedeutung des Namens:
Dieser Punkt liegt an den Verbindungsnähten auf dem Schädel. Bei Säuglingen ist in dieser Region die Fontanellenöffnung. An dieser Stelle versammelt sich das Qi des Du Mai, um den Schädel und das Gehirn zu ernähren.

Wirkrichtung:
erweckt den Shen, besänftigt Schrecken, zerstreut Wind, klärt Hitze, löst Krämpfe, wiederbelebt die Sinne

Moderne Indikationen:
Leere im Kopf, Schrecken, Koma, Ohnmacht, eitrige Rhinitis, „Stinknase", Nasenbluten, infantile Krampfanfälle, Schlaflosigkeit, übermäßiges Träumen im Schlaf, Kopfschmerzen, Schwindel, Gehirnschmerzen, Gesichtsschwellungen

Klassische Indikationen:
Lei Jing Tu Yi:
Leere im Gehirn mit Kälteempfindungen, Kopf-Wind mit Schwellungen und Schmerzen, Scheitelkopfschmerzen, Folgen von zuviel Alkoholgenuss, geschwollene Kopfhaut, Epilepsie, klarer Nasenschleim, trübe Augen und geschwollenes Gesicht, verstopfte Nase, man kann nicht Wohlgeruch und Gestank riechen. Schreck-Epilepsie versieht die Augen mit Dunkelheit, man ist nicht in der Lage, Menschen zu erkennen: Man kann hier 14 Moxa setzen, höchstens 49 Kegel. Zu Anfang ist die Moxibustion nämlich schmerzlos, die Krankheit verschwindet, sobald die Schmerzen eintreten. Der Schmerz ist es nämlich, der die Moxabehandlung beendet.

Angenommen, die Nase ist verstopft, moxe bis zu 4 Tage lang und ziehe dich dann zurück, eine Besserung tritt nach 7 Tagen Pause ein. Wenn Kopf-Wind weiße Schuppen bildet und man viel schlafen möchte, bringt eine Nadelung hier gute Ergebnisse; zusätzlich kann man Salz mit Sesamöl vermischen und in die Haarwurzeln einreiben, der Kopf-Wind wird für immer vertrieben!

Jia Yi Jing:
Kopfschmerzen mit farblichen Veränderungen des Gesichtes, Dian- (Depression-) Erkrankung mit Erbrechen von Schaum, kurzzeitige Lähmungserscheinungen, üble Erscheinungen von Wind und Kälte, rötliche Schwellungen im Gesicht

Zhen Jiu Da Cheng:
Er heilt Leere und Kälte im Gehirn, oder auch Folgen von übermäßigem Alkoholtrinken. Das Gehirn schmerzt wie zerbrochen, Nasenbluten, Gesichtsrötung mit heftigen Schwellungen, die Schädelhaut ist geschwollen, es bilden sich weiße Schuppen. Kopf-Schwindel, das Antlitz ist grünlich und die Augen sind trübe, Herzrasen nach Schreck, die Augen sind nach oben gedreht und man erkennt niemanden.

Shen Nong Jing:
Bei Kopf-Wind mit Schmerzen kann man 3 Moxa abbrennen, bei leichten und schweren Krampfanfällen nach Schreck kleiner Kinder brenne 3 Moxakegel von der Größe eines Weizenkorns ab!

Qian Jin Fang:
bei Dian- (depressiven-) Erkrankungen und bei Geisteskrankheiten, die durch Dämonen entstehen, nimm den Punkt *Xin Hui* (Du 22); er hat den anderen Namen Gui Men = Dämonen-Tor.

Zi Sheng Jing:
Leere und Kälte des Gehirns, Nasenbluten, Wind-Kälte betritt das Gehirn, chronische Kopfschmerzen

Xun Jing:
echte Kopfschmerzen

Ju Ying:
Gehirnschmerzen wie zerbrochen, Schreckhaftigkeit mit Herzklopfen, die Augen sind nach oben gewandt, man erkennt keinen Menschen.

Jing Yue Quan Shu:
Schmerzen in der Nase, Tumore in der Nase (Polypen)

Yu Long Ge:
Wind, der ins Zentrum geht (*zhòng fēng* 中風) ist schwer vom Arzt zu behandeln. Das Wissen um die Bedeutung von *Ding Men* (Du 22), (die Nadel) dazu noch zum Punkt *Bai Hui* (Du 20) gerichtet, dann noch Klarheit darüber, ob zu tonisieren oder zu sedieren ist, bringt (den Kranken) sofort zum Bewusstsein zurück und vermeidet Not und Unglück!

Moderne Kombinationen:
- mangelnde Durchblutung des Gehirns: + SJ 6, Mi 10
- Schlafsucht: + Du 20, Bl 10, Le 3
- Stirnkopfschmerz: + Tai Yang, SJ 17, Di 4
- Krampfanfälle kleiner Kinder: + Shi Xuan (Extra-Punkt)

Klassische Kombinationen:
Jia Yi Jing:
- Krampfanfälle: + Du 20

Zi Sheng Jing:
- Schreck-Epilepsie kleiner Kinder: + Du 21, Gbl 13, Bl 10
- Kopf-Wind mit Schwindel: + Du 23, Du 24
- verstopfte Nase, man kann Wohlgeruch nicht von Gestank unterscheiden: + Du 23, Du 20, Bl 6
- Schlafsucht: + Du 20

Bai Zheng Fu:
- bei Kopf-Wind[1] mit einer goldenen Nadel: + Bl 9

Lokalisationshilfe:
1,5 Cun direkt vor dem Punkt Du 21. Wenn man die Entfernung zwischen der vorderen Haarlinie und Du 20 in 5 Cun misst, liegt Du 22 etwa zwei Cun oberhalb der vorderen Haarlinie.

---

[1] *Tóu fēng* 頭風 = Wind-Syndrom des Kopfes, beschreibt einen wiederkehrenden, anfallsartigen Kopfschmerz, der durch äußere Faktoren (Wind-Kälte-Übel) immer wieder ausgelöst wird. Die Ursache ist Schleim-Feuer, das im Kopf die Leitbahnen blockiert. Im westlichen Sinne alle witterungsabhängigen Kopfschmerzen.

Stimulus:
(Bei Kindern) unter acht Jahren sollte man hier nicht nadeln, weil die (Schädel-) Decke über dem Eintrittstor noch nicht geschlossen ist. Eine Nadelung hier bringt Unglück, entweder stirbt der Mensch sehr jung oder er fürchtet die Hitze und sein Gesicht sieht aus wie ein Schweinsfisch[1] (*Tong Ren*); bei kleinen Kindern ist das Tor am Schädel noch nicht geschlossen, ebenso kann ein Wasserkopf entstehen, deshalb darf hier nicht genadelt oder gemoxt werden (*Lei Jing Tu Yi*).

Der Praxistipp:
Es überrascht, wie viele interessante Indikationen dieser Punkt in den klassischen Texten aufweist, wobei er in den neueren Texten kaum Beachtung findet. *Xin Hui* (Du 22) leistet vor allem in der Verbesserung der Gehirnleistung und -durchblutung Erstaunliches, besonders bei Leere im Kopf, Benommenheit und Schwindel. Der Patient ist „wie im Tran“[2], seine Gedanken und seine Sicht sind unklar und er kann sich auf Nichts konzentrieren. In seiner Wirkung bei Geruchsstörungen kann er sich durchaus mit *Ying Xiang* (Di 20) messen!

Solie de Morant sagt: Er löst eine Reaktion im Punkt *Feng Long* (Ma 40) aus, wirkt auf die Vitalität des ganzen Körpers, wirkt auf die Leistungen des Vorderhirns, verbessert die Denkleistungen, Ideen, Konzentration und Vorstellungsvermögen im Menschen. Bei leichter Ermüdbarkeit des Gehirns, Schwäche bis zur geistigen Verwirrung und Somnolenz.

[1] *Zhū yú* 豬魚 wahrscheinlich *Halichoeres miniatus*, ein Fisch aus der Familie der Lippenfische mit einem kreisförmigen Gesicht
[2] Mittelhochdeutsch ursprünglich für „angetrunken sein“!

Dumai 23 *Shàng Xīng* 上星

oberer Stern

Alternative Namen:
shén táng 神堂 = Halle des Shen
míng táng 明堂 = Halle der Klarheit
guǐ táng 鬼堂 = Dämonenhalle
guǐ gōng 鬼宫 = Dämonenpalast
míng táng 名堂 = ruhmreiche Halle
sī táng 思堂 = Halle des Nachdenkens

Bedeutung des Namens:
Shàng 上 bedeutet an oberster Stelle gelegen, oben, hinaufsteigen, der Beste, der Erste von Zweien. *Xīng* 星 ist ein Stern, der den Himmel erleuchtet. Dieser Punkt liegt am Schädel, dem Himmel im Mikrokosmos und leuchtet besonders hell wegen seiner Wirkkraft. Die vielen alternativen Namen weisen auf die Wirkung des Punktes auf das Gehirn, die Denkleistung und den Geist sowie auf Störungen dieser Funktionen hin. Seine Kraft als Dämonenpunkt zeigt sich darin, dass er den gleichen Namen wie der erste der Dämonenpunkte, der Dämonenpalast *Gui Gong* (Du 26) trägt. Wir haben hier die Residenz des obersten Herrschers unter den Geistern, den Eingang zum Palast des Fürsten der Finsternis!

Der Shen zeigt seinen Glanz in den Augen, das Herz sein Handeln im *shén míng* 神明 = Klarheit des Geistes, all dieses finden wir in den Punktenamen wieder. In der daoistischen Alchimie ist der Ming Tang-Palast der dritte Palast im Gehirn, wenn man 3 Cun zwischen den Augenbrauen eindringt. Es ist die Audienzhalle des Kaisers, der Ort, wo der ursprüngliche Geist *yuán shén* 元神 nun voll entwickelt ist und wirksam werden kann.[1]

Besondere Qualifikationen:
- der zehnte der 13 Dämonen- (Gui-) Punkte des *Sun Si Miao*

Wirkrichtung:
klärt Hitze, öffnet die Sinne, zerstreut Wind, macht die Augen klar

---

[1] Der Prozess der inneren Alchimie wird ausführlich in der Darstellung des *Nei Jing Tu* beschrieben, siehe dort.

Moderne Indikationen:
Stirnkopfschmerzen, Augenschmerzen, Schwindel, Kurzsichtigkeit, eitrige Rhinitis, Nasenbluten, Manie, Sprachverlust nach Schlaganfall, Wechselfieber ohne Schweiß, Schwellungen des Gesichts, die bis zum Kopf reichen, Hitzeempfindungen

Klassische Indikationen:
Jia Yi Jing:
Geisteskrankheiten mit Rückzug (Dian), Hitzeerkrankungen, Schweißlosigkeit, Schmerzen in den Augen, man kann nicht sehen; Nasenbluten, Malaria, Wind-Schwindel führt zu Kinnschmerzen.

Zhen Jiu Da Cheng:
Rotes Gesicht mit Schwellungen, Kopf-Wind, Schwellungen der Kopfhaut, leerer Gesichtsausdruck, Polypen in der Nase, verstopfte Nase mit Kopfschmerzen, chronische Malaria mit Kältezittern, Hitzekrankheiten mit Schweißlosigkeit, trübe Sicht, Schmerzen im Augapfel. Man kann nicht in die Ferne sehen, Blutungen aus Mund und Nase, die nicht aufhören.

Yu Long Ge:
Klarer und trüber Schleim fließt aus der Nase, zuerst sedierend nadeln, danach kann die Krankheit heilen. Wenn bei Kopf-Wind die Augen schmerzen, wirkt der Shang Xing-Punkt schmerzstillend.

Sheng Yu Ge:
Bei Kopf-Wind mit Augenschmerzen ist Du 23 nicht zu übertreffen!

Yu Long Ge:
Bei Kopf-Wind mit trübem Ausfluss aus der Nase ist *Shang Xing* (Du 23) sehr nützlich.

Lei Jing Tu Yi:
Er heilt Kopf-Wind, Kopfschmerzen, die Kopfhaut ist geschwollen, das Gesicht ist leer mit Abneigung gegen Kälte. Malaria mit Wechselfieber und Schweißlosigkeit, Nasenbluten und stinkender Nasenschleim, verschwommenes Sehen und Augenschmerzen, man kann nicht in die Ferne sehen. Nimm zum Nadeln hier vorsichtig die Dreikant-Nadel, sofort werden alle Yang-Hitze-Qi (-Übel) ausgeleitet, so bewirkt man, dass kein Ansturm nach oben zum Kopf und zu den Augen stattfinden kann!

Tong Ren:
ausdrucksloses, geschwollenes Gesicht, Malaria mit Abneigung gegen Kälte

Qian Jin Fang:
Bei Polypen in der Nase setze 200 Moxakegel; um Dämonen und üble Geister zu vertreiben, setze 100 Moxakegel. Von den 13 Dämonenpunkten heißt dieser Gui Tang = Dämonenhalle. Er beherrscht die 100 Übel und alle Geisteskrankheiten; passend ist dann, ihn an zehnter Stelle zu nadeln.

Zhen Jiu Ju Ying:
Er beherrscht: rotes und geschwollenes Gesicht, Kopf-Wind, Schwellungen der Kopfhaut, der Gesichtsausdruck ist leer, Polypen in der Nase, Nasenverstopfung mit Kopfschmerzen, Malaria mit Kältezittern, Fiebererkrankungen ohne Schwitzen, Sinnestrübung, Augenschmerzen, man kann nicht in die Ferne blicken, unaufhörliche Blutungen aus Mund und Nase.

Sheng Hui Fang:
verstopfte Nase, Kopfschmerzen durch Wind, Schwellungen der Kopfhaut, man kann nicht riechen, Kopf-Wind mit Benommenheit und Schwindel

Moderne Kombinationen:
- Nasenfurunkel: + Di 20, Lu 7, Di 4
- Nasenbluten: + Di 20, Du 25
- Rhinitis: + Di 4, Le 3
- Drehschwindel: + Du 20, Di 4
- Epistaxis, Rhinitis: + Di 20, Du 25, Di 4
- Stirnkopfschmerz: + Ma 8, A-Shi-Punkte, Di 4
- Benommenheit und Schwindel: + Du 20, Tai Yang, Le 3
- Augenschmerzen: + Bl 2, Ma 1
- Gehirnblutungen: + Gbl 20, Gbl 12, Bl 10, Du 23 (Durchstich nach *Bai Hui* (Du 20)

Klassische Kombinationen:
Qian Jin Fang:
- Gesichtsröte und Schwellungen: + Du 22, Du 21, Du 17, Gbl 20
- Augenschmerzen, kann nichts sehen: + Gbl 20, Du 17, Bl 9, Du 16

Zi Sheng Jing:
- verstopfte Nase, man kann nicht Wohlgeruch von Gestank unterscheiden: + Du 20, Du 22, Bl 6
- Nasenschwellung: + Bl 9, Du 20, Gbl 15, Dan Yang
- verschwommenes Sehen: + Du 24, Ni 1, Bl 45, Lu 10, Mi 2
- Kopf-Wind und Schwindel: + Du 24, Du 22
- plötzliche Gesichtsschwellungen: + Du 22, Du 21, Ma 43, Mi 4
- Kopf-Wind, leeres Gesicht mit Schwellungen: + Gbl 9
- Schmerzen im Augapfel: + Du 17 (man kann nicht in die Ferne sehen)

Zhen Jiu Da Cheng:
- Schmerzen im Gehirn: + Gbl 20, Gbl 19, Bl 10, He 3
- Augenschmerzen: + Ma 44

Za Bing Xue Fa Ge:
- akutes Nasenbluten: + Di 19

Shi Si Jing Yao Xue Zhu Zhi Ge:
- trüber Nasenschleim: + Bl 7; bei Polypen ist es wichtig, hier zu moxen, dies kann zur Heilung führen. Zusammen heilen beide alle möglichen Beschwerden durch Kopf-Wind.

Zhen Jiu Ju Ying:
- Benommenheit: + Gbl 20, Bl 10

Lokalisationshilfe:
1 Cun hinter der vorderen Haarlinie auf der Mittelinie, oder 4 Cun oberhalb des Extrapunktes Yin Tang, der an der Nasenwurzel liegt.

Stimulus:
Tong Ren sagt: Es ist nicht passend, hier viele Moxa abzubrennen; die Moxa ziehen das Qi nach oben, sodass die Augen trübe werden, deshalb meiden viele diese Methode. *Lei Jing Tu Yi* sagt: Man kann hier mit einer Dreikant-Nadel bluten lassen, um Yang-Hitze abzuleiten. Der goldene Spiegel *Yi Zong Jin Jian* erklärt: Bei kleinen Kindern ist der Schädel hier noch nicht geschlossen, deshalb Moxa-Verbot!

Der Praxistipp:
Nasenpolypen, geistige Verwirrung, vom Dämon besessen, Augenschmerzen, beginnender Katarakt, Glaukom (der Punkt zieht das Qi aus dem Kopf und aus den Augen); chronische Nasenprobleme

Dumai 24 *Shén Tíng* 神庭

innerer Hof des Shen

Alternative Namen:
fà jì 發際 = Haargrenze
dū mài 督脈 = Kontroll-Gefäß

Bedeutung des Namens:
Shén 神 steht für: Geister, Götter (bei den chinesischen Protestanten der höchste Gott), übernatürlich, mysteriös, geistig, die Seele, der Geist, der Verstand, Inspiration, Kreativität, Logos, Genius, u. v. m. Im ursprünglichen Verständnis des Schriftzeichens hat Shen etwas mit Geistern und Göttern zu tun. Es zeigt die drei Zeichen des Himmels (Sonne, Mond und Sterne), die sich überallhin ausbreiten. Gemeint sind die Offenbarungen bzw. Omen der Geister/Götter, die den Gläubigen auf seinem Weg leiten (vergl. Wilder, No. 227).

Tíng 庭 bezeichnet einen Hof, der als Empfangssaal des Kaisers vorgesehen war, ein kaiserlicher Hof, der weiter im Inneren ist als die Halle *táng* 堂 aber nicht so dicht am Kaiser wie der Palast *gōng* 宫. Im inneren Hof des Shen können wir schon die Nähe des erleuchteten Herz-Kaisers spüren, dessen Shen bis in den Empfangssaal herausstrahlt.

Das Gesicht ist der Glanz des Herzens, ebenso wie der innere Hof des Shen.[1] Dieser Punkt befindet sich an einem noblen Ort und behandelt viele Krankheiten des Gesichtes und der Sinnesorgane. Das Gehirn ist der Verwaltungsbezirk des Shen und so finden wir für diesen Punkt eine Reihe von geistigen und neurologischen Krankheiten. Wenn Du 23 = „Halle des Shen" schon einen großen Einfluss auf Shen-Störungen hat, dann ist der Punkt Du 24 = „innerer Hof des Shen" noch dichter am Geschehen: Der ursprüngliche Geist *yuán shén* 元神 als unmittelbarer Vermittler des großen Dao ist nur noch eine Handbreit entfernt. *Sun Si Miao* hat diesen Punkt derart hochgeschätzt, dass er ihm den alternativen Namen Du Mai = „Kontroll-Gefäß" gab.

---

[1] Nach dem *Huáng Tíng Jīng* 黃庭經, dem Klassiker des gelben Hofes, ein grundlegendes Werk über die daoistische Alchimie, vermutlich aus dem 3. nachchristlichen Jahrhundert. Vergl. dazu **R. Homann**: Die wichtigsten Körpergottheiten im Huang T'ing Ching, Göttingen 1971.

Besondere Qualifikationen:
- Hui- (Reunions-) Punkt des Du Mai mit der Blasen- und der Magen-Leitbahn

Wirkrichtung:
zerstreut Wind, besänftigt die Leber, beseitigt Folgen von Schrecken, öffnet die Sinne, beruhigt das Herz und den Shen

Moderne Indikationen:
schwere Kopfschmerzen, Augenentzündungen und -schwellungen, eitrige Rhinitis, Epilepsie, geistige Störungen, Schlaflosigkeit nach Schreck, Benommenheit und Schwindel

Klassische Indikationen:
Jia Yi Jing:
Wechselfieber mit Kopfschmerzen, Kurzatmigkeit, die Augen können nicht sehen, Wind-Schwindel. Wohltätig bei Erbrechen, Unruhe mit Völlegefühl, Kälte in Kopf und Gehirn, die Nase läuft und die Augen tränen: *Shen Ting* (Du 24) heilt dies alles!

Zhen Jiu Da Cheng:
Er beherrscht: Man steigt auf eine Höhe und singt, entkleidet sich und rennt umher, ist voller Spannung und streckt die Zunge heraus.[1] Auch bei depressiven Geisteskrankheiten und Wind-Erkrankungen; die Augen sind nach oben gedreht, man kann die Menschen nicht ansehen, Kopf-Wind mit Schwindel, unaufhörlich läuft klarer Schleim aus der Nase, die Augen tränen, Schrecken mit Herzklopfen, man findet keinen Schlaf, Erbrechen, Unruhe mit Völlegefühl, Kopfschmerzen durch Kälte und Hitze, Atemnot und heftiges nach Luft schnappen.

Yi Zong Jin Jian:
Er heilt Wind-Krankheiten und Schaf-Epilepsie

Yu Long Fu:
Shen Ting (Du 24) reguliert besonders gut den Kopf-Wind!

Yu Long Ge:
Kopf-Wind mit Erbrechen und trüben Sehen, als Punkt wähle zuerst *Shen Ting* (Du 24), kein Fehler!

---

[1] Die klassische Beschreibung einer manischen Geisteskrankheit *kuáng* 狂!

Shi Si Jing Yao Xue Zhu Zhi Ge:
Shen Ting beherrscht, mit Moxa behandelt, Schaf- und Wind-Epilepsie, Benommenheit und Kopfschmerzen ebenso wie Leere im Gehirn.

Lei Jing Tu Yi:
Wenn man verrückt wird, auf hochgelegene Orte klettert und hektisch hin und her rennt, bei Wind-Epilepsie und auch bei der Dian-Erkrankung und Nackensteife. Die Augen sind nach oben gerollt und nehmen niemanden wahr, Kopf-Wind und verstopfte Nase, die Tränen laufen unaufhörlich, Kopfschmerzen mit Augentränen, Unruhe mit Völlegefühl und Kurzatmigkeit. Zittern vor Angst, sodass man keine Ruhe findet.

Sheng Hui Fang:
Wind-Epilepsie, manische Geisteskrankheit mit viel Reden, Lachen und Singen, Schrecken und Furcht, sodass man nicht schlafen kann, Schaf-Epilepsie mit Ausstrecken der Zunge

Moderne Kombinationen:
- Schlaflosigkeit: + He 7, Yin Tang, Mi 6
- Herzklopfen nach Schreck: + P 6, He 5, Ni 3
- Schrecken-Wind kleiner Kinder: + Gbl 20, Le 3, Di 4
- die Augen sind rot, geschwollen und schmerzhaft: Tai Yang, Du 23
- Schielen: + SJ 23, Bl 9, Bl 18

Klassische Kombinationen:
Jia Yi Jing:
- Dian-Erkrankung mit Erbrechen von Schaum: + Du 27, Ren 24
- Folgen epidemischer Malaria: + Du 20

Qian Jin Fang:
- Kopfschmerzen durch Kälte-Hitze, Atemnot, unklares Sehen: + Du 26
- klarer Nasenschleim, der nicht aufhört: + Bl 2, Di 20, Bl 12, Di 4, Bl 67, Bl 66

Zi Sheng Jing:
- Tränenfluss: + Le 2
- verschwommenes Sehen: + Du 23, Ni 1, Bl 45, Bl 65, Lu 10, Mi 2
- Kopf-Wind mit Schwindel: + Du 23, Du 22

Yi Xue Gang Mu:
- Bei plötzlicher Rötung, Schwellung und Schmerzen in den Augen nimm Du 24, Du 22, Du 21, Du 20 und lasse Blut heraus, sofort tritt eine Besserung auf. Wähle dann noch Gbl 37 und Gbl 42!

Zhen Jiu Da Cheng:
- Wind-Epilepsie: + Du 25, Ni 1
- bei allen Wind-Krankheiten: + Du 20, Du 21, Ni 1, SJ 23, He 7 (1 Moxakegel), Ren 15 (3 Moxakegel)

Lokalisationshilfe:
0,5 Cun in der vorderen Haarlinie oder eine Handbreit (3,5 Cun) von Yin Tang nach oben auf der Mittellinie, oder 0,5 Cun direkt unterhalb von Du 23

Stimulus:
Jia Yi Jing sagt: Verboten zu nadeln, da eine Dian-Erkrankung verursacht wird und die Augen ihre Schärfe verlieren. *Lei Jing Tu Yi* sagt: Verboten zu nadeln, da eine Dian-Kuang-Erkrankung entstehen kann und die Augen ihren Glanz verlieren. Moxa wird allgemein und bevorzugt empfohlen.[1]

Der Praxistipp:
Akute Konjunktivitis, schafft einen klaren Geist, anregend auf den Geist bei Stumpfsinn und Stupor.

Solie de Morant sagt: Erweckt eine Antwort im Punkt *Fēng Lóng* 豐隆 (Ma 40),[2] psychische und zerebrale Aufregung, übermäßige Traurigkeit, reißt sich die Haare aus, kann nicht schlafen, voller Anspannung und Ängstlichkeit; springt auf den Tisch, singt, reißt sich die Kleidung vom Leib und streckt die Zunge heraus.

---

[1] Einige klassische Texte verbieten an diesem Punkt die Akupunktur, da sie manisch-depressive Geisteskrankheiten hervorrufen kann sowie Sehstörungen. Auch wenn man die Empfehlungen der Klassiker durchaus ernst nehmen sollte, bedarf es schon einer besonderen Disposition des Patienten, um eine solch schwerwiegende Reaktion zu provozieren. Für die Praxis kann Du 24 ein sehr wertvoller Punkt bei vielen Formen der Geisteskrankheiten und mentalen Störungen sein. Schwere Formen sollten jedoch nicht in der ambulanten Praxis behandelt werden, sondern lieber stationär begleitend mit einer angemessenen Medikation und unter fachärztlicher Kontrolle.

[2] **Ma 40** hat ebenfalls genau diese Symptome eines akut aufgedrehten Menschen, der in einer manischen Phase die Hitze-Fülle des Yang Ming nach außen trägt! (nach dem *Zhen Jiu Jia Yi Jing*)

Dumai 25 *Sù Liáo* 素髎

einfache Knochenhöhle

Alternative Namen:
miàn wáng 面王 = König des Gesichts
miàn zhèng 面正 = aufrecht im Gesicht!
bí zhŭn 鼻準 = genau die Nase!
zhŭn tóu 準頭 = Nasenspitze
miàn yù 面玉 = Jade im Gesicht

Bedeutung des Namens:
Dieser Punkt befindet sich in einer deutlichen Vertiefung auf der Nasenspitze, einfach in einer Höhle des Nasenknorpels. *Sù* 素 bedeutet auch weiß, leer, ursprünglich und bezeichnet das eher Schlichte und Unkomplizierte. Die Nase ist der Öffner der Lunge, dessen farbliche Entsprechung ist das Weiße. Über die Nase erhalten wir den unverfälschten Kontakt zur Außenwelt und erfahren sie schlicht über den Geruch. Ob wir jemanden riechen können oder nicht, bestimmt in erster Linie unsere Kommunikation mit anderen Menschen, besonders unsere Nähe oder Distanz zu ihnen. Die alternativen Namen geben die große Bedeutung der Nase für das Gesicht und sein Ausdruck wieder.

Wirkrichtung:
öffnet die Sinne, wiederbelebend bei Ohnmacht, kühlt Hitze, ventiliert die Lunge, löst Stagnation

Moderne Indikationen:
Geruchsverlust, verstopfte Nase, Sinusitis, Nasenfurunkel, Säufernase, infantile Krampfanfälle, den Blutdruck senkend, Nasenbluten, eitrige Rhinitis, Akne Vulgaris, Ohnmacht, Opfer vom Ertrinken

Klassische Indikationen:
Jia Yi Jing:
Nasenbluten und vermehrter Nasenschleim, im Zentrum gibt es verschiedene Furunkel, hartnäckiges Fleisch blockiert die Nasenhöhle, sodass (die Nase) nicht frei ist, man erkennt weder Wohlgeruch noch Gestank.

Zhen Jiu Da Cheng:
Nasenpolypen, die sich nicht auflösen, vermehrter Nasenschleim, Geschwüre wachsen in der Nase, man glaubt zu ersticken, erfolgloses Atmen, die Nase ist geschwollen, Nasenbluten

Lei Jing Tu Yi:
Einer sagt, *Su Liao* (Du 25) heilt die Folgen von übermäßigem Alkoholgenuss.[1] Nimm dann eine Dreikant-Nadel und lasse Blut austreten!

Xun Jing:
Alkohol-Schwips, Nasenfurunkel, hartnäckiges Nasenbluten, rote Nase

Moderne Kombinationen:
- Ohnmacht: + P 6, Du 26, P 9, Ni 1, Ma 36
- Nasenbluten: + Du 23, Di 20
- Säufernase: + Di 20, Di 4
- Ohnmacht und Bewusstlosigkeit: Shi Xuan, Ni 1
- Nasenbluten: + Gbl 20, Di 20
- Zur Senkung des Blutdruckes: + Du 20
- Herzklopfen: + P 6

Klassische Kombinationen:
Zhen Jiu Da Cheng:
- Wind-Epilepsie: + Du 24, Ni 1

Lokalisationshilfe:
genau auf der Nasenspitze in einer Mulde des Nasenknorpels

Stimulus:
Bei einer „Säufernase“ wird empfohlen, hier Blut mit einer Dreikant-Nadel herauszulassen; *Jia Yi Jing*, *Tong Ren* und *Wai Tai Mi Yao* sagen: Es ist nicht passend, hier Moxa zu setzen.

Der Praxistipp:
Der Tipp aus den alten Texten, über Du 25 alkoholbedingte Ausfälle zu kompensieren, ist für die Praxis anwendbar. Dabei wird die Entgiftung über die Lunge via der Nase forciert, also über die Atmung. Ein wichtiger Punkt zur Wiederbelebung (wie Du 26)! Nasenfurunkel und Abszesse, Rosacea, Geruchlosigkeit (+ Di 20), Nasenpolypen (+ Du 23).

---

[1] Im Chinesischen heißt dies etwas eleganter *chóu zuò fēng* 酬酢風 = „die Sitte, auf des Gastgebers Gesundheit zu trinken“ (das Betrinken aus Höflichkeit) oder auch: *jiǔ zuò fēng* 酒酢風 = „Wind nach Alkohol-Exzess“!

Dumai 26 *Shuǐ Gōu* 水溝

Wassergraben

Alternative Namen:
rén zhōng 人中 = Mitte des Menschen
bí rén zhōng 鼻人中 = die Nase als Mitte des Menschen
guǐ gōng 鬼宮 = Dämonen-Palast
guǐ shì 鬼市 = Dämonen-Markt
guǐ kè tīng 鬼客廳 = Dämonen-Empfangszimmer

Bedeutung des Namens:
Der Punkt befindet sich unterhalb der Nase im Philtrum, das einer „Wasserrinne" ähnelt. Der Nasenschleim passiert zuerst diesen Graben, wenn er aus der Nase läuft. Viel bekannter ist Du 26 unter dem Namen *Ren Zhong* = „Mitte des Menschen".

Es gibt drei Kräfte *sān cái* 三才 im chinesischen Mikro-Makrokosmos, dies sind Himmel – Erde – Mensch. Die Nase entspricht dem Himmel im Menschen, durch sie empfangen wir die fünf himmlischen Qi als Wohlgerüche. Der Mund ist die Erde im Menschen, er erhält die fünf irdischen Geschmäcker in Form der *wǔ wèi* 五味. In der Mitte, zwischen Himmel und Erde, befindet sich schließlich der Mensch, der Himmel und Erde in sich vereinigt. Eine wirklich passende Bezeichnung für diesen Punkt, ist er doch einer der mächtigsten Akupunkturpunkte, die es in der mikrokosmischen Landschaft gibt.

Auf einer anderen Ebene zeigt uns dieser Punkt ebenfalls seine Kraft für den Menschen als wichtigster Dämonen-Punkt zur Behandlung vielfältiger mentaler Probleme. **Sun Si Miao** schreibt:[1]

„Die Klassiker sagen: Es gibt 100 Übel, die Krankheiten entstehen lassen können. Deren Erscheinungsformen sind vielfältig. Die extremste Form eines Übels ist die Manifestation von Geisteskrankheiten. Trifft man auf einen derart Erkrankten, so ist dieser entweder vollkommen still und man hört keinen Laut von ihm oder er redet ständig und äußert Beleidigendes und Respektloses. Es kann aber auch sein, dass er singt oder weint oder er brummt vor sich hin, oder er lacht oder hält seine Augen verschlossen.

---

[1] Es wird hier das 14. Kapitel, Abschnitt 5, des *Qian Jin Yao Fang* auszugsweise übersetzt.

Vielleicht sitzt er aber auch im Wassergraben und isst Kot und Dreck. Andere ziehen sich nackt aus und stellen ihren Körper zur Schau. Wieder andere streunen von morgens bis abends umher. Dann gibt es welche, die ohne Maß schimpfen und fluchen. Schließlich gibt es noch solche, die durch den Geist fliegender Würmer[1] infiziert sind und rastlose Hände und Augen haben. Dieses sind die Erscheinungsbilder des Irrsinns. (Dian Kuang). Zur Behandlung nimmt man Nadeln und Moxa zusammen mit Arzneimittelrezepturen. Es gibt aber auch Meister des Windorakels; diese vertreiben den Dämon durch Wind (-Beeinflussung). *Bian Que* sagt: Gegen die 100 krankmachenden Übel gibt es in der Nadeltherapie 13 Punkte. Bei allen Nadelanwendungen am Körper beginne man zuerst mit dem Dämonenpalast!“

Wir haben in diesem Punkt also die Residenz des obersten Herrschers unter den Geistern, den Palast des Fürsten der Finsternis! In der Vorstellung der Chinesen haben auch die Dämonen im Jenseits ein soziales System des Zusammenlebens, ähnlich dem der Menschen in der diesseitigen Welt. So kann uns der Name des Dämonenpunktes Auskunft über die Bedeutung und Wirkung des Punktes in der Geisterhierarchie geben. Ein Palast ist der Wohnsitz des Herrschers, wir stoßen hier direkt in die Privatgemächer des Dämons vor! Die anderen Namen weisen gleichfalls auf die Vielfalt von mehr öffentlichen Geistern hin, die sich hier versammeln können.

Besondere Qualifikationen:

- Hui- (Reunions-) Punkt des Dumai mit der Dickdarm- und der Magen-Leitbahn
- der erste der 13 Dämonen- (Gui-) Punkte des *Sun Si Miao*
- er wirkt wie ein Xi- (Spalt-) Punkt für den Qi-Fluss im Du Mai.

Moderne Indikationen:

Bewusstlosigkeit nach einem Schlaganfall, Koma, Schock manisch-depressive Geisteskrankheiten, Besessenheit, infantile Krampfanfälle, Epilepsie, Eklampsie, Fieberkrämpfe, Ohnmacht, Hitzschlag, Erysipelas, Trismus, Fazialisparese, Sprachverlust, Hypertonie, Gesichtsödeme, Diabetes, chronische Rhinitis, Gesichtskrämpfe, akute Schmerzen in Brust und Bauch, Verstauchung und Verletzung des Rückens, Zahnschmerzen, Trigeminusneuralgie, Herpes Labialis

---

[1] *Fēi gǔ jīng líng* 飛蠱精靈 = „der essenzielle Geist fliegender Gu-Würmer“; ein durch schwarze Magie entstandenes Wurmgift; vergl. P. Unschuld, a. a. O. S. 46ff.

Klassische Indikationen:

Jia Yi Jing:

Kopfschmerzen durch Kälte und Hitze, verbessert das Sehvermögen, Schiefstellung des Mundes, man kann keine Flüssigkeiten behalten. Man kann nicht durch die Nase atmen, man kann nicht Wohlgeruch von Gestank unterscheiden. Nasenbluten, das nicht aufhört, Wasserschwellungen im Menschen mit extremen Völlegefühl und dem Gefühl zu sterben, *Shui Gou* (Du 26) beherrscht dies alles!

Zhen Jiu Da Cheng:

Diabetes-Erkrankung *xiāo kě* 消渴, man trinkt übermäßig Wasser, das Wasser-Qi erzeugt Schwellungen im ganzen Körper. Man kann nicht aufhören zu lachen, Dian-Erkrankung und Epilepsie, man erinnert sich weder der Sprache der Ehrwürdigen noch der Niedrigen, plötzlich lacht man und ist fröhlich. Wind-Schlag mit Kiefersperre, die Kiefer können nicht geöffnet werden, Schwellungen im Gesicht reizen die Lippen, mit dem Gefühl, als ob Würmer krabbeln, das Übel eines plötzlichen Schlages, (z. B.) der Dämonen-Schlag, man schnappt nach Luft, die Augen können nicht sehen. Alle Formen der Gelbsucht, epidemische Krankheiten *wēn yì* 瘟疫 der ganze Körper ist gelb, der Mund ist wie ausgetrocknet.

Lei Jing Tu Yi:

Er heilt Wind-Schlag mit Kiefersperre, üble Schläge wie ein Dämonenschlag, man fällt ins Koma, Epilepsie und Depressionen, heftiger Durst, man möchte viel trinken, Wasserschwellungen über den ganzen Körper, ebenso Schwellungen im Gesicht durch Wind und Wasser: Stich diesen Punkt, bis Wasser austritt, danach ist es besser! Einer sagt, bei Krankheiten mit Wasser-Qi Schwellungen ist es passend, 3 Fen tief zu nadeln und die Nadel dann sehr langsam herausziehen. Dies leitet das Wasser-Qi aus (dem Körper); es ist, als ob die Nadel an diesem einen Punkt das Wasser erschöpft und zum Stehen bringt![1]

Tong Xuan Zhi Yao Fu:

Ren Zhong (Du 26) beseitigt hartnäckige Schmerzen im Rückgrat und in den Armen.

Zhou Hou Fang:

Plötzliche Ohnmacht, der Patient ist wie tot!

---

[1] Eine sehr schöne Beschreibung der Heilkraft des Punktes, die seinem Namen, *Shui Gou* = „Wassergraben“ Rechnung trägt. Man gräbt der Schwellung quasi das Wasser ab!

Xi Hong Fu:
Ren Zhong (Du 26) heilt Dian-Erkrankungen mit bestem Erfolg, die anderen zwölf Dämonen-Punkte müssen nicht mehr (dazu genommen werden).

Yu Long Ge:
Bei hartnäckigen Schmerzen in Rücken und Wirbelsäule sediere *Ren Zhong* (Du 26), in nur einem Augenblick kann man den Rückenschmerz erfolgreich vertreiben!

Shi Si Jing Yao Xue Zhu Zhi Ge:
Shui Gou (Du 26) behandelt Wind-Schlag, der Mund kann nicht geöffnet werden, jedes Übel, dass ins Zentrum geht, eine Dian-Erkrankung mit schiefem Mund und schiefen Augen, nadele zur Heilung von Wind-, Wasser-, Kopf- und Gesichtsschwellungen, moxe zur Heilung von kindlichen Krämpfen, die plötzlich auftreten wie ein Schicksalsschlag!

Qian Jin Fang:
alle Krankheits-Übel, bei denen man ohne Unterlass spricht oder ähnliche Zustände

Wai Tai Mi Yao:
Schüttellähmung der Hand

Sheng Hui Fang:
Diabetes, man muss immer trinken, Wasserschwellungen am ganzen Körper, lacht ohne Anlass und kann nicht aufhören, Epilepsie, man kennt die eigene Sprache nicht mehr, himmelhoch jauchzend, zu Tode betrübt.[1] Kann den Kiefer nicht öffnen, Gesichtsschwellungen reizen die Lippen, wie Blätter im üppigen Wind, als ob Würmer darüber kriechen.

Tong Ren:
Schwellungen im Gesicht durch Wind-Wasser

Zhen Jiu Da Quan:
100 Übel können viele Geisteskrankheiten (Dian Kuang) hervorbringen. Es gibt 13 Punkte in der Akupunktur, die man (zu ihrer Behandlung) kennen sollte. Nadele zuerst die Mitte des Menschen, dies ist der Dämonenpalast *Gui Gong* (Du 26). Stich links unterhalb des (Nasen-) Randes hinein und gib acht, dass die Nadel rechts herauskommt.

---

[1] *Zhà xǐ zhà kū* 乍喜乍哭 = „bald fröhlich, bald weinend“

Shen Nong Jing:
Plötzliche Krampfanfälle kleiner Kinder, man kann 3 Moxa von der Größe eines Weizenkorns abbrennen!

Moderne Kombinationen:
- Schiefstellung des Mundes nach Schlaganfall: + Ma 6, Ma 4, Di 4
- toxischer Schock: + P 6, Ni 1, Ma 36
- Wiederlebung nach Ertrinken: + Ren 1, P 9
- Hysterie: + Di 4 (in Richtung P 8 nadeln)
- Isolation: + Ni 1, Bl 40, Shi Xuan (Extrapunkte an den Fingerspitzen)
- Erwecken aus dem Koma : + P 9, Di 4, Le 3
- schwere epileptische Anfälle: + Du 14, Di 4, Gbl 34, Le 3, Shi Xuan
- Beschwerden nach Gehirnblutung: + P 6, He 1, Mi 6, Bl 40
- Ohnmacht: + Di 4, Shi Xuan
- Rückenschmerzen durch Verletzung: + Bl 40
- Hitzschlag: P 3, Bl 40
- Sprachstörungen: + Ni 1, He 5
- Miktionsstörungen: + Ren 9
- Rektumprolaps: + Du 1, Bl 58
- zerebrale Krämpfe: + P 6
- Knochen- und Nervenschmerzen der Älteren: + P 6
- Ausscheidung von Toxinen: + Di 4

Klassische Kombinationen:
Jia Yi Jing:
- Dian-Erkrankung: + Du 28

Zhen Jiu Da Cheng:
- Bewusstlosigkeit durch Wind-Schlag: + P 9, Di 4, dann Du 15, Le 1
- Bewusstlosigkeit durch Hitzschlag: + Di 4, Ma 44, Du 20, Ren 3, 6
- übermäßiges, grundloses Lachen: + Lu 7, Dü 5, P 7
- übermäßiges, grundloses Weinen: + Du 20
- klarer Schleim fließt aus der Nase: + Du 23, Du 16
- Schmerzen der oberen Zähne: + Lu 9, Ni 3, P 5
- Schwellungen im Gesicht: + Du 23, Bl 2, SJ 6, SJ 3, P 5, Le 2, Ma 25.
- Diabetes: + Ren 24, Jin Jin, Yu Ye (Extra-Punkte), Di 11, P 8, Le 3, Mi 5, Mi 1, Ni 2 (Wenn diese (Krankheit) schon länger als 100 Tage dauert, sei sicher, hier nicht mit Moxa zu behandeln!)[1]

[1] Auch wir kennen das Problem der veränderten Wärme-Sensibilität bei chronischen Diabetikern. Von einer Moxibustion ist hier nicht nur wegen der häufigen Yin-Schwäche abzuraten, sondern gerade wegen der Gefahr, die Haut und das Gewebe zu verletzen, denn der Patient spürt den Wärme-Reiz zu spät und es besteht die Gefahr einer Verbrennung! Diese Erfahrungen wurden demnach schon in der Ming-Dynastie vor 400 Jahren gemacht, medizinhistorisch sicher eine interessante Aussage!

Ling Guang Fu:
- Dämonen-Übel und Dian-Erkrankung: + P 5

Bai Zheng Fu:
- nervöse Erschöpfung: + Gbl 20
- Du 26 + Bl 40 beseitigen Rückenschmerzen, die vorher schwer zu behandeln waren.

Nan Bing Xue Fa Ge:
- Geisteskrankheiten mit Dämonen und Spukgestalten: + P 5

Yu Long Ge:
- Bei Krankheiten, die nach einem Wind-Schlag entstehen, nadele P 9. Diese zwei Punkte können Frieden schaffen, zuerst tonisieren, danach sedieren, wenn keine Resonanz kommt. Ein anderes Mal kannst du *Ren Zhong* (Du 26) oberflächlich und sanft nadeln.
- Wenn jemand einen wirklich üblen Mundgeruch hat und sein strapaziertes Herz von Leidenschaft geplagt ist, kann die Sedierung von P 7 und Du 26 das Herz abkühlen und das Qi friedlich stimmen.

Sheng Yu Ge:
- Eine sedierende Nadelung von Du 26 und Ma 6 heilt Speichel und Schaum vor dem Mund nach einem Schlaganfall.

Qian Jin Fang:
- Die Nase läuft, man kann nicht Wohlgeruch von Gestank unterscheiden: + SJ 16.

Zi Sheng Jing:
- Nasenbluten: Moxa auf Du 26, 28 und Ren 9 bringen guten Erfolg!

Lokalisationshilfe:
im Gesicht unterhalb der Nase, am Übergang vom oberen zum mittleren Drittel des Philtrums

Der Praxistipp:
der beste Notfall-Punkt für alle plötzlichen Erkrankungen des Gehirns und des Geistes; Nadelkollaps! Bei allergischem Schock kann er Leben retten! Bei epileptischen Anfällen oft hilfreich, um den Anfall zu kupieren. Um die kleinen Teufelchen und Dämonen der Zwanghaftigkeit und Fixierungen zu beseitigen! Zahnschmerzen im Oberkiefer, Herpes Labialis, macht den Geist klar, akute Rückenschmerzen an der WS.

Dumai 27 *Duì Duān* 兌端

Anfang der Heiterkeit

Alternative Namen:
chún shàng duān 脣上端 = Anfang der Oberlippe
zhuàng gú 壯骨 starker Knochen
duì gú 兌骨 = Knochen der Heiterkeit
duì dào ruì 兌道銳 = der Weg zur lebhaften Heiterkeit

Bedeutung des Namens:
Duì 兌: wechseln, Tauschhandel, zahlen, eines der acht Trigramme. Die Bedeutung nach dem Buch der Wandlungen ist Freude, erfreut, entzückt, angenehm, das Heitere, Heiterkeit. Dui betont den weiblichen Anteil der Wandlungsphase Metall und steht für die Lunge. Dui ist der See, das Heitere, die jüngste Tochter, eine Zauberin, ist der Mund und die Zunge, die fröhlich plappern.[1]

Veränderungen des Mundes zeigen die Stimmung an, in der sich ein Mensch gerade befindet. Ein zusammengekniffener Mund stellt ebenso deutlich die Freudlosigkeit seines Besitzers dar wie der hochgezogene Mund dessen Heiterkeit.[2]

Duān 端 heißt Ursprung, Anfang, Grundsatz, richtig und steht für die Ursache einer Sache/Handlung. Als Anfang der Heiterkeit ist die stimmungsaufhellende Wirkung dieses Punktes evident, ebenso wie seine Wirkung bei Schmerzen, bei denen der Leidensdruck dem Patienten im Gesicht geschrieben steht.

Besondere Qualifikationen:
- Das Qi der Hand-Yang Ming (Dickdarm-Leitbahn) wird von hier aus verteilt (*Jia Yi Jing, Wai Tai Mi Yao*).

Wirkrichtung:
nährt das Yin, zerstreut pathogene Hitze, stillt Schmerzen, beruhigt den Geist, kühlt und leitet Hitze aus dem Magen, besänftigt Schrecken

---

[1] Vergl. **Lorenzen/Noll**: Die Wandlungsphase Metall, München, 1994, S. 28ff.
[2] Schauspielerinnen wie *Julia Roberts* lassen mit ihrem Mund das ganze Gesicht erstrahlen!

Moderne Indikationen:
Epilepsie, Gingivitis, Zahnschmerzen, trockene Zunge, Diabetes, Mundgeruch, Aphthen, Schwellung und Schmerzen des Zahnfleisches, im Mund und auf der Zunge bilden sich Geschwüre, Nasenpolypen, verstopfte Nase

Klassische Indikationen:
Zhen Jiu Da Cheng:
Er beherrscht die Dian-Erkrankung mit Spucken von Speichel. Der Urin ist gelb, die Zunge ist trocken, Diabetes, Nasenbluten, das nicht aufhört, die Lippen sind wie zu einem Kuss angespannt. Erkrankungen des Zahnfleisches, die Nase ist verstopft, viel Schleim und Sputum, der Mund ist versperrt und das Kinn ist aufgebläht wie eine Trommel. Brenne hier Moxakegel von der Größe eines großen Getreidekorns ab!

Bai Zheng Fu:
Bei rotem Urin, der nicht glatt abgeht, *Dui Duan* (Du 27) alleine und die Tai Yang-Leitbahnen stechen!

Wai Tai Mi Yao:
Kälte und Hitze, der Mund ist verschlossen und das Kinn zittert, Diabetes mit heftigem Durst, Nasenbluten, das nicht aufhört. Die Augen sind wie bei einem Toten verschlossen und der Körper schwitzt.

Lei Jing Tu Yi:
Schmerzen im Zahnfleisch, Geschwüre im Mund, übler Mundgeruch: Man möchte sich ihm nicht nähern.

Xun Jing:
Die Lippen sind vorgestülpt und angeschwollen.

Tong Ren:
gelber Urin, trockene Zunge, Zahnschmerzen

Yi Xue Ru Men:
hartnäckiges Nasenbluten, Lippenödeme, Zahnkaries in den oberen Zähnen

Moderne Kombinationen:
- Zahnschmerzen und Schwellungen des Zahnfleisches: + Ma 6, Di 4, Ma 7
- große Nasenpolypen: + Di 20, Di 4
- Geisteskrankheiten mit viel spucken: + Gbl 13

Klassische Kombinationen:

Jia Yi Jing:

- Die oberen Zähne sind verfault: Du 27 und SJ 21 beherrschen dies!

Zi Sheng Jing:

- Dian-Erkrankungen mit Schaumerbrechen und wechselnder Kälte und Hitze: + Du 28, Ren 24, Ma 5, SJ 23, Du 17, Bl 10, Mi 5
- Epilepsie: + Gbl 13
- hartnäckiges Nasenbluten: + Di 19, P 8
- Erbrechen von Schaum: + He 3, Gbl 13

Qian Jin Fang:

- Lippenschwellungen und Schmerzen durch Karies in den oberen Zähnen: + Gbl 16, Gbl 17, SJ 21

Lokalisationshilfe:

an der Spitze der Oberlippe am Übergang zum Philtrum

Der Praxistipp:

Solie de Morant sagt: tonisiert den Du Mai, alle Yang-Gefäße und das Mittelhirn! Zähneklappern, hartnäckiges Nasenbluten, Herpes Labialis, Zahnfleischentzündungen, Aphthen, Zahnschmerzen im Oberkiefer.

Die Wirkung des Punktes hinsichtlich einer vermehrten Heiterkeit habe ich in der Praxis in der Verbindung mit Schmerzlinderung im Mundbereich erlebt. Grimassieren und Verziehen des Gesichtes, Tics usw.

Dumai 28 *Yín Jiāo* 齦交

Zahnfleisch-Verknüpfung

Alternative Namen:
duān jiāo 端交 = anfängliche Verknüpfung
yín féng jīn zhōng 齦縫筋中 = Mitte der Sehne der Zahnfleischnaht

Bedeutung des Namens:
Der Punkt liegt unter der Oberlippe im Zahnfleisch, dort, wo das Frenulum angrenzt. *Jiāo* 交 = Verknüpfung suggeriert eine Vereinigung mehrerer Leitbahnen an diesem Ort. So treffen sich hier der Du Mai, Ren Mai und die Magen-Leitbahn.

Besondere Qualifikationen:
- Hui- (Reunions-) Punkt des Du Mai mit dem Ren Mai und der Magen-Leitbahn

Wirkrichtung:
zerstreut pathogene Hitze und Feuer, beseitigt Schmerzen, öffnet die Sinnesorgane, erhellt die Augen, verbessert das Sehen, ventiliert die Lunge

Moderne Indikationen:
infantile Gesichtslähmung, Konjunktivitis, Hornhautverkrümmung, eitrige Rhinitis, Gingivitis, Nasenpolypen, Entzündungen in der Nase, Stirnkopfschmerzen, Geisteskrankheit, Unruhe im Herzen, Nackensteife

Klassische Indikationen:
Jia Yi Jing:
Zahnfleischbluten, Schäden durch Saures, Schmerzen im Zahnbett nach Zahnausfall, der Mund kann nicht geöffnet werden, die Nase ist verbogen, Polypen in der Nase, Hitze in der Nase und Schmerzen in der Stirn, in der Nase sind entzündliche Stellen, die Augen schmerzen und sind nicht klar, Krämpfe, Unruhe und Völlegefühl

Bai Zheng Fu:
Bei Wucherungen in der Nase muss man selbstverständlich den Punkt Du 28 wählen!

Zhen Jiu Da Cheng:
Polypen in der Nase, wunde Stellen in der Nase, die Nase ist verschlossen mit Schmerzen in der Stirn. Die Augen tränen und jucken, das Zahnfleisch ist geschwollen und schmerzhaft, im Inneren des Mundes bilden sich weiße Flecken. Das Gesicht ist gerötet, das Herz ist beunruhigt, Gelbsucht mit Gewichtsabnahme, epidemische Krankheiten durch Kälte oder Sommerhitze. Das Gesicht kleiner Kinder ist voller Ausschläge, die nicht weggehen.

Lei Jing Tu Yi:
Gesichtsröte mit Unruhe und Besorgtheit im Herzen, Wucherungen in der Nase, man kann nicht atmen, Stirnkopfschmerzen, Steifheit von Hals und Nacken, Augentränen.

Xun Jing:
Zahnfäule mit Schwellungen und Schmerzen im Zahnfleisch, Zahnschmerzen, langanhaltende Verstopfung der Nase, Bildung von Furunkeln und entzündlichen Flecken im Gesicht

Moderne Kombinationen:
- Schmerzen und Schwellung des Zahnfleisches: + Di 4
- triefende Nase: + Di 20, Gbl 20

Klassische Kombinationen:
Jia Yi Jing:
- Dian-Erkrankung: + Du 26

Qian Jin Fang:
- Der Mund kann nicht geöffnet werden und ist zur Nase hochgezogen: + Gbl 3, Ma 5, SJ 17

Zi Sheng Jing:
- Steifheit und Schmerzen im Nacken mit Unfähigkeit, den Kopf zu drehen: + Du 16

Lokalisationshilfe:
auf der Innenseite der Oberlippe, an der Verbindungsstelle vom Frenulum mit dem oberen Zahnfleisch

Der Praxistipp:
akute Augenerkrankungen! *Solie de Morant* sagt: Entzündliche Prozesse im Auge, Keratitis, Katarakt, Zahnschmerzen, Zahnfleischentzündung, ausfallende Zähne, Abszesse in der Nase, Nackensteife.

Personenregister:

Punkteregister:

D

G

H

J

L

M

N

P

Q

R

Symptomregister:

S

T

Ü

U

V